AF613283

TRAITÉ CLINIQUE

DES

MALADIES DE L'UTÉRUS

OUVRAGES DE M. O. SAINT-VEL.

TRAITÉ DES MALADIES DES RÉGIONS INTERTROPICALES. 1 vol in-8°, Paris, 1868.

HYGIÈNE DES EUROPÉENS DANS LES CLIMATS TROPICAUX, DES CRÉOLES ET DES RACES COLORÉES DANS LES PAYS TEMPÉRÉS. 1 vol. in-12. Paris, 1872.

Paris. — Typographie A. HENNUYER, rue d'Arcet. 7.

TRAITÉ CLINIQUE

DES

MALADIES DE L'UTÉRUS

PAR

J.-N. DEMARQUAY

CHIRURGIEN DE LA MAISON MUNICIPALE DE SANTÉ
MEMBRE DE L'ACADÉMIE DE MÉDECINE ET DE LA SOCIÉTÉ DE CHIRURGIE, ETC.
COMMANDEUR DE LA LÉGION D'HONNEUR, ETC.

ET

O. SAINT-VEL

LAURÉAT DE L'ACADÉMIE DE MÉDECINE, MEMBRE CORRESPONDANT
DE L'ACADÉMIE DE MÉDECINE DE RIO-JANEIRO, ETC.

AVEC 34 FIGURES INTERCALÉES DANS LE TEXTE

PARIS
V. ADRIEN DELAHAYE ET Cie, LIBRAIRES-ÉDITEURS
PLACE DE L'ÉCOLE-DE-MÉDECINE

1876

PRÉFACE

Demarquay, faisant allusion à la limite d'âge qui devait l'atteindre, disait un jour, pour montrer les difficultés de la pratique de la gynécologie : « Je quitterai l'hôpital au moment où je vois clair dans les maladies des femmes. » La Maison municipale de santé, ouverte aux cas compliqués de la ville et même de la province, offre de grandes ressources pour l'étude de la gynécologie. La composition du service des femmes se ressentait de la prédilection du chirurgien pour cette étude. Il eût été fâcheux de ne pas utiliser ces ressources.

C'est de cette pensée qu'est né ce livre. Nous devions présenter dans deux volumes la pathologie tout entière des organes sexuels de la femme. Nous avions discuté l'ensemble et les détails et arrêté le plan du premier volume, comprenant les affections de l'utérus en dehors de l'état puerpéral. Nous remettions à plus tard la préparation et la rédaction d'un second volume pour les maladies des annexes de la matrice et des organes extérieurs de la génération. La mort surprenait Demarquay dans toute l'activité de la vie et la pleine possession de sa renommée chirurgicale. Chargé, par une disposition testamentaire de mon regretté maître et ami, de continuer la rédaction de notre ouvrage, je publie aujourd'hui un traité des maladies utérines marqué à l'empreinte de ses idées, et où l'article Vaginisme, rejeté à la fin, est comme ces pierres d'attente qui, dans un édifice, indiquent la possibilité d'une construction ultérieure.

J'ai essayé de présenter sous une forme concise les résultats d'observations nombreuses, d'une longue pratique et de patientes lectures. De larges emprunts ont été faits aux auteurs français et étrangers, dont les opinions, pour plus d'exactitude, ont été reproduites par des citations. Certains sujets, effleurés d'ordinaire, comme la question des fibro-myômes utérins, ont été longuement traités. L'histologie a été appelée à éclairer l'anatomie pathologique des tumeurs. Ici je dois remercier M. le docteur Chouppe pour sa note intéressante sur l'anatomie pathologique des cancers de l'utérus. Comme l'indique le titre du livre, nous nous sommes attachés surtout au côté clinique, et, tout en reconnaissant dans le traitement la prédominance de la médecine, nous avons fait à la chirurgie utérine la part qu'elle mérite.

O. SAINT-VEL.

TRAITÉ CLINIQUE

DES

MALADIES DE L'UTÉRUS

LIVRE I

DE LA MÉTRITE

CHAPITRE I

CONSIDÉRATIONS GÉNÉRALES SUR LA MÉTRITE.

L'utérus est, de tous les viscères de la femme, celui qui est le plus souvent malade. Il est le siége de maladies communes à d'autres organes; il y en a qui lui sont spéciales. Cette variété des altérations s'explique par la diversité des tissus qui le composent, comme leur fréquence par l'importance des fonctions de l'organe. Les affections utérines présentent une disparité évidente selon qu'elles répondent à la période active ou à la période de repos de la vie sexuelle. Dans la première, les maladies plus nombreuses sont surtout des déviations ou des altérations des fonctions de l'ovulation, de la menstruation et de la grossesse. C'est alors que se montrent cette affection complexe si commune, la métrite chronique et les déplacements consécutifs à des lésions diverses.

Les diathèses qui ne s'impriment pas sur les organes avant que leur rôle physiologique ait commencé, influencent l'utérus qui accomplit ses fonctions. La plus grave de toutes, la diathèse cancéreuse, se manifeste alors surtout que l'organe a perdu de sa vitalité, à l'époque de la ménopause. A ce moment l'utérus, dont le rôle est fini, tend à s'atrophier comme tout organe devenu inutile, et à revenir à l'inertie qui précède la puberté. Ce retour ne saurait présenter l'immunité observée dans l'enfance à l'égard des altérations utérines. Les conditions ne se ressemblent plus. Les causes générales, diathésiques, ne sont pas les seules à continuer leur action sur l'utérus après la ménopause. Les lésions chroniques dont il est le siége datent d'une époque antérieure et sont les conséquences d'actes physiologiques ou morbides précédemment accomplis. Ainsi les fibromes, les kystes, les déplacements peuvent être rapportés aux altérations amenées par la grossesse, la parturition ou la métrite.

L'indépendance relative existant dans l'état physiologique entre le corps et le col de l'utérus se retrouve dans l'état morbide. Ces deux parties n'ont pas la même structure anatomique, et leur développement diffère; celui du col étant plus manifeste dans l'enfance que celui du corps. Il semble que l'isthme établisse une ligne de démarcation qui fasse des deux segments deux organes distincts au lieu de parties d'un même organe. Cette démarcation est évidente dans l'état pathologique. Les altérations restent limitées à l'un des segments ou ne franchissent l'isthme qu'après un temps souvent fort long. Le cancer du corps peut ne pas envahir le col, le cancer du col met presque toujours du temps pour gagner le segment inférieur du corps. Il est des hypertrophies qui, sans toucher au corps, portent sur la portion sus-vaginale du col et simulent un prolapsus de l'utérus tout entier. La métrite peut être commune aux deux segments, mais elle est souvent localisée dans l'un des deux. Catarrhale, elle n'affectera que la muqueuse de la cavité du corps, ou bien celle de la cavité cervicale. La muqueuse de la face vaginale ainsi que le parenchyme du col seront intéressés à l'exclusion du corps, qui peut aussi présenter une métrite parenchymateuse isolée.

La métrite, en dehors même de l'état puerpéral, est la plus commune de toutes les affections utérines. L'inflammation rencontre dans l'utérus des conditions anatomiques et physiologiques favorables à son développement : une séreuse, une muqueuse susceptible en raison des phénomènes divers dont elle est le siége, un tissu intermédiaire, musculaire, subissant de profondes mutations. La congestion, qui n'est que le premier degré de l'inflammation, ne reste pas toujours, à chaque époque menstruelle, dans les limites purement physiologiques. Outre la congestion périodique, l'utérus subit des congestions accidentelles déterminées par les excitations sexuelles. La gravidité a pour conséquence le développement des vaisseaux et l'activité de la circulation de la matrice. Qu'après la parturition l'organe soit entravé dans le travail qui le ramène à ses dimensions et à sa composition normales, l'inflammation occupe un terrain des mieux disposés. Aussi aurait-on sujet d'être surpris si la métrite était moins fréquente. D'où vient cependant que l'inflammation utérine, après avoir été exagérée, a été restreinte aux plus modestes proportions, et qu'admise encore à l'état aigu, elle ait été niée à l'état chronique?

Il semble que les noms imposés n'ont fait qu'obscurcir la question de la métrite, en désignant comme des états morbides distincts les phases différentes d'une même maladie. La congestion, la fluxion, l'engorgement, l'engorgement mou de Duparcque, l'induration, l'engorgement hypertrophique ne sont pas des lésions que spécialisent, comme dans une classification naturelle, des caractères opposés. Sous l'empire de circonstances générales et avec la marche naturelle de l'affection, l'utérus peut passer de la fluxion à l'engorgement hypertrophique, les lésions n'étant que les manifestations successives d'un même état. Si on lit avec attention et sans parti pris les descriptions de ces lésions considérées comme des maladies spéciales, la conviction ne se fait pas; on ne saisit pas bien les différences présentées pour distinguer par exemple la congestion active de l'inflammation aiguë, et la ligne fictive de démarcation n'est qu'un fil que la moindre pression des faits suffit à briser.

Ces divisions artificielles ne sauraient être vraies précisément à cause de leur complexité. Elles ne s'appuient pas sur les lois simples de la pathologie générale. A quel titre, malgré l'importance de ses fonctions, l'utérus leur serait-il réfractaire? Pourquoi l'inflammation n'agirait-elle pas sur lui comme sur tout autre viscère, et n'atteindrait-elle pas sa séreuse, sa muqueuse, son tissu musculaire, comme elle envahit les deux séreuses et la couche musculaire du cœur, la plèvre, le parenchyme du poumon et la muqueuse des bronches? L'affection étant la même, les différences qu'elle montre suivant les organes, ne provient que de la constitution anatomique des tissus en rapport avec les fonctions. Dans l'utérus, l'état morbide n'est parfois que l'exagération de l'état physiologique. La métrite succède alors à la congestion trop active de l'éruption cataméniale. La congestion forme toujours le premier degré de l'inflammation de l'utérus, que celle-ci se montre alors que l'écoulement menstruel qui devait dissiper la fluxion ne se produit pas, ou quand une cause accidentelle arrête le travail qui ramène l'organe, après la parturition, à ses diamètres et à sa composition histologique ordinaires. Les engorgements mous ou indurés, hypertrophiques du col utérin ne sont que les derniers termes d'une série morbide commençant par la congestion; aussi appartiennent-ils à l'inflammation chronique. C'est avec raison que, s'appuyant sur la pathologie générale, M. Gallard a considéré ces différents états comme des phases successives de la métrite comprenant deux formes, comme les phlegmasies ordinaires des autres viscères : la forme aiguë et la forme chronique.

On ne trouve pas de raisons sérieuses à la libéralité qui a doté l'utérus de tant de maladies distinctes, tandis que tel autre organe tout aussi important, le poumon, le cœur, le foie, n'en compte qu'un nombre restreint. En rapportant les fluxions, les engorgements actifs, certaines métrorrhagies, les leucorrhées dites *essentielles,* les engorgements hypertrophiques à l'inflammation, on a de l'état morbide une conception plus vraie, parce qu'elle est plus simple. Toutes les difficultés ne sont pas résolues pour cela, et la phlegmasie étudiée dans les différents tissus de l'utérus se ressent, encore plus peut-être que pour tout autre organe, des obscurités qui voilent la connaissance de l'inflammation en général. La notion du rôle des vaso-moteurs a modifié l'idée de l'inflammation, et montré dans le trouble fonctionnel un ralentissement au lieu d'une activité surexcitée, comme on le pensait précédemment. Mais si l'on cherche à pénétrer dans l'intimité des phénomènes que le microscope seul peut montrer, on n'arrive qu'à des notions encore indéterminées, se ressentant du vague des théories qui se succèdent tous les vingt ans dans l'étude de l'inflammation. A la théorie de la genèse de tissus nouveaux au sein d'un blastème épanché de M. Charles Robin, a succédé la prolifération cellulaire de Virchow, et maintenant la sortie des globules à travers les parois vasculaires ou diapédèse, signalée par Conheim, mais dont les conditions du trajet ne sont pas encore complétement déterminées, semble appelée à jouer un rôle considérable dans la théorie de l'inflammation.

Si, de ces considérations générales, on revient à l'étude des altérations anatomiques des tissus de l'utérus causées par l'inflammation, on ne rencontre que doutes et obscurités. Le résultat morbide est-il toujours identique ? A l'hypérémie l'hýperplasie cellulaire succède-t-elle seule, ou est-elle accompagnée de l'augmentation des fibres musculaires ou de l'hypertrophie générale de tous les éléments ? Les lésions de la métrite chronique sont-elles identiques à celles que détermine dans le parenchyme utérin un obstacle à la circulation veineuse par suite d'affection cardiaque, ou par compression des troncs vasculaires abdominaux? Dans l'un et l'autre cas la lésion répond-elle à de simples désordres de la nutrition? Il suffit d'indiquer ces questions pour montrer qu'elles attendent leur solution. Les solutions, loin de manquer, encombrent le terrain; mais variant avec les vues théoriques de chaque auteur, elles montrent par leur nombre même qu'elles ne sont pas l'expression définitive et vraie des faits étudiés et scrutés de près.

Aussi ne peut-on que regretter avec Scanzoni (1) les obscurités que l'imperfection de nos connaissances anatomiques laisse régner sur l'histoire de la métrite chronique. Une base scientifique manquera longtemps encore à l'étude difficile de cette maladie dont l'histologie est très-incomplétement faite.

Henri Bennett a poussé à ses dernières conséquences l'idée de l'inflammation en pathologie utérine. L'inévitable réaction n'a-t-elle pas été trop loin en cherchant à effacer cette claire notion de pathologie générale sous des noms qui n'indiquent que des détails incomplétement connus, et ne sauraient relier les faits entre eux dans un ensemble formé par leur succession? Les dénominations d'*engorgement*, d'*hypertrophie*, d'*hyperplasie aréolaire*, donnent-elles, à défaut d'une notion précise de l'altération encore mal connue dans ses caractères, une idée plus saisissante de la maladie que le nom plus générique de *métrite parenchymateuse?* Ce terme d'*inflammation parenchymateuse*, en rappelant le début et l'origine des phénomènes, implique-t-il le moindre obstacle à la recherche des transformations remarquables subies par le tissu de l'utérus avec le temps? On ne voit pas en vertu de quelle raison l'utérus ne serait pas passible de l'inflammation, et pourquoi la forme chronique de celle-ci ne succéderait pas à la forme aiguë. On comprend mal également qu'on n'ait rapporté à l'inflammation que la seule métrite puerpérale. Serait-ce parce que la suppuration est à peu près exclusive à cette métrite? Mais l'examen anatomique démontre que le pus ne se trouve pas dans l'épaisseur du parenchyme, et qu'il est contenu dans les veines de l'utérus. Comme tout autre organe, comme l'ovaire, les ligaments larges, le péritoine, la plèvre, l'utérus est atteint dans la fièvre puerpérale, et comme eux, indépendamment de cette forme toute spéciale, il présente les deux formes ordinaires de l'inflammation, l'état aigu et l'état chronique.

Il n'y a rien d'étonnant à ce que les métrites aient des caractères qui diffèrent de ceux que les phlegmasies montrent d'ordinaire. L'utérus, dont les fonctions sont complexes, bien que destinées à un but unique, subit dans sa texture des modifications plus ou moins légères ou complètes par le fait des congestions normales ou morbides, mensuelles ou plus répétées accompagnant l'ovulation et par celui de la grossesse, des avortements et des accouchements. La phlegmasie, qui surprend un organe dans des évolutions si fréquentes qu'elle trouble ou arrête, doit nécessairement s'accompagner de particularités que les modifications

(1) *Métrite chronique*, trad. par Sieffermann, p. 26-38. In-8°, 1866.

consécutives des altérations ne font qu'accentuer. Rejeter l'idée d'inflammation parce que la métrite ne se termine pas par suppuration, c'est oublier que les tissus musculaires enflammés n'ont pas de tendance à suppurer. La métrite parenchymateuse existe au même titre que la cardite. Sans rappeler qu'il y a dans la science quelques cas d'abcès trouvés dans le pyrenchyme utérin, il suffit de se représenter l'organe recouvert d'une séreuse sujette à la phlegmasie, et renfermant une muqueuse susceptible d'inflammation comme toutes les muqueuses, pour comprendre que le tissu intermédiaire ne puisse avoir le privilége d'une exemption qu'aucune analogie ne reproduit.

De même que le catarrhe pulmonaire succède à la bronchite aiguë, le catarrhe utérin se substitue à l'endométrite aiguë. Il peut commencer par un état subaigu, ou il est chronique dès le début dans un très-grand nombre de cas. Rarement l'altération intéresse seulement la muqueuse et son appareil glandulaire ; elle affecte dans une certaine étendue le parenchyme sous-jacent. L'état inflammatoire chronique ne saurait être nié pour la muqueuse de la cavité du corps, et pour celle de la cavité du col de l'utérus. Pourquoi dès lors ne pas lui rapporter les ulcérations du parenchyme de ces deux segments ? Ces lésions sont encore mal définies, et l'histologie se heurte à des contradictions. On les attribue volontiers à l'hyperplasie, à la prolifération du tissu cellulaire, et à sa prédominance sur l'élément musculaire. D'un autre côté, le docteur N. Finn (1), de Saint-Pétersbourg, conclut de ses recherches que les fibres musculaires, loin de diminuer, s'accroissent et que l'augmentation du volume de l'utérus, à peine influencée par le tissu connectif, est due surtout à l'hypertrophie des fibres musculaires.

L'histologie n'en a pas moins eu une grande utilité en permettant de se rendre compte des phénomènes qui, à des périodes différentes d'un état morbide, produisent dans le tissu utérin un aspect et des conditions opposés. Le même utérus, d'abord congestionné, rouge, gorgé de sang, augmenté de poids et de volume, moins résistant à la pression, devient plus tard d'une dureté cartilagineuse, perd de son volume, se décolore, prend une teinte blanchâtre et, à la section rappelant la densité du cartilage, ne laisse plus s'écouler de sang. A l'hypérémie a succédé l'anémie de tout l'organe ou de plusieurs de ses parties, anémie due à une cirrhose de l'utérus, dont les vaisseaux capillaires ont été comprimés et oblitérés par la contraction du tissu connectif nouvellement formé. Ne peut-on pas considérer cet état anémique consécutif comme le dernier

(1) *American Journal Obstet.*, vol. I, p. 264.

terme d'une lente évolution, dont le premier commence à la congestion, et, les rapportant tous deux ainsi que les termes intermédiaires à l'inflammation, les comprendre tous sous le nom générique de *métrite?*

Quoi qu'il en soit, dans l'état actuel de nos connaissances, on ne peut prétendre à donner une base définitive à la nomenclature des maladies de l'utérus. L'étude ultérieure des altérations morbides de l'organe montrera-t-elle qu'elles dépendent de l'inflammation comme on la conçoit aujourd'hui ? Les différents états présentés seront-ils considérés comme les phases successives d'une même maladie, ou rapportés à des faits pathologiques différents ? A défaut d'une base scientifique encore incertaine, nous envisagerons la métrite à un point de vue spécialement clinique, et nous établirons ses divisions autant d'après l'observation des symptômes que d'après celle des lésions. Si ces divisions ont quelque chose de factice dans certains détails qu'une nomenclature purement nosographique n'admettrait peut-être pas, cette séparation, plus tranchée dans la description qu'elle ne l'est chez les malades, est justifiée par les difficultés mêmes du sujet. Ces divisions ne sont d'ailleurs pas artificielles, et l'affection que nous rapportons à l'inflammation, et que nous étudierons sous le nom de *métrite*, se présente à l'observation clinique avec des caractères différentiels permettant de la scinder. Nous consacrerons des chapitres séparés à l'endométrite aiguë, à la métrite parenchymateuse aiguë, et pour les formes chroniques, à l'endométrite hémorrhagique et catarrhale, à la métrite parenchymateuse du corps, à la métrite chronique parenchymateuse et catarrhale du col de l'utérus. La métrite chez les vierges sera décrite dans un chapitre à part, non parce qu'elle constitue une espèce particulière, mais seulement à cause des conditions spéciales que son diagnostic et son traitement rencontrent, et que le praticien a intérêt de connaître. Enfin nous terminerons cette longue étude par le traitement général des différentes formes de la métrite.

CHAPITRE II

DE LA MÉTRITE AIGUË.

ARTICLE I.

DE L'ENDOMÉTRITE AIGUË.

De même que l'inflammation reste rarement isolée et localisée dans le parenchyme du corps de l'utérus, qu'elle affecte à un degré quelconque le col et la muqueuse du corps ; ainsi l'inflammation de cette muqueuse ne s'observe que rarement sans extension à celle qui revêt la cavité du col et sa surface vaginale. Cependant l'endométrite aiguë est plus souvent isolée que la métrite parenchymateuse, et, comme celle-ci, constitue une affection nettement déterminée. La phlegmasie peut atteindre la muqueuse de la cavité du col, ou celle de la cavité du corps, ou toutes les deux à la fois. L'endométrite de la cavité cervicale affecte plutôt la forme chronique, intimement liée qu'elle est à l'état morbide du tissu sous-jacent ; elle n'est aiguë que s'il y a en même temps métrite parenchymateuse aiguë. Quand les deux muqueuses sont enflammées simultanément, l'endométrite aiguë du corps a une importance autrement grande que l'endométrite cervicale, qui n'est alors qu'une simple complication.

La limite si tranchée qu'établit l'isthme entre le col et le corps au point de vue anatomique, divise également les lésions auxquelles ils sont sujets; aussi n'est-il pas rare de rencontrer l'inflammation isolée de l'une ou de l'autre des deux cavités. Nous nous occupons spécialement dans ce chapitre de la métrite interne aiguë du corps, renvoyant à la métrite chronique l'étude de l'endométrite cervicale. L'endométrite aiguë, particulièrement liée aux troubles de la menstruation : suppression des règles, dysménorrhée congestive, est peut-être plus commune qu'on ne le suppose, soit que la maladie guérisse ou passe à l'état chronique, soit que sa marche rapide ne la fasse pas reconnaître dans certains cas. Elle a été décrite sous les noms de *leucorrhée utérine aiguë*, *de catarrhe utérin aigu*, *métrite hémorrhagique*, *métrite catarrhale aiguë*.

Les symptômes qui décèlent la maladie n'ont pas de violence ; ils ressemblent, pour la plupart, à ceux de la métrite parenchymateuse, mais ils sont moins accusés, ce qui explique que l'inquiétude des malades ne soit pas toujours éveillée, et que l'affection puisse passer inaperçue. C'est une douleur ou un sentiment de plénitude dans le bassin, des irradiations douloureuses dans la région lombaire, les aines et la partie supérieure des cuisses, de la constipation ou de la diarrhée, du ténesme anal et vésical, un mouvement fébrile peu marqué. L'intensité des phénomènes varie avec celle de la lésion locale. Si, au bout de quelques jours, ils viennent à s'accentuer fortement, il est à craindre que l'inflammation ne se soit étendue de la muqueuse au parenchyme, ou même aux tissus péri-utérins, car l'endométrite ne se présente pas toujours cliniquement dans cet état d'isolement et de simplicité un peu arbitraire nécessité par la description. Les symptômes généraux, variables suivant les malades, n'ont donc qu'une valeur relative. Il n'en est plus ainsi des symptômes locaux, des écoulements et de l'ampliation de la cavité utérine.

Vers le quatrième ou le cinquième jour de la maladie, commence à s'écouler un liquide visqueux, peu dense, plus ou moins abondant, empesant le linge, prenant de l'opacité, mélangé de sang, et au bout de huit ou dix jours devenant crémeux, jaunâtre, verdâtre et purulent. Dans un certain nombre de cas, l'écoulement sanguin se produit d'emblée sous la forme d'hémorrhagie. Le mélange du sang aux produits sécrétés est un des signes pathognomoniques de l'endométrite, mais dont l'existence n'est pas constante. « L'écoulement séro-sanguinolent, dit Bennett (1), est aussi caractéristique de la métrite interne que l'expectoration rouillée l'est de la pneumonie... On ne l'observe que lorsque l'inflammation est très-vive, ou qu'elle a atteint son plus haut degré d'intensité. Au début comme au déclin de la phlegmasie, ou pendant le cours de celle-ci, la sécrétion peut être simplement muqueuse ou puriforme. » A l'écoulement sanguin succède une sécrétion mucoso-purulente qui peut alterner avec lui, et qui tend à prédominer lorsque la métrite revêt la forme chronique. Cette prédominance réciproque de l'écoulement leucorrhéique et de l'écoulement sanguin a même fait admettre à tort deux formes d'endométrite : la métrite hémorrhagique et la métrite catarrhale. « Il est curieux de voir, remarque Aran (2), avec quelle facilité et pour les causes les plus légères, le travail de la congestion menstruelle amène chez les femmes faibles et lymphatiques

(1) *Traité pratique de l'inflammation de l'utérus*, trad. par M. Peter. In-8°, p. 56. Paris, 1864.

(2) *Leçons cliniques sur les maladies de l'utérus*. In-8°, p. 416. Paris, 1858.

un écoulement de flueurs blanches, et combien cet écoulement se substitue aisément à l'écoulement de sang, comme si le passage de l'excrétion sanguine à la sécrétion muqueuse était chose des plus naturelles pour la surface interne de l'utérus. »

Un autre symptôme très-important à constater, c'est la dilatation de l'orifice interne du col, et l'ampliation de la cavité du corps de l'utérus. Cet élargissement porte sur tous les diamètres; aussi l'hystéromètre, qui pénètre dans la cavité à une profondeur de 7 à 8 centimètres, peut y décrire un arc de cercle assez étendu.

Les troubles de la menstruation, par leur relation avec le développement de l'endométrite, ne sont pas sans intérêt pour le diagnostic. Les règles sont douloureuses, abondantes, prolongées, et reviennent plutôt qu'à l'ordinaire. Dans ces cas, la persistance de la ménorrhagie est un signe de probabilité que confirme l'écoulement séro-sanguinolent qui la précède et la suit. Cet écoulement, alors même que le flux menstruel a été peu abondant, est un indice dont le spéculum et l'hystéromètre établissent la valeur.

Le toucher qui, dans la métrite parenchymateuse, est le mode d'exploration le moins douloureux et souvent le seul possible, n'a plus qu'une importance secondaire dans l'endométrite aiguë. Il rend compte de la chaleur sèche du vagin baigné plus tard de mucosités, de la sensibilité et de l'augmentation légère de volume du col, de la dilatation et même parfois d'un certain degré d'abaissement de l'utérus, de la forme de l'orifice, arrondi ou allongé entre ses deux lèvres écartées, selon que la femme n'a pas eu d'enfants ou a enfanté. Le toucher rectal, nullement indispensable d'ailleurs, permet d'apprécier le développement de l'organe.

Au moyen du spéculum, on découvre un col plus ou moins tuméfié et rouge, un orifice entr'ouvert par lequel s'écoule ou un liquide clair, albumineux, muco-purulent ou mélangé de sang, ou un long ruban visqueux produit par la sécrétion de la cavité cervicale. Le liquide, en effet, n'a ni la même apparence ni la même composition aux différentes époques de l'examen. Il est d'aspect variable, suivant que la muqueuse seule du corps est malade, ou que celle du col participe à l'inflammation, et suivant que les sécrétions des deux cavités sont ou ne sont pas mélangées. Au début, le liquide, peu abondant, est limpide et légèrement visqueux comme une solution de gomme. Il est alors sécrété par la muqueuse du corps. Plus tard il devient opaque, mêlé de sang, muco-purulent. Si la cavité cervicale s'enflamme, on voit s'étaler sur la lèvre inférieure une mèche grisâtre, visqueuse et dense. Alors même que l'écoulement provient des deux cavités de l'utérus, il n'est jamais abondant dans l'endométrite aiguë. Le spéculum montre aussi que la rougeur du col se continue parfois sur la partie supérieure du vagin.

Le cathétérisme constate la dilatation de l'orifice interne du col et de la cavité du corps. L'hystéromètre peut être tourné librement dans cette cavité où il pénètre à une profondeur qui peut dépasser 7 centimètres. L'exploration à l'aide de cet instrument permet de distinguer l'endométrite du corps de celle du col. La cavité de celui-ci est-elle seule prise d'inflammation, l'orifice interne n'est pas dilaté, et sa coarctation s'oppose à la libre introduction de la sonde. La dilatation de cet orifice et celle de la cavité du corps sont au contraire presque pathognomoniques de la métrite interne du corps. Dans les cas où les deux cavités sont enflammées simultanément, la dilatation prononcée de l'orifice interne permet entre elles une libre communication. Il sera facile de ne pas rapporter cette dilatation à la seule métrite du corps, mais de diagnostiquer aussi l'endométrite cervicale par la coloration et l'intumescence du col, l'état des lèvres, qui, entr'ouvertes par le spéculum, laissent voir la rougeur de la muqueuse, et par la nature du liquide sécrété. L'endométrite du corps peut exister néanmoins sans aucune dilatation de l'orifice interne. Dans ces cas, qui sont tout à fait exceptionnels, la sonde rencontre un obstacle qui en rend l'introduction difficile. C'est ou un polype faisant opercule sur l'orifice, ou une flexion de l'utérus. Les liquides sécrétés et retenus dans la cavité utérine peuvent la distendre et s'y décomposer même, ainsi que nous le verrons en parlant de l'hydrométrie et de la forme chronique de la métrite.

Le diagnostic différentiel ne peut être posé avec certitude qu'en tenant compte des caractères propres à la métrite de chacune des cavités. Dans celle qui est localisée dans la cavité cervicale, il s'écoule du muco-pus du museau de tanche et, bien que la cavité soit dilatée, l'orifice interne reste fermé. Si la sécrétion mucoso-puriforme est striée de sang, ce sang, ainsi que le remarque Bennett, n'est pas intimement mélangé au liquide, comme dans la période aiguë de l'endométrite du corps. Ne se retrouvent plus ni l'écoulement séro-sanguinolent de cette dernière, ni les symptômes généraux qu'elle détermine, circonstance due à ce que la métrite du col affecte de préférence la forme chronique. La forme aiguë se différencie de la forme chronique de l'endométrite du corps par la nature de l'écoulement, moins abondant, sanglant ou mêlé de sang, la réaction fébrile et la sensibilité plus développée de l'utérus ; mais, de même que la métrite interne du corps n'est pas toujours isolée, elle n'est pas non plus toujours franchement aiguë.

Entre l'état aigu et l'état chronique se présentent à l'observation des formes intermédiaires, ordinairement plus rapprochées du dernier que du premier, ce qui tient à ce que les malades ne réclament pas les soins du médecin au début de l'endométrite aiguë à cause du peu de gravité de ses symptômes, et ce qui provient aussi de la tendance qu'a la maladie à passer à l'état chronique. Aussi, comme le fait remarquer avec justesse M. Gallard, la ligne de démarcation entre la forme aiguë et la forme chronique de la métrite interne n'est pas si nettement tracée qu'il soit toujours facile de déterminer où finit l'une, où commence l'autre.

L'endométrite, au début, pourrait être confondue avec un avortement de quelques semaines, à cause d'un symptôme commun, l'hémorrhagie; mais la métrorrhagie liée à l'avortement ne se prolonge ni ne se répète, ni ne fait place à un écoulement muco-purulent, comme celle qui résulte d'une endométrite. A une période plus avancée de la grossesse, la présence du fœtus et de ses enveloppes rend toute méprise impossible. Il convient de rappeler que la métrite peut être une cause d'avortement, et l'avortement le point de départ de la métrite.

Les polypes et les tumeurs fibreuses de l'utérus pourraient donner lieu à une erreur de diagnostic par les hémorrhagies qu'ils provoquent, si les antécédents et l'absence de réaction générale n'éloignaient l'idée d'une phlegmasie. Le toucher et le cathétérisme lèveraient d'ailleurs les doutes. L'hystéromètre butera contre un obstacle, et ne pénétrera qu'incomplétement, ou il pénétrera trop profondément, à 10 centimètres et au delà. La dilatation de la cavité utérine n'atteint jamais ces dimensions dans la métrite sans complications ; elle peut les dépasser dans les cas de polypes et de corps fibreux. L'obstacle rencontré par la sonde leur est ordinairement dû; le plus souvent il provient d'une tumeur interstitielle. Le toucher peut suffire à rectifier le diagnostic par la constatation des saillies et des bosselures présentées par les parois de l'utérus. Si les orifices du col sont entr'ouverts, le doigt reconnaît dans certains cas la présence de polypes dans la cavité utérine.

L'écoulement séro-sanguinolent et la métrorrhagie peuvent éveiller l'idée d'un cancer, n'ayant pas encore profondément atteint l'économie. Le toucher percevrait, dans le cancer du col, les nodosités irrégulières qui deviennent, par la destruction du tissu, des arêtes dures et saillantes. Dans le cancer du corps la marche chronique et douloureuse de l'affection ne permet guère de se méprendre.

Nous ne nous arrêterons pas au diagnostic différentiel si aisé entre l'endométrite aiguë et la vaginite, que distingue suffisamment la nature de l'écoulement, alcalin dans la première, acide et plus abondant dans la seconde. Nous aurons à revenir plus d'une fois sur les caractères des sécrétions utérine et vaginale. Même lorsque la vaginite accompagne la métrite, les symptômes de celle-ci suffisent pour établir le diagnostic.

L'anatomie pathologique laisse à désirer à cause du peu de gravité de l'affection. Ses lésions, qui ne doivent pas être confondues avec celles de la métrite puerpérale, appartiennent à la cavité du corps; celles du col dépendent plutôt de la métrite chronique, avec laquelle elles sont décrites. Dans le petit nombre de nécropsies qui ont été faites, la muqueuse était rouge dans toute son étendue, gonflée, ramollie, ou présentait des taches rouges dues, suivant Scanzoni, à la congestion du réseau capillaire qui entoure les ouvertures des follicules utriculaires. Cette injection peut pénétrer à une épaisseur de 2 millimètres dans le parenchyme utérin, dont l'aspect reste normal au delà. Dans un cas cité par West, la muqueuse dans sa totalité avait l'apparence d'un beau velours rouge. La cavité de l'utérus contient du mucus ou du muco-pus qui peut être plus ou moins mélangé à du sang. Le microscope révèle dans ce liquide des milliers de cellules et des débris de follicules utriculaires.

La muqueuse offre en certains points des ulcérations peu profondes, et dont la surface, hérissée de petites papilles, donne à cette membrane l'aspect d'un velours coupé ras. Sur la muqueuse, en dehors des points ulcérés, se distinguent de petits orifices béants, d'où la pression fait sourdre du sang ou du muco-pus; ces orifices sont ceux des follicules muqueux enflammés et dilatés. Les ulcérations ne restent pas toujours superficielles; elles peuvent même intéresser toute l'épaisseur de la couche muqueuse, comme dans le fait du docteur Hall Davis, rapporté par Bennett (1). La muqueuse d'un utérus présenté à la Société pathologique de Londres était creusée de larges ulcérations qui ne s'étendaient pas à la cavité du col; celle-ci paraissait parfaitement saine; le corps de l'organe avait considérablement augmenté de volume; les parois étaient épaissies, et la cavité était très-dilatée. Dans ce fait, il y avait donc tout à la fois endométrite et métrite parenchymateuse aiguës. « J'ai observé, rapporte Bennett, quelques cas de même nature, bien que la terminaison fatale de la métrite interne soit incontestablement très-rare, la membrane muqueuse de l'utérus ne paraissant pas très-accessible à la phlegmasie ulcéreuse. »

Ce qui n'est pas rare, ainsi que le remarque Scanzoni (2), c'est le

(1) *Loc. cit.*, p. 66, 68.
(2) *Loc. cit.*, p. 180.

gonflement congestif de la substance musculaire de l'utérus, qui est tel dans les couches les plus internes qu'à l'œil nu les vaisseaux apparaissent gorgés de sang. L'infiltration et le ramollissement sont plus prononcés dans les couches du parenchyme les plus rapprochées de la muqueuse. Aussi, lorsque l'endométrite atteint une grande intensité, s'accompagne-t-elle des lésions de la métrite parenchymateuse aiguë.

Nous trouvons dans l'ouvrage de M. Gallard deux observations dont nous résumons les caractères anatomiques. Dans la première, « la muqueuse utérine, dit-il (1), ayant, dans toute son étendue, une coloration plus foncée qu'à l'état normal, était en même temps légèrement tuméfiée et présentait, en trois points de la face postérieure, de petites ulcérations de 2 à 4 millimètres de diamètre. Le fond de ces ulcérations était rougeâtre, pulpeux, se détachant sous l'action d'un filet d'eau. » Au microscope on constatait le développement exagéré des vaisseaux entourant les bords de l'ulcération. Cette hypervascularisation se retrouvait, mais moins marquée, au pourtour des culs-de-sac glandulaires et même sur toute la surface de la muqueuse. Les dentelures de la surface libre et déchiquetée des ulcérations provenaient du tissu même de la muqueuse, épaissie en ce point, car au-dessous de l'ulcération on retrouvait, en contact avec le tissu musculaire, une couche de muqueuse aussi épaisse que sur les parties voisines. Les glandules utérines, sans autre altération dans leur structure, étaient dilatées et entourées de vaisseaux plus considérables qu'à l'état normal.

Dans la seconde observation de M. Gallard (2), où il s'agit d'une femme de trente-sept ans, ayant eu cinq grossesses à terme, et morte, trois mois après le dernier accouchement, de métrorrhagie causée par une métrite interne, M. le docteur Hervey décrit ainsi les lésions : « L'utérus est un peu volumineux dans son ensemble ; la coupe montre des ecchymoses de la cavité du corps et du col. La muqueuse de la cavité du corps, extrêmement amincie, détruite même en certains points, est molle et s'enlève presque en pulpe. Au-dessous de cette pulpe, dans les points où elle existait encore, la paroi de la cavité utérine était formée par une surface criblée de petites vacuoles, semblables à celles que l'on voit sur la coupe de la paroi utérine, vacuoles qui ne sont autres que les ouvertures de petits sinus utérins. La cavité du col est assez saine, la muqueuse est épaisse et contient des glandes de la grosseur d'un grain de millet. » Ces vacuoles, prises pour les ouvertures des sinus utérins,

(1) *Leçons cliniques sur les maladies des femmes*, p. 182. In-8°. Paris, 1873.
(2) *Loc. cit.*, p. 186.

ne seraient-elles pas plutôt, observe M. Gallard, les orifices des follicules utriculaires enflammés?

Telles sont les altérations qu'un petit nombre d'autopsies permet de rapporter à l'endométrite aiguë. Cette insuffisance est suppléée dans toutes les formes de la métrite, qu'elle soit aiguë ou chronique, par les divers procédés d'exploration qui découvrent la plupart des lésions, et rendent en quelque sorte possible l'anatomie pathologique de l'affection sur le vivant. L'autopsie rencontre d'autres altérations dans les formes intermédiaires à l'inflammation aiguë et à l'inflammation chronique de l'utérus; mais, comme elles appartiennent plutôt à celle-ci, il est mieux de les décrire avec la métrite chronique.

L'étiologie de l'endométrite aiguë est variée et généralement liée à la période active de la vie sexuelle. Les causes sont des conséquences morbides de fonctions physiologiques, telles que le coït, la menstruation et la conception. Un plus petit nombre de causes dépendent du traumatisme ou d'influences pathologiques générales. Celles qui proviennent de ces influences ne sont que des complications dans le cours de maladies plus graves. Telle est l'endométrite observée chez de petites filles, et constatée à l'autopsie, dans la rougeole, la scarlatine et la variole. La muqueuse utérine ne fait que participer à la manifestation morbide qui se fait sur les muqueuses en général. Telle est encore la métrite catarrhale observée quelquefois dans la phthisie pulmonaire avancée.

Les traumatismes résultent d'une intervention chirurgicale, comme une cautérisation intempestive, un cathétérisme mal fait, la dilatation du col par des cônes d'éponge préparée ou par des tiges de laminaria, le séjour de pessaires intra-utérins ou de sondes utérines. La métrite aiguë, due à cette dernière cause, s'observait plus souvent à l'époque où, suivant les idées de Valleix, la sonde était laissée en place assez longtemps pour amener dans les fibres de l'utérus le degré d'inflammation nécessaire au maintien du redressement produit, limite étroite qui était souvent franchie. Dans des circonstances où rien ne peut faire présumer une semblable terminaison, des traumatismes légers faits sur le col dans un but thérapeutique déterminent des accidents mortels par l'extension de la métrite au péritoine. L'avortement, pratiqué dans un but médical ou dans une intention criminelle, peut être le point de départ d'une endométrite; mais, dans ce cas, le traumatisme s'exerce sur un organe que des conditions particulières prédisposent à l'inflammation.

L'endométrite est due quelquefois à l'extension de la phlegmasie d'un organe voisin. C'est ainsi que la vaginite, après avoir gagné la muqueuse cervicale, peut se propager de la cavité du col à celle du corps. Le plus ordinairement, l'inflammation, dans ce cas, ne va pas au delà de la cavité cervicale.

L'exposition au froid, surtout au froid humide, figure dans l'étiologie. A la suppression des menstrues succèdent alors de la dysménorrhée et de la congestion, suivies de la phlegmasie de la membrane muqueuse. L'avortement et l'accouchement sont des causes prédisposantes. La plaie produite par le décollement du placenta peut être troublée dans son travail de cicatrisation, et devenir le point de départ d'une inflammation qui succède aux phénomènes physiologiques dont l'utérus est le siége. La métrite interne s'observe surtout chez les multipares. Elle constitue un obstacle à la fécondation; mais elle est loin d'être une cause absolue de stérilité. Les grossesses répétées peuvent amener l'endométrite, lorsqu'elles ne sont pas séparées par un intervalle assez long qui permette à l'utérus d'accomplir entièrement son mouvement de retrait ou d'involution, comme disent les Anglais, avant d'être fécondé de nouveau.

L'abus des plaisirs sexuels peut-il, indépendamment de toute violence exercée sur l'utérus, produire la métrite interne par le fait seul de la congestion qu'il détermine et entretient? Cette métrite n'est pas très-rare à observer peu de temps après le mariage, et c'est aussi à elle que sont liées les métrorrhagies si fréquentes chez les filles publiques, d'après Parent-Duchâtelet. Si le fait est admis, l'explication peut varier. La véritable cause serait plutôt, d'après M. Gallard (1), une série d'avortements répétés, survenus peu de temps après la conception, et provoqués alors par la répétition de l'acte vénérien. Le même auteur est porté, comme Scanzoni, à attribuer à la mode du voyage de noces des conséquences analogues. Les fatigues, le manque de soins hygiéniques et de repos, l'inattention portée à un écoulement de sang qu'on prend pour les règles en dépit de son abondance, ne sont pas étrangers à la métrite qui, survenant dans ces circonstances, est la conséquence d'une ou de plusieurs conceptions ayant mal abouti, et devient une cause de stérilité.

La métrite, avec ses plus graves symptômes, peut enfin se produire dans les circonstances suivantes : lorsqu'il y a rétention du sang menstruel dans l'utérus depuis longtemps par un obstacle siégeant à l'ouverture ou dans le vagin, comme l'hymen imperforé, l'incision du

(1) *Loc. cit.*, p. 222.

diaphragme, en permettant l'introduction de l'air, est souvent suivie d'une endométrite s'étendant rapidement au parenchyme et aux annexes et déterminant des accidents redoutables. « De tels cas se rapprochent étroitement, observe Gaillard Thomas (1), de l'endométrite septique qui survient après la parturition, et est le premier degré de la fièvre puerpérale. » Rappelons toutefois que, dans la rétention du flux menstruel, la terminaison fatale qui succède souvent à la ponction ou à l'incision de la membrane qui fait obstacle, est ordinairement due à la péritonite causée par l'épanchement dans l'abdomen d'une partie du sang retenu par l'oblitération, ainsi qu'il résulte des observations rapportées par MM. Bernutz et Goupil (2).

Les déviations utérines, moins fréquentes que dans la métrite parenchymateuse, compliquent et aggravent quelquefois l'endométrite en la rendant plus persistante et en nécessitant des modifications dans le traitement. Ces complications possibles de la métrite sont décrites dans le chapitre consacré aux déplacements de l'utérus.

L'endométrite aiguë se termine par résolution ou par le passage à l'état chronique. Convenablement traitée, elle guérit entre dix et vingt-cinq jours ; sans traitement, si elle est légère, elle peut durer un mois à six semaines. On doit toujours craindre qu'elle ne prenne la forme chronique et ne dégénère même, par l'extension de l'inflammation aux couches sous-jacentes à la muqueuse, en métrite parenchymateuse chronique. En effet, le retour périodique des règles tend à entraver la résolution et, par la congestion qu'il amène, à entretenir la maladie. Les métrorrhagies du début se renouvellent, persistent et déterminent les troubles variés de l'anémie. Sous l'influence de ce mouvement fluxionnaire, les sécrétions leucorrhéiques, presque taries, reparaissent avec une persistance trop souvent expliquée par la constitution lymphatique ou scrofuleuse des sujets. La guérison s'annonce par la disparition des symptômes généraux, par le resserrement graduel de l'orifice utérin et par la diminution de l'écoulement, qui se transforme en un mucus transparent.

De ce que la métrite interne aiguë peut guérir seule, ce n'est pas une raison pour l'abandonner à elle-même ; mais c'en est une pour simplifier la médication. Il n'est pas nécessaire qu'elle soit très-active, en dépit même de la disposition que l'affection peut avoir à prendre la forme chronique. Dans les cas légers, l'hygiène a dans le traitement une part au moins égale à celle de la médecine. Les malades éviteront

(1) *Practical Treatise on the Diseases of Women*, p. 224. Philadelphia, 1872.

(2) *Clinique médicale des maladies des femmes*, t. I, p. 80 à 78. Paris, 1860.

les impressions de froid et d'humidité, se couvriront de flanelle, auront une alimentation légère et peu excitante, entretiendront la liberté du ventre par des lavements émollients ou des laxatifs légers, feront des irrigations tièdes et émollientes, prendront de grands bains tièdes et dans les premiers jours surtout garderont un repos nécessaire.

Dans les cas où l'inflammation a plus d'intensité, il convient d'insister davantage sur ces précautions et ces moyens de traitement, sur les cataplasmes émollients placés sur l'hypogastre et maintenus longtemps humides sous une toile gommée qui les recouvre. Le traitement n'est autre que celui de l'inflammation aiguë. Ainsi, chez certaines malades présentant les attributs du tempérament sanguin, chez d'autres offrant une vive réaction générale avec des symptômes locaux très-accusés, se trouve-t-on bien de faire une application de sangsues, au nombre de dix à douze, sur la région hypogastrique, et de la renouveler au besoin. Les sangsues placées sur le col, ainsi que le recommandent Aran et Scanzoni, sont plutôt propres à aggraver les phénomènes de l'état aigu. Pour les appliquer, il faut en outre se servir du spéculum. Or, avec des symptômes aigus du côté de l'utérus, tout examen avec le spéculum, l'hystéromètre et même le doigt peuvent avoir de sérieux inconvénients, et il faut s'en abstenir une fois le diagnostic posé, à moins qu'une indication spéciale ne l'exige. Les applications directes de sangsues sur le col doivent être réservées pour agir contre l'engorgement persistant du parenchyme utérin, si souvent atteints de phlegmasie consécutive dans l'endométrite aiguë, et seulement lorsque l'inflammation a pris le caractère subaigu.

C'est à ce moment, lorsque la sécrétion du muco-pus commence à paraître, et que les conditions de repos ne sont plus aussi sévères, que les moyens locaux jouent un rôle important. Les injections tièdes, les irrigations également tièdes ou rendues légèrement astringentes, soit au moyen de la décoction de feuilles de noyer, soit par l'addition d'une petite quantité d'alun ou de sulfate de zinc, modifient les surfaces et débarrassent les parties génitales des sécrétions irritantes dont le contact pourrait déterminer la vaginite.

Rien ne montre mieux la tendance naturelle de la métrite interne à guérir par l'action seule de l'économie, que la médication très-simple recommandée par Gaillard Thomas dans la période aiguë, médication que nous ne jugeons pas, n'ayant pas eu l'occasion de l'expérimenter, mais que nous indiquons précisément parce qu'elle diffère du traitement ordinaire. « Le repos complet de l'esprit et du corps, dit Thomas (1), doit être regardé comme un point essentiel. Dans les cas graves, la malade sera tenue au lit, couchée sur le dos, et ne devra, même pour satisfaire les besoins de la nature, ni quitter cette position ni s'asseoir. L'opium sera librement administré par la bouche ou par le rectum, pour produire une sédation nerveuse complète et calmer la douleur. Ce médicament, j'en ai la conviction, agit non-seulement comme sédatif sur le système nerveux, et comme calmant de la souffrance, mais il modifie complétement le processus inflammatoire par l'influence qu'il exerce sur les nerfs. On n'agira pas sur les intestins par des cathartiques ; aucun autre médicament ne sera administré que l'opium. La malade n'aura pas les inconvénients des sangsues et des ventouses. Si la fièvre devient très-intense, elle sera réprimée de suite par l'administration aux doses convenables du *veratrum viride*. Le régime devra être très-simple et consister principalement en aliments liquides, comme le lait, le thé de bœuf, etc. La constipation est une condition qu'on doit chercher à obtenir ; aussi permettra-t-on l'alimentation qui donne un faible résidu excrémentitiel. En maintenant la constipation, on évitera tout mouvement dans la cavité addominale et on assurera le repos complet de la partie malade. »

Du moment que l'inflammation diminue, le traitement ne se différencie guère de celui qui est ordinairement pratiqué. Les cataplasmes émollients employés au début sont continués ; trois fois par jour, de copieuses injections tièdes de son, d'amidon, de graine de lin ou de pavots sont faites avec douceur dans le vagin. Les injections astringentes sont rejetées du traitement. L'auteur américain ajoute : « A quelqu'un habitué à appliquer des sangsues sur le col ou le périnée, à se servir du spéculum, à porter le crayon de nitrate d'argent sur le col, à injecter dans le vagin des solutions de persulfate de fer, à tenir le ventre constamment libre par des purgatifs salins, etc., cette manière d'agir ne paraîtra pas assez efficace pour inspirer confiance. Je demanderai à celui qui douterait ainsi de soumettre à l'épreuve, en les comparant, les deux méthodes avant de prendre une décision qui dirige sa pratique ultérieure. Si son expérimentation concorde avec la mienne, je ne doute pas de la décision qui en résultera. »

Lorsque les accidents ont perdu de leur acuïté, si surtout on a à craindre le passage de la maladie à l'état chronique, il faut, par une médication et une hygiène appropriées, s'attacher à modifier les états diathésiques qui entretiennent l'état local et agir indirectement sur celui-ci en relevant l'état général par les reconstituants, les prépara-

(1) *Loc. cit.*, p. 226.

tions de fer et de quinquina, l'action tonique du froid, et en dernier lieu, pour faire disparaître les dernières traces de la maladie, on prescrira avec avantage le séjour à la campagne, dans un air sec et pur. Nous nous étendrons longuement sur ces considérations au sujet de la métrite chronique.

ARTICLE II.

MÉTRITE PARENCHYMATEUSE AIGUË.

Bien que la métrite soit la maladie la plus fréquente de l'utérus, l'inflammation aiguë, en dehors de l'état puerpéral, n'en est pas moins assez rare à observer. La métrite parenchymateuse aiguë affecte l'utérus dans son ensemble, mais elle porte plutôt sur le corps que sur le col. La menstruation, par l'hypérémie périodique qu'elle amène dans cet organe, semble le prédisposer à l'inflammation. Qu'une cause perturbatrice intervienne, à la congestion de la muqueuse succédera sa phlegmasie. Aussi l'inflammation de la muqueuse utérine est-elle plus commune que celle du parenchyme. La structure anatomique du corps de l'utérus contre-balance la prédisposition morbide résultant des fonctions physiologiques. En dehors de la gestation, le tissu est dense, serré, peu vascularisé, et les tissus musculaires et fibreux l'emportent sur le tissu conjonctif. Le peu de tendance des premiers à s'enflammer explique que, malgré le retour périodique de la menstruation, ne soit pas plus souvent franchie la limite étroite qui sépare l'état physiologique de l'état pathologique, la congestion de l'inflammation dont elle est le premier degré dans l'utérus comme dans tout autre organe.

La métrite parenchymateuse aiguë ne s'observe guère à l'état de simplicité et d'isolement. Elle est liée le plus souvent aux phlegmasies de la séreuse et de la muqueuse. Il y a des cas cependant où l'inflammation du tissu intermédiaire à ces membranes semble isolée ou domine les autres manifestations morbides. Contrairement à ce qui a lieu dans l'état puerpéral, la phlegmasie du corps de l'utérus, dans l'état de vacuité, ne s'étend au péritoine que dans des circonstances particulières, comme lorsqu'elle résulte d'un traumatisme subi par l'utérus, et surtout lorsque dans les annexes, ligaments, trompe, ovaires, existe un point préalablement enflammé.

L'anatomie pathologique de la métrite aiguë du parenchyme laisse à désirer, le peu de gravité de la maladie permettant rarement l'autopsie. Les lésions ont en outre été confondues avec celles de la métrite puerpérale. Ceux qui, comme Aran, Scanzoni, ont pu étudier la métrite aiguë sur le cadavre, ont constaté une augmentation de volume de l'utérus dans le sens vertical et dans le diamètre antéro-postérieur, et une coloration rouge-livide, plus marquée par places. Le tissu, gonflé, ramolli et rouge, laisse sourdre du sang lorsqu'on l'incise et couler une sérosité trouble et jaunâtre lorsqu'on le presse. La cavité du corps n'est pas agrandie ; les glandes ont leurs orifices entr'ouverts et saillants ; la muqueuse, épaissie et boursouflée, est revêtue d'une couche mince d'un liquide transparent, visqueux, jaune-rougeâtre. Lorsque le péritoine qui enveloppe l'utérus participe à la phlegmasie, il est assez vivement injecté et tapissé par places de fausses membranes. Le tissu cellulaire sous-séreux infiltré de sérosité peut être détaché du tissu utérin. La muqueuse de la cavité du col reste normale, ou est à peine altérée. La portion vaginale du col est épaissie et d'un rouge sombre ; l'orifice, généralement entr'ouvert, présente des érosions et, au niveau des points érodés, sur le museau de tanche on constate un notable développement des papilles.

Les vaisseaux lymphatiques et veineux ne contiennent pas de pus, comme dans la métrite puerpérale. Il n'existe dans la science que quelques faits de suppuration du parenchyme utérin en dehors de la puerpéralité. Scanzoni (1) cite une métrite compliquée de péritonite où la nécropsie démontra la rupture d'un abcès de la dimension d'un œuf d'oie, situé à la partie droite et supérieure du corps de l'utérus. Le pus s'était frayé un passage au travers des couches externes de la substance de l'utérus et de son enveloppe péritonéale. Bird (2) a rapporté un exemple d'abcès de la paroi postérieure de l'utérus ouvert dans le rectum. Howship, cité par Fleetwood Churchill (3), aurait eu la préparation anatomique d'un utérus dans les parois duquel se trouvait un abcès contenant 30 grammes de pus. Ce ne sont là que de pures raretés pathologiques. Les complications de la métrite parenchymateuse aiguë sont les lésions de la vaginite, de la cystite, de la rectite, de l'ovarite et de la péritonite. La plus commune est la vaginite, qui, dans un certain nombre de cas, a pu être le point de départ de la phlegmasie utérine.

La métrite parenchymateuse aiguë débute par une douleur à l'hypogastre, précédée ou accompagnée d'une sensation de pesanteur dans le bassin. Cette douleur est profondément située au-dessous et en arrière

(1) *Traité des maladies des organes sexuels de la femme.* Traduction française, 1858. In-8°, p. 148.

(2) *The Lancet*, 1843. *Bulletin de l'Académie de médecine*, 1854, t. XIX.

(3) *Traité pratique des maladies des femmes.* Traduction française, 1866. In-8°, p. 322.

du pubis ; elle est constante et assez vive quelquefois pour empêcher la marche et la station verticale. Ordinairement il existe aussi une douleur vive dans la région lombaire. Ces douleurs s'irradient à l'anus, dans les aines et dans les cuisses. Toute pression profonde exercée sur l'abdomen, tout mouvement augmentent la souffrance, et certaines malades, pour l'atténuer, inclinent instinctivement le corps lorsqu'elles sont couchées, de façon à mettre la région abdominale dans le relâchement. La vessie et le rectum participent à l'état morbide de l'utérus ; les matières fécales recouvertes de mucus et l'émission douloureuse des urines indiquent une irritation de voisinage.

La fièvre accompagne toujours la métrite aiguë ; le pouls est vif, la peau chaude, la céphalalgie marquée, la langue chargée ; il y a des nausées, rarement des vomissements ; à la constipation succède souvent de la diarrhée accompagnée d'épreintes, et formée quelquefois de mucosités teintes de sang. Si la phlegmasie survient pendant les règles, elles se suppriment. Elles reparaissent rarement dans le cours de la maladie. Quelquefois, au contraire, les règles continuent en petite quantité. Il y a des cas exceptionnels où s'observent la ménorrhagie et même la métrorrhagie. Au début de la métrite, les sécrétions de la cavité utérine et du vagin sont supprimées. Au bout de quelques jours, il se produit parfois un écoulement séro-sanguinolent qui annonce que l'inflammation a gagné la muqueuse de la cavité du corps de l'utérus. Il n'est pas rare que les seins affectés sympathiquement se tuméfient et soient un peu douloureux. Ces différents symptômes n'ont pas la même intensité dans tous les cas. La douleur profonde derrière le pubis et la réaction fébrile sont les deux seuls caractères constants.

Le ventre est tendu ou même légèrement ballonné ; la région hypogastrique est chaude ; la surface cutanée y est sensible au toucher. La palpation n'est douloureuse que si on l'exerce profondément ; à moins de complication, elle ne permet pas de sentir le fond de l'utérus au-dessus de la symphyse pubienne ; elle révèle de la sensibilité dans les fosses iliaques, surtout dans la gauche. Au toucher on constate la chaleur sèche du vagin, une certaine augmentation du volume du col, qui est chaud et plus ou moins douloureux, et dont l'orifice est presque toujours entr'ouvert. La forme et le diamètre de cet orifice varient suivant que la femme a eu ou n'a pas eu d'enfants. Le col conserve sa forme conique tout en se tuméfiant, et l'orifice externe n'est qu'un peu élargi chez la jeune fille et la femme qui n'a pas accouché. Chez celle qui a enfanté, les lèvres du col sont renversées en dehors, et l'orifice est très-élargi. Si le doigt, appuyé sur le col, cherche à déplacer l'utérus en le soulevant, il en résulte une vive douleur. Le doigt porté dans les culs-de-sac du vagin, surtout dans le postérieur, peut constater que le corps de la matrice a subi une augmentation de volume que le toucher par le rectum permet de mieux apprécier.

Le toucher vaginal rend compte des changements de position de l'utérus qui, au lieu d'occuper la ligne médiane, peut s'incliner par le fait d'une disposition naturelle, transversalement de droite à gauche. La tumeur douloureuse qu'il forme s'étend alors davantage à droite. L'inflammation augmentant le volume de l'utérus, son inclinaison normale en avant tend à s'exagérer, et son fond, en s'abaissant par un mouvement de bascule, vient appuyer de haut en bas sur la vessie, tandis que le col, en se relevant en arrière, presse de bas en haut sur le rectum. Si, au lieu d'une antéversion, c'est une rétroversion qui se produit, le rectum est comprimé par le corps, et le col vésical ou l'urèthre sont pressés par le museau de tanche ramené derrière le pubis. Cette compression mécanique accroît la pesanteur ressentie dans le bassin ainsi que le ténesme anal et vésical ; elle peut même enflammer la vessie et le rectum, et aggraver la dysurie et la diarrhée.

Le spéculum, utile dans le traitement malgré son emploi douloureux, n'est pas indispensable pour le diagnostic. Il contrôle les résultats donnés par le toucher, montre en outre la teinte rouge du col, les ulcérations superficielles d'un rouge plus vif, lisses ou hérissées de granulations qui parfois entourent l'orifice, et il permet d'apprécier les changements de diamètre de ce dernier, le renversement de ses bords et la nature du liquide qui s'en écoule. La réunion de ces symptômes objectifs aux symptômes subjectifs énumérés précédemment caractérise avec précision la métrite parenchymateuse aiguë.

Il est une variété de cette métrite qui offre des particularités dans sa marche et sa symptomatologie, c'est celle que Chomel (1) a appelée *post-puerpérale* pour la distinguer de la métrite puerpérale. Elle survient non plus comme celle-ci, peu après l'accouchement, mais au bout d'un certain temps et tient à la fois, tout en en différant, de la métrite puerpépale et de la métrite ordinaire. Due à des imprudences, que la femme se soit levée trop tôt, ait trop vite repris des occupations fatigantes, ou se soit prématurément livrée au coït, l'inflammation entrave la transformation régressive qui ramène l'utérus à ses dimensions primitives, et à sa composition histologique normale. L'organe reste hypertrophié par défaut de résorption. Aussi à la palpation peut-on en reconnaître le

(1) *Dictionnaire de médecine*, t. [illegible], p. [illegible].

fond au-dessus de la symphyse pubienne. Ce volume plus ou moins considérable de l'utérus établit la différence entre la métrite post-puerpérale et la métrite ordinaire, dont elle se rapproche par la bénignité de ses caractères.

« C'est particulièrement, dit Chomel, chez les femmes qui sortent de la maison d'accouchement neuf jours après leurs couches, et plus fréquemment encore parmi celles qui la quittent dès le troisième ou quatrième, que nous avons eu occasion d'observer cette forme de métrite. Les premiers symptômes commencent à se faire sentir chez quelques-unes dans le trajet même qu'elles ont à parcourir pour gagner leur domicile, soit à pied, soit en voiture. Chez d'autres, c'est seulement après plusieurs jours ou même quelques semaines de fatigues croissantes que se révèle le début de la maladie. » Dans toutes les classes de la société des circonstances analogues amènent cette métrite, sur la production de laquelle l'impression du froid et la suppression des lochies par une cause quelconque ne sont pas sans influence. Elle peut être consécutive aussi bien à un accouchement heureux qu'à une parturition difficile ; elle se voit plutôt chez des primipares que chez des femmes qui ont eu plusieurs enfants, et débute rarement avant le cinquième jour des couches et après le trentième.

Comme dans la métrite simple aiguë, les phénomènes locaux, à peu près les mêmes, se montrent les premiers. C'est une douleur, obscure ordinairement, rarement très-vive, siégeant à l'hypogastre, augmentant par la pression et les mouvements, et s'irradiant dans les flancs, les lombes, les aines et la partie supérieure des cuisses. Les lochies diminuent et se suppriment ou le sang réapparaît. La fièvre, peu intense, à moins de complications, est presque toujours consécutive. Le toucher, uni à la palpation hypogastrique, reconnaît le développement et exalte la sensibilité morbide de l'utérus. Son volume, dit Chomel, est parfois tel que le doigt passe difficilement entre ses côtés et les parois latérales du bassin, soit des deux côtés, soit d'un seul ; dans quelques cas, des adhérences peuvent l'immobiliser plus ou moins complétement. Il se fait par le vagin un écoulement blanchâtre, quelquefois rosé. L'irritation de voisinage se traduit par la défécation douloureuse, et par la fréquence des urines, dont l'émission augmente la souffrance des malades.

La métrite post-puerpérale, d'une durée souvent longue, est sujette aux récidives, et a de la tendance à prendre la forme chronique. Sa terminaison est heureuse, à moins de complications. L'une des plus fréquentes est l'inflammation des ligaments larges par propagation de la phlegmasie utérine au tissu cellulaire voisin. Les abcès qui en résultent peuvent s'ouvrir dans le vagin, la vessie ou l'intestin, ou bien, par leur rupture dans le péritoine, déterminer des accidents rapidement mortels. Si l'ouverture s'est faite dans un organe creux, la guérison arrive après un espace de temps assez long; quelquefois les malades finissent par succomber dans le marasme, si l'écoulement du pus est difficile. L'ovarite s'observe aussi dans cette forme de métrite, dont la phlébite utérine peut être une terminaison redoutable.

Le diagnostic n'offre pas de difficultés. La douleur hypogastrique, le volume de l'utérus et la circonstance d'un accouchement récent ne permettent pas de se méprendre. Dans le cas même où les antécédents seraient dissimulés, les doutes seraient levés par le toucher, qui provoque de la douleur, constate que l'orifice utérin est plus ouvert que dans l'état ordinaire, et reconnaît l'augmentation du volume de l'utérus, laquelle est en relation avec la flaccidité des parois abdominales.

Le diagnostic différentiel de la métrite parenchymateuse aiguë, qu'elle soit simple ou post-puerpérale, rencontre des difficultés lorsque les maladies qui prêtent à la méprise existent à l'état de complications. Il faut alors, pour diagnostiquer les deux affections connexes, rapporter à chacune les symptômes saillants qui lui appartiennent. Les maladies qu'on pourrait confondre avec la métrite sont la cystite, la vaginite, la phlegmasie péri-utérine, l'ovarite et la péritonite. Résumons rapidement les principaux caractères de ces phlegmasies.

La cystite se dénonce par une douleur hypogastrique superficielle, des besoins fréquents d'uriner et la nature des urines, qui sont rares, rouges et même sanglantes. En comprimant la vessie entre la main gauche placée à l'hypogastre et l'indicateur droit dirigé dans le vagin en haut, en arrière et au-dessus des pubis, on y détermine une vive douleur, si elle est enflammée, tandis que la douleur sera peu marquée s'il n'y a qu'une irritation par sympathie. Ce mode d'exploration, recommandé par Bennett (1), est très-utile dans les cas obscurs. Le petit volume et l'indolence de l'utérus, reconnus aussi par le toucher vaginal, démontrent d'une façon indirecte que les symptômes appartiennent à la vessie. Le développement du volume et de la sensibilité de l'utérus établit un rapport entre les deux phlegmasies, utérine et vésicale, dont les symptômes peuvent se rencontrer sans se confondre.

La vaginite qui, dans certains cas, détermine la métrite, se reconnaît à son écoulement spécial, à sa propagation à l'urèthre se décelant par

(1). *Traité pratique de l'inflammation de l'utérus.* Traduction française. Paris, 1866. in-8°, p. 45.

la cuisson pendant la miction, et les gouttelettes de pus que la pression du doigt fait sourdre de l'orifice uréthral, et à l'aspect du vagin d'un rouge foncé avec ses rides plus prononcées et ses papilles plus apparentes. Dans l'inflammation des ligaments larges, la douleur a son siége en dehors de la ligne médiane, et le doigt porté au-dessus du col constate, au voisinage de l'utérus et latéralement, un empâtement ou une tumeur qui peuvent dépendre aussi de la pelvi-péritonite.

L'ovarite qu'un certain degré d'empâtement accompagne, se reconnaît à l'indépendance de la tumeur, qui n'adhère pas à l'utérus et siége, comme la douleur, dans l'une des parties latérales de l'hypogastre. Cette tumeur, petite, très-douloureuse, mobile, fuit sous le doigt qui, pour l'atteindre, doit être porté très-haut, le long du museau de tanche, dans le cul-de-sac vaginal auquel elle correspond. En combinant le palper hypogastrique avec le toucher vaginal et, par le toucher rectal, en saisissant entre deux doigts introduits, l'un dans le rectum, l'autre dans le vagin, la tumeur qui tend à glisser et à fuir, on y détermine une douleur presque caractéristique par son acuïté. Cette exploration, sur laquelle insiste M. Gallard (1), permet de diagnostiquer sûrement l'ovarite.

La péritonite généralisée se révèle par une douleur plus vive et plus superficielle, par le météorisme du ventre, la fréquence des vomissements, la petitesse du pouls et l'altération des traits. Lorsque la péritonite complique la métrite, tout en restant localisée à l'hypogastre, ses symptômes voilent ceux de la phlegmasie utérine, mais un examen attentif peut toujours retrouver les caractères de celle-ci.

Les causes de la métrite post-puerpérale ont été exposées précédemment. La métrite aiguë simple appartient aussi à la période active de la vie sexuelle; on ne la rencontre guère avant la puberté et après la ménopause; elle se déclare pendant la menstruation ou en dehors de cette période. Les causes diffèrent dans les deux cas; en dehors de l'époque menstruelle, elles peuvent être presque toujours rapportées à un traumatisme, à une chute sur les fesses, une contusion de l'hypogastre, la pression d'un pessaire, l'abus des rapprochements sexuels, les manœuvres pratiquées pour produire l'avortement, les incisions et les cautérisations du col. De ces causes, les unes agissent sur un organe sain, les autres sur un organe dont la vitalité est exaltée par un état physiologique, comme la grossesse, ou par une affection antérieure. Il faut, en outre de cette prédisposition, tenir compte, dans ces circonstances, de cette susceptibilité spéciale de l'utérus chez certaines femmes, susceptibilité que

(1) *Leçons cliniques sur les maladies des femmes.* Paris, 1873. In-8°, p. 714.

rien ne révèle, et sur laquelle Bennett attire avec raison l'attention. Il est des femmes dont l'utérus est si sensible, qu'un simple débridement de l'ouverture du col, une cautérisation au fer rouge ou au crayon de nitrate d'argent, peuvent amener une métrite aiguë compliquée de péritonite promptement mortelle.

Ces causes traumatiques, qui figurent aussi dans l'étiologie de l'endométrite aiguë, agissent sur le parenchyme et sur la muqueuse. L'inflammation du premier peut n'être que consécutive à celle de la dernière. C'est par l'intermédiaire de la muqueuse intra-utérine que la phlegmasie se communique au parenchyme dans la métrite qui succède à la vaginite simple ou spécifique. Au nombre des causes prédisposantes de la métrite aiguë, il faut tenir compte, suivant Bennett (1), du tempérament pléthorique et de cette susceptibilité particulière du système utérin, qui se caractérise par l'intensité du molimen hémorrhagique et par l'abondance et la durée du flux menstruel, condition physiologique existant chez certaines femmes indépendamment de toute lésion. Parmi les causes déterminantes, une des plus souvent notées est la suppression brusque des règles par le froid, surtout par l'immersion des pieds dans l'eau froide.

La métrite parenchymateuse aiguë, lorsqu'elle est exempte de complications, n'offre pas de gravité et se termine d'ordinaire par la résolution. Alors les phénomènes généraux s'apaisent et l'utérus revient à son état primitif à mesure que la sensibilité disparaît. Elle peut toutefois persister à un certain degré alors que tous les autres symptômes se sont effacés, circonstance qui s'observe également dans d'autres états morbides de cet organe. Dans d'autres cas l'utérus conserve une légère augmentation de volume compatible d'ailleurs avec la santé. La durée ordinaire de cette métrite est de deux à trois septénaires. Quelquefois l'inflammation perd de son intensité seulement, et la forme chronique s'établit. Cette terminaison, qui est à craindre dans la métrite survenant après un avortement ou un accouchement, est due ou à des imprudences, comme lorsque la femme a repris trop tôt des occupations fatigantes, ou à l'influence d'une constitution affaiblie ou dominée par un état diathésique.

La métrite aiguë simple n'a par elle-même aucune gravité. Celle-ci dépend des complications du côté des annexes et du péritoine par le fait de l'extension de l'inflammation ; mais en dehors des cas où la métrite résulte d'un traumatisme direct sur l'utérus, cette extension s'ob-

(1) *Loc. cit.*, p. 48.

serve rarement. « Je n'ai jamais vu, rapporte Bennett (1), en dehors de la grossesse, la métrite aiguë simple, non compliquée de péritonite, se terminer par la mort. » Ce qui seul fait d'ordinaire la gravité du pronostic, c'est la tendance que la maladie présente à passer à l'état chronique, forme rebelle, d'une durée indéterminée et ayant pour conséquence la disposition aux avortements, la stérilité et les déplacements.

Le traitement est simple et doit varier suivant l'intensité des symptômes et les causes de la métrite. Est-elle dégagée de complications et sans vive réaction, le repos au lit, la liberté du ventre entretenue par des lavements émollients et des laxatifs, l'application de cataplasmes sur l'hypogastre et des bains tièdes amèneront la guérison dans une dizaine de jours. Les symptômes sont-ils plus prononcés, on devra insister davantage sur ces moyens thérapeutiques, sur les bains de siége et les injections mucilagineuses et calmantes. Les douleurs exigeront, si elles sont vives, l'administration de l'opium par la bouche et par le rectum. Les émissions sanguines locales, utiles contre la douleur, modifient également les autres symptômes par la déplétion de l'utérus, et sont d'autant plus efficaces qu'on y a recours à une époque plus rapprochée du début. Aux ventouses appliquées sur l'hypogastre, on préfère généralement les sangsues placées au nombre de dix ou douze sur cette région. La déplétion de l'utérus est produite plus sûrement par l'application directe sur le col de cinq à six sangsues, et cette application devra être faite toutes les fois que l'introduction du spéculum sera possible sans causer trop de douleur.

Il est parfois nécessaire de revenir aux sangsues, et l'on se guide alors sur les effets obtenus et sur l'état général pour en réitérer ou non l'application. D'ordinaire la métrite qui succède à un accouchement ou à un avortement exige un traitement plus actif et plus long. Lorsque, après la cessation de la fièvre, les autres symptômes persistent, l'utérus reste douloureux et que la maladie menace de prendre la forme chronique, il faut insister sur les laxatifs et sur les purgatifs salins, et recourir aux révulsifs cutanés, tels que les badigeonnages avec la teinture d'iode et les vésicatoires répétés. Dans la métrite qui succède à la suppression des règles et qui est la plus commune à observer, l'inflammation cède facilement d'ordinaire, mais le retour à la santé n'est complet que lorsque la menstruation se rétablit. Il ne faut pas chercher à la provoquer par des emménagogues, car on aurait à craindre de réveiller, avec la con-

(1) *Loc. cit.*, p. 44.

gestion, la phlegmasie de l'utérus. Une alimentation légère et des boissons rafraîchissantes conviennent dans la période d'acuïté de la métrite. L'hygiène sera modifiée avec l'amélioration progressive des conditions présentées par la malade. Celle-ci devra être prévenue, lorsque la convalescence s'établit, des conséquences graves qu'entraînent le retour prématuré à des occupations fatigantes et les imprudences de toute sorte.

CHAPITRE III

MÉTRITE CHRONIQUE.

Les différences que présentent, au point de vue du développement, de la structure et des fonctions, le col et le corps de l'utérus se retrouvent dans l'état pathologique; qu'ils soient sains ou malades, ils semblent être plutôt deux organes réunis que les segments d'un organe unique. Ces différences se traduisent dans l'inflammation chronique de l'utérus avec assez de netteté pour autoriser à la scinder en quatre variétés : l'endométrite du corps, l'endométrite du col, la métrite parenchymateuse du corps et celle du col. Nullement artificielles et faites seulement pour le besoin de l'étude, ces divisions sont cliniques, et c'est l'isthme de l'utérus qui forme la ligne de démarcation. Ces formes se présentent isolément et chacune d'elles a son importance et ses indications spéciales. Loin d'être toujours distinctes, elles se confondent souvent et constituent un même état morbide avec les lésions et les caractères propres à chacune des parties envahies. Ainsi, l'endométrite cervicale peut se compliquer de métrite parenchymateuse du col ; avec ou sans cette complication, elle peut se lier à travers l'orifice interne à l'endométrite du corps. La métrite interne du corps se produira avec l'inflammation parenchymateuse de celui-ci, ou elle se continuera avec la métrite parenchymateuse du col. Ces variétés constituent, par leur association, des états complexes qui, appartenant à la métrite chronique, en rendent l'étude difficile et obscure.

Il convient, pour la simplifier, d'examiner chacune des variétés isolément, comme souvent elles s'observent. Nous étudierons successivement l'endométrite chronique du corps, dont les altérations restent limitées à sa cavité; l'endométrite cervicale, où les altérations ne dépassant pas l'orifice supérieur, s'étendent à travers l'orifice externe à la muqueuse qui revêt la portion vaginale du col. Nous décrirons la métrite parenchymateuse du corps et celle du col en insistant sur les caractères particuliers de cette dernière, l'induration de son tissu et les ulcérations de la muqueuse de sa partie vaginale. En avançant dans cette étude, il ne sera pas difficile de passer du simple au composé, et de montrer que lorsque deux ou plusieurs formes s'associent, l'état complexe qui en résulte peut être décomposé et ramené aux caractères propres à chacune de ces formes en particulier. Cette marche rendra plus aisée et plus claire la longue exposition du traitement. Chaque chapitre contiendra l'énumération des moyens chirurgicaux spécialement usités dans cette variété de métrite, et seulement l'indication de la médication générale appropriée. Dans un dernier chapitre sera discuté le traitement général si vaste de la métrite chronique et des états morbides qu'elle amène, traitement qui comprend l'association de la médecine ordinaire et de la médication hydrominérale aux ressources variées de l'hygiène.

ARTICLE I.

ENDOMÉTRITE CHRONIQUE DU CORPS DE L'UTÉRUS.

Le corps de l'utérus est sujet à une phlegmasie chronique limitée à la membrane muqueuse qui en revêt la cavité. Cette maladie a été décrite sous les noms de *métrite interne chronique*, d'*endométrite chronique*, de *leucorrhée utérine*, de *métrite catarrhale*, de *catarrhe utérin*. Elle ne se présente pas toujours isolée de toute complication. La muqueuse du corps et celle du col peuvent être affectées simultanément, mais souvent c'est l'un ou l'autre segment qui est le siége des altérations dont la limite ne dépasse pas alors l'ouverture supérieure. L'endométrite, ainsi limitée, est-elle rare ou fréquente ? La divergence des gynécologistes est de nature à surprendre devant un fait de simple observation. Les uns, avec Henry Bennett, tiennent pour la rareté ; les autres, avec Aran, West, Tilt, pour la fréquence. A l'état de simplicité ou de complication, l'endométrite chronique du corps se rencontre souvent, et l'on peut dire avec Aran (1) que c'est une affection très-commune, qu'on observe à chaque instant dans la pratique.

Sa connaissance complète implique celle des altérations anatomiques, qui varient suivant que la période où on les observe se rapproche de l'état aigu ou appartient à l'état chronique, suivant que la métrite est hémorrhagique ou catarrhale, deux formes qui alternent ou restent entièrement distinctes. Résumons brièvement ici l'anatomie normale de la muqueuse de la cavité du corps de l'utérus. Cette cavité, dont la longueur chez les nullipares est de 22 millimètres et de 27 chez les multipares, revêt une forme triangulaire qui permet de lui considérer deux faces, trois bords et trois angles. Les faces sont planes, appliquées

(1) *Loc. cit.*, p. 420.

l'une à l'autre et lubrifiées par une couche mince de mucus. Les bords, dont la longueur est de 24 millimètres, sont convexes chez la nullipare, et, leur convexité se rapprochant plus ou moins du centre de la cavité, la capacité de celle-ci se trouve réduite. De la convergence du bord supérieur et des bords latéraux résultent deux angles supérieurs, représentant chacun une cavité infundibuliforme, au sommet de laquelle la trompe vient s'ouvrir. L'angle inférieur, moins aigu, résulte de la convergence des bords latéraux et se continue avec l'orifice interne du col.

La cavité conserve, chez la femme qui a enfanté, sa forme triangulaire ; mais les côtés du triangle de curvilignes deviennent rectilignes. Dans certains cas les bords conservent leur convexité ; dans d'autres, encore plus rares, ils décrivent une ligne courbe à concavité interne. Les parois de cette cavité n'ont pas, sur tous les points, une épaisseur égale. Au niveau du fond de l'utérus, elle est en moyenne de 10 millimètres. Au niveau de l'embouchure des trompes, elle est de 8 seulement ; sur les faces et les bords latéraux, elle atteint 12 à 15 millimètres.

La couleur de la muqueuse, dans l'état normal, pendant la vie ou immédiatement après la mort, est rosée. Son épaisseur varie suivant qu'on observe sa partie centrale ou qu'on l'examine près des angles. Sur la partie centrale, elle serait, d'après Coste, de 3 à 6 millimètres ; de 1 à 2 millimètres seulement d'après M. Sappey (1), dans l'état de vacuité et dans la période intermenstruelle, tandis que pendant la menstruation elle atteindrait jusqu'à 3 millimètres. Près des angles supérieurs cette épaisseur diminue ; elle est à peine de 1 demi-millimètre à l'embouchure des trompes. Au niveau de l'orifice inférieur elle égale ordinairement 1 millimètre. La surface libre de la muqueuse est plane, lisse et criblée d'orifices qui représentent l'embouchure d'autant de glandes ; elle ne présente ni papilles ni villosités. La surface adhérente est unie si étroitement à la couche sous-jacente, qu'elle n'en peut être distinguée à l'état normal sur le profil d'une coupe.

Cette tunique est composée d'épithélium, de glandes, de vaisseaux, de nerfs et de tissu conjonctif. L'épithélium est formé de cellules coniques juxtaposées par leur surface ; la base de ces cellules ou leur extrémité libre est recouverte de cils vibratiles. Cet épithélium devient pavimenteux pendant la gestation, lorsque la muqueuse devient membrane caduque. Les glandes en tube sont rectilignes ou légèrement flexueuses et d'une forme régulièrement cylindrique. Leur longueur mesure l'épais-

(1) *Traité d'anatomie descriptive*, t. III, p. 670.

seur de la muqueuse; leur diamètre équivaut à la douzième partie de leur longueur et l'intervalle qui les sépare égale à peu près leur diamètre. Leur extrémité profonde, arrondie, adhère à la couche musculaire; simple ordinairement, elle est bifide quelquefois. Leur extrémité superficielle, un peu évasée, s'ouvre sur la surface libre de la muqueuse par un orifice circulaire. Elles sont tapissées d'épithélium nucléaire, leur membrane interne n'étant que l'inflexion par cet orifice en godet de celle de l'utérus. Ces glandes sécrètent un mucus transparent, à peine visqueux, qui humecte les parois de la cavité. Elles participent à l'hypertrophie générale de l'organe pendant la grossesse.

Les artères et les veines, très-déliées dans la période intermenstruelle et dans l'état de vacuité, se développent par le fait de la menstruation et de la gestation. Entre les glandes se ramifient des vaisseaux capillaires qui s'enfoncent entre elles et entourent leurs orifices d'un fin réseau superficiel. L'existence des lymphatiques et des nerfs de cette muqueuse, quoique probable, n'a pas encore été démontrée. « Les fibres du tissu conjonctif qui entrent dans la composition de la muqueuse utérine, dit M. Sappey, s'y montrent à tous les degrés de développement: sous la forme de cellules, de noyaux, de corps fusiformes fibro-plastiques, et enfin sous celle qu'elles affectent après leur complète évolution. Les fibres de tissu conjonctif à l'état embryonnaire prennent une part très-importante à la constitution de la muqueuse, ainsi que l'a démontré M. Ch. Robin.» Cette particularité d'un tissu en voie constante d'organisation est importante au point de vue de la pathologie et de l'action de certains modificateurs thérapeutiques, portés sur la muqueuse de la cavité utérine.

L'endométrite chronique est caractérisée anatomiquement par les altérations de la muqueuse, l'écoulement hémorrhagique ou leucorrhéique et la dilatation de la cavité. L'étude de ces lésions n'est complète que si l'on ajoute aux recherches anatomiques les faits établis par l'observation clinique; et, en dépit de cette comparaison, bien des points n'en restent pas moins obscurs. La dilatation de la cavité du corps de l'utérus n'est pas prononcée lorsque la maladie est récente; plus accusée quand celle-ci est tout à fait chronique, elle permet à l'hystéromètre de se mouvoir avec facilité dans tous les sens. Cet élargissement suivant toutes les dimensions a pour conséquence l'altération de la forme de la cavité qui, par l'arrondissement de ses angles supérieurs, de triangulaire devient ovoïde. Il en résulte aussi, suivant la judicieuse observation d'Aran (1), un accroissement de l'étendue de la muqueuse, ce

(1) *Loc. cit.*, p. 191.

qui peut expliquer, au moins en partie et dans une certaine mesure, l'abondance que la sécrétion offre dans certains cas. Le volume de l'utérus est naturellement augmenté, que sa densité devienne plus forte ou plus faible, soit, ainsi qu'il arrive souvent, que les parois du corps aient pris plus d'épaisseur par le fait d'une complication de métrite parenchymateuse, soit qu'elles aient subi un amincissement qui expose à la perforation de l'organe par l'instrument explorateur. Les conditions de cet amincissement sont encore obscures. Dans un cas, la minceur de la paroi était liée à la dégénérescence graisseuse, d'après l'examen microscopique du docteur J.-B. Reynolds (1).

La membrane muqueuse est épaissie, rouge livide ou ardoisée. La surface en est lisse ou hérissée d'espèces de villosités qui lui donnent un aspect velouté. La coloration rouge est d'autant plus prononcée que ces villosités sont plus abondantes; là où il n'en existe pas, la membrane est plutôt pâle. Elles pourraient être prises pour des papilles hypertrophiées, si l'anatomie constatait la présence de ces papilles dans la composition de la muqueuse utérine. Cette membrane est dans certains cas piquée de points plus rouges, dus à des vaisseaux dilatés. Elle est dépouillée d'épithélium par places, et celui qui subsiste a subi des altérations; de cylindrique et vibratile il est devenu pavimenteux.

La muqueuse de la cavité du corps est couverte d'un mucus visqueux, mais liquide, trouble, crémeux, blanc jaunâtre, puriforme, quelquefois mélangé de sang. Tantôt cette sécrétion est peu abondante; tantôt elle l'est au point de distendre la cavité comme une ampoule; tantôt elle alterne avec des métrorrhagies. L'exagération de cette sécrétion montre que l'endométrite chronique est une affection essentiellement glandulaire. Les glandes en tube de la cavité utérine participent en effet à l'hypertrophie des éléments de la muqueuse. Cette hypersécrétion répond à une forme nettement caractérisée de la métrite interne, à celle qui s'observe le plus fréquemment, la métrite catarrhale ou catarrhe utérin. L'autre forme, moins fréquente, quoique se rencontrant souvent, et dans laquelle la sécrétion catarrhale n'a qu'une importance secondaire, est caractérisée par des métrorrhagies répétées et des lésions nettement définies. Ces altérations de la muqueuse sont les granulations, les végétations, les fongosités, sur lesquelles Récamier a appelé l'attention, en instituant le traitement chirurgical qui leur convient.

Au point où nous sommes arrivés dans cette étude, il est préférable, pour la clarté du sujet, de le scinder et de tracer successivement le

(1) Gaillard Thomas, *Diseases of Women*, p. 256.

tableau complet de ces deux formes. Commençons par la métrite interne hémorrhagique. Les nécropsies laissent à désirer, parce que les fongosités n'ont pas été rencontrées sur des malades ayant offert les symptômes de l'affection, mais chez des femmes dont on ignorait les antécédents et qui succombaient au choléra ou à toute autre maladie. La relation de cause à effet ne peut être saisie, et dès lors l'examen, s'il retrouve de l'analogie, ne peut affirmer une complète similitude entre ces lésions trouvées par hasard et celles qui réclament l'abrasion de la muqueuse de la cavité utérine au moyen de la curette de Récamier. M. Kæberlé (1) a noté une quinzaine de cas de fongosités utérines sur plus de deux cents utérus qu'il a examinés avec soin, et il a conservé onze de ces pièces pathologiques. Dans neuf de ces cas il n'a eu que la pièce anatomique, et dans les deux autres cas, l'observation des symptômes semble bien insuffisante. Sur cent et quelques cadavres dont l'utérus a été examiné avec soin, M. Richet (2) a recueilli sept ou huit cas de fongosités utérines. Les renseignements n'étaient précis que pour deux malades chez lesquelles l'autopsie permit de découvrir la cause des accidents qu'elles avaient éprouvés. L'anatomie pathologique des fongosités se borne, en quelque sorte, à l'examen histologique des produits ramenés par la curette.

Le mémoire remarquable de M. Robin (3) sur la muqueuse de l'utérus permet de se faire une idée exacte des fongosités. Déjà, en les examinant, M. Lebert (4) avait retrouvé les glandules et les autres éléments de la muqueuse utérine plus distincts que dans l'état normal, mais il n'avait fait qu'entrevoir le fait pathologique. « Les granulations de Récamier, dit M. Robin, ont au point de vue anatomique la même structure fondamentale que la muqueuse utérine ; ce sont des excroissances simples de cette membrane ; elles sont formées de tissu cellulaire en petite quantité et d'éléments fibro-plastiques plus abondants encore que dans le tissu de la muqueuse pris à l'état normal. Quelques-unes, parmi les plus petites, sont tapissées d'une couche d'épithélium semblable à celui de l'utérus. La plupart sont, en outre, parcourues par un assez grand nombre de vaisseaux capillaires. »

Ces végétations sont ou sessiles ou pédiculées. Les premières ayant une base large se continuent de toutes parts avec la muqueuse, au-dessus de laquelle elles font une saillie de 2 à 9 millimètres ; leur surface

(1) Goldschmidt, Thèse de Strasbourg, janvier 1859.

(2) *Bulletin de la Société de chirurgie*, t. V, janvier 1855.

(3) *Archives générales de médecine*, 1848, t. XVII.

(4) *Traité d'anatomie pathologique*. Paris 1860, t. II, p. 432.

est irrégulière, comme chagrinée, et leur consistance molle; leur volume varie depuis celui d'un grain de blé jusqu'à celui d'un gros pois; elles semblent infiltrées de liquide, et présentent une coloration rouge plus ou moins foncée, et quelquefois des arborisations. Les secondes, qui ont une coloration blanchâtre ou grisâtre, une assez grande consistance, un pédicule flexible et élastique, un volume variable, depuis celui d'un grain de blé jusqu'à celui d'un pois, sont en nombre moins considérable que les végétations sessiles, et ont assez l'aspect des polypes folliculeux du col utérin. Ces végétations cellulo-fibreuses ou cellulo-vasculaires, noms sous lesquels Aran désignait les deux espèces de fongosités, qu'il a très-bien étudiées, consistent évidemment dans une hypertrophie de la membrane, ainsi que l'ont démontré les recherches de M. Robin. Mais, ainsi que l'observe justement Aran (1), la conformité de structure est plus apparente que réelle; les éléments histologiques ne se trouvant pas dans les mêmes proportions dans les deux espèces de végétations. Les pédiculées renferment plus de fibres de tissu cellulaire et de cellules fibro-plastiques; les végétations sessiles, plus de capillaires au milieu desquels sont souvent disséminés des kystes glandulaires du volume d'une tête d'épingle.

Cette abondance de vaisseaux capillaires rend compte des hémorrhagies qui sont le symptôme prédominant de cette lésion. La structure des vaisseaux, comme le fait remarquer Virchow (2) pour les petites tumeurs polypeuses, explique l'hémorrhagie et sa cessation par l'abrasion. « Ceci s'explique, parce que les vaisseaux de la surface forment de nombreuses ramifications d'un gros diamètre et à parois minces, tandis qu'au contraire les vaisseaux du pédicule sont peu nombreux, et possèdent des parois épaisses contractiles. » Le fait de la présence du tissu fibro-plastique dans la muqueuse utérine, de l'existence d'un tissu embryonnaire en quelque sorte chez l'adulte à l'état normal, en rapport avec l'existence temporaire de la muqueuse et sa rénovation à chaque grossesse, n'est pas étranger à la production des fongosités. Leur nature intime semble être une hypertrophie de la muqueuse avec addition de produits fibro-plastiques. Elles renferment les mêmes éléments que ceux contenus dans la muqueuse du corps à l'état normal; seulement, comme l'indique M. Ferrier (3), deux de ces éléments sont en plus grande proportion qu'à l'ordinaire, en sorte que les autres qui n'ont pas augmenté de quantité sont relativement moins abondants. Ces divers éléments sont : 1° des fibres

(1) *Loc. cit.*, p. 430.

(2) *Pathologie des tumeurs*. Traduction française. Paris, 1867. T. I, p. 240.

(3) Thèse inaugurale, Paris, 1854, n° 104.

du tissu cellulaire peu abondantes, entre-croisées, écartées les unes des autres, et non disposées en faisceaux; 2° une proportion d'éléments fibro-plastiques plus considérable que dans la muqueuse saine; 3° une matière amorphe, homogène, incolore, finement granuleuse, et dans laquelle sont comme plongés et empâtés les fibres du tissu cellulaire et les éléments fibro-plastiques; 4° des vaisseaux capillaires nombreux, formant des mailles polygonales. Ces quatre espèces d'éléments sont les parties essentielles de la structure de ces végétations dont la plupart contiennent des glandes tubuleuses, propres à la muqueuse du corps, mais moins flexueuses qu'à l'état normal. Sur quelques végétations on trouve des granulations graisseuses isolées ou réunies. La surface des végétations est couverte d'une couche unique de cellules d'épithélium cylindrique, dont la plupart manquent de cils vibratiles, tandis que l'inverse s'observe sur la muqueuse normale.

Cette altération pathologique occupe-t-elle des points circonscrits ou bien toute l'étendue de la muqueuse? La petite quantité de matière extraite par la curette annonce plutôt une lésion circonscrite. L'altération morbide ne paraît pas localisée à la muqueuse; elle semble retentir sur le parenchyme utérin. Récamier avait reconnu que le tissu de l'utérus s'amincit et se ramollit au niveau des parties affectées, particularité très-importante, comme nous le verrons, pour l'introduction de la curette. Cet amincissement est-il constant, préexiste-t-il à l'altération de la muqueuse ou en est-il la conséquence? Ces questions réclament de nouvelles recherches.

La métrite interne chronique dont les fongosités constituent la lésion anatomique, et qu'on peut appeler *hémorrhagique*, parce que l'hémorrhagie et ses conséquences dominent toute la maladie, est évidemment liée à l'activité physiologique de l'utérus, et le plus souvent consécutive à l'avortement, à l'accouchement à terme, à des imprudences commises pendant une période menstruelle. Le plus grand nombre de cas se rencontrent chez les femmes qui ont eu des enfants. Chez des malades guéries par le raclage, la récidive est survenue après un nouvel accouchement. L'avortement, au lieu d'être une cause, est parfois un effet, l'altération de la muqueuse utérine n'empêchant pas le développement du produit de la conception, mais en limitant la durée. Il en était ainsi chez une dame que nous avons vue et que l'abrasion a complétement guérie. Elle avait eu plusieurs enfants, et souffrait depuis plusieurs mois de douleurs lombaires. Sujette à des ménorrhagies, elle ne se doutait nullement d'une grossesse, lorsqu'après une métrorrhagie abondante, un fœtus d'environ deux mois fut expulsé le 24 novembre 1866. Comme l'écoulement sanguin, loin de cesser après l'avortement, ne cédait aux hémostatiques que pour se reproduire, nous nous décidâmes à l'abrasion le 4 janvier suivant. La curette ramena les productions précédemment décrites.

On ne trouve point, dit M. Goldschmidt, de fongosités avant la puberté; les malades les plus jeunes sont comprises entre vingt et vingt-cinq ans. La métrite chronique hémorrhagique peut se rencontrer après l'âge critique. Chez une malade de M. le docteur de Miramont, âgée de soixante-huit ans, les hémorrhagies s'étaient montrées quinze ans après la ménopause. M. Demarquay dut pratiquer deux abrasions, et cautériser la cavité utérine avec le nitrate d'argent. L'utérus n'avait pas subi d'atrophie, et il n'existait aucune autre lésion de l'organe ou des annexes qui rendît compte de l'hémorrhagie. L'observation suivante montre que les fongosités peuvent se développer en dehors de la conception et avec l'établissement de la menstruation.

Mme X***, âgée de vingt-deux ans, a été sujette depuis sa menstruation à des irrégularités et à des pertes. Pour la guérir de ces hémorrhagies récidivées, le mariage a été conseillé ; mais, depuis deux ans, les rapports sexuels n'ont fait qu'aggraver les accidents. Ils ont six années de durée, lorsque M. Demarquay pratique l'abrasion le 11 septembre 1868. Le col entr'ouvert laisse aisément introduire la curette sur le doigt comme conducteur. Mais, à une seconde tentative d'introduction, la contraction du col nécessite l'emploi du spéculum. L'écoulement sanguin n'est que modifié, et l'abrasion est renouvelée le 27. La malade, ne perdant plus de sang, retourne en province à la fin de septembre. La guérison ne s'est pas maintenue, ainsi que nous l'avons appris depuis.

La matière ramenée par la curette est de consistance molle, rosée, présentant en divers points de sa masse de petits caillots, et rappelle assez les bourgeons charnus des plaies. Irrégulières et d'un volume variable depuis celui d'un grain de chènevis jusqu'à celui d'un petit pois, ces végétations ont deux faces : l'une, libre et rosée ; l'autre, rouge foncé, et ayant l'apparence d'un tissu fraîchement coupé. Examinés au microscope par M. le docteur Bouchard, ces produits montrent du tissu conjonctif, des vaisseaux avec leurs striations, des cellules d'épithélium, des glandules hypertrophiées, les éléments, en un mot, de la muqueuse de la cavité du corps de l'utérus.

Cette observation nous amène à parler des récidives. Lorsque l'hémorrhagie se reproduit peu de temps après le raclage, il est probable que la curette n'a pas enlevé toutes les parties altérées. Les fongosités occupent des points divers, et peuvent échapper en partie à l'action de l'instrument. A l'autopsie d'une femme, après l'abrasion faite par Récamier, la cavité utérine était nettoyée de toutes les végétations, sauf de légers vestiges sur le côté droit, au-dessous de l'origine de la trompe. La reproduction des hémorrhagies peut aussi dépendre de quelque lésion de l'ovaire. Dans le cas où la métrorrhagie reparaît après un ou deux ans, ou lorsqu'après guérison elle se reproduit consécutivement à un avortement ou à un accouchement, c'est alors à une véritable récidive des lésions utérines qu'il faut l'attribuer.

Dans la métrite chronique hémorrhagique, les symptômes autres que la métrorrhagie n'ont qu'une valeur secondaire. La douleur n'a pas de caractères déterminés, et se rencontre comme dans la plupart des lésions de l'utérus. Les écoulements blanc laiteux qui accompagnent ou suivent l'hémorrhagie n'ont pas plus d'importance que les douleurs. Les granulations et l'engorgement du col, l'augmentation de volume et de densité du corps de l'utérus, l'ampliation de sa cavité, les versions et les flexions, toutes ces différentes lésions n'ont pas de lien nécessaire avec l'altération spéciale à cette forme de métrite, et ne font pas nécessairement partie de sa symptomatologie. Malgré son importance particulière, l'hémorrhagie n'est elle-même qu'un signe de probabilité. C'est par exclusion que le diagnostic s'établit.

Chez une femme qui, avec l'anémie consécutive, présente, depuis un temps assez long, plusieurs mois même, un écoulement sanguin qui, succédant aux règles, les continue pour ainsi dire sans être considérable, à quoi rapporter cette hémorrhagie qui tient plus de la ménorrhagie que de la métrorrhagie? A un polype, un corps fibreux ou un cancer? Dans la plupart des cas, le volume à peu près normal ou peu augmenté de l'utérus, l'absence de dilatation de l'orifice du col éloigneront la pensée d'un polype. Celui-ci s'annonce par des hémorrhagies ordinairement plus abondantes. La supposition d'un polype est à rejeter lorsque c'est à un avortement ou à un accouchement que remonte le début des accidents. Les tout petits polypes de la cavité du corps de la matrice ne déterminent pas de symptômes aussi graves, et, lorsqu'ils existent avec l'état granuleux de la muqueuse, l'abrasion est aussi le meilleur moyen à leur opposer. Dans les cas douteux, la dilatation artificielle et l'exploration directe affirmeront le diagnostic. Celui-ci s'établira aussi d'après la différence de siége pour les polypes muqueux et les fongosités: les premiers, qui donnent lieu aux mêmes symptômes, et restent souvent sans s'accroître, ont leur siége dans le col; c'est dans la cavité du corps que les dernières se rencontrent presque toujours.

L'hémorrhagie dépendrait-elle de corps fibreux sous-muqueux? Le développement de l'utérus, l'exploration de sa cavité, le palper, le tou cher rectal et vaginal, éclaireront presque toujours le diagnostic en révélant la situation de la tumeur. Dans le cancer, le toucher reconnaît les bosselures caractéristiques du col, et plus tard les ulcérations. Dans les cas de fongosités, le col est parfois entr'ouvert ou n'offre rien de particulier, ou présente une tuméfaction générale. Les hémorrhagies du cancer se produisent surtout en dehors des époques menstruelles. Le cancer qui débute par la cavité du corps est rare; il donne aux parois une rigidité que le toucher peut constater. La décomposition du liquide qui baigne la cavité produit un écoulement très-fétide. Ici, comme dans les autres cas de cancer de l'utérus, l'écoulement sanieux et fétide a une très-grande importance pour le diagnostic.

Lorsqu'on est ainsi arrivé au diagnostic par voie d'exclusion, l'introduction de la curette vient confirmer les présomptions en démontrant l'altération de la muqueuse. Dès lors, la possibilité d'une guérison radicale modifie complétement le pronostic. Celui-ci, en dehors de l'intervention chirurgicale, ne peut être que grave, car si la vie n'est pas immédiatement menacée, la longueur de l'affection et l'aggravation des accidents amènent toutes les conséquences fâcheuses de l'anémie. La maladie, par elle-même, ne tend pas à la guérison. Elle peut déterminer des métro-péritonites et des ovarites suppurées; elle occasionne la stérilité ou provoque l'avortement, qui peut, comme dans un cas observé par M. Stoltz, amener des accidents mortels.

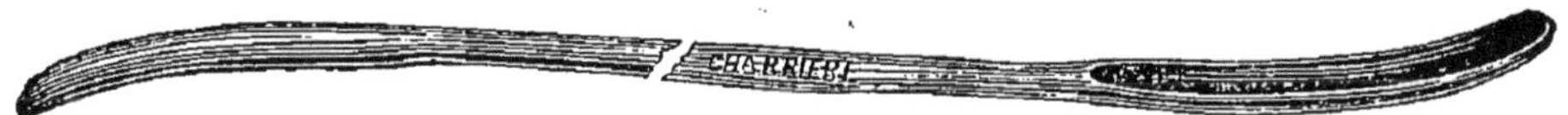

Fig. 1.

L'abrasion de la cavité utérine par la curette de Récamier, dont Nélaton (1) disait avec raison, en 1853, que c'est une opération qu'il fallait juger, non par elle-même, mais par ses résultats, a passé aujourd'hui du domaine de la discussion dans celui de la pratique, où elle s'est définitivement établie. Nous ne reviendrons qu'incidemment sur quelques-unes des objections théoriques dont elle a été l'objet. L'explication peut varier, mais le fait pratique de la guérison de la métrite hémorrhagique par cette opération est indéniable devant les résultats nombreux obtenus à la Maison municipale de santé.

La curette est constituée par une tige métallique cylindrique, grosse comme un porte-plume, longue de 35 centimètres environ, présentant à chacune de ses extrémités une courbure qui lui permet de s'adapter plus facilement aux axes du bassin. Ces courbures sont disposées en sens in-

(1) *Gazette des hôpitaux*, 1853, nº 17. Leçon clinique.

verse l'une de l'autre; à leur niveau et sur leur concavité, la tige, légèrement aplatie, est creusée pour former la curette, dont les bords sont rendus un peu tranchants à l'aide d'une légère inclinaison de dehors en dedans.

La femme étant placée comme pour l'introduction du spéculum, on reconnaît avec l'index gauche l'orifice utérin; on glisse l'instrument jusqu'à cet orifice, où on le guide avec le doigt; puis, par un mouvement de bascule, on le fait pénétrer doucement dans la cavité de l'utérus. Cette introduction est ordinairement peu douloureuse et facile. La réintroduction est parfois moins aisée, parce que le col se contracte. Il ne faut jamais chercher à vaincre cette rigidité par la violence. Il vaut mieux laisser l'instrument quelques instants en contact avec l'obstacle, qui finit par céder. S'il ne cède pas, il faut remettre la tentative à une autre séance. On ne saurait trop le répéter: toutes les opérations, obstétricales ou autres, qui se pratiquent sur l'utérus, doivent être faites avec douceur. Bien que la situation de l'orifice soit en général facile à apprécier avec le doigt, il n'en est pas moins nécessaire dans certains cas de mettre à découvert le col de l'utérus avec le spéculum pour introduire la curette. Une fois que celle-ci a été engagée dans la cavité du col, il faut retirer le spéculum afin que l'instrument puisse être abaissé d'une manière suffisante pour franchir l'orifice interne.

La curette ayant pénétré dans la cavité du corps, on lui imprime de légers mouvements de haut en bas, de latéralité et de rotation, pour racler, avec les bords tranchants de sa partie terminale concave, les parois utérines aussi exactement que possible. La curette, avec les débris de fongosités ramenés, est retirée avec précaution et réintroduite, si l'on pense qu'il y a lieu de compléter l'abrasion. D'ordinaire l'opération est suivie de l'écoulement d'une minime quantité de sang.

Une circonstance toute spéciale commande une grande prudence dans le manuel opératoire. L'altération de la muqueuse se rencontre souvent avec le ramollissement du tissu sous-jacent, condition anatomo-pathologique qui doit être toujours présente à l'esprit du chirurgien. Le ramollissement de la paroi en rend la perforation encore plus aisée lorsqu'il existe des changements dans les axes de l'utérus. Aussi doit-on préalablement chercher à reconnaître si l'organe présente une version ou une flexion, circonstances qui, d'ailleurs, ne contre-indiquent pas absolument le raclage qui peut être opéré, mais avec encore plus de prudence dans certains cas et, dans d'autres, différé jusqu'au redressement plus ou moins complet de l'utérus sous l'influence des moyens appropriés à l'espèce et aux causes de la lésion. Il faut dire toutefois qu'alors même que les rapports de l'utérus ne sont pas changés, l'amincissement et le ramollissement de la paroi arrivent à un tel degré, que la perforation peut se produire , si prévenu que soit le chirurgien à l'égard de cet accident, si douce que soit son intervention.

Il ne faudrait pas s'épouvanter du résultat, car les graves conséquences théoriques que l'esprit entrevoit se sont rarement développées après la perforation. Ni dans deux ou trois faits appartenant à Récamier, ni dans celui dont A. Richard (1) a été témoin, ni dans d'autres encore, il n'est survenu d'accidents redoutables après la perforation de l'utérus par la curette. Il en est de cette perforation comme de celle que le chirurgien peut produire avec l'hystéromètre dans d'autres affections de l'utérus. Les nombreux exemples rapportés par M. Dupuy (2) montrent que la même cause, le ramollissement de la paroi utérine, expose, dans le cathétérisme avec l'hystéromètre, au même accident, qui est en réalité plus effrayant que grave.

La condition *sine quâ non* de l'abrasion est l'intégrité des annexes de l'utérus. Si le toucher ou le palper révèlent un point douloureux dans les annexes, surtout du côté de l'ovaire, l'abstention est commandée. Chez une dame qui réclamait l'emploi de la curette, Nélaton crut prudent de s'abstenir après une exploration semblable. La malade succomba peu de jours après à des accidents de péritonite. Cette règle de conduite doit être observée, d'ailleurs, non-seulement dans les opérations qui, comme le raclage, intéressent le corps, mais aussi dans celles, si légères qu'elles semblent être, qui portent sur le col de l'utérus. C'est à la négligence de ce précepte que doivent probablement être attribués les revers, d'ailleurs très-rares, de l'abrasion à l'origine. Dans les cas où la péritonite s'est montrée après l'abrasion, l'influence de celle-ci n'a pas été toujours bien prouvée. Sur plus de cent opérations de raclage pratiquées par Récamier, il n'y eut de péritonite que dans un seul cas, et encore l'autopsie pratiquée par Nélaton laisse des doutes sur la véritable cause. En effet, il existait dans les trompes oblitérées des kystes contenant une matière purulente bien formée, bien que la mort fût arrivée vingt-quatre heures seulement après le raclage. Depuis Récamier, l'opération, faite dans des conditions mieux déterminées, avec plus de mesure et de ménagement, expose à encore moins de danger et, par le nombre de ses succès, elle mérite une place définitive dans la chirurgie utérine. En effet, elle guérit radicalement une affection qui n'a pas par elle-même de tendance à disparaître, qui entraîne toutes les conséquences de l'anémie par la répéti-

(1) *Bulletin de la Société de chirurgie*, t. V, 1854-1855.

(2) *Progrès médical*, 1873, n°s 10, 11.

tion des hémorrhagies, est une cause d'infécondité ou d'avortements très-graves et qui, par sa durée, peut occasionner non-seulement des désordres fonctionnels, mais déterminer du côté des annexes des lésions mortelles.

Après le raclage, la perte sanguine est remplacée par un écoulement muco-purulent qui dure plusieurs jours. Une seule opération ne suffit pas toujours pour arrêter définitivement l'hémorrhagie. Il est nécessaire d'y revenir une seconde fois dans la plupart des cas, et même une troisième dans quelques-uns. La cautérisation de la cavité utérine avec le nitrate d'argent, au moyen d'un porte-caustique analogue à celui de Lallemand, n'est nullement nécessaire immédiatement après chaque raclage, ainsi que la pratiquait Récamier. Ce ne doit être qu'un moyen adjuvant pour modifier, s'il est nécessaire, les surfaces précédemment abrasées. Son emploi est indiqué lorsque les accidents n'ont pas disparu complétement, lorsque l'écoulement sanguin, bien que très-diminué, persiste, et que la leucorrhée est abondante, ou bien rosée, ou panachée de sang.

Le traitement de la métrite chronique hémorrhagique est presque entièrement chirurgical, ainsi que nous venons de l'exposer. Les états morbides coexistants de l'utérus devront être traités par les médications appropriées. Ainsi, dans un certain nombre de cas, la métrite parenchymateuse du col devra être modifiée par le cautère actuel. L'hémorrhagie utérine tarie, il faudra en prévenir le retour, et guérir la chloro-anémie persistante. Des précautions relativement à toutes les circonstances qui peuvent provoquer la métrorrhagie, un régime analeptique, des médicaments toniques, le sirop de perchlorure de fer, l'hydrothérapie, une bonne hygiène et l'habitation à la campagne au besoin compléteront le traitement.

La deuxième forme de l'endométrite chronique, celle qu'on rencontre si souvent dans la pratique, est la forme catarrhale qui est désignée ordinairement sous les noms de *métrite catarrhale* et de *catarrhe utérin*. Consécutive à l'endométrite aiguë ou bien primitive, elle n'affecte que la membrane muqueuse de la cavité du corps de l'utérus, ou elle s'accompagne dans d'autres cas de l'endométrite de la cavité cervicale, de l'engorgement du col ou de la métrite parenchymateuse du corps. Le plus souvent liée à une ou à deux de ces complications, elle se montre néanmoins à l'état d'isolement, et c'est sous cet état que nous l'étudierons, indiquant incidemment les altérations diverses qui l'accompagnent.

L'endométrite du corps est, comme celle du col, une maladie glandulaire, caractérisée par un symptôme important : l'écoulement leucorrhéique dû à la sécrétion exagérée et morbide des follicules utriculaires. L'examen anatomique montre, en outre du gonflement, de la coloration rouge sombre, ardoisée ou pâle de la muqueuse, de son aspect velouté par places, de son remplacement sur d'autres points par une couche mince de tissu conjonctif revêtue d'épithélium pavimenteux, les altérations propres aux glandes utriculaires dont un certain nombre s'oblitèrent, tandis que d'autres par l'occlusion de leur orifice et la rétention de leur sécrétion se distendent en forme de kyste. Ces kystes forment de petites tumeurs saillantes, demi-sphériques ou arrondies, quelquefois pédiculées, d'un volume variable depuis celui de la tête d'une épingle jusqu'à celui d'une petite noisette, et dont les parois transparentes leur donnent l'aspect des sudamina, suivant Aran. Isolés ou réunis en groupes, ces follicules dilatés couvrent parfois toute la muqueuse; le liquide qu'ils contiennent est transparent, incolore, jaunâtre ou brunâtre; ils se rencontrent souvent avec les fongosités dont leur apparence et leur constitution anatomique les distinguent.

L'écoulement leucorrhéique est tout à la fois le caractère anatomique principal et le symptôme essentiel de l'endométrite chronique du corps de l'utérus. Si les caractères en sont importants à connaître, il n'est pas toujours aisé de les déterminer à cause du mélange de cette sécrétion avec les sécrétions normales ou pathologiques du col et du vagin. Cet écoulement est moins visqueux que celui du col, plus ou moins transparent et fluide, très-souvent strié de sang, parfois tout à fait purulent. Ce liquide, extrait directement de la cavité utérine au moyen de la sonde, présente, d'après M. le docteur Leblond (1), la composition suivante : On y trouve des globules purulents en grande quantité et quelques globules sanguins; ceux-ci dans la proportion de 2 ou 3 pour 20 à 25 globules sanguins. De grandes cellules avec un noyau, qui paraissent être des cellules d'épithélium pavimenteux, se rencontrent çà et là. Ces divers éléments nagent dans un liquide transparent, légèrement rosé. Dans l'endométrite chronique chez les femmes qui depuis longtemps ont cessé d'être menstruées, l'écoulement est constitué par du pus séreux ou crémeux.

A la sortie du vagin, l'écoulement catarrhal n'a plus guère de caractères spéciaux. Le liquide acide ou neutre, laiteux, caillebotté qu'on y recueille, est un composé du mucus alcalin de l'utérus, avec ses globules muqueux venant du col et ses cellules épithéliales pavimenteuses venant du corps, et du mucus acide du vagin chargé de débris de cellules épithéliales. Le mélange qui en résulte porte le nom de *flueurs blanches*, dont l'aspect laiteux, blanc opaque, est le résultat de la prédominance de la sécrétion vaginale. « Plus la sécrétion utérine prédomine, dit Aran (2),

(1) Gallard, *loc. cit.*, p. 200.
(2) *Loc. cit.*, p. 434.

plus le liquide utéro-vaginal s'éloigne de l'aspect des flueurs blanches, conservant plus ou moins les caractères qui lui sont propres. » Le mucus du col se reconnaît dans ce produit complexe auquel il se mélange incomplétement, et dans lequel, par le fait de sa viscosité, il forme des filaments opaques, d'un blanc jaunâtre. Lorsque l'écoulement est devenu purulent, son aspect seul ne suffit plus pour indiquer sa source. La détermination du lieu d'origine exige une investigation précise.

La symptomatologie de la métrite catarrhale est souvent obscure et masquée par des accidents qui semblent lui être étrangers. Ses symptômes n'attirent pas toujours l'attention à cause de leur légèreté. La leucorrhée n'augmente qu'à l'approche de la menstruation, dont les troubles, accompagnés de symptômes anémiques, dyspeptiques et nerveux, sont pris pour la maladie principale. C'est ainsi que la métrite dure pendant des années sans que la femme se préoccupe de l'écoulement leucorrhéique, souvent abondant, qu'elle détermine. Cet écoulement, que n'accompagnent pas des douleurs vives, n'est considéré que comme une incommodité qui n'est pas toujours incompatible avec les conditions ordinaires de l'existence.

La leucorrhée est le premier symptôme qui attire l'attention des femmes. Elle présente de grandes différences relativement à sa durée et à son abondance. Tantôt elle précède et elle suit les règles ; tantôt elle augmente à leur approche, et se continue avec plus ou moins d'abondance dans l'intervalle irrégulier qui les sépare ; elle peut alterner avec la métrorrhagie, lorsque les fongosités compliquent la métrite catarrhale ; elle peut être abondante au point d'obliger les malades à se garnir pour éviter de transpercer leurs vêtements, et de salir le parquet en marchant. Comme conséquence de cet écoulement leucorrhéique, il survient de la rougeur et du prurit à la vulve, et l'érythème peut s'étendre même à la face interne des cuisses. Cette irritation, presque nulle chez certaines femmes, plus prononcée chez d'autres, plus fréquente chez les femmes âgées, liée d'ordinaire à l'abondance des flueurs blanches, est produite par la sécrétion du vagin bien plus que par celle de l'utérus, et n'est pas sans relation avec certaines diathèses, l'herpétisme en particulier, qui donnent à ces sécrétions des qualités âcres et virulentes.

La virulence de la leucorrhée déterminée par la métrite chronique mérite de fixer l'attention non-seulement du médecin praticien, mais celle du médecin légiste. Celui-ci ne saurait ignorer les conditions d'un état pathologique dont la fausse interprétation peut amener les conséquences sociales les plus graves pour les individus intéressés. La métrite catarrhale accompagnée de vaginite n'est pas très-rare à observer chez de jeunes mariées consécutivement aux premiers rapprochements sexuels. Il y a là, sous l'influence d'un traumatisme et de causes excitantes nouvelles, l'exagération d'un état morbide dont la leucorrhée décelait l'existence antérieure. L'écoulement que les femmes présentent dans ces conditions peut acquérir des propriétés virulentes, et communiquer la blennorrhagie au mari. Dans sa vaste pratique, M. Ricord (1) a observé des faits de ce genre. Chez les femmes atteintes de catarrhe utérin, la virulence n'existe que dans certains moments, sous l'influence de circonstances particulières, telles que la congestion de l'époque menstruelle, l'excitation d'un bal ou d'un repas arrosé de vins et de liqueurs variés. Aussi les rapports sexuels avec une femme affectée de cette leucorrhée auront ou n'auront pas de conséquences morbides pour les individus qui s'y seront livrés à des moments différents.

Tous les gynécologistes ont pu constater l'affaiblissement qu'amène la leucorrhée utérine dès qu'elle est un peu abondante. Cette détérioration de la santé semble tenir moins à la quantité qu'à la qualité des sécrétions, car elle n'accompagne pas, même à un degré moindre, la leucorrhée vaginale, si abondante qu'elle soit. C'est aux troubles de la nutrition déterminés par cette sécrétion en excès de la cavité du corps de l'utérus, aux modifications morbides de la menstruation, et aux douleurs, qu'il faut attribuer l'état chloro-anémique, se traduisant par le facies tout spécial qu'on pourrait désigner sous le nom de *facies de la métrite chronique*, que nous décrirons plus loin, et qui presque toujours révèle le catarrhe utérin, compliqué ou non de métrite parenchymateuse du corps et du col.

Après la leucorrhée utérine, le symptôme le plus important est constitué par les désordres de la menstruation. La question mérite de fixer l'attention, et ne laisse pas que d'être obscure. Des femmes atteintes de métrite chronique ont les unes des ménorrhagies et des métrorrhagies; les autres n'ont pas d'écoulement sanguin. A quoi tiennent ces différences ? Le plus souvent la menstruation devient irrégulière, moins abondante, séparée par de plus longs intervalles. Un écoulement leucorrhéique plus considérable que d'habitude, et mélangé de sang, continue les règles, dont la durée est moindre. Dans certains cas, avec les progrès et la durée de la métrite, la menstruation cesse, et le catarrhe utérin existe seul. Dans d'autres cas, les irrégularités s'accompagnent de douleurs dysménorrhéiques qui peuvent précéder le flux sanguin, et se continuer pendant qu'il dure, et même après qu'il a cessé. A la suite de ces

(1) Communication orale.

règles douloureuses et peu abondantes, les malades expulsent quelquefois des membranes blanchâtres, formées de caillots fibrineux ou de lambeaux exfoliés de la muqueuse utérine.

Ces symptômes de dysménorrhée peuvent s'observer avec un autre trouble de la menstruation : la ménorrhagie. Les règles chez certaines malades se prolongent, et sont remplacées par un flux leucorrhéique, souvent teint de sang, jusqu'au retour de l'époque suivante qui avance et dure davantage. Il arrive un moment où, par le fait de cette avance et de cette prolongation, la perte sanguine est pour ainsi dire incessante, où les femmes, selon leur expression, sont continuellement dans le sang, et où l'on ne sait plus si l'on est en présence de la ménorrhagie ou de la métrorrhagie. Quelquefois cependant l'hémorrhagie se continue faiblement dans l'espace intercalaire pour augmenter d'intensité à un moment qui correspond à l'époque menstruelle par la manifestation de quelques symptômes congestifs, tels qu'une sensation de plénitude et de pesanteur dans le bassin, des tiraillements dans les reins et dans les aines. Ces hémorrhagies, liées le plus souvent à la menstruation, sont entretenues par l'état chloro-anémique qui, après avoir été un effet, devient une cause indirecte. Dans un certain nombre de cas, quelle que soit la relation de l'hémorrhagie avec la menstruation, elle est sous la dépendance de l'état fongueux de la muqueuse, état qui complique la métrite catarrhale. Lorsque la métrorrhagie est remplacée par la dysménorrhée ou par l'aménorrhée, il y a lieu de supposer que la muqueuse utérine cesse d'être le siége principal de la phlegmasie, qui tend alors à occuper le parenchyme. Nous avons vu que dans ses formes aiguës l'endométrite est caractérisée, ainsi que le remarque Bennett, par l'hémorrhagie, tandis que ce symptôme fait ordinairement défaut dans la métrite parenchymateuse. Dans la forme chronique de celle-ci, c'est l'anémie du tissu qui domine. Aussi, c'est avec raison que, d'après les faits, M. Gallard (1) établit que, si la métrite parenchymateuse domine, on n'aura pas d'hémorrhagies ou elles seront peu abondantes, tandis que si c'est la métrite interne qui l'emporte, on verra se produire des métrorrhagies plus ou moins considérables et persistantes.

La douleur est un signe constant dans la métrite catarrhale ; elle n'est pas toujours initiale ; elle siége dans les régions lombaire et sacrée et à l'hypogastre, dans l'un des flancs ou au-dessus du pubis. En général sourde, gravative, quelquefois donnant lieu à des élancements suivant le trajet des nerfs iléo-lombaires et lombo-sacrés, elle n'est pas conti-

(1) *Loc. cit.*, p. 508.

nue, et ses exacerbations dépendent de quelque traumatisme ou de quelque fatigue, et coïncident avec la congestion menstruelle. Nous étudierons avec plus de détail ces douleurs symptomatiques, en décrivant la métrite parenchymateuse chronique, forme dans laquelle elles sont plus prononcées. On observe dans l'endométrite catarrhale d'autres névralgies dans des points éloignés de l'utérus, des névralgies faciales ou intercostales qui, liées indirectement à la maladie utérine, sont symptomatiques de l'état chloro-anémique qu'elle détermine.

Cet état reconnaît deux facteurs principaux : l'hémorrhagie et la leucorrhée utérine. Celle-ci, dès qu'elle est un peu abondante, amène la détérioration de la constitution. La chloro-anémie, une fois établie, devient cause à son tour; elle s'aggrave en raison des troubles dyspeptiques et des symptômes névropathiques qu'elle occasionne ; elle finit par influer sur l'affection utérine en prédisposant aux hémorrhagies, et plus elle est prononcée, plus elle ajoute de lenteurs et de difficultés au traitement. Il semble que la chloro-anémie du catarrhe utérin ait un caractère spécial qui la différencie de l'anémie qui suit les métrorrhagies liées à d'autres causes, de celle qui accompagne le cancer, et de l'état chlorotique dépendant des tumeurs de l'ovaire. Le cachet imprimé sur le visage porte, en effet, des traits distinctifs, et mérite le nom de *facies de la métrite chronique*, mieux encore que celui de *facies utérin*. Ce n'est pas la teinte terreuse du *facies ovarique*, ni la couleur jaune paille du cancer, ni la nuance verdâtre ou citrine de la vraie chlorose, ni la blancheur mate des personnes exsangues. C'est plutôt, sur un visage amaigri et tiré, une décoloration terne, une peau sèche, un manque d'expression autre que celle d'une fatigue douloureuse et un regard languissant, sous des paupières comme amincies, et entourées d'un cercle brunâtre. La plume d'ailleurs ne peut que rendre très-imparfaitement cet aspect si frappant des femmes affectées de catarrhe utérin, lié ou non à la métrite parenchymateuse.

L'altération de la constitution se traduit aussi par l'amaigrissement du corps et des membres, plus ou moins marqué, suivant la résistance des malades et l'intensité des accidents, mais pouvant être porté jusqu'à une émaciation squelettique. Ces troubles profonds de la nutrition ne sont pas accompagnés d'ordinaire de graves désordres du système nerveux. Les accidents névropathiques et les symptômes hystériques ne semblent pas aggravés par la métrite, et sont en raison de la nervosité antérieure des sujets. Il faut néanmoins tenir compte de cette condition, rencontrée aussi bien dans les maladies chroniques des organes génito-urinaires de l'homme que dans les maladies sexuelles de la femme: la dépression, chez un certain nombre, des facultés intellectuelles et affectives. Il est des phénomènes nerveux d'un autre ordre, qu'on observe chez quelques rares malades, les paralysies réflexes des membres inférieurs. Ce sont des complications plutôt que des manifestations symptomatiques. Nous les indiquerons en décrivant la métrite parenchymateuse chronique.

Comme les autres formes de métrite, le catarrhe utérin donne lieu à des symptômes de voisinage qui se rapportent à la vessie et au rectum. Les garde-robes sont plus rares, pénibles, et même très-douloureuses. Le passage de l'urine dans le canal de l'urèthre occasionne une cuisson, une brûlure parfois très-vive, qui ne dépendent pas toujours des qualités irritantes du liquide. Bennet et Aran ont indiqué ces particularités chez un certain nombre de malades, ainsi que l'état des urines, qui étaient bourbeuses, chargées d'acide urique ou de phosphates, quelquefois de mucus, mais étaient d'autres fois d'une transparence parfaite. Il existe dans la métrite chronique une autre altération des urines, plus importante, et qui se retrouve dans d'autres affections chroniques de l'utérus. Les urines des malades contiennent souvent du muco-pus, et le catarrhe vésical qu'elles révèlent est consécutif à la métrite. C'est un fait clinique dont la constatation, aisée, se répète fréquemment à la Maison municipale de santé. Il est d'autant plus digne d'attention, qu'il peut échapper à un examen superficiel, soit que ses symptômes soient masqués par ceux du catarrhe utérin, ou qu'ils soient pris pour ceux de ce dernier. Des femmes ont été traitées pour une métrite, qui n'avaient qu'une cystite chronique. D'autres, en plus grand nombre, sont soignées pour une métrite, et la cystite qui complique celle-ci est méconnue.

Les symptômes précédents, même réunis, ne suffisent pas pour diagnostiquer avec certitude le catarrhe chronique simple. L'hémorrhagie, alternant ou non avec la leucorrhée, se rencontre en effet avec le cancer et les polypes utérins. La leucorrhée n'a qu'une valeur séméiologique relative ; simple ou purulente, elle est symptomatique de la vaginite, du cancer et des productions polypeuses et fibreuses de la matrice. Les écoulements leucorrhéiques et hémorrhagiques ne sont que des signes de probabilité, et le diagnostic, pour être précis, exige l'exploration directe et complète de l'organe malade par le doigt, le spéculum et l'hystéromètre.

Au toucher, on constate une sensibilité générale, plus ou moins prononcée, de l'utérus; sa mobilité, la conservation de ses rapports, s'il n'a subi ni abaissement ni versions; la liberté des culs-de-sac du vagin, si la métrite n'est pas accompagnée de phlegmon péri-utérin ou de pelvi-péritonite. Il est rare qu'on ne constate pas, en combinant le palper hypogastrique avec le toucher, une certaine exagération dans l'inclinaison antérieure de l'utérus, par suite de l'augmentation de son poids, circonstance dont il faut tenir compte pour l'introduction de l'hystéromètre. Dans le catarrhe utérin qui n'a pour siége que la cavité du corps, l'orifice du col est généralement entr'ouvert, surtout chez les multipares, et l'espace béant résultant de l'écartement des lèvres permet au doigt de pénétrer plus ou moins librement. La surface du col conserve son apparence élastique, onctueuse et douce. Dans le plus grand nombre des cas, comme le catarrhe utérin s'accompagne d'endométrite et de métrite parenchymateuse du col, le doigt peut quelquefois sentir, à l'intérieur de la cavité cervicale, les petites bosselures rénitentes dues au développement kystique des œufs de Naboth, et plus souvent, en explorant la surface extérieure du col, l'écartement et la tuméfaction de ses lèvres, l'exagération des bosselures résultant des déchirures produites par l'accouchement, l'induration du tissu, ses altérations de forme et de volume, l'âpreté et les rugosités de la muqueuse dues à l'inflammation des follicules et des papilles, toutes lésions produites par la métrite du col. Le doigt ramène du mucus et souvent du sang provenant de la déchirure de quelque point ulcéré.

La dilatation de la cavité du corps et de l'orifice interne permet la libre introduction de l'hystéromètre, dont le manche doit être porté en arrière afin que l'extrémité et la courbure se dirigent en avant en suivant l'inclinaison de l'utérus exagérée par la métrite. L'instrument pénètre à une profondeur de 7 à 8 centimètres et plus et peut être retourné sans peine dans la cavité. La flaccidité des parois utérines permet de sentir le bec de l'hystéromètre, à travers les parois abdominales, au moyen de la palpation. Cette sensation et la mesure de la longueur de la cavité, voilà tout ce que l'instrument peut donner. Il révélerait un polype, un fibrome, obstacles sur lesquels il vient buter, mais il ne saurait indiquer les diverses altérations de la muqueuse, telles que les épaississements, les ulcérations et les granulations. C'est une illusion dont Aran a démontré l'inanité. De ce que la sonde est retirée teinte ou non de sang, peut-on même conclure que la muqueuse est altérée ou ne l'est pas? Il est difficile d'être aussi affirmatif. Suivant Bennet et d'autres gynécologistes, le contact de la sonde avec le fond de l'utérus détermine une sensation douloureuse. C'est un fait qui, loin d'être général, n'est constaté que chez un très-petit nombre de malades.

Il arrive parfois que l'hystéromètre ne peut pénétrer dans la cavité du corps de l'utérus. Il est arrêté à l'orifice interne, dont le calibre se trouve plus ou moins complétement oblitéré par de petites tumeurs jouant le rôle d'opercules ou par des cicatrices dues aux ulcérations de quelque métrite. Dans ces circonstances, exceptionnelles d'ailleurs, la difficulté et l'impossibilité du cathétérisme n'autorisent pas à nier la métrite catarrhale. Elle peut exister au-delà de l'obstacle qui, en empêchant la sortie des sécrétions morbides et du sang exhalé, est la cause mécanique de la distension notable que subit la cavité du corps par la pression excentrique des liquides accumulés. Lorsque la sonde arrive à franchir le rétrécissement, elle donne la mesure de l'ampliation et le liquide qui suit sa sortie montre que dans sa composition primitive il a éprouvé diverses altérations. Nous reviendrons sur les caractères particuliers que présente cette endométrie chronique, avec occlusion de l'orifice interne, surtout chez les femmes âgées.

Le spéculum montre les diverses altérations du col dont l'engorgement ou l'endométrite accompagnent d'ordinaire la métrite catarrhale du corps. Ce sont, avec les changements de forme et de coloration du col rouge sombre, violacé, marbré, pâle suivant les degrés de la maladie dont il est le siége, des granulations, de simples érosions, des ulcérations superficielles, plus ou moins étendues, limitées à la surface extérieure du museau de tanche ou intéressant la muqueuse qui tapisse la cavité cervicale. Alors que le col ne participe pas à la métrite du corps, l'orifice externe, à moins de lésions particulières, est plus ou moins entr'ouvert, chez la nullipare aussi bien que chez la multipare. Par cet orifice s'écoulent des liquides dont l'aspect varie. Tantôt la sécrétion est presque transparente, demi-opaque, crémeuse, jaunâtre, mélangée de sang ou purulente; elle provient de la cavité du corps. Tantôt elle est visqueuse, adhérente, jaune-verdâtre, grisâtre, plus ou moins opaque, s'étalant comme un ruban ou une mèche; elle vient de la cavité du col. Tantôt cet écoulement est peu abondant, tantôt il est notable et parfois augmenté par la sécrétion morbide du vagin; il semble, à l'examen, remplir les culs-de-sac de ce dernier. Le spéculum permet, en effet, de constater l'inflammation souvent concomitante du vagin, bornée le plus ordinairement aux parties qui entourent le museau de tanche, s'étendant parfois à toute la muqueuse vaginale, hérissée de papilles, dépouillée d'épithélium et baignée par un liquide acide, lactescent ou muco-purulent. C'est dans le catarrhe utérin accompagné de vaginite que le contact des sécrétions irritantes produit ces inflammations de la vulve et ces érythèmes des régions voisines, si pénibles par les démangeaisons qu'ils occasionnent.

Considérés intrinsèquement, les écoulements divers qui se font jour par le vagin, purulents ou muqueux, n'ont pas une valeur séméiologique absolue. Ils peuvent, en effet, provenir des trompes, couler par un orifice fistuleux siégeant dans une des cavités utérines et, ce qui est moins rare, être symptomatiques d'un carcinome du corps de l'utérus, d'une endométrite compliquée de productions polypeuses ou fibreuses. L'examen par le palper, le toucher et l'hystéromètre, en donnant un résultat négatif pour l'utérus, dirigera l'attention du côté des annexes où doit être cherchée la lésion. Ces mêmes procédés d'exploration, en révélant l'existence d'un polype, d'un myome ou d'un cancer, d'après les caractères qui leur sont particuliers et que nous exposons plus loin, permettront de considérer l'écoulement comme l'expression d'une complication ou même d'une métrite symptomatique. La fétidité n'est pas un signe qui puisse toujours faire reconnaître la nature de la lésion qui produit l'écoulement. Elle peut, comme l'observe Aran, se rencontrer chez certaines femmes dont les sécrétions utérines et vaginales ont naturellement une odeur infecte ou s'observer dans le catarrhe utérin simple par le fait de conditions particulières, la rétention et la décomposition du sang et du muco-pus avec production de gaz. Si vrais que soient ces faits, ils sont assez rares pour ne pas diminuer de beaucoup la très-grande valeur de la fétidité comme symptomatique des écoulements dus aux cancers. Le catarrhe utérin est une maladie tellement commune, que, sauf quelques restrictions nécessaires, l'écoulement leucorrhéique peut être considéré comme un des signes cliniques les plus importants de l'endométrite chronique.

L'observation suivante donne une idée exacte de cette affection, compliquée, comme à l'ordinaire, de métrite du col et présentant des phénomènes insolites dans sa symptomatologie. Si complète que puisse être une description, les faits cliniques apportent constamment des éléments nouveaux et imprévus qui exercent la sagacité du praticien.

MAISON MUNICIPALE DE SANTÉ. — SERVICE DE M. DEMARQUAY.

Catarrhe utérin. Dilatation considérable de la cavité utérine. Phénomènes insolites. — Mme ***, âgée de vingt-cinq ans, Française établie à New-York, entre à la Maison de santé le 19 mai 1869.

Antécédents : fausse couche à trois mois en décembre 1868. Le placenta n'a pu être extrait qu'au bout de trois jours. Depuis, écoulement sanguin plus ou moins abondant, augmentant à l'époque correspondante aux règles et alternant, dans l'espace intercalaire, avec une leucorrhée considérable.

La malade, grande, blonde, a les attributs du tempérament lymphatique et les traits caractéristiques du facies de la métrite chronique. Le col se montre gros, rouge, tuméfié, largement entr'ouvert, sans écoulement glaireux. Un liquide blanchâtre, opaque, remplit l'extrémité du spéculum. A cause de cette leucorrhée utérine, M. Demarquay se décide à cautériser la cavité du corps, se proposant de cautériser ultérieurement le col avec le fer rouge. Le porte-caustique pénètre avec une facilité telle et si profondément, à 9 centimètres, que M. Demarquay, se demandant s'il n'aurait pas perforé la paroi de l'utérus et pénétré dans le péritoine, ou s'il est dans la cavité utérine très-distendue, retire l'instrument sans faire de cautérisation. La malade accuse immédiatement une vive douleur dans le bassin, remontant dans l'abdomen. Dans la journée, la vivacité et la continuité de la douleur et un commencement de tympanite font prescrire une application de sangsues et des onctions d'onguent napolitain.

Le lendemain 21, la douleur est moins accusée, peu de fièvre, tympanite légère. Évidemment l'instrument n'a pas pénétré dans le péritoine. A quoi tient la distension considérable qui accompagne l'endométrite dans ce cas? A quoi rapporter la tympanite qui s'observe d'ailleurs, après des opérations même légères sur l'utérus, chez certaines malades? Évidemment à une impression de l'utérus transportée par le grand sympathique sur les viscères, à une modalité nerveuse qui permet de rapprocher cette tympanite de celle qui se produit dans l'hystérie.

22 *mai*. Amendement de tous les symptômes.

23. La malade a eu un violent frisson suivi de fièvre. A la visite, elle est en transpiration et se plaint d'une douleur au côté. Le ventre est sensible, peu météorisé. La fièvre dépend-elle d'une métro-péritonite ou de quelque phlegmasie du côté de la plèvre ou du poumon? La transpiration, abondante, fait différer l'examen de la poitrine. Boissons chaudes; bouillons, potages; lait la nuit. On fait du feu dans la chambre.

Les jours suivants, la bronchite, qui s'est déclarée, suit son cours, et le 27 la malade accuse un point douloureux dans la fosse iliaque gauche.

31. L'examen constate de notables modifications. Le col a diminué de grosseur et a repris sa coloration rosée; sous l'influence du premier cathétérisme, l'utérus est revenu sur lui-même et la cavité rencontrée s'est effacée. Au lieu de 9 centimètres, l'hystéromètre mesure 7 seulement. Leucorrhée abondante.

1er *juin*. Quelques douleurs ont suivi l'exploration; elles ont cessé la nuit. La bronchite persiste. Continuation des boissons pectorales; julep morphiné.

4. Amélioration notable de la bronchite. Retour des règles depuis hier.

8. Les règles ayant cessé, la malade est examinée au spéculum. Les menstrues ont eu une mauvaise influence sur l'affection utérine. Le col est redevenu gros et rouge. La leucorrhée s'accompagne de l'écoulement spécial à l'endométrite cervicale. M. Demarquay cautérise seulement la cavité cervicale avec le porte-caustique chargé de nitrate d'argent et met au contact du col un tampon trempé dans un glycéré de tannin.

10. La malade, qui n'a présenté rien de particulier les jours précédents, a souffert de douleurs dans le ventre après une promenade dans le jardin. Le repos au lit est prescrit.

15. La douleur ne se fait sentir que pendant la marche. Elle existe dans l'abdomen, à gauche, et se propage dans tout le membre inférieur gauche. Des bains sulfureux sont ordonnés.

17. M. Demarquay cautérise légèrement avec le porte-caustique les deux cavités de l'utérus.

19. La malade est bien et commence à reprendre. Les douleurs ne se font plus sentir que dans le membre inférieur gauche. Les bains sulfureux sont continués.

25. La douleur persiste dans le membre gauche, pendant la marche. La leucorrhée semble augmentée.

26. Examen au spéculum : col tuméfié ; l'hystéromètre ne pénètre pas à plus de 6 centimètres et demi.

28. Cautérisation du col avec le fer rouge. Rien de particulier les jours suivants.

12 *juillet*. A l'examen au spéculum, le col paraît bien revenu sur lui-même. Encore un peu de catarrhe. Nouvelle cautérisation des deux cavités avec le porte-caustique. Le sirop de perchlorure de fer et des douches froides de cinq secondes sont prescrits.

26. Examen au spéculum : presque plus de leucorrhée ; col souple, encore un peu gros. Cautérisation légère avec le crayon de nitrate d'argent.

La malade, dont l'état général s'est transformé, quitte la Maison de santé à la fin de juillet.

L'endométrite catarrhale, dégagée même de toute complication, est longue et rebelle, durant des mois et parfois des années, altérant rapidement et profondément la santé du plus grand nombre des personnes atteintes, n'exerçant une influence plus lente et moins dépressive que chez quelques femmes douées d'une forte constitution et étant pour toutes une source de douleur et d'incommodités. Elle est une cause de stérilité, mais pas une cause absolue, et la grossesse et l'accouchement, dans les circonstances assez rares où ils se présentent, ne modifient pas l'état morbide de la cavité utérine. Le catarrhe qui les avait précédés continue son cours après la parturition. La maladie est d'autant plus rebelle que sous l'influence de la congestion menstruelle elle subit souvent ce qu'Aran appelait des *rajeunissements*, et ce n'est d'ordinaire qu'à la suite de nombreuses recrudescences que les symptômes finissent par disparaître. La guérison spontanée n'a de tendance à s'effectuer qu'à l'époque de la ménopause, quand les congestions périodiques de l'utérus cessent de se produire. Aussi la durée du catarrhe utérin est-elle indéterminée. Si à la sécrétion abondante et épuisante de la cavité du corps se joignent des métrorrhagies, les troubles de la santé générale deviennent encore plus graves. Bien que la vie ne soit pas directement menacée, le pronostic est sérieux en raison de la gravité, de la longueur et de l'opiniâtreté des accidents.

La tendance de cette maladie à se perpétuer l'a fait considérer comme incurable par Scanzoni, opinion heureusement trop pessimiste ; car si.

abandonnée à elle-même, la métrite chronique ne disparaît pas, elle peut guérir par le traitement, comme le prouvent des faits bien observés, si long et si varié que soit ce traitement dirigé contre des accidents dont la chronicité est le caractère dominant. Le pronostic serait autrement sombre si, selon l'assertion d'Aran (1), le catarrhe utérin ouvrait la porte à la phthisie pulmonaire. Dans les cas fréquents, d'ailleurs, où les deux maladies se rencontrent, le catarrhe est une affection concomitante plutôt que consécutive à la tuberculisation et déterminée par elle et ne crée nullement une espèce de révulsion à l'affection de poitrine. Ces idées d'Aran, déjà combattues par Henri Bennet (2), nous semblent très-bien jugées en ces termes par MM. Hérard et Cornil (3), au point de vue de la clinique. « En ce qui concerne particulièrement les maladies de l'utérus qui coexistent si fréquemment avec la tuberculisation, nous croyons avec Henri Bennet que, loin d'exercer une sorte de révulsion favorable à la maladie de poitrine, elles l'aggravent en débilitant l'organisme déjà affaibli et en réagissant fâcheusement sur les fonctions digestives, qu'il est si important de maintenir dans leur intégrité physiologique. La conséquence qui résulte de cette manière de voir, c'est qu'il ne faut pas abandonner ces maladies à elles-mêmes, mais qu'on doit les traiter par les moyens appropriés. Sans doute la guérison est ici plus difficilement obtenue, parce que les lésions utérines subissent elles-mêmes l'influence défavorable de la diathèse tuberculeuse ; mais ce n'est pas une raison pour ne pas essayer de les modifier, encore moins pour y voir une cause avantageuse d'antagonisme. »

C'est pendant la période d'activité sexuelle, de vingt à quarante ans, que se rencontre le catarrhe utérin. Cette influence de l'âge mérite d'être analysée avec soin et c'est avec raison que M. Gallard (4) observe qu'il existe une sorte d'opposition entre l'avarite, qui est plutôt la maladie des jeunes filles, et la métrite chronique, qui est plutôt celle des femmes ayant conçu ; les premières présentant les symptômes d'une métrite aiguë prenant rarement la forme chronique ; les secondes affectées fréquemment d'endométrite chronique d'emblée ou revêtant ce caractère à mesure que la métrite aiguë se prolonge. Les rapports sexuels, les avortements et les accouchements ont une influence des plus manifestes que favorisent

(1) *Loc. cit.*, p. 452.

(2) *De la connexion entre la phthisie et les maladies utérines* (*Bull. de thérap.*, juillet 1865).

(3) *De la phthisie pulmonaire*, in-8°, p. 724. Paris, 1867.

(4) *Loc. cit.*, p. 367.

des causes prédisposantes liées aux constitutions et aux diathèses. La réunion de ces conditions et de circonstances hygiéniques fâcheuses s'observe souvent dans le passage fréquent de la métrite catarrhale aiguë à la forme chronique, à la suite d'un traitement mal dirigé ou mal suivi. La métrite catarrhale chronique primitivement se rencontre non toujours, mais le plus ordinairement, chez des femmes à la constitution scrofuleuse ou lymphatique, entachées de tuberculose, vivant dans des conditions d'hygiène qui dépriment les forces, ou chez d'autres malades ayant la diathèse herpétique, dernière influence qui non-seulement agit comme cause prédisposante, mais imprime à la maladie un caractère plus opiniâtre.

Des causes toutes locales influent sur la production de l'endométrite chronique et l'entretiennent lorsqu'elle existe déjà. Telles sont les maladies diverses de l'utérus et des organes voisins, les phlegmasies péri-utérines, les affections chroniques des ovaires et des trompes, les déviations utérines, les corps et les polypes fibreux. Un diagnostic très-attentif est nécessaire pour reconnaître dans ces cas si la métrite a été primitive ou secondaire, si le catarrhe utérin est la lésion première et principale ou s'il est seulement symptomatique. Dans des circonstances où l'influence des causes générales prédisposantes ne se retrouve plus, celle des causes locales n'en est pas moins évidente. L'endométrite catarrhale succède à des accidents dysménorrhéiques répétés ou peut être rapportée à l'abus du coït, comme chez les prostituées, où elle est fréquente ainsi que la métrite hémorrhagique. Chez un certain nombre de malades, la relation entre les avortements, les accouchements, les accouchements laborieux surtout, et le catarrhe utérin ne saurait être mise en doute. Le point de départ de l'état morbide de la cavité utérine se trouve dans la plaie placentaire. Des débris de placenta qui continuent à végéter peuvent aussi amener une phlegmasie chronique de la muqueuse et contribuer à l'entretenir. Les déchirures du col produites par l'accouchement peuvent avoir les mêmes conséquences que la plaie résultant de la chute du placenta et être l'origine d'une endométrite qui du col atteint par propagation la cavité du corps. Le plus souvent, dans ces différentes circonstances, la métrite parenchymateuse accompagne le catarrhe utérin.

La description de ce dernier serait incomplète, si elle ne comprenait pas la métrite interne chronique avec occlusion de l'orifice interne, sur laquelle Aran a attiré l'attention. Cette variété, rare d'ailleurs, est intéressante par les obscurités dont son diagnostic est souvent entouré. Les sécrétions muco-purulentes ou purulentes dues à l'état morbide de la muqueuse, sont retenues dans la cavité du corps par l'oblitération ou l'atrésie des orifices ou par la flexion de l'utérus qui arrêtent l'écoulement, bien que le canal cervical reste perméable. Ainsi distendu, l'utérus devient globuleux, et, que le col s'efface ou non suivant que la cavité cervicale participe ou ne participe pas à l'ampliation, l'augmentation de volume et une certaine rénitence feraient penser à la grossesse, si cette métrite, sans manifestation leucorrhéique extérieure, ne s'observait surtout après la ménopause. Chez les femmes encore menstruées, ses symptômes sont effacés par les accidents autrement importants et accusés de la rétention des règles.

Si l'occlusion provenant d'une cicatrice est complète, le diagnostic de la métrite peut rester longtemps incertain. Si elle n'est pas permanente et que, due à une tumeur faisant le rôle d'un opercule, à un emboîtement étroit, mais sans adhérences des colonnes du col, elle cède sous la pression du liquide, l'émission intermittente de celui-ci procure un soulagement momentané et révèle la nature de la maladie. A certaines époques, en effet, les malades accusent un écoulement qui diffère de la leucorrhée vaginale, est plus grisâtre et empèse moins le linge. L'utérus subit sur lui-même un retrait que l'examen constate. L'introduction de la sonde éclaire le diagnostic, en laissant écouler du liquide et en mesurant la dilatation de la cavité ; mais cette introduction, difficile parfois, ne peut servir à lever les doutes, si l'incertitude résulte de l'idée d'une grossesse commençante. Cet écoulement intermittent, peu abondant et d'une durée de deux à quatre jours, peut être suivi de la guérison. Mais, le plus souvent, la distension de l'utérus se reproduit et l'évacuation des sécrétions se répète à une époque plus ou moins éloignée. Ces accidents ne sont pas d'ordinaire accompagnés d'une réaction vive ; dans deux cas cités par Aran (1) ils avaient pris un aspect inflammatoire des plus prononcés, déterminant des douleurs comme expultrices dans le bas-ventre et les reins, une sensibilité très-vive de l'hypogastre, du météorisme, des nausées et de la fièvre, symptômes qui, après trois ou quatre jours, cessèrent par l'expulsion de quelques cuillerées de pus suivie d'une guérison définitive.

La marche de la maladie diffère chez les femmes qui ont dépassé l'époque de la ménopause. Elles présentent plus souvent l'oblitération complète de l'orifice utérin, dont la lumière n'est plus maintenue par le passage du flux cataménial. La réaction est peu accusée d'ordinaire, parce que son point de départ existe dans un organe dont le rôle physiologique a cessé. Il ne se produit plus qu'une sensation de plénitude dans le bas-

(1) *Loc. cit.*, p. 445.

ventre et le bassin, des douleurs irrégulières, plus ou moins éloignées et vives; mais ces symptômes finissent par se calmer et l'utérus s'accommode à la distension, même notable, que lui imprime la collection liquide dont les caractères changent. La rétention n'a plus dès lors d'importance. Nous reviendrons sur cette métrite avec rétention par occlusion des orifices, en parlant de l'hydrométrie et de la physométrie.

Le traitement du catarrhe utérin comprend des moyens généraux et des moyens locaux. Les premiers, extrêmement variés, sont les ressources réunies de la médecine et de l'hygiène contre des accidents d'une longueur et d'une ténacité souvent désespérantes; les seconds, autant médicaux que chirurgicaux, s'adressent directement à la lésion et à quelques-unes de ses conséquences et de ses complications morbides locales. Nous reviendrons ultérieurement sur la médication générale dont l'importance est si grande et sur quelques applications locales également dirigées contre la métrite du col et la métrite parenchymateuse du corps. Il ne sera traité dans ce chapitre que de la thérapeutique chirurgicale de l'endométrite chronique du corps de l'utérus, de la cautérisation et des injections pratiquées dans la cavité du corps.

Malgré son ancienneté, puisqu'elle est indiquée dans Hippocrate et Paul d'Egine, la méthode du traitement de la métrite chronique par les injections n'a pu s'établir définitivement dans la science à cause des oppositions qu'elle a toujours rencontrées, ni en être rejetée à cause des adhésions qui l'ont soutenue. Appuyée par l'autorité de Récamier, Velpeau, Retzius, Tilt, Ricord, Aran, Courty, Gallard, elle est de nos jours combattue par Oldham, Mayer, Gaillard-Thomas, H. Bennet, Gosselin, Depaul. Ce sujet a été longuement traité par le docteur J. Cohnhein (1) et résumé par Gaillard-Thomas (2). Il mérite qu'on s'y arrête pour motiver le refus de son adhésion. Il semblerait que la disposition anatomique des trompes dût conjurer le danger du passage d'une injection de la cavité utérine dans le péritoine. Ainsi la première partie du trajet de la trompe est sculptée, suivant M. Ch. Robin (3), à travers le tissu de l'utérus, dans une étendue de 7 à 8 millimètres. D'un autre côté, suivant M. F. Guyon (4), la forme de la trompe est à peu près losangique sur la coupe; sa cavité se présente, dans les premiers millimètres de son trajet, sous forme de

(1) *Beitrage zur Therapie der chronischen Metritis.* Berlin, 1868.

(2) *Loc. cit.*, p. 266.

(3) Gustave Richard, *Anatomie des trompes de l'utérus chez la femme.* Thèse de doctorat, Paris, 1851.

(4) *Études sur les cavités de l'utérus dans l'état de vacuité.* Thèse de doctorat, Paris, 1858.

fente verticale et sinueuse et ces petites sinuosités sont dues aux plis de la face interne qu'on trouve quelquefois engrenés et le plus souvent en contact. De là résulteraient l'imperméabilité du conduit et l'impossibilité du reflux du sang de la cavité utérine dans les trompes, comme l'admet M. Bernutz pour l'hématocèle, et l'empêchement du passage, dans le péritoine, des liquides injectés dans l'utérus.

Ce qui est anatomiquement démontré pour un utérus sain, ce qui pourrait l'être dans le cas de métrite n'amenant que l'hypertrophie des parois, cesse d'être vrai dans l'endométrite où l'altération de la muqueuse peut se communiquer à la trompe. De ce que les trompes sur le cadavre ne se laissent pas pénétrer par les liquides qu'on introduit dans l'utérus, s'ensuit-il qu'elles opposent la même résistance après que la maladie les a modifiées? Dans l'expérience mécanique répétée sur le cadavre ne manque-t-il pas d'ailleurs l'élément physiologique qui peut altérer le résultat? Quoi qu'il en soit, les injections utérines ont déterminé de graves accidents. Des ovarites, des péritonites qui ont guéri ont été observées consécutivement à cette pratique par Oldham, Landsberg, Retzius, Noeggerath, Hourmann, Leroi d'Étiolles, Pédelaborde. Des péritonites mortelles ont été vues par Bretonneau, Gubiau, Nélaton, Jobert, Noeggerath, von Haselberg. Dans un certain nombre de cas, la promptitude avec laquelle les accidents se sont manifestés ne peut laisser de douter que la pénétration ne soit la cause de la péritonite. Dans l'observation de M. Pédelaborde (1), de violentes douleurs utérines se déclarèrent trois minutes après une injection d'une décoction de feuilles de noyer et furent suivies de péritonite aiguë au bout de quelques heures. Gaillard-Thomas (2) cite un exemple pareil tiré de sa propre pratique après une injection de persulfate de fer. Dans le fait de von Haselberg (3), la présence du fer dans une des trompes fut démontrée par le réactif.

Il ressort de ces observations que la méthode des injections utérines, quel que soit le liquide employé, est accompagnée de sérieux périls. Ils sont, sans aucun doute, très-atténués lorsque l'injection est faite par des mains expérimentées et qu'elle est poussée avec une extrême douceur, qu'on se sert d'une sonde à double courant, d'une canule dont le diamètre est inférieur à celui de la portion la plus rétrécie du canal cervico-utérin ou d'une sonde élastique d'un diamètre de 3 millimètres et un tiers, inférieur à celui de l'orifice interne, qui, à l'état normal, est de 4 millimètres, conditions faites pour assurer le libre reflux du liquide

(1) *Union médicale*, 1850.
(2) *Loc. cit.*, p. 270.
(3) *American Journal Medical of Science*, april 1870, p. 556.

injecté. Une double précaution, indiquée par M. Gallard (1), c'est de se rendre compte auparavant, par l'hystéromètre, de la profondeur de la cavité utérine et, suivant la mesure trouvée et la nature du liquide employé, de n'y injecter qu'une quantité variant entre quelques centigrammes et 4 grammes. Ces précautions diminuent le danger, mais ne le font pas disparaître. Qui ne sait que, chez les femmes atteintes de métrite chronique et malgré la dilatation ordinairement plus grande des orifices, il est des jours où le cathétérisme est malaisé? Que les orifices se contractent, comme dans ce cas, au contact de la sonde, la récurrence du liquide entre celle-ci et le conduit cervico-utérin est empêchée et la précaution devient inutile.

Les avantages de la méthode des injections intra-utérines ne nous semblent pas assez considérables pour faire passer sur ses dangers, surtout quand des résultats analogues peuvent être obtenus par des moyens moins hasardeux. Nos objections s'adressent à cette méthode quelle que soit la composition du liquide; mais les accidents péritonéaux et autres seront vraisemblablement d'autant plus intenses que les propriétés du liquide seront plus irritantes. Aussi ne nous hasarderions-nous pas à injecter dans l'utérus, pour modifier le catarrhe utérin, des solutions de tannin, d'alun, de sulfate de zinc, de sulfate de cuivre, de persulfate de fer, d'azotate d'argent, pas plus que nous n'emploierons la solution de perchlorure de fer, pour modifier la cavité utérine, dans la métrite hémorrhagique.

La cautérisation de la muqueuse de la cavité du corps dans le catarrhe utérin, au moyen du nitrate d'argent solide, doit être préférée, parce que ses résultats sont satisfaisants et ses inconvénients légers. Elle ne doit pas être faite à la hâte, lorsque existent des phénomènes inflammatoires qu'elle pourrait exaspérer. Les malades y devront être préparées par des bains, le repos, une hygiène convenable et une médication générale appropriée qui vienne ensuite maintenir et augmenter l'amélioration locale obtenue. Ces moyens généraux ont d'autant plus d'importance que, sous leur seule influence, des métrites chroniques peuvent se modifier au point de rendre inutile toute intervention locale. Ce sont là des cas très-exceptionnels et la plupart du temps le catarrhe utérin réclame une ou plusieurs cautérisations. Le crayon de nitrate d'argent, utile pour les cautérisations superficielles du museau de tanche et qui peut être employé dans l'endométrite cervicale, est insuffisant et difficile à diriger dans la métrite du corps, où il ne saurait atteindre les différents points

(1) *Loc. cit.*, p. 248.

envahis de la cavité. On ne pourrait, pour obtenir une action plus complète et plus étendue, conseiller, à l'exemple d'A. Richard (1), l'abandon du crayon dans la cavité.

Le porte-caustique chargé de nitrate d'argent a une action plus inoffensive et plus certaine dans un champ plus étendu. M. Costilhes (2) a fait subir quelques modifications à l'instrument employé par M. Demarquay. C'est un porte-caustique plus fort que celui de Lallemand, plus long, avec une cuvette plus grande et ayant une forme rectiligne. Il est muni d'un manche qui rend plus commode le maniement de l'instrument, dont la partie supérieure est amincie afin que son introduction soit plus facile, principalement au niveau de l'isthme de l'utérus. M. Costilhes, qui a obtenu des résultats très-satisfaisants avec ce porte-caustique, en décrit ainsi très-bien l'emploi : « Pour agir sur la cavité utérine avec cet instrument, il faut appliquer le spéculum comme pour l'hystéromètre, nettoyer le col et introduire avec précaution le porte-caustique dans la cavité utérine, faire parcourir, en le faisant tourner lentement, la cavité du col et du corps, de manière à cautériser les angles supérieurs en inclinant l'instrument latéralement à gauche et à droite. Dix à quinze secondes suffisent pour pratiquer cette opération. La femme accuse habituellement une douleur particulière et un certain malaise. » Cette douleur, légère d'ailleurs, s'efface vite et il ne survient pas d'accident. La malade devra garder le repos comme après une cautérisation du col avec le fer rouge. Suivant les modifications subies par la leucorrhée utérine, on reviendra à une seconde cautérisation avec le porte-caustique ou on en pratiquera plusieurs, les éloignant ou les rapprochant, selon que l'écoulement continue avec la même abondance ou diminue et change d'aspect, selon que les règles doivent ou ne doivent pas venir et suivant d'autres circonstances concomitantes qui permettent ou défendent d'agir.

Nous avons vu précédemment que ces cautérisations sont indiquées dans la métrite chronique hémorrhagique, après le raclage, contre le catarrhe qui complique l'hémorrhagie, qu'il remplace momentanément dans certains cas, et contre les fongosités qui ont échappé à l'action de la curette. Le porte-caustique peut servir aussi avec avantage dans l'endométrite cervicale, qu'elle soit isolée ou qu'elle complique l'endométrite catarrhale du corps. Le traitement local de celle-ci ne serait pas complet s'il ne comprenait pas celui des états morbides qui lui sont liés, tels que la métrorrhagie, les vaginites, les érythèmes et prurit vulvaires, la

(1) *Pratique journalière de la chirurgie*, in-8°, p. 335. Paris, 1868.

(2) *Note sur la métrite interne granuleuse* (*Gaz. hebdom. de méd.*, 1859).

cystite chronique. Ces complications, qui se rencontrent aussi avec les autres formes de la métrite chronique, ne seront pas oubliées dans le chapitre consacré au traitement de cette affection.

ARTICLE II.

MÉTRITE PARENCHYMATEUSE CHRONIQUE DU CORPS DE L'UTÉRUS.

Comme la métrite parenchymateuse chronique succède à la métrite parenchymateuse aiguë et aux endométrites aiguë ou chronique, son étiologie est celle de ces différentes formes. Se substitue-t-elle à la métrite parenchymateuse aiguë, la résorption s'arrête ou ne se fait pas et l'utérus reste engorgé. Succède-t-elle à l'endométrite, elle tend à la remplacer, l'état phlegmasique disparaissant en partie ou totalement de la muqueuse à mesure que le tissu extérieur est envahi. Il n'en existe pas moins des métrites parenchymateuses chroniques avec accompagnement de métrite catarrhale. Avec ou sans la coexistence de celle-ci, la métrite parenchymateuse peut affecter d'emblée la forme chronique, soit que le tissu du corps et celui du col soient simultanément ou consécutivement envahis, soit que celui des parois du corps soit et demeure seul intéressé. Nous ne traitons dans ce chapitre que de la métrite parenchymateuse du corps de l'utérus, indiquant seulement la métrite incidente du col. Le chapitre suivant fait à l'endométrite et à la métrite parenchymateuse du col une large part, proportionnelle à leur importance clinique.

L'étude de la métrite parenchymateuse chronique du corps de l'utérus est pleine d'obscurités et de desiderata. En dehors des conceptions dont la diversité se produit par les mots : fluxion, engorgement, hypertrophie, et même après qu'elles aient été ramenées à un même terme, l'inflammation, qui comprend les états que ces noms rappellent comme n'étant que ses degrés ou ses conséquences, on se heurte à des difficultés provenant de l'étiologie et de connaissances anatomo-pathologiques insuffisantes. Le lien de causalité est aisément saisi, mais il ne sert pas à se reconnaître dans les modifications que la cause détermine. L'accouchement, les parturitions difficiles surtout et l'avortement sont les causes les plus communes de la métrite parenchymateuse. La vitalité que la gravidité donne à l'utérus, la plaie placentaire, les déchirures du col expliquent la tendance à l'inflammation. La métrite post-puerpérale de Chomel, due aux imprudences après l'accouchement, n'est qu'une forme subaiguë que remplace souvent la métrite chronique. Dans tous ces cas, le travail d'involution qui ramène l'organe à ses dimensions et à sa constitution normale est entravé. L'augmentation de volume qui persiste est dans le principe une véritable hypertrophie; mais, par le fait de la métrite, combien de temps peut-elle justifier ce nom? L'examen histologique ne jette qu'un jour douteux sur la composition et les transformations des tissus qui augmentent l'épaisseur actuelle de la paroi utérine.

Les suppressions brusques de l'écoulement menstruel figurent dans l'étiologie : tantôt déterminant chez les femmes fortes et bien portantes de simples troubles sans conséquence; tantôt chez les femmes délicates et lymphatiques, chez celles qui sont sur le retour, donnant naissance à des métrites aiguës et chroniques. La congestion est ici le premier degré de l'inflammation de l'organe. Y a-t-il réellement inflammation dans les cas où l'augmentation de volume de l'utérus peut être rapportée à un trouble profond de la circulation abdominale? Nous ne pensons pas que les affections organiques du cœur doivent figurer dans l'étiologie de la métrite parenchymateuse chronique et que ce dernier nom puisse caractériser les engorgements presque mécaniques que la matrice subit, état morbide secondaire d'ailleurs dans l'ensemble symptomatique de la lésion cardiaque.

Les déviations utérines sont-elles des causes de métrite parenchymateuse? C'est un sujet obscur sur lequel il y aura lieu de s'étendre en traitant de la statique de l'utérus. Disons seulement ici que les faits, simples au début, sont généralement complexes au moment où on les observe et que la relation de causalité mérite d'être étudiée dans chacun d'eux. Même alors elle n'est pas toujours saisissable. La métrite chronique intéressant le corps seul ou avec lui la muqueuse de sa cavité peut, par l'augmentation du volume et les modifications de texture de l'utérus, l'amener à subir un abaissement ou une antéversion, ou une rétroversion. La déviation produite devient à son tour une cause qui entretient la métrite et par la gêne que la circulation de l'organe en ressent et parce que les rapprochements sexuels exposent ce dernier à des contacts presque traumatiques. Dans d'autres cas la métrite parenchymateuse est secondaire à la déviation. L'engorgement des parois, dû à l'hypérémie veineuse traduisant la gêne mécanique de la circulation, doit-il être considéré comme un état identique à la métrite? La facilité et la rapidité avec lesquelles les phénomènes disparaissent lorsque l'utérus est ramené à sa position et à sa direction premières écartent l'idée d'identité. Déterminée par d'autres causes la métrite peut se montrer consécutivement au déplacement, ainsi que nous le rappelons plus loin.

Les mêmes réflexions s'appliquent de tout point aux flexions de l'utérus, mais celles-ci doivent être le plus souvent l'état morbide initial. « Dans ces cas, dit avec raison Scanzoni (1), c'est d'ordinaire le fond de l'organe qu'on trouve augmenté de volume; ses parois sont épaissies et ses veines dilatées. Ici non plus, il n'est pas toujours possible de dire quelle est l'affection primitive; cependant nous croyons pouvoir soutenir que c'est la flexion qui a lieu d'abord et entraîne l'hypertrophie comme conséquence. Car si tout l'organe était hypertrophié, l'épaississement de ses parois serait une garantie certaine contre la flexion, surtout quand cet épaississement coïncide avec une augmentation de la consistance du tissu. Dans ce dernier cas, la matrice subit plutôt une anté-rétroversion ou une rétroversion qu'une flexion qui implique toujours un amincissement et une certaine atonie de la paroi à l'endroit fléchi. »

Les excès vénériens ont une assez grande influence étiologique dans les métrites. Il suffit de rappeler que la métrite parenchymateuse aiguë n'est pas rare chez les jeunes mariées, qu'elle soit liée ou non à des avortements passant inaperçus parce qu'ils sont pris pour de simples ménorrhagées répétées et abondantes. Les prédispositions de la malade aidant, le retour de ces accidents amène le passage de la forme aiguë à la forme chronique. Dans certaines conditions anatomiques de l'utérus et du vagin, l'excès dans les rapprochements sexuels n'est pas nécessaire pour déterminer la métrite parenchymateuse; celle-ci peut résulter de rapports sexuels modérés, qu'elle soit chronique primitivement ou consécutivement à l'état aigu ou subaigu. Ces conditions anatomiques sont les antéversions et les rétroversions, l'abaissement de l'utérus et les déchirures du périnée consécutives à la parturition. Ces déchirures non réunies prédisposent à la chute de l'utérus. Par le fait de ces circonstances, le col et le corps subissent, pendant le coït, le contact trop rapproché du pénis, cause répétée de traumatisme et de métrite consécutive. Une autre condition anatomique, digne de fixer l'attention, est la brièveté du vagin, qui produit des effets analogues. Cette brièveté fait que, sans abaissement morbide de l'utérus, le col se trouve à peu de distance de l'anneau vulvaire. Chez les femmes qui présentent cette conformation, le doigt introduit dans le vagin arrive immédiatement au contact du col. Le coït devient naturellement une cause de traumatisme. Le pénis passe en arrière du col et se met en contact médiat dans le cul-de-sac postérieur avec la partie inférieure de la paroi postérieure du corps de l'utérus, où la répétition du coït produit une dépression en forme de poche. De là une cause

(1) *De la métrite chronique*, traduction française, 1866. In-8°, p. 21.

de stérilité et une cause de déplacement. Le col est en effet repoussé en haut et en avant vers la symphyse et l'utérus amené à s'incliner en rétroversion. Ces circonstances rendent compte de la fréquence, chez les femmes dont le vagin a peu de longueur, de la métrite parenchymateuse du corps et du col de l'utérus.

Nous arrivons maintenant à des causes générales : l'herpétisme, la syphilis, dont l'influence mérite d'être discutée avec attention. Dans l'état actuel de la science, cet examen, fait sans parti pris théorique, donne une partie de la vérité éclairée par les faits et laisse encore dans l'ombre bien des points où le doute affaiblit la conjecture. Bennet (1) fait cette remarque très-juste que pour l'utérus, comme pour le reste de l'organisme, lorsque l'inflammation passe de l'état aigu à l'état chronique et s'éternise sous cette forme, c'est presque toujours sous l'influence d'un état défavorable de la constitution. Spécifiant davantage, on est arrivé à admettre que la chronicité ne s'établit d'emblée ou graduellement dans les affections utérines que par le fait d'une altération du sang ou de diathèses qui sont, par ordre de fréquence, les diathèses strumeuse, syphilitique, herpétique et cancéreuse. Ces idées ont été exposées avec talent par M. E. Tillot (2). Dans cette conception de l'état morbide, les causes déterminantes ne servent qu'à l'éclosion et à l'entretien de l'affection utérine, qui peut aussi se manifester et prendre la forme chronique en dehors de toute cause occasionnelle. La diathèse est la cause prédisposante, active et prépondérante. Toute autre condition est secondaire. La lésion est à l'utérus, mais la maladie est dans l'organisme. Une fois fixée sur l'utérus, la diathèse imprime son cachet à l'état pathologique local qu'elle détermine. Ni les caractères physiques de la leucorrhée, ni la consistance et l'épaississement des parois utérines ne permettent de reconnaître la spécificité de l'affection. Est-elle plus distincte dans l'état acnoïde, l'eczéma, l'herpès et les ulcérations à forme herpétique du col?

La clinique est loin de donner un égal appui à ces conceptions ingénieuses qui s'enchaînent dans la théorie. La métrite chronique est-elle proportionnellement plus fréquente chez les femmes affectées de dermatoses? Ce premier point devrait être établi d'une manière incontestable. Les affections cutanées n'empêchent pas la métrite de se produire, elles coexistent avec elle, survenant pendant son cours comme si l'affection utérine, par la débilitation qu'elle produit, favorisait leur apparition.

(1) *Loc. cit.*, p. 40.

(2) *De la lésion et de la maladie dans les affections chroniques du système utérin.* Thèse de Paris, nº 32. 1860; — *Annales de gynécologie*, octobre 1874.

Mais, si fréquente que puisse être la coexistence de la maladie utérine et des dermatoses, est-on autorisé à considérer les ulcérations du col comme une des manifestations de la diathèse herpétique éclatant sur la peau et sur les muqueuses, sur la muqueuse utérine spécialement? La même conception qui fait de la métrite chronique un résultat de la chlorose, tandis que celle-ci n'est que la conséquence de celle-là, serait-elle vraie de tout point pour l'herpétisme? L'identité entre les lésions utérines et les lésions cutanées ne repose que sur des apparences. « Il est bien certain, observe M. Gallard (1), que l'inflammation des follicules du col utérin peut, suivant le degré auquel elle est arrivée, rappeler l'aspect de l'herpès, de l'acné ou même de l'eczéma, mais cela ne suffit pas pour faire admettre qu'il y a sur le col une acné, un herpès ou un eczéma véritable. On y est d'autant moins autorisé, que si parfois les lésions cutanées et les lésions utérines se trouvent, par le fait d'une simple coïncidence, coexister sur le même sujet, ce n'est pas là le cas le plus ordinaire, et, lorsque ce cas se présente, la lésion utérine en est si peu influencée, au moins dans son aspect, qu'il serait absolument impossible de soupçonner la coïncidence de l'affection cutanée d'après la seule inspection du museau de tanche. »

On ne peut en effet, malgré les assertions contraires de M. Noël Guéneau de Mussy (2), dans son mémoire sur l'herpétisme utérin, rapporter à la diathèse herpétique les lésions du col d'après leurs seules apparences. L'examen du gynécologiste le plus exercé ne saurait reconnaître par les caractères extérieurs les lésions dues à l'herpétisme de celles qui proviennent de la simple inflammation. Est-ce à dire que la métrite chronique n'est pas liée à l'herpétisme et n'en subit pas l'influence? Nullement. La clinique, dans un assez grand nombre de cas, constate une relation assez étroite pour qu'il soit permis de supposer que la diathèse agit comme cause prédisposante et d'affirmer qu'elle influe défavorablement sur la marche de la maladie utérine. La clinique montre de plus la part très-importante qu'il faut faire à la diathèse dans le traitement de la lésion utérine. On sait que chez certaines femmes chaque période menstruelle est accompagnée de pustules d'acné ou de vésicules d'herpès autour de la bouche et à la vulve. Des femmes herpétiques, atteintes de leucorrhée, qu'elles aient ou non des manifestations cutanées au moment de leurs règles, présenteront alors des modifications de l'écoulement leucorrhéique. La virulence qu'il acquiert est attribuée à la diathèse.

La diathèse imprime à la marche de la métrite un caractère plus lent;

(1) *Loc. cit.*, p. 315.

(2) *Archives générales de médecine*, octobre-novembre 1871.

elle ajoute un élément qui rend la guérison plus difficile. Il est des malades sujettes aux manifestations cutanées éphémères, transitoires ou rebelles de l'herpétisme, chez lesquelles les médications dirigées contre la lésion utérine ne donne que des demi-résultats. L'affection locale, après de nombreuses oscillations, tend à s'éterniser. Le traitement de la diathèse, en modifiant consécutivement la métrite, montre l'union étroite des deux affections dont la seconde est dominée par la première. Les lignes suivantes de N. Courty (1) résument bien ce point important de pathologie : « La plupart du temps, les diathèses n'ont pas été la cause déterminante de la maladie, mais, une fois la maladie née, elles l'entretiennent et en réalité lui impriment sa nature. La maladie n'existerait plus sans elles. On ne guérirait pas la maladie, si on ne les guérissait elles-mêmes. »

L'influence des maladies vénériennes sur la pathogénie utérine est un sujet difficile, obscur et dont l'étude a été négligée. Il est hors de doute que la blennorrhagie se propage du vagin aux cavités utérines et retentit, par l'intermédiaire de la trompe, jusque sur l'ovaire. Elle est donc une cause de métrite catarrhale spécifique et elle peut, secondairement et consécutivement à la phlegmasie de la muqueuse du corps, produire l'inflammation du tissu des parois utérines, la métrite parenchymateuse en d'autres termes. La syphilis peut-elle amener cette dernière affection dans sa forme chronique, avec ou sans la coexistence du catarrhe utérin? Tel est le point intéressant de pathologie qui mériterait d'être éclairci. L'utérus est sujet à des manifestations syphilitiques diverses. L'accident primitif et les accidents secondaires fixés sur le col ont été étudiés par MM. Robert, Gosselin, Bernutz, Rossignol et A. Fournier. L'étude de ces mêmes manifestations manque pour le corps de l'utérus où la difficulté extrême, l'impossibilité même de les constater ne permet que des conjectures. La fréquence des chancres du col serait assez grande d'après M. Alfred Fournier (2). Les syphilides s'y montrent sous les trois formes suivantes : érosive, papuleuse, ulcéreuse. Cette question sera reprise à propos de la métrite chronique du col.

L'utérus subit-il la syphilis tertiaire dont la métrite chronique serait la manifestation? Cette influence n'est pas douteuse pour Whitehead, qui admet une hypertrophie syphilitique avec ou sans induration s'étendant du segment inférieur, qu'elle occupe d'abord, à une portion plus considérable et même à la totalité de l'organe. Les trois faits rapportés

(1) *Traité pratique des maladies de l'utérus et de ses annexes*, p. 312. In-8°, 2e édit. Paris, 1872.

(1) *Leçons sur la syphilis*, p. 79, 551. In-8°, 1873.

par Duparque (1), celui de Montanier (2), où les accidents disparurent sous l'influence d'un traitement ioduré, comme tous les faits analogues, manquent de certitude scientifique. On peut toujours objecter, avec M. Lancereaux (3), qui les cite, que ces faits sont trop incomplets pour être irréprochables et que, la lésion utérine n'ayant pas été constatée *de visu*, les données touchant l'altération sont des plus pauvres. Même dans des circonstances où la syphilis peut être en cause, on n'est pas autorisé à conclure rigoureusement des effets du traitement à la nature de la maladie. Mais si l'affirmation ne peut être absolue, de graves présomptions existent pour la spécificité dans certaines circonstances. Comment ne pas être porté à rapporter la métrite chronique à la syphilis dans des cas comme ceux qu'il nous a été donné d'observer à la Maison de santé et en ville, où les malades, en dépit de médications longues et variées, traînaient sans guérir et voyaient, dans un temps relativement court, se résoudre les indurations hypertrophiques et s'effacer les autres accidents de la métrite sous l'influence du traitement antisyphilitique?

D'autres considérations militent en faveur de l'influence que la syphilis peut exercer sur l'utérus. On comprendrait difficilement que la diathèse syphilitique, qui a des manifestations du côté de la peau et des muqueuses, analogues à celles de la diathèse herpétique, mais d'une bien autre importance, n'eût pas aussi comme celle-ci une influence marquée, plus profonde même, dans la pathologie de la métrite chronique. L'étude de la syphilis viscérale secondaire fournit des faits intéressants qui, bien qu'indirectement, n'en appuient pas moins cette opinion. La syphilis est loin, comme on sait, de s'opposer à la grossesse, mais elle exerce sur elle l'influence la plus nocive. De ce fait primordial découlent des conséquences très-bien étudiées par M. Fournier (4). Cette influence, qui détermine l'avortement avec le plus de fréquence, du quatrième mois après l'infection à la fin de la seconde année, peut s'étendre à une période plus reculée, à trois, quatre, cinq et six ans même. Il n'est pas nécessaire que des manifestations syphilitiques existent pour que l'avortement se produise; celui-ci est plus à craindre chez les femmes qui ont eu des accidents graves ou chez lesquelles les viscères ont été primitivement affectés, mais il peut être le fait d'une infection latente et l'expression unique d'une diathèse dont tous les autres caractères ont disparu. L'avortement et l'accouchement prématuré sont les conséquences dans

(1) *Maladies de la matrice*, p. 183.
(2) *Gazette des hôpitaux*, 1862, p. 450.
(3) *Traité théorique et pratique de la syphilis*, p. 232. Paris, 1874.
(4) *Loc. cit.*, p. 955 et suiv.

la plupart des cas de syphilis antérieure à la conception. « Ce n'est pas toujours un seul avortement, dit M. A. Fournier, que détermine la syphilis, c'est parfois toute une série d'avortements, lesquels se succèdent à quelques mois, à quelques années d'intervalle. On a vu de la sorte de malheureuses femmes syphilitiques avorter deux fois, trois fois, quatre fois, cinq fois, six fois et même jusqu'à sept fois de suite! On a vu des femmes syphilitiques ne pouvoir conduire à terme une seule de leurs grossesses. Il existe nombre de ces faits dans la science. »

Sans doute on peut objecter que dans ces cas c'est sur le produit de la conception que la diathèse agit, comme lorsque, la syphilis étant le fait du père, le produit n'arrive à terme après plusieurs avortements que si le traitement spécifique s'adresse au père. Le germe contaminé ne peut arriver à son entier développement et est rejeté par l'utérus comme un corps étranger. Malgré la valeur de l'objection, n'y a-t-il pas dans l'avortement déterminé par la syphilis qui provient de la femme une double part à faire; celle du contenu, le fœtus, et celle du contenant, l'utérus? La science compte des centaines d'observations où la médication spécifique a fait disparaître cette disposition à l'avortement. N'y a-t-il pas de l'analogie entre ces faits et ceux que présentent certaines métrites? Dans les deux cas la disposition morbide continue pendant des années et les résultats pathologiques ne cessent qu'autant que le traitement est dirigé contre l'affection spéciale à laquelle on les attribue. Nous ne poursuivrons pas plus loin la comparaison. Ces difficultés ne peuvent qu'être indiquées dans l'état de nos connaissances sur l'influence exercée par la syphilis sur les maladies utérines et la métrite chronique en particulier.

Dans le chapitre précédent nous avons montré les altérations que l'inflammation chronique imprime à la muqueuse de la cavité; nous exposerons dans celui-ci les lésions dont les parois du corps sont le siége, regrettant avec Scanzoni (1) l'obscurité que des recherches histologiques incomplètes encore laissent sur la nature même de la maladie et les caractères des changements anatomiques qu'elle détermine. Le changement le plus saisissable est l'augmentation du volume de l'utérus, laquelle s'étend à tout le corps et porte, plus ou moins, sur le col, sans qu'elle soit uniforme dans toutes les parties de l'organe. Une paroi n'est jamais épaissie sans que l'autre le soit à un degré quelconque. Alors qu'on n'avait que des idées très-vagues sur les tumeurs du bassin on prenait par-

(1) *Métrite chronique*, p. 37.

fois des phlegmons péri-utérins et des pelvi-péritonites pour la paroi postérieure hypertrophiée de l'utérus. Plus prononcée au col dans sa portion vaginale, et dans le fond de l'utérus, sans que ce fond, contrairement à l'opinion d'Aran (1), vienne faire saillie dans la cavité et la rétrécir, l'augmentation de volume ne produit pas une hypertrophie concentrique, mais une hypertrophie excentrique. Aussi la cavité est-elle élargie dans toutes ses dimensions et perd-elle sa forme triangulaire pour devenir ovoïde par l'arrondissement de ses angles supérieurs.

Avec un volume plus grand existe une densité plus grande. Il n'est pas rare de rencontrer des utérus atteints de métrite chronique dont le poids a doublé, triplé et même quadruplé. Ces modifications survenues dans le parenchyme offrent des aspects différents qui ont frappé les gynécologistes français et que Becquerel (2) a décrits sous les trois formes suivantes : engorgement mou, engorgement induré, engorgement hypertrophique, cette dernière comprenant deux variétés, l'engorgement par exsudation séro-sanguinolente et l'engorgement par exsudation fibrineuse. A Scanzoni (3) revient le mérite d'avoir montré que ces aspects différents ne sont que les périodes différentes de la même maladie, l'inflammation chronique de la matrice. Ces périodes sont : la première, de ramollissement ou d'infiltration ; la seconde, d'épaississement ou d'induration. Dans la première période l'utérus est mou, conserve l'empreinte du doigt, cède, en se recourbant, à la pression, offre une coloration livide sous forme de taches plus ou moins nombreuses et se laisse inciser aussi aisément qu'un muscle. A la surface de la section le sang des veines se mélange à la sérosité qui sort du tissu et que la pression de celui-ci augmente. Les artères et surtout les veines sont dilatées aux endroits correspondant aux taches hypérémiques. Le parenchyme est le siége d'une infiltration séreuse plus ou moins abondante. A la coupe le tissu est d'un rouge livide, les fibres musculaires présentent souvent la dégénérescence graisseuse et le tissu cellulaire interposé est alors parsemé d'une grande quantité de cellules graisseuses libres. Cette première période correspondant à l'état fongueux des auteurs est caractérisée par une hypérémie plus ou moins étendue et par une infiltration séro-sanguinolente, conditions qui rendent compte de la mollesse et de l'épaississement de l'utérus.

La seconde période de la métrite chronique se caractérise par l'anémie générale ou partielle de l'organe ; elle correspond à l'engorgement

(1) *Loc. cit.*, p. 491.
(2) *Traité des maladies de l'utérus.* Paris, 1859.
(3) *Métrite chronique*, p. 41.

hypertrophique des auteurs et frappe par la fermeté et la dureté du tissu qui crie sous le scapel. Cette induration, qui peut aller jusqu'à rappeler, d'après Scanzoni, celle des fibroïdes anciens, ne s'étend pas toujours à la matrice tout entière et occupe plus fréquemment la paroi postérieure que l'antérieure. Les parties indurées sont pâles, jaunâtres ou d'un jaune rougeâtre, tranchant parfois sur la coloration rouge sombre des parties hypérémiées environnantes. La lésion la plus ordinaire du système vasculaire est le rétrécissement des artères et des veines, proportionnel à l'induration des parties qu'elles traversent, et qui contraste avec la dilatation des vaisseaux des parties voisines, dilatation due à la difficulté de la circulation dans les vaisseaux rétrécis des segments indurés. « Quand tout l'organe, dit Scanzoni, ou au moins sa plus grande partie, est induré, on trouve quelquefois sur la surface de section des places assez nombreuses où les veines sont dilatées et largement béantes ; ce sont, à notre avis, les parties qui ne se sont indurées qu'en dernier, et longtemps après les portions voisines. »

Le parenchyme utérin est donc le siége de deux altérations se traduisant par une augmentation de volume ; mais tandis que celle-ci est due d'abord à l'hypérémie, elle résulte ensuite de la présence dans le tissu utérin de produits anatomiques nouveaux. Opposés en apparence, ces états anatomiques ne sont que deux phases d'une même affection, dont la première est marquée par une vascularisation en excès et la seconde par l'anémie du tissu avec atrophie des vaisseaux. Comme Scanzoni l'a indiqué, on peut trouver sur le même utérus les transformations qui correspondent à ces deux états. M. Gallard (1) insiste davantage sur ce fait, qui montre que ces altérations ne sont que deux degrés différents de l'inflammation chronique. « On voit, en effet, le plus souvent, écrit-il, sur un utérus généralement rouge, livide et mollasse, abreuvé de fluides, se former des plaques jaunes d'induration, au niveau desquelles le calibre des vaisseaux diminue et où l'infiltration séreuse est remplacée par la dégénérescence graisseuse du tissu utérin. D'autrefois, au contraire, ce sont des taches livides qui se rencontrent encore sur un utérus généralement induré et dont la coloration est devenue jaunâtre ; mais ce dernier fait s'observe moins fréquemment que le précédent. »

Nous ne reviendrons pas sur la question obscure de la génèse de l'inflammation de l'utérus, exposée dans les généralités sur les métrites. Il suffit d'indiquer ici comment s'opèrent les transformations du tissu dans

(1) *Loc. cit.*, p. 275.

l'induration. L'augmentation de volume serait due à une véritable hypertrophie cellulaire, à une prolifération luxuriante des éléments du tissu cellulaire. L'hypertrophie du tissu musculaire n'a pas encore été démontrée par le microscope. Un fait acquis, c'est la diminution du calibre des vaisseaux dans l'intérieur des parties indurées. Comme la participation du tissu vasculaire est nulle et celle du tissu musculaire hypothétique, on ne saurait être autorisé à donner les noms d'hypertrophie simple, d'hyperplasie, au travail qui amène dans les parois utérines cette augmentation de volume et de densité qui n'est qu'une pseudo-hypertrophie.

Laissant de côté les altérations de la muqueuse qui accompagnent le plus souvent la métrite parenchymateuse du corps, altérations décrites à propos du catarrhe utérin ; renvoyant au chapitre suivant la description des lésions du col dont la métrite chronique se lie ordinairement à celle du corps, nous indiquerons ici les complications qui sont du domaine de l'anatomie et dont les organes avoisinant l'utérus sont le siége. Ces altérations anatomiques de voisinage se rencontrent, pour la plupart, avec le catarrhe utérin et avec la seule métrite du col ; quelques-unes, dues en partie à une action mécanique, sont plus fréquentes ou plus prononcées avec la métrite parenchymateuse du corps. Si l'on examine avec soin les femmes affectées de métrite chronique, on arrive à constater la grande fréquence de l'ovarite chronique. Il n'y a pas lieu de discuter ici la nature de cette altération et celle des autres lésions du parenchyme de l'ovaire qui peuvent lui succéder. Il suffit d'indiquer le fait de la fréquence de l'ovarite qu'expliquent suffisamment les connexions vasculaires de l'organe avec la matrice. « Les maladies de la trompe, dit Scanzoni (1), sont de moindre importance. Le catarrhe chronique est presque toujours consécutif à une affection analogue de la muqueuse utérine. On peut encore observer, surtout à la suite de l'ovarite chronique, des adhérences de la trompe à l'ovaire, aux intestins, au bassin, etc. Enfin, l'hypertrophie du fond de la matrice se continue plus ou moins sur la trompe, de sorte que celle-ci devient très-épaisse et très-charnue au voisinage de son insertion à l'utérus. »

Comme dans l'endométrite chronique, la vessie souffre souvent sympathiquement dans la métrite parenchymateuse, trouble qui se traduit par du catarrhe vésical chronique. Elle peut, en outre, subir une gêne mécanique dans sa circulation et dans ses fonctions, soit qu'elle soit entraînée en partie par le prolapsus amené parfois par l'augmentation de volume et de poids de la matrice, soit qu'elle se trouve comprimée par le corps

(1) *Loc. cit.*, p. 60.

ou par le col de l'utérus incliné en antéversion ou en rétroversion par l'augmentation de ses parois. Le gros intestin présente des altérations analogues, du catarrhe chronique accompagné de la dilatation variqueuse des veines hémorrhoïdales et, lorsque l'utérus déplacé comprime fortement le rectum, une dilatation considérable au-dessous de la compression, dilatation provenant, d'après Scanzoni, de la paralysie de la partie inférieure de cet intestin.

Le péritoine qui entoure l'utérus peut être le siége d'une inflammation localisée dont la conséquence dernière est le maintien de l'utérus dans des positions anormales et son adhérence aux organes voisins au moyen de fausses membranes. Si la leucorrhée vaginale accompagne souvent la leucorrhée utérine dans le catarrhe utérin, l'inflammation du vagin n'est pas nécessairement liée à la métrite parenchymateuse. Bornée à la partie supérieure du conduit, elle se rencontre plutôt avec la métrite du col. Dans la métrite parenchymateuse du corps, le plexus vaginal présente fréquemment des varicosités.

La symptomatologie de la métrite parenchymateuse a ceci de particulier, que ses signes, au lieu d'être intrinsèques et caractéristiques, ne sont, pour la plupart, que des phénomènes secondaires dus aux déplacements de l'utérus devenu plus volumineux, et aux compressions qu'il exerce sur les organes et les nerfs du bassin. D'autres symptômes sont communs à la métrite parenchymateuse et à l'endométrite chronique du corps. Lorsque celle-ci existe, le catarrhe utérin et les hémorrhagies alternent et dominent la symptomatologie ; la leucorrhée tend à disparaître à mesure que s'effacent les lésions de la muqueuse de la cavité ; lorsque l'altération qui s'est portée sur le tissu du corps arrive à la période anémique d'induration, l'hémorrhagie ne s'observe plus. Cette dernière circonstance est d'une grande importance comme condition de la guérison.

L'exploration découvre des symptômes dont la valeur varie. Comme dans les autres phlegmasies des organes génitaux internes, il existe de la tension à la région hypogastrique. La sonorité que donne la percussion l'a fait rapporter à un léger degré de météorisme. Quelquefois une matité de un à deux travers de doigt au-dessus du pubis révèle la présence du fond de l'utérus, surtout quand il y a antéversion. Cette augmentation de volume de l'organe se constate aisément par l'association du toucher et du palper chez les femmes qui n'ont pas trop d'embonpoint. Entre la main qui déprime la paroi abdominale et le doigt introduit dans le vagin, l'utérus peut être saisi de façon à ce que le chirurgien se rende compte de sa forme, de son volume, de ses changements de rapports et de sa sensibilité. On reconnaîtra ainsi, avec la mobilité de l'organe, sa tendance à l'antéversion par l'exagération de son inclinaison antérieure par suite de son poids devenu plus lourd. Le col porté en arrière et le corps couché en avant annonceront l'antéversion; l'antéflexion se découvrira par la courbure en avant du corps sur le col resté en place. La pression, en amenant aussi, au contact du doigt introduit en arrière du col ramené en avant ou resté en place, le corps de l'utérus courbé en arrière, permettra encore de découvrir la rétroversion et la rétroflexion.

Dans la métrite parenchymateuse le toucher est de tous les modes d'exploration le plus important; il est sans inconvénients et il donne les renseignements les plus exacts. Il montre que, sauf les cas de complications, les tissus péri-utérins sont souples et les culs-de-sac du vagin indolents et libres. Il constate les modifications de forme et de volume de la portion vaginale du col et par là montre que l'inflammation parenchymateuse du col accompagne celle du corps, ou bien il fait connaître que la portion vaginale ne prend pas part à l'augmentation du corps. C'est encore le toucher qui seul peut établir, ainsi qu'on l'observe dans les cas anciens, surtout dans ceux compliqués de flexion de l'organe, si la portion supra-vaginale du col participe à l'augmentation de volume du corps et de la portion vaginale. Le doigt, en arrivant de suite au contact du col et en explorant le vagin, peut dire, d'après la conservation des rapports, si avec la métrite n'existe qu'une brièveté congénitale du vagin, ou peut diagnostiquer un prolapsus de l'utérus accompagné des deux tumeurs que forment dans le vagin la vessie et le rectum entraînés. Sans être nécessaire dans le plus grand nombre des cas, le toucher rectal vient en aide, dans certaines circonstances, au toucher vaginal pour apprécier le volume, la forme, les rapports et le degré de sensibilité de l'utérus.

Le spéculum confirme les appréciations du toucher quant à la situation et à l'hypertrophie du col; il montre de plus les altérations de la muqueuse qui revêt le museau de tanche et, si l'orifice inférieur peut être entr'ouvert par une des valves de l'instrument, les lésions de la cavité cervicale. Il découvre l'état morbide du vagin ainsi que la nature et la source de la leucorrhée. Il montre ainsi que le catarrhe utérin et la métrite du col accompagnent la métrite parenchymateuse chronique du corps; mais comme il ne circonscrit que la portion vaginale du col, il n'éclaire pas comme le doigt sur les changements anatomiques des parois du corps et ne saurait, comme lui, suffire pour établir le diagnostic de la métrite parenchymateuse lorsqu'elle n'intéresse que le corps. Le cathétérisme utérin, en général facile dans cette affection, donne la profondeur de la cavité allant parfois à 7, 8 centimètres et plus. Il n'est pas toujours nécessaire, doit être pratiqué avec prudence et négligé dans certains cas de rétro ou d'antéversion, où il serait une superfétation pour le diagnostic et ne saurait être employé tout d'abord au redressement de l'organe enflammé. L'hystéromètre n'en est pas moins utile dans certains cas où il est intéressant d'avoir, avec la notion d'hypertrophie, la mesure de la longueur et de la largeur de la cavité utérine et de reconnaître la mobilité ou l'immobilité de l'organe.

Les symptômes accusés par les malades se rapportent à la douleur, aux troubles de la menstruation, à des accidents de voisinage sur le rectum et la vessie. Ils font partie du fonds commun des métrites, et, suivant que domine telle ou telle forme, les uns sont à peine notés, les autres sont très-accentués. Dans l'inflammation chronique qui augmente le volume et la densité des parois du corps de l'utérus, la douleur est sourde, gravative, exaspérée par toutes les causes qui impriment des secousses à l'organe, telles que le coït, la marche, la descente d'un escalier. Les douleurs sont comme expulsives chez certaines malades. Rien de plus variable que les sensations accusées. Telle femme souffre à peine de quelques tiraillements à la région lombaire et d'un sentiment de plénitude dans le petit bassin ; telle autre se plaint d'une douleur à l'hypogastre ou dans un des flancs et de retentissements douloureux le long des cuisses et dans des régions éloignées du siége du mal. On comprend aisément que les déviations d'un utérus chroniquement enflammé puissent, dans certains cas, aggraver les phénomènes douloureux, qu'ils restent circonscrits au bassin ou s'irradient au loin. Les douleurs qui accompagnent la métrite ne sont pas toujours continues ; leurs exacerbations sont quelquefois liées à l'apparition menstruelle.

Ces douleurs, qui s'irradient vers les aines, les lombes, les grandes lèvres quelquefois, la partie postérieure de la cuisse, suivant le trajet des nerfs hypogastrique, génito-crural, inguinal, lombo-inguinal, fémoro-cutané antérieur externe, crural, obturateur, ischiatique, s'observent dans toutes les affections matérielles de l'utérus et de ses annexes, métrite catarrhale ou parenchymateuse, carcinome, phlegmon péri-utérin, pelvi-péritonite. Ce sont là des douleurs symptomatiques d'une altération d'un organe ou tout au moins liées à cette altération et dominées par elle dans leurs expressions symptomatiques et leur résistance au traitement. Qu'elles prennent en effet le type intermittent le plus franc, comme dans les exemples cités par Trousseau (1), la médication anti-

(1) *Clinique médicale de l'Hôtel-Dieu de Paris*, t. II, p. 316.

périodique la mieux dirigée ne pourra rien contre elles. Ces irradiations névralgiques ne sont pas de simples névralgies lombo-abdominales, ilio-scrotales coexistant avec un état morbide de l'utérus, car l'influence de ce dernier état est trop aisée à reconnaître et trop évidente dans ces phénomènes douloureux qui ne sont que ses manifestations à distance. La névralgie utérine avec ses irradiations vers les lombes, la crête iliaque et l'hypogastre, n'en existe pas moins, indépendamment de toute altération de l'utérus, bien qu'elle ait pu être prise pour une métrite, une dysménorrhée avant les descriptions de Valleix (1), Malgaigne (2), Beau (3), et Marrotte (4).

L'hystéralgie idiopathique qu'on peut constater chez des filles vierges et chez des femmes, à la suite de la seule excitation des organes génitaux, a dans l'utérus un centre douloureux qui existe en dehors d'une lésion quelconque. Que ce centre soit, suivant M. Bassereau (5), le point de départ des irradiations névralgiques, ou que, suivant Valleix, il soit simplement l'aboutissant de la névralgie lombo-abdominale, peu importe au point de vue du diagnostic différentiel entre cette névralgie et une affection matérielle de l'utérus. Si les névralgies lombo-utérines amènent une turgescence sanguine caractérisée par la chaleur du vagin, une sécrétion muqueuse abondante et des modifications notables dans les règles, ces épiphénomènes sur lesquels M. Marrotte a attiré l'attention, comme pouvant faire croire à une affection idiopathique de l'utérus, ne sauraient induire en erreur si l'exploration est faite avec une grande attention. Dans les inflammations de l'utérus et de ses annexes, dans la métrite parenchymateuse chronique du corps et du col, la constatation des modifications morbides fera considérer les irradiations douloureuses comme symptomatiques de l'altération. Il est un fait intéressant, surtout au point de vue du traitement et dont M. Hervez de Chégoin a reconnu la constance dans sa longue pratique ; c'est la persistance des douleurs qui accompagnent les affections utérines après la guérison de celles-ci. Comme un effet qui survit à sa cause, elles restent pendant un temps plus ou moins long les dernières manifestations d'un état morbide disparu.

Certaines névralgies qui se montrent dans des points éloignés de l'utérus, telles que les névralgies faciales et intercostales, pendant le cours

(1) *Traité des névralgies* et *Bulletin de thérapeutique*, janvier 1847.

(2) *Revue médico-chirurgicale*, 1848.

(3) *Union médicale*, avril 1850.

(4) *Archives générales de médecine*, avril-mai 1860.

(5) Thèse de Paris, 1840.

de la métrite chronique, ont-elles avec elle une liaison analogue à celle qui existe entre la grossesse et ces mêmes névralgies ? C'est un point à éclaircir. Symptômes secondaires et assez rarement observés, ces douleurs névralgiques se rapportent sans doute plutôt à la chloro-anémie consécutive qu'à la métrite elle-même.

La douleur siégeant au niveau et à l'entour du coccyx, signalée par Simpson (1) et longuement décrite par Scanzoni, comme un symptôme de la métrite chronique, doit rarement s'observer. A la Maison municipale de santé les malades ne l'ont pas accusée et elle n'a pas été constatée non plus par M. Ricord.

La métrite parenchymateuse, qu'elle soit aiguë ou chronique, ne s'accompagne pas de métrorrhagie, à moins que la muqueuse de la cavité ne soit enflammée. Les malades ont plutôt, dans la forme chronique de cette métrite, des règles peu abondantes et douloureuses et expulsent des membranes constituées par des caillots fibrineux ou par des lambeaux exfoliés de la muqueuse utérine. Cette dysménorrhée membraneuse n'est pas assez fréquente pour être un symptôme caractéristique de la métrite chronique. A mesure que l'inflammation s'éteint sur la muqueuse de la cavité et qu'elle gagne le parenchyme, la ménorrhagie ou la métrorrhagie deviennent moins abondantes, moins persistantes et tendent à ne plus se reproduire. Aussi dans les formes anciennes de la métrite parenchymateuse, celles où le tissu utérin a subi par places une induration avec décoloration anémique, ne rencontre-t-on plus que de la dysménorrhée et de l'aménorrhée. Les désordres de la menstruation, sa suppression prématurée ne sont d'ailleurs pas sans liaison avec les mauvaises conditions générales qui ne peuvent que l'influencer. La dyspepsie, les phénomènes névropathiques que la chloro-anémie entretient après avoir été en partie causée par eux, les troubles profonds de la nutrition, tous ces symptômes secondaires dont la métrite est le point de départ amènent un état cachectique plus ou moins prononcé et dont la spécialité se traduit par le facies utérin. D'autres maladies, localisées dans le voisinage de l'utérus, peuvent être considérées comme des complications aussi bien que comme des symptômes de la métrite chronique, telles sont les inflammations de la vessie et du rectum, organes dont les fonctions peuvent en outre être entravées mécaniquement par les déplacements de la matrice.

Au nombre des complications figurent les phlegmasies péri-utérines et les déviations utérines. Les inflammations du tissu cellulaire, péri-utérin,

(1) *Medical Times and Gazette*, 2 Juillet 1859.

l'inflammation de la trompe, de l'ovaire et celle d'une portion du péritoine pelvien, réunies ou isolées, ne peuvent pas toujours être diagnostiquées comme constituant l'affection principale et primordiale ou comme n'étant que les conséquences de la métrite chronique compliquée ou non de catarrhe. L'examen anatomique, ainsi que l'observe M. Gallard (1), ne dissipe pas toujours les incertitudes. « J'ai eu souvent, dit-il, occasion d'examiner des pièces d'anatomie pathologique sur lesquelles tous les tissus étaient enflammés ; l'utérus, les trompes, les ovaires, le tissu cellulaire, le péritoine étant tous atteints sans qu'il fût possible de déterminer par quel point le travail morbide avait débuté. » L'étude clinique des faits, la marche des accidents surtout, peuvent seules faire reconnaître que la phlegmasie des tissus voisins complique la métrite ou que la métrite n'est qu'une conséquence de cette phlegmasie. Cette recherche, basée sur les signes particuliers de ces diverses inflammations, a plus d'intérêt clinique que d'importance au point de vue thérapeutique.

Autrement intéressante sous ce dernier rapport est la question de savoir si les déviations utérines sont primitives ou consécutives à la métrite observée avec elles. La déviation est-elle primitive, le redressement fera disparaître la métrite ; est-elle consécutive, elle cessera d'être douloureuse par le fait seul du traitement de la phlegmasie utérine. L'inclinaison naturelle de l'utérus en avant le prédispose à l'antéversion lorsque l'inflammation a augmenté le poids de son tissu. En traitant des déplacements de l'utérus, nous reviendrons sur leur connexité avec la métrite parenchymateuse chronique. Rappelons seulement que l'antéversion, les rétroversions et les flexions deviennent, une fois produites, des causes d'inflammation, ou, si celle-ci existait déjà, des conditions qui la favorisent et l'entretiennent par suite de l'irritation subie par l'organe dévié dans l'acte du coït et par la gêne apportée dans sa circulation.

Les paraplégies accompagnent rarement les maladies utérines. Elles n'en constituent pas moins une affection symptomatique qui mérite d'être étudiée à titre de complication intéressante. Il en existe d'assez nombreuses observations citées dans la thèse de M. Esnault (2), dans celle de M. Vallin (3), par M. Etcheveria (4), par M. Brown-Sé-

(1) *Loc. cit.*, p. 331.

(2) *Des paralysies symptomatiques de la métrite et du phlegmon péri-utérin.* Thèse de Paris, 1857.

(3) *Des paralysies sympathiques des maladies de l'utérus et de ses annexes.* Thèse de Paris, 1858.

(4) *American medical Times*, 1865.

quard (1), par M. Nonat (2). Les limites de cet ouvrage permettent d'indiquer seulement les points principaux de cette question. Ces paralysies des membres inférieurs ne compliquent pas la métrite chronique seulement, mais les déplacements de l'utérus et les états morbides de ses annexes ; elles s'observent avec des maladies de l'urèthre, de la prostate, de la vessie, du rein, de l'intestin, et la diversité de ces lésions éclaire sur la nature du lien que la paraplégie a avec elles. L'affection principale guérie, la paralysie disparaît comme un effet qui cesse avec la cause qui le produit. Elle est simplement d'ordre réflexe.

Dans un fait qui appartient à Brown-Séquard (3), une paralysie qui avait résisté pendant six mois à l'administration de la strychnine, des toniques, à l'hydrothérapie et au galvanisme, guérit au bout de deux semaines après que l'utérus qui était antéfléchi eut été maintenu par un bandage. Dans un fait cité par Lisfranc (4), la guérison de la paraplégie ne s'effectua que lorsqu'on cessa de traiter l'affection supposée de la moelle épinière pour s'occuper de la métrite chronique. Les observations de M. Nonat, publiées par M. Esnault, démontrent que la paralysie dépendait d'une affection de l'utérus et cédait promptement après la guérison de celle-ci. Elles montrent de plus que, lorsque l'affection utérine est limitée à un côté, la paralysie est limitée aussi à un membre seulement, et au côté correspondant. Dans des cas de paraplégie observés par Henry Hunt, de Dartmouth, et Wolf, de Berlin, cités par Brown-Séquard, les accidents cessèrent plus ou moins rapidement après la disparition de la maladie utérine. Mêmes phénomènes observés par l'un de nous, dans deux cas où la paralysie compliquait la métrite chronique.

Quel est le mode de production de la paralysie liée aux conditions morbides des organes sexuels de la femme? D'après Fleetwood Churchill (5), elle dépend de la compression directe exercée par l'utérus hypertrophié sur les plexus nerveux abdominaux et est alors unilatérale et accompagnée de troubles dans la sensibilité : douleur, anesthésie complète ou incomplète ; ou bien les phénomènes paralytiques sont sous la dépendance d'une action réflexe sur la moelle, et alors ils frappent les deux côtés à la fois. Des considérations étrangères à la pathologie utérine montrent que c'est à l'action réflexe que ces paralysies doivent être rap-

(1) *Des principales formes de paralysie des membres inférieurs*. Traduction française, Paris, 1865.

(2) *Traité pratique des maladies de l'utérus*, p. 239. In-8°, Paris, 1874.

(3) *Loc. cit.*, p. 84.

(4) *Clinique chirurgicale de la Pitié*, 1842, vol. II, p. 199.

(5) *Maladies des femmes*, p. 1109. Traduction française, 5e édit., 1866.

portées. Ainsi, dans des cas de paraplégie urinaire cités par M. Stanley (1) et par des auteurs anglais, français, américains, l'autopsie a démontré l'intégrité de la moelle épinière. La promptitude du rétablissement dans d'autres cas est de nature à établir l'absence d'altérations morbides dans l'axe cérébro-spinal.

La nature de ces paralysies ressort suffisamment de l'interprétation des faits se rapportant aux maladies utérines. Si on peut, dans les cas d'augmentation très-considérable de l'utérus, comme dans la grossesse, attribuer la paralysie à la compression des nerfs des membres inférieurs, cette cause ne saurait être invoquée dans les métrites et les déviations où l'utérus n'est souvent pas plus développé que chez une femme enceinte, à la fin du second mois. Tel est le sentiment de Brown-Séquard (2) qui s'exprime ainsi : « Nous ne pouvons pas admettre que la paraplégie était due à une compression des nerfs des membres inférieurs, du moins dans la plupart des cas, car l'augmentation de volume de l'organe n'était pas suffisante pour produire un tel effet. En outre, la sensibilité n'était que peu ou point diminuée, ce qui exclut l'idée que la cause unique ou principale de la paralysie fût la compression des nerfs des membres inférieurs. Nous devons, par conséquent, admettre que c'est, ou bien par une influence particulière sur la moelle épinière, ou bien par suite d'une altération du sang, que la paraplégie a lieu dans les cas de maladie de la matrice. Cette dernière explication, dont je n'aurais pas parlé si elle n'avait été proposée comme vraie, je la rejette parce qu'il n'y a aucune raison pour qu'une altération du sang produise plutôt une paralysie des membres inférieurs que de toute autre partie du corps. Nous devons donc conclure que c'est par une action particulière sur la moelle qu'une affection de la matrice produit une paraplégie. » La médication doit être dirigée contre la cause morbide déterminante, mais il existe en outre des indications thérapeutiques spéciales à la paraplégie réflexe qui seront indiquées dans le chapitre consacré au traitement de la métrite chronique.

Ce serait une grave erreur de croire aisé le diagnostic différentiel de la métrite parenchymateuse. Comme celle-ci affecte la forme d'une tumeur, elle présente au diagnostic les difficultés inhérentes aux tumeurs du bassin, difficultés sans cesse rencontrées dans la pratique et sur lesquelles nous aurons à insister souvent dans les chapitres suivants. Une grossesse peut être prise, dans les premiers mois, pour une métrite chronique et réciproquement celle-ci pour celle-là. D'ailleurs, la métrite n'implique

(1) *Medico-chirurgical Transations*, p. 260, vol. XVIII, 1833.
(2) *Loc. cit.*, p. 86.

pas nécessairement l'infécondité. Dans les deux cas on peut observer des phénomènes sympathiques du côté de l'estomac et des mamelles avec l'augmentation de volume de l'utérus. Le palper ne peut que constater le développement. L'hystéromètre n'apprendrait rien de plus, si dans l'incertitude il était permis de s'en servir. Si le toucher ne constate aucun changement dans la longueur du col, on peut penser à une métrite parenchymateuse intéressant le corps seul de l'utérus ou à un état gravide, le col ne diminuant pas du tout, d'après M. Stolz, jusqu'au dernier mois de la grossesse, et ne participant au développement de l'organe que dans les derniers temps. Les modifications de l'orifice ne peuvent pas non plus servir à un diagnostic absolu. Chez les primipares, il reste fermé jusqu'à la fin de la grossesse ; il est un peu ouvert chez quelques-unes. Chez les multipares, le col est largement ouvert par en bas, fermé par en haut. Chez quelques femmes, l'orifice interne est ouvert. Le col, avec une coloration plus vive, peut présenter des ulcérations. Ces ulcérations et ces modifications de l'orifice ne se rencontrent-elles pas dans la métrite chronique ?

Les signes objectifs ne suffisent donc pas pour le diagnostic. Que si le toucher constate des changements dans la longueur, le volume, la consistance du col, dont la forme altérée n'est plus celle d'un cône dont le sommet est inférieur, ces signes permettront de rapporter l'augmentation de volume du corps de la matrice à une inflammation chronique du parenchyme à laquelle le col participe. La certitude sera presque absolue si ces modifications s'observent chez une femme d'un âge mûr et qui, après une union déjà longue, n'a pas eu d'enfants. Elle serait complète si la grossesse ne pouvait, bien qu'exceptionnellement, venir compliquer une métrite qui dure déjà depuis quelque temps. Les commémoratifs, les symptômes concomitants permettront d'arriver à un diagnostic précis dans le plus grand nombre des cas. Dans ceux où les données sont plus obscures, dans ceux surtout où la gravidité complique la métrite, l'expectation, en dehors de toute intervention imprudente, éclaircira les doutes. Avec le temps, les symptômes pathologiques continueront à être seuls en évidence, ou bien, dès le quatrième mois, l'augmentation notable et croissante de l'utérus et la série des autres phénomènes physiologiques annonceront que la grossesse seule existe ou qu'elle domine les manifestations de la métrite qu'elle complique.

Les corps fibreux, source d'erreurs de diagnostic dans les maladies de l'utérus et de ses annexes, peuvent être confondus avec la métrite parenchymateuse, d'autant mieux qu'un certain degré d'inflammation chronique des parois utérines, inflammation secondaire alors, accompagne parfois ces tumeurs. En traçant leur histoire, il y aura lieu de revenir sur les difficultés de leur diagnostic. Rappelons seulement ici que la métrite parenchymateuse chronique est plutôt une maladie qui appartient à la période d'activité sexuelle de la femme, et que les corps fibreux s'observent le plus souvent au déclin de cette période ; que les hémorrhagies tendent à devenir de plus en plus rares, à mesure que l'inflammation chronique s'établit sur le tissu utérin et dure depuis un temps plus long ; que les tumeurs fibreuses, en se développant, donnent lieu à des hémorrhagies plus répétées et persistantes ; mais ce ne sont là que des signes de probabilité, rendus plus incertains par la leucorrhée et l'hémorrhagie alternantes qui décèlent la métrite muqueuse causée par la présence de la production fibreuse.

Les déviations antérieure, postérieure, latérales, les flexions, les compressions des organes et des nerfs du bassin, peuvent se produire, que l'augmentation des parois utérines dépende d'une tumeur fibreuse ou d'une inflammation chronique. Si la tumeur est sous-péritonéale, elle pourra être reconnue par le palper, d'autant plus que l'utérus, ordinairement plus volumineux, s'élève au-dessus du pubis. Tandis que dans la métrite sa forme ne change pas, bien qu'amplifiée, ici la main reconnaît des tumeurs arrondies ou bosselées, d'une grande dureté. Le toucher vaginal ou rectal peut venir en aide au palper abdominal. Le diagnostic des corps fibreux interstitiels est plus difficile, parce qu'ils échappent plus facilement aux moyens d'investigation. L'hystéromètre ne sera pas sans utilité dans ce cas, non qu'il révèle directement la tumeur, mais parce qu'il mesure la cavité utérine dont les dimensions accusent, dans nombre d'observations, l'existence d'une tumeur fibreuse. Qu'elle soit sous-muqueuse, interstitielle, même sous-péritonéale, l'utérus s'accroît, sa cavité s'allonge et tandis que, dans la métrite, l'hystéromètre mesure par exception 9 centimètres, il arrive à dépasser ce chiffre pour les utérus amplifiés par des corps fibreux. Dès que les tumeurs interstitielles ou sous-muqueuses atteignent un certain volume, la main peut percevoir une irrégularité dans la forme du corps utérin, modification qui n'appartient pas à la métrite. Les obstacles que rencontre la sonde dans la cavité du corps font diagnostiquer une tumeur fibreuse sous-muqueuse ou un polype commençant à se pédiculiser.

L'inflammation de la vessie et celle du rectum, souvent symptomatiques de l'inflammation de l'utérus, ont des caractères particuliers qu'un examen attentif permettra de rapporter à une complication de voisinage de la métrite. Un examen superficiel explique seul l'erreur qui a fait prendre pour des métrites des cystites chroniques. A l'état de complication ou de maladie indépendante, la cystite n'est pas rare chez la femme. Est-elle isolée, le diagnostic ne saurait s'égarer s'il tient compte des symptômes du côté de la miction, si le cathétérisme est pratiqué et l'examen des urines fait avec soin au point de vue du catarrhe et si, en même temps, on ne constate du côté de l'utérus ni augmentation de volume du corps, ni écoulements particuliers, ni déformation du col.

Dans les maladies des annexes, ovaires, trompes, du tissu cellulaire péri-utérin, du péritoine pelvien, l'analogie de nombreux symptômes peut les faire confondre avec la métrite chronique. L'intégrité de l'utérus rectifiera le diagnostic en empêchant de rapporter à l'augmentation de son volume et à ses changements de rapports les tumeurs solides ou fluctuantes situées dans son voisinage. Quand ces tumeurs viennent à compliquer la métrite ou à être compliquées par elle, ainsi qu'il arrive fréquemment, les signes subjectifs ont peu de valeur pour le diagnostic. Les signes objectifs, étudiés avec attention, peuvent seuls arriver à faire reconnaître la coexistence de deux ou de plusieurs états morbides distincts. L'hystéromètre, surtout, est ici d'une grande utilité. Les mouvements imprimés par son intermédiaire à l'utérus, en l'isolant et en le détachant de la tumeur voisine qui, ne lui étant pas unie, ne peut le suivre, permettent de scinder le diagnostic et de faire à chaque organe malade sa part dans un état morbide complexe. En dépit de ces précautions, il faut parfois attendre les modifications que le temps imprime à certains symptômes, et revenir à une longue et patiente investigation pour porter un diagnostic définitif. Encore n'est-on pas toujours assuré d'avoir évité toute erreur, tant sont nombreuses et variables les causes qui peuvent y exposer dans la symptomatologie difficile des tumeurs siégeant dans le bassin !

La pelvi-péritonite, l'abcès rétro-utérin, qui poussent l'utérus en avant sur la symphyse pubienne, en imposeront pendant quelque temps, dans certains cas, pour une rétroflexion. La présence du col en avant n'a rien de spécial ; on ne parvient pas toujours à reconnaître nettement si la tumeur rétro-utérine déborde plus ou moins l'organe de chaque côté pour saillir en avant et, lorsque la perception est un peu confuse, on se demande si la tumeur ne serait pas formée par le corps rétrofléchi de l'utérus atteint de métrite parenchymateuse. L'hystéromètre éclairera le diagnostic en montrant que la tumeur n'appartient pas à l'utérus, lorsqu'elle persiste après le déplacement de celui-ci, ou bien il fera voir que c'est à une rétroflexion qu'elle doit être rapportée. Si quelque obstacle s'opposait à l'introduction de la sonde, si des adhérences immobilisaient l'utérus, les changements de consistance qui surviennent dans les tumeurs péri-utérines, leur diminution ou leur effacement lorsqu'elles se vident dans le rectum, et des explorations subséquentes permettront seulement de porter un diagnostic précis. Le cancer utérin, surtout celui qui affecte le corps primitivement, et la métrite chronique sont rapprochés par des symptômes communs. Les différences qui en permettent le diagnostic seront exposées au chapitre du cancer.

Le début de la métrite chronique passe inaperçu dans la plupart des cas, les femmes en rapportant les premiers symptômes aux troubles de la menstruation et aux malaises indéterminés souvent liés à cette fonction. Si, par le fait de ces circonstances, la métrite peut être considérée comme chronique d'emblée, il est d'autres cas où elle succède à un état aigu. La forme chronique n'est alors que la continuation de la métrite parenchymateuse aiguë, ou elle a son origine dans cet état morbide de l'utérus, qui n'est pas la métrite puerpérale, et que Chomel a décrit sous le nom de métrite *postpuérale*. C'est du troisième au neuvième jour après l'accouchement, dans les premières semaines quelquefois, que la phlegmasie s'établit sur l'utérus, dont les conditions de structure sont de nature à la favoriser. Elle arrête le travail physiologique de retrait de l'organe, et, au lieu de marcher à la résolution, tend à se maintenir à la suite de rechutes amenées par des écarts de régime ou des fatigues prématurées.

Une fois établie, la métrite parenchymateuse chronique se caractérise, comme le catarrhe utérin, par une durée indéfinie, comprenant des mois, des années, atteignant même l'époque de la ménopause et, après avoir été entretenue et aggravée par des imprudences, les congestions de la menstruation, un avortement quelquefois, après des recrudescences observées parfois au moment de la ménopause, la maladie cesse quand les fonctions physiologiques de l'utérus s'éteignent. A cette vie obscure de l'organe correspondent alors des altérations différentes, intéressant surtout le parenchyme : les corps fibreux et les cancers. Sont-ce toujours des états morbides nouveaux, indépendants de tout fait antérieur ? N'y aurait-il pas un lien quelconque entre ces productions et la métrite chronique ? Ce lien n'a pas été jusqu'ici saisi par l'observation. Mais ce difficile et intéressant problème est digne d'exercer l'investigation qui aura à établir que ces produits ne sont qu'accidentels ou proviennent de transformations pathologiques.

La métrite chronique ne se modifie qu'à la suite d'un traitement approprié et d'autant plus long qu'elle n'a pas de tendance spontanée à guérir. Même sous l'influence d'une médication variée, la disparition des lésions anatomiques ne saurait être complète. Mais l'utérus n'a pas besoin de recouvrer sa structure normale pour que les symptômes douloureux viennent à cesser. « Je pense, dit avec raison M. Gallard (1), que les malades pourront à la rigueur se considérer comme guéries, quand elles auront vu disparaître les écoulements, les douleurs souvent pénibles et tous les signes décrits dans la symptomatologie, bien que leur utérus conserve la dureté, l'hypertrophie et les modifications de structure résultant de la prolifération du tissu conjonctif, et qu'il lui reste encore une aptitude toute particulière à se laisser envahir de nouveau par l'inflammation. » Les efforts de la médication peuvent réussir à empêcher l'extension de la maladie à la plus grande partie de l'utérus ; mais, une fois que le tissu du segment où elle a été limitée a subi les transformations qu'elle amène, l'état morbide n'y sera pas remplacé par l'état physiologique antérieur. Les agents locaux n'ont d'influence possible sur la métrite parenchymateuse du corps que par l'intermédiaire du col, et le traitement général rentre dans la thérapeutique générale de la métrite chronique. Aussi renvoyons-nous à ce dernier chapitre l'indication des moyens médicaux et hygiéniques, et au chapitre suivant, traitant de la métrite du col, celle des moyens chirurgicaux.

ARTICLE III.

MÉTRITE CHRONIQUE DU COL DE L'UTÉRUS.

La métrite chronique du col comprend l'inflammation du parenchyme et celle de la muqueuse qui tapisse la cavité et revêt la portion intravaginale. L'endométrite cervicale pourrait être décrite avec l'endométrite du corps; la métrite parenchymateuse du col avec celle du corps; la phlegmasie qui occupe le col n'étant dans beaucoup de cas qu'une complication ou le point de départ de la métrite du corps. Si, au point de vue nosographique, la métrite cervicale et celle du corps peuvent être confondues dans une même description, elles doivent être scindées dans une étude clinique. La métrite chronique du col exige une description particulière. Dans un certain nombre d'observations elle se montre isolée. L'inflammation n'affecte que le tissu parenchymateux du col ou bien elle est concentrée sur la muqueuse de la cavité cervicale, sans franchir l'orifice supérieur. Les lésions du col, inflammatoires, hypertrophiques, cancéreuses, peuvent rester localisées et n'intéresser consécutivement le

(1) *Loc. cit.*, p. 370.

corps que très-tard. Dans sa pathologie, le col conserve les marques de cette indépendance physiologique, apparente de bonne heure et montrant le col et le corps utérins plutôt comme des organes joints et associés que comme les segments d'un organe unique. La métrite chronique du col, isolée ou liée à celle du corps, est l'affection utérine le plus fréquemment rencontrée. Son importance est grande, sa symptomatologie spéciale, son traitement a des indications particulières. Elle mérite d'être étudiée à part, à cause des caractères qui la distinguent.

« La présence du tissu cellulaire dans le col, remarque Bennet (1), la vascularité plus grande de cette partie, la perfection histologique de la membrane muqueuse qui en tapisse la cavité et qui est si riche en follicules mucipares, toutes ces conditions sont, au point de vue pathologique, des particularités anatomiques très-importantes. » Avant d'exposer l'anatomie morbide de la métrite cervicale, il convient de rappeler les particularités remarquables de l'anatomie normale du col. L'utérus a la forme d'un cône aplati d'avant en arrière, dont la base regarde en haut et le sommet tronqué en bas. Au-dessous de la partie moyenne de ce cône existe une légère dépression qui le divise en deux parties : la supérieure, plus volumineuse, est le corps ; l'inférieure est le col. Celui-ci est cylindroïde, un peu renflé ordinairement vers sa partie moyenne ; celui-là seul est conoïde. Le sillon qui les sépare, isthme de l'utérus, est plus prononcé en avant et sur les côtés qu'en arrière. L'axe du col est situé sur le prolongement de l'axe du corps. Il est des utérus dont l'axe n'est pas tout à fait rectiligne, il s'infléchit alors vers la vessie par sa partie supérieure et décrit une courbe dont la concavité regarde en bas et en avant. Le col fait saillie dans le vagin et la tunique muqueuse de ce canal, en se réfléchissant sur le col, forme un cul-de-sac circulaire qui le divise en deux parties : une inférieure ou vaginale, l'autre supérieure ou sus-vaginale. Ces deux portions sont inégales ; la division établie par le cul-de-sac se fait à l'union du tiers inférieur avec les deux tiers supérieurs du col. La longueur moyenne de celui-ci étant de 3 centimètres, l'étendue de la portion sus-vaginale est de 18 à 20 millimètres et celle de la portion vaginale de 9 à 10.

La portion vaginale, ou museau de tanche, a la forme d'un cône à sommet tronqué et arrondi. Ses diamètres transverse et antéro-postérieur mesurent, au niveau de la base, de 20 à 24 millimètres. Sa surface est unie et rosée. Son sommet, d'après M. Sappey (2), se dirige en bas

(1) *Traité pratique de l'inflammation de l'utérus*, p. 70. Traduit par M. Peter. Paris, 1864. In-8°.

(2) *Anatomie descriptive*, t. III, p. 657, 663.

et en arrière lorsque la vessie est vide, en bas et un peu en avant lorsque la vessie en se dilatant tend à redresser la courbure de l'axe de l'utérus en repoussant en arrière le corps qui s'inclinait en avant. Sur le sommet se trouve l'orifice inférieur ou externe du col, de forme ovalaire, transversalement dirigé et offrant deux lèvres dont l'antérieure descend généralement plus bas que la postérieure ; chez quelques femmes celle-ci est la plus longue. Chez les nullipares, l'orifice moins allongé, presque circulaire, a 6 à 7 millimètres. Chez les multipares, il admet souvent l'extrémité du doigt ; il représente une fente de 10 à 14 millimètres d'étendue, fendillée à ses deux extrémités. Les dimensions antéro-postérieures et transversales ont un peu augmenté et la longueur a diminué. Chez les femmes qui ont eu de nombreux enfants, la saillie du museau de tanche s'efface et est remplacée par une dépression hémisphérique percée au centre d'un orifice. Ces particularités anatomiques et d'autres qui seront rappelées en temps opportun servent à l'interprétation des faits morbides dans les déviations utérines, les allongements hypertrophiques et la métrite chronique du col. Dans cette dernière affection la conformation intérieure et la structure du col rendent aisément compte des lésions et des symptômes.

La cavité cervicale a la forme d'un canal renflé à la partie moyenne, aplati d'avant en arrière et offrant deux parois, deux bords et deux orifices. Les parois ont chacune une saillie longitudinale, dite *arbre de vie*, d'où partent, à droite et à gauche, des saillies secondaires. Inférieurement, ces axes sont assez rapprochés de la ligne médiane, mais, ainsi que l'a démontré M. F. Guyon (1), en s'élevant, ils s'en écartent de plus en plus, en sorte qu'ils sont latéralement placés. L'axe postérieur, commençant à quelques millimètres au-dessus de l'orifice inférieur, se dévie à gauche en se rapprochant de l'orifice interne ; l'axe antérieur se dévie à droite. Par le fait de cette disposition les deux parois du col, au lieu de s'appliquer l'une à l'autre, comme celles du corps, s'emboîtent d'autant mieux qu'on les examine sur un point plus élevé. Les saillies latérales figurent des replis dirigés obliquement de bas en haut et de dedans en dehors. Ces replis en arrivant sur les bords de la cavité ne se continuent pas, mais s'entre-croisent avec ceux de la paroi opposée. Des sillons parallèles et d'une largeur égale à leur épaisseur les séparent les uns des autres. Les axes des arbres de vie et leurs divisions latérales sont essentiellement musculaires et recouverts d'un repli adhérent de la muqueuse.

L'orifice interne du col, *portion intermédiaire* de M. Guyon, d'une éten-

(1) *Étude sur les cavités de l'utérus.* Thèse de Paris, 1858.

due de 5 à 6 millimètres, constitue une sorte de détroit par lequel les cavités du corps et du col communiquent. Son diamètre transversal est de 4 millimètres et l'antéro-postérieur de 3. Les arbres de vie se prolongent dans ce détroit en se réduisant à leurs axes, dont le postérieur est à gauche, l'antérieur à droite ; et comme ces axes sont volumineux tandis que le détroit est très-étroit, ils le remplissent en jouant à son égard le rôle d'un double obturateur. Cette circonstance explique la difficulté qu'on éprouve parfois à traverser cette partie intermédiaire dont les parois réciproquement emboîtées opposent un certain obstacle à l'introduction de la sonde, qui, après ce temps d'arrêt, pénètre librement dans la cavité du corps. Vers cinquante ans, et surtout à un âge plus avancé, cette portion intermédiaire subit un resserrement graduel qui, chez un certain nombre de femmes, va jusqu'à l'oblitération absolue.

La structure de la muqueuse du col a une importance spéciale dans la métrite chronique. Tandis que dans le corps on ne trouve que des glandes en tube, dans le col il n'existe que des glandes en grappe. Celles-ci sont difficiles à voir. « Chacune d'elles, dit M. Sappey (1), est constituée par un conduit qui se divise en plusieurs branches, et celles-ci se subdivisent elles-mêmes pour se terminer en cul-de-sac. Depuis leur l'origine jusqu'à leur embouchure, elles sont remarquables, du reste, par l'ampleur de leur capacité. Les orifices par lesquels elles s'ouvrent sur la muqueuse du col se voient au fond des sillons qui séparent les branches des arbres de vie. Leurs parois sécrètent un mucus épais et très-visqueux. Ces glandes appartiennent aussi au détroit qui fait communiquer les deux cavités. » Elles subissent souvent une dilatation partielle ou totale et, ainsi transformées en kystes, elles constituent les *œufs de Naboth*. La dilatation commence par les culs-de-sac ; et comme ceux-ci repondent à l'union de la muqueuse avec la tunique musculaire, le kyste s'enfonce dans cette tunique à une profondeur de 2 à 5 millimètres. Les œufs de Naboth se rencontrent presque toujours chez les vieilles femmes, et souvent en grand nombre.

Etudions maintenant les modifications que l'état morbide amène dans les dispositions et la structure anatomiques du col. L'inflammation peut débuter par la membrane muqueuse qui revêt la portion vaginale du col ou qui tapisse sa cavité, ou par les follicules mucipares, ou par le parenchyme. La métrite parenchymateuse du col est souvent liée à celle du corps ; parfois elle est isolée. L'inflammation de la muqueuse peut être limitée à l'extérieur du col et accompagner celle du parenchyme, ou

(1) *Loc. cit.*, p. 672.

n'intéresser que la cavité cervicale, sans s'étendre sur la partie externe du museau de tanche. Elle peut, tout en compliquant la métrite parenchymateuse du col, rester localisée dans sa cavité ou se continuer avec l'endométrite du corps.

Les altérations de la muqueuse et celles du parenchyme, dont le spéculum et le toucher rendent si bien compte, appartiennent à la symptomatologie et à l'anatomie pathologique. Les lésions de la muqueuse précèdent ou accompagnent celles du parenchyme du col dont les dimensions, la configuration et la consistance se modifient. Ces altérations doivent être étudiées sur la muqueuse qui revêt la portion vaginale du col et sur celle qui en tapisse la cavité. Sous l'influence de l'inflammation, la muqueuse recouvrant la surface vaginale du museau de tanche perd son apparence onctueuse et polie, et, tout en conservant encore sa mollesse, augmente de volume. La coloration passe, suivant le degré d'ancienneté et les conditions anatomiques de la phlegmasie, par les diverses nuances du rouge, depuis la teinte vive du sang artériel jusqu'à la teinte violacée du sang veineux ou au blanc rosé. La coloration est plus uniforme que dans la métrité aiguë et sans les arborisations de celle-ci. Dans la première période, correspondant à la vascularisation et au ramollissement du parenchyme, cette coloration est violacée et livide; dans la seconde période, correspondant à l'induration du parenchyme, le museau de tanche se décolore, prend un aspect blafard et présente des taches qui tranchent, par leur teinte rouge, sur la couleur pâle de la muqueuse. D'autres fois, à une époque qui n'appartient pas encore à la seconde période, la surface, d'un rouge plus ou moins vif ou sombre, montre çà et là des papules rouges ou des pustules blanchâtres qui ne sont que des follicules hypertrophiés ou distendus par du muco-pus. Quand ces papules sont en grand nombre, la muqueuse du museau de tanche rappelle la coloration et l'aspect mamelonné de la framboise.

La surface du col est plus ou moins cachée par une certaine quantité de muco-pus qu'il faut enlever avant de pouvoir apprécier l'état de la muqueuse. Souvent alors on voit, sur une des lèvres du col, une tache plus ou moins étendue, tranchant par son apparence granulée et sa couleur d'un rouge plus vif sur les parties environnantes, saignant à un contact même léger et, lorsqu'une des branches du spéculum déprime la lèvre inférieure pour entr'ouvrir le col, paraissant dans quelques cas s'étendre et se continuer dans sa cavité. Cette surface d'un rouge plus vif, granulée et saignante, est due à l'ulcération. Celle-ci peut exister des années sans présenter d'autres apparences. Mais, ainsi que l'observe M. Bennet, une ulcération du col peut offrir toutes les variétés de forme que l'inflammation suppurative détermine dans les autres parties du corps, depuis les granulations d'une exulcération légère jusqu'aux végétations d'un ulcère sordide. Elle relève des lois de la pathologie générale, mais, tout en reconnaissant la part d'influence que des diathèses, l'herpétisme, la scrofule, peuvent avoir sur la production, la marche, la durée de la métrite, il est superflu et inutile de décrire à part l'ulcération scrofuleuse, herpétique, d'autant plus qu'aucun caractère saisissable ne permet de différencier les ulcères provoqués par un état diathésique de l'ulcère simple du col. Dans des circonstances données, la syphilis fait exception, l'ulcération par son siége et ses caractères pouvant dénoncer la spécificité, ainsi que nous le verrons au diagnostic différentiel.

La métrite chronique du col n'est pas nécessairement suivie d'ulcération, mais l'ulcération accompagne le plus ordinairement cette inflammation, dont elle n'est qu'une conséquence spéciale. Les solutions de continuité qu'elle détermine sont décrites, suivant leur étendue et leur aspect, sous le nom de *granulations*, d'*érosions*, d'*exulcérations*, d'*ulcérations*, de *fongosités*. Ces ulcérations, qui sont si intimement liées à l'inflammation qu'elles ne se rencontrent jamais sur un utérus qui n'est pas enflammé, peuvent se montrer ou disparaître, à diverses reprises, dans le cours d'une métrite chronique, sans que la marche ou la gravité de la maladie en soit modifiée. « C'est dire, observe M. Gallard (1), que si elles constituent un symptôme intéressant à connaître, et souvent même un accident utile à traiter, elles n'ont pas l'importance capitale qui leur a été attribuée au commencement de ce siècle, pendant les années qui ont suivi l'introduction du spéculum dans la pratique médicale. » Phénomène de peu d'importance, l'ulcération du museau de tanche a presque la fréquence de la métrite dont elle est l'ordinaire complication. Aran, frappé, comme la plupart des gynécologistes, de son insignifiance et de sa fréquence, disait que, sur dix femmes prises au hasard, il y en a au moins une dont le col utérin est ulcéré.

Les granulations utérines, dont quelques auteurs ont fait une variété de métrite sous le nom de *métrite granulée* ou *mamelonnée du col*, ne sont que la première phase de l'ulcération. C'est une lésion caractérisée par la présence d'une surface rouge et grenue qui commence à l'orifice utérin, s'étend de là sur le museau de tanche et s'accompagne d'un écoulement glaireux. « Ces granulations, écrivait Chomel (2), constituent une affection propre au col de la matrice ; cependant on observe quelquefois sur la membrane muqueuse du pharynx une disposition gra-

(1) *Leçons cliniques sur les maladies des femmes*, p. 280. Paris, 1873. In-8°.
(2) *Dictionnaire de médecine*, t. XXX, p. 254.

nulée plus ou moins semblable, et par son aspect et par l'opiniâtreté qu'elle oppose aux moyens de traitement. » Ces petites granulations, à peine saillantes au-dessus de la muqueuse, dont les dimensions vont d'un grain de sable à un grain de millet, sont dues, comme les granulations du pharynx, à l'hypertrophie des follicules mucipares enflammés, ainsi que l'ont démontré les recherches d'Huguier et de Robert. Cette hypertrophie, produite par l'hypersécrétion, augmente lorsque, par le fait de l'inflammation, la cavité du follicule, après l'oblitération de son orifice, se distend par le liquide dont le mélange avec le pus donne à la granulation l'apparence jaunâtre d'une vésicule d'herpès. L'ulcération se produit naturellement alors par la desquamation de l'épithélium.

Au follicule succède une érosion et comme un certain nombre de follicules sont simultanément ou successivement enflammés, les érosions se touchent, se confondent et la muqueuse finit par présenter une ulcération irrégulière qui peut prendre ultérieurement les aspects et les caractères variés d'un véritable ulcère. L'ulcération produite par la confluence des érosions présente une surface irrégulière, rouge, saignante, dont les bords sont marqués par une simple dépression s'inclinant des parties saines vers les parties malades. Il est rare que le col offre plus d'une ulcération; celle-ci est située autour de l'orifice, s'étend sur les deux lèvres, plus sur la postérieure que sur l'antérieure, pénètre dans la cavité et se prolonge plus ou moins à la surface externe de l'organe. Parfois existent en outre, sur le museau de tanche, dans le voisinage de la grande ulcération, plusieurs petites ulcérations isolées dues à des follicules muqueux enflammés. Ces ulcérations multiples sont d'ailleurs assez rares. L'ulcération ne va pas plus loin dans certains cas que l'orifice inférieur, mais elle le franchit ordinairement et pénètre jusque dans la cavité cervicale. Les lèvres dilatées, en laissant l'orifice entr'ouvert, permettent à l'œil de suivre l'ulcération à l'intérieur du col, condition dont on s'assure mieux encore en écartant les deux lèvres avec le spéculum bivalve. Quand les lèvres sont très-hypertrophiées et indurées, dans les métrites anciennes, elles offrent souvent, comme l'indique Henri Bennet, la forme de deux segments de sphères séparés par une fissure profonde, et ce n'est qu'en les écartant par le spéculum bivalve qu'on arrive à voir l'ulcération comme enfouie au milieu d'elles. Il semble que l'étranglement de la portion intermédiaire oppose une barrière à l'extension de l'ulcération. Celle-ci, qu'il n'est pas toujours aisé de distinguer de l'inflammation simple, dans l'intérieur du col, à cause de la ténuité des granulations de la surface ulcérée, s'étend profondément jusqu'à l'orifice interne dans quelques cas, mais ne le franchit pas. Réciproquement la cavité du corps utérin peut présenter des ulcérations, alors que le col et sa cavité sont dans un parfait état d'intégrité.

L'ulcération du col offre toutes les variétés possibles sous l'influence de conditions différentes, mais ces aspects divers ne sont que les manifestations d'une même lésion. Au commencement de la métrite, lorsque les exulcérations se produisent, les granulations sont souvent si ténues, qu'il est difficile de savoir si la rougeur doit être attribuée à l'inflammation simple ou aux excoriations. Toute hésitation, dit Henri Bennett, disparaît en touchant très-légèrement, avec le crayon d'azotate d'argent, la surface douteuse. L'exulcération prend alors immédiatement une teinte plus blanche que les parties simplement congestionnées, ce qui tient à la destruction et à l'absence de l'épithélium, et ses limites se dessinent alors d'une façon évidente. Le plus souvent l'ulcération présente un tissu résistant, rouge vif, saignant à peine quand on la touche. D'autres fois l'ulcération fongueuse, saignant au moindre contact, est formée de végétations qui s'élèvent au-dessus des parties ambiantes et forment de petites masses charnues se détachant spontanément ou que le doigt peut enlever en partie. Ces ulcères fongueux, en choux-fleurs, en crêtes de coq, se montrent à une période avancée de la métrite et sont accompagnés souvent d'une congestion veineuse du vagin et du col sur la surface duquel, dans les points non ulcérés, rampent des veines variqueuses.

Cette forme variqueuse s'observe chez les femmes enceintes, chez celles qui ont eu beaucoup d'enfants et qui présentent des varices aux membres inférieurs et encore, suivant M. de Scanzoni, chez les malades affectées de lésions cardiaques mettant obstacle au cours du sang veineux. La surface ulcérée, molle, comme pulpeuse, parcourue ou non par une veine dilatée, tranche sur un fond violacé par sa coloration d'un rouge bleuâtre. Dans un fait observé par Aran (1), une veine du volume d'une petite plume de corbeau parcourait verticalement la lèvre antérieure sur la ligne médiane et s'arrêtait brusquement à l'ulcération. Celle-ci, dans l'observation de M. de Scanzoni (2), était traversée par une veine assez grosse, de 15 millimètres de long et qui fournit 60 grammes de sang lorsqu'elle fut incisée. L'ulcération variqueuse du col est rare à observer. Il ne faudrait pas lui rapporter ces ulcérations qu'on rencontre chez quelques femmes pendant la grossesse et qui, par suite de la gêne de la circulation veineuse dans les parties inférieures du corps, participent, avec une nuance plus tranchée toutefois, à la coloration

(1) *Leçons cliniques sur les maladies de l'utérus*, p. 515. In-8°, Paris, 1858.

(2) *Traité des maladies des organes sexuels de la femme*. 1858. In-8°, p. 180; — *De la métrite chronique*, p. 119. In-8°, 1866.

violacée que prennent les muqueuses du col, du vagin et de la vulve.

Robert (1) a rencontré chez quelques malades des ulcères anciens, grisâtres, indurés, semblables aux véritables ulcères calleux. La muqueuse a été trouvée, dans quelques cas exceptionnels, décollée au pourtour de l'ulcération dans une faible étendue. Ce que l'examen nécroscopique confirme, d'une manière presque constante, c'est le caractère superficiel des ulcérations, l'absence de décollement à leur circonférence et d'induration à leur niveau, l'intégrité plus ou moins parfaite du tissu sous-jacent. Après la mort, ainsi qu'Aran (2) le fait observer, les caractères des ulcérations perdent beaucoup de leur netteté et l'on a peine à reconnaître ces altérations, tant elles sont transformées par la cessation de l'afflux sanguin vers l'utérus. Le peu d'importance qu'ont au point de vue clinique les ulcérations du col utérin, si nettement démontré par M. Gosselin (3) et vérifié journellement depuis, ne permet d'attacher qu'un intérêt médiocre à leur mode de formation. Sont-elles toujours et uniquement dues à une folliculite du col, ou bien les érosions, loin d'être folliculeuses, sont-elles papillaires ? Y a-t-il des ulcérations folliculeuses et d'autres qui soient papillaires ? Questions d'anatomie encore incomplétement élucidées et sur lesquelles ne paraissent pas s'entendre M. Mayer et M. de Scanzoni (4), qui professent que l'ulcération a souvent son origine dans l'inflammation des papilles.

L'opinion de M. Gallard (5) est plutôt l'expression de la vérité. Au lieu de considérer, à l'exemple des auteurs allemands, l'ulcération papillaire comme différente de l'ulcération folliculaire, elle les regarde comme deux phases successives d'un même travail morbide. L'ulcération se produirait toujours consécutivement à l'inflammation des follicules mucipares et, ces follicules une fois détruits par la suppuration et l'extension du travail ulcératif, les papilles se trouveraient mises à nu et deviendraient alors la seule base de l'ulcération. Ainsi s'expliqueraient les formes des ulcérations papillaires qui ont de la tendance à bourgeonner, à former des végétations rouges, saignantes, en choux-fleurs et en crêtes de coq. Il n'a pas été démontré jusqu'ici que la seule inflammation des papilles conduise à l'ulcération. L'analogie et l'observation des faits, comme le remarque M. Gallard, n'appuient pas cette conception.

(1) *Des affections granuleuses, ulcéreuses et carcinomateuses du col de l'utérus.* Thèse de concours, 1848.

(2) *Loc. cit.*, p. 498.

(3) *De la valeur symptomatique des ulcérations du col utérin* (*Arch. de méd.*, 4e série, t. II, 1845.

(4) *Métrite chronique*, p. 108 et suiv.

(5) *Loc. cit.*, p. 286.

Dans le vagin, où les papilles sont nombreuses et où il ne se trouve pas de follicules mucipares, l'ulcération ne se produit pas, même avec les vaginites les plus intenses, ni avec ces leucorrhées rebelles liées à la vaginite granuleuse. L'ulcération existe sur le col, au pourtour de l'orifice, là où les follicules sont le plus abondants ; elle ne débute jamais sur la circonférence externe du col, au niveau de l'insertion du vagin, là où les follicules sont plus rares et les papilles prédominantes. Il est des ulcérations du col qui occupent des points autres que ceux des ulcérations simples de la métrite. Elles dépendent de la syphilis et seront indiquées à propos du diagnostic différentiel.

Les ulcérations non spécifiques du col ont été rapportées à d'autres causes que l'inflammation : à la macération de l'épiderme au contact de la leucorrhée utérine et vaginale, à une influence traumatique du pénis. Ces causes n'ont que peu de valeur : elles peuvent entretenir la lésion, non la déterminer. Si les ulcérations étaient dues au passage irritant de la sécrétion, elles ne devraient siéger que sur la lèvre postérieure. Or, on les observe sur les deux lèvres et ce n'est pas constamment l'inférieure qui porte l'ulcération la plus étendue. Bien que la leucorrhée et les ulcérations coexistent comme deux manifestations de la métrite, il est des cas où existe un écoulement abondant sans la moindre ulcération. Quant au traumatisme produit par le pénis, il suffit, pour lui ôter toute valeur étiologique, de rappeler que la métrite chez les vierges s'accompagne souvent d'ulcérations.

Les lésions de la métrite chronique du col ne s'accusent pas seulement sur la muqueuse qui en revêt la surface vaginale ; les altérations se rencontrent encore sur la muqueuse de la cavité. L'ulcération s'arrête au niveau de l'orifice externe ou se continue plus ou moins haut dans la cavité. Dans des cas plus rares elle reste limitée à l'intérieur de celle-ci ; la muqueuse extérieure du museau de tanche restant intacte. L'inflammation peut s'étendre, à travers l'isthme, de la cavité cervicale à la cavité du corps sans se propager à la face vaginale du col. L'orifice supérieur peut marquer la limite de la métrite qui occupe la muqueuse et le parenchyme du col. Dans l'endométrite du col, comme dans celle du corps, c'est l'élément glandulaire qui est surtout intéressé. Nous avons vu qu'à l'état normal les glandes en grappe s'enfoncent dans la muqueuse jusqu'au contact du tissu musculaire. Le nombre de ces glandes (Tyler Smith les évalue à plus de dix mille dans un col utérin bien développé chez une vierge) et leur situation profonde entre les plis de l'arbre de vie rendent compte des difficultés qu'elles opposent au traitement lors qu'elles viennent à être enflammées.

L'inflammation chronique se traduit par de la rougeur assez uniforme ou disposée par bandes longitudinales; par l'hypertrophie de la muqueuse, dont la coloration peut, dans quelques cas, ne pas changer, par la saillie des replis de l'arbre de vie qui leur donne l'apparence de colonnes longitudinales, et par le développement des follicules, dont les orifices, suivant Aran (1), sont largement dilatés et laissent sourdre le mucus en filaments très-fins. Les recherches d'Huguier et celles de M. Robin ont nettement établi l'origine et le mode de production des petites tumeurs du col connues sous le nom d'*œufs de Naboth*. Elles ne sont que la dilatation en kystes, par le fait de la phlegmasie et de l'oblitération de leurs orifices, des follicules dont le volume peut atteindre celui d'un pois ou d'une cerise. Ces follicules ainsi hypertrophiés constituent, en se portant du côté de la muqueuse et en se pédiculisant, des polypes renfermant une ou plusieurs cavités kystiques remplies d'un mucus filant, incolore, ambré ou bruni par un mélange de sang, polypes qui peuvent franchir l'orifice inférieur et être une complication de la métrite chronique qui les a produits. Quels que soient leurs formes et leurs changements ultérieurs, ils ont toujours pour origine, ainsi que Huguier l'a montré, les œufs de Naboth, mieux nommés par lui *kystes utéro-folliculaires*.

La phlegmasie de la muqueuse de la cavité cervicale se traduit aussi par l'hypersécrétion des follicules, qui laissent sourdre un mucus glutineux et transparent devenant plus tard épais, verdâtre, grisâtre ou jaunâtre. Le mucus qui remplit la cavité et s'étale sur la lèvre inférieure, comme une mèche ou un ruban, est adhérent et assez difficile à détacher au moyen d'un tampon de ouate. Ce muscus visqueux, du moment qu'il devient abondant, révèle la métrite du col dont il est un symptôme pathognomonique. Lorsque l'endométrite est cervicale seulement, il se montre à l'état d'isolement; lorsqu'il y a métrite des deux cavités, il conserve ses caractères en se mêlant, sous la forme de filaments visqueux, au liquide plus clair de la cavité du corps pour constituer, par la coagulation éprouvée par ce dernier liquide au contact des sécrétions vaginales, le mélange désigné sous le nom de *flueurs blanches*. En résumé, dit M. Henri Bennett, on peut considérer comme pathognomonique de l'inflammation de la cavité du col un mucus glaireux, abondant, comme celui du coryza, coïncidant avec l'état béant de l'orifice.

A l'état sain cet orifice est fermé et ne permet guère que l'introduction d'une bougie de faible calibre. Sous l'influence de l'inflammation, il s'entr'ouvre, et ses lèvres tendent à se renverser. Chez les femmes qui on

(1) *Loc. cit.*, p. 425.

eu des enfants, les deux lèvres, par leur écartement, permettent à l'œil de pénétrer, à travers l'orifice béant, jusqu'à un demi-centimètre de profondeur. Le doigt peut aussi, en pénétrant plus ou moins haut dans la cavité cervicale, constater l'état de la muqueuse et sentir dans quelques cas les inégalités dues au développement kystique des follicules. Le renversement des lèvres en dehors peut être porté tellement loin qu'une partie de la cavité se montre avec ses rides penniformes, ou, altérée par son contact avec la muqueuse vaginale, la muqueuse de cette portion renversée ne se distingue plus de celle qui revêt la surface vaginale du col. Outre l'ulcération qu'une des lèvres ou les deux présentent souvent, l'orifice est parfois circonscrit par un anneau de quelques millimètres, d'un rouge plus vif que la coloration du col, ou par un cercle rougeâtre plus large, irrégulier, ou par une zone rouge pointillée ou marbrée de parties saines, grises ou rosées et de parties injectées présentant des points plus rouges, gros comme un petit pois et qui sont des follicules enflammés.

L'ouverture offre d'autres dispositions que le boursouflement et le renversement de ses bords en dehors, désignés sous le nom d'*ectropion des lèvres du col.* Il n'est pas rare qu'une des deux lèvres soit plus saillante et plus tuméfiée. « Bien que la déhiscence de l'orifice, dit Aran (1), soit la disposition la plus commune, il n'en est pas moins vrai que, dans un petit nombre de cas, les lèvres du col, après s'être développées sensiblement en dehors en entr'ouvrant l'orifice, se développent de nouveau de dehors en dedans, et finissent par refermer ce même orifice, qu'elles réduisent quelquefois à un pertuis extrêmement fin. » L'adossement des lèvres peut donner lieu à une véritable adhérence par cicatrisation des ulcérations, adhérence qui oblitère la lumière du canal cervico-utérin. Le museau de tanche prend quelquefois chez les multipares une disposition mamelonnée ou lobulée. L'orifice est fermé et les saillies ou les bosselures résultant des déchirures produites par l'accouchement sont plus marquées qu'à l'état normal. Les lignes cicatricielles tranchent par leur coloration blanche et leur résistance fibreuse sur la coloration rouge et la consistance plus molle des bosselures qu'elles séparent, et convergent toutes vers l'orifice où elles se perdent, disposition régulière qui permet dans la plupart des cas de ne pas confondre les saillies mamelonnées de la métrite chronique du col avec les bosselures du cancer de cet organe.

L'inflammation amène des modifications dans la structure, le volume

(2) *Loc. cit.*, p. 492.

et la forme du col, d'autant plus prononcées que la métrite est plus ancienne. Un des premiers effets est le gonflement du tissu profond du col qui, tout en étant volumineux, reste mou et élastique. Ainsi que l'observe Henri Bennet, cet état peut persister longtemps sans subir aucune modification. Après plusieurs années même, le museau de tanche conserve de la mollesse, quoique augmenté de volume. En général, l'induration se prononce à mesure que les produits épanchés dans l'épaisseur des tissus s'organisent et cette induration peut être même assez prononcée pour causer de l'indécision sur la nature de la lésion qu'on serait porté à attribuer dans certains cas plutôt au carcinome qu'à l'inflammation. L'induration profonde de nature inflammatoire est aisée à diagnostiquer au début ; mais quand, avec le temps, les phénomènes phlegmasiques se sont éteints, on ne sait souvent à quelle origine rattacher l'hypertrophie souvent considérable du col qui constitue alors par elle-même un état morbide important.

D'habitude le col est plus saillant dans le vagin ; tantôt plus ou moins abaissé, tantôt plus en avant ou plus en arrière, selon qu'il y a rétroversion ou antéversion, toujours augmenté de volume. Chez les vierges et les nullipares il n'acquiert pas un grand volume, ne dépassant pas chez les premières plus de deux ou trois fois ses dimensions normales. Chez les femmes avancées en âge, l'augmentation de volume peut être assez faible. Le museau de tanche participe à l'atrophie de l'utérus. Les multipares présentent des cols d'un volume tel quelquefois, que les plus gros spéculums ont de la peine à les embrasser. Comme la portion susvaginale du col se tuméfie moins que la portion vaginale, la forme de celle-ci s'altère. Le cône à base supérieure et à extrémité inférieure tronquée est remplacé par un cône à base inférieure, mal déterminé dans sa forme parce que la cavité vaginale se prête à l'expansion du col sans la contenir dans certaines limites.

Le col a pu être comparé à un battant de cloche, à une poire. La tuméfaction due à l'inflammation augmente, selon la remarque de MM. Boys de Loury et Costilhes, le diamètre antéro-postérieur dans une proportion plus grande que le diamètre transversal. Aussi le col des multipares, qui est un peu aplati normalement d'avant en arrière, devient à peu près cylindrique, tandis que l'orifice tend à s'arrondir. Cette disposition ne saurait se conserver lorsque la tuméfaction est très-considérable.

L'exploration par le spéculum et le toucher ne peut laisser inaperçus les symptômes objectifs de la métrite du col. Il est des cas où elle ne dessipe pas toujours l'incertitude quant à la nature du gonflement induré dont il est le siége. Le doigt, au lieu de sentir un orifice assez peu perceptible, rencontre une dépression plus prononcée où il s'enfonce assez aisément, état béant qu'il est impossible de ne pas reconnaître en touchant avec quelque attention et dont la valeur séméiotique est très-grande. En pénétrant dans la cavité cervicale, le doigt sent de petites bosselures dont le nombre et la résistance empêchent de les prendre pour des tumeurs fibreuses et permettent de les rapporter au développement kystique des follicules. En circonscrivant le museau de tanche, le doigt perçoit encore les modifications de volume, de forme, de consistance qu'il a subies, la souplesse et l'indolence ou, circonstance plus rare, l'empâtement douloureux des culs-de-sac vaginaux ; il se rend compte des changements de rapports de l'utérus, de sa mobilité plus ou moins modifiée, de la participation du corps à la métrite par l'augmentation de son volume et de son poids, et après cette exploration il est quelquefois recouvert de sang, ce qui est dû à la même cause qui détermine les petites hémorrhagies qui suivent le coït, à la déchirure par le frottement des surfaces exulcérées. Quand l'orifice inférieur est fermé, les bosselures et les lignes fibreuses qui les séparent en convergeant vers l'orifice sont perçues par le toucher avec bien plus de netteté qu'à l'état normal.

Le spéculum confirme la plupart de ces faits et découvre les diverses altérations de couleur de la muqueuse du col, l'état du vagin dont l'inflammation chronique plus ou moins circonscrite complique parfois la métrite cervicale, la leucorrhée qui souvent baigne les culs-de-sac et le col, la mèche glutineuse étalée sur l'orifice, l'ulcère des lèvres et parfois les ulcérations plus petites disséminées autour de l'orifice. Il faut se servir du spéculum bivalve, qui peut entr'ouvrir le col et laisser le regard pénétrer un peu dans la cavité pour constater si l'ulcération s'y prolonge et si la muqueuse et ses glandes présentent la rougeur et le développement que l'endométrite leur imprime. Le spéculum bivalve permet de mieux voir les altérations de forme subies par le col qu'il modifie à peine, tandis que le spéculum plein le comprime en l'embrassant et ne donne qu'une idée inexacte des différents diamètres.

Il est inutile de parler avec détails des symptômes subjectifs de la métrite chronique du col. Ils ont été longuement exposés au sujet de l'inflammation chronique du corps qu'accompagnent la plupart d'entre eux. Il suffit de rappeler les principaux. Certaines malades accusent des symptômes de voisinage dus à la propagation de la phlegmasie au rectum ou à la vessie, ou provenant de la compression de ces organes par le col augmenté de volume et dévié. S'il est des femmes qui peuvent être atteintes pendant des années d'une inflammation ulcéreuse du museau de tanche sans éprouver aucun symptôme local bien manifeste, il en est d'autres qui présentent les douleurs multiples qui se rencontrent aussi dans la métrite du corps. Ces douleurs, qui ont des siéges et des directions déterminés, s'irradient quelquefois très-loin de l'utérus. La douleur, remarque Henri Bennet, peut se faire sentir jusqu'à la plante du pied et être assez intense pour empêcher de poser le pied par terre ; elle disparaît après avoir duré des jours et même des semaines et reparaît dans le cours de l'affection utérine. Cette douleur plantaire, d'ordre réflexe sans doute, se montre aussi dans les maladies des organes urinaires chez la femme comme chez l'homme.

La diminution ou l'absence des désirs vénériens est un symptôme de l'inflammation utérine en général. Il se retrouve dans la métrite du col, où les rapprochements sexuels sont souvent douloureux et suivis d'un écoulement sanguin insignifiant ou notable. La douleur suit l'acte immédiatement ou plus ou moins longtemps après ; elle siége derrière le pubis, ou bien elle n'est que l'exacerbation des souffrances lombaire et ovarienne. D'autres fois le coït ne produit aucun retentissement douloureux, circonstance rencontrée également dans le cancer utérin. Les symptômes fonctionnels, tels que la menstruation et la conception, éprouvent des perturbations. La première est plus ou moins abondante, irrégulière, pénible, douloureuse même. Ces modifications, contenues d'ordinaire dans certaines limites, ne sont pas des symptômes caractéristiques. Henri Bennet a exagéré l'influence de la métrite du col comme cause de stérilité. Nombre de femmes enceintes, ainsi que M. Richet l'a démontré, n'éprouvent aucun accident quoique présentant de la métrite ulcéreuse du col. Ce qui est surtout vrai, c'est la restriction apportée par Bennet (1) lui-même à une opinion trop généralisée lorsqu'il dit : « Certaines femmes deviennent si facilement grosses, qu'une maladie inflammatoire du col, quelle qu'en puisse être l'étendue, ne peut empêcher la conception. En pareil cas la grossesse est généralement pénible, laborieuse, traversée par de fréquentes hémorrhagies et souvent elle se termine par l'avortement. La métrite du col s'accompagne, comme celle du corps, de troubles de la digestion et de l'assimilation, de chloro-anémie consécutive et de phénomènes névropathiques chez certaines malades. Ces troubles sympathiques et les symptômes fonctionnels, très-variables suivant les individus, sont loin d'être en rapport avec le degré de la lésion utérine. Celle-ci peut à l'examen se montrer avec ses caractères les plus saillants, tandis que les symptômes généraux n'ont qu'une importance médiocre.

(1) *Loc. cit.*, p. 109.

Il semblerait que la métrite du col, si parfaitement tangible et visible, ne devrait jamais être confondue avec une autre altération de cette partie. En dépit d'une exploration aisée, la méprise peut être commise dans certains cas et dans d'autres le diagnostic peut hésiter sur la nature de la lésion. L'engorgement dont le museau de tanche est le siége ne conserve pas toujours de la mollesse et de l'élasticité ; les bosselures et les brides qui les séparent perdent de leur régularité chez les malades qui ont eu beaucoup d'enfants; l'induration, uniforme ou affectant une des lèvres, rapprochée parfois de l'âge un peu avancé du sujet a souvent, en s'ajoutant aux circonstances précédentes, fait prendre un col chroniquement enflammé pour un col affecté de cancer non ulcéré. Ce sont des erreurs de ce genre qui rendent compte des nombreuses amputations suivies de guérison pratiquées par Lisfranc pour de prétendus cancers du col. Il est plus facile d'éviter l'erreur lorsque le col est ulcéré; l'ulcération simple et superficielle d'une des lèvres ou des deux ne ressemblant nullement aux ulcérations du cancer et les ulcérations variqueuses, fongueuses de la métrite ayant des caractères qui rappellent plutôt l'inflammation, une coloration plus vermeille, un écoulement muco-purulent au lieu de la teinte blafarde et de la sécrétion sanieuse, ichoreuse du carcinome. Arrivés à cette période, métrite et cancer du col ont en outre des symptômes généraux assez prononcés pour empêcher le diagnostic de s'égarer.

Si le cancer infiltré peut, dans des circonstances plus rares, être pris pendant quelque temps pour de la métrite à cause de l'induration uniforme du col, dans d'autres cas, l'induration de celui-ci peut, ainsi que nous l'avons dit au sujet de la métrite parenchymateuse du corps, laisser douter de la nature de l'engorgement que le chirurgien rapporterait complétement à la syphilis, si le traitement spécifique institué et qui amène des modifications profondes dans le tissu hypertrophié et induré était un critérium d'une valeur absolue. L'induration accompagnée de modifications dans la forme du museau de tanche peut encore tromper la main la plus exercée lorsque existent des symptômes généraux pouvant mettre plus ou moins sur la voie d'un diagnostic. A la Maison de santé une jeune femme présente un col gros, tout à fait ovoïde, dont la lèvre inférieure est indurée et l'orifice inférieur très-étroit. Cet orifice préalablement dilaté avec une tige de laminaria est incisé et la dilatation est maintenue et augmentée par un cône d'éponge préparée introduit dans la cavité cervicale. Au lieu d'un polype auquel étaient rapportées l'induration et la distension ovoïde du col il existe une inflammation folliculeuse chronique facilement reconnaissable au développement des œufs de Naboth. Cette inflammation ne mit que peu de jours à se résoudre, le col ayant perdu sa dureté et repris à peu près sa souplesse et sa forme normales. Il est à noter, à propos de ce fait, avec quelle facilité les altérations même chroniques du col disparaissent quand elles dépendent de la métrite folliculeuse , tandis que, liées à la métrite parenchymateuse, elles résistent à l'intervention la plus énergique, de telle sorte que le col ne recouvre pas toujours complétement ses diamètres et les propriétés de son tissu.

Il n'est pas toujours aisé de reconnaître si l'augmentation de volume et de densité du col est encore une conséquence de l'inflammation persistante ou si, celle-ci étant effacée, cette augmentation reste à l'état de lésion isolée. L'hypertrophie, soit qu'elle porte sur la lèvre antérieure, ce qui donne au col, suivant la comparaison de M. Ricord, l'apparence d'un groin de tapir, soit qu'elle occupe les deux lèvres ou le museau de tanche tout entier, n'est, en effet, dans un très-grand nombre de cas, que l'exagération des formes imprimées par la métrite. Lorsque celle-ci n'est plus en cause, les altérations hypertrophiques consécutives réclament par elles-mêmes l'intervention du chirurgien. Cette intervention est aussi nécessaire à la suite d'une lésion assez grave : l'abcès de la cavité cervicale, dont l'inflammation peut se terminer autrement que par la productions d'œufs de Naboth. La collection purulente retenue dans la cavité donne au col qu'elle distend une forme ovoïde qui, jointe à l'induration, pourrait en imposer pour toute autre lésion, s'il ne se produisait, lorsqu'on écarte les lèvres, un écoulement de pus. Chez une jeune femme admise à la Maison de santé, le museau de tanche avait le volume et la forme d'un gros œuf de poule et l'abcès qui le distendait fut vidé par une incision intéressant la lèvre postérieure sur sa partie médiane, incision qui, après la guérison promptement survenue, donnait à l'orifice cervical l'apparence d'un bec-de-lièvre.

Si d'ordinaire les ulcérations de la métrite sont faciles à reconnaître, il est des circonstances où le diagnostic peut hésiter, d'autant plus que les chancres ne sont pas aussi rares sur le col qu'on le pense. Deux conditions rendent compte de cette apparente rareté. Le chancre du col, comme le dit M. A. Fournier (1), est un chancre qu'il faut chercher pour le découvrir. Les ulcérations syphilitiques du col, ainsi que l'ont signalé M. Gosselin et surtout M. Bernutz (2), perdent rapidement leurs caractères et ne représentent plus qu'un ulcère simple ou un ulcère fongueux et saignant. Le diagnostic différentiel entre l'ulcère inflammatoire,

(1) *Loc. cit.*, p. 167.
(2) *Compte rendu de la Société médicale des hôpit. de Paris* (*Union médicale*, juin 1855).

le chancre mou et le chancre induré, si difficile à établir d'après les seuls caractères objectifs, s'appuie sur des conditions anatomiques étrangères à l'ulcération. En dehors de la grossesse qui peut s'accompagner d'exulcérations, les ulcérations qui s'observent sur un col à peu près normal ne sauraient être rapportées à la métrite, puisque la métrite a pour conséquence l'altération de l'organe en volume, en densité et sous le rapport de la forme. Les difficultés restent tout entières lorsque le doute porte sur la nature des ulcérations qui siégent sur un col engorgé. La syphilis peut, en effet, se montrer sur un col affecté de métrite chronique et l'empreinte laissée par elle se modifie, se transforme et s'efface promptement. Après avoir insisté précédemment sur les ulcérations causées par l'inflammation chronique, il nous suffira, pour en établir le diagnostic différentiel, d'exposer brièvement les caractères des ulcérations chancreuses.

Le chancre syphilitique siége sur tous les points du col, à l'orifice, sur l'une ou l'autre lèvre ou sur toutes les deux, sur la lèvre inférieure de préférence; il peut se prolonger dans la cavité cervicale. Comme dans tout autre point de l'économie, il est presque toujours solitaire. Il n'affecte pas de forme spéciale ; débutant par une érosion presque plane, il forme le plus souvent une *papule* et présente d'ordinaire une teinte d'un gris lardacé ; presque sans sécrétion, il est indolent et sa base est en général inexplorable. Elle peut l'être exceptionnellement comme dans le fait rapporté par M. Ricord (1). « J'ai eu l'occasion, dit-il, d'observer un chancre syphilitique du museau de tanche sur une femme affectée de prolapsus utérin ; le col pouvait dans de telles conditions, être aussi facilement saisi entre les doigts et aussi délicatement exploré que l'extrémité de la verge. La base de ce chancre présentait une induration toute spéciale, chondroïde, presque ligneuse, qui se détachait très-distinctement de la dureté propre à l'organe sur lequel s'était développée la lésion. » Ainsi ce n'est que dans des conditions particulières que le toucher révèle, au niveau d'un chancre, soit une induration partielle du col, soit une dureté plus grande se détachant sur celle que l'hypertrophie donne à cet organe.

La plupart de ces caractères ne sont guère saisissables qu'au début; l'évolution ultérieure les efface et en moins de huit jours le chancre se trouve transformé en une ulcération que rien ne distingue plus de l'ulcération inflammatoire, qui reste parfois stationnaire pendant un certain temps, ou le plus souvent disparaît sans laisser le moindre stigmate sur

(1) *Leçons sur le chancre*, 2e édit. Paris, 1860.

la muqueuse. L'engorgement ganglionnaire ne saurait dénoncer la spécificité de la lésion, car ne pouvant se produire que dans les ganglions pelviens, il se trouve en dehors du champ de l'exploration. La tendance du chancre du col à une réparation spontanée active montre l'inutilité de toute intervention thérapeutique compliquée.

Le chancre simple ne se distingue pas toujours facilement du chancre syphilitique du col par les caractères tirés de son siége, de son étendue, de sa forme et de son aspect. Il est d'un ton jaune ou jaunâtre ; son fond inégal, anfractueux est baigné par une suppuration crémeuse, ses bords déchiquetés limitent une perte de substance plus ou moins circonscrite, mais qui, par la réunion de plusieurs chancres, peut intéresser la surface presque entière du museau de tanche. Quand le chancre simple prend la forme papuleuse, cette transformation, fréquente d'après M. A. Fournier, expose à des erreurs de diagnostic, en ce qu'elle donne à la lésion l'aspect et la physionomie d'une papule secondaire, d'une papule spécifique. Les différences d'aspect ne sont pas assez tranchées pour que la distinction soit possible dans tous les cas entre le chancre simple et le chancre infectant, surtout si le premier est unique ou l'est devenu par la fusion de plusieurs chancres voisins. Le diagnostic différentiel s'appuie plutôt sur le nombre et sur l'aspect des ulcérations. « Le signe pratique par excellence, dit M. A. Fournier (1), dont nous reproduisons en grande partie les opinions, est tiré de l'examen de la région vulvaire. » S'agit-il d'un chancre syphilitique du col, de deux choses l'une : ou bien la vulve ne présentera pas de lésion et cette absence d'accidents vulvaires sera une forte présomption, car il n'est guère que le chancre syphilitique qui s'isole ainsi sur le col ; ou bien on découvrira à la vulve un autre chancre dont l'induration révélera la nature syphilitique du chancre utérin. S'agit-il du chancre simple, le col peut en montrer deux ou trois ainsi que l'ampoule vaginale ; mais n'y eût-il qu'un chancre sur le col, on trouvera presque invariablement d'autres chancres plus ou moins nombreux à la vulve.

Le siége des ulcérations n'est pas un caractère sans valeur pour le diagnostic différentiel de l'ulcération de la métrite et du chancre. Ce dernier n'a pas, comme la première, une localisation fixe ; il siége au point où l'inoculation a eu lieu, le plus souvent dans la rainure où le vagin se réfléchit sur le col. Tandis que le chancre peut se rencontrer sans la tuméfaction du museau de tanche, l'ulcération simple est consécutive à une phlegmasie et repose sur un organe qui a subi des altéra-

(1) *Loc. cit.*, p. 298.

tions anatomiques. Les érosions de la métrite, outre leur très-grande fréquence, n'offrent que très-rarement un enduit grisâtre, opalin, pseudo-membraneux ; elles sont rougeâtres, très-souvent granuleuses, rayonnent autour de l'orifice, se prolongent sur la lèvre inférieure surtout, pénètrent même dans la cavité cervicale et s'accompagnent des autres symptômes de la métrite, de la tuméfaction du col, de la leucorrhée utérine, des troubles menstruels, des douleurs utérines et de leurs irradiations. Ce diagnostic, si aisé d'ordinaire, cesse de l'être lorsque les indications ne sont plus fournies que par des caractères qui s'effacent, et surtout lorsque des symptômes mixtes résultent de l'association du chancre aux lésions de la métrite du col.

ARTICLE IV.

DE LA MÉTRITE CHRONIQUE CHEZ LES VIERGES.

La métrite chronique ne s'observe pas seulement chez la femme qui a eu des rapports sexuels, qu'elle soit restée stérile ou qu'elle ait eu des enfants. L'état de virginité ne prévient pas le développement des maladies utérines, qui se montrent aux différents âges de la femme, vierge ou mère féconde. Dans la jeunesse, à l'époque d'activité de la vie sexuelle, ce sont les altérations de la menstruation et les métrites qui prédominent. Plus tard, lorsque cette grande fonction de la menstruation vient à s'éteindre, ce sont plutôt les corps et les polypes fibreux et le carcinome qui se produisent. La métrite du corps et celle du col, la métrite catarrhale s'observent chez la vierge aux différentes phases de la vie sexuelle, coïncidant avec l'établissement difficile et douloureux de la menstruation, avec les désordres que des causes variées amènent dans le cours de la fonction et avec les troubles qui souvent précèdent sa cessation. La métrite est sans doute plus rare chez elle, puisque les causes principales qui l'occasionnent, les conséquences des rapports sexuels et les modifications de la grossesse suivies des accidents de la parturition, sont rayées de l'étiologie ; elle est toutefois moins rare qu'on ne pourrait le penser.

Bien que l'assertion ne repose pas sur des statistiques, on peut dire que les corps fibreux, les kystes abdominaux et le cancer sont relativement aussi fréquents chez les vierges que chez les multipares. Pourquoi chez les premières ces lésions du déclin d'une fonction seraient-elles fréquentes, tandis que les lésions correspondant à l'établissement et à la période active de la même fonction, comme les métrites, ne le seraient pas ? La cause productrice principale de la métrite virginale provient des troubles de la menstruation. Or, ils sont loin d'être rares chez la jeune fille. Elle présente souvent l'aménorrhée et la ménorrhagie liées à la chloro-anémie. La dysménorrhée, sans lui être exclusive, est presque son apanage et se modifie souvent d'une manière complète, sous l'influence des rapports sexuels et de la parturition. Ne peut-on pas se demander avec la réserve nécessitée par une question qu'on ne saurait résoudre, si les réactions physiques et morales d'un état contre nature, en définitive, comme la virginité qui se prolonge, réactions qui ne sont pas sans exercer de fâcheuses influences sur la menstruation, n'ont pas une certaine part dans la production des métrites, comme plus tard dans celle des tumeurs fibreuses et du cancer ?

Ce qui a fait croire à la rareté de la métrite virginale et qui l'a fait souvent méconnaître, c'est qu'elle n'est pas, comme ces dernières affections, aisément visible et tangible, et que ses symptômes n'ont ni une intensité ni des apparences extérieures qui les trahissent. Les écoulements qu'elle produit sont souvent pris pour une leucorrhée simple ; soit ignorance, soit pudeur, la jeune fille néglige ou n'accuse pas le mal dont elle souffre ; les symptômes, qui n'ont pas une grande violence, puisqu'ils appartiennent à une maladie chronique, sont ou dominés par ceux autrement accentués de la dysménorrhée qui les masquent, ou rapportés aux maladies ordinaires de la menstruation et aux troubles variés de la chlorose. Ainsi s'explique le peu d'attention dont cette métrite a été longtemps l'objet de la part des gynécologistes. Bennet (1) est le premier qui ait démontré l'existence de la métrite avant tout rapport sexuel. Peut-être en a-t-il un peu exagéré la fréquence, bien qu'il ne se soit occupé que de l'inflammation et de l'ulcération du col, tandis que le corps de l'utérus est également atteint de métrite chez les vierges. Suivant M. Gallard (2), l'inflammation ne prendrait que rarement une marche chronique chez les jeunes filles pubères, et il y aurait une sorte d'opposition entre l'inflammation de l'ovaire, qui serait plus particulièrement la maladie de celles-ci, et l'inflammation chronique de l'utérus, qui est celle des femmes ayant conçu.

D'après nos observations, l'ovarite est fréquemment liée à la métrite aiguë ou chronique, et celle-ci passerait moins souvent inaperçue chez les vierges si on la recherchait davantage. Les caractères de l'inflammation chronique du corps ou du col utérins sont assez dessinés pour être toujours reconnaissables lorsqu'on les interroge ; ils restent les

(1) *Loc. cit.*, p. 141.
(2) *Loc. cit.*, p. 367.

mêmes que ceux qui ont été précédemment exposés et, à ce titre, la métrite virginale n'exige pas une place à part en nosographie. N'étant pas une espèce distincte, elle est nécessairement comprise dans la description générale de la métrite, et, pour la faire connaître, il suffit d'indiquer les particularités que l'état de virginité imprime à celle-ci. Cette réserve faite, il n'en est pas moins utile, au point de vue clinique, de décrire séparément la métrite virginale, à cause de l'importance de ses particularités, des difficultés de son diagnostic et de son traitement, des questions délicates qu'ils soulèvent l'un et l'autre, toutes circonstances d'un sérieux intérêt pour le praticien.

« Non-seulement, dit Bennet (1), j'ai rencontré l'inflammation ulcéreuse du col chez les femmes vierges âgées de plus de vingt années, mais je l'ai parfois observée sous sa forme la plus accentuée chez des jeunes filles de seize à dix-sept ans, dont la menstruation n'était pas complétement établie. » La dysménorrhée, qui résiste aux modes ordinaires de traitement et laisse, dans l'intervalle des époques menstruelles, des retentissements douloureux dans le voisinage immédiat ou éloigné de l'utérus et des écoulements persistants, peut mettre sur la voie du diagnostic de la métrite chronique du corps et du col. Le catarrhe utérin est aussi révélé par ces leucorrhées invétérées, souvent prises pour l'affection elle-même, tandis qu'elles ne sont qu'un symptôme. S'il est des cas où la lésion utérine passe inaperçue à cause du peu d'intensité des symptômes, il en est d'autres où elle se découvre à l'occasion d'une autre maladie des organes génitaux. Une jeune fille sera prise de vulvite ou de vaginite, et, après la cessation des accidents qu'elles produisent, un examen ultérieur rencontrera un col enflammé et ulcéré, sans qu'on puisse toujours reconnaître si la métrite ulcéreuse a précédé ou suivi la vaginite. Dans d'autres circonstances, le mariage, comme il n'arrive que trop souvent, a été conseillé, comme moyen curatif, pour une jeune fille présentant des troubles menstruels et de la leucorrhée. Les premières approches ont aggravé l'écoulement et ont été suivies de douleurs dont l'acuïté met désormais obstacle aux rapports sexuels. C'est à l'occasion de la vaginite ou du vaginisme qu'une métrite ancienne, avec gonflement et ulcérations du col, se révèle alors que l'exploration des organes sexuels est devenue indispensable pour reconnaître les altérations qui produisent ou entretiennent l'écoulement et la lésion dont le contact amène les phénomènes du vaginisme.

L'existence de la métrite virginale peut se présumer par les sym-

(1) *Loc. cit.*, p. 142.

ptômes subjectifs; les signes objectifs que donnent le toucher et le spéculum peuvent seuls l'affirmer. Affirmation indispensable, mais qui, pour être obtenue, implique pour le médecin une tâche difficile et délicate. L'examen physique, que les femmes n'acceptent qu'avec répugnance, a pour la jeune fille quelque chose de blessant, et ce n'est qu'une nécessité absolue qui peut imposer silence à ce sentiment. Bennet (1) résume très-bien cette question délicate dans les termes suivants : « Il est extrêmement important de ne songer à examiner par les moyens physiques une jeune fille qu'après être pour ainsi dire certain qu'il existe une grave affection inflammatoire du col, non susceptible d'être guérie par la médication générale. Par bonheur, le médecin familier avec ce genre de maladies pourra ordinairement acquérir cette conviction par le récit de la malade et l'exacte appréciation de tous les symptômes, ainsi que par l'insuccès du traitement général. » Les symptômes locaux sont les douleurs siégeant à l'hypogastre, à la région lombaire, dans les hanches et les cuisses, les écoulements blancs, jaunâtres, sanguinolents, mucoso-purulents, ou l'écoulement glaireux pathognomonique de l'endométrite cervicale. Ces caractères, invariables pour la vierge et pour la femme mariée, sont seulement plus ou moins évidents pour elles deux suivant les cas.

Il est des circonstances où chez la jeune fille, la pesanteur et les douleurs ressenties dans les lombes et le bassin sont encore plus prononcées et s'accompagnent de retentissements douloureux sur le rectum et la vessie. Cette aggravation des symptômes locaux est attribuable à un certain degré d'abaissement de l'utérus consécutif aux modifications amenées par la métrite dans le col dont le volume a augmenté et dans le vagin dont la tonicité a cédé. Rappelons incidemment que, malgré la contractilité plus grande du vagin, l'utérus peut subir chez la jeune fille des déplacements attribuables à des causes tout à fait étrangères à la métrite chronique. Les symptômes généraux dont celle-ci s'accompagne ne changent pas par le fait de l'état de virginité. Ce sont les troubles des fonctions digestives et du système nerveux liés à la chloro-anémie, la faiblesse qu'elle amène, l'irrégularité des règles et la dysménorrhée, accidents qui par eux-mêmes ne sont pas pathognomoniques et qui s'accompagnent de phénomènes sympathiques du côté des seins.

Les symptômes généraux et locaux sont loin de se montrer constamment réunis. Quand quelques-uns seulement sont en présence, le diagnostic peut offrir de grandes difficultés. Cette réunion incomplète des

(1) *Loc. cit.*, p. 148.

caractères se rencontre aussi bien dans la métrite des femmes qui ont eu des enfants. Comme elles, les jeunes filles atteintes de métrite chronique sont prises quelquefois de ces singulières paralysies des membres inférieurs liées à la métrite, de nature réflexe d'après M. Brown-Séquard, et qui guérissent par le fait seul de la disparition de la maladie utérine. Bennet (1), qui a signalé cette paraplégie de cause utérine chez les jeunes filles, semble la croire plus commune chez elles. L'étude des symptômes généraux, locaux et fonctionnels peut établir de graves présomptions relativement à l'existence d'une métrite chronique; aussi devra-t-on essayer d'abord les moyens généraux, hygiéniques et médicaux, suffisants quelquefois pour amener la modification ou la guérison de l'affection utérine. C'est lorsqu'ils auront été sans succès ou que la santé est sérieusement altérée que l'exploration devient une nécessité.

Il ne faut pas croire que l'exploration faite avec prudence et délicatesse avec le doigt et le spéculum porte sérieusement atteinte à l'intégrité des parties sexuelles. La disposition anatomique de l'hymen lui permet presque toujours de céder, en s'écartant, à la pression du doigt ou de l'instrument sans se déchirer. Constitué par un prolongement des plis rugueux des colonnes vaginales, à proprement parler, le plus grand, le plus inférieur de ses plis, l'hymen est de forme semi-lunaire avec un bord convexe adhérent à l'entrée du vagin en arrière et sur les côtés et un bord concave libre regardant l'orifice de l'urèthre. La colonne postérieure du vagin se prolonge parfois d'une façon très-manifeste sur la partie moyenne de son bord convexe, et les deux moitiés de la colonne antérieure font corps avec ses cornes, ce qui explique sans doute sa forme semi-lunaire. Cette disposition se reconnaît encore après la déhiscence de la membrane ; les caroncules myrtiformes qui en représentent les débris, après le coït, étant ordinairement au nombre de trois dont la postérieure correspond à la colonne postérieure du vagin et les deux latérales aux deux moitiés de la colonne antérieure.

Si dans quelques cas exceptionnels l'hymen a pu présenter une dureté fibreuse ou même cartilagineuse, si chez les femmes un peu avancées en âge il tend à s'épaissir et devient inextensible, dans le jeune âge il est doué d'une souplesse que certaines conditions congénitales ou morbides exagèrent. On a vu la membrane hymen tellement relâchée et munie d'une si large ouverture, qu'un pénis peu volumineux pouvait y pénétrer sans la déchirer, et qu'elle persistait jusqu'au moment de l'accouchement. L'écoulement leucorrhéique, la phlegmasie prolongée des

(1) *Loc. cit.*, p. 146.

organes génitaux impriment souvent au vagin et à l'hymen un degré de relâchement favorable à l'exploration. Une disposition utile à connaître pour la réussite de celle-ci est la suivante : quand les parties génitales et les cuisses ne sont pas fortement écartées, l'hymen est ployé sur lui-même, sa face inférieure devenant convexe et la supérieure concave ; tandis que si l'on écarte fortement les grandes lèvres, il représente une membrane tendue.

Pour pratiquer le toucher chez une jeune fille dont l'hymen est intact, il faut se rappeler que, par suite de l'écartement des cuisses l'une de l'autre, cette membrane s'étale et forme un plan dont le bord supérieur devient tendu et résistant et qu'elle devient souple et se laisse aisément déprimer en arrière quand les cuisses sont rapprochées. « Lorsque, dit Aran (1), le doigt a rencontré l'orifice vaginal au-dessus de l'hymen, les cuisses étant écartées, faites-les rapprocher l'une de l'autre ; dès lors, l'hymen, cessant d'être tendu, se couchera en arrière et formera un plan incliné sur lequel le doigt pénétrera, je ne dis pas avec une très-grande facilité et sans douleur, mais au moins assez facilement pour ne pas déchirer cette membrane. » L'hymen est, en effet, presque toujours assez dilatable pour admettre l'introduction lente et mesurée de l'indicateur. Bennet conseille, dans les cas où elle ne pourrait se faire sans exposer à une déchirure, de répéter les tentatives après l'administration de bains de siége et d'injections émollientes. « Le résultat qu'on obtient de la sorte, dit-il, vaut bien la peine et le temps qu'il a coûté, car si l'hymen a été ainsi simplement dilaté et non point lacéré, il revient en partie sur lui-même et ferme de nouveau le vagin lorsqu'a cessé l'intervention chirurgicale. »

Le doigt amené ainsi au contact du museau de tanche perçoit les principales modifications qu'il a subies, l'augmentation de son volume, parfois un certain abaissement, l'état béant de l'orifice, la sensation de velours ras causée par les exulcérations de la muqueuse. Quand la présomption s'est transformée par le toucher en certitude, comme la métrite nécessitera pour guérir une intervention chirurgicale directe sur le col, le médecin n'a plus d'hésitation à avoir et devra se servir du spéculum pour rectifier et compléter le premier examen. Cette exploration confirmera l'existence des lésions perçues, montrera avec les colorations du col la nature et la source même des écoulements et permettra de juger des altérations du vagin, dont quelques-unes, comme les fissures qui déterminent le vaginisme, demandent pour être découvertes une investigation minutieuse.

(1) *Loc. cit.*, p. 47.

Le spéculum bivalve employé chez les vierges doit être d'un petit volume et très-étroit. L'hymen a par lui-même assez de laxité et la maladie l'a souvent assez relâché pour permettre, sans vives douleurs, l'intromission lente et mesurée de l'instrument. Les cas sont très-rares où il est nécessaire d'inciser la membrane, sur la ligne médiane, dans une petite étendue. L'introduction du spéculum peut amener une déchirure incomplète dont il n'y a à s'occuper que pour en toucher les bords avec le crayon de nitrate d'argent, s'il en est besoin, pour hâter une cicatrisation qui permette à une seconde exploration de se faire sans douleur. Le spéculum ne cause ordinairement pas de déchirure. Son emploi réclame les mêmes précautions que le toucher. Ainsi, pour lui faire franchir l'orifice vulvaire, doit-on profiter du relâchement que le rapprochement des cuisses produit dans la membrane hymen. L'instrument, dirigé d'abord un peu en haut, en pressant sur cette membrane, et ensuite fortement en arrière, est en quelque sorte guidé par l'étroitesse du vagin qui permet d'embrasser facilement le col.

L'exploration rencontrera rarement des lésions en rapport avec les symptômes généraux qui les indiquent. Ceux-ci se montreront très-intenses avec une lésion minime ou légers avec une altération prononcée. On trouvera le col augmenté de volume, granuleux, ulcéreux et le vagin sera dans bien des cas plus ou moins enflammé. Les caractères observés ne diffèrent donc pas de ceux qu'offre la femme qui a eu des enfants. Une restriction est cependant nécessaire. La métrite chez la vierge, bien qu'elle puisse être de longue durée et d'un traitement difficile à cause de sa chronicité, revêt le plus ordinairemrnt la forme aiguë ou subaiguë ; aussi cède-t-elle assez vite à une médication appropriée. Cette empreinte moins profonde de la maladie provient sans doute de ce que la jeune fille n'est pas soumise aux conditions d'excitation qui, comme les rapports sexuels, les avortements et les accouchements, aggravent et entretiennent les accidents.

L'observation suivante est en quelque sorte typique de la métrite virginale dont elle reproduit les complications.

MAISON MUNICIPALE DE SANTÉ. — SERVICE DE M. DEMARQUAY.

Métrite et vaginite granuleuse. Observation de M. Marcel Hybre, interne du service.— Mlle X... entre dans le service le 20 février 1874, envoyée par M. Demarquay après un examen superficiel qui lui a permis de soupçonner la maladie et de constater l'intégrité de la membrane hymen. Cette malade, âgée de vingt-deux ans, bien réglée depuis sa quinzième année, est franchement rhumatisante. A plusieurs reprises elle s'est trouvée dans la nécessité de rester au lit plusieurs semaines pour des manifestations rhumatismales polyarticulaires. En cela elle hérite de sa mère, qui a été prise également des mêmes accidents. Son père paraît avoir succombé à une pneumonie. Il y a trois ans qu'elle souffre : les douleurs eurent d'abord pour siége le fondement ; puis elles se montrèrent sous forme de coliques abdominales, de cuissons, de démangeaisons au niveau des parties génitales externes ; ses règles une fois finies, elle éprouvait du soulagement pendant quelques jours. L'intensité de la douleur n'a fait que s'accroître. Point de métrorrhagie, mais écoulement leucorrhéique assez abondant. Bon appétit du reste ; la malade ne se plaignant pas d'ailleurs, si ce n'est d'un état de constipation habituel et d'une certaine douleur pendant la miction, surtout lors de l'expulsion des dernières gouttes d'urine.

21 *février.* Examen spécial : rougeur et sensibilité extrême des organes génitaux externes, baignés par un liquide muco-purulent ; l'hymen est intact ; rougeur du méat urinaire. En appuyant sur l'hymen pour le déprimer, un petit spéculum bivalve est introduit après avoir déchiré la membrane dans une certaine étendue. La malade avait été préalablement soumise au chloroforme, à cause de la vive sensibilité des parties sexuelles. Le col n'est pas pointu comme celui des jeunes filles ; il est relativement volumineux. Après avoir détergé sa surface à l'aide d'un pinceau, on voit qu'il est rouge, mais point saignant. Au pourtour de l'orifice se trouve un ulcère granuleux dont le grand diamètre paraît mesurer, au juger, 6 à 7 millimètres. Granulations sur le reste du col, ainsi que sur la surface du vagin.

23. Cautérisation du col et de la plus grande partie du vagin avec un pinceau imbibé d'une solution concentrée de nitrate d'argent. Un bain est prescrit.

24, 25 et suivants. Pansements quotidiens avec une mèche enduite de glycéré de tannin ; on augmente peu à peu la grosseur de la mèche. Ce traitement est interrompu durant la période menstruelle.

Au bout d'un certain temps, la malade accuse un mieux sensible ; l'écoulement leucorrhéique a beaucoup diminué ; l'examen local confirme le dire de la malade ; enfin la sensibilité des parties externes s'est un peu émoussée ; l'introduction de la mèche est moins douloureuse.

Dans les derniers jours de mars, nouvelle cautérisation comme la première ; mêmes pansements consécutifs. La malade va de mieux en mieux ; néanmoins il est important de noter que les douleurs ont reparu avec assez d'intensité lors de la cessation de ses règles, époque à laquelle, avant son traitement, la malade éprouvait du soulagement.

A la fin d'avril, les douleurs reparaissent très-fortes. L'examen fait constater un peu au-dessus de la vulve, et cachée en partie dans un pli de la face postérieure du vagin, une petite fissure qui est cautérisée au nitrate d'argent. Le pansement au glycéré de tannin est continué. Il y a des jours où la malade souffre beaucoup à l'entrée de la vulve et au fondement ; quant aux coliques, aux douleurs de bas-ventre, elles ont pour ainsi dire disparu.

1er *mai.* La malade a ses règles ; elles sont un peu douloureuses. Elle sort de la Maison de santé le 10 mai.

19. Rentrée il y a deux jours, cette jeune fille accuse de la douleur en urinant,

ainsi que le retour des douleurs du côté de l'utérus, mais cependant moins vives. Les urines ne contiennent que du mucus. L'exploration des organes génitaux, avec un petit spéculum américain, est douloureuse quand l'instrument vient à toucher la fissure qui existe encore sur la paroi postérieure du vagin. Les organes sexuels paraissent un peu rouges.

On fait des pansements avec une mèche enduite d'une pommade contenant 4 grammes de bromure de potassium pour 30 grammes d'axonge. La malade, dont les douleurs sont calmées, quitte la Maison de santé dans les premiers jours de juin, pour aller à la campagne.

Du moment que par l'examen à l'aide du toucher et du spéculum la nature et l'étendue des altérations ont été reconnues, la métrite des vierges rentre dans la catégorie des faits ordinaires et le traitement de la maladie et de ses complications ne présente rien de particulier. Le traitement topique est la conséquence nécessaire de l'exploration et il doit primer tout autre moyen thérapeutique. Il s'agit non-seulement de guérir un état morbide pénible et dangereux dans le présent, mais de prévenir les conséquences fâcheuses qu'il pourrait avoir dans l'avenir si une médication incomplète lui permettait de persister. Les conditions du mariage ne peuvent en effet qu'aggraver la maladie utérine, augmenter et activer l'inflammation du vagin, si elles n'amènent pas les souffrances du vaginisme avec leurs tristes ou graves conséquences.

ARTICLE V.

DU TRAITEMENT DE LA MÉTRITE CHRONIQUE.

« Les cas où l'on arrive à une guérison radicale, dit M. de Scanzoni (1), sont d'une excessive rareté, et ce ne sont que ceux où l'on peut employer une thérapeutique rationnelle et énergique. » Cette phrase peut servir d'épigraphe au traitement de la métrite chronique, bien qu'elle semble en contradiction avec le luxe des moyens thérapeutiques employés. Le sens en doit être précisé nettement pour n'être pas trop restreint. Les non-valeurs écartées, cette richesse thérapeutique se réduit à un petit nombre de moyens dont l'expérience a consacré l'utilité. La métrite chronique est, par sa nature, une maladie longue et rebelle. La guérison anatomique, c'est-à-dire le retour de l'utérus à ses dimensions et à sa structure primitives, est impossible à atteindre. On peut se rapprocher plus ou moins de cet absolu et, si la maladie est

(1) *De la métrite chronique*, trad. par M. Sieffermann, 1866. In-8°, p. 279.

débarrassée des principaux symptômes morbides et des troubles fonctionnels les plus pénibles, on est en droit, avec M. Gallard (1), de considérer la guérison comme parfaite, quel que soit l'état anatomique de l'utérus. Dans une métrite parenchymateuse, lorsque les inconvénients ont disparu, qu'importe, au point de vue pratique, que l'utérus conserve un certain développement et présente des parties décolorées, traces indélébiles de l'anémie secondaire de son tissu? Dans le plus grand nombre des cas la guérison sera plus relative encore; les rechutes et les récidives seront à craindre et l'amélioration n'amènera à la guérison qu'au prix d'un traitement sérieusement appliqué et longuement suivi.

Ce traitement s'adresse à deux états différents et successifs de la maladie : la vascularisation congestive et l'induration anémique de l'utérus. A chacune de ces périodes appartiennent des indications particulières. La thérapeutique comprend l'emploi des moyens locaux et des moyens généraux, d'une extrême importance tous les deux : les premiers s'adressant directement à la lésion, les seconds indirectement, en agissant sur l'économie et en ramenant les conditions générales les plus favorables à la réparation de la lésion. Déjà, en décrivant les différentes formes de la métrite, nous avons insisté sur le traitement chirurgical qui convient à certaines, comme l'abrasion pour l'endométrite hémorrhagique et la cautérisation avec l'azotate d'argent porté dans la cavité du corps utérin pour la métrite catarrhale. Nous nous occuperons plus spécialement ici de certaines applications locales, comme celle du fer rouge, qui agissent moins sur le siége déterminé d'une lésion que sur l'ensemble morbide constituant la métrite chronique. Nous devons insister sur le traitement général, qui comprend dans son vaste ensemble les préparations pharmaceutiques, les moyens hygiéniques, l'hydrothérapie et la médication par les eaux minérales. Les seuls agents dont l'expérience a fixé à peu près la valeur figureront dans ce tableau. Nous attachant aux résultats acquis, nous négligeons l'interprétation encore obscure des phénomènes physiologiques qui les déterminent.

La métrite chronique, catarrhale ou parenchymateuse, n'a pas de tendance spontanée à la guérison. Les symptômes et les lésions peuvent s'atténuer ou guérir par un traitement topique ou par un traitement général. La lésion utérine n'est pas toujours un fait purement local : dans beaucoup de cas elle peut être considérée comme un accident entretenu par un état général, quelquefois même comme une manifestation morbide causée et dominée par une diathèse. C'est ce qui explique la

(1) *Leçons cliniques sur les maladies des femmes.* In-8°, p. 381. Paris, 1873.

longueur, la ténacité, la récidive des accidents utérins quand la scrofule et l'herpétisme font partie de la constitution. C'est ce qui rend compte aussi de la nécessité d'associer les moyens généraux aux moyens locaux. Il en est des ulcérations du col utérin comme des granulations du pharynx, qui résistent à un traitement général, mais qui, après que l'économie a été modifiée par ce traitement, guérissent aisément par une médication topique. Le traitement rationnel de la métrite chronique se résume dans la combinaison des moyens topiques et des moyens généraux, association où la prédominance de ceux-ci sur ceux-là n'est une condition ni constante ni nécessaire. Le contraire s'observe même assez fréquemment dans la clinique, bien qu'on puisse remarquer que dans la guérison de la métrite chronique la part de la médecine l'emporte sur celle de la chirurgie.

L'exposition de ces idées exige peut-être, pour plus de clarté, l'énoncé de certaines réserves. Nous ne saurions admettre en pathologie utérine la formule de M. E. Tillot (1) : « La lésion est à l'utérus et la maladie est dans l'organisme », axe autour duquel tourne la démonstration, qui, si brillante qu'elle soit, ne saurait faire naître la conviction que les lésions sont presque toujours secondaires et, comme la chronicité, dépendantes d'une diathèse ou d'une altération spontanée du sang. Si, au lieu de s'élever à des considérations de philosophie médicale où l'on court risque de se perdre dans le vague des théories, fort dissemblables selon les divers partisans de ces idées, lesquels ne s'entendent ni sur la nature, ni sur le nombre, ni sur l'origine, ni sur la valeur des diathèses, on reste sur le sentier banal, mais plus solide, de l'observation clinique, on voit nombre de femmes chez lesquelles la lésion utérine est toute la maladie et la recherche de la diathèse n'aboutit à aucune découverte. Il doit y avoir bien peu de praticiens qui n'admettent pas l'existence de la métrite chronique en dehors de la scrofule, de l'herpétisme et de la chlorose. Sans doute on rencontre aussi des femmes affectées simultanément de scrofulides et de métrite, de dartre et de métrite. Le rapport qui existe entre les manifestations cutanées et les manifestations sur le col de l'utérus est évident et parfaitement saisi. Une même médication qui s'adressera à la cause générale fera justice de la dermatose et de la métrite. C'est avec raison que M. Gallard fait observer qu'en dépit du lien de causalité, il n'y a pas lieu d'assimiler les lésions de la muqueuse utérine aux lésions cutanées et qu'il n'existe ni acné, ni herpès, ni eczéma, ni impétigo du col de l'utérus. La lecture la plus attentive des descrip-

(1) *De la lésion et de la maladie dans les affections du système utérin* (*Annales de gynécologie*, 1874, octobre).

tions de M. Noël Guéneau de Mussy (1) concernant les érosions granulées et l'acné du col de nature herpétique ne permettra jamais à un praticien de diagnostiquer la diathèse d'après la seule apparence de la lésion. Nous ne pensons pas que les diverses éruptions, érythème, urticaire, et même le prurit vulvaire, qui peuvent apparaître dans le cours de la métrite, soient des manifestations évidentes de l'herpétisme dont la lésion utérine dépendrait. Ces restrictions faites, nous admettons que si des femmes manifestement diathésiques peuvent n'offrir jamais ni troubles ni lésions du côté de l'utérus, il en est d'autres, en assez grand nombre, dont le système utérin porte l'empreinte morbide de leurs diathèses, scrofule ou herpétisme. « La plupart du temps, dit avec un grand sens pratique M. Courty (2), les diathèses n'ont pas été la cause déterminante de la maladie ; mais, une fois la maladie née, elles l'entretiennent et en réalité lui impriment sa nature. On ne guérirait pas la maladie si on ne les guérissait ou si on ne les modifiait assez profondément elles-mêmes. »

Les antiphlogistiques ont une grande importance dans le traitement local de la métrite chronique, non dans toutes ses périodes, comme l'enseignait Aran, mais dans des conditions bien déterminées. L'application de cinq à six sangsues sur le col donne d'excellents résultats à la période congestive du début et lorsque, dans le cours de la maladie, il se produit aux époques menstruelles des retours aigus dans l'état inflammatoire. Dans la seconde période, correspondant à l'état anémique et induré, les émissions sanguines locales, ne répondant à aucune indication, sont inutiles, sinon nuisibles. L'indication de cette saignée locale se trouve dans l'intumescence de l'utérus, dont le col volumineux présente une coloration violacée, état congestif accompagné parfois de dysménorrhée douloureuse. « C'est surtout quelques jours avant l'irruption des règles, ou avant l'époque présumée de leur retour, dit M. Gallard (3), que les sangsues me paraissent devoir être préférablement appliquées, sauf à y revenir au bout de huit à dix jours, si l'écoulement des règles ne s'est pas fait dans de bonnes conditions. On peut réitérer cette pratique pendant trois ou quatre mois consécutifs, en se guidant sur la menstruation et en persistant tant qu'elle reste difficile et douloureuse. »

Cette petite opération doit être faite avec soin, pour que les sang-

(1) *Herpétisme utérin ou affections herpétiformes de l'utérus* (*Arch. gén. de médecine*, octobre 1871).

(2) *Traité pratique des maladies de l'utérus*, 2e édit., p. 312. 1872.

(3) *Loc. cit.*, p. 407.

sues, au lieu de s'appliquer à la portion vaginale du col, n'aillent se fixer à une partie du canal vaginal, circonstance qui ne serait pas sans inconvénient si la piqûre d'une des veines des parois du vagin amenait une hémorrhagie abondante. Aucun inconvénient ne saurait résulter de la pénétration et de la morsure d'une sangsue dans la cavité du col. Si l'orifice cervical est béant, on peut aisément le fermer en y introduisant un petit morceau de ouate. Il faut que l'orifice du spéculum plein dont on doit se servir embrasse exactement le col, de façon à ce qu'aucun repli du vagin ne fasse saillie dans l'instrument. On pousse alors les sangsues dans le tube jusqu'au niveau du col avec un tampon de ouate qu'on maintient en place un certain temps. Quand elles ont mordu, on retire le tampon, et elles se détachent et tombent dans le spéculum. Si l'émission sanguine venait à dépasser la quantité qu'on voulait extraire, on arrêterait l'hémorrhagie avec un tampon de ouate, imbibé au besoin d'une solution de perchlorure de fer. Nous n'indiquons que pour les rejeter les scarifications du col, plus ou moins difficiles à bien faire, qui n'ont aucun avantage sur les sangsues et qui participent aux inconvénients parfois si graves des lésions traumatiques de l'utérus. La déplétion sanguine directement opérée sur le col utérin par quatre ou cinq sangsues est plus effective que celle que peut procurer un nombre triple de ces annélides appliqués à l'hypogastre. La perte de sang, sans être de beaucoup plus considérable, étant moins bien supportée dans ce cas par les malades qui tendent à l'anémie, on ne peut récidiver chez elles la saignée locale. Dans la métrite chez les vierges on ne songera pas à l'application des sangsues sur le col, on la prescrira à l'hypogastre plutôt qu'aux grandes lèvres, à cause de la démangeaison qui succède aux morsures et qui pourrait être une cause d'onanisme.

Le traitement antiphlogistique comprend aussi les bains tièdes, qui viennent en aide aux émissions sanguines, les cataplasmes et les lavements émollients, les injections vaginales émollientes et narcotiques, qui n'agissent qu'autant que le contact du liquide avec le col se prolonge un certain temps, condition obtenue seulement lorsque l'injection est faite, la femme étant couchée sur le dos et ayant le siége un peu élevé.

On peut regretter que l'emploi des bains immédiats du col conseillé par Mêlier (1) et celui des cataplasmes vaginaux recommandé par Cruveilhier et Amussat soient tombés en désuétude. Une des circonstances qui les ont fait oublier, la difficulté de leur application par les malades, n'existe plus grâce au porte-topique vaginal de M. H. Delisle, qui

(1) *Considérations pratiques sur le traitement des maladies de la matrice*, in *Mém. de l'Acad. de méd.*, 1833, t. II, p. 330.

permet à la femme de porter elle-même dans le vagin et jusque sur le col de l'utérus toutes les substances médicamenteuses, telles que poudres, pommades, tampons, sachets, dont l'application peut être utile. Cet instrument se compose d'un cylindre creux, allongé, en caoutchouc durci, dans lequel se meut un piston. Ce cylindre est ouvert à l'une de ses extrémités, munie d'un pavillon, fermé à l'autre extrémité, arrondie en forme de canule vaginale. Il est formé de deux valves réunies entre elles par un anneau en caoutchouc logé dans une gorge creusée sur le pourtour du pavillon : ce genre d'articulation élastique maintient les valves rapprochées. Ces valves sont d'inégales dimensions, la section longitudinale qui divise l'instrument en deux valves n'étant pas pratiquée suivant le diamètre du cylindre. Cette disposition a pour but de donner une plus grande capacité à la valve qui sert de récipient. En poussant le piston, les valves s'écartent, écartant en même temps les parois du vagin, dont la cavité est ainsi préparée à recevoir le sachet apporté par le piston. La rondelle du piston est munie d'une entaille destinée à recevoir l'anse du cordonnet attaché au sachet. Celui-ci est fait de mousseline claire, a la forme d'un doigt de gant et est fermé par une coulisse dans laquelle passe un cordonnet long de 30 centimètres environ. Quand on retire l'instrument, le cordonnet, ramené à l'extérieur et détaché du piston, sert plus tard à extraire le sachet. Ce porte-topique a toujours été d'un maniement facile pour les malades auxquelles nous l'avons confié. Le docteur Barnes (1) a imaginé, pour l'introduction des tampons médicamenteux dans le vagin, un spéculum analogue, ressemblant à une baguette de gantier dont les branches sont creusées pour couvrir le tampon.

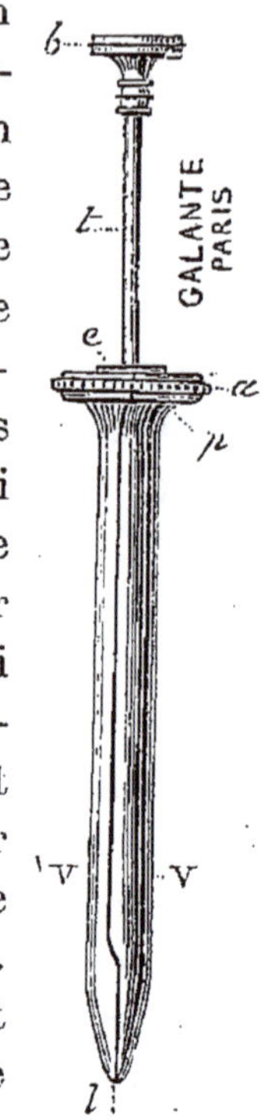

Fig. 2.

Depuis les idées émises par M. Gosselin (2) sur la liaison étroite du catarrhe utérin et des ulcérations du col et le peu d'importance de celles-ci, le traitement de ces lésions est devenu secondaire. L'ulcération disparaît avec le traitement dirigé contre la phlegmasie dont elle n'est que la conséquence. Mais si le plus souvent il n'y a pas lieu de s'en occuper spécialement, il est des circonstances où l'étendue et la persistance des

(1) *Traité clinique des maladies des femmes*, traduit par le docteur A. Cordes, p. 117. In-8°, 1876.

(2) *De la valeur symptomatique des ulcérations du col utérin* (*Arch. de méd.*, 4e série t. II, p. 129, 1845.

lésions réclament un traitement plus ou moins énergique. Alors même que les ulcérations folliculeuses doivent céder au traitement approprié à la métrite, il est utile d'employer des moyens autant hygiéniques que médicaux, tels que les injections froides et astringentes de feuilles de noyer, de roses de Provins, d'écorce de chêne, simples ou additionnées d'alun, de sous-acétate de plomb ou de sulfate de zinc, ou tels encore que les poudres absorbantes d'amidon pur ou additionné de précipité blanc, d'alun ou de sous-azotate de bismuth projetées dans le vagin. Outre leur action astringente, ces injections et ces poudres ont d'autres avantages : les unes enlèvent les produits de sécrétion, et les autres empêchent ou atténuent le contact irritant de ces mêmes sécrétions.

Contre des ulcérations plus étendues et plus rebelles, les caustiques à peu près seuls usités dans la pratique sont l'azotate d'argent et la teinture d'iode. Le crayon de nitrate d'argent est promené sur les ulcérations du museau de tanche et enfoncé au besoin dans la cavité cervicale. Lorsque la métrite catarrhale existe dans le corps et dans le col, le porte-caustique dont nous nous servons, modification de celui de Lallemand, et dont la cuvette est remplie de nitrate d'argent fondu, est promené sur la surface muqueuse des cavités. Il arrive parfois que, par suite de la coarctation de l'orifice supérieur, qu'il ne faut pas chercher à forcer, la cautérisation de la cavité cervicale est seule possible à une première tentative. L'imbrication des replis de l'arbre de vie rend difficilement accessible au caustique solide la muqueuse des interstices. En introduisant dans la cavité du col un pinceau imbibé d'une solution de nitrate d'argent et en le pressant sur les parois, le liquide exprimé arrive mieux au contact du fond de ces replis. Les dissolutions au tiers ou au quart peuvent servir aussi à toucher les ulcérations de la muqueuse de la portion intra-vaginale du col. L'action de l'azotate d'argent est superficielle et dure peu ; aussi est-il nécessaire de revenir plusieurs fois à la cautérisation, dont l'eschare s'élimine en quatre ou cinq jours.

La teinture d'iode est très-utile contre certaines ulcérations de la métrite du col, lorsque celui-ci, tuméfié, comme infiltré, est rouge et mollasse. Sous l'influence des badigeonnages, la tuméfaction et l'ulcération se modifient rapidement. Nous ne parlons ni du nitrate acide de mercure, dont l'emploi a déterminé quelquefois la salivation mercurielle, ni de l'acide pyroligneux, recommandé par M. de Scanzoni, ni des crayons astringents de Becquerel et Rodier, faits avec de l'alun et du sulfate de zinc ou du sulfate de cuivre, et dont l'introduction a provoqué de vives inflammations du col utérin, inconvénient dont semble exempt le crayon de tannin ; ni de l'acide chromique, des acides sulfurique et azotique, du caustique Filhos, de la pâte de Vienne, tous moyens fort peu usités dans le traitement local de la métrite chronique. Lorsque les surfaces ont besoin d'être profondément modifiées, c'est au fer rouge que le chirurgien doit recourir comme au moyen le plus efficace, le moins douloureux, le moins dangereux et le plus commode à appliquer.

En parlant de la métrite chez les vierges, nous avons dit que, du moment où l'examen avec le spéculum devient indispensable, le traitement ne diffère plus de celui de la métrite ordinaire. Les applications topiques au moyen d'un spéculum dont le diamètre soit en rapport avec celui de la vulve, pour ne pas dilacérer l'hymen, ne doivent être faites que tardivement. La métrite virginale tient plutôt de l'inflammation aiguë et les ulcérations peuvent céder à la médication antiphlogistique préalablement employée. L'importance secondaire des érosions et des ulcérations ne nous semble pas réclamer de traitement, si la métrite chronique ne s'est pas opposée à la grossesse, ce qui n'est pas une circonstance rare. La métrite parenchymateuse et le catarrhe utérin remontant à un premier accouchement ne sont pas des obstacles à des grossesses multiples. Du moment que l'avortement n'est pas une conséquence nécessaire de la phlegmasie chronique de l'utérus, ne vaut-il pas mieux attendre la vacuité de l'organe ? Un utérus gravide est dans de mauvaises conditions pour être soumis à un traitement, alors même que celui-ci n'aurait aucune influence nocive sur le produit. L'abstention, vers laquelle nous inclinons avec Aran et MM. Gosselin et Richet, ne doit peut-être pas être posée comme une règle invariable. M. Gallard, qui rejette le fer rouge et les caustiques énergiques pour n'employer chez les femmes enceintes que la solution d'azotate d'argent, cite l'observation d'une femme qui, après trois avortements successifs du quatrième au cinquième mois, put mener une dernière grossesse à terme, grâce au traitement dirigé pour la première fois contre la métrite chronique et l'ulcération du col.

La gynécologie est redevable à Jobert de deux grandes conquêtes chirurgicales : l'opération de la fistule vésico-vaginale et l'application du cautère actuel aux maladies de l'utérus. Dans la métrite parenchymateuse chronique le fer rouge est le plus puissant des résolutifs. Cette résolution est en général assez prompte; mais elle n'arrive pas à être complète, alors même que la cautérisation est renouvelée. Le col engorgé diminue de volume et de consistance sans revenir entièrement à ses conditions normales, circonstance indifférente à la guérison, ainsi que nous l'avons vu. La cautérisation est appelée à remplir deux indications dans la métrite chronique, différentes comme les deux périodes de la maladie. L'utérus présente-t-il un col volumineux, rougeâtre, mollasse, saignant aisément, ou des ulcérations fongueuses, la cautérisation sera énergique et profonde pour que l'effet résolutif soit atteint lors de l'élimination de l'eschare et de la cicatrisation de la plaie. Dans le second degré, correspondant à l'état anémique de l'organe, la cautérisation, qui tend à réveiller la vitalité du tissu, doit être superficielle et légère pour être appliquée plus souvent. Dans le premier degré de la métrite, qui réclame plus spécialement l'emploi du cautère actuel, la destruction n'est jamais profonde et les tissus sous-jacents à la surface touchée sont plutôt modifiés que détruits. Aussi est-il souvent nécessaire de revenir à une seconde et même à une troisième cautérisation, en laissant toutefois entre elles un intervalle assez long pour pouvoir juger des résultats.

Le spéculum doit être plein et d'une substance conduisant mal le calorique, buis, corne ou ivoire. Son ouverture doit embrasser exactement et ne plus abandonner le col utérin, qu'on essuie au besoin avec un tampon de ouate. Le fer rougi à blanc est porté sur le col, et, suivant l'effet qu'on veut produire, on l'y applique légèrement ou on le laisse plus longtemps en contact avec les points touchés, ou même on le remplace par un autre cautère. Quelquefois il est nécessaire d'introduire l'extrémité du cautère dans la cavité cervicale pour modifier l'une ou l'autre paroi. Immédiatement après avoir retiré le fer rouge, il faut avoir la précaution de faire, au moyen du spéculum maintenu en place, une ou deux injections froides avec un irrigateur. Le repos au lit sera prescrit à la malade. La cautérisation du col ne saurait être faite avec trop de soin. Si par suite d'une négligence elle venait à porter sur le vagin, il en pourrait résulter de fâcheux accidents, la propagation au péritoine de l'inflammation du vagin ou plus tard des adhérences cicatricielles succédant à la chute des eschares et produisant le rétrécissement du conduit vaginal. Presque toujours indolente, la cautérisation détermine parfois des douleurs abdominales et lombaires. Le plus ordinairement la révulsion qu'elle produit amène, au contraire, une sédation remarquable dans les douleurs précédemment accusées par les malades. Si d'ordinaire l'innocuité de l'opération est telle que, dans une longue pratique, des médecins répandus n'ont pas eu d'accidents à regretter, une péritonite mortelle n'en a pas moins suivi la cautérisation dans quelques cas. Comme dans toute opération pratiquée sur l'utérus, il faut, avant d'agir, examiner s'il n'existe pas quelque contre-indication telle qu'un point douloureux ou une phlegmasie mal éteinte du côté des annexes et au pourtour de l'utérus. Il faut aussi ne jamais faire de cautérisation au fer rouge dans son cabinet. Le trajet à pied ou en voiture pour se rendre chez elle ne peut qu'exposer la malade au développement d'accidents sérieux, si peu qu'elle y soit prédisposée.

Au nombre des rares médicaments dont l'action sur le tissu de l'utérus est incontestable, figurent l'iode et ses dérivés et le seigle ergoté. Ce dernier, préconisé par Arnal, mériterait d'être employé plus souvent. Il a ses indications dans l'endométrite catarrhale et dans la métrite parenchymateuse, ainsi que ses contre-indications. Dans le catarrhe utérin il peut modifier la sécrétion de la cavité en excitant la contractilité affaiblie de ses parois. C'est encore par les contractions qu'il éveille et l'influence qu'elles exercent sur la circulation et les produits épanchés que, dans la métrite parenchymateuse, l'ergot peut ramener la tonicité et le dégorgement de l'utérus. Aussi n'est-il utile que dans la première période, où l'organe est volumineux, mou et vascularisé. Son administration n'est possible qu'autant que la maladie ait perdu ses caractères inflammatoires; autrement les douleurs provoquées par les contractions dans le tissu utérin seraient trop vives pour que le médicament fût continué. « Il n'est pas rare, dit M. Gallard (1), de voir la métrite chronique se guérir, sans arriver à la deuxième période, lorsqu'on a la bonne fortune de pouvoir administrer le seigle ergoté à temps, et que l'on ose le continuer avec une persistance suffisante. » L'ergot de seigle peut se donner en poudre ou en pilules à la dose de 25 centigrammes à 1 gramme dans les vingt-quatre heures. Arnal employait le plus ordinairement l'extrait de seigle ergoté à la dose de 60 centigrammes, en pilules de 15 centigrammes d'extrait et de 5 centigrammes d'extrait aqueux thébaïque, de deux à quatre pilules par jour.

L'iode, pour avoir une action moins manifeste que celle de l'ergot de seigle, dont l'absorption est suivie de douleurs abdominales et lombaires intermittentes, n'en est pas moins un résolutif utile dans certains cas de métrite chronique. M. Gallard, qui emploie la teinture à la dose de 6 à 12 gouttes, dans un julep gommeux, pendant huit à dix jours chaque mois, fait remarquer que ses propriétés emménagogues tiennent à son action sur le tissu utérin induré. Tandis qu'administrée dans la métrite accompagnée de dysménorrhée ou d'aménorrhée, à l'époque présumée du retour des règles, elle détermine souvent l'apparition de celles-ci dans la deuxième période de la maladie; elle ne donne, par contre, aucun résultat dans les aménorrhées liées à la phthisie. A propos des manifestations de la syphilis sur le col utérin, nous avons posé, sans la résoudre, la question des accidents tertiaires sur l'utérus. Certaines

(1) *Loc. cit.*, p. 393.

femmes ont une métrite du col qui résiste à tous les moyens ordinaires. Le col, volumineux, a une dureté ligneuse qui pourrait faire penser au cancer. Dans ces conditions, l'un de nous a vu l'administration intérieure de l'iodure de potassium suivie dans plusieurs cas de la modification complète de la lésion locale. Bien que la résolution d'une tumeur sous l'influence des préparations mercurielles ou de l'iodure de potassium n'en implique pas nécessairement la spécificité, les faits de ce genre n'en jettent pas moins un certain doute dans l'esprit.

Les agents thérapeutiques précédents, moyens chirurgicaux ou médicaux, ont une action directe sur le tissu utérin et sa lésion ; la médication générale n'agit sur l'organe que secondairement et indirectement. Elle met l'économie dans les conditions désirables pour résister aux conséquences de la maladie, pour aider au traitement local et pour achever la guérison. Elle s'adresse aux altérations de l'hématose et aux troubles fonctionnels que la métrite chronique détermine ou entretient et qu'elle aggrave toujours. La chloro-anémie préexiste à la métrite dans un assez grand nombre de circonstances.

La métrite n'en est pas une conséquence nécessaire. Dans la plupart des cas l'état anémique succède à la métrite parenchymateuse et surtout à l'endométrite catarrhale. Nous avons noté déjà l'allanguissement que la sécrétion utérine exagérée amène chez les malades. Influencée par la lésion de l'utérus, la chloro-anémie retentit sur elle à son tour et des accidents dyspeptiques ou névropathiques viennent fermer le cercle morbide où l'économie se débat parfois pendant des années. Ce n'est pas trop des ressources de la médecine, de la médication hydrominérale et de l'hygiène pour amener, avec la disparition des troubles généraux, la guérison ou l'amélioration des accidents de la métrite.

Les toniques, et à leur tête les préparations martiales et les préparations de quinquina, sont indiqués dans les métrites chroniques, non-seulement contre l'aménorrhée, mais pour maintenir et relever les forces. Ces médicaments devront être pris au commencement des repas. Le régime, bien que varié, pour réveiller l'appétit souvent languissant, sera tonique et fortifiant. Les aliments, composés surtout de viandes grillées et rôties, devront être facilement assimilables et réparateurs sous un petit volume. Les diverses formes de dyspepsie qui accompagnent si souvent la chloro-anémie liée à la métrite chronique seront combattues par les médications appropriées aux différents symptômes. Les amers francs, le quassia amara, la teinture amère de Baumé, remplaceront le quinquina ou lui seront associés; des infusions aromatiques et stimulantes seront prescrites à la fin des repas dans la forme flatulente; lorsque l'élément douleur compliquera la dyspepsie, une à trois gouttes de laudanum de Sydenham prises avant chaque repas assureront la tolérance de l'aliment; sa digestion sera facilitée par les préparations de pepsine. C'est dans ces formes différentes de dyspepsie que certaines eaux minérales sont avantageusement prescrites. Les eaux de Spa, d'Orezza, de Bussang viennent en aide au régime reconstituant. Si elles sont mal supportées, on les remplace par celles de Pougues, de Lardy, de Marcols. Pour les estomacs qui ne peuvent supporter le fer, la source de l'Hôpital, l'eau de Vals, l'eau d'Alet, des eaux alcalines plus légères, Saint-Galmier, Condillac, pourront être substituées les unes aux autres. Les préparations arsenicales appartiennent à la médication tonique et reconstituante. L'arséniate de soude en solution, donné au commencement du repas, réveille souvent l'appétit et facilite le travail d'assimilation. Nous n'avons pas à nous étendre sur le traitement aujourd'hui si bien connu de la chloro-anémie et des dyspepsies qui l'accompagnent.

L'agent thérapeutique le plus utile contre ces états morbides et contre les accidents névropathiques qui en résultent est évidemment l'hydrothérapie. « L'hydrothérapie, dit Aran (1), est sans conteste la clef de voûte du traitement de la métrite chronique parenchymateuse, alors que la maladie est entrée dans la période de chronicité franche, alors que les phénomènes inflammatoires ont en grande partie disparu, et surtout en l'absence de ces recrudescences inflammatoires ou congestives qui se succèdent quelquefois assez rapidement dans un temps très-court. » Ces contre-indications posées, les résultats acquis diffèrent pour l'état général et pour l'état local. Les phénomènes généraux sont énergiquement modifiés par la douche froide; les fonctions digestives se rétablissent avec celles de la peau, les douleurs péri-utérines diminuent ou disparaissent, le sommeil revient et l'économie se relève et se fortifie. Les phénomènes locaux s'amendent dans une certaine mesure sous l'influence de la congestion périphérique que la réaction détermine. Ces décongestions répétées de l'utérus, si favorables qu'elles puissent être, ne suffisent pas à la guérison du catarrhe, de l'engorgement et des ulcérations. C'est surtout lorsque ces lésions sont modifiées ou en voie de guérison que les douches froides de courte durée, de quelques secondes, doivent être prescrites comme complément du traitement. Sous leur action, l'état général se relève et les femmes reprennent une santé dont le maintien exige de grandes précautions et

(1) *Loc. cit.*, p. 545.

qui est sujette à s'altérer, surtout dans les cas de métrite catarrhale. Il est bien peu de malades qui, avec des précautions et la courte durée de la douche, ne puissent supporter le traitement. « Si la malade, dit M. Beni-Barde (1), supporte difficilement l'eau froide, il est indispensable de commencer par des douches, des frictions ou des lotions tempérées. » Nous sommes peu partisans de l'hydrothérapie faite en chambre. Dans une maladie rebelle comme la métrite chronique, où il s'agit de modifier l'état local et les manifestations variées de l'état général, l'hydrothérapie, pour être réellement utile, doit être faite dans un établissement spécial. Le succès sera plus assuré si les grandes conditions d'hygiène liées au séjour à la campagne se trouvent combinées, comme à Divonne, à l'administration méthodique de l'eau. Les résultats seront encore plus prompts et plus prononcés à l'égard des phénomènes généraux, si l'altitude permet, comme au Righi, de bénéficier simultanément de l'aérothérapie et de l'hydrothérapie.

Les bains de mer ne peuvent convenir comme l'hydrothérapie à presque toutes les femmes affectées de métrite chronique. Les indications et les contre-indications de ces deux ordres de moyens se ressemblent. Dans la première période de la métrite et lorsqu'existe une tendance au retour des symptômes aigus, il y aurait à craindre leur réveil, surtout sous l'influence des bains de lame. C'est dans la seconde période, alors que l'inflammation est éteinte, qu'une saison au bord de la mer donne les meilleurs résultats. S'il est difficile d'apprécier l'action résolutive de l'eau de mer sur la maladie utérine, son action tonique et reconstituante est des plus évidentes. L'invigoration résulte de l'action de l'eau, de l'atmosphère maritime, de cet ensemble d'influences qui constituent l'hygiène de la mer. Les fortes chaleurs de l'été ne sont pas les conditions les plus favorables pour l'action des bains de mer ; elles peuvent même devenir un obstacle en obligeant à suspendre le traitement chez les personnes anémiques et nerveuses, souvent prises de courbatures et d'autres malaises. « C'est sans doute, dit M. le docteur Lemarchand (2), à cause de cette circonstance particulière qui n'a pas échappé à la sagacité des médecins anglais, qu'ils n'envoient leurs malades à la mer qu'au commencement de septembre, et encore dans le Nord. » Il est évident qu'à cette époque les qualités salubres de l'air de la mer sont d'autant plus reconstituantes que la stimulation d'une température plus froide s'y ajoute. Le traitement et l'hygiène maritimes, souvent contraires à certaines malades nerveuses,

(1) *Traité théorique et pratique d'hydrothérapie*, p. 975. Paris, 1874.
(2) *De l'hygiène de la mer et de l'hydrothérapie maritime*, p. 7. Dieppe, 1874.

irritables, herpétiques, conviennent surtout aux anémiques, aux constitutions molles et lymphatiques, aux métrites chroniques influencées par la diathèse scrofuleuse. Ainsi s'expliquent les bons résultats que procure souvent une saison au bord de la mer aux malades atteintes de catarrhe utérin. Lorsque certains symptômes prédominants de la métrite chronique auront été modifiés par les eaux minérales répondant, comme Vichy, Plombières, Néris, à des indications spéciales, le séjour sur une plage maritime sera utile pour reconstituer l'état général affaibli par la maladie et aussi quelquefois par le traitement thermal.

Les indications particulières que montre la métrite chronique, soit par elle-même, soit par les symptômes de voisinage et les phénomènes sympathiques qu'elle produit, peuvent être remplies par les agents de la matière médicale et par la médication hydro-minérale. Si, dans certains cas, le symptôme doit être négligé parce qu'il disparaît avec la maladie qui le cause, dans d'autres il est nécessaire, à cause de son importance, de l'atténuer ou de l'effacer tout en agissant contre la maladie principale ; et enfin, dans certaines conditions, la manifestation symptomatique qui survit à la lésion exige une intervention spéciale. Nous avons vu qu'en raison de leur voisinage et de leurs connexions avec l'utérus, la vessie et le rectum participent à l'inflammation chronique, soit qu'elle résulte de l'extension de la phlegmasie utérine ou de la compression exercée par l'organe en anté ou en rétroversion. Plus on porte son attention sur l'état de la vessie chez les malades atteintes d'affections de la matrice, plus on constate la fréquence des altérations vésicales. Le traitement de la cystite chronique liée à la métrite n'offre rien de particulier et se compose de l'emploi successif ou alterné des boissons émollientes et balsamiques, des bains alcalins et des eaux de Vichy, de Vals, de Contrexéville. Ces cystites, parfois accompagnées d'irradiations douloureuses chez certaines hystériques, sont très-difficiles à modifier, et l'on voit le catarrhe se reproduire en dépit des injections balsamiques et cathérétiques faites dans la vessie, et les douleurs revenir malgré toutes les préparations pharmaceutiques employées.

L'inflammation du rectum, accompagnée d'alternances de diarrhée et de constipation, du rejet de mucosités abondantes, de ténesme et parfois d'hémorrhoïdes, est un symptôme de voisinage moins fréquent, mais souvent plus pénible que la cystite. Des laxatifs, des lavements émollients, des quarts de lavement amylacés et laudanisés, des suppositoires belladonés, des bains de siége seront prescrits contre les symptômes causés par la rectite. Indépendamment de cette phlegmasie, la constipation s'observe dans la plupart des cas de métrite chronique comme une complication qu'il faut écarter. Souvent liée aux dyspepsies, elle cède aux divers traitements que réclament ces états morbides. Elle n'en exige pas moins, dans beaucoup d'autres cas, une médication spéciale. Le médicament dont les résultats nous ont paru les plus satisfaisants, d'après l'expérimentation suivie à la Maison municipale de santé (1), est le podophyllin administré à doses constantes, mais filées et répétées. Une pilule de 3 centigrammes est donnée le premier jour le matin ou le soir; s'il n'y a pas eu d'effet, une deuxième pilule est prise le lendemain, à la même heure; reste-t-elle sans effet, une troisième pilule est administrée le troisième jour, et ainsi toutes les douze heures jusqu'à selles faciles. Sous l'influence de cette médication continuée, interrompue, reprise selon les circonstances, et pour laquelle il n'y a pas de contre-indications dans les phénomènes physiologiques et autres qui se passent du côté de l'utérus, l'habitude des garde-robes régulières est contractée par les malades. Chez celles qui ne pourraient faire usage des pilules de podophyllin, on prescrirait certaines eaux minérales purgatives, comme Pullna, Miers, Montmirail-Vaqueyras, Birmenstorf, Hunyadi-Janos.

Une des complications les plus communes de la métrite chronique, surtout chez les malades un peu âgées, c'est le prurit vulvaire, tantôt dû à un état inflammatoire de la muqueuse vulvaire causé par les sécrétions irritantes de l'utérus, tantôt indépendant de toute leucorrhée et constituant un phénomène nerveux d'ordre réflexe, lié à la lésion utérine. « Très-souvent, dit M. N. Guéneau de Mussy (2), le prurit vulvaire succède au catarrhe utérin, et il m'est arrivé plus d'une fois de voir des démangeaisons violentes, intolérables, céder après une ou deux cautérisations du col utérin, qui, sans faire cesser complétement le catarrhe, en diminuaient l'abondance et probablement en modifiaient la nature. Il n'est pas rare que les femmes, inconscientes de cet état catarrhal, n'accusent que du prurit, dont l'examen de l'utérus permet de déterminer l'origine. Il se produit souvent, dans ce cas, un érythème de la vulve analogue à la rougeur de la région sous-nasale dans le coryza. » Le prurit qui n'est pas lié à l'écoulement catarrhal de la métrite est autrement difficile à guérir. Parfois aussi les démangeaisons ne s'éteignent pas définitivement lorsque les sécrétions qui les avaient provoquées sont taries par le traitement. Maladie souvent rebelle, quelle qu'en soit la cause, le prurit vulvaire exige une médication longue dont les agents doivent être souvent variés. La liste en serait trop longue; citons seulement les bains, les lotions d'eau blanche, celles qu'on peut faire avec une solu-

(1) Gérard Marchant, *Nouvelles recherches sur le podophyllin* (*Bullet. de thérap.*, 1874).
(2) *Études cliniques sur le prurit vulvaire* (*Gaz. des hôp.*, 1868, p. 118).

tion de borate de soude (40 grammes pour 400 grammes d'eau de roses) ou de carbonate de soude (50 grammes pour 1 litre d'eau), ou les lotions pratiquées avec de l'eau très-chaude additionnée pour 1 litre d'une cuillerée à café de la solution suivante : alcool, 100 grammes ; bichlorure de mercure, 10 grammes ; ou les onctions faites avec des pommades au calomel, et, après les onctions et les lotions, des applications sur la vulve de poudres d'amidon pure ou additionnée de camphre, d'oxyde de zinc, de sous-nitrate de bismuth ou de précipité blanc.

Nous avons vu que les irradiations douloureuses sont modifiées par les applications de fer rouge faites sur le col utérin et par le traitement hydrothérapique. Lorsque les névralgies persistent en dépit de la médication générale et locale de la métrite et que leur intensité exige une intervention spéciale, celle-ci ne diffère pas du traitement de la névralgie essentielle. Les agents qui réussissent le mieux sont l'hydrate de chloral, les préparations opiacées et les injections hypodermiques de morphine. Des troubles du système nerveux autres que les névralgies accompagnent la métrite chronique. Telles sont les paraplégies d'ordre réflexe, dont la connaissance est encore incomplète à cause même de leur rareté. Ces paraplégies formeraient-elles deux groupes distincts, comme l'indique M. Desnos (1), qui attribue une certaine influence à l'hystérie déterminée par l'affection utérine ou préexistant à celle-ci? Il y aurait : 1° des paraplégies par compression des nerfs lombo-sacrés à la suite de l'engorgement des organes génitaux internes ; et 2° des paraplégies hystériques. Le traitement du premier groupe se confondrait avec celui de la lésion qui produit la compression nerveuse. Les paralysies purement fonctionnelles relèveraient surtout des eaux minérales faibles. Il serait sans doute utile d'essayer dans les deux formes la faradisation utérine. M. le docteur Tripier (2) rapporte deux observations de paraplégie incomplète guérie par l'électricité. Dans l'une l'utérus, en antéversion, était légèrement engorgé et abaissé, et les antécédents de la malade permettaient de rapporter la paralysie à l'hystérie; dans l'autre la paraplégie, qui datait d'un an, existait avec une antéversion et un engorgement de la matrice. Les paraplégies ne sont pas les seules maladies nerveuses dépendant de la métrite que la médication thermale modifie ; elle est utilisée avec avantage dans les névralgies et dans le prurit vulvaire liés à quelque affection utérine.

(1) *Du traitement des maladies des femmes par les eaux minérales* (*Annales de gynécologie*, juin, juillet, août 1874).

(2) *Lésions de forme et de situation de l'utérus, leurs rapports avec les affections nerveuses de la femme*, p. 85, obs. XIX, XX, Paris, 1871.

« Le traitement hydrominéral, dit M. Gallard (1), n'a aucune action spéciale, encore moins spécifique, contre la métrite chronique. » C'est ce qui explique le nombre considérable d'eaux de composition différente employées dans cette maladie. Elles ne sont ni ne peuvent être prescrites d'une façon banale, car elles sont nuisibles ou utiles. Elles s'adressent moins à la maladie qu'à la malade prise avec son tempérament, ses susceptibilités morbides, sa constitution, ses conditions héréditaires ou acquises. Leur variété s'explique encore par la différence des indications suivant les périodes de la métrite, suivant la prédominance de certains symptômes et l'existence si fréquente de complications. Pour mettre quelque clarté dans ce sujet complexe, et en l'envisageant au point de vue clinique, on peut dire que le traitement hydrominéral de la métrite chronique répond à trois grandes divisions : la première comprenant les indications et les contre-indications nées de l'absence complète ou de la persistance de l'élément congestif ou fluxïonnaire, que la métrite soit simple ou compliquée ; la seconde contenant les indications liées aux états diathésiques, et la troisième spéciale aux conditions prédominantes de l'élément nerveux.

On doit considérer la cure thermale comme le complément du traitement ordinaire de la métrite chronique, complément non toujours nécessaire, mais souvent utile, et indispensable même dans quelques cas. Elle a pour but de parfaire une guérison avancée et d'activer la résolution de certaines lésions ou la disparition de certains symptômes qui résistent aux moyens ordinaires, tels que l'engorgement utérin ou périutérin et la leucorrhée utérine. Les conditions presque indispensables de ce traitement, c'est que la métrite soit entrée dans cette phase chronique où les retours aigus ne sont plus à craindre et où ne peuvent plus se produire tout au plus que quelques recrudescences subaiguës. Il ne faut pas oublier que la métrite est rarement dégagée de toute complication et que, même en dehors de l'irritabilité propre des sujets, l'influence stimulante des eaux et de certains procédés en particulier peut réveiller des phlegmasies mal éteintes du côté de l'utérus, des organes voisins, vessie et rectum, du péritoine et du tissu cellulaire du petit bassin. Il peut être dangereux, ainsi que l'observe M. Desnos dans son intéressante étude, à laquelle nous faisons plus d'un emprunt, d'ajouter à l'excitation du traitement hydrominéral celle qui résulte de toute intervention portée sur le col utérin et même de toute exploration des organes génitaux. Hors quelques cas rares où celle-ci

(1) *Loc. cit.*, p. 454.

peut être nécessaire pour constater les résultats acquis, le traitement aux eaux doit rester purement thermal. Le rôle du médecin n'en est pas moins important et délicat, car il a à modifier, à graduer, à varier les procédés hydrobalnéaires suivant les incidents et les complications qui surviennent dans le cours d'une cure, circonstances qu'on ne peut prévoir et qui, par cela même, ne permettent au médecin ordinaire d'intervenir que par quelques indications sur les particularités de la maladie et la direction qu'elles doivent imprimer au traitement.

Dans la thérapeutique thermale des affections utérines l'usage interne des eaux n'occupe qu'un rang secondaire. L'importance de la balnéation est autrement grande. Le degré de la minéralisation des bains, leur nombre, leur durée varient suivant les indications de la métrite, les incidents morbides et la nature des eaux. Certaines pratiques ont des avantages à côté de graves inconvénients. Telles sont les douches locales, les douches vaginales et ascendantes. L'usage intempestif ou l'abus des douches dirigées sur les lombes et l'hypogastre ainsi que la trop grande force de leur percussion peuvent réveiller des douleurs et des phlegmasies. La révulsion périphérique qui succède à la douche générale est ordinairement exempte de ces inconvénients. Maniée d'une main prudente, la douche locale exerce sur les organes contenus dans le bassin une action plus directement résolutive. Les douches extérieures, tempérées et généralement à faible pression, dirigées sur l'hypogastre, les lombes et surtout les points qui sont le siége de douleurs névralgiques, ont à Néris, dit M. de Ranse (1), lorsqu'elles sont convenablement administrées, une action sédative qui les fait rechercher des malades. Les douches internes ou vaginales exercent une stimulation puissante très-utile pour la résolution des engorgements, mais nuisible s'il existe encore une tendance congestive. Si les douches sont mal tolérées, on peut les remplacer par des irrigations vaginales faites avec l'eau du bain, pendant l'immersion de la malade, au moyen des appareils les plus simples. Ces irrigations, d'une durée de huit à dix minutes, doivent être pratiquées comme les douches avec beaucoup de douceur.

« On rencontre, rapporte M. de Ranse (2), des malades dont l'utérus est tellement sensible et irritable, que ces irrigations, prises avec les plus grandes précautions possible, n'en réveillent pas moins soit des congestions intenses, soit de vives douleurs et ne peuvent être tolérées. » On leur substitue de véritables bains locaux en faisant participer le vagin et le col de l'utérus au bain général, résultat obtenu au moyen de ca-

(1) *Clinique thermo-minérale de Néris*, p. 84. 1875.
(2) *Loc. cit.*, p. 84.

nules suffisamment grosses et percées de trous qui, par l'écartement des parois vaginales, donnent à l'eau un libre accès jusqu'aux culs-de-sac vaginaux. « Dans les conditions ordinaires, dit M. Noël Guéneau de Mussy (1), le vagin est une cavité virtuelle, habituellement close par l'adossement de ses parois. Ayant placé sur le col un petit morceau de ouate imbibé d'eau blanche, je m'assurai, après un bain sulfureux, que celui-ci n'avait pas pénétré jusqu'à la ouate, car elle n'avait pas noirci. » Ces bains locaux contribuent à modifier favorablement l'état de la muqueuse et les sécrétions dont elle est le siége. Les douches ascendantes rectales ont moins d'inconvénients que les douches utéro-vaginales et ont, comme elles, une certaine action résolutive sur l'utérus engorgé; elles combattent surtout la constipation, symptôme ordinaire de la métrite chronique.

Dans la métrite simple, arrivée même à la cachexie utérine, mais dégagée d'antécédents diathésiques et exempte de symptômes particuliers prédominants, la plupart des eaux minérales peuvent être indifféremment prescrites . Elles agissent toutes contre un état morbide local, l'engorgement utérin, dont elles ont à provoquer la résolution. Aussi ce résultat peut-il être demandé aux sulfurées calciques comme Enghien, Allevard; aux sulfurées sodiques : Saint-Sauveur, Cauterets, les Eaux-Chaudes, Bagnères-de-Luchon, Amélie-les-Bains, Aix en Savoie, Saint-Honoré, Ax, Le Vernet ; aux alcalines comme Vichy ; aux chlorurées sodiques : Bourbonne, Bourbon-l'Archambault, Bourbon-Lancy ; aux iodo-bromurées comme Kreuznach, Soden, Kissengheim, Hall, Nauheim en Allemagne, Salins, Salies-de-Béarn, Salins-Moutiers en France. Les eaux chlorurées sodiques mixtes, telles que Royat, Saint-Nectaire, Ems, peuvent être ordonnées comme ces eaux peu minéralisées désignées sous les dénominations d'indifférentes, indéterminées, amétallites, inermes : Plombières, Luxeuil, Bains, Lamalou, Bagnères-de-Bigorre, Ussat, Dax, Néris, Gastein, Tœplitz, thermes qui ont une grande importance dans la thérapeutique des maladies des femmes. Les eaux chlorurées sodiques doivent être évitées dans les métrites chroniques où s'observe une tendance à l'hémorrhagie. M. Durand-Fardel est porté à les proscrire du traitement, parce qu'elles prédisposent à la métrorrhagie, et à leur préférer les bicarbonatées sodiques, qu'il considère comme tempérantes. Si, comme l'observe M. Gallard (2), cette propriété est un inconvénient dans la première période de la métrite, lorsqu'existent des mouvements fluxionnaires intenses et répétés, elle

(1) *De l'herpétisme utérin* (*Arch. gén. de méd.*, octobre 1871).
(2) *Loc. cit.*, p. 456.

devient un avantage dans la période d'induration anémique, caractérisée par de l'aménorrhée et de la dysménorrhée. « Dans ces cas, ajoute-t-il, il y a tout avantage à s'adresser à une médication stimulante, qui favorise le retour des écoulements menstruels, et il convient d'envoyer les malades à Bourbonne, à Balaruc, à Salins, à Salies-de-Béarn et à toute autre source dont les eaux contiennent de l'iode et du brôme, en même temps que du chlorure de sodium. »

Les résultats de la médication saline ont été constatés par de nombreux observateurs dans les affections utérines, depuis les simples troubles de la menstruation jusqu'aux engorgements utérins et ovariques. M. de Scanzoni (1), qui ne rend pas aux eaux minérales, dans le traitement de la métrite chronique, la justice qui leur est due, remarque néanmoins que dans cette maladie l'emploi des eaux bromo-iodurées amène une amélioration générale et un amendement local dans les cas où l'endurcissement et l'augmentation considérable du volume de l'utérus démontrent qu'il s'est fait dans cet organe un travail hyperplasique. Le même amendement se produit encore lorsqu'il existe des exsudations péri-utérines. Cette action, en rapport avec la forte minéralisation de ces eaux, se comprend d'autant mieux qu'elle s'exerce aussi sur les myômes de l'utérus dont l'absorption plus ou moins complète, constatée dans certains cas après l'accouchement, aurait été provoquée également par certaines sources, telles que Kreuznach, Salins et Salies. Avec ces eaux chlorurées à minéralisation élevée, les divers procédés balnéaires ne sont possibles, quelle que soit l'affection utérine, qu'autant que la femme ne présente aucun indice de phlegmasie ni du côté de la matrice, ni du côté des annexes et du péritoine.

Dans la métrite chronique compliquée de symptômes dyspeptiques bien accusés, les eaux bicarbonatées sodiques de Royat, de Pougues sont souvent ordonnées ainsi que les bicarbonatées sodiques et chlorurées de Saint-Nectaire, de Bourbon-Lancy, de Bourbon-l'Archambault. La source de la Hontalade (Saint-Sauveur) est utile contre la dyspepsie. Parmi les indéterminées figurent Plombières et Bagnères-de-Bigorre. Vichy ne saurait convenir que si l'anémie n'est pas trop profonde. Ces eaux différentes, qui répondent aux différences symptomatiques de la dyspepsie, sont propres à effectuer en outre la résolution de la phlegmasie utérine. L'amélioration des fonctions digestives et des forces générales marche de pair avec les modifications qui se produisent du côté de l'utérus. Avec les qualités altérantes de Vichy, on conçoit la réserve

(1) *De la métrite chronique*. Trad. par Sieffermann, p. 358, 1866.

que commande son administration interne, et combien l'abus serait près de l'usage. La combinaison de l'action générale de l'eau prise en boisson et de la propriété résolutive des bains, aidés d'irrigations pendant l'immersion, donne des résultats favorables, d'après les observations de M. Willemin (1), non-seulement dans les engorgements chroniques de l'utérus qui ne sont au fond rien autre que la métrite chronique, mais aussi pour la résolution des phlegmons péri-utérins. Une autre indication de Vichy se rencontre dans la métrite chronique compliquée de lithiase biliaire. Nos observations ne nous ont pas permis de constater le lien étiologique qui existerait entre les maladies utérines et les coliques hépatiques. Quelle que soit la valeur des explications théoriques, M. Willemin (2), exerçant sur un autre théâtre, a signalé l'influence fâcheuse exercée par les affections utérines sur la production de la gravelle biliaire. Cette complication de la métrite fournit des indications spéciales que Vichy remplit avec avantage en s'adressant tout à la fois à l'affection hépatique et à la lésion de l'utérus.

La chloro-anémie liée à la métrite chronique, qu'elle ait précédé ou suivi celle-ci, trouve dans les conditions générales et particulières du traitement hydrominéral des ressources hygiéniques et thérapeutiques puissantes par leur association. Comme dans cet état morbide complexe la maladie principale est constituée par la lésion utérine, il est inutile de passer en revue les stations ferrugineuses qui, en France et à l'étranger, s'adressent plus spécialement à la chloro-anémie. Beaucoup de stations thermales de composition chimique différente possèdent des sources ferrugineuses utilisées contre l'altération du sang en même temps que les indications thérapeutiques de la maladie utérine sont remplies par les procédés balnéaires. Tels sont Luxeuil avec sa source ferro-manganifère, Lamalou, Saint-Nectaire avec sa source rouge, Plombières avec la source Bourdeille et le voisinage de Bussang, Bagnères-de-Bigorre avec ses eaux ferrugineuses, Vichy avec les sources de Mesdames, de Lardy et de Cusset, Evian avec la source d'Amphion. Dans la métrite virginale, affection subaiguë plutôt que chronique, souvent liée à la chlorose, des eaux douces comme Evian, Bagnères et Luxeuil avec leurs sources ferrugineuses, répondent à la double indication qui se présente. Du reste les eaux martiales ne sont pas indispensables au traitement de la chlorose, comme l'observe très-justement M. Durand-Fardel. Les eaux sulfureuses et les chlorurées sodiques donnent des résultats aussi satisfaisants.

(1) *De l'emploi de l'eau de Vichy dans les affections chroniques de l'utérus*, p. 245. 1855.
(2) *Des coliques hépatiques et de leur traitement par les eaux de Vichy*, p. 77. 1870.

Les diathèses dominent les manifestations de la métrite chronique, à laquelle elles impriment une résistance permanente au traitement. Celui-ci restera sans action marquée sur les lésions et leurs symptômes tant que la disposition générale ne sera pas modifiée. Les agents les plus actifs et les plus puissants de ces modifications sont les eaux chlorurées sodiques et les sulfureuses. Dans la métrite compliquée de lymphatisme et de scrofule, la leucorrhée utérine ou l'engorgement ne céderont qu'à une médication thermale souvent énergique. Aussi les eaux particulièrement recommandées ont-elles une minéralisation puissante. Telles sont, parmi les chlorurées sodiques, Salins, Salies-de-Béarn, Salins-Moutiers, Bourbonne, Bourbon-l'Archambault, Nauheim, Kreuznach. « Les chlorurées sodiques arsenicales de la Bourboule, qui possèdent dans le traitement de la scrofule une réputation si légitime, dit M. Desnos (1), doivent être placées sur le même rang que les précédentes. » Il faut encore citer Uriage et, pour les strumeuses affectées de métrite qui présentent une certaine excitabilité de l'économie, les eaux sulfureuses douces de Saint-Sauveur et des Eaux-Chaudes. Dans la métrite liée à l'herpétisme, Néris, Ussat, Plombières peuvent intervenir utilement, s'il existe en même temps des manifestations douloureuses. « Quand l'hyperesthésie n'est pas excessive, je leur préfère en général, écrit M. N. Guéneau de Mussy (2), les eaux tièdes et faiblement sulfureuses, comme les Eaux-Chaudes, celles de Saint-Sauveur et les sources les plus faibles de Cauterets. Elles ont une action tonique qui ne détruit pas leur influence modératrice sur le système nerveux, et elles joignent à ces avantages celui d'avoir pour élément minéralisateur un modificateur énergique des affections cutanées chroniques. On peut encore, si on craint l'excitation de ces faibles doses de sulfure, recourir aux sulfureuses dégénérées et alcalines, comme les eaux d'Ax, d'Amélie, de Moligt. Quand au contraire on a affaire à une chronicité dont le lymphatisme et l'inertie constitutionnelle sont le substratum, on conseillera des eaux sulfureuses plus énergiques : celles de Luchon ou de Cauterets............. Je ne songerais à celles de Royat ou de la Bourboule que dans le cas où à l'élément dartreux se joindrait un élément lymphatique très-accentué, qui n'aurait pas été modifié par les eaux sulfureuses. »

La métrite chronique s'accompagne d'irradiations douloureuses qui la plupart du temps ne méritent pas une attention particulière et disparaissent lorsque la maladie principale se guérit. Dans d'autres cas, les

(1) *Loc. cit.*, p. 38.

(1) *De l'herpétisme utérin* (*Arch. de méd.*, octobre 1871).

névralgies acquièrent une intensité ou une persistance qui en font un symptôme prédominant. Leurs causes permettent d'établir deux groupes; dans l'un, les névralgies, qui occupent les branches du crural ou du sciatique, résultent de la propagation de la phlegmasie ou de la compression due à la métrite parenchymateuse, aux déplacements de l'utérus engorgé ainsi qu'au phlegmon péri-utérin et à la pelvi-péritonite; dans l'autre groupe figurent des névralgies plus fréquentes, de cause réflexe et portant sur des rameaux nerveux proches ou éloignés de la matrice. Il est évident que contre ces irradiations douloureuses, surtout celles qui dépendent de la compression, le traitement doit tout d'abord être dirigé contre les états phlegmasiques utérins ou péri-utérins qui les déterminent. Mais les névralgies par compression et les névralgies réflexes peuvent être, dans certaines circonstances, un élément morbide assez important pour commander la thérapeutique. Chez certaines malades les névralgies persistent après la guérison de la métrite par les moyens ordinaires, comme un effet qui survit à une cause. La métrite chronique, comme toutes les maladies des organes génito-urinaires chez l'homme et chez la femme, dispose aux idées tristes; aussi les malades qui en sont affectées et qui ont une certaine nervosité accusent-elles, outre les irradiations douloureuses péri-utérines et les viscéralgies, ces troubles variés et bizarres dus au nervosisme.

Le traitement hydro-minéral a des ressources précieuses contre ces états névropathiques, ces névralgies qui survivent à la métrite, celles qui résultent de la compression par un engorgement de l'utérus ou une tumeur inflammatoire du petit bassin, et aussi contre les irradiations douloureuses de nature réflexe dont le point de départ est à l'utérus. Contre ces diverses manifestations nerveuses les eaux minérales indéterminées occupent le premier rang. Telles sont les eaux de Néris, Plombières, Bagnères-de-Bigorre, Ussat, Bains, Luxeuil, Lamalou, Evian. La plupart de ces thermes possèdent des sources ferrugineuses qui peuvent être utilisées comme un élément adjuvant de la cure. Après ces eaux sédatives, figurent certaines eaux sulfureuses, en tête desquelles est Saint-Sauveur malgré sa forte minéralisation, les Eaux-Chaudes plus faiblement sulfurées, les sources modifiées ou dégénérées d'Amélie, de Luchon, de Vernet, de la Preste, de Moligt, d'Olette et d'Ax. Une seule source chlorurée sodique faible, Bourbon-Lancy, est d'une réelle utilité dans ces métrites avec irradiations névralgiques. Comme l'observe M. Durand-Fardel dans ses leçons sur les eaux minérales, c'est près des eaux indéterminées que la métrite chronique rencontre les applications les plus étendues et les plus précieuses. « Leur action sédative, dit-il, loin d'exposer à l'exaspération de l'état congestif, inflammatoire ou névrosique de l'appareil utérin, l'atténue, le calme, tandis qu'elles exercent encore sur l'ensemble de l'organisation une action reconstituante dont un des avantages est de rendre ultérieurement, aux agents de la thérapeutique ordinaire, une efficacité que l'ancienneté de la maladie et la langueur du système leur avaient retirée.» Les eaux indéterminées ont aussi une action salutaire sur ce symptôme rebelle de la métrite chronique, le prurit vulvaire. « Quelques-unes de nos malades souffraient à des degrés variés de ce symptôme, rapporte M. de Ranse, et la plupart, sinon toutes, ont été grandement soulagées par les eaux de Néris (1). »

De même que dans les névralgies qui résultent de la compression d'une branche nerveuse par l'utérus engorgé ou par quelque tumeur pelvienne d'origine inflammatoire, le traitement le plus rationnel consiste à provoquer la résolution des produits inflammatoires; dans la paraplégie liée à la métrite et due à une cause semblable, le traitement ne saurait différer. Aussi dans les deux cas est-ce à des eaux fortement minéralisées et susceptibles par cela même de produire ces résolutions qu'on s'adresse. « Les mêmes eaux, dit M. Desnos (2), doivent être mises en œuvre, à savoir des eaux fortes et moyennes, chlorurées sodiques, bicarbonatées sodiques simples ou mixtes; et notamment Bourbonne, Bourbon-l'Archambault, Lamothe, Balaruc parmi les chlorurées; Vichy parmi les bicarbonatées sodiques; Royal, Ems, Saint-Nectaire au nombre des bicarbonatées mixtes. Puis vient toute la série des *sulfureuses*, en choisissant de préférence celles où l'on a l'habitude des maladies des femmes. » Dans le cas où une susceptibilité générale de l'économie contre-indiquerait l'usage de ces eaux, c'est aux indéterminées qu'il faudrait avoir recours. Les paraplégies fonctionnelles d'ordre réflexe ou liées à l'hystérie relèvent surtout des eaux indéterminées : Néris, Luxeuil, Plombières, Bains, et des sulfureuses faibles et modifiées. Les paralysies utérines trouvent encore de précieuses ressources dans les eaux de Lamalou et de Bourbon-Lancy, si utiles dans les paralysies essentielles de la sensibilité et du mouvement.

En traitant des indications thérapeutiques variées de la métrite chronique, nous avons rappelé l'importance des prescriptions de l'hygiène. Celle-ci a une part notable dans les résultats de la médication hydro-minérale. De son observance ou de son oubli résulte le maintien

(1) *Loc. cit.*, p. 75.
(2) *Loc. cit.*, p. 31.

de la guérison ou la perte du bénéfice acquis. On ne saurait prétendre à la guérison anatomique de la métrite, c'est-à-dire au retour de l'utérus à ses conditions de structure et de volume, mais la guérison peut n'en être pas moins définitive en dépit de quelque altération de composition et de forme. Cette condition est de nature à imposer une certaine réserve, observée pendant un temps assez long pour maintenir la guérison. Les rapports sexuels auxquels la femme est peu portée d'ailleurs, dans la première partie de la métrite, seraient préjudiciables alors que l'inflammation n'est pas éteinte. Par des considérations extra-médicales, mais qui ont leur valeur, on ne saurait les interdire absolument aux femmes mariées dans l'état transitoire qui unit la première période à la seconde. Dans cette dernière, où à la congestion a succédé l'anémie de l'organe, le coït n'a plus d'inconvénient. « Bien au contraire, dit M. Gallard (1), je me demande si l'excitation résultant de l'acte sexuel ne doit pas avoir une influence plutôt favorable que nuisible sur des utérus anémiés et ayant perdu de leur irritabilité, comme le sont ceux que l'on rencontre dans la période d'induration de la métrite chronique. » Le même auteur insiste avec raison sur les avantages qu'aurait une grossesse en sollicitant la formation de fibres musculaires nouvelles dans un utérus dont une partie des fibres se sont atrophiées par suite de la phlegmasie.

Les précautions, souvent les plus grandes, devront être observées aux époques menstruelles pour que la congestion cataméniale ne devienne pas le point de départ d'un état inflammatoire et n'expose ainsi au retour des accidents. Il est bon de maintenir l'utérus au moyen d'une ceinture qui en assure l'immobilité sans exercer, comme la plupart des ceintures hypogastriques, une pression douloureuse et toujours fâcheuse. Il suffit que la ceinture soutienne les viscères abdominaux et empêche qu'aucun ballottement ne se fasse sentir dans le bassin pendant la marche. L'exercice à pied ou en voiture, le premier surtout, sont d'une nécessité absolue au point de vue des conditions générales. C'est encore plus au manque d'exercice qu'à une relation de causalité que doit sans doute être attribuée l'existence de la lithiase biliaire chez un certain nombre de femmes atteintes de métrite chronique. Il est aisé de se rendre compte des phénomènes dyspeptiques et des troubles de l'assimilation que la position horizontale gardée des mois entiers sur une chaise longue devait amener chez certaines malades. Du moment que les phénomènes inflammatoires sont peu prononcés, un exercice

(1) *Loc. cit.*, p. 461.

modéré est utile à toutes les époques de la métrite. Autant que possible, les malades passeront la belle saison à la campagne, dans une localité à l'abri de l'humidité, et ne craindront pas la vie au grand air et en pleine lumière, éléments si puissants tous deux pour le rétablissement de la santé. Comme la métrite chronique, surtout lorsqu'elle affecte la forme catarrhale ou qu'elle est liée à quelque diathèse, est une maladie rebelle et sujette à des retours, les malades ne se tiendront pas dans une fausse sécurité et feront bien de retourner aux eaux minérales pour maintenir les modifications produites dans l'état local et dans l'état diathésique.

LIVRE II

DES CORPS FIBREUX DE L'UTÉRUS

CHAPITRE I

CONSIDÉRATIONS GÉNÉRALES SUR LES CORPS FIBREUX DE L'UTÉRUS.

TUMEURS FIBREUSES. POLYPES FIBREUX.
TUMEURS FIBROÏDES : LEBERT. FIBROMES : BILLROTH. FIBRO-MYOMES.
MYOMES : VIRCHOW. HYSTÉROMES : BROCA.

L'étude complète des tumeurs fibreuses de l'utérus exigerait les proportions d'un livre. La littérature médicale française, anglaise, allemande, américaine est riche de travaux sur ce sujet : les *Transactions* de la Société obstétricale de Londres et les *Bulletins* de la Société anatomique de Paris sont des trésors d'observations. La question est une des plus vastes de la gynécologie, une des plus intéressantes de la chirurgie, comprenant dans sa complexité les problèmes de l'anatomie, les difficultés du diagnostic et les indications de la médecine opératoire. C'est sur ces trois points que nous insisterons surtout dans ce résumé, en ayant soin d'indiquer les doutes et les desiderata qui subsistent encore, en dépit de tant de travaux accumulés.

L'étude de ces tumeurs s'est faite lentement et n'est arrivée à être à peu près complète que dans ce siècle. « Dans l'état actuel de la science, écrivait Lisfranc (1) il y a trente ans, l'origine des tumeurs fibreuses est encore dans une profonde obscurité. » Leur fréquence ne pouvait permettre qu'elles fussent inconnues des anciens et c'est sans doute à elles que se rapporte la description du sclérome de l'utérus. Quand Ruysch donna aux excroissances de la matrice le nom de polype qui leur est resté, on les considérait comme d'une tout autre nature que les tumeurs non pédiculées. Celles-ci étaient confondues avec les tumeurs malignes, dont elles formaient une variété. William Hunter, à

(1) *Clinique chirurgicale de la Pitié*, 1842, t. II, p. 71.

la fin du siècle passé, les décrivit sous le nom de « fleshy tubercle », *tubercule charnu*. Les travaux de Levret avaient déjà jeté une vive lumière sur le sujet. Bichat, dans ses cours d'anatomie pathologique, démontra la ressemblance des corps fibreux avec les polypes utérins et s'occupa de leur tissu et des transformations qu'il peut subir. Baillie avait observé aussi que certains polypes répondent tout à fait aux *tumeurs dures*. C'est à Bayle (1) qu'on doit d'avoir démontré que les corps fibreux parcourent différents stades et revêtent la forme polypeuse.

Si ces tumeurs étaient dès lors mieux connues dans leur évolution, leur mode de formation restait obscur, ainsi que leur nutrition. On les attribuait à la sécrétion et à l'accumulation d'une lymphe plastique. On pensait qu'elles se nourrissaient par imbibition dans le parenchyme utérin où elles se rencontrent à l'origine et que, pour s'accroître, elles s'imbibaient de sang veineux contenu dans des vaisseaux de nouvelle formation, communiquant avec le système sanguin de l'utérus. Ces tâtonnements de la science s'expliquent par l'insuffisance de l'anatomie sans le secours et le contrôle du microscope. L'étude, au lieu de scruter le mal à ses débuts, ne s'attachait qu'aux grosses tumeurs. Ne rencontrant plus leurs connexions primitives, on les regardait comme n'ayant pas de continuité réelle avec le tissu utérin, comme y étant simplement enchatonnées. Les recherches histologiques pouvaient seules rectifier cette erreur et établir que le tissu des tumeurs fibreuses procède du tissu de l'utérus.

Cette vérité démontrée n'écartait pas toutes les difficultés relatives au mode de formation. La tumeur n'est-elle, comme le pensait Simpson (2), qu'une simple hypertrophie locale du tissu utérin ou, suivant Jul. Vogel (3), qui reconnut par l'analyse microscopique l'identité de son tissu composé de fibres musculaires avec celui de l'utérus, provient-elle de nouvelles cellules et de nouveaux noyaux naissant d'un exsudat ou cytoblastème déposé à côté des anciens éléments et se développant peu à peu, sans continuité avec ceux-ci, jusqu'à devenir des fibres cellulaires. Rappeler les opinions émises depuis trente ans sur ce point d'anatomie pathologique, c'est indiquer qu'une partie de la vérité reste encore dans l'ombre. Lebert (4), qui reconnut comme Vogel que les corps fibreux ont la même structure que le tissu utérin, qu'ils renfer-

(1) *Dictionnaire des sciences médicales*, t. VIII, p. 72. 1813.

(2) *Obstetric Memoirs*, vol. I, p. 115. Edinburg, 1855.

(3) Virchow, *Pathologie des tumeurs*, t. III, p. 302, 345. Traduction par Aronssohn, 1871.

(4) *Comptes rendus de la Société de biologie*, t. IV, p. 68. 1852.

ment des éléments fibreux intimement mélangés avec des fibres cellulaires, qui sont les éléments caractéristiques des muscles de la vie organique, les a distingués des fibromes et désignés sous le nom de *tumeurs fibroïdes*.

Cette dénomination, ainsi que le remarque M. Broca (1), a l'inconvénient de ne tenir compte que de l'aspect du tissu de la tumeur et non des éléments qui le constituent. Elle établit pour cette production qui semblerait ainsi être accidentelle, une certaine analogie ou parenté avec les tumeurs fibreuses auxquelles se relient, par des transitions insensibles, les tumeurs fibro-plastiques. Or, les corps dits fibreux de l'utérus ne sont ni des tumeurs fibreuses ni des tumeurs fibro-plastiques. Comme leurs éléments constitutifs reproduisent ceux du tissu propre de l'utérus, M. Broca les désigne sous le nom d'hystéromes. La proportion de ces éléments est loin d'être la même, non-seulement suivant les phases de l'évolution de la tumeur, mais suivant l'opinion des histologistes.

Virchow (2) a nettement rapporté à des états particuliers du parenchyme utérin toutes les variétés de fibroïde. Le passage suivant résume assez complétement son opinion : « On peut dire, en général, que les myômes représentent originairement des excroissances et des tuméfactions des faisceaux musculaires de l'utérus, avec participation des vaisseaux et du tissu connectif. Suivant la part que prennent au processus ces diverses parties, la tumeur est tantôt plus musculeuse, tantôt plus vasculaire; au début déjà certaines formes paraissent plus molles, d'autres plus dures. Plus tard les formes molles peuvent s'indurer par une sorte de métrite myomateuse. Sous l'influence de cette induration, les fibres musculaires et les faisceaux finissent par disparaître et il reste une tumeur presque complétement fibreuse, presque sans vaisseaux, d'une très-grande dureté et d'un aspect tout à fait cartilagineux. » Ces tumeurs sont des myômes ou, à une certaine période de leur évolution, des fibro-myômes. Le tissu interstitiel peut bien prédominer dans certaines parties de la tumeur, mais l'élément essentiel est constitué par la fibre-cellule. Ici plus de cytoblastème déposé à côté des anciens éléments. La tumeur est une production hyperplasique, provenant d'un tissu fibro-musculaire préexistant, par un accroissement progressif du tissu.

Cet accroissement ne se fait pas, ultérieurement, uniquement par une nouvelle apparition de parties homologues formées en dehors des

(1) *Traité des tumeurs*, t. I, p. 252. 1869.
(2) *Loc. cit.*, p. 345, 348.

limites de la tumeur, mais aussi par la multiplication intime des éléments qui la composent. Le myôme appartient donc, suivant Virchow, aux nouvelles productions permanentes, chaque fibre ne persistant pas jusqu'à l'extirpation de la production ou jusqu'à la mort de la femme, mais la tumeur tout entière pouvant avoir cette durée. L'explication donnée par Virchow sur la formation, le rôle et la nature des cellules fusiformes des hystéromes dont le tissu est jeune, cellules considérées comme des éléments organiques stables, comme des fibres-cellules musculaires, cette explication n'est pas acceptée par tous les histologistes. Rindfleisch soutient que les fibres-cellules rencontrées dans ce cas ne sont qu'un degré dans la série évolutive du tissu conjonctif et qu'elles peuvent rester stationnaires ou se transformer en tissu conjonctif. Tel est aussi l'avis de Billroth (1), qui rejette le nom de myôme.

M. Broca (2) reconnaît aux hystéromes une structure analogue à celle des muscles de la vie organique et si, au lieu de leurs éléments, on considère leur tissu, un tissu semblable à celui de la paroi musculeuse de l'utérus. Les hystéromes n'en seraient pas moins des productions accidentelles de formation entièrement nouvelle, ce que démontre la facilité avec laquelle peuvent être énucléées certaines de ces tumeurs, grosses comme un grain de mil et naturellement sans continuité avec le tissu utérin. « L'isolement des hystéromes est donc primitif, ajoute M. Broca, et il en serait tout autrement si ces tumeurs étaient de nature hypertrophique. Ce ne sont pas des hypertrophies, mais des néoplasmes qui revêtent, en s'organisant, une structure analogue à celle du tissu adjacent. » Signaler des contradictions aussi nettes entre les histologistes, c'est montrer que le mode d'origine et de formation des corps fibreux utérins n'est encore qu'imparfaitement connu.

Le nom d'hystérome semblerait indiquer que l'utérus seul est le siége de ces tumeurs. Il n'en est rien et on les rencontre dans d'autres parties de l'appareil sexuel qui renferment du tissu musculaire : le vagin, les ligaments de l'utérus et l'ovaire. Ils sont plus fréquents et plus développés dans le corps que dans le col de l'utérus, circonstance expliquée par l'existence d'un tissu musculaire autrement abondant dans ce premier segment. Les myômes du vagin sont rares, ceux de l'ovaire plus fréquents que ceux des ligaments larges. Des fibro-myômes ont été observés dans l'œsophage, l'estomac, l'intestin grêle, la prostate,

(1) *Éléments de pathologie chirurgicale générale*, p. 702. Traduit par Culmann et Sengel. In-8°, Paris, 1868.

(2) *Loc. cit.*, p. 260.

le tégument externe, là où existent des faisceaux musculaires de la vie organique. On n'en connaît aucun cas positif pour le sein ni pour le système vasculaire où les artères surtout renferment des fibres musculaires lisses. En revenant à l'objet spécial de notre étude, l'histologie nous démontre que les corps fibreux de l'utérus sont composés de deux éléments principaux en proportion variable : des fibres-cellules et du tissu intermédiaire.

Si, partant de cette notion, nous voulons pénétrer l'intimité des phénomènes de la genèse de ces tumeurs, nous sommes arrêtés. Les conditions nous échappent, ce qui tient en partie à ce que leur résultat, la tumeur, ne tombe sous l'observation que longtemps après son début. Les mots d'irritation locale, de processus irritatif ou inflammatoire n'expliquent en réalité absolument rien. Quoi qu'il en soit des causes intimes et de leur explication scientifique ultérieure, les tumeurs fibreuses utérines présentent deux faits dignes d'intérêt : leur multiplicité soit actuelle ou successive dans les diverses parties de l'organe et la participation de ce dernier à la disposition morbide des organes voisins, participation démontrée par la fréquente coïncidence des tumeurs utérines et des diverses tumeurs ovariques.

Les corps fibreux de la matrice sont des tumeurs parfaitement circonscrites; leur forme, toujours à peu près sphérique au début, se modifie peu d'ordinaire par l'accroissement; elle peut cependant subir ultérieurement des altérations par le fait de compressions diverses; leur surface offre des contours arrondis et, plus tard, lorsque la tumeur a pris du développement, des bosselures dues à des lobules ou même à l'accollement de plusieurs tumeurs sous la même enveloppe; leur volume varie de la dimension d'un grain d'orge, d'une balle de fusil à celle de la tête d'un adulte; leur poids peut atteindre 12 kilogrammes et demi (Dupuytren), 19 kilogrammes et demi (Gaultier de Claubry) et même 25 kilogrammes (Courty). Les corps fibreux du col sont plus rares et moins volumineux que ceux du corps. Leurs dimensions peuvent égaler néanmoins le volume d'un œuf ou d'une orange. La densité des tumeurs fibreuses est considérable; leur tissu, le plus souvent aussi dur que celui des fibromes les plus fermes, n'a pas la même consistance à toutes les périodes de l'évolution. S'il se rencontre dans la paroi utérine des fibro-myômes énucléables, gros comme un pois et très-durs, il y a des myômes mous, ayant primitivement la consistance d'un muscle, dont la coupe est rouge et dont l'induration est secondaire et consécutive. D'une consistance rappelant d'ordinaire celle du centre des disques intervertébraux, les fibro-myômes arrivent parfois à acquérir la résistance du cartilage d'incrustation des surfaces osseuses, la dureté de l'os lorsqu'ils se calcifient. Ces degrés dans les transformations subies par les corps fibreux se rencontrent accidentellement chez le même sujet. Chez une vieille femme morte à la Salpêtrière, l'utérus, rapporte Lisfranc (1), contenait des tumeurs fibreuses non dégénérées, des tumeurs cartilagineuses et des tumeurs osseuses.

La surface de section des corps fibreux est d'un blanc pur ou d'un rouge pâle ou d'un gris rougeâtre. A l'œil nu on reconnaît sur beaucoup d'entre eux l'aspect pelotonné des faisceaux de fibres, leur disposition concentrique autour de centres distincts. Le tissu, comme feutré, se laisse difficilement déchirer. Le microscope, aidé des réactifs chimiques, reconnaît dans les différentes coupes de la tumeur les éléments qui composent le tissu utérin : les fibres extrêmement fines du tissu fibreux et les fibres-cellules caractéristiques des muscles de la vie organique. La proportion de ces deux éléments varie suivant les coupes et les parties d'une même tumeur ; elle diffère aussi suivant les tumeurs. Telle tumeur sera plus fibreuse, telle autre sera un myôme presque pur et cette dernière pourra provenir du col utérin où le tissu musculaire est peu développé. L'histologie peut seule démontrer ces différences et établir l'existence de l'élément vasculaire qui ne se retrouve plus à un moment donné de l'évolution des fibro-myômes. Certaines de ces tumeurs montrent en effet, lorsqu'on les incise, une ou plusieurs cavités de diamètres différents, à surface lisse et contenant du sang coagulé. Le microscope reconnaît dans ces cavités les éléments des parois des capillaires ou d'une veine dilatés en sinus. Dans quelques cas ces veines sont si nombreuses et si dilatées, qu'elles constituent un vrai myôme caverneux.

La circulation des corps fibreux offre assez d'intérêt pour arrêter l'attention. Il est utile de savoir les conditions de leur nutrition et les accidents que leur ablation peut produire. La présence de vaisseaux volumineux dans ces tumeurs a été constatée par divers observateurs. Levret et Dupuytren ont rencontré chacun une artère. Dans le pédicule d'un polype Klob a vu un vaisseau gros comme l'artère utérine et Caillard un autre du volume de la radiale. Breschet a rapporté un fait où il existait de grosses veines. Lisfranc a trouvé deux veines dans le pédicule d'un corps fibreux qui avait franchi l'orifice inférieur de l'utérus. « Il est des cas, ajoute-t-il (2), dans lesquels des artères vont de la matrice dans la tumeur et des veines reviennent de cette dernière. »

(1) *Loc. cit.*, p. 9.
(2) *Loc. cit.*, p. 73.

Cruveilhier (1) n'admettait qu'une vascularisation veineuse. « Un réseau vasculaire considérable, dit-il, enveloppe les corps fibreux ; ce réseau, qui est entièrement veineux, communique largement avec les veines de l'utérus qui ont acquis un calibre proportionné au volume du corps fibreux et au développement que le tissu utérin lui-même a subi. D'une autre part, ce réseau veineux superficiel propre aux corps fibreux reçoit toutes les veines qui naissent dans l'épaisseur de ces corps, veines propres dont le développement est en raison de la vitalité du corps fibreux lui-même et qui sont à leur maximum dans les cas d'œdème de ces corps. Du reste aucune artère utérine ne m'a paru pénétrer dans les corps fibreux, dont la circulation est réduite à sa plus simple expression ; aucun vaisseau lymphatique n'y est démontré ; aucun nerf utérin n'a pu y être suivi, d'où l'insensibilité absolue de ces corps. »

Dupuytren (2) admettait l'existence de vaisseaux lymphatiques assez nombreux dans ces tumeurs et, comme Astruc, celle de nerfs organiques, existence révélée par la sensibilité qui se développe dans les polypes enflammés. Bidder (3) a trouvé dans une tumeur fibreuse volumineuse une fibre nerveuse à double contour de 15 millimètres d'épaisseur. Les injections ne lèvent pas tous les doutes relativement à la circulation des fibro-myômes, qui sont habituellement peu vascularisés. Tandis que l'injection veineuse du tissu utérin avoisinant est complète, la tumeur n'offre qu'une faible injection artérielle. Il est des cas où l'examen retrouve d'une façon évidente l'appareil circulatoire ou constate un état pathologique des vaisseaux. Dans une observation d'Huguier (4), la tumeur sessile était composée d'une énorme quantité de petits corps fibreux de la grosseur d'une noisette, entourés d'un lacis vasculaire très-riche, circumlobaire. La figure 5 de la planche III de la thèse de M. Ferrier (5) représente la coupe d'un corps fibreux montrant une vascularisation centrale. Les fibres s'enroulent autour de centres multiples et le centre de chaque noyau offre un piqueté vasculaire. Ainsi que l'observe Billroth (6), les artères et les veines se confondent tellement avec le tissu de la tumeur, que leur tunique adventice le plus souvent n'existe plus. « On trouve quelquefois, ajoute-t-il, dans les fibroïdes d'une certaine dimension, de même que dans ceux du pé-

(1) *Anatomie pathologique*, t. III, p. 671.

(2) *Leçons orales de clinique chirurgicale*, t. IV, p. 288. Paris, 1839.

(3) Virchow, *loc. cit.*, p. 348.

(4) Jarjavay, *Sur les opérations applicables aux corps fibreux*, fig. 1. Thèse de concours, Paris, 1850.

(5) Thèse inaugurale. Paris, 1854, nº 104.

(6) *Loc. cit.*, p. 703, 704.

rioste, des espaces creux remplis d'un sérum très-fluide ; peut-être sont-ce des sinus lymphatiques ectasiques de nouvelle formation ; cependant, il n'existe pas d'observations positives sur ce sujet. »

En résumé, il reste encore bien des doutes relativement à l'appareil circulatoire des corps fibreux utérins. Si les recherches anatomiques découvrent dans certaines de ces tumeurs un réseau veineux très-large, en quelque sorte caverneux, si développé que les ouvertures des vaisseaux atteignent la grosseur d'un pois et que le parenchyme proprement dit est réduit à l'état de trabécules très-fins ; si quelques autres tumeurs renferment des collections sanguines parfois considérables, centrales ou périphériques, formant des foyers uniques ou multiples ; dans le plus grand nombre des cas, les corps fibreux semblent n'être pas vasculaires ou l'être à peine. Beaucoup semblent avoir à peine quelques connexions avec le tissu utérin ; quelques-uns y sont même simplement enchatonnés, de sorte qu'une simple incision permet la sortie de la tumeur soit par une énucléation facile, soit par simple pression. Cette sorte d'isolement a contribué à faire penser que les corps fibreux reçoivent le suc nourricier par la périphérie et qu'ils vivent d'une existence parasitaire.

Les divergences et les contradictions des observateurs seraient plus apparentes que réelles d'après Virchow. Liées aux âges différents de la tumeur auxquels l'examen a été fait, elles s'effacent si celui-ci porte sur la série entière des mutations. « Il en est des vaisseaux, dit Virchow (1), comme des fibres musculaires. Originairement les myômes de l'utérus renferment des artères, des veines, des capillaires, et même, selon Dupuytren, des vaisseaux lymphatiques. Si les connexions avec le voisinage persistent, les vaisseaux persistent aussi, et dans les myômes intrapariétaux mous, ces vaisseaux prennent un assez grand développement. Plus ces connexions deviennent lâches avec le voisinage, plus les vaisseaux se raréfient, jusqu'à ce qu'en définitive ils aient presque disparu. » Cette question de la vascularisation des corps fibreux est importante au point de vue de la médecine opératoire et de la physiologie pathologique de certaines hémorrhagies provenant de ces tumeurs et dont les causes et le mécanisme sont intéressants à connaître. Nous aurons à revenir sur ce sujet.

En résumé, les corps fibreux contiennent les éléments anatomiques de l'utérus : la fibre musculaire, du tissu connectif et des vaisseaux. La tumeur est tantôt plus musculeuse, tantôt plus fibreuse, tantôt plus

(1) *Loc. cit.*, p. 347.

vasculaire. Ces différences, qui se rencontrent au début même, se prononcent plutôt avec les modifications résultant de la durée. Les formes molles tendent à s'indurer et lorsque par le fait de l'induration les fibres musculaires disparaissent, il peut ne rester plus qu'une tumeur presque entièrement fibreuse, presque sans vaisseaux, d'un aspect cartilagineux et d'une dureté extrême, parfois due à la calcification. Rappelons en passant que la consistance du corps fibreux ne suffit pas pour indiquer sa composition ; des myômes presque purs ayant une grande dureté. Il est d'une extrême importance, ainsi que le remarque Virchow, de distinguer l'un de l'autre les états primitifs et secondaires de ces tumeurs.

Suivant le siége qu'elles occupent, elles sont distinguées en trois espèces. Considérées par rapport à la paroi de l'utérus, elles sont centrales ou périphériques : les premières sont interstitielles, murales, intra-pariétales ; les autres sont sous-péritonéales ou sous-muqueuses. Cette distinction n'a rien d'absolu ; elle est utile au point de vue de l'étude. Certaines tumeurs échappent à la classification. L'une, d'abord interstitielle, devient ensuite périphérique. L'autre, sans cesser d'être murale, proémine sous le péritoine ou dans la cavité du corps de l'utérus. Dans la plupart des cas observés cette classification trouve néanmoins sa justification. Les tumeurs interstitielles ne sont pas centrales dans l'acception rigoureuse du mot ; elles se développent dans une couche de tissu plus ou moins voisine de la périphérie. Lorsque cette couche est rapprochée du péritoine ou de la muqueuse, la tumeur devient presque nécessairement périphérique ; au bout d'un certain temps elle dépasse la périphérie, n'est plus recouverte que par une lame mince de tissu musculaire et finit, lors de la disparition de celle-ci, par ne plus tenir à la paroi utérine que suspendue à un pédicule celluleux mince. Primitivement intramusculaire, elle est devenue extramusculaire, en affectant l'indépendance d'une production hétéroplasique.

Les corps fibreux nés dans la couche musculaire voisine du péritoine tendent à se développer du côté de cette séreuse. Ils deviennent sous-péritonéaux par l'atrophie de la mince lame musculaire qui les recouvre et mobiles par l'allongement de leur pédicule. Les tumeurs fibreuses qui naissent au voisinage de la muqueuse la repoussent en faisant saillie dans la cavité utérine. Les polypes fibreux sont ces mêmes tumeurs qui, à une période plus avancée de leur progression, se sont pédiculisées. Les tumeurs interstitielles, alors même qu'elles acquièrent un volume considérable, peuvent rester englobées dans les parois de l'utérus, sans aucune disposition à la pédiculisation. D'autres, sans se pédiculiser, viennent faire saillie du côté de l'abdomen ou de la cavité utérine dilatée et remplissent celle-ci en constituant, suivant l'expression de M. F. Guyon (1), de véritables grossesses fibreuses. Les tumeurs murales peuvent rester telles aussi bien dans le parenchyme du col, où elles sont plus rares, que dans celui du corps. La couche musculaire qui sépare la tumeur du péritoine, contrairement à une assertion trop répandue, est parfois, loin d'être hypertrophiée, réduite à une simple lamelle. Sur une pièce de Blandin (musée Dupuytren, nº 372) présentant un corps fibreux interstitiel de la paroi postérieure de l'utérus de la grosseur d'une tête d'adulte, cette paroi n'est nullement hypertrophiée et c'est sur la paroi antérieure que porte le developpement. Sans y insister ici, remarquons, au point de vue de la médecine opératoire, le danger qui peut résulter de l'amincissement de la paroi utérine abdominale.

Tous les points des parois utérines peuvent donner naissance aux tumeurs fibreuses ; le corps est plus souvent affecté que le col, moins riche en tissu musculaire ; mais, ainsi que le remarquait Aran (2), « de ce que les fibroïdes du corps sont plus communs, ce n'est pas un motif pour oublier la fréquence des fibroïdes du col, qui sont bien plus communs qu'on ne le dit généralement. » Ces tumeurs, qui affectent la même disposition que celles du corps, peuvent être constituées aussi par des myômes presque purs. D'après une statistique de Th. Safford Lee (3), sur 74 cas de fibroïdes de l'utérus, 4 seulement appartenaient au col, tandis que 22 se trouvaient sur la paroi antérieure et sur la paroi postérieure, 18 à l'extérieur, 6 à l'intérieur au fond ; 19 avaient distendu la cavité. D'après un relevé fait par M. F. Guyon dans sa thèse, sur 132 utérus portant des corps fibreux, et dans lesquels on n'a noté le plus souvent le siége que d'une seule tumeur, et dans quelques cas celui de deux ou de plusieurs, ce qui fournit un total de 140 tumeurs dont le siége est connu, le résultat général donne les chiffres suivants : pour le corps, 110 ; pour le col, 21. Dans 9 cas le siége était mixte ou anormal. Dans 58 cas, la désignation précise du point de l'utérus n'est pas donnée. Il reste 52 cas qui se décomposent ainsi : paroi postérieure, 22 ; paroi antérieure, 18 ; fond, 12. Les siéges rares sont les suivants : la jonction du col et du corps, 5 fois ; ligament large, 1 fois ; tubes de Fallope, 3 fois.

(1) *Des tumeurs fibreuses de l'utérus.* Thèse de concours, p. 13. Paris, 1860.
(2) *Leçons cliniques sur les maladies de l'utérus*, p. 836. In-8°, 1858.
(3) *On tumours of Uterus.* In-8°, London, 1847.

D'après les auteurs, les parties de l'utérus occupées par les corps fibreux seraient, par ordre de fréquence : la paroi postérieure, le fond, la paroi antérieure et le col. Dans un tableau donné par Sims (1) et comprenant 119 tumeurs fibreuses diagnostiquées par lui, on trouve les nombres suivants : 1 sacro-utérine, 2 insérées sur la lèvre postérieure du museau de tanche, 62 occupant la paroi antérieure, 36 la paroi postérieure, 3 la paroi latérale gauche, 8 la paroi latérale droite. « On peut voir, ajoute-t-il, que plus de la moitié du nombre total (62) étaient situées sur la paroi antérieure ou dans son épaisseur. » D'après les différences que présentent ces statistiques, il faudrait un plus grand nombre de chiffres pour déterminer avec exactitude la fréquence relative de l'implantation des corps fibreux.

Les corps fibreux intrapariétaux, sous-séreux et sous-muqueux se rencontrent parfois les uns à côté des autres ; le même utérus présente plutôt deux de ces variétés. Ces tumeurs peuvent être solitaires ou se montrer en grand nombre, à divers degrés de développement. G. Thomas (2) a montré à la Société pathologique de New-York l'utérus d'une négresse qui contenait trente-cinq corps fibreux dont la grosseur variait de celle d'une bille à celle d'une tête de fœtus. La multiplicité peut être plus considérable. Les tumeurs se comptent par centaines ; la paroi utérine en est criblée et le tissu de l'organe a disparu presque. Dans ces cas, qui ne sont pas très-rares chez les vieilles femmes, les tumeurs, comme le remarque M. Broca (3), restent en général petites, les plus grosses atteignent le volume d'une noix ; les plus petites celles d'un grain de mil. L'accroissement n'est considérable que si la tumeur est solitaire ou qu'il n'y en a que deux ou trois. Il résulte alors du développement simultané de ces tumeurs des changements remarquables dans la forme générale de l'utérus et dans celle de sa cavité, ainsi que dans la configuration même des tumeurs qui, en se mettant en contact, s'aplatissent si elles ont la même consistance, ou se moulent l'une sur l'autre si leur résistance est différente.

Soit qu'elles se touchent, soit que par leur implantation elles restent nécessairement isolées, ces tumeurs fibreuses atteignent des dimensions considérables. Cruveilhier (4) cite un cas où existait avec un corps fibreux interstitiel de la paroi postérieure de l'utérus, du poids de 21 livres, une masse du poids de 10 livres réunie à l'angle supérieur

(1) *Chirurgie utérine*, p. 112. Traduction par le docteur Lhéritier. In-8°, 1866.
(2) *Practical Treatise on the Diseases of Women*, p. 485. In-8°, Philadelphia, 1872.
(3) *Loc. cit.*, p. 256.
(4) *Loc. cit.*, t. III, p. 667.

droit par un pédicule de la grosseur d'une plume à écrire, masse prise pendant la vie pour le foie qu'elle avait refoulé jusqu'à la troisième côte. Le plus ordinairement lorsque les myômes volumineux ne sont pas solitaires, les autres myômes intrapariétaux, sous-muqueux ou sous-séreux, sont entravés par la pression de la masse dans leur développement, qui reste très-limité. Après qu'une opération a enlevé la tumeur principale, une ou deux des autres subissent un lent accroissement. Il n'est pas rare en effet de retrouver un polype fibreux chez des femmes qui ont été opérées déjà une ou deux fois. Au lieu de demander des années, le développement peut être plus rapide, comme dans le fait de Lisfranc (1), où l'excision d'un polype fibreux fut suivie six mois après d'une semblable opération et d'une troisième neuf mois après la seconde.

Les corps fibreux solitaires, même les plus volumineux, ont presque toujours la forme sphéroïdale ; les myômes du fond s'élèvent parfois, ainsi que l'observe Virchow (2), comme de grands ovales, au-dessus du corps de l'utérus. Ces formes se modifient par la résistance mécanique des parties qui entourent les tumeurs. Celles-ci s'allongeront en cylindres ou deviendront ovoïdes. La tumeur fibreuse, descendue dans le vagin, peut présenter, comme certains sacs herniaires, un ou plusieurs rétrécissements circulaires en forme de collet, dépressions dues à la compression du col utérin pendant que les points sur lesquels elles siégent y étaient logés. Le corps fibreux peut figurer une horloge à sable et, descendu dans le vagin, être pris pour un polype et excisé ; la section portant sur la bande fibreuse unissant les deux lobes et considérée comme un pédicule. Lisfranc (3) cite un fait où le corps fibreux présentait au milieu de sa hauteur un rétrécissement de 3 centimètres de longueur. Née à l'insertion du col sur le corps de l'utérus la tumeur, en s'accroissant, était descendue en partie dans la cavité cervicale pour se rendre dans le canal utéro-vulvaire et remontée en partie dans le corps dont elle avait dilaté la cavité. Le véritable pédicule partait du côté gauche du rétrécissement. Une configuration bizarre est celle qu'à rencontrée M. Broca (4). La tumeur, née à peu près au niveau du cul-de-sac utérin du péritoine, s'était développée surtout par en bas et, en descendant entre le vagin et le rectum, avait pris la forme d'une bouteille.

(1) *Loc. cit.*, p. 14.
(2) *Loc. cit.*, p. 367.
(3) *Loc. cit.*, p. 74.
(4) *Loc. cit.*, p. 256.

La compression réciproque, subie parfois par les corps fibreux interstitiels, lorsque en s'accroissant ils viennent à se toucher, altère leur configuration primitive. Le tissu utérin qui les séparait s'atrophiant et disparaissant, il se forme une loge unique contenant deux demi-sphères accolées par leur surface plane ou un plus grand nombre de tumeurs agglomérées. Ces exemples de tumeurs multiples renfermées dans une même loge ne sont pas très-rares. Dans sa thèse de concours, Jarjavay en cite deux cas. M. Houël (1) a présenté une pièce anatomique semblable composée de deux masses dictinctes moulées l'une sur l'autre et séparées à peine par une couche celluleuse très-lâche. Des nodosités distinctes à l'origine se réunissent pour constituer les formes composées des tumeurs fibreuses de l'utérus. Dans les formes composées, la tumeur prend l'aspect lobé, rarement tubéreux et sa surface est inégale et rugueuse. « Des faisceaux quelquefois considérables et intacts de masse musculaire passent entre les diverses portions de la masse totale, dit Virchow (2), et les séparent les unes des autres, jusqu'au point où ces faisceaux finissent à leur tour par se transformer en nodosités ou en lobes plus ou moins grands. » Les formes composées résultant de la réunion d'un certain nombre de petits corps fibreux par un tissu conjonctif lâche sont bien plus vasculaires que les formes simples. La pièce d'Huguier reproduite dans la thèse de Jarjavay est un bel exemple de tumeur composée avec son riche lacis vasculaire entourant une énorme quantité de petits corps fibreux de la grosseur d'une noisette.

Nous venons de tracer les principaux traits de ce qui pourrait s'appeler l'existence physiologique des corps fibreux de l'utérus : leur origine, leurs connexions avec le tissu utérin, leur vascularisation, leur texture, leur configuration, leur nutrition et leur accroissement. Il nous reste à indiquer les modifications qu'ils subissent dans cette période qu'on pourrait nommer leur existence pathologique : l'œdème, le ramollissement, la calcification, la suppuration, la gangrène, les dégénérescences. Cette période morbide n'est ni constante ni nécessaire. Il est en effet des corps fibreux qui, sans altération, subsistent jusqu'à la mort des sujets qui les portent. Les modifications, souvent prononcées, de structure, de forme, de situation éprouvées par l'utérus doivent être rappelées à la suite de la description des altérations morbides de ces tumeurs fibreuses. La projection de ces tumeurs vers la cavité péritonéale ou dans l'une ou l'autre des cavités de l'utérus, la formation du pédicule, la tendance du corps fibreux devenu polype par sa des-

(1) *Bulletins de la Société anatomique*, 1850.
(2) *Loc. cit.*, p. 367.

cente dans une cavité muqueuse à s'engager dans le canal utéro-vulvaire, ces migrations plus ou moins complètes appartiennent autant à la période physiologique qu'à la période pathologique de la vie des corps fibreux. A cause de l'importance extrême de leur étude, les tumeurs fibreuses extrapariétales seront décrites dans des chapitres spéciaux après les considérations présentées sur les corps fibreux en général.

Ces tumeurs ont un développement rapide ou lent; elles restent souvent stationnaires, ou, dans des circonstances plus rares, rétrogradent manifestement. Pour se rendre compte de leurs états pathologiques, ainsi que les désigne Cruveilhier, états liés à leur accroissement ou résultant de leur ancienneté, il est nécessaire d'étudier les conditions de leur développement. La tumeur myomateuse, une fois formée, ne croît pas seulement, suivant Virchow (1), par une nouvelle apparition de parties homologues formées en dehors de ses limites, mais aussi par la multiplication intime des éléments qui la composent. Cet accroissement intérieur, lent et progressif, demande des années avant que la tumeur ait atteint sa grosseur maximum. Certains myômes utérins appartiennent aux tumeurs les plus volumineuses du corps humain. Ces tumeurs énormes sont en général composées de plusieurs myômes voisins; mais les myômes simples atteignent aussi un volume considérable. Si longue que puisse être la durée des tumeurs fibreuses, leur persistance n'a rien d'absolu; certaines d'entre elles subissent toutes sortes de transformations. « En première ligne, dit Virchow (2), se présente la régression du tissu musculaire, qui se fait par métamorphose graisseuse quelquefois très-distincte et peut-être même constante. Quand la tumeur n'est pas trop grosse ni trop dure, elle peut arriver à une résorption partielle et même totale, et amener ainsi à une guérison spontanée. Celle-ci est en tout cas très-rare, et l'on ne peut pas dire qu'on ait jamais constaté avec une parfaite certitude de résolution complète. Il est, par contre, très-facile de suivre des diminutions considérables de volume des myômes; on peut, en les considérant comme une sorte de décrépitude sénile, les comparer aux diminutions de volume (atrophie) d'organes musculaires à un âge avancé. »

La régression des myômes, si intéressante au point de vue de la clinique et de la thérapeutique, et sur laquelle nous aurons à revenir en signalant des cas où elle a été constatée, mérite d'être étudiée encore ici dans les particularités qu'elle présente. C'est encore à Virchow que

(1) *Loc. cit.*, p. 305.
(2) *Loc. cit.*, p. 306.

nous emprunterons l'explication du retrait de ces tumeurs. Dans celles qui sont intrapariétales le tissu musculaire subit quelquefois, dans une grande étendue, des transformations graisseuses et une régression analogue à celle que présente l'utérus après l'accouchement. Il en résulte, dans les endroits correspondants, des atrophies amenant une certaine diminution dans le volume de la tumeur. Sa disparition complète est très-invraisemblable, mais sa diminution est possible et d'autant moins contestable qu'il se fait réellement une dégénérescence graisseuse du tissu musculaire et qu'une régression des vaisseaux est très-possible. « Il restera toujours, ajoute Virchow (1), une quantité notable de tissu connectif ; je ne regarde pas comme probable sa disparition complète, et je la révoquerai en doute aussi longtemps que la démonstration directe ne m'aura pas convaincu. Toujours est-ce un fait très-heureux de voir le tissu musculaire subir dans toute la tumeur une métamorphose graisseuse et ainsi la vraie cause de la croissance disparaître ; en effet, celle-ci réside dans le tissu musculaire et non dans le tissu connectif. »

Une fois qu'ils ont acquis la consistance tendineuse ou cartilagineuse, les corps fibreux interstitiels entrent dans la phase de repos. Virchow se demande si l'atrophie concomitante subie dans beaucoup de cas par la paroi musculaire de l'utérus n'est pas susceptible de s'étendre aux myômes eux-mêmes. Cruveilhier, qui a tout vu de ce qui concerne les corps fibreux de la matrice, admettait comme démontrée leur atrophie à toutes les périodes de leur existence, atrophie révélée anatomiquement par une sorte de condensation du tissu et par la diminution de la vascularisation superficielle ou profonde de la tumeur. La pétrification ou transformation calcaire n'était pour lui qu'un phénomène d'atrophie. L'induration précède la calcification qui envahit les myômes d'un volume médiocre, de la grosseur d'une noisette ou d'une noix, plus rarement du volume d'un œuf de poule ou d'une orange. Les grands myômes intrapariétaux s'incrustent rarement de matière calcaire. Il existe néanmoins des tumeurs volumineuses qui présentent une crétification partielle avec d'autres altérations. Virchow (2) en rapporte deux exemples. Dans l'un, le fibro-myôme, haut de 16 centimètres et épais de 12, occupait la paroi antérieure de l'utérus ; dans l'autre, la tumeur, à structure très-compacte et feutrée, présentait de grands noyaux crétifiés et à sa surface des kystes à parois minces.

(1) *Loc. cit.*, p. 375.
(2) *Loc. cit.*, p. 369, [illegible].

M. Broca, en parlant des concrétions crétacées, irrégulières, qui se déposent dans le tissu des hystéromes, cite un fait qui montre que si l'atrophie peut se manifester au centre par l'incrustation calcaire des couches profondes, les couches superficielles n'en continuent pas moins à s'accroître. Il s'agit d'une énorme tumeur, du poids de 40 kilogrammes, qui renfermait plusieurs foyers de ramollissement contenant une pulpe gélatineuse et plusieurs concrétions crétacées d'un volume considérable et qui avait continué à faire des progrès jusqu'à la fin. La part faite aux exceptions, les dépôts calcaires, qu'ils envahissent la totalité d'une petite tumeur fibreuse ou certaines parties d'une tumeur volumineuse, n'en coïncident pas moins avec la diminution du volume du tissu et son induration, avec l'atrophie totale ou partielle de la tumeur dont la vitalité a diminué par l'insuffisance de sa nutrition.

La pétrification des corps fibreux de l'utérus s'opère de deux manières, par infiltration et par encroûtement périphérique. La première, qui commence dans les couches intérieures, serait, d'après Virchow (1), plus fréquente que la crétification périphérique, qui ne s'observe guère que dans les grands myômes, où les dépôts calcaires sont disséminés dans les couches extérieures. On voit très-rarement, dit-il, une crétification périphérique sous forme de coque. L'infiltration calcaire n'est pas exclusive aux corps fibreux de médiocre volume, il en est de très-volumineux qui la présentent. Elle se montre d'ordinaire au milieu de la tumeur, suivant la direction des faisceaux fibreux. Aux grains microscopiques de sels calcaires succèdent, par une lente accumulation, des concrétions allongées et arrondies, se réunissant à leur tour en noyaux plus volumineux, dont le nombre et l'étendue augmentent avec l'âge de la tumeur et dont la fusion constitue des masses éburnées que la scie entame avec peine et qui, occupant souvent la presque totalité d'un myôme, arrivent à peser plusieurs livres. La dessiccation laisse un corps arrondi, dur, lourd, rugueux comme certaines pierres et dont la section montre des traînées sinueuses et entrelacées de trabécules calcifiés. La macération, en faisant disparaître les parties molles, transforme la tumeur en une masse madréporique ou coralloïde, dure, mais friable.

Cette dégénérescence calcaire, qui indique que l'action reproductrice des fibres cellules est épuisée et que la croissance de la tumeur est terminée, a été reconnue par Bichat, Bayle, Breschet comme une des phases de l'existence des corps fibreux. Dès 1787 Baillie avait émis l'idée que

(1) *Loc. cit.*, p. 256, 261.

c'est à ces corps que doivent leur origine ces pierres utérines expulsées par certaines malades. Ces calculs libres avaient été observés depuis l'antiquité, comme le montre le fait rapporté par Hippocrate de la servante thessalienne qui, à deux reprises différentes, avait rendu une pierre rugueuse par l'orifice utérin. La pétrification des corps fibreux, méconnue d'abord dans sa vraie nature, fut rapportée à une transformation osseuse. Tout en se servant du terme d'ossification adopté de son temps, Lisfranc (1) remarque que la section de la tumeur a l'aspect d'une pierre calcaire, sableuse et grenue, et non pas celui du tissu osseux normal divisé par la scie. Toutes ces tumeurs devenues libres ou en connexion avec l'utérus ont été réunies par Robert Lee (2) sous un nom qui rappelle les éléments dont elles se composent, celui de tumeurs fibro-calcaires. Les sels terreux entrant dans leur composition sont, d'après Bostock (3), le phosphate, le carbonate et le sulfate de chaux ; ces deux derniers dans une proportion bien moindre que le premier. L'examen microscopique ne retrouve pas la structure du tissu osseux dans les préparations ; la masse entièrement homogène présente des dessins ou des fentes noirâtres, sans régularité dans leur disposition. Dans des cas rares la structure osseuse n'en est pas moins indubitable, suivant Virchow (4) ; et Lebert (5) parle d'un fait qui montrerait la possibilité d'ossifications véritables.

Les myômes, par leur volume, leur nombre, leur migration, leurs transformations, s'accompagnent d'altérations morbides de l'utérus. Les unes portent sur la forme plus ou moins modifiée de l'organe, sur son volume augmenté ou diminué, sur la capacité de ses cavités réduite par la tumeur qui y proémine, qu'elle soit encore interstitielle ou déjà polypeuse, sur la direction de ses axes ; l'utérus entraîné par le poids de la tumeur pouvant subir un abaissement, des flexions, une antéversion ou une rétroversion, une torsion sur lui-même ou, par la traction d'une tumeur, remonter avec elle dans la cavité abdominale. Nous aurons l'occasion de revenir sur ces altérations. Les autres, qui sont pour ainsi dire plus intimes, comprennent les transformations du tissu utérin au voisinage des corps fibreux et les lésions qui en résultent pour les parois de l'organe.

Le tissu utérin subit deux modifications opposées, l'hypertrophie et

(1) *Loc. cit.*, p. 62.
(2) *Medico-chirurgical Transactions*, t. XIX, p. 96, 1835.
(3) *Med.-chir. Transact.*, 1835, t. XIX, p. 85.
(4) *Loc. cit.*, p. 308.
(5) *Anatomie pathologique*, t. I, p. 153. In-folio.

l'atrophie, dont les conditions ne sont pas parfaitement connues. L'hypertrophie s'observe lorsque l'utérus est encore dans sa période d'activité et que le corps fibreux intrapariétal est plus ou moins volumineux. Les fibres utérines avoisinant la tumeur prennent un développement qui donne à la paroi un aspect légèrement rougeâtre et une épaisseur notable, hypertrophie qui s'étend à la paroi entière, rappelant les conditions amenées par la gravidité non-seulement à cause de la formation de ce tissu musculaire lâche et abondant, mais aussi par l'existence, signalée par Cruveilhier, de sinus utérins très-développés se continuant dans l'enveloppe de la tumeur. Cette hypertrophie de la paroi correspondant au corps fibreux n'est pas constante ; elle peut ne pas se produire ou, dans des cas plus rares, elle peut occuper la paroi utérine libre de tout myôme, tandis que celle qui a donné naissance à ce dernier n'offre pas de lésion appréciable. La vascularisation liée à l'hypertrophie de la paroi utérine, est une condition anatomique qui constitue un très-grave péril dans l'opération de l'énucléation des corps fibreux interstitiels.

L'atrophie du tissu utérin s'observe surtout après la ménopause et quand les corps fibreux sont nombreux. Ces deux conditions ne sont pas nécessaires pour que dans le même utérus on constate des points réduits à une minceur membraneuse et d'autres points hypertrophiés. Une tumeur unique, sans être volumineuse, peut amener dans la paroi correspondante un amincissement prononcé. Dans quelques cas le nombre des myômes diversement développés est tel, qu'il est difficile de reconnaître la cavité de l'utérus, tant est changée la forme de l'organe, dont le tissu a presque disparu et semble avoir été usurpé par les tumeurs. C'est dans des conditions analogues, et grâce à l'atrophie du tissu, que s'est opérée la séparation spontanée du col et du corps de l'utérus par le fait de la traction mécanique exercée par un corps fibreux volumineux. Tels sont les faits de Rokitanski, et celui de Tinus (1), où l'extrémité inférieure de la cavité utérine était séparée de la cavité cervicale par un intervalle de 2 pouces, et le fait plus complexe de Virchow (2), où l'utérus, tordu sur son axe et réduit dans la région de l'orifice interne à un cordon mince, montrait un myôme volumineux et la combinaison d'une hydrométrie kystique avec une transformation des parois épaissies du corps en une masse tuberculeuse caséeuse.

Dans les cas de corps fibreux volumineux, l'amincissement de la paroi semble résulter d'une compression exercée par la tumeur, qui tend à se dégager de son enveloppe. Quand le myôme proémine vers le péritoine,

(1) *Transact. of the London Obstetrical Society*, 1861, vol. II, p. 34.
(2) *Loc. cit.*, p. 353.

la couche de tissu utérin qui l'en sépare peut n'être plus qu'une membrane sans résistance ou même avoir disparu et être remplacée par des adhérences avec la séreuse. Dans une autopsie M. Broca (1) a vu, sur une vieille femme de la Salpêtrière, une tumeur qui ne dépassait pas le volume d'un œuf de poule et qui était en certains points si adhérente au péritoine, qu'il était impossible de l'enlever sans léser cette membrane. « L'éventualité de rencontrer une semblable disposition, ajoute avec justesse M. Broca, doit être présente à l'esprit des chirurgiens, lorsqu'on les consulte sur l'opportunité de l'extirpation des hystéromes interstitiels. » Un corps fibreux plus volumineux peut, par l'usure et la destruction des parties environnantes, arriver à être en rapport immédiat avec le péritoine et avec un organe contenu dans le bassin, vessie ou rectum. Chez une malade entrée dans le service de M. Monod (2), à la Maison de santé, pour des symptomes très-graves : fièvre, contractions utérines douloureuses, difficulté de la miction et de la défécation, accompagnant un corps fibreux qui dilatait l'utérus enclavé dans le petit bassin et dépassant de deux travers de doigt la symphyse pubienne, l'exploration de la cavité utérine permettait de constater les lésions suivantes. La paroi antérieure de l'utérus et les deux parois de la vessie étaient perforées dans l'étendue d'une pièce de cinq francs et la vessie se vidait en partie dans l'utérus. Une partie de l'urine coulait encore par l'urèthre. Le doigt, introduit dans la cavité utérine et replié en crochet, arrivait sur la symphyse pubienne. La malade ne tarda pas à succomber aux suites d'une péritonite déjà ancienne qui se généralisa en peu de jours. A l'autopsie on trouva une péritonite généralisée et l'utérus enclavé dans le petit bassin. La paroi utérine antérieure et les deux parois vésicales avaient été ou usées ou gangrenées dans l'étendue, environ, d'une pièce de cinq francs, de sorte que le polype venait s'appuyer sur la symphyse pubienne et que l'urine s'écoulait dans la cavité utérine, ce qui rendait compte de la grande quantité de liquide trouvée dans la cavité utérine, après la dilatation du col.

Des cas analogues ont été observés par divers auteurs. Roux (3) a vu une perforation du vagin par une tumeur fibreuse qui s'était enchatonnée entre ce canal et le rectum. Lisfranc (4) a trouvé la cloison vésico-vaginale perforée par une ulcération qui permettait au corps fibreux

(1) *Loc. cit.*, p. 258.

(2) Demarquay, Observation in *Bulletin de la Société de chirurgie*, 1858-1859, t. IX, p. 526.

(3) *Mémoire sur les polypes utérins* (*Journal de médecine*, 1801).

(4) *Loc. cit.*, p. 70, 73.

descendu dans le vagin de pénétrer dans la vessie, d'où il était impossible de le réduire. Chez une autre malade de Lisfranc, chaque fois que la défécation avait lieu, la tumeur sortait par l'orifice inférieur du canal intestinal ; on éprouvait souvent de très-grandes difficultés pour la réduire ; un jour on renonça à la réduction ; le polype se gangrena et la femme, qui n'avait jamais voulu se laisser opérer, en fut débarrassée. Huguier (1) fait la remarque que la fistule utéro-vésicale ou utéro-rectale ainsi formée à la suite de la destruction de la paroi utérine ne se dévoile pas par la sortie instantanée de l'urine et des matières fécales par l'ouverture vulvaire et que la sonde, en suivant et en explorant les contours de la tumeur, peut pénétrer aisément dans le réservoir perforé et, bien plus sûrement que le doigt, révéler la perforation.

Si dans certaines circonstances et sous l'influence de la pression du corps fibreux, le tissu cellulaire lâche, interposé entre lui et le tissu propre de l'utérus, peut donner naissance à des bourses séreuses accidentelles, comme l'ont observé M. Verneuil, M. Fenerly (2) et M. Empis (3), plus souvent ce tissu cellulaire et le tissu propre de l'utérus sont envahis et détruits, dans une certaine étendue, par la suppuration. « La tumeur, dit Simpson (4), s'enflamme quelquefois, s'escharifie, et, les tissus utérins intermédiaires s'ulcérant, elle est enfin éliminée des voies génitales en masses plus ou moins considérables. J'ai vu plusieurs exemples dans lesquels la nature réduisit ainsi et expulsa heureusement, par l'ulcération et la gangrène, de grosses portions de tumeurs fibroïdes intrapariétales. » Dans des cas plus graves, l'inflammation occupe plutôt la couche de tissu utérin contiguë au péritoine, et détermine des péritonites aiguës ou chroniques mortelles. Dans une observation de M. Maisonneuve (5), une tumeur volumineuse, interstitielle, occupait la paroi postérieure. La couche celluleuse interposée entre la tumeur et les fibres utérines était infiltrée de pus, et une ulcération située au sommet de l'utérus faisait communiquer la couche purulente avec le tissu cellulaire sous-péritonéal. Dans un fait recueilli par M. Maslieurat-Lagémard (6) sur une femme de soixante-douze ans, le corps fibreux interstitiel occupait la paroi antérieure et avait 13 pouces de circonférence. Huguier (7) a observé une tumeur interstitielle de la paroi

(1) *Hystérométrie*, p. 180. In-8°, 1865.
(2) *Bulletin de la Société anatomique*, t. XXIX, p. 346.
(3) *Bulletin de la Société anatomique*, 1868, t. XIII, 2e série, p. 238.
(4) *Clinique obstétricale et gynécologique*, p. 675. Traduit par M. Chantreuil, 1874. In-8°.
(5) *Bulletin de la Société de chirurgie*, 1851, p. 267.
(6) *Bulletin de la Société anatomique*, 1836.
(7) *Bulletin de la Société de chirurgie*, 1857-58, t. VIII, p. 92.

antérieure dont les enveloppes étaient constituées par une couche corticale très-mince de tissu utérin. Deux perforations existaient à la partie supérieure, et la tumeur était désagrégée par la suppuration, qui était abondante.

Cette désagrégation des corps fibreux par la suppuration et la gangrène qui peut avoir une terminaison heureuse, ainsi que le remarque Simpson, lorsque les produits s'écoulent par la cavité de l'utérus, entraîne nécessairement des conséquences fatales lorsque le pus se dirige vers le péritoine. La suppuration qui s'établit à la périphérie des tumeurs fibreuses interstitielles peut occasionner la péritonite par la perforation de la paroi utéro-péritonéale. Ces faits sont d'ailleurs exceptionnels. D'autres, plus exceptionnels encore, s'observent lorsque la tumeur se fait jour à l'extérieur par l'usure et la destruction de la paroi de l'utérus et des parties environnantes. Chez une vieille femme dans le service de Velpeau (1), il existait en apparence deux orifices utérins; en avant de l'orifice réel se trouvait une ouverture qui communiquait avec une cavité remplie d'une masse calcaire. A l'autopsie, on trouva que cette cavité qui s'était ouverte dans le vagin s'était creusée dans une tumeur fibreuse. Lorsque le corps fibreux tend après la perforation de l'utérus à se porter au dehors, il peut détruire, comme nous l'avons déjà dit, une des parois du rectum ou de la vessie; il peut même perforer la paroi abdominale, comme dans les deux observations de Pinault (2) et de M. Loir (3). Dans le fait de M. Loir le corps fibreux, de la grosseur du poing, avait usé la ligne blanche et sortait à travers la peau gangrenée sous la forme d'une masse fongueuse et noirâtre. Dans un autre cas observé par Huguier (4), le corps fibreux, après avoir perforé entièrement la paroi abdominale, venait faire saillie au dehors à 6 centimètres au-dessus du pubis.

Les corps fibreux intrapariétaux perdent leurs connexions et leurs rapports avec l'utérus des trois façons suivantes. Tantôt ils se portent en se pédiculisant vers la cavité péritonéale, tantôt vers la cavité utérine, où, sous le nom de *polypes*, ils déterminent des accidents variés. Ces productions polypeuses se détachent et sont même expulsées, soit par l'action des parois utérines hypertrophiées en dehors de la gravidité, soit par des contractions utérines qui continuent, pour ainsi dire, tant elles en sont peu éloignées, celles de l'accouchement. Ce mode

(1) Lebert, *Traité d'anatomie pathologique*, t. I, p. 166.
(2) *Bulletin de la Société anatomique*, t. III, 1828.
(3) *Mémoires de la Société de chirurgie*, t. II, 1851.
(4) *Hystérotomie*, p. 180.

rare d'élimination des tumeurs fibreuses est plutôt physiologique que morbide. Les deux autres modes, où les parois utérines ont une grande part, sont surtout pathologiques. L'inflammation s'étend dans la paroi tout autour de la tumeur; ses connexions se détruisent, la mince couche qui la séparait de la cavité utérine disparaît et, détachée spontanément, elle y tombe pour être expulsée au dehors. C'est à cette suppuration disséquante qu'il faut rapporter, dans certains cas, le détachement des calculs utérins qui ne sont que des fragments d'un corps fibreux calcifié ou la chute des tumeurs fibro-calcaires complètes. La science a enregistré d'assez nombreux exemples de ces tumeurs libres, dont l'étude présente des points obscurs sur lesquels nous reviendrons. Dans le troisième mode d'élimination, la couche qui avoisine la cavité utérine est plus ou moins largement perforée et détruite par la suppuration souvent abondante, et la tumeur, envahie par la suppuration et la gangrène, se dissocie et se fragmente en masses plus ou moins considérables et désagrégées. C'est ce procédé naturel d'élimination par les voies génitales de corps fibreux interstitiels en totalité ou par masses fragmentées qui a inspiré à Amussat et à quelques autres chirurgiens l'idée de cette opération hasardeuse, l'énucléation de la tumeur par l'instrument tranchant porté sur la paroi dans la cavité utérine.

Après avoir ainsi montré quelques-unes des altérations amenées dans les parois utérines par la présence des corps fibreux, nous devons revenir aux états pathologiques qu'ils présentent. Après les formes dures, fibreuses ou calcaires, nous avons les formes molles de ces tumeurs. Elles peuvent, en effet, se ramollir, devenir le siége d'épanchements sanguins, séreux ou purulents ou, en se désagrégeant, perdre leurs apparences et simuler un hématocèle, une collection purulente, un kyste ovarique, un placenta dégénéré. Une altération dont la nature ne serait pas la même dans tous les cas d'après Virchow (1), est celle que Cruveilhier (2) a décrite comme un œdème des tumeurs fibreuses. Cette infiltration, due à une phlébite oblitérante des veines qui entourent la tumeur, amènerait, d'après Cruveilhier, un accroissement rapide et considérable, une dissociation des fibres et un ramollissement du tissu pouvant donner lieu à une fluctuation obscure. Cet œdème qui ne se produit que dans des tumeurs d'un certain volume, en occupe en général toute l'étendue. Virchow distingue dans ce ramollissement œdémateux deux espèces différentes. Dans l'une, les fibres musculaires s'atrophient, le tissu connectif subit de lentes métamorphoses, qui transforment les

(1) *Loc. cit.*, p. 308, 383.
(2) *Anatomie pathologique générale*, t. IV, p. 681.

faisceaux fibreux en masses lâches et enchevêtrées se laissant étirer en cordons filiformes et membraneux. Ces masses se dissolvent peu à peu, et il se forme de petites lacunes isolées, remplies d'un liquide, clair, jaunâtre, et non tapissées par des parois lisses. Le ramollissement peut commencer au centre de tumeurs dures par des points mous qui donnent naissance à une masse liquide. Les cavités qui succèdent au ramollissement central et que Cruveilhier désigne sous un nom emprunté à la minéralogie, celui de *géodes*, sont quelquefois ultérieurement comblées par un épanchement sanguin qui altère la coloration des liquides provenant du ramollissement.

La seconde espèce de ramollissement aurait une autre origine. Il est des myômes qui présentent un tissu interstitiel, abondant et extensible, interposé entre les masses d'une tumeur composée ou disposé entre les faisceaux fibreux d'une nodosité. Le liquide contenu dans ce tissu interstitiel et qui lui donne l'apparence de l'œdème n'est pas une simple infiltration séreuse. « L'examen microscopique de ce tissu nous y montre, rapporte Virchow (1), des cellules arrondies renfermant plus ou moins de noyaux, ayant le volume et la forme des corpuscules muqueux ou des grands corpuscules lymphatiques : il y a donc là un travail de prolifération. Le liquide contient aussi de la mucine, ce qui constitue précisément un *myxo-myôme*. Les cellules rondes subissent plus tard la métamorphose graisseuse, passent à l'état de cellules granuleuses, et alors commence une désagrégation qui peut conduire au ramollissement. » Ces deux espèces de ramollissements peuvent faire croire à l'existence d'un kyste par la fausse fluctuation fournie par les tumeurs qui en sont le siége. La ponction, si elle était faite, ne donnerait issue, tout au plus, qu'à quelques gouttes de liquide. »

Le tissu des corps fibreux, comme celui de l'utérus, n'a pas de tendance à la suppuration, malgré la présence du tissu connectif interposé aux fibres musculaires. Il y a néanmoins, comme l'a observé Cruveilhier (2), de ces tumeurs vascularisées qui peuvent être le siége d'un travail inflammatoire aboutissant à la suppuration, à des ramollissements se compliquant de foyers hémorrhagiques et à la gangrène. La suppuration est circonscrite ou diffuse et même peu abondante ; elle peut, ainsi que le remarque Virchow (3), s'accompagner sur une grande étendue d'une désagrégation graisseuse où se rencontrent des cristaux graisseux sous forme d'aiguilles. La suppuration résultant de l'inflamma-

(1) *Loc. cit.*, p. 383.
(2) *Loc. cit.*, t. IV, p. 686.
(3) *Loc. cit.*, p. 401.

tion du tissu conjonctif interposé entre le tissu utérin et la tumeur, amène quelquefois la gangrène partielle ou générale de celle-ci par la destruction de ses connexions vasculaires. Le plus souvent les corps fibreux subissent la fonte putride et, comme ils ont en général de la tendance à se porter vers la cavité utérine, leur gangrène peut être suivie de leur expulsion et d'une guérison spontanée. Toutefois cette élimination lente, qui se fait par masses fragmentées et qui s'accompagne d'ordinaire d'une suppuration plus ou moins abondante et de sécrétions infectes, expose la malade aux plus graves accidents, à des phénomènes d'infection putride auxquels elle peut succomber, même après l'expulsion de la tumeur. Cette élimination peut aussi donner lieu à des fusées purulentes s'étendant sous le péritoine; elle amène encore la destruction et la disparition, en certains points jusqu'au péritoine, de la paroi utérine réduite ailleurs en une bouillie d'un rouge brun.

Les corps fibreux deviennent le siége de deux altérations d'un grand intérêt, pour le chirurgien surtout. La tumeur peut offrir une vascularisation si prononcée qu'elle prend le caractère des tumeurs érectiles. Ces *myômes caverneux* ou *télangiectasiques* seront décrits à propos des *polypes intermittents*, qui présentent ces singuliers phénomènes d'apparition et de disparition, et à de plus courts intervalles, des variations de volume et de consistance. L'autre altération, souvent prise pour une tumeur de l'ovaire, c'est la transformation du myôme en un kyste parfois considérable. Ces tumeurs fibro-cystiques de l'utérus seront étudiées à part à cause des difficultés de leur diagnostic et de l'importance de leurs indications opératoires. C'est à propos de ces formes fibro-cystiques que nous parlerons de la dégénérescence en sarcome qu'elles présentent, d'après Virchow (1), plus fréquemment que toute autre tumeur myomateuse.

Les corps fibreux et les carcinomes ont été considérés jadis comme des stades d'une même affection. Cette conception démentie par l'observation devait être abandonnée. Les tumeurs fibreuses sont-elles susceptibles de dégénérer en cancer? Cette question divisait encore les observations il y a quarante ans. Comme Morgagni, Lisfranc et Dupuytren admettaient cette dégénérescence. Ce dernier, rapportant peut-être au cancer des altérations dues à la gangrène, avait remarqué que, lorsque le cancer se développait sur un polype, il prenait naissance sur la partie exposée à l'air et que le pédicule était envahi le dernier. L'opinion contraire soutenue par Bayle, appuyée par les recherches de

(1) *Loc. cit.*, p. 403.

Cruveilhier, de Lebert, de Velpeau, a définitivement prévalu. Il n'est peut-être qu'un seul fait contradictoire qui montrerait que, par exception, un myôme peut devenir cancéreux. « En 1862, dit Klob (1), un singulier spécimen fut déposé au musée de Salzbourg. Dans une tumeur fibroïde du volume d'une tête d'enfant, située dans la paroi postérieure de l'utérus, il s'était développé un carcinome incontestable sans qu'aucune autre portion du corps fût affectée. Je suis donc forcé d'admettre la possibilité d'une telle transformation, quoique je ne puisse me rappeler un second cas de cette espèce, soit dans la littérature, soit d'après mon expérience assez étendue. »

Si, malgré ce fait exceptionnel, on peut dire que le cancer ne se développe pas primitivement dans le myôme, il peut coexister avec lui et l'envahir consécutivement. Le myôme. production pathologique plus ancienne, a pour siége ordinaire le corps de l'utérus, tandis que le cancer occupe le col le plus souvent. L'existence simultanée de tumeurs fibreuses et d'un cancer dans l'utérus n'a rien qui puisse surprendre, ces deux espèces de tumeurs étant fréquentes après la ménopause. Toutefois les observations en sont rares. Chez une femme morte dans le service de M. Hérard (2) la maladie remontait à dix ans, mais les signes du cancer étaient récents. A l'autopsie celui-ci occupait le col et s'était propagé à la vessie et au rectum; la tumeur avait l'aspect de l'encéphaloïde ramolli. Le corps de l'utérus offrait une masse arrondie ayant tous les caractères d'une tumeur fibreuse. La dégénérescence du corps fibreux par le fait d'un cancer du voisinage, comme lorsque le cancer primitif du col gagne le corps utérin, est un fait exceptionnel admis par des pathologistes tels que Kiwisch et Simpson (3). L'incompatibilité absolue du cancer et du corps fibreux n'est pas admise par Virchow (4), qui pense qu'un myôme existant peut dégénérer, pour peu qu'il se développe dans son tissu interstitiel des éléments hétérologues. « Le fait le plus fréquent, dit-il, est la dégénérescence carcinomateuse et cancroïde des myômes de l'utérus. »

L'étude que nous avons faite de l'origine, du développement et des états pathologiques des corps fibreux montre quelle est leur nature. Analogues aux lipômes, multiples souvent comme eux, ne récidivant pas sur place lorsqu'ils sont extirpés et ne repullulant pas d'ordinaire, ne

(1) *Path. Anal. der Weiblichen Sexualorgane*, p. 173. — Gaillard-Thomas, *loc. cit.*, p. 484.

(2) *Bulletin de la Société anatomique*, 1871, 5e série, VIe vol., p. 228.

(3) Virchow, *loc. cit.*, p. 402.

(4) *Loc. cit.*, p. 014.

déterminant pas d'infection suivie de généralisation, les corps fibreux n'ont aucun rapport avec l'hétéroplasie et la malignité. Ce sont des tumeurs bénignes, à croissance lente, pouvant persister toute la vie, guérissables par l'ablation, solitaires, souvent multiples, sans que leur multiplicité provienne d'un état général dyscrasique. Ces caractères sont également confirmés par l'étiologie, la marche et les symptômes de ces tumeurs.

Si les corps fibreux sont la production pathologique la plus commune de l'utérus, les conditions de leur genèse sont peu connues et leur étiologie ne contient que doutes et obscurité. Les statistiques incomplètes et insuffisantes jusqu'ici ne donnent de résultats définitifs ni pour la fréquence absolue ni pour la fréquence relative, suivant l'âge ou l'état de célibat ou de mariage. On n'a le plus souvent que les assertions contradictoires des pathologistes.

Dans une statistique de Malgaigne les âges suivants sont notés. Il n'y est question que des polypes utérins.

De 26 à 30 ans	4	Ages correspondant à l'activité utérine : 40 malades.
30 à 40	20	
40 à 50	16	
50 à 60	4	
60 à 70	3	
70 à 74	4	
	51	

Dupuytren, étudiant sur cinquante-sept malades l'âge auquel les premiers symptômes se sont manifestés, a trouvé :

De 15 à 20 ans	1	
20 à 29	10	Ages correspondant à l'activité utérine : 52 malades.
30 à 39	19	
40 à 49	23	
50 à 59	3	
60 et au delà	1	
	57	

Si, comme l'observe M. Guyon (1), qui les a mises en regard, ces deux statistiques ne concordent pas sur tous les points, elles se ressemblent sur plusieurs. Sur cinquante et un malades, quarante appartiennent à la période utérine de la vie, et sur cinquante-sept, cinquante-deux se trouvent dans cette même période. Après la ménopause, les symptômes sont nuls ou s'atténuent ordinairement lorsque leur début avait précédé cette époque.

(1) *Loc. cit.*, p. 31, 32.

West, considérant aussi les symptômes, a obtenu pour les tumeurs fibreuses non pédiculées les résultats suivants :

De 20 à 30 ans	18	Age d'activité utérine : 67 malades.
30 à 40	22	
40 à 50	27	
50 à 60	8	
De 79 ans	1	
	76	

A l'exception d'Aran (1), qui admettait qu'un grand nombre de fibroïdes se rencontraient de vingt à trente ans et que leurs premiers symptômes s'observent même avant cet âge, les gynécologistes considèrent l'existence des corps fibreux dans l'utérus un fait rare avant trente ans. Mme Boivin en a constaté chez des jeunes filles, mais ce sont des cas exceptionnels. Cruveilhier (2) n'en a vu qu'un exemple. Chez une jeune fille de vingt-six ans, l'utérus était augmenté de volume par la tumeur qui arrivait à l'ombilic. Bayle (3) n'en connaissait pas d'exemple chez les femmes au-dessous de trente ans. Sur cent femmes âgées de plus de trente-cinq ans, il en comptait au moins vingt qui présentaient ces tumeurs. Rokitansky (4) dit que c'est à peine si elles se montrent avant trente ans et que ce n'est qu'à quarante ans qu'elles sont plus fréquentes. Joh. Fr. Meckel ne les a pas rencontrées avant cinquante ans. « Chez les négresses, dit Gaillard-Thomas (5), c'est un fait digne d'être noté, que les tumeurs fibreuses sont si fréquentes, que quelques-uns les considèrent comme presque constantes après la trentième année, tandis qu'elles présentent très-rarement les affections cancéreuses de l'utérus. » On peut dire que les corps fibreux ne s'observent pas avant la puberté, qu'ils sont exceptionnels chez les jeunes filles et que leur développement a surtout lieu dans la seconde moitié de la vie.

Si, après la ménopause, les corps fibreux donnent assez rarement lieu à des symptômes qui les révèlent, ils n'en sont pas moins bien plus fréquents que ne l'indiquent les statistiques précédentes. C'est ce que démontreraient des statistiques qui s'appuieraient sur l'anatomie pathologique, au lieu de reposer sur la symptomatologie. On sait qu'après la ménopause, ces tumeurs participent, dans une certaine mesure, à l'atrophie que subit l'utérus. Les tumeurs multiples quelquefois que l'autopsie

(1) *Loc. cit.*, p. 862.
(2) *Anatomie pathologique générale*, t. III, p. 665.
(3) *Dictionnaire des sciences médicales*, t. VII, p. 72, 73.
(4) Virchow, *loc. cit.*, p. 342.
(5) *Loc. cit.*, p. 485.

révèle se sont-elles toutes formées à une époque antérieure à la ménopause? Il est probable, d'après le très-grand nombre de ces productions rencontrées par hasard chez des vieilles femmes, que leur apparition date de la période qui a suivi. « Après l'époque critique, écrit M. Broca (1), la fréquence des hystéromes augmente notablement, et je crois ne rien exagérer, en disant qu'à la Salpêtrière le tiers environ des vieilles femmes sont atteintes de cette affection. » Cette proportion est également donnée pour ces mêmes malades par M. Cazalis (2), qui ne croit pas que les petits corps fibreux se produisant après la ménopause soient susceptibles de développement.

L'influence du célibat indiquée par Bayle n'est rien moins que démontrée. Combattue par Dupuytren et par West à l'aide de la statistique, elle est reconnue par Joh. Fr. Meckel et d'autres observateurs qui s'en rapportent à leurs impressions et à leurs souvenirs. Cruveilhier regardait l'infécondité comme prédisposant aux corps fibreux. Virchow (3), qui penche vers l'opinion de Bayle, observe avec raison que, pour démontrer que les vieilles filles sont plus prédisposées aux myômes que les femmes qui ont accouché, la statistique devrait établir le rapport, d'un côté, des cas de myômes chez les vierges au nombre des vierges pris d'une façon absolue; d'un autre côté, entre les cas de ces tumeurs chez les femmes qui n'ont pas eu d'enfants et le nombre des femmes n'ayant pas accouché, pris d'une manière absolue. En l'absence de ces éléments, si difficiles à recueillir et à scruter, les opinions ne peuvent avoir qu'une valeur relative, et la question ne peut qu'offrir des doutes et des incertitudes, à cause même de la fréquence de l'affection.

La race ne semble pas sans influence sur la production des corps fibreux. La race noire présenterait une prédisposition remarquable, suivant les gynécologistes américains. Cette circonstance étiologique rappelée par Gaillard-Thomas (4) est confirmée par M. Rufz de Lavison (5) dans les termes suivants : « La fréquence du polype utérin à la Martinique m'a fait penser qu'il y avait, dans le sang du nègre, quelque élément propre à la production des corps fibreux, ainsi que semblerait aussi le faire croire cet autre fait de la facilité des hypertrophies fibreuses de la peau à la suite des blessures et des heurts les plus légers. Quelques-uns de ces polypes se portaient du côté de la cavité abdominale; d'autres ne

(1) *Loc. cit.*, p. 265.
(2) Communication orale.
(3) *Loc. cit.*, p. 343.
(4) *Loc. cit.*, p. 488.
(5) *Chronologie des maladies de Saint-Pierre (Martinique)*, p. 101. Paris, 1869.

sortaient pas de la cavité utérine, mais le plus grand nombre tombaient dans le vagin. » Le même auteur (1), frappé de cette fréquence dès les premiers temps de son exercice chirurgical aux Antilles, s'exprimait ainsi : « Si je m'en rapportais à ce que j'ai vu jusqu'ici, je croirais que les corps étrangers développés dans le tissu de l'utérus sont ici beaucoup plus fréquents que le cancer même de cet organe. » Cette prédisposition aux corps fibreux utérins des négresses et des mulâtresses n'est pas une condition liée au climat, mais un fait inhérent à la race. Ces mêmes femmes, après un séjour plus ou moins long dans les climats tempérés, y succombent parfois aux accidents amenés par les polypes utérins. Un grand nombre d'entre elles sont affectées en effet de tumeurs fibreuses dont le développement est rapide quelquefois. L'exemple suivant, que nous reproduisons d'après une note due à l'obligeance de M. Rufz de Lavison, montre l'évolution de la tumeur s'effectuant après seize ans de séjour et touche incidemment à des questions intéressantes au point de vue de l'étiologie et du traitement.

Mlle M..., mulâtresse, d'une forte constitution, vint de la Martinique en France, vers l'âge de trente ans. Bonne santé habituelle. Vers l'âge de quarante-six ans, elle eut des règles abondantes qui se prolongeaient quelquefois au-delà d'une semaine, mais qui ne pouvaient être considérées comme des pertes.

En 1871, elle fit une chute dans la rue, sur le ventre, et quelques mois après elle commença à se plaindre de pesanteurs et de tiraillements dans le bas-ventre, sans qu'il y eût augmentation de l'écoulement menstruel. Comme elle avait une hernie ombilicale de moyenne grosseur, ces sensations furent attribuées à la hernie, et ce ne fut que lorsque, sur ses plaintes, je me décidai à l'examiner, que je reconnus dans l'abdomen, au-dessous de la tumeur herniaire ombilicale, une autre tumeur plus profonde intra-abdominale, presque sur la ligne médiane, dure et mobile, de la grosseur d'une grosse pomme. Je fis voir la malade à M. Boinet, qui pensa, comme moi, que la tumeur était un corps fibreux de l'utérus proéminent du côté de l'abdomen et qu'il n'y avait pas lieu de songer à une opération.

La tumeur continuait à augmenter et quelques mois après les membres inférieurs, la paroi abdominale, la région lombaire s'infiltraient; la respiration était pénible; la digestion difficile; le décubitus dorsal impossible. C'est dans cet état que je fis voir la malade à M. Verneuil, et à tout risque nous décidâmes qu'une ponction exploratrice était nécessaire. M. Verneuil enfonça un fort trocart jusqu'à la garde et éprouva une grande résistance. Il ne sortit que quelques gouttes de sang. Par précaution je tins la malade couchée pendant trois jours et, loin d'éprouver aucun accident qui pût faire craindre quelque chose du côté du péritoine, elle se dit soulagée et conçut quelque espoir de guérison. Cependant, comme les jours suivants l'infil-

(1) *Note sur le traitement des polypes de l'utérus par l'excision* (*Gaz. méd. de Paris*, 1838, 3e série, t. VI, p. 420).

tration persistait, je fis sur les membres et sur l'abdomen des mouchetures scarifiées; l'infiltration coula au dehors pendant cinq ou six semaines. La malade prit une quarantaine de médecines Leroy, en raison de la confiance qu'on a dans ce purgatif dans les colonies. Puis je remplaçai les purgatifs par le vin diurétique de Trousseau.

Au bout de six mois l'infiltration avait presque entièrement disparu; la tumeur abdominale me semblait diminuer; la malade paraissait avoir recouvré la santé, au grand étonnement de tous ceux qui l'avaient vue aussi souffrante. Mais au commencement de l'hiver de 1872, à la suite d'une autre chute, l'infiltration recommença beaucoup plus rapidement que par le passé. La malade découragée se refusait aux scarifications, à la ponction et même aux purgatifs, qui l'avaient tant soulagée. L'embarras de la digestion, de la respiration et l'impossibilité de rester couchée furent plus pénibles que jamais. Il y eut un peu de délire dans les derniers jours et la mort survint en février 1873.

Dans ce cas, où le corps fibreux s'était développé dans la cavité abdominale, condition où l'intervention est si limitée, le fait de l'innocuité de la ponction a quelque chose de remarquable. Non-seulement la ponction avec un fort trocart ne détermina aucun accident, mais elle fut le point de départ d'un grand soulagement et d'une apparence de guérison. La ponction dans la masse du corps fibreux, si elle avait été répétée, aurait-elle été une excitation à quelque travail de résorption?

Nous ne nous arrêterons pas à interroger l'hérédité, le tempérament, l'état de santé antérieur, causes douteuses et mal connues. D'après Malgaigne, la menstruation n'offre le plus souvent que des conditions satisfaisantes. Des règles abondantes et irrégulières précèdent, suivant d'autres observateurs, l'apparition des corps fibreux. La ménorrhagie ne seraitelle pas, dans ces cas, plutôt une conséquence morbide qu'une condition étiologique? Si la grossesse peut accélérer le développement des myômes préexistants, son action sur leur production première est moins bien établie. Les femmes qui n'ont eu qu'une ou deux grossesses sontelles plus prédisposées que celles qui en ont eu un plus grand nombre? Cette influence défavorable de la multiparité, indiquée par Bayle, semble infirmée par une statistique de Dupuytren (1). Sur 51 femmes affectées de corps fibreux se trouvaient 39 femmes mariées, dont la plupart avaient eu plus de 3 enfants, un grand nombre plus de 5, et plusieurs 7, 8 et 10.

(1) *Loc. cit.*, p. 303.

CHAPITRE II

DES RAPPORTS DES CORPS FIBREUX UTÉRINS AVEC LA GROSSESSE ET L'ACCOUCHEMENT.

ARTICLE I.

DES TUMEURS FIBREUSES DANS LEURS RAPPORTS AVEC LA GROSSESSE.

On comprend que dans certaines conditions les tumeurs fibreuses utérines gênent la fécondation. L'obstacle peut dépendre des changements survenus dans les axes de l'utérus et de l'obturation mécanique des trompes. Les causes variées de l'infécondité liée aux hystéromes sont plus aisées à concevoir qu'à démontrer. Des faits nombreux n'en établissent pas moins la coexistence de la grossesse avec des corps fibreux plus ou moins volumineux, solitaires ou multiples, sous-péritonéaux, interstitiels ou pédiculés. Tantôt ces tumeurs, par la gêne mécanique ou le trouble fonctionnel apportés à l'évolution du fœtus, déterminent l'avortement ou l'accouchement prématuré ; tantôt elles laissent la grossesse arriver à terme sans accident. Il est intéressant d'étudier les modifications qui se passent du côté de l'œuf et les changements que la tumeur éprouve. Si les corps fibreux permettent l'accouchement naturel, ils sont souvent aussi cause de dystocie. L'obstacle qu'ils constituent peut finir par céder ; il peut être écarté ou rester insurmontable. Il donne lieu à des accidents souvent très-graves et pour l'enfant et pour la mère. Du côté de celle-ci le danger ne cesse pas toujours avec la parturition. La présence du corps fibreux entretient ou produit des accidents exigeant une intervention dont les conditions sont parfois difficiles à déterminer. Les rapports de ces tumeurs avec la grossesse et l'accouchement intéressent autant la chirurgie que l'obstétrique et soulèvent les plus graves problèmes dont la solution souvent urgente touche à la vie de deux êtres. Dans ce chapitre nous indiquerons les principales difficultés du sujet, en résumant l'état actuel de la science.

La première difficulté se rencontre dans le diagnostic différentiel de la grossesse et du myôme utérin. D'un diagnostic aisé d'ordinaire, la grossesse peut présenter des circonstances qui exposent à des méprises les praticiens les plus expérimentés ; les tumeurs fibreuses donnent plus souvent lieu à des erreurs de diagnostic, parfois presque inévitables. Comme l'observe M. Pajot (1), une fausse interprétation des troubles fonctionnels, l'existence de tumeurs diverses de l'abdomen et du bassin, des modifications du col représentant celles de la grossesse, des signes stéthoscopiques comparables aux bruits utérins et fœtaux, les sensations trompeuses de mouvements accusés par la mère, tels sont les phénomènes qui peuvent égarer le diagnostic et faire croire à une grossesse qui n'existe pas. Le ballottement vaginal, signe spécial à la grossesse normale, ne se perçoit avec netteté que du quatrième au septième mois. L'incertitude du diagnostic commande la réserve et n'est dissipée que par le temps. L'accroissement des corps fibreux, sans nuire d'abord à la santé générale, s'accompagne quelquefois des phénomènes sympathiques de la grossesse : les vomissements, le gonflement des seins et la coloration de l'aréole, circonstances qui expliquent que des femmes aient pu se croire enceintes de cinq, six ou huit mois. En général la grossesse supprime la menstruation ; mais, bien que l'existence de celle-ci soit, comme le disait Paul Dubois, une présomption défavorable, elle n'en est pas moins constatée chez quelques femmes enceintes jusqu'à une période assez avancée. D'autres prennent des pertes pour leurs règles et ne se croient pas enceintes quand elles le sont. En thèse générale, le flux menstruel se continue chez les femmes affectées de tumeurs fibreuses utérines. Elles ont des ménorrhagies et des métrorrhagies. Des corps fibreux sous-péritonéaux peuvent néanmoins distendre l'abdomen sans s'accompagner d'hémorrhagie utérine.

Si, dans le principe, il y avait un doute entre la possibilité d'une grossesse et l'existence d'un hystérome, le temps le dissiperait. Ce n'est qu'exceptionnellement qu'un fibro-myôme interstitiel ou intra-utérin acquiert un volume assez considérable pour donner au ventre un volume et prendre au-dessus du pubis une position qui représentent une grossesse de quatre ou cinq mois sans que les symptômes locaux et généraux puissent faire cesser l'incertitude. Outre la forme souvent irrégulière et la dureté très-grande, tantôt égale, tantôt inégale, de la tumeur plus ou moins globuleuse constituée par le corps fibreux, symptômes parfois obscurs à cause de l'embonpoint des sujets, on tiendra compte de l'absence des signes caractéristiques du second tiers de la grossesse : les mouvements actifs du fœtus, les bruits du cœur fœtal et le ballottement. Sans cet examen attentif et au besoin réitéré à des époques différentes, un corps fibreux distendant l'utérus peut être pris pour une grossesse, comme dans l'observation rapportée par Bayle (2) et appartenant à une

(1) *Des causes d'erreur dans le diagnostic de la grossesse* (*Annales de gynécologie*, 1874).
(2) *Dictionnaire des sciences médicales*, t. VII, p. 80.

époque où l'application de l'auscultation au diagnostic de la grossesse n'était pas encore connue. Il s'agit d'une femme de trente-cinq ans, mariée depuis deux ans, dont le ventre grossissait et les règles continuaient à venir périodiquement. La matrice remontait à quatre travers de doigt au-dessus du pubis; le col présentait un orifice rétréci. Le médecin crut à une grossesse, parce que les seins s'étaient gonflés, qu'il y avait eu des vomissements, ainsi qu'une augmentation de l'embonpoint, et que la sœur de la malade avait été menstruée irrégulièrement pendant les cinq ou six premiers mois de sa grossesse. Cette femme vécut jusqu'à cinquante ans sans trop d'accidents, et Bayle, qui en fit l'autopsie, trouva un corps fibreux plus gros que la tête d'un adulte situé dans la paroi postérieure de l'utérus.

En dépit de nos connaissances plus précises en diagnostic, des erreurs analogues sont encore possibles, tant les faits offrent parfois de singularités et tant la nature des tumeurs abdominales peut être difficile à préciser. Chez une dame de trente-six ans, multipare, ayant de la métrorrhagie et une tumeur résultant d'une hématocèle périutérine, l'un de nous a vu deux chirurgiens expérimentés, Danyau et Michon, nier la grossesse, même sa possibilité, et rapporter le développement de la matrice à une tumeur fibreuse. Les symptômes de la grossesse ne tardèrent pas à être évidents et l'accouchement se fit à terme dans les meilleures conditions. Si l'on peut méconnaître facilement une grossesse gémellaire, la coexistence du produit de la conception et d'une tumeur fibreuse offre de nombreuses causes d'erreur ou des difficultés presque insurmontables. Le moyen d'exploration qui constaterait le plus exactement la présence des hystéromes dans la cavité utérine, l'hystéromètre, est précisément celui dont on ne peut se servir du moment que la grossesse peut être soupçonnée. Les déformations de l'utérus produites par les myômes exposent à des erreurs de diagnostic que l'autopsie démontre. Le docteur Simpson (1) rapporte qu'une dame, enceinte pour la première fois, fut considérée par son médecin comme ayant une grossesse extra-utérine à cause de la forme peu ordinaire de l'abdomen. Il y avait une tumeur fibreuse faisant saillie sur la paroi antérieure de la matrice. La dame mourut de péritonite la seconde semaine après son accouchement. Le corps fibreux, dont le pédicule s'était rompu par le fait du retrait de l'utérus après l'accouchement, adhérait fortement au péritoine de la paroi antérieure de l'abdomen. Dans un cas observé par M. Stoltz, il y avait une grossesse tubaire; la tumeur qui oblitérait la cavité utérine avait mis obstacle à la descente de l'ovule.

(1) *Clinique obstétricale et gynécologique*, trad. par le docteur Chantreuil, p. 137. 1874.

S'il n'est pas toujours facile de reconnaître les tumeurs sous-péritonéales qui partent de la paroi postérieure de l'utérus, elles sont d'un diagnostic autrement difficile lorsqu'elles coexistent avec la grossesse. Dans des conditions moins obscures un examen attentif et répété peut faire soupçonner plutôt qu'affirmer la nature véritable des tumeurs. Sous ce rapport, l'observation suivante de Simpson (1) mérite d'être citée :

Une femme, mariée depuis dix ou douze ans, passa, sans avoir ses règles, deux périodes menstruelles. Une très-grosse tumeur pelvienne commença à se développer. Je la vis alors avec M. Dixon et le docteur Taylor. Nous constatâmes une très-grosse et très-dure tumeur fibreuse de l'utérus, et, au bas, sur le côté gauche et en avant, une portion élastique, molle, ayant beaucoup des caractères d'un kyste de l'ovaire. On savait bien alors que des tumeurs fibreuses de l'utérus et des hydropisies multiloculaires de l'ovaire coexistent quelquefois ; mais on ignorait qu'une autre espèce de collection kystique peut exister côte à côte avec les tumeurs fibreuses de l'utérus. Dans ce cas, pourtant, la partie molle, fluctuante, n'était pas l'ovaire, car elle était située en avant de la tumeur dure de la matrice, tandis que l'ovaire affecté est ordinairement en arrière. Ce fait me conduisit à soupçonner une grossesse, peu probable d'ailleurs, et à hasarder un diagnostic dans ce sens. Ce diagnostic se montra exact. Le cœur fœtal s'entendit vers le cinquième mois et la grossesse arriva à son terme. Durant le travail, une portion de la tumeur combla en grande partie le détroit supérieur et l'enfant dut être extrait par la version. Il était mort-né. La mère se rétablit bien.

Certaines conditions augmentent encore les difficultés du diagnostic. Telle est la minceur de la paroi utérine qui laisse croire à une grossesse abdominale. Tandis que le segment de l'organe occupé par le corps fibreux reste inextensible, le tissu cède et s'amincit dans une autre portion pour contenir le fœtus. La grossesse extra-utérine est parfois confondue avec une tumeur fibreuse et la méprise est plus ou moins aisée, selon les époques où l'examen s'est fait. A-t-il lieu avant que les bruits du cœur fœtal soient perceptibles, la grossesse abdominale peut être prise pour un corps fibreux. Est-il pratiqué après le neuvième mois, alors qu'après un commencement de travail toute manifestation du côté de l'utérus a cessé consécutivement à la mort du fœtus, l'erreur aura encore chance de se produire. Si elle n'est pas préjudiciable à la mère, il en est autrement si la grossesse extra-utérine est faussement diagnostiquée et que l'intervention chirurgicale soit jugée nécessaire. Dans un cas rapporté par Bricheteau (2), une tumeur fibreuse accompagnée d'un

(1) *Loc. cit.*, p. 136.

(2) Sébileau, *Des tumeurs fibreuses dans leurs rapports avec la grossesse et l'accouchement.* Thèse de Paris, 1873, n° 413.

bruit de souffle causa une déplorable erreur de diagnostic. Une femme chez laquelle on reconnut plusieurs signes de grossesse et qui présentait un bruit de souffle très-manifeste dans la région occupée par la tumeur, fut soupçonnée de porter le produit d'une grossesse ovarique et la gastrotomie fut pratiquée. On ne trouva aucune trace de fœtus, mais bien un corps fibreux. La malade mourut le sixième jour.

Dans les grossesses compliquées de fibro-myômes, les difficultés du diagnostic tiennent aux modifications que la tumeur amène dans l'œuf et dans les parois utérines et à celles que la grossesse produit dans la tumeur. La concomitance des hystéromes et de la gravidité est un fait d'observation dont il était intéressant de connaître la fréquence. La statistique de West (1), portant sur 96 femmes atteintes de tumeurs fibreuses, indique l'influence que celles-ci exercent sur la fécondation. Sur ces 96 femmes, il y en avait 82 mariées. De celles-ci 20 étaient stériles et les 62 autres avaient donné naissance à 124 enfants; 31 femmes sur 62 n'avaient eu chacune qu'une grossesse. 10 de ces grossesses n'étaient pas venues à terme, 5 femmes avaient donné naissance chacune à 3 enfants, 4 à 4 enfants, 3 à 5, 1 à 8, 1 à 9 et 1 à 11 enfants. On peut tirer de ces chiffres cette conclusion, que les tumeurs fibreuses diminuent le nombre des conceptions et augmentent celui des avortements.

Les corps fibreux n'entravent pas toujours l'évolution du fœtus; leur influence sur la grossesse peut être légère ou même nulle. Si certaines femmes ont un peu de ménorrhagie, des douleurs de reins et des pesanteurs au bas-ventre, d'autres n'ont aucun symptôme insolite, aucune gêne de la miction et de la défécation, aucune sensation d'un corps étranger poussé vers la vulve. La grossesse suit son cours normal et c'est au moment de l'accouchement ou après la délivrance que le corps fibreux est reconnu. De nombreuses observations établissent ces faits, ainsi que nous aurons l'occasion de le voir dans la suite de ce travail. Il suffira, pour montrer que la tumeur fibreuse peut être méconnue jusqu'à la fin, de donner ici le résumé d'une observation de Deneux (2). Il s'agit d'une femme de trente ans, ayant déjà eu deux enfants et jouissant d'une bonne santé. Depuis la dernière couche, qui remontait à deux ans, l'abdomen était resté plus volumineux; les menstrues étaient régulières, mais plus abondantes. A partir du mois de février 1829, il y eut des troubles dans cette fonction; l'écoulement se suspendit et reparut à divers intervalles. Ces suppressions et des envies de vomir firent soupçonner une grossesse.

(1) *Leçons sur les maladies des femmes*. Traduction par M. Ch. Mauriac. Paris, 1870. In-8°, 333 pages.

(2) *Lancette française*, 1829, n° 3.

Le 31 mai eut lieu l'expulsion d'un fœtus. Le placenta ne put être extrait par l'accoucheur. Dans l'après-midi, il fut expulsé naturellement et jeté avant que le médecin, alors absent, pût le voir. Malgré cette délivrance spontanée, l'utérus restait volumineux. Au bout de quelques jours passés avec des frissons, de la fièvre, des lochies fétides, un corps mollasse et charnu se présenta à la vulve. Deneux, appelé auprès de la malade, reconnut un polype qu'il excisa après en avoir lié le pédicule. La femme ne survécut que deux heures à l'opération. L'autopsie découvrit les lésions de la métro-péritonite. La tumeur, du volume des deux poings, gangrenée à l'extérieur et irrégulière, était composée de tissu fibreux, criant sous le scalpel.

Si aucune complication ne trouble la grossesse dans un certain nombre de cas, dans d'autres, la présence et les modifications des corps fibreux constituent des obstacles qui déterminent l'avortemeut ou l'accouchement prématuré. Celui-ci serait de beaucoup plus rare que celui-là. Dans une petite statistique présentée par M. Sébileau dans sa thèse inaugurale et comprenant 13 observations complètes, on trouve, sur 47 grossesses, 14 avortements, 1 accouchement prématuré et 32 accouchements à terme. Les corps fibreux, surtout ceux qui sont pédiculés, ne s'opposent pas généralement à l'évolution de la grossesse. Le fait curieux du docteur Pordham cité par M. Forget (1) suffirait à le prouver; c'est celui d'une femme qui, en dix ans de mariage, eut cinq accouchements d'enfants à terme, mort-nés. Chaque fois la tumeur sortait par la vulve poussée par le fœtus. Le pédicule était implanté sur la partie postérieure du col utérin; le polype avait une autre insertion sur la paroi postérieure du vagin due à des adhérences cicatricielles. Loin d'être fatal lorsque la gestation se complique d'un hystérome, l'avortement qui se produit dans ces circonstances est souvent suivi quelques mois après d'une grossesse arrivant à terme. Les cas sont rares où la présence de la tumeur constitue un obstacle absolu à l'évolution du fœtus comme dans le fait suivant. Il s'agit d'une dame sujette à des pertes et qui en cinq ans avait eu six avortements. A l'examen, un polype fut trouvé, dont la base avait le volume d'une prune (1 pouce de diamètre). Il était facile de remonter à travers le col très-abaissé le long du pédicule, qui s'implantait dans la cavité de l'utérus. Dans l'année qui suivit l'examen, cette femme redevint enceinte et fit une huitième fausse couche dans le courant du troisième mois. Elle se fit opérer de son polype par Dupuytren.

(1) *Recherches sur les corps fibreux considérés pendant la grossesse et après l'accouchement*, in *Bulletin de thérapeutique*, 1846, t. XXX.

Suivant une observation de Boivin et Dugès, les corps fibreux compliquant la grossesse peuvent amener une complication pire que l'avortement. Chez une femme qui avait eu une fausse couche de six semaines, une tumeur est constatée à l'hypogastre. Une deuxième grossesse a lieu; l'abdomen se développe énormément; les douleurs et la gêne sont extrêmes et la malade succombe. A l'autopsie on trouve dans l'utérus un fœtus de quatre mois et demi environ; dans l'abdomen une énorme tumeur fibreuse, blanc-rougeâtre, lardacée, ramollie intérieurement. Quatre ou cinq autres tumeurs adhéraient en divers points de l'utérus. Rappelons incidemment, à l'occasion de ce fait, qu'un fœtus anide pourrait être confondu avec un corps fibreux. Dans un cas observé par M. Faliu, chez une jeune femme qui rendit, quatre jours après l'accouchement, une tumeur ovalaire du volume du poing, M. Depaul crut à une monstruosité fœtale. La tumeur rosée, hérissée de filaments, offrait à la section deux cavités renfermant chacune un corps sphérique. Un de ces corps nageait au milieu d'un liquide rosé. La tumeur ne présentait ni vaisseaux, ni pédicule. Loin d'appartenir à un monstre anidien, poche cutanée renfermant des débris d'organes variables, elle formait, d'après l'examen microscopique de M. Robin, un corps fibreux type, multiloculaire, composé en grande partie de fibres musculaires lisses, avec cloisonnements formés par du tissu conjonctif.

Il est intéressant d'étudier les conditions qui, dans les grossesses compliquées de corps fibreux, déterminent les avortements. Cette connaissance rend compte de la fréquence de l'accouchement à terme et de la rareté de l'accouchement prématuré dans ces circonstances. Ce sujet nous semble encore plein d'obscurité et digne de nouvelles recherches. Rien de plus aisé à comprendre théoriquement que l'avortement sous l'influence des tumeurs fibreuses. Les réalités confirment-elles les vues théoriques ? L'accord est loin de toujours exister. Dans les observations le fait de l'avortement est simplement constaté. Les lésions que le fœtus peut présenter, les altérations du placenta ne sont pas recherchées. Quoi qu'il en soit, l'avortement est rapporté à deux grandes causes : l'hémorrhagie et l'inextensibilité du tissu utérin, dans les parties de l'organe où s'insère le corps fibreux. L'interruption de la grossesse ne semble pas due à une cause mécanique, comme la compression directe exercée sur l'œuf par le myôme. Le fœtus peut, la plupart du temps du moins, se soustraire à cette pression ; le développement de l'utérus permettant au produit de la conception et à la production pathologique de croître parallèlement jusqu'au terme de la grossesse. La complication de corps fibreux multiples et volumineux n'empêche pas l'enfant d'arriver à un développement et à un poids notables.

Ces conditions démontrées par de nombreux exemples sont en pleine évidence dans une observation intéressante publiée par M. Guéniot (1). Il s'agit d'une femme de trente-neuf ans, se disant enceinte de huit mois, entrée à l'hôpital des Cliniques le 16 décembre 1863 et qui présentait, outre les signes propres à une grossesse avancée, plusieurs tumeurs appréciables par le palper et le toucher. Cette femme dont l'accouchement, au commencement de janvier, fut pénible (on dut recourir à la version, dans le sommeil chloroformique) eut un enfant, né dans un état de mort apparente, et qui pesait 3 710 grammes. Après la délivrance, la matrice, quoique rétractée, resta volumineuse, inclinée à gauche et remontant jusqu'à 6 centimètres au-dessus de l'ombilic. L'accouchée, prise de variole, succomba à une péritonite généralisée. A l'autopsie l'utérus, hérissé de corps fibreux de forme irrégulière, conservait un volume exagéré, mesurant 16 centimètres de large au niveau de l'insertion des trompes et 21 de longueur du fond au museau de tanche. La paroi antérieure était rendue très-convexe par un hystérome contenu dans son épaisseur et mis à découvert par l'incision. Cette tumeur. sensiblement sphérique, avait 10 centimètres de diamètre et proéminait dans la cavité. Elle était en voie de dégénérescence. A la jonction du corps et du col, en arrière et un peu à gauche, existait une autre tumeur sphérique de 50 centimètres de diamètre, sous-péritonéale, sessile et ramollie dans ses couches supérieures. Il y avait un troisième hystérôme aplati, pédiculé, ressemblant à un gésier de gallinacé, cordiforme, à angles arrondis, émanant de l'utérus, en arrière de la corne droite. Son pédicule très-aplati, plus large à ses deux insertions qu'en son milieu, mesurait 4 centimètres et demi de long. La tumeur avait 6 centimètres suivant l'axe du pédicule et 8 dans la direction opposée ; son épaisseur était de 3 centimètres. Elle avait des adhérences anciennes avec la partie inférieure de l'S iliaque. Sur la face postérieure du corps, sur le fond et sur la face antérieure de l'utérus on reconnaissait seize autres tumeurs superficielles, sphériques et variant du volume d'un pois à celui d'un œuf d'hirondelle.

Ainsi, en dépit des conditions les plus défavorables, le tissu d'un utérus donnant origine à vingt tumeurs a pu se distendre pour loger un fœtus assez volumineux et a été susceptible d'une rétraction suffisante pour prévenir l'hémorrhagie si redoutable qui, dans des cas analogues,

(1) *Gazette des hôpitaux*, 1868, n° 61.

succède souvent à la délivrance. Cette distension peut même se faire aux dépens du tissu du col. Dans une observation d'Outrepont (1), l'autopsie d'une femme morte d'hémorrhagie utérine après l'accouchement fit découvrir trois corps fibreux qui occupaient le fond de l'utérus. Ces tumeurs s'étaient opposées au développement du fond de l'organe et l'enfant n'avait eu une place suffisante que grâce au tiraillement et à l'amincissement excessif des parois du col. Cet amincissement, en rendant la poche utérine fluctuante, expose à des erreurs de diagnostic. M. Guyon (2) rapporte dans sa thèse que Huguier citait un fait où, sans le ballottement qu'il perçut, on songeait déjà à la ponction d'une hydropisie enkystée qui n'était autre qu'une grossesse compliquée de corps fibreux. Nous verrons plus loin que, par suite d'altérations survenues dans son tissu par le fait de la grossesse, la tumeur fibreuse peut offrir aussi une fluctuation apparente qui expose à la confondre avec un kyste.

Dans les grossesses compliquées de corps fibreux, l'avortement est rapporté à une hémorrhagie utérine provoquée par la tumeur, hémorrhagie unique ou répétée qui décolle le placenta. Cette cause, la plus fréquente sans doute, peut être mise en jeu par le défaut de dilatation, empêchée par la présence des hystéromes soit dans les parois mêmes de l'organe, soit dans l'excavation du bassin. M. Forget (3), en considérant la marche du développement de l'utérus gravide, montre que la théorie, en l'absence de faits matériellement observés, pourrait établir qu'il existe entre l'époque où se fera l'avortement et le siége des corps fibreux sur telle portion de l'utérus ou sur telle autre un rapport plus que vraisemblable. « Ainsi il est rationnel de prévoir, dit-il, que si les corps fibreux occupent le fond et toute la zone supérieure qui se prête d'abord à l'ampliation, l'avortement aura lieu dans les premiers mois, et qu'il ne se fera que plus tard si c'est la zone inférieure ou la portion de l'utérus voisine de son col qui rencontre dans la présence de ces corps un obstacle suffisant pour que sa dilatation ne puisse s'opérer. » L'utérus, on le sait, se développe jusqu'au sixième mois à peu près exclusivement aux dépens de sa partie supérieure et de son fond, et ce n'est que dans les trois derniers mois que les fibres du tiers inférieur participent à l'ampliation de l'organe. Les faits viennent dans une certaine mesure justifier la théorie, en montrant que le siége des corps fibreux n'est pas sans influence sur les époques où la grossesse s'interrompt.

(1) *Archives de médecine*, novembre 1830.
(2) *Des tumeurs fibreuses de l'utérus*. Thèse d'agrégation, Paris, 1860.
(3) *Loc. cit.*, mémoire cité.

D'après un relevé de treize observations fait par M. Sebileau dans sa thèse, les tumeurs du col et surtout celles de la lèvre postérieure donnent plus souvent lieu à un accouchement prématuré (sept mois, sept mois et demi) qu'à un avortement, et celles qui siégent sur les portions antérieure et postérieure et sur le fond de l'utérus semblent provoquer plutôt l'avortement au deuxième ou au troisième mois. Il résulte en outre de ces observations que, lorsque la grossesse a dépassé le terme de sept mois et demi dans le premier cas, de trois dans le deuxième, elle arrive en général au terme. Il convient néanmoins, pour ne pas exagérer l'importance de cette relation, de se rappeler que, relativement au nombre des accouchements à terme, les avortements sont assez rares, et qu'en dépit des corps fibreux, la grossesse parcourt souvent ses différentes périodes.

L'avortement reconnaît peut-être d'autres causes plus complexes que l'inextensibilité du tissu utérin et les hémorrhagies produites par la rupture des vaisseaux utéro-placentaires. On a trouvé dans certains cas le sang nettement circonscrit en foyers multiples et réguliers. La répétition de ces hémorrhagies décolle plusieurs lobes du placenta et détermine nécessairement l'avortement. Celui-ci est d'autant plus à redouter que la tumeur fibreuse est plus apte, par son volume, par sa consistance restant invariable, par le siége qu'elle occupe et la situation qu'elle peut prendre en dehors de l'utérus, à s'opposer à l'expansion nécessitée par le développement de l'œuf. En général les corps fibreux sessiles ou interstitiels du corps utérin sont les moins redoutables. Proéminant moins d'ordinaire que les polypes dans la cavité utérine, ils participent davantage aux modifications que les parois de l'organe éprouvent, toutes circonstances favorables à la grossesse. De plus, les tumeurs qui se rapprochent de la partie supérieure, celles du fond et même celles de la face antérieure de la matrice, peuvent remonter avec elle, franchir le détroit supérieur et n'opposer d'obstacle ni à la grossesse ni à l'accouchement. Les hystéromes du col, souvent causes de dystocie, ont en général peu d'influence sur l'avortement. Ils détermineraient plutôt, ce qui est rare d'ailleurs, l'accouchement prématuré, accident plus à craindre lorsqu'ils sont sessiles ou interstitiels, que lorsqu'ils sont pédiculés. Les corps fibreux sous-péritonéaux, isolés des parois utérines, ne suivent guère la marche de la grossesse et retentissent peu sur elle. Cependant, lorsqu'ils sont pédiculés, leur gravité devient tout autre. Ils peuvent alors plonger dans l'excavation pelvienne, y rester enclavés comme les tumeurs du segment inférieur et celles du col et, en empêchant le déplacement et la dilatation de l'utérus, amener l'avortement ou produire la compression du rectum et de la vessie et, si le fœtus peut continuer à croître, apporter des obstacles sérieux ou infranchissables même à la parturition.

Après avoir indiqué les influences pathologiques que les corps fibreux exercent sur l'œuf, nous avons à mettre en parallèle les modifications qui leur sont imprimées par la grossesse. Ces phénomènes variables, complexes, sont physiologiques ou morbides, favorables ou défavorables à l'évolution du fœtus et à son expulsion ultérieure, fâcheux aussi pour la mère, mais amenant dans quelques cas la disparition graduelle de la tumeur. Ces phénomènes, en raison de leur inconstance, présentent bien des points obscurs réclamant d'intéressantes recherches. Pourquoi par exemple certains corps fibreux échappent-ils à l'influence de la gravidité ? Dans ceux qui la ressentent, l'accroissement s'explique-t-il toujours par la vascularisation de la tumeur ? Questions qui touchent à la manière dont vit celle-ci, existence propre ou parasitaire, suivant les opinions.

Si l'on considère les rapports intimes et l'analogie de structure, il est aisé de comprendre que les modifications des éléments musculaires et vasculaires de l'utérus déterminées par la grossesse s'étendent à la constitution anatomique des fibro-myômes en connexion étroite avec les parois. Lorsqu'ils en sont presque détachés, flottants dans l'abdomen ou suspendus dans la cavité cervico-vaginale au bout d'un pédicule plus ou moins grêle, ils sont presque en dehors de la sphère d'action de la grossesse. Celle-ci, par des transformations graduées, prépare l'utérus à ses nouvelles fonctions. Les parois, par l'accroissement des éléments musculeux existants et par la formation nouvelle d'éléments semblables, s'hypertrophient et perdent de leur dureté et de leur résistance; les capillaires se distendent; les veines s'élargissent, forment des canaux dans le muscle même, s'anastomosent et à leur point de réunion se dilatent considérablement. Malgré la tendance propre aux corps fibreux à s'isoler anatomiquement, cette activité physiologique ne peut manquer de les atteindre, augmentant leur vascularisation, produisant des éléments musculaires nouveaux, et amenant peut-être l'hypertrophie des éléments primitifs. C'est ainsi que s'expliquent l'augmentation de volume et un certain ramollissement souvent observés pendant la grossesse sur des fibro-myômes et les autres phénomènes liés à leur existence physiologique.

L'influence de la grossesse sur le développement des hystéromes est un fait fréquemment observé et noté par les accoucheurs : P. Dubois, Danyau, Cazeaux, Ashwell, M. Depaul. Mais, ainsi que l'observe ce der nier, ils se développent irrégulièrement pendant la gestation comme en dehors de la grossesse. Le volume de la tumeur peut augmenter à chaque grossesse et ses progrès se continuer après l'accouchement. M. Forget (1) cite une dame qui devint trois fois enceinte malgré une tumeur fibreuse dont l'accroissement fut manifeste après chaque accouchement. La malade succomba plus tard dans un état d'anémie profonde ; le corps fibreux remplissait l'excavation pelvienne. Si l'utérus renferme plusieurs tumeurs fibreuses, elles peuvent s'accroître inégalement, l'une restant presque stationnaire, tandis que l'autre acquiert de grandes dimensions. Ce fait sert de transition à ceux où ces tumeurs restent étrangères à l'excessive vitalité de l'utérus gravide. Les myômes sessiles, à large base, s'accroissent bien plus que les polypes, mais ces derniers n'en participent pas moins d'ordinaire à l'évolution de la matrice. Qu'elles soient ou non pédiculées, les tumeurs fibreuses, au lieu de continuer à croître après l'accouchement, reprennent leur consistance et leurs dimensions premières dans un certain nombre de cas. Il est peu d'accoucheurs qui n'aient été à même de constater des faits de ce genre. Dans la discussion à la Société de chirurgie, M. Depaul citait deux faits observés, l'un avec M. Rotureau, l'autre avec M. Lasègue, où les tumeurs, du volume d'une orange lors de l'accouchement, étaient revenues à celui d'une noix, dimension qu'elles présentaient au commencement de la grossesse.

Dans d'autres circonstances, ainsi qu'il arrive pour d'autres tumeurs de nature différente et situées dans des régions diverses, lorsqu'elles viennent à se résorber, les hystéromes, revenus après l'accouchement à leur volume primitif, loin de s'y arrêter en gardant leur consistance première, continuent à décroître jusqu'à ce qu'ils disparaissent. Cette disparition lente est une circonstance sur laquelle on ne saurait compter, à cause de sa rareté, mais il en existe des exemples. Cazeaux (2) reconnut chez une dame qu'il soignait pour un avortement la présence d'une tumeur fibreuse grosse comme la tête sur la partie latérale de l'utérus. Avant la grossesse jamais la malade ne s'en était aperçue. « Je pus, dit-il, sentir la tumeur et apprécier son volume; mais, par des examens successifs, je reconnus qu'elle diminuait considérablement, et après un certain nombre d'années il m'était impossible d'en retrouver la moindre trace. » Dans ce fait, la longue durée de la résorption laisse du doute sur l'influence de l'état puerpéral, qui n'a pu qu'être l'origine de la régression. Cette influence est évidente, au contraire, dans

(1) *Bulletin de la Société de chirurgie*, 2e série, t. IX, p. 213 et suiv.
(2) *Bulletin de la Société de chirurgie*, t. VIII, p. 90. 1857-58.

le cas cité par M. de Scanzoni (1). « Nous vîmes, dit-il, un corps fibreux, de la grosseur d'une tête d'homme, dont le diagnostic était parfaitement sûr, disparaître, pendant les couches, d'une manière si complète, que, six semaines après l'accouchement, l'on ne pouvait plus découvrir une trace de cette tumeur qui avait existé pendant onze ans. »

Il semblerait qu'avec l'hypérémie, le ramollissement et les autres conditions favorables que les corps fibreux doivent à la grossesse, leur terminaison par résorption devrait être moins rare. Les cas de guérison spontanée de ces tumeurs que la science possède sont presque tous étrangers à l'état puerpéral. Les modifications qui amènent leur disparition ne diffèrent pas, qu'elles tiennent ou non à cet état. Nous reviendrons sur cette question importante de la guérison spontanée des tumeurs fibreuses à propos de faits qui semblent autoriser à croire à leur résorption partielle ou totale provoquée par des applications thérapeutiques. Ici nous circonscrivons le sujet aux seules influences de la grossesse. Le développement, le retour au volume primitif, la diminution et la disparition même de la tumeur sont analogues aux phénomènes qui, du côté de l'utérus, accompagnent l'évolution du fœtus et suivent son expulsion.

Dans l'état de gestation, cet organe subit une transformation progressive ou hypertrophique; après l'accouchement, une transformation régressive. La résorption des éléments hypertrophiés comprend l'infiltration graisseuse des fibres musculaires surajoutées ou grossies, substitution qui ramène cette fibre à une forme élémentaire plus favorable à son absorption. Par la résorption de ces éléments ainsi transformés, l'utérus revient progressivement à ses dimensions normales en recouvrant sa composition histologique. Telles sont les conditions de ce phénomène de retrait désigné par les Anglais sous le nom d'*involution* Lorsque, par le fait de causes obscures dans leurs conditions phénoménales, ce travail régressif s'arrête, il y a hypertrophie de la matrice par défaut de résorption, par subinvolution. Que le travail continue, au contraire, après que l'organe a repris ses dimensions normales, l'atrophie se produit par superinvolution. Des transformations analogues existent pour les myômes. Après avoir participé du développement de l'utérus par l'adjonction de nouvelles fibres musculaires, les myômes tendent, après l'accouchement, à revenir aux dimensions qu'ils avaient avant la grossesse. Cette diminution de volume est due à la dégénérescence graisseuse des éléments musculaires. Que la résorption

(1) *Traité pratique des maladies des organes sexuels de la femme.* Trad. franç., in-8°, p. 189. 1858.

ainsi facilitée, loin de s'arrêter, continue jusqu'à la disparition plus ou moins complète de la tumeur, celle-ci aura présenté des phénomènes rappelant l'atrophie utérine. Disons que la transformation graisseuse et la régression de l'utérus gravide en déterminent rarement l'atrophie après la parturition, et qu'après celle-ci, les mêmes modifications ne produisent que très-exceptionnellement la guérison spontanée complète des myômes par résorption.

On peut se demander si les tumeurs qui s'accroissent et décroissent ainsi n'appartiennent pas surtout aux formes à peu près purement musculeuses des myômes interstitiels, espèce que les anciens observateurs nommaient tumeur charnue ou sarcôme. Ces myômes se caractérisent par la rareté et la mollesse du tissu interstitiel, les tractus mobiles et épais du tissu musculaire dont les lamelles sont moins entrelacées que dans les formes dures, par l'aspect de la coupe qui, au lieu d'être blanchâtre et tendineux, est plutôt rougeâtre et rappelle même la consistance charnue de l'utérus gravide. « Cette forme, dit M. Virchow (1), paraît surtout être influencée par la grossesse; l'augmentation de volume de la tumeur marche parallèlement avec les progrès de la grossesse et avec l'hyperplasie physiologique de la paroi de l'utérus. » Cette espèce qui, en quelque sorte, fait partie intégrante de l'utérus, rend compte des changements de forme que certains myômes présentent dans le cours de la grossesse, de leur aplatissement par exemple, résultant non d'une compression entre l'utérus et la paroi abdominale, mais plutôt, ainsi que l'indiquait M. Depaul (2), du tiraillement du myôme qui s'étale et dont la base s'élargit par le fait du développement et de l'allongement de la matrice. Pour montrer que ce point de pathologie mérite d'être éclairci, il suffit de rappeler que, consécutivement à la grossesse et en dehors d'elle, des corps fibreux dont l'examen avait parfaitement reconnu la dureté peuvent subir une résorption graduelle ou totale.

Le ramollissement des hystéromes pendant la grossesse tient sans doute à des causes diverses. Il est plus facile de le percevoir que de le démontrer. L'appréciation personnelle est en effet rarement contrôlée par la preuve anatomique. Ce ramollissement, qui va quelquefois jusqu'à simuler la fluctuation, est attribuable dans certains cas à la vascularisation exagérée de la tumeur. Dans une observation de Cazeaux, celle-ci occupait le col utérin et était logée dans son tissu. La fluctuation en paraissait si nette qu'une ponction fut faite sur le conseil de Paul Dubois

(1) *Pathologie des tumeurs*. Trad. franç., t. III, p. 384. 1871.
(2) *Bulletin de la Société de chirurgie*, t. IX, 1868.

et une autre ponction, également sans résultat, pratiquée par Danyau, qui croyait à l'existence d'un kyste. « Nous avions affaire, rapporte Cazeaux (1), à une tumeur fibreuse qui, sous l'influence de l'activité circulatoire produite par la gestation, s'était pour ainsi dire érectilisée. L'autopsie démontra la justesse de cette appréciation. » Cette tumeur appartenait à celles dont parle Cruveilhier (2) et qui sont si fortement vascularisées qu'on peut les appeler tumeurs fibreuses sanguines et même érectiles. Ce sont les myômes intrapariétaux, mous et riches en tissu musculaire, qui se vascularisent ainsi et prennent pendant la gestation un rapide développement. Ces tumeurs présentent dans certaines de leurs parties le caractère des tumeurs érectiles ou caverneuses. « Le développement tout entier de l'augmentation, dit M. Virchow (3), correspond à l'épaississement de la paroi utérine pendant le cours de la grossesse, et surtout au point d'insertion du placenta, où se développe jusque dans la paroi musculaire une véritable structure caverneuse. » Cet état télangiectasique est intermédiaire aux phénomènes physiologiques et pathologiques encore si obscurs des myômes pendant la gestation. L'étude de ces lésions est à peine ébauchée.

Les tumeurs fibreuses ont-elles une tendance générale à se ramollir ou à se désagréger pendant la grossesse? Bien des faits portent à admettre, avec M. West (4), que cette tendance est plus limitée qu'on ne le croit. Il ne faudrait pas absolument compter sur elle pour l'atténuation des difficultés que la tumeur peut apporter à la parturition par son volume ou sa situation. Certaines tumeurs ne se ramollissent pas, même de celles qui proéminent dans la cavité du corps de l'utérus. On comprend que les phénomènes dont la matrice est le siége ne retentissent pas sur un myôme calcifié et n'atteignent pas les tumeurs isolées du tissu utérin par une coque cellulaire ou pédiculées dans l'abdomen. Les corps fibreux sous-péritonéaux n'échappent cependant pas toujours au ramollissement. M. Tarnier (5) a publié dans sa thèse la description d'un corps fibreux sous-péritonéal compliquant la grossesse et dont la substance s'était tellement ramollie qu'elle avait la consistance de la matière cérébrale. Dans un cas cité par M. Blot (6), où une tumeur siégeant dans l'excavation avait nécessité la version, l'obstacle provenait d'un corps fibreux plus

(1) *Bulletin de la Société de chirurgie*, t. VIII, p. 90. 1858-59.
(2) *Traité d'anatomie pathologique générale*, t. III, p. 685.
(3) *Loc. cit.*, p. 385.
(4) *Leçons sur les maladies des femmes*, trad. franç., in-8°, p. 371. 1870.
(5) *Bulletin de la Société de chirurgie*, 1868, 2e sér., t. IX.
(6) Dubar, Thèses de Paris, 1864, n° 29 (*Des tumeurs fibreuses de l'utérus compliquant la grossesse*).

gros qu'une tête de fœtus à terme, qui, partant de la partie moyenne de la face postérieure du corps, remplissait le cul-de-sac utéro-rectal et dépassait le détroit supérieur. Cette tumeur s'était pédiculisée en marchant vers la cavité péritonéale. Elle contenait une bouillie grisâtre résultant du ramollissement central qu'elle avait subi. On n'en doit pas moins regarder comme exceptionnel, avec M. Guéniot (1), le ramollissement des corps fibreux sous-péritonéaux.

Au lieu d'être central comme dans le cas précédent, le ramollissement des myômes sous l'influence de la gestation est plutôt périphérique. On l'observe surtout dans les corps fibreux sous-muqueux et dans les polypes intra-utérins. Dans une observation rapportée par M. Guéniot (2), la tumeur, qui avait 8 centimètres de diamètre et 26 de circonférence, et dont le pédicule s'insérait à la partie inférieure du corps, sur la face interne de la paroi postéro-latérale gauche, était revêtue par la muqueuse utérine et paraissait constituée par un noyau très-dur et élastique de tissu fibreux et par une couche corticale, molle, infiltrée, d'environ 1 centimètre d'épaisseur et formée de tissu utérin : fibres musculaires et muqueuse. Ainsi, la dureté lignée de l'hystérome à la suite des modifications amenées par la grossesse fait place à une mollesse plus ou moins grande. « Une tumeur que j'ai observée à la Clinique, rapporte M. Dubar, était infiltrée et se laissait déprimer facilement au doigt, auquel elle offrait la sensation de couches concentriques superposées, comme si la tumeur avait été formée par un dépôt successif de matière nouvelle. » Dans d'autres circonstances le myôme proéminant dans la cavité utérine ne se ramollit qu'au centre. Dans une observation prise par M. Rigabert (3) dans le service de M. Polaillon, chez une femme morte de péritonite à la suite d'un accouchement à terme spontané d'un fœtus macéré, la coupe de l'utérus divisa en deux portions un corps fibreux dont la partie centrale était en voie de ramollissement.

D'autres fois le ramollissement a lieu seulement par places, la tumeur conservant ailleurs sa densité normale. Une femme, qui portait une tumeur fibreuse dont la diminution avait été constatée un an auparavant, accouche normalement à l'hôpital Saint-Antoine, dans le service de M. Benjamin Anger (4), le 17 mai 1872, et meurt de péritonite le 20. L'utérus présente sur la paroi postérieure, à l'union du corps et du col, une tumeur du volume du poing, rougeâtre, un peu molle, très-élastique,

(1) *Bulletin de la Société de chirurgie*, 1868, 2e sér., t. IX.
(2) *Gazette des hôpitaux*, avril-mai 1864.
(3) *Bulletin de la Société anatomique de Paris*, 1874, t. IX, p. 88.
(4) Sébileau, Thèse.

tenant au tissu utérin par un pédicule large de deux doigts et très-court. La tumeur incisée est blanchâtre, son tissu est résistant. Le scalpel détache dans certains points une pulpe visqueuse et blanche. Certains hystéromes peuvent présenter une autre disposition qui expose à des erreurs de diagnostic à cause de la fluctuation particulière que l'examen rencontre. Chez une femme de quarante et un ans, morte à l'hôpital des Cliniques, après avoir accouché d'un fœtus de quatre mois et dont l'observation intéressante a été recueillie par M. E. Bourdon (1), un corps fibreux sous-péritonéal considérable remplissait la cavité abdominale et tenait au fond de l'utérus par un pédicule gros comme le poing. Cette tumeur était un type de corps fibreux, d'une dureté considérable, et criant sous le scalpel. Elle présentait des cavités irrégulières plus ou moins cloisonnées par des tractus cellulo-fibreux, sans membrane limitante distincte, à parois constituées par le tissu de l'hystérome infiltré par le liquide visqueux et brunâtre qui remplit les kystes. Ces kystes sont en grand nombre; leur volume varie depuis la grosseur d'une noisette jusqu'à celle d'un œuf de poule; ils forment quelques-unes des bosselures visibles sur la face antérieure de la tumeur, bosselures nettement fluctuantes, mais à parois assez épaisses. Au microscope on constate que la tumeur est constituée par un feutrage de fibres du tissu conjonctif entre-croisées d'une manière inextricable et par des fibres musculaires lisses. La corne droite de l'utérus contenait trois corps fibreux interstitiels. Les trois ailerons du ligament large gauche renfermaient quelques kystes gros comme des pois, et un chapelet de kystes plus ou moins volumineux, compris entre les deux lames du ligament large, formait un cordon qui remontait dans la fosse iliaque et dans le flanc jusqu'au rein gauche, en passant sous le corps fibreux.

Nous avons rapporté ce fait, où des altérations aussi caractérisées se rencontrent avec la présence d'un fœtus de quatre mois, pour montrer que la grossesse, loin de déterminer les modifications pathologiques des tumeurs fibreuses, n'est quelquefois qu'un fait concomitant. Ces exemples de ramollissement central, périphérique ou par places, nous laissent dans l'ignorance des causes qui déterminent ces différences. Le ramollissement par places peut être la source d'erreurs de diagnostic, ainsi que le remarque M. Guéniot (2), si la tumeur fibreuse est mobile. Une sensation différente peut être perçue à chaque toucher, une partie molle se présentant un jour, une partie dure un autre jour, et deux médecins qui feraient un examen à des moments différents seraient

(1) *Bulletin de la Société anatomique de Paris*, 1873, t. VI, p. 332.
(2) *Bulletin de la Société anatomique de Paris*, 1868, t. XIII, p. 180.

exposés à une divergence complète d'opinion. L'incertitude du diagnostic provient encore de ce que cette différence des sensations données par le toucher se constate dans certaines grossesses extra-utérines, comme dans une observation recueillie par M. Gadaud (1), où tantôt la tumeur était dure et offrait des points très-résistants, tantôt paraissait moins dure et pouvait être prise pour une masse indurée de matières fécales ou pour une tumeur fibreuse, tantôt enfin était molle comme une tumeur liquide peu distendue. Dans un cas semblable, une condition inhérente à l'espèce des tumeurs pourrait rectifier le diagnostic. Tandis que les parties dures dans la grossesse extra-utérine forment des saillies anguleuses, constituées qu'elles sont par des os ; dans les tumeurs fibreuses elles sont toujours arrondies.

En résumé, les corps fibreux, sous l'influence de la grossesse, peuvent subir des modifications qui en altèrent l'aspect et la structure. Ces changements ne sont pas constants, comme le prouvent des observations où les tumeurs avaient leur apparence et leur dureté ordinaires. Le ramollissement est partiel ou total, périphérique ou central, tantôt superficiel et consistant en un simple assouplissement du tissu, tantôt profond et rappelant la mollesse de l'encéphaloïde. Les tumeurs fibreuses subissent des altérations encore plus profondes qui en amènent la transformation purulente ou la désagrégation, comme lorsque la gangrène envahit leur tissu. Ces altérations, en raison des modifications imprimées par la gestation à l'utérus, s'étendent à son tissu, retentissent sur le péritoine et déterminent des métro-péritonites mortelles. Nous avons déjà décrit ces états pathologiques des corps fibreux et des parois utérines. Nous les retrouverons en parlant des complications que les hystéromes apportent à l'accouchement. Ils appartiennent plutôt à la parturition et aux suites de couches qu'à la gestation. Ces altérations peuvent commencer et se prononcer dans le cours de la grossesse ; mais leurs graves conséquences se montrent d'ordinaire à l'accouchement ou peu de temps après. Les terminaisons par suppuration et par gangrène rencontrent alors les conditions les plus favorables pour se produire.

La coexistence d'un ou de plusieurs corps fibreux avec le fœtus est un fait en général fâcheux. Si la tumeur n'entrave parfois pas le développement de l'utérus et permet l'accouchement à terme spontané, elle occasionne dans d'autres cas des accidents sérieux, et par son volume et par sa situation elle peut déterminer l'avortement, l'accouchement prématuré ou être une cause de dystocie par les mauvaises présentations

(1) *Bulletin de la Société anatomique*, 1868, t. XIII, p. 188.

auxquelles elle dispose et par l'obstacle qu'elle constitue et qui reste infranchissable dans certaines conditions. Assez rarement le médecin est appelé à reconnaître longtemps d'avance une grossesse compliquée de corps fibreux. Lorsque ce diagnostic est posé, les plus graves questions surgissent. La conduite à suivre se résume à l'abstention ou à l'intervention. Différente selon les circonstances des cas particuliers, elle ne saurait être tracée d'avance. Dans quels cas est-il plus prudent de s'abstenir? Dans quelles circonstances vaut-il mieux différer d'intervenir jusqu'au moment de l'accouchement? Est-on autorisé à agir pendant la grossesse contre l'obstacle formé par un polype fibreux ou par une tumeur interstitielle? Quelles conditions autorisent à intervenir au profit de la mère en provoquant l'avortement? Ces questions délicates et difficiles seront mieux comprises après que nous aurons exposé les complications que les corps fibreux apportent à l'accouchement et les accidents qu'ils causent après la délivrance. En conséquence, nous traiterons dans un même chapitre de leurs indications thérapeutiques pendant la grossesse, au moment de l'accouchement et de la délivrance et dans les jours qui suivent.

ARTICLE II.

DE L'INFLUENCE DES CORPS FIBREUX SUR L'ACCOUCHEMENT, LA DÉLIVRANCE ET LES SUITES DE COUCHES.

Les corps fibreux interstitiels ou pédiculés tantôt s'opposent à la grossesse, tantôt la laissent arriver à terme. Dans certaines circonstances ils ne nuisent pas à l'accouchement; dans d'autres ils créent à ce moment les plus graves périls pour la mère et pour l'enfant; ils peuvent gêner la délivrance et déterminer des hémorrhagies et d'autres accidents consécutifs. Il est intéressant de rechercher les conditions qui permettent des résultats aussi divers. Le fait de l'accouchement spontané, malgré la présence de corps fibreux volumineux, est établi par des exemples nombreux. L'influence du siége de la tumeur est très-grande sur la parturition. Les corps fibreux interstitiels qui proéminent vers l'abdomen ou qui se pédiculisent vers le péritoine n'empêchent ni la grossesse ni l'expulsion du fœtus, à moins qu'ils n'arrivent à occuper l'excavation pelvienne. Quelquefois même dans ce cas ils remontent dans la cavité abdominale à mesure que l'utérus tend à s'y développer. Ces tumeurs sous-péritonéales, lorsqu'elles sont sessiles, n'entravent l'accouchement que si elles siégent en arrière sur le segment inférieur du corps ou à la jonction de celui-ci et du col. Celles de la portion supérieure de la paroi postérieure, celles du fond et celles de la face antérieure peuvent remonter avec l'utérus et franchir le détroit supérieur. Les tumeurs qui, par le fait de leur voisinage ou de la longueur de leur pédicule, se développent dans l'excavation, n'apportent pas toujours un obstacle absolu à la parturition.

Ces propositions reposent sur des observations où tantôt l'accouchement a été spontané, tantôt a nécessité l'intervention. Tel est le fait de M. Thirion (1), où l'opération césarienne était décidée quand le refoulement artificiel de la tumeur permit à la tête de s'engager. L'enfant était vivant. Il y eut une déchirure du col. La femme guérit. Tel est encore l'accouchement, heureux pour la mère et pour l'enfant, dont M. Guéniot (2) a publié l'observation. L'opération césarienne était jugée presque inévitable. Evolution spontanée de la tumeur, présentation de la tête. Application de forceps. Au lieu de multiplier ces citations, nous reproduisons une communication de M. A. Blot (3) à la Société de chirurgie, dans la séance du 10 février 1869, montrant le mécanisme qui permet l'accouchement avec des tumeurs péri-utérines douées d'une certaine mobilité dans l'excavation pelvienne.

« M. Huguier nous appela, M. Pajot et moi, rapporte M. Blot, auprès de madame B..., une de ses clientes, en décembre 1867, pour décider de la conduite à tenir.

« Cette dame, âgée de trente à trente-cinq ans, primipare, arrivée au septième mois de sa grossesse, porte environ une douzaine de tumeurs fibreuses, qu'on sent à travers les parois abdominales. L'une de ces tumeurs remplit complétement l'excavation pelvienne, où elle est enclavée, sans qu'on puisse la faire mouvoir. Le col de l'utérus est aplati entre la symphyse du pubis et la tumeur.

« Il s'agissait de savoir ce qu'il convenait de faire et M. Huguier nous consultait surtout sur l'opportunité de provoquer l'accouchement prématuré. M. Pajot et moi, nous pensâmes que, dans l'état où étaient les choses, il n'y avait qu'à attendre les modifications que l'évolution naturelle de l'utérus amènerait dans cet organe et dans les tumeurs qui lui étaient appendues.

« Trois semaines plus tard, réunis de nouveau en consultation, nous pûmes constater tous trois que, par suite du développement naturel

(1) *Ingleby Edinb. Journ.*, 1836, p. 174 (Lambert, Thèses de Paris, 1870, n° 268 : *Des grossesses compliquées de myômes utérins*).

(2) *Gazette des hôpitaux de Paris*, 1868, n° 67.

(3) *Gazette des hôpitaux*, 1869, n° 38.

de l'utérus et de son ascension dans la cavité abdominale, la tumeur contenue dans l'excavation pelvienne était remontée et avait dégagé cette cavité assez pour que le doigt introduit dans le vagin pût atteindre et sentir nettement une petite portion de la tête fœtale. Dans ces conditions, il ne pouvait plus rester de doute sur la conduite à tenir ; on s'en tint à l'expectation.

« Le 28 février 1868, à une heure du matin, le travail commença ; la portion de la tête accessible au doigt a beaucoup augmenté ; le travail marche naturellement et les contractions utérines ont pour effet d'éloigner de plus en plus la tumeur de l'excavation et de la dégager. Après la rupture des membranes, la tête vient s'appliquer au détroit supérieur ; la tumeur remonte toujours, mais lentement, et comme les battements du cœur fœtal semblent perdre un peu de leur force et de leur régularité, j'applique le forceps et, sans trop de difficulté, j'extrais un enfant vivant. Depuis cette époque, j'ai revu plusieurs fois la mère et l'enfant dont la santé est bonne. »

Un mécanisme analogue rend compte de la spontanéité de l'accouchement dans des cas où la complication de corps fibreux intra-utérins semblait s'y opposer absolument. Avec ces tumeurs de la cavité de l'utérus l'obstacle résulte bien moins de leur volume que du siége qu'elles occupent. Tandis qu'un myôme volumineux du fond de la cavité, s'il a permis l'évolution de l'œuf, n'empêchera pas son expulsion, un myôme médiocre du col, sessile ou attaché à un court pédicule, sans influence sur la gestation, gênera la parturition. Cet obstacle n'est pas insurmontable ; il peut céder ou disparaître par le fait du travail, alors même qu'il est formé par une grosse tumeur. Levret (1) cite à l'appui trois observations. Dans l'une, la tumeur, qu'on prenait pour un renversement de la matrice, avait paru avant la sortie de l'enfant. Dans l'autre, la présence d'un corps charnu dans le vagin n'avait pas empêché la conception. Cette tumeur, après avoir disparu pendant la grossesse, fut retrouvée, après l'accouchement à terme, un peu augmentée de volume. Dans la troisième, une femme de quarante-huit ans portait une tumeur grosse à peu près comme une bouteille de pinte, mesure de Paris, dont la partie inférieure pendait entre les cuisses, tandis que le col paraissait attaché à la circonférence de l'orifice de la matrice. Cette tumeur, qui avait paru des années auparavant à la suite d'une couche heureuse, subissait des alternatives de chute et de réduction. Pendant le cours d'une seconde grossesse elle ne se présenta pas,

(1) *Mémoire sur les polypes de la matrice et du vagin*, in *Mém. de l'Acad. de chir.*, in-4°, t. III, p. 545, 546.

mais elle reparut après les couches et fut détachée sans accident, par la ligature, à l'Hôtel-Dieu. Ces trois observations prouvent, comme le remarque Levret, que des tumeurs polypeuses d'un volume considérable, qui avaient pris origine des parois intérieures de la matrice et avaient franchi totalement ou en partie l'orifice de cet organe, n'ont pas empêché la conception, n'ont pas nui au développement du fœtus et n'ont même pas accéléré le terme de l'accouchement.

La possibilité de l'accouchement, dans les cas de grossesse compliquée de fibro-myômes du col ou du voisinage de l'orifice cervico-utérin, démontrée également par d'autres faits, il reste à étudier les conditions et le mécanisme qui permettent l'engagement et le dégagement du fœtus. Si, pour ces deux temps, la longueur du pédicule des tumeurs sous-péritonéales, en les laissant quelquefois plonger dans l'excavation pelvienne, est une circonstance défavorable, elle devient au contraire une condition favorable avec les polypes fibreux intra-utérins. Il s'opère alors l'inverse de ce qui s'offrait dans les cas de Levret. La tumeur, au lieu de rentrer dans l'utérus pour n'en ressortir qu'après l'accouchement, cède aux contractions de l'organe et par l'allongement de son pédicule sort de l'orifice utérin avant que le fœtus s'y présente. L'engagement et le dégagement de la tête ne sont plus arrêtés par le polype et se font au-dessus de lui. Il ne manque pas d'exemples à l'appui de ce fait. Dans son mémoire M. Forget (1) cite l'observation du docteur Pordham. Il s'agit d'une femme qui en dix ans de mariage avait eu cinq enfants mort-nés. A chaque accouchement sortait de la vulve un polype volumineux poussé par le fœtus. Ramsbottam (2), chez une femme en couches, trouva une tumeur du volume d'un œuf d'oie pendante dans le vagin. C'était un corps fibreux dont le pédicule s'insérait au-dessus du col à la paroi interne de l'utérus. La dilatation s'opéra rapidement, les membranes se rompirent, et en moins d'une heure la tête, violemment poussée par les contractions, chassa le corps du polype à l'extérieur de la vulve et se dégagea.

La longueur du pédicule des polypes peut dans certains cas permettre une manœuvre qui favorise l'accouchement. La tumeur est repoussée et maintenue au-dessus du détroit supérieur, tandis que la tête s'engage dans l'excavation. Le plus ordinairement le polype, poussé par la tête, tend à franchir l'orifice vaginal et à sortir de la vulve. Cette propulsion du polype peut devenir l'occasion de sa cure spontanée, comme dans

(1) *Bulletin de thérapeutique*, t. XXX, 1846 (*Recherches sur les corps fibreux pendant la grossesse et après l'accouchement*).

(2) *Practical Obs. on Midwifery*, t. II, p. 473.

le cas de Paul Dubois rapporté par Marchal de Calvi (1). Chez une femme grosse, Dubois se proposait de lier un polype fibreux inséré sur le col. Au retour d'un voyage, il apprit qu'elle avait eu une fausse couche et que le polype avait été expulsé. C'est lorsque le pédicule est grêle et ramolli que les efforts de l'accouchement en causent la rupture et l'expulsion de la tumeur. Ce résultat naturel peut-être artificiellement obtenu par l'intervention du chirurgien, comme dans les deux observations suivantes. Après un travail de vingt-quatre heures et l'écoulement des eaux chez une primipare de trente ans, la sage-femme constata dans le vagin une tumeur considérable. Van Dœveren reconnut qu'elle était lisse, dure, grosse comme la tête d'un enfant nouveau-né, qu'elle diminuait en se rapprochant de l'orifice utérin et offrait un pédicule de 1 pouce et demi d'épaisseur à peu près. A cause de la mollesse de ce pédicule il se décida à tordre et à arracher le polype. La main introduite dans le vagin, il embrassa avec plusieurs doigts le pédicule et à l'aide de tractions et de torsions ménagées réussit à l'enlever. La tumeur pesait 1 livre et demie. La tête descendit bientôt, et l'accouchement se termina le soir. L'enfant présentait quelques traces de putréfaction.

Le second fait, observé par Merriman (2), montre le corps fibreux chassé de la cavité utérine, dans le cours même de la grossesse. Une femme de trente-cinq ans, sujette, depuis une fausse couche arrivée quelques mois auparavant, à des écoulements abondants et quelquefois à des pertes, s'inquiétait, non sans raison, dans le nouvel état de grossesse où elle se trouvait, du retour fréquent de ces hémorrhagies. Au huitième mois elle sentit dans des efforts de défécation qu'un corps étranger traversait la vulve. Merriman reconnut un polype dont le pédicule, épais de 1 pouce, était fixé en dedans de l'orifice du côté droit. La tumeur fut réduite. Le lendemain il lia le pédicule après avoir attiré le polype au dehors, le réduisit de nouveau, puis deux fois de deux jours en deux jours resserra le fil. Quelques heures après la dernière constriction, la tumeur se détacha. Les suites de l'opération furent heureuses. L'état général s'améliora, et, un mois après, l'accouchement fut prompt et facile.

L'accouchement peut se faire aussi avec les tumeurs fibreuses largement implantées au voisinage du col ou sur le col lui-même, si, pendant que la partie fœtale s'engage, la tumeur s'en éloigne. Ce mécanisme

(1) *Observations et Remarques sur la cure spontanée des polypes* (*Annales de la chirurgie française et étrangère*, 1843, t. VIII, p. 568).
(2) *Journal de chirurgie de Malgaigne*, 1846.

s'explique, selon M. Depaul (1), par la contraction des fibres utérines. Que chez une femme enceinte et par suite de la présence d'un corps fibreux à large base et voisin du col, celui-ci s'incline en arrière, du côté opposé à la tumeur, cette inclinaison qui retarde l'accouchement peut changer par la rupture des membranes. Après l'écoulement des eaux, le col se reporte en avant, l'orifice s'élargit, et tandis que le fœtus s'abaisse, la tumeur remonte avec la partie antérieure de l'utérus vers la cavité abdominale. C'est la contraction des fibres longitudinales qui produit ce mouvement ascensionnel. Par un mécanisme analogue, le myôme, descendu plus bas que le col, s'éloigne après la rupture des membranes de la partie fœtale qui s'engage. C'est par cette mobilité, aidée par le ramollissement de la tumeur, que s'explique l'accouchement dans des conditions où il semblait impossible, comme dans le cas cité par M. Guéniot (2), où il eut lieu spontanément, alors que l'opération césarienne était résolue. Suivant M. Depaul il y aurait moins à compter sur le ramollissement de ces tumeurs que sur leur déplacement, facilité dans une certaine mesure par la rupture des membranes et l'écoulement des eaux.

Ce déplacement ne figure plus au nombre des conditions favorables avec certains myômes sessiles du col, qui non-seulement ne changent pas de position, mais restent constamment dans la lumière de l'orifice, quelle que soit l'étendue de la dilatation. Comme l'accouchement spontané se produit encore, il ne peut s'expliquer alors que par l'assouplissement de la tumeur, qui en permet l'effacement relatif, et par la dilatation excentrique du col. Une observation de Smellie (3) rend bien compte de ce mécanisme.

« L'an 1774, une sage-femme crut reconnaître chez une primipare une tête d'enfant engagée dans le vagin. Après quelques douleurs elle vit que ce corps se portait sur un des côtés du bassin, tandis que les membranes venaient s'appuyer sur l'autre. Le travail se termina par la naissance d'un enfant peu développé. Quelques mois après on fit la ligature du polype, qui s'insérait au col de l'utérus. »

Ce fait, remarque M. Lambert, qui le rapporte dans sa thèse, montre, en outre du ramollissement, la possibilité pour ces tumeurs, qui se trouvent situées très-bas, de se loger du côté des parties les moins résistantes du détroit inférieur. Bien que la dilatation du col soit excentrique et que la tumeur reste en rapport avec l'orifice, elle

(1) *Bulletin de la Société de chirurgie*, 1868, 2e sér., t. IX, p. 213 et suiv.
(2) *Bulletin de la Société de chirurgie*, 1868, t. IX. — *Gazette des hôpitaux*, 1868, n° 67.
(3) *Treatise on Midwifery*, 1778, t. II, p. 329.

n'en subit pas moins un certain mouvement latéral qui l'éloigne du fœtus. M. Tarnier (1) a rapporté une observation où le ramollissement seul du myôme a permis l'accouchement. La tumeur fibreuse qui s'était développée dans le col et dans le segment inférieur du corps pénétrait dans l'excavation et la remplissait à moitié. Elle s'assouplit au moment de l'accouchement. La présentation eut lieu par le siége ; l'enfant était vivant.

Dans une note publiée par M. le docteur Charrier (2), sur un cas de tumeurs fibreuses provoquant le travail et faisant obstacle à la sortie du fœtus, l'accouchement put également se faire consécutivement au ramollissement des myômes. La malade, âgée de vingt-six ans, avait eu trois couches heureuses; enceinte pour la quatrième fois à la fin du mois d'août 1873, elle devait accoucher vers la fin de mai 1874. En décembre l'utérus semblait développé comme à quatre mois de grossesse. Il était abaissé et dévié et il existait une leucorrhée considérable, incolore et inodore. Vers la fin de décembre, les mouvements actifs du fœtus sont perçus et des douleurs expulsives se prononcent. M. Charrier constate l'existence d'une tumeur plus grosse qu'un œuf de dinde, faisant saillie dans le vagin. Sa base d'implantation ainsi que l'orifice du col ne peuvent être trouvés. En janvier l'accroissement de la tumeur était tel que la malade ne pouvait plus marcher. Le 26 février, après une hémorrhagie assez abondante accompagnée de douleurs expultrices, on trouve entre les lèvres de la vulve, la distendant, une tumeur comparable à un œuf d'autruche, dure, résistante, d'aspect fibreux. Le doigt la contourne difficilement, sans en reconnaître l'insertion. M. F. Guyon, consulté le 1er mars, songe à l'énucléation du myôme; mais, comme l'hémorrhagie ne s'est pas renouvelée, l'opération est ajournée. L'observation contient deux particularités intéressantes : la constatation d'un commencement de ramollissement à la base de la tumeur le 8 mars et l'arrêt des douleurs expultrices sous l'influence du laudanum en lavement à la dose de 20 gouttes matin et soir avec 2 grammes de chloral. La suspension du travail était ainsi maintenue pour permettre à la tumeur d'arriver à se ramollir assez pour être déprimée par le fœtus à sa sortie. En même temps des injections désinfectantes étaient dirigées contre l'écoulement devenu très-fétide.

Après des alternatives marquées par des hémorrhagies et des symptômes péritonéaux, la malade arrive au vingt et unième jour, où tout traitement anti-abortif est abandonné. La tumeur était tellement ramollie qu'elle

(1) Cazeaux, *Traité des accouchements*, par S. Tarnier, 7e édit., p. 714. 1867.
(2) *Annales de gynécologie*, t. III, p. 116. Février 1875.

se laissait déprimer de moitié. Les douleurs expultrices se déclarent, et le 22, vingt-huit heures après la cessation du chloral associé au laudanum, un fœtus de sept mois est expulsé vivant; il meurt douze heures après. Après la délivrance une partie de la tumeur, flasque et fétide, pendante entre les grandes lèvres, est réséquée avec des ciseaux (12 centimètres de long sur 9 de large et 6 de hauteur). La partie supérieure de la tumeur est détachée le 23 sans efforts, sans hémorrhagie, par une légère traction (10 centimètres de long sur 4 d'épaisseur). Le 25, à la suite d'une tranchée utérine, la malade rend une tumeur aplatie, grosse comme un œuf de poule. Le 29, une troisième tumeur, de même nature et de même grosseur, est encore rendue spontanément à la suite d'une légère contraction utérine. Cette observation, intéressante à plus d'un titre, est un exemple frappant de la possibilité de l'accouchement par le fait du ramollissement du myôme. La connaissance de cette circonstance a même permis de retarder l'expulsion du fœtus jusqu'à ce que la tumeur devînt assez dépressible pour son passage.

Une très-intéressante observation de M. Guéniot (1), bien qu'elle appartienne aux cas de dystocie les plus graves, montre jusqu'où peut aller l'effort naturel qui tend à amener l'expulsion du fœtus. Dans ce cas, fatal pour la mère et pour l'enfant, qui fut spontanément expulsé deux heures après la perforation du crâne, la particularité importante, c'est l'impression d'un polype fibreux dans l'épaisseur de la paroi œdématiée du col, impression qui causa une erreur du diagnostic, en dissimulant pendant le travail le caractère pédiculé de le tumeur et en donnant à celle-ci l'apparence d'un myôme interstitiel. Cette tumeur sphérique, d'un diamètre de 8 centimètres et d'une circonférence de 26, avait un pédicule aplati, large de 7 centimètres et long de 3, s'insérant à la partie inférieure du corps de l'utérus, sur la face interne de la paroi postéro-latérale gauche. L'exploration permettait de reconnaître un corps fibreux, d'en constater le volume, la forme, la consistance, la situation, mais non d'en sentir le pédicule. A cause de son élévation la tumeur échappait dans sa moitié supérieure à l'atteinte du doigt, tandis que sa situation en arrière, jointe à la tension des parois utérines, la rendait inaccessible par le palper hypogastrique.

« Le polype, rapporte M. Guéniot, occupait la partie supérieure de l'excavation pelvienne, dont il obstruait les deux tiers gauche et postérieur, tandis que la tête du fœtus, à peine engagée, correspondait au tiers droit et antérieur du détroit abdominal. Ces deux tumeurs, sié-

(1) *Gazette des hôpitaux*, 1864, p. 197.

geant à une profondeur inégale et se comprimant l'une l'autre sous l'influence des contractions utérines, exerçaient excentriquement une pression énergique sur les parois de la matrice comprises entre elles et l'enceinte osseuse du petit bassin. Le segment inférieur de l'utérus dans sa portion correspondant à la tête fœtale avait pu, grâce à l'élévation de cette dernière, s'affranchir de la compression et permettre l'effacement, puis la dilatation complète de la partie adjacente du col utérin. Il en était tout autrement de la portion de la paroi contiguë à la tumeur, car celle-ci, fort engagée, ne cessait d'exercer sur elle une vigoureuse pression. De là non-seulement l'absence d'effacement du col dans la partie correspondante, c'est-à-dire dans ses deux tiers gauche et postérieur, mais encore la tuméfaction œdémateuse qui en augmentait légèrement la longueur et l'épaisseur. De là l'impression du corps fibreux dans le segment inférieur de l'utérus, à peu près comme celle qui résulterait de la pression d'un corps dur et sphérique sur une éponge molle. De là enfin dissimulation complète de l'interstice qui devait marquer la limite de leur contact. Le doigt passait directement de la face interne du col sur la muqueuse du polype, elle-même œdématiée, sans percevoir la plus petite inégalité ou le moindre sillon qui pût en faire soupçonner l'indépendance. Aussi crut-on à une tumeur interstitielle et l'idée de rechercher l'existence d'un pédicule ne vint même pas à l'esprit. »

Les observations précédentes montrent les conditions favorables que les tumeurs fibreuses intra-utérines ou sous-péritonéales peuvent présenter pendant l'accouchement. Ces mêmes tumeurs offrent des conditions opposées et l'obstacle qu'elles créent alors est difficile à vaincre ou même insurmontable. Ce sont ces causes de dystocie qu'il faut étudier, sujet plein d'obscurité. Nous indiquerons les accidents qui en résultent pour l'enfant et les accidents encore plus nombreux pour la mère, survenant pendant l'accouchement, avec la délivrance ou accompagnant les suites de couches.

Si l'on consulte les nombreuses observations de dystocie occasionnée par les corps fibreux, on trouve que les faits les plus graves sont produits d'ordinaire par des tumeurs sous-péritonéales, sessiles ou pédiculées, retenues dans l'excavation pelvienne, ou par des myômes intra-utérins insérés au voisinage de l'orifice cervico-utérin ou sur le col lui-même. Ceux qui, s'attachant à une des lèvres du col, se développent vers le vagin, peuvent mettre obstacle à la parturition, mais un obstacle que la chirurgie fait disparaître, soit avant, soit pendant le travail. Il n'en est pas moins démontré que des myômes sessiles et des polypes faisant plus ou moins saillie dans la cavité utérine, déterminent des accidents graves réclamant la version, l'application du forceps, la perforation du crâne et autres opérations obstétricales.

Si, dans certaines circonstances, les corps fibreux sous-péritonéaux de la paroi postérieure de l'utérus subissent dans l'excavation pelvienne un déplacement limité qui permet l'engagement du fœtus, dans d'autres, retenus et fixés par leur volume ou par des adhérences, ils restent immobiles et entravent l'accouchement. Dans un cas rapporté par M. H. Blot (1), où l'accouchement dut être terminé par la version, au milieu des plus grandes difficultés, chez une primipare de trente-huit ans, et où la tête du fœtus présentait un aplatissement considérable, l'utérus offrait divers myômes, dont le plus volumineux, de la dimension d'une tête de fœtus à terme, était pédiculé et partait de la partie moyenne de la face postérieure du corps. Cette tumeur remplissait complétement le cul-de-sac utéro-rectal et s'élevait au-dessus du détroit supérieur jusque vers le fond de l'organe. Elle était comme renversée dans le cul-de-sac utéro-rectal, au fond duquel elle adhérait par des tractus fibro-celluleux très-solides. L'obstacle à l'accouchement avait été causé par l'existence de ces adhérences solides, qui, unissant la tumeur à la paroi inférieure de l'excavation, l'avaient empêchée de remonter dans la cavité abdominale, ce qui avait réduit au tiers de sa capacité ordinaire l'excavation pelvienne.

Dans les deux cas suivants on dut recourir à l'opération césarienne pour des tumeurs fibreuses qui, bien que sans adhérences, obstruaient l'excavation. La malade de M. Thibault (2), prise des douleurs de l'enfantement le 8 avril 1844, présentait à la palpation deux tumeurs, l'une à droite, l'autre à gauche, toutes deux du volume d'une tête de fœtus à terme : celle de gauche remontait jusqu'au niveau des fausses côtes, celle de droite jusqu'à la région ombilicale. Une de ces tumeurs remplissait le vagin presque en entier ; en avant on pouvait glisser l'extrémité de l'indicateur dans une fente large de 2 centimètres qui séparait la tumeur du pubis. La malade opérée par Malgaigne mourut vingt-deux heures après. L'utérus contenait les débris grisâtres putréfiés de l'enfant. A l'autopsie, la tumeur, d'une structure nettement fibreuse, était située entre le vagin et le rectum, sans adhérences avec aucun viscère. L'extrémité supérieure était tapissée par le cul-de-sac péritonéal. Dans l'autre observation, qui concerne une femme qui avait eu plusieurs couches heureuses, il ne se présenta rien d'anormal jusqu'à l'accouche-

(1) *Gazette des hôpitaux*, 1869, n° 38.

(2) *Archives générales de médecine*, 4e sér., t. V, p. 171.

ment, et ce ne fut que pendant le travail que M. Legouais (1) reconnut une tumeur fibreuse remplissant l'excavation. Il fallut pratiquer l'opération césarienne. A l'autopsie, tumeur fibreuse de la grosseur d'une tête de fœtus implantée sur la paroi postérieure de l'utérus, à la jonction du corps et du col, repoussant l'utérus en avant, occupant toute la concavité du sacrum et ne faisant pas la moindre saillie à la face interne de l'organe.

« M. le professeur Chaussier, rapporte Bayle (2), présenta à la Société de l'Ecole de médecine de Paris, le 18 février 1813, la matrice d'une femme morte en couche, à l'hospice de la Maternité, avec un corps fibreux plus gros que le poing, et renfermé dans les parois du col de la matrice. Ce corps avait mis un tel obstacle à l'accouchement, que la tête de l'enfant s'était écrasée au passage. » Il serait aisé de multiplier les exemples de dystocie produite par des tumeurs intra-utérines sessiles ou pédiculées. Citons le fait de Barnetche (3) qui montra à la Société de médecine de Bordeaux l'utérus d'une femme morte quarante-huit heures après un accouchement ayant nécessité la version après un travail de six jours. L'utérus très-développé présentait à ses parties supérieures et latérales trois tumeurs de volume inégal et de nature fibreuse. Rappelons l'observation précédemment rapportée de M. Guéniot (4), où l'on dut recourir à la perforation du crâne et à la céphalotripsie et où l'autopsie rectifia le diagnostic en montrant que la tumeur qui avait empêché l'accouchement était un polype et non pas un corps fibreux sessile, polype inséré à la partie inférieure de l'utérus, remplissant la cavité du col, dans l'épaisseur duquel il s'était incrusté en partie.

Les accidents que les hystéromes entraînent pour le fœtus ne commencent pas avec le travail dans tous les cas de dystocie. Ils remontent parfois à la grossesse et ne font que s'aggraver lors de l'accouchement. Il en est sans doute ainsi de certaines compressions subies par le fœtus et dont nous avons rappelé deux exemples dus à Chaussier et à M. H. Blot. Il est des cas où cette compression a évidemment précédé l'accouchement. Chez une dame de Laon, enceinte de quatre mois et dont l'excavation pelvienne était remplie par une tumeur dure donnant lieu aux plus graves accidents de compression du rectum et de la vessie, M. Depaul (5) dut pratiquer l'avortement et constata le lende-

(1) F. Guyon, Thèse d'agrégation, 1860, p. 124.
(2) *Dictionnaire des sciences médicales*, t. VII, p. 83.
(3) Forget, *loc. cit.*, mémoire cité.
(4) *Gazette des hôpitaux*, 1864, p. 97.
(5) *Union médicale*, 1867, n° 104, p. 546.

main l'expulsion d'un enfant aplati comme du carton. De même que dans l'état de vacuité de l'utérus deux myômes contenus dans sa cavité arrivent à se déformer par des pressions réciproques, le plus mou subissant l'empreinte du plus dur ; dans l'utérus renfermant un fœtus et un corps fibreux, celui-ci pourra laisser la marque de la compression qu'il exerce sur celui-là. M. Lever (1) rapporte qu'appelé auprès d'une femme de trente-deux ans pour un accouchement prématuré, il trouva un enfant dont les extrémités inférieures très-déformées semblaient avoir été moulées autour d'un corps arrondi. On constatait une tumeur volumineuse et dure sur la paroi antérieure droite de l'utérus à l'union du corps et du col.

La brièveté du pédicule du polype peut être une cause de dystocie. Elle ne laisse pas le polype fuir en quelque sorte devant la tête pour franchir l'orifice vulvaire tandis que celle-ci s'engage ; elle ne permet pas non plus à ce moment de repousser et de maintenir la tumeur au-dessus du détroit supérieur. Dans un cas cité par Puchelt, deux fois dans l'espace de quatre ans, l'accouchement ne put se terminer que par la version. La femme, qui ne voulut pas se laisser opérer, avait deux polypes qui descendaient dans le vagin. En parcourant les observations de grossesses compliquées de fibro-myômes, on rencontre très-souvent la présentation de l'extrémité pelvienne. Les causes de cette présentation sont très-obscures ; mais, si l'on remarque qu'elle s'observe surtout avec des fœtus très-petits ou venus avant terme, on comprendra que les tumeurs fibreuses y prédisposent en gênant la croissance du fœtus et en l'empêchant d'arriver à terme. Dans ces grossesses avec coexistence de corps fibreux, les accouchements par l'extrémité pelvienne seraient, d'après le docteur Lambert, dans la proportion d'un tiers et la présentation des pieds serait un peu plus fréquente que celle du siége. Il nous semble impossible jusqu'ici d'établir cliniquement la valeur des situations diverses occupées par les myômes relativement à la fréquence de la présentation de l'extrémité pelvienne et à celle des mauvaises présentations.

On sait qu'au nombre des causes de la présentation de l'épaule figurent l'abondance du liquide amniotique qui distend l'utérus, un défaut quelconque de proportion entre le bassin et le fœtus, la petitesse de ce dernier et la grossesse gémellaire. Ces mauvaises conditions ne se rencontrent-elles pas en quelque sorte avec les modifications subies par l'utérus et la gêne apportée au développement du fœtus et à sa libre

(1) *Guy's Hosp. Rep.*, 1842, vol. VII.

évolution au moment de la parturition sous l'influence des tumeurs fibreuses ? Quoi qu'il en soit, dans un certain nombre de cas, la procidence d'un bras dans le vagin vient révéler la présentation, souvent impossible à constater à cause de l'éloignement de l'orifice, de la difficulté d'y atteindre ou de reconnaître la partie fœtale masquée par la tumeur. Ces difficultés se présentent d'ailleurs, quelle que soit la présentation. Si graves qu'elles soient, les mauvaises présentations ne sont pas les pires conditions pour l'enfant que le corps fibreux a laissé arriver au terme de la grossesse. La lenteur du travail et la présence d'une tumeur qui rétrécit les divers diamètres du bassin peuvent amener l'asphyxie du fœtus au passage. L'étroitesse de la filière à parcourir peut reproduire des accidents du côté de l'enfant et du côté de la mère analogues à ceux que présentent les bassins viciés. Tantôt une application de forceps viendra à bout de l'obstacle, tantôt il faudra avoir recours à la perforation du crâne suivie ou non de la céphalotripsie. Enfin la résistance de la tumeur est telle et le passage si complétement obstrué, que l'engagement est impossible, que le fœtus est hors de l'atteinte de tout instrument et qu'il n'y a plus que deux alternatives, ou de laisser mourir la femme sans être délivrée ou de risquer l'opération césarienne. Dans quelques circonstances exceptionnelles une opération moins redoutable peut être tentée : l'énucléation du corps fibreux. Nous discuterons ce point en traitant des indications thérapeutiques.

Il est intéressant de remarquer qu'en dépit d'efforts d'expulsion considérables et malgré la minceur présentée en certaines parties par la paroi utérine, obligée de céder et de s'étendre pour contenir le fœtus, il ne survient ni arrachement du col ni rupture du corps de l'utérus. Le fait rapporté par le docteur Fergusson (1) est dû à un traumatisme causé par une méprise. Le médecin avait fait une application de forceps sur un corps fibreux. Un enfant à terme, ramolli, fut extrait au bout de quelques heures. Deux jours après, Fergusson vit cette femme qui se mourait de péritonite. Elle venait d'expulser un polype de la grosseur des deux poings. A l'autopsie on reconnut le point d'insertion du polype au-dessus du col utérin, et à ce niveau une ouverture qui pénétrait dans la cavité abdominale. La péritonite avait dû résulter des lésions produites pendant l'accouchement et du passage des liquides dans la cavité par l'ouverture. Il était évident que le forceps avait été appliqué sur le polype et non sur la tête de l'enfant, et que la traction avait déchiré la racine du pédi-

(1) In *R. Lee, Med.-chir. Trans.*, 1835, vol. XIX (Lambert, *loc. cit.*, p. 119).

cule au niveau de la rupture. Fabrice de Hilden (1) a rapporté le premier exemple de rupture spontanée de la matrice dans un accouchement compliqué d'un corps fibreux. Le travail durait depuis six jours et la femme était à l'agonie. L'opération césarienne fut pratiquée et l'on trouva la matrice déchirée et la tête du fœtus dans l'abdomen. Une tumeur égalant la tête de l'enfant adhérait au col de la matrice. M. Lambert cite dans sa thèse cinq cas d'accouchements compliqués de rupture de l'utérus. Ces observations, dont le cas de Fabrice de Hilden fait partie, sont anciennes et un peu obscures à cause de la confusion qui régnait alors entre les tumeurs cancéreuses et les corps fibreux désignés sous le nom de *squirrhes*. L'observation de Bezold (2) paraît plus probante. Il s'agit d'une multipare qui présentait une tumeur globuleuse du volume du poing dans la paroi postérieure de l'utérus. On dut recourir à la version, qui fut difficile et amena un enfant mort. La patiente succomba une demi-heure après. A l'autopsie, on découvrit dans la paroi postérieure de l'utérus une tumeur semi-sphérique, et une rupture de la paroi au voisinage de la tumeur.

Un autre accident qui ne se produit pas avec la fréquence qu'on serait porté à lui attribuer, c'est la métrorrhagie. Peu fréquente pendant la grossesse compliquée de myôme, elle est rare dans l'accouchement, parfois redoutable au moment de la délivrance, et elle apparaît ou se continue quelquefois après celle-ci. Les accidents des myômes ne cessent pas en effet pour la mère avec l'expulsion du fœtus. Les conditions de l'hémorrhagie méritent d'être étudiées avec attention et, pour ne pas scinder le sujet, avant de traiter des complications de la parturition, nous rappellerons les accidents hémorrhagiques liés à la présence des myômes dans un utérus gravide. On peut affirmer que la métrorrhagie est rare pendant la grossesse. Combien n'y a-t-il pas d'observations où jusqu'à l'accouchement le corps fibreux s'est montré sans inconvénients ou a même été méconnu! M. West (3) va jusqu'à penser que la grossesse tend à la suppression des hémorrhagies et il cite un fait à l'appui. Les motifs de son opinion méritent d'être reproduits.

« Une femme que je fus appelé à soigner avait eu pendant trois ans des hémorrhagies extrêmement abondantes qui, trois mois avant que je la visse, avaient cessé sans cause connue. La suppression des menstrues pendant cette même période de temps ne fixa pas suffisamment mon attention, et j'excisai un polype fibreux du volume d'un petit œuf de

(1) *Op.*, observ. 54, cent. 2. Francfort, 1646.

(2) Breslau, in *Monatschr. f. Geburtsk.*, Bd. XXV, Suppl., p. 122.

(3) *Leçons sur les maladies des femmes*, trad. par Ch. Mauriac, p. 309. 1870.

poule, dont le court pédicule s'insérait sur la face interne du col utérin. Une perte abondante se produisit à la suite de l'opération sans autre accident. Six mois après, la malade accouchait à terme d'une grossesse méconnue... Il est de toute évidence que c'est bien plutôt de la matrice elle-même que de la tumeur que provient la perte sanguine et qu'elle est en rapport, moins avec le volume de la tumeur, qu'avec les connexions intimes qui l'unissent à l'utérus. Pendant trois ans, le polype avait irrité la matrice et il y avait eu des pertes abondantes. La grossesse étant survenue, il se produisit vers l'organe un afflux plus considérable de sang. La vascularité du polype aurait donc dû s'accroître plutôt que diminuer; cependant la perte ne se reproduisit pas. La cavité utérine était maintenant tapissée par la caduque; le canal cervical était bouché par un tampon muqueux provenant des œufs de Naboth. Mis ainsi à l'abri de l'irritation, l'organe cessa de verser du sang à sa surface interne, et la leucorrhée attesta seule la présence de la tumeur. »

L'hémorrhagie est, ainsi que nous l'avons dit précédemment, la cause déterminante du décollement du placenta et la première phase de l'avortement. Le plus souvent elle peut être rapportée à un polype du col ou à un polype engagé dans la cavité cervicale, tumeurs dont l'existence doit être recherchée et peut être constatée. Le diagnostic est autrement difficile, presque impossible, lorsque, circonstance d'ailleurs très-rare, la perte sanguine provient de l'implantation du placenta sur un corps fibreux. Dans cette condition insolite, la métrorrhagie peut se répéter pendant toute la durée de la grossesse, se montrer plus ou moins abondante après l'extraction du placenta ou ne cesser que par cette extraction même. Ces différences rencontrées dans les sept observations consignées dans la thèse de M. Lambert, s'expliquent par l'étendue plus ou moins grande des adhérences et par la rétraction plus ou moins gênée de l'utérus. Une femme de trente-cinq ans, dont l'observation est rapportée par Aubinais (1), avait, depuis cinq ans, des métrorrhagies fréquentes, quand survint une troisième grossesse. L'accouchement fut naturel, mais il y eut rupture du cordon et rétention du placenta. Celui-ci coiffait un polype de la grosseur d'un œuf, y adhérait par son centre et à l'utérus dans tout son pourtour. En cherchant à le détacher, on risquait de causer le renversement de l'utérus, auquel le polype s'insérait par un pédicule grêle. On fit la torsion et l'extraction du tout ensemble. Le placenta adhérait fortement au corps fibreux dans l'étendue d'une pièce de 1 franc, et des vaisseaux sanguins très-ténus se portaient

(1) *Gazette médicale de Paris*, 1844, p. 548.

de l'un à l'autre. L'extraction fut suivie d'une hémorrhagie modérée. La femme eut une quatrième grossesse et un accouchement naturel.

Dans le cas de Macfarlane (1), l'hémorrhagie fut excessive après l'extraction. Peu après l'accouchement, un énorme polype auquel adhérait le placenta vint se placer dans le vagin tout près de la vulve. Il avait presque la dureté du cartilage et son volume était plus grand que celui d'une tête d'enfant à terme; le pédicule avait l'épaisseur de trois doigts. On le prit d'abord pour un renversement de l'utérus. Une hémorrhagie considérable suivit l'enlèvement du placenta, et la vie ne fut conservée que par l'emploi de stimulants énergiques. D'autres observations contrastent avec la précédente. L'hémorrhagie ne cesse que par l'extraction du placenta inséré sur le corps fibreux. Tel est le fait relaté par Ramsbottam (2). Il s'agit d'une multipare, sujette depuis trois ans à des métrorrhagies fréquentes, qui continuaient bien qu'elle fût enceinte de six mois. Le travail commencé avec une perte sanguine, les membranes furent rompues, et le lendemain un enfant mort fut expulsé. Aussitôt après, la perte se reproduisit, et un caillot du poids de 2 livres fut rendu. L'hémorrhagie cessa par l'extraction du placenta attaché en grande partie à un polype de la grosseur du poing, inséré au fond de l'utérus par un pédicule du volume de trois doigts. Epuisée par ces pertes répétées, la femme mourut douze heures après l'accouchement. Chez une malade de Grieve, l'hémorrhagie ne cessa aussi que par l'extraction du placenta, qui s'insérait, par son centre, sur un polype et était libre dans son pourtour. La femme guérit.

Il est dans une grossesse compliquée de myôme d'autres causes d'hémorrhagie que l'insertion du placenta sur la tumeur. Telle est son implantation sur le col, qui donnera lieu, vers les deux ou trois derniers mois, à des hémorrhagies comme dans les grossesses sans complication de corps fibreux. Une perte survient au septième mois, rapportent Boivin et Dugès (3), chez une femme de vingt-neuf ans, multipare. Elle est attribuée à l'insertion du placenta sur le col. Tamponnement. Version. Mort le onzième jour. A droite, existait une tumeur de la face péritonéale, large de 3 pouces et demi. Le placenta était attaché à la face antérieure de la matrice. M. Pajot (4) a donné l'observation d'une femme prise subitement d'hémorrhagie au neuvième mois de sa grossesse et apportée à l'hôpital huit jours après le début de l'accident. Le placenta

(1) *Ingleby's Obst. medecine*, p. 142.
(2) *Medical Times and Gazette*, 1863, t. II, p. 245.
(3) *Traité pratique des maladies de l'utérus*, t. I, p. 332. 1833.
(4) *Gazette des hôpitaux*, 1862, p. 61.

était inséré, centre pour centre, sur le col. Il dut être perforé pour opérer la version. A l'autopsie, on trouva un corps fibreux de la portion postérieure de l'utérus, saillant dans la cavité à droite et en bas. Il avait le volume d'un œuf de poule après l'énucléation.

Les corps fibreux sous-péritonéaux exposent moins aux métrorrhagies pendant l'accouchement que les autres tumeurs de l'utérus. L'hémorrhagie qui accompagne quelquefois les tumeurs péri-utérines est tantôt faible, tantôt forte, selon que l'obstacle constitué par elles permet ou gêne la réaction de l'organe. Avec les polypes du col, des pertes souvent répétées, quelquefois considérables, s'observent dans le cours de la grossesse, avec l'accouchement et après la délivrance. Une malade de Lever (1), âgée de trente-cinq ans, enceinte de quatre mois, était sujette à des pertes de sang irrégulières, depuis un an. Elles devenaient de plus en plus fréquentes et duraient huit à neuf jours. L'examen constata la présence d'un polype du volume d'un œuf de poule, attaché au col utérin par un pédicule gros comme le pouce. Ce polype fut lié et se détacha le septième jour. La santé très-affaiblie de cette femme s'améliora et il y eut un accouchement à terme d'un enfant vivant. Dans un cas, rapporté par M. Bedfort (2), le polype, du poids de 6 onces, fut excisé six heures avant une application de forceps nécessitée par l'épuisement de la malade, qui guérit d'ailleurs. La tumeur, qui avait occasionné d'abondantes métrorrhagies avant et pendant la grossesse, remplissait le vagin et s'attachait à la lèvre postérieure du col. Une hémorrhagie survenue brusquement, un certain nombre de jours après l'accouchement, détermina Ramsbottam (3) à opérer sans plus tarder. Après l'expulsion de l'enfant une tumeur était sortie de la vulve avant le placenta et avait été réduite. Trois jours plus tard elle ressortit pendant la défécation et fut replacée. Survint le huitième jour une hémorrhagie très-grave. Ramsbottam constata alors l'existence d'un polype de la grosseur d'une poire attaché au col de l'utérus et en fit la ligature. La femme guérit.

Les hémorrhagies que les polypes insérés sur le col ou engagés dans sa cavité déterminent pendant la grossesse et l'accouchement et consécutivement à la délivrance, donnent lieu à des indications thérapeutiques diverses, dont l'importance sera appréciée à l'article du traitement. Il peut se produire avec l'accouchement des hémorrhagies plus rapidement graves qui ne proviennent plus de l'irritation des parois utérines, mais

(1) *Organic diseases of the uterus*, p. 99. London, 1843.
(2) Lambert, *loc. cit.*, p. 218.
(3) *Medical Times and Gazette*, 1853, january, p. 12.

sont dues à une cause mécanique, l'obstacle apporté par le corps fibreux à la rétraction utérine lors du décollement du placenta. Dans nombre de cas, la délivrance ne s'en effectue pas moins sans être accompagnée d'hémorrhagies. Dans d'autres, elle est entravée ou tout à fait impossible. Dans l'observation de M. Pajot, le myôme développé dans la paroi postérieure de l'utérus, vers la partie inférieure et latérale droite du corps, s'opposait au décollement du placenta. Le doigt était arrêté par ce dernier, inséré centre pour centre sur le col. Comme la femme était presque exsangue, que l'hémorrhagie reparaissait et que le travail était assez avancé pour que la main pût entrer dans la matrice, on songea à terminer l'accouchement, mais le placenta ne put être détaché nulle part. En avant on se trouvait arrêté par la symphyse pubienne, en arrière par un corps volumineux. Le placenta ayant été perforé et la poche des eaux rompue, le fœtus fut extrait par la version pelvienne; le délivre sortit seul. La femme succomba aux hémorrhagies qui reparurent.

Les exemples de femmes qui meurent de cette terrible complication ne sont pas rares. Chaussier a vu succomber à des pertes réfractaires à toute hémostase des femmes dont l'accouchement se compliquait de corps fibreux occupant toute l'étendue d'une paroi de l'utérus ou les deux parois à la fois. Brulatour (1), à l'autopsie d'une femme morte d'hémorrhagie, a constaté l'existence de quinze tumeurs fibreuses sur l'utérus. Dans un cas d'accouchement facile, Chailly (2) dut recourir à la compression de l'aorte pour arrêter l'hémorrhagie qui suivit la délivrance. A cause du volume considérable de la matrice, il pensa à la présence d'un second enfant. La main introduite dans l'utérus éclaira seule la question. La masse des corps fibreux contenus dans les parois était si considérable que la rétraction en fut empêchée. Opposons à ce fait, pour établir que le défaut de rétraction n'est pas toujours en rapport avec le nombre des tumeurs, un autre fait cité par M. Guéniot (3), où, bien que l'enfant venu à terme dut être extrait par la version, la délivrance fut facile et l'écoulement sanguin modéré. La matrice, quoique rétractée, resta volumineuse, inclinée à gauche et remontant par son fond jusqu'à 6 centimètres au-dessus de l'ombilic. La malade, prise de variole, succomba à une péritonite généralisée. Outre une tumeur de 10 centimètres de diamètre proéminant dans la cavité et deux corps fibreux sous-péritonéaux de 5 à 6 centimètres de longueur,

(1) *Journal de médecine de Bordeaux*, n° 12, 1844.
(2) Dubar, Thèses de Paris, 11 mars 1864 (*Tumeurs fibreuses compliquant la grossesse*).
(3) *Gazette des hôpitaux*, 1864, nos 48 et suiv.

l'utérus offrait seize autres tumeurs plus petites, superficielles et sous-péritonéales.

On peut dire que, si les myômes n'empêchent pas la grossesse de suivre son cours, l'accouchement de se faire et la délivrance de s'effectuer, ils n'en exposent pas moins à de redoutables éventualités, dont l'hémorrhagie, au moment de la délivrance, n'est pas une des moins graves. Elle tient à l'impossibilité de l'utérus de revenir sur lui-même après l'expulsion du fœtus; elle est ordinairement en rapport avec le volume et le nombre des tumeurs; elle est presque inévitable et souvent réfractaire à l'hémostase; la condition qui l'arrête et la supprime, la rétraction utérine, étant entravée par les productions pathologiques qui agissent comme des corps étrangers.

Des organes en rapports étroits avec l'utérus, comme la vessie et le rectum, n'échappent pas toujours aux conséquences que peuvent avoir leur compression et leur tiraillement par l'extension exagérée amenée par la coexistence d'un fœtus et d'un corps fibreux. Chez une dame de Laon, enceinte de quatre mois, qui ne pouvait ni uriner ni aller à la garde-robe depuis quatre jours et qui avait des douleurs expulsives violentes, M. Depaul (1), après avoir constaté qu'une tumeur fibreuse remplissait l'excavation pelvienne, dut se résoudre, à cause de la gravité imminente de la situation, à provoquer l'avortement en passant une sonde dans la cavité utérine et en l'y retournant en plusieurs sens. La vessie, distendue par l'urine, peut se rompre pendant les efforts du travail, ainsi que le prouve le fait exceptionnel suivant. Le docteur Barnes (2) montra à la Société obstétricale de Londres, en 1863, une pièce pathologique prise sur une femme morte après son accouchement des suites d'une rupture de la vessie. Une rétention d'urine prolongée et la lenteur du travail étaient dues à une tumeur fibreuse de la paroi antérieure de l'utérus, près du col, refoulée contre la symphyse pubienne par la tête de l'enfant. La grossesse, en distendant encore un utérus renfermant des myômes, n'est sans doute pas étrangère aux lésions des uretères et des reins rapportées dans une intéressante observation de J.-H. Davis (3), dont nous empruntons la traduction à la thèse de M. Lambert.

Femme de trente-six ans, n'ayant pas eu d'enfants. Entrée à l'hôpital avec fièvre, vomissements, amaigrissement, écoulement vaginal fétide, douleurs abdominales

(1) *Union médicale*, 1857, n° 134.
(2) *Medcal Times and Gazette*, 1863, t. II, p. 288.
(3) *Obstetrics Transactions*, t. VIII, London, 1867

vives, incontinence d'urine. Une grosse tumeur, étendue depuis la cavité pelvienne jusqu'au niveau des côtes, occupe tout le côté droit de l'abdomen; circonférence du ventre à l'ombilic, 30 pouces. Un lobe de la tumeur se trouve dans le cul-de-sac recto-vaginal; col dur, élevé, porté directement derrière la symphyse pubienne. Corps de l'utérus flasque et peu mobile. 11 octobre. Le docteur Meadows introduit une sonde utérine qui passe sans efforts en haut et en avant dans l'étendue de 5 pouces et demi. A la suite de cet examen, il exclut la grossesse. Etat empiré, hémorrhagie considérable, suivie le 18 de l'expulsion d'un fœtus décomposé. Le placenta ne fut pas expulsé, mais il n'y eut plus d'hémorrhagie. Mort le 19.

La plus grande partie de la cavité abdominale est occupée par une tumeur dure, réniforme, s'étendant du détroit supérieur jusqu'aux côtes, ayant 9 pouces de droite à gauche et 6 de haut en bas. Court pédicule de 3 pouces de circonférence adhérant à son bord inférieur et s'insérant au bord supérieur de l'utérus. La surface antérieure de la tumeur adhérait dans une petite étendue à la paroi abdominale, sans trace de péritonite récente. L'utérus et la vessie étaient remontés et altérés par la tumeur. Les parois utérines avaient 1 pouce et demi d'épaisseur. Il y avait trois petits corps fibreux interstitiels, et à l'union du corps et du col une tumeur grosse comme une orange. La vessie avait subi une dilatation considérable; sa muqueuse était injectée, épaissie et rugueuse. Les deux uretères étaient dilatés; il y avait une pyélite du rein gauche et des abcès circonscrits dans les deux reins.

Ce fait et certains faits de ramollissement et de suppuration des corps fibreux ayant amené l'accouchement prématuré et une péritonite mortelle, comme l'ont observé Ashwell et Robert Lee (1), prouvent que les accidents les plus graves ne se manifestent pas seulement au dernier moment. Ils sont liés parfois à un état anatomo-pathologique plus ou moins ancien des organes et des myômes utérins. Mais laissons là les cas exceptionnels et revenons aux accidents qui, du côté de la mère, entravent l'accouchement jusqu'à le rendre impossible. La distension de l'utérus et la difficulté d'un travail régulier, produites par la présence d'un ou de plusieurs corps fibreux, tendent à ralentir les contractions, qui finissent par s'épuiser contre l'obstacle qui gêne ou empêche l'engagement. Cette faiblesse des contractions nécessite l'intervention de l'art, soit pour terminer le travail par la version ou le forceps, soit pour y suppléer par de plus graves opérations. Aux dangers que cause cette faiblesse des contractions pour l'enfant et pour la mère succède pour celle-ci, après l'accouchement naturel ou artificiel, un péril non moins redoutable, l'absence de rétraction de l'utérus au moment de la délivrance, d'où résultent des hémorrhagies violentes et parfois intarissables. Le placenta, par le fait de cette rétraction insuffisante, se détache

(1) *Clinical Midwifery*, obs. 157. London, 1842.

incomplétement, et, alors même qu'il est tout à fait décollé, il n'est pas toujours expulsé. D'ordinaire, il s'engage à cause de sa mollesse, et lorsqu'on n'a pu l'extraire, il est parfois expulsé naturellement quelques heures après. Si le rétrécissement est très-prononcé, le délivre reste dans la partie supérieure de l'utérus comme dans une arrière-cavité, et son extraction nécessite un certain effort. Cette difficulté se rencontre surtout dans les avortements, où l'hémorrhagie ne cesse que par l'extraction du placenta.

Ces faits, assez souvent constatés, se retrouvent dans une observation d'avortement compliqué de myôme, rapportée par M. Kidd (1). Après l'expulsion d'un fœtus de quatre mois, il y eut rétention du délivre et hémorrhagie grave. Dans le vagin se trouvait une tumeur arrondie, mobile, grosse comme la tête d'un fœtus de quatre mois, et dont le pédicule s'insérait au col de l'utérus. L'hémorrhagie ne se reproduisit plus après l'extraction du placenta. Cette femme avait eu trois enfants à terme, puis six accouchements successifs de trois à quatre mois, sans se douter qu'elle eût une tumeur. Section du polype avec l'écraseur linéaire en avril 1863. L'année suivante il y eut un accouchement à terme. Le décollement incomplet du placenta peut amener, si l'accoucheur tire imprudemment sur le cordon, le renversement de l'utérus, accident que favorise la présence de corps fibreux pédiculés. L'inertie qu'ils produisent est une cause prédisposante efficace, car alors les parois de l'organe, flasques et dilatées, n'opposent guère de résistance. D'après le docteur Oldham, le renversement peut se produire, même après l'accouchement, sous l'influence d'un polype contenu dans la cavité. Les tractions exercées inconsidérément sur un polype volumineux le détermineraient aisément et c'est cette facilité qui a suggéré à Desault et à Herbiniaux l'idée de le produire de cette façon dans un but chirurgical, dans le dessein de parvenir à lier ou à couper plus facilement le pédicule du polype.

L'inversion est parfois une conséquence éloignée de la parturition, comme dans l'intéressante observation de Breidenbach (2), où se trouve mis en lumière un point important de médecine opératoire.

« Une femme de trente-deux ans, primipare, accouche à terme et sans difficulté d'un enfant difforme, mais vivant. Le volume du ventre porta la sage-femme à croire à l'existence d'un second enfant, et l'accouchée elle-même, en se retournant, avait la sensation d'un corps

(1) *Dublin Medical Journal,* 1869, p. 219 (Lambert, *loc. cit.*).

(2) In Pulchet, *Comment. de tumoribus*, p. 115. Heidelberg, 1840 (Lambert, *loc. cit.*).

étranger qui changeait de place dans son ventre. Quelques semaines après, écoulement sanguinolent, muqueux et d'une odeur fétide. Douleurs violentes dans la région sacrée. Au bout de quelques jours une tumeur rougeâtre, prise pour un môle, faisait saillie hors de la vulve. On se décida à l'extraire. Les tractions amenèrent le déchirement du périnée jusqu'à l'anus. Breidenbach reconnut une tumeur fibreuse du volume de la tête d'un fœtus à terme. Elle s'insérait par un large pédicule au fond de l'utérus, dont elle avait produit l'inversion. Ce polype fibreux remplissait le vagin; on en fit la ligature et on en reséqua une livre et demie environ. La ligature tomba le douzième jour et la malade guérit. »

L'indication chirurgicale dans un cas d'inversion utérine produite par un corps fibreux volumineux est la même qu'avec une tumeur fibreuse occupant la cavité du corps et descendue dans le vagin. Du moment qu'un pédicule ne peut être nettement délimité par le doigt, il ne faut pas chercher en aveugle à détacher le myôme à son insertion, ce qui expose à intéresser l'utérus, mais il faut enlever une portion de la tumeur. Ainsi diminuée, elle peut permettre la réduction de l'organe. De deux choses l'une : la portion adhérente continuera à vivre et pourra tendre à se pédiculiser, ou bien elle sera frappée de mortification. Les inconvénients de l'élimination plus ou moins lente qui surviendra, atténués d'ailleurs par les injections désinfectantes, ne peuvent être opposés au péril immédiat d'une plaie de l'utérus communiquant largement avec le péritoine. Ils ne sont pas très-rares les exemples d'opérations pratiquées par méprise sur l'utérus renversé et pris pour un corps fibreux ou d'ouvertures faites à l'utérus à l'occasion d'opérations sur la tumeur, comme dans un cas d'inversion rapporté par Deneux, où la ligature avait cerné un corps fibreux interstitiel du volume du poing et une portion de la matrice. Si le renversement de l'utérus, après l'enlèvement du myôme, est ordinairement facile à réduire, il peut donner lieu parfois à de grandes difficultés. En 1864, rapporte M. Lambert (1), le docteur Keiller entretint la Société obstétricale d'Edimbourg du cas d'une femme, mère de plusieurs enfants, accouchée depuis quatre mois et souffrant depuis de pertes considérables et d'une grande gêne du côté du bassin. Il trouva une inversion complète de l'utérus compliquée d'une tumeur fibreuse du fond. Il appliqua l'écraseur linéaire et enleva la tumeur, mais malgré toutes les tentatives de réduction, l'inversion persista. Il se proposait d'employer les boules à air et demandait l'avis de la Société. En 1870,

(1) *Loc. cit.*, p. 135.

la femme, qui avait quarante ans et était très-anémiée, avait conservé la tumeur, qu'on n'avait pu réduire.

Les polypes fibreux peuvent descendre dans le vagin et se montrer à la vulve dans les derniers mois de la grossesse, avant l'engagement ou immédiatement après la sortie du fœtus, avant ou après l'expulsion du placenta ou pendant la période qui comprend les suites de couches. Le corps fibreux peut être spontanément expulsé en même temps que le fœtus ou quelques jours après, comme dans le cas du docteur Faliu (1), où, quatre jours après l'accouchement, sans hémorrhagie, avec des lochies un peu fétides, une tumeur ovalaire, sans pédicule, du volume du poing, vint faire saillie entre les grandes lèvres et fut extraite. M. Tarnier (2) constata, après un accouchement, la présence de plusieurs tumeurs faisant saillie dans la cavité utérine, et cinq jours après l'expulsion de deux d'entre elles. Cruveilhier avait observé un fait pareil à Limoges. L'expulsion spontanée a quelquefois lieu pendant une hémorrhagie. Le docteur Oldham note deux fois cette particularité dans ses observations. Le docteur Elredge (3) a rapporté, dans le *Boston Med. and Chir.*, 1848, un cas où l'expulsion se fit trente-six jours après l'accouchement; la tumeur pesait 2 livres et, dans ce cas, il y eut un écoulement abondant et fétide, mais pas d'hémorrhagie. Cette expulsion des corps fibreux est, comme l'observe M. Forget (4), une circonstance des plus favorables, puisqu'elle rend inutile une opération que l'état de la matrice, modifiée par la grossesse, doit toujours faire appréhender.

Le retrait que subit l'utérus pendant le mois qui suit la parturition ne doit pas être sans influence sur la pédiculisation du myôme, sa descente dans le vagin et son expulsion. Lorsque la régression du myôme se produit, comme elle est de beaucoup plus lente que celle de l'utérus, à mesure que celui-ci revient sur lui-même, l'hystérome devient plus saillant, tend à se pédiculiser, et, s'il est supporté par un pédicule grêle ou altéré, il peut se détacher spontanément. Dans d'autres circonstances, et elles sont encore favorables, le corps fibreux demeure comme un corps inerte pendant les suites de couches ainsi qu'il est resté pendant la grossesse, ou, accru par celle-ci, il revient lentement à sa composition et à son volume primitifs, volume susceptible de diminuer jusqu'à la disparition plus ou moins complète de la tumeur. Dans d'autres conditions, les tumeurs fibreuses entretiennent ou provoquent des hémorrhagies,

(1) *Bulletins de la Société de chirurgie*, 1868, 2e sér., t. IX, p. 73 et suiv.
(2) *Bulletins de la Société de chirurgie*, 1868, t. IX.
(3) S. Guyon, Thèse de concours, 1860, p. 131.
(4) *Bulletin de thérapeutique*, 1846, t. XXX, p. 274.

subissent des altérations, des désagrégations, sont envahies par la gangrène, lésions qui nécessitent l'intervention du chirurgien, mais qui, alors même qu'elles n'intéressent pas les parois de l'utérus, donnent lieu à des pertes séro-sanguinolentes, à des écoulements fétides liés aux plus graves accidents, tels que l'infection putride. Si le tableau des suites de couches n'est pas toujours aussi noir, si parfois elles n'offrent même rien d'anormal, dans d'autres cas l'épuisement causé par la lenteur du travail, la répétition ou la gravité des hémorrhagies, l'intervention obstétricale constituent un concours de circonstances mauvaises exposant la femme sans défense aux influences délétères générales, quand il n'amène pas les redoutables conséquences de la métro-péritonite.

La coexistence du fœtus et du myôme utérin implique une thérapeutique complexe comprenant l'intervention obstétricale et l'intervention chirurgicale. Certains cas réclament seulement l'une ou l'autre; d'autres, toutes les deux. Le caractère de ce livre, qui traite des maladies utérines en dehors de la puerpéralité, nous porte à nous attacher surtout à la partie chirurgicale du sujet. L'enchaînement des conséquences morbides est trop étroit pour qu'on puisse cependant abstraire le produit pathologique du produit de la conception; aussi serons-nous amenés à signaler les indications obstétricales. Une question de déontologie se pose tout d'abord. Une femme ayant un corps fibreux de la matrice doit-elle contracter mariage et courir les chances d'une grossesse? La question doit être tranchée par la négative. La prédisposition aux hémorrhagies, la tendance de la tumeur à s'accroître avec la grossesse, l'avortement et les mauvaises présentations auxquels elle expose, les difficultés, l'impossibilité même de l'accouchement, les périls de la délivrance, les accidents des suites de couches, la série des faits malheureux à opposer à ceux où ni la grossesse ni l'accouchement n'ont été entravés, autorisent à formuler une opinion aussi catégorique. « Il est important, dit Bayle, de conseiller aux malades affectées de corps fibreux, de renoncer à l'espoir de devenir mères. » Le plus souvent le médecin se trouve en présence du fait accompli et appelé à en atténuer les conséquences. L'abstention doit être la règle de conduite. Avec un utérus gravide, une nécessité absolue peut seule autoriser à une opération chirurgicale sur le corps fibreux. Encore faut-il que certaines conditions favorables à l'opération se rencontrent; que la tumeur, qu'elle appartienne au corps ou au col, soit pédiculée et proémine dans le vagin. Que dans ces conditions, elle nuise par les tiraillements que sa masse considérable occasionne, et qu'elle menace d'être plus tard, par son volume, une cause de dystocie, l'intervention est justifiée. L'excision avec l'écraseur linéaire, que nous préférons à cause de la rapidité et de la sûreté réunies de son action, devra être tentée aussi pour les polypes qui causent des hémorrhagies graves ou répétées.

L'excision du polype est la seule opération à laquelle on doive songer dans ces cas de métrorrhagies. Outre qu'elle est radicale, elle provoque l'avortement moins facilement que le tamponnement. Dans le plus grand nombre des observations de ligature ou d'excision des polypes du col, la grossesse n'a pas été interrompue, mais comme il est des faits contraires, l'intervention doit être toute de nécessité. Si le siége de la tumeur la rend difficile à délimiter et à atteindre avec les instruments, il faut n'opposer que les palliatifs aux accidents au lieu de s'exposer à un retentissement fâcheux sur un organe que la grossesse rend irritable. Dans le cas où une tumeur de la paroi postérieure aurait produit une rétroversion ou, par son développement dans l'excavation, y resterait enclavée malgré les progrès de la grossesse, on serait autorisé à tenter de réduire la rétroversion et à dégager l'utérus de la cavité, à la condition que les procédés quels qu'ils soient n'aillent pas contre leur but, en compromettant la grossesse ou la vie de la mère.

L'intervention obstétricale dont le but n'est autre que la cessation de la grossesse, ne se justifie que par des motifs urgents, lorsque la compression de la vessie et du rectum entrave absolument leurs fonctions et qu'avec ou sans les phénomènes de l'étranglement interne, les souffrances et les hémorrhagies occasionnent des symptômes généraux indiquant une terminaison fatale prochaine. Les cas sont très-rares où l'avortement se présente ainsi comme une ressource ultime. Sans qu'on puisse y compter absolument, on a du moins pour différer l'intervention jusqu'à l'accouchement, à espérer que le ramollissement ou l'assouplissement de la tumeur et ses changements de rapports, souvent amenés par le travail, ainsi que les modifications de forme de l'utérus après la rupture de la poche des eaux, permettront l'expulsion du fœtus. Un très-grand nombre d'observations démontrent que si le corps fibreux n'a pas interrompu la grossesse avant le sixième mois, elle a toutes chances d'arriver à terme. Si les circonstances peuvent autoriser quelquefois l'avortement, la provocation de l'accouchement prématuré ne se justifie par aucun motif. Tout commande au contraire l'abstention. Le fœtus dont la tumeur n'a pas troublé l'évolution peut, arrivé au terme, rencontrer quelques-unes des chances heureuses qu'offre l'accouchement. S'il en devait être autrement, ce qu'il est difficile d'affirmer, l'accouchement provoqué n'arriverait qu'à faire éclater plus tôt les accidents et dans des conditions aussi désavantageuses. Il ne permettrait pas plus l'engagement et le dégagement du fœtus avec des myômes sessiles ou enclavés dans l'excavation et réduisant les diamètres du bassin, qu'il ne les permettrait au neuvième mois. Il faudrait intervenir par le forceps, les ciseaux de Smellie, le céphalotribe, la version, intervention regrettable avec un utérus sain, autrement périlleuse par ses conséquences ultérieures avec un utérus présentant un état pathologique.

L'intervention dans la grossesse et dans l'accouchement compliqués de corps fibreux ne saurait reposer sur des règles fixes et tracées d'avance. Les circonstances font une large part à l'imprévu et les indications varient avec chaque cas particulier. Il y a en effet dans les accidents, ainsi que le disait Paul Dubois, des complications qu'il n'est pas possible de prévoir, qui déjouent tous les calculs et laissent l'homme de l'art livré aux inspirations de sa conscience et aux ressources souvent insuffisantes de son art. Dans les grossesses avec viciation du bassin, on peut, avec les diamètres de la tête du fœtus et ceux du pelvis, tirer des conclusions presque mathématiques et établir d'avance des règles fixes de conduite. Dans les grossesses avec myômes, rien d'absolu, tout est relatif. L'accouchement est possible ou impossible et d'avance on ne peut absolument affirmer ni l'une ni l'autre de ces éventualités. La certitude ne s'établit souvent que lorsque les phénomènes ont duré un certain temps.

Le praticien est parfois pris à l'improviste et ce sont les difficultés de l'accouchement ou un premier examen qui lui révèlent seulement alors la complication du corps fibreux. Il doit, ce qui n'est pas toujours aisé, chercher à reconnaître le siége et l'état pédiculé ou sessile de la tumeur. Est-ce un polype de la cavité du corps ou provenant du col, on pourra, au besoin, l'attirer en bas et l'exciser même, pour permettre l'engagement et le dégagement du fœtus. Est-ce un myôme péri-utérin pédiculé ou mobile malgré une large implantation, on pourra faire, au commencement du travail, des tentatives pour le refouler en dehors de l'excavation. Que la réduction échoue, il n'y aura plus qu'à attendre, ainsi que dans les cas de myômes sessiles de la cavité, les modifications résultant de la dilatation du col, de la rupture des membranes, de la marche du travail et à surveiller l'engagement du fœtus. Si la position du corps fibreux ne se modifie pas et que l'engagement n'avance pas, l'accouchement artificiel reste à tenter. Ici se présente une question qui a divisé les accoucheurs lors de la discussion sur les corps fibreux, à la société de chirurgie, en 1869.

Les observations montrent que dans de semblables accouchements l'enfant se présente souvent par l'extrémité inférieure. M. Tarnier se demandait si le fœtus, en s'engageant par sa petite extrémité, ne pouvait pas agir comme un coin qu'on enfonce par le petit bout et qui résiste si on l'enfonce par le gros bout. La présentation du sommet a pour effet de refouler la tumeur au-devant de la tête, au lieu de la refouler sur les côtés ou en haut. Aussi la version doit-elle être préférée à l'application du forceps et parce que les faits prouvent qu'elle donne des résultats meilleurs et parce que la tumeur, si elle a quelque chance d'être déplacée, pourra être refoulée en haut par l'introduction de la main qui va à la recherche des pieds. M. Depaul était d'un avis opposé et l'appuyait sur une statistique de 114 cas d'accouchements compliqués de retrécissements du bassin. Sur 42 versions il y eut 18 cas mortels et 24 favorables pour la mère. Il n'y eut que 8 enfants vivants. Le forceps, appliqué 108 fois, avait extrait 83 enfants vivants; 84 femmes avaient survécu. Après avoir fait remarquer que les rétrécissements dus aux myômes ne peuvent être assimilés à ceux que produit un vice de conformation, disons que ce sont là de simples vues théoriques dont la pratique ne peut tenir que peu de compte. Il est évident qu'avec une présentation du tronc on ne songera qu'à la version et qu'avec une présentation du sommet, si la tumeur la permet, l'application du forceps sera tentée. Les procédés doivent varier comme les difficultés elles-mêmes, difficultés qui ne permettent pas de faire ce qu'on veut, mais ce qu'on peut. Elles peuvent même devenir si grandes, que tout espoir d'extraire l'enfant vivant s'évanouit, que le salut de la mère prime tout et que la craniotomie, la céphalotripsie rarement applicable à cause du volume de l'instrument, se présentent comme des ressources ultimes. Après la dilacération du cerveau avec les ciseaux de Smellie, le fœtus peut être expulsé spontanément par les contractions de l'utérus.

Il est enfin des cas plus graves où l'immobilité de la tumeur et l'étroitesse invariable du passage non-seulement s'opposent d'une manière absolue à l'accouchement naturel, mais à l'introduction de la main et à celle des instruments. Le fœtus est hors de l'atteinte de l'accoucheur; les contractions d'un travail inutile vont s'affaiblissant et la femme est condamnée à périr sans être délivrée. C'est dans ces conditions désespérées que l'opération césarienne se présente comme la plus précaire des ressources pour la mère. Le docteur Lambert (1) a réuni la plupart des cas d'opération césarienne pratiquée dans les accouchements empêchés par

(1) Loc. cit., p. 189.

des myômes, de 1833 à l'année 1868. Sur quatorze opérations, sept fois l'enfant fut extrait vivant, treize fois l'issue fut fatale à la mère. Dans le cas de Mayor (1) de Genève, la mère et l'enfant furent sauvés. M. Tarnier (2) a cité un autre cas heureux appartenant à Duclos. Une intervention aussi aléatoire devait amener à tenter dans quelques circonstances une autre voie très-hardie, mais moins périlleuse pour la mère.

Dans un cas très-remarquable, Danyau (3) entreprit l'énucléation d'une tumeur fibreuse développée dans la lèvre postérieure du col. Paul Dubois consulté fut aussi d'avis qu'il valait mieux essayer l'énucléation que de recourir à la gastrotomie. Les circonstances de ce fait qui ouvre une voie nouvelle, bien que très-limitée, méritent d'être rappelées. La femme se disait enceinte de sept mois et demi à peu près. Les eaux s'étaient écoulées ; les mouvements du fœtus n'étaient plus perçus. Le toucher vaginal faisait reconnaître une tumeur volumineuse occupant la presque totalité de l'excavation pelvienne, et au-devant de cette tumeur la lèvre antérieure mince et aplatie ; entre elles deux un trajet de 5 à 6 centimètres de long conduisant à l'orifice interne de l'utérus qui était dilaté en forme de croissant à concavité postérieure et offrait de 3 à 4 centimètres d'étendue transversale. Cette tumeur, développée à l'insu de la malade, ne remontait pas à plus de cinq ou six mois. Un pied se présentait à l'orifice interne, mais n'était pas engagé. Le corps fibreux enclavé dans le bassin remplissait la concavité du sacrum et n'était distant de la symphyse pubienne que de 2 à 3 centimètres ; toute la lèvre postérieure du col était certainement envahie, mais on ne reconnaissait pas de limites supérieures. Danyau pratiqua parallèlement à l'axe de la tumeur une longue incision qui divisa le tissu utérin ; celui-ci fut ensuite refoulé de droite à gauche avec les doigts qui parvinrent à cerner dans toute sa circonférence un corps fibreux pesant 650 grammes, et mesurant 15 centimètres dans son plus grand diamètre. On fut obligé d'enlever une partie de la tumeur avant de l'extraire ; l'ouverture vaginale était trop petite pour livrer passage à la totalité. La tumeur extraite, on reconnut une présentation de la tête avec procidence d'un pied et d'une main. Il n'y eut d'hémorrhagie ni avant ni après l'opération, qui dura plus de trois quarts d'heure. L'enfant était mort depuis quelques jours déjà, il fut extrait par la version ; la malade guérit.

Nous ne connaissons qu'un autre cas où l'énucléation ait été prati-

(1) Thibault, *Archives générales de médecine*, 4e série, t. V, p. 185.

(2) *Gazette des hôpitaux*, 1869, nº 45.

(3) *Archives de médecine*, avril 1851.— *Revue médico-chirurgicale*, 1851, p. 299.

quée, à l'exemple de Danyau, dans des circonstance analogues. L'observation dont nous empruntons la traduction à la thèse de M. Lambert a été communiquée à la Société obstétricale de Londres, le 6 juillet 1870, par le docteur Braxton Hicks (1).

« Une multipare était en travail depuis douze heures lorsque je la vis. L'utérus serrait de toutes parts le fœtus et la tête se présentait au détroit supérieur, arrêtée par une tumeur qui remplissait toute la partie postérieure du vagin, de façon à rendre très-difficile l'exploration de la partie fœtale. Ni la version ni le forceps n'auraient pu terminer l'accouchement, et la perforation de la tête ne semblait pas devoir donner un meilleur résultat. Je fis sur la partie inférieure de la tumeur une petite incision qui, en se distendant, permit l'énucléation de la tumeur, ce qui se fit sans hémorrhagie. Enfant vivant; la mère n'éprouva aucun accident. »

Ici l'opérateur ne rencontra pas les difficultés du cas de Danyau et le résultat fut plus satisfaisant, puisque l'enfant fut sauvé. Ces deux succès autorisent une conduite semblable dans des circonstances analogues, alors que la tumeur faisant obstacle peut être circonscrite par l'exploration. La léthalité de l'opération césarienne l'emporte en effet sur les dangers de l'énucléation d'un myôme interstitiel, bien que cette opération soit déjà hasardeuse dans l'état de vacuité de l'utérus. « Dans l'état de grossesse, disait Jarjavay (2), l'extirpation des corps fibreux est bien moins applicable encore. Porter l'instrument tranchant sur une surface étendue comme l'est alors la matrice serait s'exposer à des hémorrhagies bien difficiles à arrêter. » Bien d'autres accidents pourraient suivre l'énucléation. Il n'est cependant pas de règle générale qui ne puisse fléchir devant la nécessité dans des cas particuliers dont le tact du chirurgien saisit seulement sur le moment les indications.

Le chirurgien est encore appelé à intervenir au sujet des corps fibreux qui subsistent après l'accouchement. A moins de conditions particulières qui altèrent sérieusement la santé de l'accouchée, comme les écoulements fétides accompagnant une tumeur en voie de désorganisation ou qui mettent sa vie en péril, comme les métrorrhagies, il ne devra pas, suivant le conseil de Danyau, se hâter d'enlever les polypes aussitôt après l'accouchement. La pratique opposée conseillée par Lisfranc, Velpeau, Paul Dubois, Ramsbotham, d'attendre que toute irritation générale ou locale ait cessé est plus favorable à tous les points de vue. La temporisation permet aux modifications consécutives subies par la tu-

(1) *Lancet*, 1870, july 30.

(2) *Des opérations applicables aux corps fibreux.* Thèse de concours, Paris, 1850.

meur de rendre parfois l'opération inutile et, quand celle-ci est inévitable, de mettre davantage à l'abri de la péritonite et de la résorption en laissant aux vaisseaux utérins le temps de revenir sur eux-mêmes; elle permet, en un mot, le retour des conditions ordinaires, les plus désirables pour l'intervention chirurgicale.

CHAPITRE III

DES CORPS FIBREUX INTRAPARIÉTAUX ET DES POLYPES FIBREUX DE L'UTÉRUS.

Les corps fibreux peuvent être considérés à l'origine comme des excroissances des faisceaux musculaires de l'utérus avec participation du tissu conjonctif et des vaisseaux. Ils sont alors interstitiels ou intrapariétaux et ils peuvent rester tels jusqu'à la fin. Ils ne sont pas tout d'abord placés juste au centre de la paroi ; tantôt ils se trouvent plus ou moins rapprochés de la muqueuse, tantôt ils sont si près de la séreuse, que, perdant leurs connexions avec le tissu utérin, ils deviennent sous-péritonéaux alors que leur volume ne dépasse pas celui d'une noisette. La fixité n'est pour les hystéromes que le fait exceptionnel ; ils ont plutôt une tendance à la migration. Confinés dans l'épaisseur de la paroi, ils se portent vers la cavité utérine ou vers le péritoine, et l'action des causes qui les pressent continuant à se faire sentir, ils finissent par se pédiculiser, en s'éloignant de plus en plus de leur point d'origine pour se porter très-haut quelquefois dans la cavité abdominale, ou très-bas, extérieurement même au vagin et à la vulve. Cette migration a-t-elle des lois ? Les conditions sous l'influence desquelles un myôme intrapariétal devient extrapariétal et constitue un polype sous-muqueux ou sous-péritonéal sont obscures, complexes et dépendent surtout de deux facteurs : la tumeur et l'utérus.

Les causes physiques sont de peu d'importance, atténuées qu'elles sont par les phénomènes physiologiques. Ainsi la pesanteur, aux lois de laquelle semblent se soustraire les myômes sous-péritonéaux volumineux qui, nés de la face supérieure de l'utérus, remontent comme de grands ovales dans la cavité abdominale, n'agit réellement que sur les polypes engagés dans la cavité et dont le poids peut amener le renversement de l'organe. La résistance des moyens de fixation naturels de l'utérus contre-balance plus ou moins longtemps le poids du myôme, et, lorsque celui-ci l'emporte et que l'utérus verse du côté où il incline, les parois du bassin et les organes qu'il contient s'opposent à un déplacement plus grand. Lorsque par l'accroissement de son volume la tumeur franchit le détroit supérieur, elle se développe forcément dans la cavité abdominale, où elle entraîne l'utérus au moins en partie. La migration du myôme dépend surtout des réactions réciproques qui se passent entre la matrice et lui. Son développement s'accompagne d'ordinaire d'un état hypertrophique du tissu utérin, favorable à son élimination. « En même temps que se produit cette hypertrophie, dit Aran (1), qui a très-bien résumé ce mécanisme, les fibroïdes qui repoussent incessamment devant eux les fibres de l'utérus avec lesquelles ils sont en contact, finissent à la longue par les atrophier en grande partie ; ne trouvant plus alors de résistance, ils s'étendent et se développent soit vers le péritoine, soit vers la cavité utérine. Mais une autre cause les pousse encore dans la direction nouvelle qu'ils ont prise, savoir l'élasticité des fibres voisines qui ne sont pas intéressées et peut-être aussi, dans quelques cas, la contractilité de ces mêmes fibres agissant soit isolément, soit comme ensemble. C'est de cette manière seulement qu'on peut s'expliquer comment la tumeur arrive peu à peu à se dégager des fibres musculaires et à n'être plus protégée que par la membrane muqueuse ou par le péritoine. »

Ce mécanisme, dont le résultat, non toujours atteint, est de rendre le myôme presque indépendant de l'organe et de le transformer en corps étranger, est produit par des forces aveugles qui n'agissent pas suivant un plan déterminé comme celles qui président à l'accouchement, alors même qu'elles en reproduisent certaines conditions, comme dans l'expulsion des polypes de la cavité utérine. Proéminant vers le péritoine ou vers l'extérieur, le myôme ne se dégagera que très-imparfaitement de la paroi ; il pourra même s'engager et arriver au dehors en conservant les plus larges connexions utérines ou n'être retenu que par un lien si grêle, que le moindre effort suffit à le briser. Parfois, dans sa migration, au lieu de devenir extrapariétal, un myôme du corps dédoublera la paroi où il s'est formé et descendra dans le col en simulant l'hypertrophie d'une des lèvres. Il est difficile de dire où finit le corps fibreux sessile et où commence le polype. C'est pure affaire d'appréciation, car ni les dimensions ni la composition anatomique, si variables toutes deux, ne constituent réellement le pédicule. Le myôme très-volumineux n'en sera pas moins pédiculé, que son attache ait la grosseur du poignet ou la ténuité d'un tuyau de plume ; qu'elle contienne tous les éléments anatomiques du tissu utérin ou ne soit plus constituée que par la muqueuse étirée, recouvrant un peu de tissu cellulaire.

(1) *Leçons cliniques sur les maladies de l'utérus*, p. 830. In-8°, 1858.

Que le polype soit sous-péritonéal ou sous-muqueux, son processus reste le même. A mesure qu'il émerge de la couche périphérique de la paroi utérine, il forme une saillie arrondie à la surface de la séreuse, la refoule devant lui et se pédiculise. « Ce pédicule, dit Virchow (1), se compose extérieurement de la séreuse, et à l'intérieur, dans la première période, d'un prolongement de la paroi musculaire ; si ce prolongement est large, la connexion avec l'utérus peut persister longtemps et la tumeur continue, dans ce cas, à croître pendant longtemps. Elle atteint le volume d'une noix, d'un poing, d'une tête d'enfant et même au delà. Dans d'autres cas au contraire, le tissu musculaire s'atrophie dans le pédicule, les vaisseaux y deviennent de plus en plus rares, et il finit par ne plus y avoir que du tissu connectif sous-séreux lâche. Cette

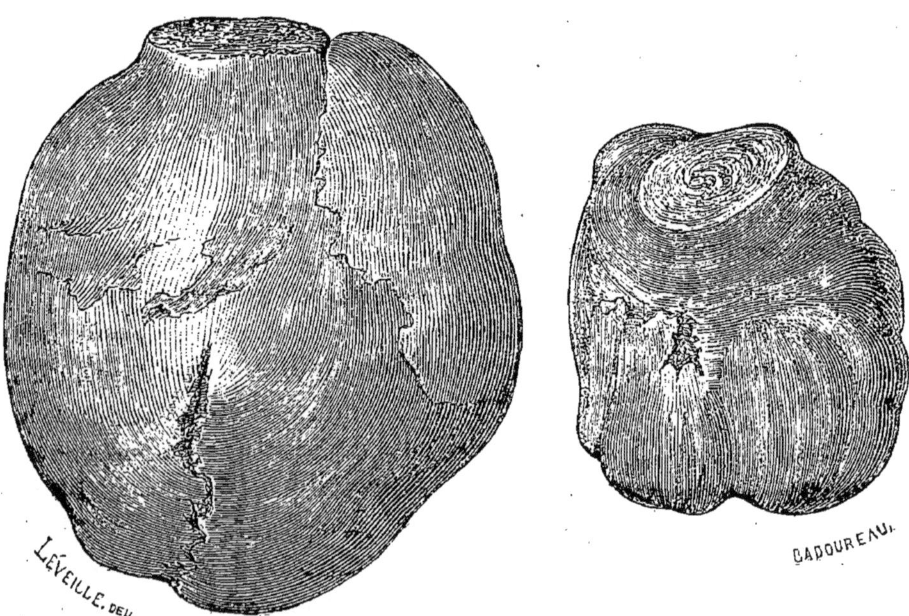

Fig. 3. — Myômes pédiculés du col enlevés par l'écraseur linéaire, à la Maison municipale de santé. Un tiers de grandeur naturelle.

atrophie peut survenir à des moments très-divers du développement. Quelquefois elle est précoce, alors que les nodosités ont la grosseur d'un pois ; d'autres fois elle n'arrive que plus tard, lorsque les tumeurs ont le volume du poing. Cela dépend probablement de la situation plus ou moins superficielle des couches musculaires qui ont donné naissance au développement primitif de la tumeur. »

(1) *Pathologie des tumeurs,* traduit par Aronssohn, t. III, p. 349. 1871.

Le myôme qui se développe dans l'épaisseur de la paroi peut arriver, à la suite de l'atrophie des fibres musculaires qui l'unissaient au tissu utérin, à ne conserver aucune connexion et à n'être plus que comme un corps étranger intrapariétal, au milieu d'une coque celluleuse. Une incision faite à la paroi permettrait de l'énucléer comme un noyau qu'on extrait d'un fruit. Que dans ces conditions le myôme vienne à subir la pression des fibres utérines et à faire saillie du côté de la séreuse ou de la muqueuse, il sera recouvert par une couche de tissu musculaire continue avec la paroi et indépendante de la tumeur. Le polype qui s'engage dans la cavité de l'utérus présente les mêmes phases et la même composition histologique que celui qui se porte vers la cavité abdominale ; l'enveloppe extérieure seule diffère et, dernier trait d'une similitude frappante, lorsque le pédicule réduit à la muqueuse et au tissu cellulaire qu'elle recouvre vient à se rompre, la tumeur est spontanément expulsée, comme tombent quelquefois dans la cavité abdominale où ils forment des corps étrangers, tantôt mobiles, tantôt adhérents, les myômes dont le pédicule, constitué par la séreuse, se brise par le fait de sa gracilité.

Bayle avait bien reconnu la composition des polypes fibreux en disant que tantôt ils ne sont formés que par la membrane utérine et par un corps fibreux qui s'en fait une enveloppe et la distend, tantôt par la membrane utérine et par une couche plus ou moins épaisse de tissu utérin distendue par un corps fibreux primitivement développé dans l'épaisseur de l'organe et qu'on peut en retirer comme un noyau de la substance qui le renferme. Pour que cette conception du polype eût été complète, il eût fallu ajouter, et ce n'est pas le cas le plus rare, qu'il est constitué aussi par le corps fibreux enveloppé de la muqueuse qui, en s'amincissant, se prolonge sur le pédicule, faisceau faisant partie intégrante du tissu de la tumeur et du tissu de l'utérus par ses insertions comme par la nature de ses éléments. Il y a loin de cette idée à celle qu'on se faisait, d'après Levret, de la formation du pédicule. Celui-ci résultait de la striction exercée par le col sur un point de la tumeur et de l'élongation qui s'ensuivait. Le cercle formé par le col, dit très-bien Aran, peut diminuer la dimension du pédicule, peut en changer le caractère, mais il ne le crée pas d'emblée, puisque la pédiculisation se montre dans toute autre direction.

Les corps fibreux flottants dans l'abdomen présentent un vrai pédicule qui les retient à l'utérus. Les polypes fibreux proprement dits ont un pédicule bien avant de franchir le col, ainsi qu'on a pu l'observer sur des myômes, même peu volumineux, s'insérant sur le fond de la matrice. La tumeur détermine par son séjour l'élargissement de la cavité utérine et amène consécutivement les modifications du col qui lui permettent d'en franchir l'orifice. L'élongation du pédicule dépend plutôt du tiraillement exercé par le poids de la tumeur que de la contriction du col, effacé alors comme dans l'accouchement. Lorsque le polype a franchi le col, lent travail dû aux contractions des fibres du corps, sa progression dans le vagin et au dehors de la vulve est uniquement due à l'influence de la pesanteur.

On peut dire que les corps fibreux interstitiels ou sessiles dans la cavité du corps et les polypes fibreux, les trois sortes de tumeurs dont nous nous occuperons dans ce chapitre, n'ont pas de symptômes caractéristiques qui en révèlent la présence. Le développement de l'utérus et de l'abdomen, la compression des organes voisins, comme la vessie et le rectum, les irradiations névralgiques appartiennent à la grossesse et aux affections des annexes de la matrice aussi bien qu'aux corps fibreux. L'hémorrhagie répétée n'est pas plus symptomatique de ces derniers d'une manière absolue qu'elle ne l'est de la métrite interne avec fongosités, du cancer utérin, ou de l'existence de polypes muqueux. La réunion des antécédents et des divers symptômes permet d'arriver à une probabilité que le palper, le toucher et la main armée de la sonde utérine peuvent seuls changer en certitude. Et encore, si la tumeur ne fait aucune saillie appréciable à la main, si l'orifice reste fermé, tant que ces conditions ne se seront pas modifiées, le doute persistera non-seulement sur la nature sessile ou pédiculée de la tumeur, mais sur son existence même. De plus, il est des corps fibreux qui ne donnent lieu pendant bien longtemps à aucun symptôme de nature à éveiller l'attention. Ignorés de celles qui les portent, ils sont découverts fortuitement, à l'occasion d'une autre maladie ou d'un accouchement qu'ils n'entravent pas ou qu'ils compliquent gravement. Ce silence complet est d'ailleurs exceptionnel. Le plus ordinairement le myôme manifeste son existence par des douleurs et des hémorrhagies dont l'intensité n'est nullement en rapport avec le volume de la tumeur. Des corps fibreux volumineux ne donnent lieu parfois à aucune réaction et passent inaperçus, tandis que de petits polypes produisent les troubles les plus sérieux.

L'hémorrhagie, nullement constante, n'en est pas moins le symptôme dominant des corps fibreux qui proéminent dans la cavité utérine. Elle est ordinairement plus prononcée à l'époque des règles. Si certaines malades éprouvent pendant des années de vraies ménorrhagies qui ne tarissent qu'avec la ménopause, d'autres ne présentent aucune régularité dans les hémorrhagies, qui se répètent à de courts ou à de longs intervalles. Cette répétition irrégulière se retrouve dans les autres affections utérines caractérisées par des pertes sanguines. Aussi ne peut-on trouver dans l'hémorrhagie un signe clinique qui établisse la nature de la lésion et considérer sa répétition comme pathognomonique des polypes fibreux. Parfois, et cette circonstance ne manque pas d'importance, les hémorrhagies s'accompagnent de coliques expultrices, simulant celles de l'accouchement, et d'autant plus violentes que le polype s'engage dans le col et tend à en être expulsé. Ces contractions douloureuses de la matrice ne s'observent pas seulement dans les cas de polypes ; elles se produisent avec les corps fibreux intra-utérins pendant les hémorrhagies abondantes que la congestion mensuelle détermine. Autant les douleurs ont un but défini dans l'accouchement, autant il l'est peu dans les cas de corps fibreux, bien que les contractions puissent amener leur engagement. Il serait intéressant de connaître pourquoi existent dans certains cas des douleurs expulsives et pourquoi dans d'autres l'utérus reste dans un silence absolu.

Quelle est la source de l'hémorrhagie ? Ce n'est pas, comme le pensait Levret, le polype lui-même dont les vaisseaux de retour s'engorgent par le fait de la contriction du col sur le pédicule. Si Lisfranc a observé qu'à l'époque des règles on voit couler de la surface de certains polypes des gouttelettes de sang, le fait peut s'expliquer par la continuité de la muqueuse qui recouvre la tumeur avec la muqueuse de l'utérus. C'est de celle-ci que provient l'hémorrhagie, soit qu'elle résulte d'une exagération du flux menstruel ou d'une congestion accidentelle produite par le corps fibreux sur la muqueuse hypertrophiée. Il est des circonstances où le sang ne vient pas de la cavité utérine, fait singulier démontré par une observation très-intéressante de M. Laboulbène (1). Il s'agit d'une femme de vingt-huit ans, multipare, sujette à des hémorrhagies, très-aménièe et présentant une tumeur utérine avec trois portions distinctes à la palpation. Au bout d'un mois de séjour, cette malade mourut épuisée par des pertes très-abondantes. La tumeur extraite de l'abdomen, avec l'utérus, pesait 5^k,60. Elle était constituée par des masses mamelonnées, dont deux superposées, ayant presque le volume du poing, s'élevaient jusqu'à l'épigastre. « Ce qui est surtout à noter, au point de vue qui nous occupe, dit M. Mauriac (2)

(1) *Note sur un volumineux hystéro-fibrome* (*léiomyôme fibreux*), in *Gaz. méd. de Paris*, p. 183. 1869.

(2) West, *Leçons sur les maladies des femmes*. Trad. par M. Ch. Mauriac, p. 33. In-8°. 1870.

dans une note abrégée de l'observation, c'est que la cavité de l'utérus avait entièrement disparu ; l'orifice de la matrice était bouché ; la cavité cervicale n'existait plus. Aucune portion du vagin n'était érodée ; la surface externe du col était lisse, ferme et unie, non ecchymosée. Ainsi les hémorrhagies, du moins les dernières, ne s'étaient point faites dans les cavités du col et du corps de l'utérus, puisque ces cavités étaient entièrement oblitérées. D'où provenait donc le sang? Il faut bien admettre qu'il s'échappait des vaisseaux de la surface externe du col ou du vagin, quoiqu'on n'ait pu constater aucune trace de leur rupture. »

L'hémorrhagie qui accompagne parfois les corps fibreux enchatonnés et qui signale surtout la présence de polypes dans la cavité utérine, est en relation avec l'activité sexuelle des individus. Comme les autres symptômes, elle est aggravée par les rapports sexuels ; elle peut même ne se produire que lorsque ceux-ci ont commencé et elle diminue ou arrive à cesser lorsque la ménopause amène l'extinction de la fonction. Cette relation suffirait à établir que la source de la métrorrhagie est dans l'exagération de la fonction menstruelle et dans les congestions que le corps fibreux détermine sur la muqueuse altérée. Ainsi que l'observe West (1), la suspension de l'hémorrhagie par la ligature du pédicule d'un polype n'implique pas nécessairement que l'hémorrhagie est mécaniquement arrêtée. La ligature ne fait qu'interrompre les relations vitales qui existaient entre la tumeur et la matrice et rendre moins grande qu'auparavant l'excitation produite par le polype sur la membrane muqueuse. La leucorrhée alterne rarement avec les pertes rouges. Elle n'est abondante, sanieuse ou fétide que lorsque le polype séjourne dans le vagin, s'y ulcère ou s'y décompose par le fait d'une gangrène plus ou moins profonde ou étendue. Dans des circonstances rares l'ulcération du polype peut amener une adhérence avec le vagin, et, quand il est encore intra-utérin, une adhérence encore plus rare avec l'une des parois de la cavité, conditions qui ajoutent des difficultés au diagnostic.

Au début des hémorrhagies ou consécutivement se manifestent d'autres symptômes : une sensation de pesanteur au bas-ventre, des douleurs de reins, des envies fréquentes d'uriner, quelquefois des irradiations névralgiques. La douleur a plutôt pour caractère la permanence que l'intensité. Permettant le coït, elle ne rappelle pas celle de la métrite exaspérée par le cahot d'une voiture, le contact d'un siége dur ou

(1) *Loc. cit.*, p. 374.

un brusque mouvement, ni la douleur aiguë, lancinante du carcinome. L'aspect général éveillerait plutôt dans certains cas l'idée de cette dernière maladie. La décoloration anémique des téguments consécutive à la répétition et à l'abondance des métrorrhagies peut aller en effet jusqu'à simuler la cachexie cancéreuse. Il est inutile d'insister sur les conséquences pathologiques de cette anémie profonde, qui peut, par elle seule, compromettre le succès, lorsque l'ablation du polype est possible.

Les polypes fibreux utérins présentent un phénomène qui n'est pas très-rare et frappe par sa singularité : l'intermittence de leur apparition. Lisfranc (1) en a rapporté peut-être le premier fait. « Un polype du volume de la dernière phalange du pouce, dit-il, fut reconnu par le toucher et même à l'aide du spéculum; nous vînmes le lendemain pour l'opérer; nous mîmes inutilement en usage tous les moyens propres à le constater; quelques jours s'écoulèrent et nous le retrouvâmes. Il arrive quelquefois que ces tumeurs remontent dans la cavité de l'utérus, dont l'orifice inférieur se resserre ensuite et les rend momentanément inaccessibles à la vue et au doigt. » Des tumeurs autrement volumineuses offrent le même symptôme. Il y a entre cette apparition intermittente et la menstruation une relation qui n'avait pas échappé à Lisfranc, d'après l'observation qui suit. « Plusieurs jours avant et après les règles et pendant les menstrues, l'orifice inférieur de l'utérus est plus dilaté; c'est alors que l'indicateur introduit dans cet orifice peut faire reconnaître l'existence d'un polype ou d'une tumeur fibreuse, située dans l'organe gestateur. »

Aran (2), à qui il était arrivé de méconnaître un polype fibreux extirpé plus tard par un confrère, est encore plus explicite. « Si, dit-il, le dégagement du corps fibreux se fait quelquefois d'une manière brusque, à la suite d'un effort, par exemple, le plus ordinairement il est lent et passe presque inaperçu; or, c'est surtout à l'époque des règles et pendant les métrorrhagies que la dilatation du col s'opère : on peut alors, en pénétrant avec le doigt à travers l'orifice dilaté, constater plus ou moins profondément une tumeur arrondie et lisse, indolente à la pression, qui semble travailler à s'engager dans l'orifice. Si l'examen est pratiqué après les règles, l'orifice peut être entièrement refermé et l'on a perdu par conséquent l'occasion d'établir ou de confirmer son diagnostic. »

Ces citations donnent une idée si nette de l'apparition intermittente

(1) *Clinique chirurgicale de la Pitié*, 1843, t. III, p. 106.
(2) *Leçons cliniques sur les maladies de l'utérus*, p. 852, 1858.

des polypes fibreux, qu'il serait superflu de chercher à la définir. Observons néanmoins que l'intermittence ne signifie pas nécessairement un retour régulier, une périodicité toujours liée aux époques cataméniales. Le polype peut n'apparaître qu'aux menstruations; il se montre en même temps que des métrorrhagies qui ne sont pas l'exagération du flux menstruel; sa présence et sa disparition se succédant dans l'espace intercalaire. Ces alternatives se présentent dans les différents faits observés. Tout en admettant avec Aran l'apparition intermittente des polypes, en dehors de l'époque cataméniale et avec de vraies métrorrhagies, M. O. Larcher (1), dans son intéressant travail où se reflètent les idées de son maître Huguier, a surtout considéré la périodicité comme liée à celle des menstrues. Bien que l'influence de celles-ci soit indéniable, prouvée par les observations rapportées par l'auteur, si le sujet était limité à cette influence, une partie importante resterait dans l'ombre.

« Les époques cataméniales, dit très-justement M. O. Larcher, comme les métrorrhagies accidentelles, paraissent devoir leur influence apparente aux contractions utérines qui les accompagnent et que les auteurs indiquent généralement comme favorisant habituellement l'expulsion des polypes. »

Ces contractions que le chirurgien cherche à réveiller ou à augmenter au moyen de seigle ergoté pour favoriser l'expulsion d'un polype qui tend à s'engager dans l'orifice du col, existent naturellement chez certaines femmes à l'époque de leurs règles, indépendamment de toute tumeur fibreuse utérine. Dans certains cas, le polype augmente ou provoque par sa présence les contractions liées au molimen hémorrhagique. Aussi le conseil, dans les cas où l'on soupçonne l'existence d'un polype, de toucher la femme pendant ses règles, est-il très-pratique. C'est le seul moment où le diagnostic pourra peut-être être fixé et où le doigt reconnaîtra à travers l'orifice dilaté ou même au-dessous, la tumeur qui, la menstruation terminée, remontera dans la cavité utérine et ne sera plus accessible par le fait de la fermeture du col.

S'il est des myômes intra-utérins dont aucun signe ne révèle l'existence, d'autres s'accusent par des contractions douloureuses de l'utérus et par des hémorrhagies. Si chez certaines femmes la périodicité permet de considérer ces dernières comme des ménorrhagies, chez d'autres les pertes n'ont aucune régularité et sont abondantes ou répétées. Quelle que soit la part attribuée théoriquement à ces ménorrhagies sur

(1) *Arch. gén. de méd.*, 1867, 6e série, t. IX, p. 39 (*Contributions à l'histoire des polypes fibreux intra-utérins à apparitions intermittentes*).

le développement des contractions utérines, elles ne s'accompagnent pas moins quelquefois, ainsi qu'Aran l'avait observé, de l'apparition intermittente de polypes fibreux. On peut se demander si cette apparition, quelque favorisée qu'elle soit par le flux menstruel, la ménorrhagie ou la métrorrhagie, ne peut se produire en dehors de ces conditions. On est autorisé à penser qu'elles ne sont pas nécessaires. Dans ce phénomène encore mal défini de l'engagement intermittent des polypes, il faut sans doute tenir compte de deux facteurs : l'utérus et la tumeur. Celle-ci n'est pas toujours comme un corps étranger inerte subissant l'impulsion utérine. Dans quelques circonstances elle agit dans le même sens que la matrice et d'une façon spontanée, pour amener le même résultat, l'engagement. Il ne serait même pas impossible que celui-ci dépendît de la tumeur seule. Une condition est nécessaire pour ce rôle actif, isolé ou parallèle à l'action de l'utérus, c'est que le polype soit vasculaire.

Le polype ne reste pas toujours étranger aux phénomènes qu'il détermine sur l'utérus. Partie plutôt éloignée que détachée de l'organe auquel le relient des connexions celluleuses, musculaires et vasculaires, il participe aux congestions qu'il occasionne et entre lui et l'utérus se transmettent diverses réactions. La congestion périodique de l'utérus liée à la menstruation ou la congestion accidentelle amenant une métrorrhagie peuvent retentir sur le polype vasculaire, en déterminer la turgescence, la saillie à l'orifice, et lorsque le phénomène cesse, la décongestion de la tumeur suit celle de l'organe, et son retrait permet à l'orifice de se refermer jusqu'à ce que de semblables conditions ramènent une nouvelle apparition du polype. Cette explication du rôle actif des polypes vasculaires présentée avec la réserve qui convient à une question nouvelle, nous semble confirmée par les lignes suivantes de Virchow au sujet des myômes télangiectasiques ou caverneux :

« Les tumeurs de ce genre, dit-il (1), possèdent une sorte d'érectilité, une propriété de subir rapidement une augmentation et une diminution de volume, et de paraître tantôt très-dures et sphériques, tantôt molles et mobiles. Cette tuméfaction dépend en tout cas de l'afflux d'une plus grande quantité de sang ; c'est une tuméfaction congestive, fluxionnaire ; toutefois là fluxion ne dépend pas seulement de la dilatation des artères afférentes, mais aussi d'un relâchement de la musculature propre de la tumeur. » Plus loin, parlant de ces mêmes myômes, Virchow (2) ajoute : « Les tumeurs de cette catégorie présentent un phé-

(1) *Pathologie des tumeurs*, traduction par Aronssohn, 1871, t. III, p. 538.
(2) *Loc. cit.*, p. 387.

nomène particulier et très-remarquable qui a beaucoup préoccupé les gynécologistes ; la tumeur présente à divers intervalles, souvent très-courts, des changements de volume et de consistance : elle grossit et se distend considérablement pendant des heures, des jours et des semaines pour revenir ensuite en peu de temps sur elle-même, diminuer de volume, donner à la palpation une sensation toute différente, et ne plus former une masse dure et tendue. »

Les deux observations que nous rapportons appartiennent aux myômes de cette espèce. Elles offrent un double intérêt au point de vue de la composition histologique des tumeurs et en ce que leur apparition irrégulièrement intermittente n'était pas liée à la menstruation. Les malades ne reconnaissaient plus la périodicité de leurs époques à cause de leurs métrorrhagies répétées. La première observation, rapportée par M. le docteur Dupuy (1), est un exemple de myôme télangiectasique (angiôme caverneux). Nous n'en présenterons ici qu'une analyse.

Mme X..., trente-trois ans, est entrée, le 20 janvier 1872, à la Maison municipale de santé, dans le service de M. Demarquay. Depuis trois ans, métrorrhagies qui cédaient au traitement au bout de quinze jours, mais reparaissaient au bout de trois mois. Depuis quatre mois la malade perd du sang continuellement et en abondance et n'a plus connaissance de ses époques menstruelles. Il y a trois semaines, M. le docteur Vivien trouva le col dilaté comme une pièce de deux francs ; le polype en sortait et apparaissait dans le vagin, sous forme d'une masse violacée à aspect fongueux, se terminant en pointe et de la dimension d'une grosse fraise. A un deuxième examen, quelques jours après, le polype avait disparu du vagin et l'on en sentait l'extrémité inférieure à une certaine hauteur dans le col. Le 22 janvier, M. Demarquay examine la malade et sent une tumeur à surface rugueuse dont l'extrémité, légèrement mobile, s'engage dans la cavité du col. Le lendemain, le polype ne peut plus être senti dans toute l'étendue de la portion cervicale. Le 24, on prescrit 50 centigrammes d'ergot de seigle. Lorsqu'on pratique le toucher, plus tard, le doigt ne peut plus pénétrer dans le col devenu rigide et rétréci.

Dilatation du col avec une tige de laminaria. On sent les contours du polype renfermé dans la cavité utérine, sans pouvoir circonscrire le pédicule. Continuation de la dilatation avec l'éponge préparée. Le 28, on procède à l'extraction du polype, dont le pédicule ne peut être encore circonscrit par le doigt. L'utérus attiré légèrement en bas, au moyen de deux pinces-érignes fixées aux lèvres du col, la lèvre postérieure du museau de tanche est débridée avec de forts ciseaux. On parvient alors au pédicule, qui est allongé, de petit diamètre, et inséré à la face antérieure de l'utérus, à la jonction de la portion cervicale avec le corps. Le polype est ensuite enlevé par la torsion. Sa forme est allongée et aplatie, sa surface rugueuse et irré-

(1) *Gazette des hôpitaux de Paris*, 1872, n° 23.

gulière. D'une coloration grisâtre dans sa partie supérieure, il est rouge violacé intérieurement. Longueur, 6 centimètres ; largeur, 2 centimètres et demi. Longueur du pédicule, 1 centimètre et demi. Les coupes ont un aspect marbré.

L'examen histologique fut fait au laboratoire de M. Ranvier, qui définit la tumeur : un angiôme caverneux. Sur une coupe longitudinale, on voit de longs boyaux longitudinaux remplis d'une substance granuleuse, colorée en rose par le carmin. Ces boyaux sont limités par un mince liséré d'un rouge plus foncé. Ce sont les coupes longitudinales de vaisseaux ectasiques qui courent parallèlement les uns aux autres, en communiquant fréquemment entre eux par des anastomoses latérales. En outre, on voit des coupes de vaisseaux analogues qui présentent une coloration brunâtre. Entre les sections longitudinales et les transversales, sur une même coupe, on trouve tous les intermédiaires. La tumeur, exclusivement composée de vaisseaux qui ne sont guère séparés que par l'épaisseur de leur paroi, très-amincie elle-même, doit être définie une tumeur vasculaire télangiectasique (angiôme caverneux). Cet aspect général existe sur les points, comme aussi sur les coupes du pédicule, où les sinus formés par les vaisseaux dilatés sont un peu plus larges et gorgés de corpuscules sanguins plus ou moins altérés.

La seconde observation, prise également à la Maison municipale de santé par M. Schwartz, interne du service de M. Demarquay, est un autre exemple de myôme vasculaire, avec une disposition particulière des éléments entourant les vaisseaux d'un véritable cercle musculaire.

Mme B... J..., âgée de quarante-huit ans, entre à la Maison municipale de santé, le 25 juin 1874, pour des pertes continuelles qui l'épuisent. Mariée, mère de cinq enfants, elle a cessé d'être bien réglée depuis cinq ans. Depuis deux ans, elle a eu des ménorrhagies très-abondantes et des pertes blanches sans odeur prononcée. Constipation opiniâtre ; émission facile des urines. Amaigrissement considérable depuis ses pertes. Pas de maladies héréditaires dans sa famille.

Etat actuel : anémie arrivée au dernier degré, face pâle, cireuse. Souffle au premier temps et à la base du cœur, se prolongeant dans les vaisseaux du cou. Œdème des jambes. La malade perd continuellement du sang mélangé à de la sérosité, sous forme d'un liquide roussâtre, non infect. Au toucher par le vagin, on constate un prolapsus de la muqueuse de la paroi antérieure du vagin. Le col de l'utérus est gros, fongueux, parsemé de petits points noirs, comme s'il s'était fait à ce niveau de petites hémorrhagies interstitielles ; les culs-de-sac sont sains ; la cavité utérine contient de petits caillots.

La malade a été voir M. Ricord, qui l'a envoyée à la Maison de santé avec le diagnostic : polype. Comme on ne trouve aucune tumeur de ce genre, on pense plutôt à une métrite hémorrhagique. Application de trois tampons de ouate imbibée de perchlorure de fer au tiers. Vin de quinquina. Sirop de perchlorure de fer. Limonade sulfurique.

4 juillet. La malade perd toujours très-abondamment. A un nouvel examen on trouve un polype, assez volumineux, engagé dans l'orifice externe du col. On ne

peut atteindre le pédicule, situé très-haut. M. Demarquay porte le dignostic de polype intermittent.

Le 5. Fièvre le soir. Anémie plus profonde. Potion d'ergotine. Les pertes continuent le soir et les jours suivants. Le polype est de nouveau rentré; le doigt ne le sent plus.

Le 8. Le polype est à peu près hors de la cavité utérine. Saisi avec des pinces de Museux, il peut être complétement dégagé et une chaîne d'écraseur portée sur son pédicule permet d'en faire l'extraction. Pas d'hémorrhagie pendant l'opération. Le polype a le volume d'un gros œuf de poule; il est fibreux et présente des cavités kystiques.

La malade, dont les hémorrhagies ont cessé, reprend des forces, se recolore et sort le 30 juillet dans un état satisfaisant.

L'intérêt de cette observation augmente par l'examen histologique qui montre le lien entre l'apparition intermittente de la tumeur et sa vascularité. Cet examen, fait par M. le docteur Chouppe, est résumé dans la note suivante :

« Le polype, après son extraction, se présente sous forme d'un corps ovoïde, dont la grosse extrémité, parfaitement libre, est lisse; il adhérait par un pédicule épais, court et par lequel pénétraient des vaisseaux nombreux. Ce polype pèse 290 grammes. Son grand diamètre mesurait 6 centimètres; son petit, 5, et sa circonférence, 16. Sa consistance est dure et offre une certaine élasticité caractéristique et propre aux myômes utérins. Sur une coupe faite suivant le grand axe de la tumeur et vers le milieu, on l'aperçoit blanchâtre, légèrement rosée et formée de faisceaux visibles à l'œil nu, entre-croisés dans tous les sens et présentant, d'une manière générale, une tendance à former des cercles concentriques et à constituer ainsi autant de lobes réunis entre eux intimement par des faisceaux divergents.

« Sur cette coupe l'on aperçoit l'ouverture béante de nombreux vaisseaux largement ouverts et dont la plupart ont un diamètre d'un millième de millimètre à un millième et demi. Mais, outre ces petits vaisseaux, la coupe a divisé un gros vaisseau gorgé de sang. Ce vaisseau, dans la cavité duquel s'ouvrent plusieurs autres vaisseaux, occupe à peu près le centre de la tumeur et se termine à ses deux extrémités en culs-de-sac. Sur plusieurs autres coupes, on constate une structure analogue et l'on incise plusieurs autres vaisseaux d'un fort calibre, mais dont le plus gros n'atteint guère que le quart de celui qu'on trouve au centre.

« Après avoir fait macérer la tumeur dans l'alcool pendant trois jours, on en fait l'examen histologique. Des coupes faites dans différents sens, au milieu du corps charnu de la tumeur, donnent toutes la même structure. Elles se composent de fibres musculaires lisses, entre-croisées dans tous les sens et réunies en faisceaux. Ces fibres ont les mêmes dimensions que les éléments normaux de l'utérus. Entre ces faisceaux, on aperçoit de nombreux capillaires à une seule paroi. Autour des gros vaisseaux, les éléments de la tumeur affectent une disposition spéciale. Ils forment des couches circulaires concentriques qui entourent les vaisseaux d'un véritable muscle et peuvent, en se contractant, en effacer ou tout au moins en diminuer le calibre.

« Les gros vaisseaux eux-mêmes offrent la structure suivante : *a.* une couche interne libre et lisse, parsemée d'orifices, par lesquels s'ouvrent les vaisseaux de second ordre. Cette couche est composée, sous l'épithélium qui a disparu, d'éléments jeunes, fibro-plastiques et de fibres élastiques fines entre-croisées dans tous les sens ; *b.* une couche adhérente composée surtout d'éléments de tissu conjonctif et de quelques fibres lisses. Cette couche se confond, sans ligne de démarcation appréciable, avec le tissu propre de la tumeur.

« En résumé : « myôme utérin très-vasculaire et présentant des sinus « qui peuvent s'effacer sous l'influence de la contraction de la tumeur. »

Cette disposition anatomique, qui permet des alternatives de dilatation et de resserrement, rend compte du rôle actif que le polype fibreux vasculaire peut jouer dans l'engagement et de ses alternatives d'apparition et de disparition. Ce rôle, dont il ne faut exagérer ni l'importance ni la fréquence, méritait d'être mis en lumière. En résumé, l'apparition intermittente de certains polypes est liée à la menstruation et en suit naturellement la périodicité. D'autres polypes apparaissent et disparaissent à des époques irrégulières, accompagnés de métrorrhagies plus ou moins persistantes ou abondantes. Les contractions de l'utérus ont la part la plus grande dans le mécanisme de l'engagement de la tumeur, la seule réellement effective, lorsque celle-ci est dépourvue de vaisseaux. Mais quand le polype est vascularisé, l'intermittence de son apparition peut être attribuée en partie aux phénomènes physiologiques dont il est le siége, que ces phénomènes soient isolés ou ne soient que l'extension au myôme de ceux qui se passent dans les tissus utérins.

L'intérêt qui s'attache aux myômes vasculaires ne dépend pas seulement de l'intermittence de leur apparition. Il tient aux modifications mêmes de structure qui altèrent tellement les caractères physiques du corps fibreux, qu'on serait porté à le prendre pour une production de mauvaise nature, sans l'examen histologique qui en retrouve les vrais éléments. La difficulté d'un diagnostic précis et la nécessité du contrôle de l'examen microscopique sont démontrées par l'observation suivante :

Mme B..., quarante ans, tempérament sanguin, constitution forte, entre, le 23 novembre 1874, à la Maison de santé, dans le service de M. Demarquay. Mariée depuis dix-neuf ans, sans enfants. Menstruation irrégulière, métrorrhagies depuis plusieurs années ; la dernière perte sanguine date de deux mois ; pertes blanches continuelles. Elle fait remonter son mal à huit mois. Il y a huit ans, une tumeur qu'elle portait fut explorée par le vagin et enlevée en partie. Pendant cinq ans, elle éprouva une amélioration ; les métrorrhagies devinrent plus rares.

Actuellement, elle se plaint de douleurs dans les reins, les aines et les cuisses, ainsi que d'une constipation opiniâtre. Les urines sont normales. L'état général assez bon. L'inspection du ventre et le palper ne laissent rien découvrir. Le toucher vaginal montre l'orifice du col entr'ouvert et sent une tumeur molle, fongueuse, saignante, insérée sur la lèvre postérieure du col, à laquelle elle adhère largement. Au spéculum, cette tumeur est gris noirâtre avec des pointillés.

Opération le 28 novembre. Section du pédicule avec une chaîne d'écraseur, suivie d'une hémorrhagie abondante. Tamponnement et potion avec 4 grammes d'ergotine. Aucun accident les jours suivants. En examinant la malade, le 11 décembre, on constate l'existence de grosses fongosités, et l'on est porté à se demander si elles ne sont que des restes de la tumeur ou si elles proviennent d'une néoplasie. M. Demarquay les détruit le 19 avec des flèches de chlorure de zinc et, après la chute de l'eschare, la malade quitte la Maison de santé dans les premiers jours de janvier.

La note suivante, remise par M. le docteur Chouppe, contient les résultats de l'examen anatomique pratiqué par lui les 21 et 23 janvier 1875 :

« La tumeur, du volume d'une petite pomme, unie au tissu utérin par un pédicule assez large, était, au moment de l'ablation, rougeâtre et recouverte, dans toute sa partie lisse, d'une muqueuse rappelant, par sa coloration, la muqueuse utérine. Au niveau du pédicule, il s'écoule, au moment de la section, une assez grande quantité de sang. La consistance de la tumeur, saisie entre les deux doigts, est celle d'un tissu spongieux qui se laisse facilement déprimer et permet l'écoulement d'une quantité de sang par la surface de section. Laissée d'abord pendant trois semaines dans l'alcool, la tumeur, dont la consistance est devenue un peu plus considérable, est incisée de son bord libre vers son hile au moyen d'un rasoir.

« La surface de section se présente alors criblée d'orifices d'un calibre variant de 5 millimètres à 1 millimètre et même moins ; ces orifices sont entremêlés, rapprochés les uns des autres, séparés par des bandes d'un tissu serré, dur et présentant une épaisseur variable, suivant que les orifices sont plus ou moins rapprochés les uns des autres. Outre ces calibres arrondis qui se présentent sur la coupe, on aperçoit d'autres vaisseaux qui sont coupés plus obliquement ou longitudinalement. Sur une coupe l'on trouve une enveloppe muqueuse, un pédicule, une coupe de veines et canaux veineux, une coupe d'artérioles, le tissu propre.

« Si maintenant nous pénétrons plus avant par l'étude histologique dans la constitution de la tumeur, nous arrivons aux résultats suivants (après durcissement dans l'acide picrique et traitement par divers réactifs) : 1° trame et tissu fondamental formé de fibres musculaires lisses réunies en faisceaux, dont les uns sont coupés longitudinalement et les autres perpendiculairement; 2° des vaisseaux très-nombreux, dont les plus gros et les plus nombreux sont des sinus veineux, et les autres des artérioles beaucoup plus petites. Le tissu propre de la tumeur est disposé sous forme de lamelles et de faisceaux entre-croisés dans tous les sens, entourant les vaisseaux et se comportant, à l'égard de ceux-ci, d'une manière tout à fait différente, suivant que l'on a affaire à des artères ou à des veines. Autour des canaux veineux, qui ne sont formés que d'une seule paroi fibro-élastique analogue à la membrane interne des veines, les fibres musculaires se condensent, deviennent plus serrées et

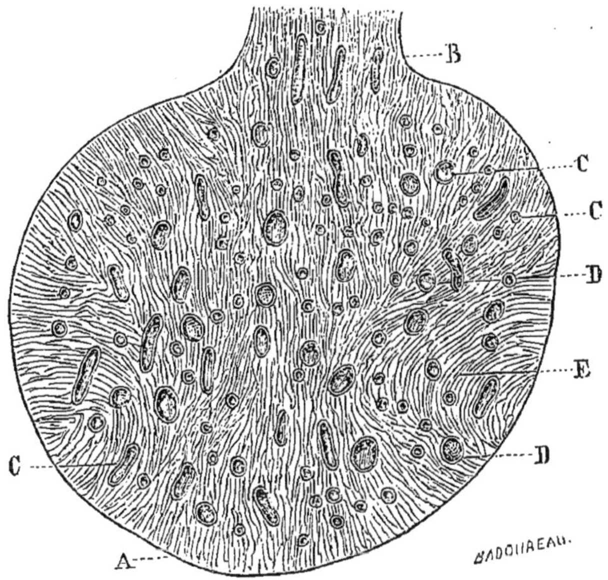

Fig. 4. — Coupe schématique représentée par M. Chouppe.
A, enveloppe muqueuse. B, pédicule. C, coupe des veines et canaux veineux. D, coupe d'artérioles. E, tissu propre.

forment des couches concentriques alternativement longitudinales et transversales, qui sont de plus en plus serrées à mesure que l'on approche de la veine. Autour des artérioles, vaisseaux munis de leurs trois tuniques, les fibres lisses forment bien des couches concentriques, mais celles-ci sont peu serrées au voisinage du vaisseau, qui paraît ainsi libre au milieu d'un tissu lâche.

« Enfin, il faut savoir comment ces vaisseaux se comportent entre eux. Si l'on suit une artériole, on arrive à un point où elle se divise en rameaux de plus en plus grêles en formant une sorte de bouquet. Les rameaux qui naissent ainsi, plus ou moins flexueux, vont, sans se réduire en capillaires vrais, s'aboucher dans des canaux veineux larges, qui, étant donnée leur structure, sont de véritables capillaires. Ces vaisseaux s'anastomosent fréquemment les uns avec les autres et forment enfin les gros canaux que nous constations sur une coupe.

« Résumé : tumeur musculaire, formée de fibres lisses entre-croisées dans tous les sens, et au sein de laquelle les capillaires fortement dilatés et recevant des artérioles assez nombreuses, constituent un tissu extrêmement vasculaire, une sorte de tissu caverneux et de tissu érectile.

« Diagnostic : léio-myôme télangiectasique. »

Le traitement chirurgical des polypes intermittents ne diffère pas de celui des autres polypes ; seulement la relation qui existe dans certains cas entre l'apparition de la tumeur et la menstruation soulève une question intéressante. Doit-on opérer pendant l'époque menstruelle ou doit-on attendre qu'elle soit passée et intervenir dans l'espace intercalaire? Nous nous prononçons pour l'opération immédiate. Attendre que le polype soit rentré et que l'orifice cervico-utérin se soit refermé sur lui, c'est se créer des difficultés. Il faudra, avec le seigle ergoté, solliciter l'utérus à se contracter sans être certain d'amener l'engagement de la tumeur. Il faudra dilater le col au moyen de l'éponge préparée ou de tiges de laminaria pour atteindre le polype, dilatation dont les conséquences, ordinairement nulles, peuvent avoir néanmoins une tout autre gravité que l'intervention pendant les règles. Celles-ci ne sauraient constituer une contre-indication absolue, du moment que les conditions de préhension sont favorables à l'ablation définitive du polype. Si elles sont défavorables, mieux vaut, selon le conseil de M. O. Larcher, savoir attendre une occasion meilleure. Toutefois l'expectation ne doit pas se prolonger du moment que la ménorrhagie arrive à constituer un péril. « A moins qu'il n'y ait péril en la demeure, disait Lisfranc (1), on n'opérera pas les polypes utérins dans les dix jours qui précéderont les règles et pendant la huitaine qui les suivra ; j'ai vu plusieurs fois l'oubli de ces principes occasionner des accidents très-graves et même funestes. »

Ces accidents ne sauraient être les hémorrhagies que l'ablation du polype tarit. Ne doivent-ils pas être rapportés plutôt à l'abaissement forcé de l'utérus, si usité du temps de Lisfranc dans les opérations concernant cet organe, cause fréquente de graves mécomptes? La crainte de laisser l'opportunité se perdre autorisera à agir, en dépit du précepte de Lisfranc, dans les cas d'apparition périodique du polype. Dans ceux où l'apparition intermittente se lie à des hémorrhagies continues ou irrégulières, persistantes ou abondantes, l'ablation de la tumeur est le moyen le plus efficace pour les arrêter et conjurer les autres accidents.

La réunion des symptômes fait soupçonner un corps fibreux ; les signes

(1) *Loc. cit.*, p. 213.

objectifs seuls permettent d'en affirmer l'existence. Rarement un seul moyen d'exploration suffit. C'est en en combinant plusieurs ensemble qu'on arrive à reconnaître le volume approximatif de la tumeur, si elle est sessile ou pédiculée, l'implantation du pédicule, l'étendue et les modifications des cavités de l'utérus, les changements offerts par les axes de celui-ci, et à différencier le corps fibreux des versions et flexions de l'utérus et des autres tumeurs abdominales. Aisé parfois, ce diagnostic peut être des plus difficiles. Ici le spéculum est d'une utilité secondaire. Le toucher par le vagin au contraire l'emporte sur tout autre moyen. Tantôt il doit être aidé par le toucher rectal, tantôt par le palper abdominal et même par tous les deux. Souvent la main seule ne suffit pas; armée de l'hystéromètre elle pénètre plus loin ; le champ de l'exploration s'agrandit, et des résultats nouveaux et précis sont acquis au diagnostic, dont les données sont d'une grande importance dans l'éventualité d'une intervention chirurgicale. La détermination de l'espèce de corps fibreux doit être exactement obtenue. Est-ce un myôme attaché à l'utérus par une large base, ou bien est-ce un polype fibreux qui tend à s'engager? Le chirurgien n'hésitera pas dans le second cas à favoriser la sortie de la tumeur pour en faire l'ablation; dans le premier au contraire il s'abstiendra d'ordinaire devant les risques de l'énucléation. Les signes rationnels sont insuffisants pour décider de la ligne de conduite; les signes sensibles donnent seuls des notions précises.

Une femme a eu des hémorrhagies, elle présente un écoulement sanguin précédé ou accompagné de douleurs expultrices; on pratique le toucher vaginal et le doigt rencontre, soit entre les lèvres du col, soit au-dessous dans le vagin, un corps arrondi ou pyriforme gros comme un œuf de pigeon ou de poule ou comme une orange, à surface lisse et résistante. Si, après avoir contourné ce corps, le doigt suit son hémisphère supérieur, il sent qu'il se termine par une portion plus mince, engagée entre les lèvres du col et pouvant être atteinte jusqu'au point où elle adhère au col ou à un segment inférieur de la paroi antérieure ou de la paroi postérieure de l'utérus. Tel est le cas le plus ordinaire, où le corps, le pédicule et l'insertion du polype sont faciles à reconnaître. Il n'en existe pas moins des conditions qui apportent des difficultés et des causes d'erreur. Indiquons les principales. A-t-on sous le doigt un polype fibreux du col utérin ou un polype utéro-folliculaire? A moins que les dimensions de la tumeur ne soient notables, il peut y avoir doute. Certains polypes fibreux ont la grosseur d'une noix; des polypes muqueux dus à la réunion de plusieurs glandes hypertrophiées atteignent le volume d'une pomme. Malgré la mollesse, l'élasticité et la demi-transparence ordinaires à ces kystes, le diagnostic peut hésiter et c'est pour ces cas douteux qu'Huguier a conseillé la ponction de la tumeur avec le trocart explorateur. Comme l'indication thérapeutique est la même, ce n'est parfois qu'après l'ablation de la tumeur que la nature de ses éléments peut-être spécifiée. Ni la consistance, ni la coloration ne fournissent des caractères fixes. Consécutivement aux altérations qui les envahissent, les myômes perdent leur couleur, leur résistance élastique et donnent même une sensation kystique. L'extrémité inférieure du polype, rugueuse, mamelonnée, ulcérée, laisse exhaler un liquide séro-sanguinolent ou séro-purulent fétide. Un examen superficiel rapporterait ces altérations à un carcinome du col.

Il est d'autres difficultés qui proviennent de ce que l'insertion a lieu trop haut dans la cavité utérine pour que le doigt reconnaisse si la tumeur est sessile ou pédiculée. L'hystéromètre supplée à l'insuffisance du toucher. Porté avec précaution dans la cavité utérine, il en parcourt de haut en bas, de bas en haut et circulairement tous les points, excepté celui où la tumeur est fixée. Là, l'instrument se trouve arrêté par la rencontre du pédicule. Ce point d'arrêt indiquera si l'insertion a lieu sur une des parois ou sur le fond de l'utérus. La sonde, avant d'être arrêtée, aura pu, sans abandonner la surface du polype, décrire autour de lui un cercle presque complet. Dans le cas de tumeurs sessiles des parois ou des gouttières latérales, elle ne peut décrire qu'un arc de cercle dirigé transversalement ou d'avant en arrière. La longueur de la portion de sonde qui a pénétré avant de butter contre le pédicule, mesure la hauteur de l'insertion à partir de l'orifice externe de l'utérus, et, en poussant l'instrument sur l'un des côtés du pédicule jusqu'au fond de l'organe on a la mesure de la partie de celui-ci qui surmonte l'insertion. Une grande habileté manuelle, jointe à l'expérience et à la réflexion, peut seule faire de l'hystéromètre presque un instrument de précision pour reconnaître les variations de forme de la cavité utérine et les différences d'implantation et de contexture des myômes. Aussi sans chercher à résumer les nombreuses difficultés que présente la pratique, ne parlerons-nous du cathétérisme utérin qu'à propos de certains corps fibreux.

L'hystéromètre supplée encore à l'insuffisance du toucher lorsqu'un polype volumineux remplit le vagin et refoule le col trop haut pour que le pédicule soit accessible au doigt. « Pour exécuter facilement le cathétérisme dans ces cas de tumeurs volumineuses intra-utéro-vaginales, dit Huguier (1), il faut employer une sonde un peu plus courbe que celle dont

(1) *De l'hystérométrie et du cathétérisme utérin*, p. 170. In-8°, 1865.

on se sert habituellement, afin qu'elle embrasse plus exactement la tumeur dans sa concavité. Cette plus grande courbure permet aussi d'apprécier plus exactement le volume du pédicule, lorsque l'insertion se fait au fond de l'organe; l'extrémité de la sonde s'engage plus volontiers entre l'extrémité supérieure de la tumeur et les parois utérines qui sont moins exposées à être froissées; les contours, les inégalités du corps fibreux, sont plus aisément appréciés. » Huguier insiste sur une condition nécessaire pour le diagnostic et pour éviter tout traumatisme, c'est que la concavité de l'instrument ainsi que son bec restent en contact avec la tumeur jusqu'à ce qu'on ait dépassé le col de la matrice. Autrement on s'exposerait à engager la sonde dans le cul-de-sac utéro-vaginal et à le léser. On pourrait lui faire parcourir toute l'étendue de ce cul-de-sac en croyant circonscrire la base de la tumeur et prendre pour un polype du museau de tanche un polype intra-utéro-vaginal.

Alors même que le polype pendant dans le vagin prend naissance dans la cavité du col, le praticien qui n'a pas recours à une exploration attentive peut se méprendre par suite des modifications survenues dans le col et de l'aspect de la tumeur. Que le col repoussé très-haut soit assez effacé pour que le doigt passe sur lui sans le reconnaître ; qu'à sa partie inférieure le polype présente une fente simulant l'orifice du col et ses deux lèvres, le polype pourra être pris pour l'utérus. La science compte plus d'une erreur de ce genre depuis Levret (1), qui a signalé cette cause. « Il est, dit-il, une particularité qui pourrait induire en erreur, c'est lorsqu'il se rencontre vers la base des excroissances polypeuses qui prennent naissance de la matrice ou du vagin, une ouverture quelconque, ou simplement même une dépression, une sinuosité un peu enfoncée qui paraît représenter l'orifice de la matrice. » Levret indique une circonstance qui, même après l'extirpation de la tumeur peut confirmer le chirurgien dans son erreur, c'est lorsque le polype est creux « de façon à imiter en quelque sorte la cavité naturelle de la matrice renversée. » Il cite l'observation d'Hoin où un polype multiloculaire de 12 livres fut pris pour la matrice et sectionné après qu'une ligature eut été placée sur le pédicule.

Au lieu de multiplier ces exemples, analysons une observation de Velpeau (2) pour montrer, par la méprise même d'un clinicien aussi consommé, les difficultés d'un diagnostic que le cathétérisme utérin seul peut rigoureusement établir. Une femme de soixante ans présentait une

(1) *Mémoire sur les polypes de la matrice et du vagin*, in *Mém. de l'Acad. de chir.*, in-4°, t. III, p. 523.

(2) Trumet, Thèse sur les tumeurs de l'utérus, 1851.

tumeur qui de l'hypogastre remontait jusqu'à quatre travers de doigt au-dessous de l'ombilic. Le vagin était rempli par une tumeur globuleuse, occupant toute l'excavation pelvienne. A la partie inférieure de cette tumeur on rencontrait un orifice semblant appartenir au col de l'utérus, orifice circonscrit par deux lèvres; l'antérieure un peu plus saillante, la postérieure moins distincte. On crut avoir affaire au museau de tanche modifié dans sa forme. Le doigt, en pénétrant avec facilité dans l'orifice, arrivait dans une cavité remplie d'une quantité considérable de concrétions baignées par une suppuration ichoreuse et très-fétide. On crut que la tumeur principale qui remplissait le vagin ainsi que l'excavation pelvienne, et qui offrait inférieurement une ouverture, était formée par l'utérus augmenté de volume et rempli de concrétions calcaires, que la tumeur hypogastrique qui se continuait avec la tumeur pelvienne et vaginale était produite par un corps fibreux sous-péritonéal développé sur le fond de l'utérus.

A l'autopsie, on trouva que trois erreurs de diagnostic avaient été commises : 1° la tumeur qui remplissait le vagin et l'excavation pelvienne et qu'on avait prise pour l'utérus, était une tumeur fibreuse creuse, renfermant des concrétions calcaires. Elle avait le volume de la tête d'un fœtus à terme, s'était développée dans la lèvre postérieure du museau de tanche et était très-facilement énucléable ; 2° l'ouverture qui avait été considérée comme l'orifice vaginal de la matrice était une simple ouverture spontanée de la tumeur fibreuse et par laquelle s'écoulaient ses produits de sécrétion pathologique : au fond du cul-de-sac antérieur du vagin, et un peu à gauche, on trouvait l'orifice du col utérin, par lequel on pénétrait facilement dans la cavité utérine ; il était situé au-dessus du niveau de la symphyse pubienne, sa lèvre antérieure existait seule ; elle était effacée ; la lèvre postérieure était occupée par la tumeur ; 3° la tumeur hypogastrique qui se continuait inférieurement, derrière le pubis, avec la précédente, et qu'on avait rapportée à un corps fibreux sous-péritonéal, n'était autre que le corps de l'utérus.

« Si le chirurgien eût eu recours à l'hystérométrie, dit Huguier (1), qui rapporte cette observation, si à l'aide de la sonde utérine il eût circonscrit la base ou le pédicule de la tumeur en cherchant avec le bec de l'instrument l'orifice de la matrice, il n'eût pas tardé à le rencontrer et à pénétrer dans la cavité de l'organe : dès lors toute erreur importante de diagnostic devenait impossible, et, selon toute probabilité, il eût conservé la vie à cette femme, car la tumeur n'était unie à la lèvre postérieure que

(1) *Loc. cit.*, p. 174.

par des adhérences très-faibles, formées par un tissu cellulaire lâche qui permit au doigt de les déchirer aisément et d'enlever la masse par énucléation. Ainsi donc, à moins de sentir et de voir la tumeur naître dans l'orifice ou sur l'un des points du col, on ne devra porter son diagnostic qu'après avoir cathétérisé l'utérus. »

Nous venons de montrer qu'un polype fibreux engagé dans le vagin peut être pris pour l'utérus ; la science a enregistré des observations plus nombreuses de renversements de la matrice pris pour des polypes et une semblable méprise a eu pour conséquence l'extirpation heureuse ou malheureuse de l'organe. Cette question est traitée plus loin, avec les détails qu'elle mérite ; ici nous n'en considérons qu'une face, en nous attachant seulement au diagnostic différentiel. La difficulté se montre d'une façon saisissante dans ce simple aperçu de Malgaigne (1) : « Une tumeur arrondie est sentie au doigt dans le vagin, ou découverte par le spéculum ; elle vient manifestement de la matrice, et son origine est étreinte par le col utérin. » Ces caractères ne désignent-ils pas aussi bien un polype qu'un utérus renversé ? Aussi pour dégager la réalité de l'apparence, faut-il un examen minutieux. Bien qu'un renversement simple consécutif à l'accouchement ait été confondu avec un polype fibreux et que la tumeur utérine ait même été excisée, le diagnostic différentiel s'appuie sur un ensemble de signes objectifs, de commémoratifs et de symptômes subjectifs qui laissent peu de prise à l'erreur, soit que l'inversion se soit produite par les seules contractions de l'utérus ou par des tiraillements exercés par le cordon sur un placenta adhérent, soit qu'elle accompagne la descente d'un polype dans le vagin. Les caractères objectifs qui distinguent le renversement sont les mêmes peu de temps après l'accouchement et longtemps après lui. Seulement ils sont plus accusés après la parturition et il existe alors un signe d'une grande valeur, bien que négatif, l'absence du globe utérin que la palpation constate si facilement lorsque l'utérus occupe sa place normale. Les difficultés sont autrement grandes lorsque le chirurgien, au lieu d'assister en quelque sorte, comme l'accoucheur, à la formation de la tumeur, se trouve en présence d'un renversement survenu en dehors de la puerpéralité ou que la tumeur non réduite ou dont la réduction ne s'est pas maintenue s'est produite, au dire de la femme, à la suite d'un accouchement remontant à une époque plus ou moins éloignée.

Dans ce renversement chronique de l'utérus il n'existe plus que deux degrés. Ce n'est plus la simple dépression du fond, comme est le cul

(1) *Des polypes utérins*, Thèse d'agrégation. Paris, 1832.

d'une fiole de verre, suivant l'expression de Mauriceau, ni même l'engagement de ce fond dans la cavité du col dont il ne dépasse pas l'orifice. Ici le renversement est incomplet et alors le fond de l'utérus descend plus ou moins bas dans le col ou dans le vagin, sans que la portion vaginale du col participe au renversement; ou bien le renversement est complet et le fond de l'organe, en pénétrant dans le vagin, a déplissé le col. Dans ce degré, d'ailleurs rare à rencontrer, la tumeur se continue presque sans ligne de démarcation avec les parois du vagin. Les apparences de la tumeur utérine ne permettent plus de la différencier nettement d'un polype fibreux, dont elle rappelle la forme et la coloration. Certaines données anatomiques, telles que la présence des orifices des trompes de Fallope sur chaque côté du sommet de la tumeur ne sont plus que des caractères effacés; les trompes et les orifices sont le plus ordinairement oblitérés dans le renversement chronique. D'autre part, ainsi que le remarque Huguier (1), les polypes présentent assez fréquemment à leur surface des orifices qui mènent à des cavités tubuleuses ou même urcéolées par lesquels s'écoule un liquide muqueux. Boivin et Dugès (2) ont même rapporté un cas où il y avait de chaque côté de l'extrémité inférieure de la tumeur une ouverture et un canal conduisant dans une cavité.

Le diagnostic du renversement de l'utérus implique deux recherches : 1° l'exploration de l'anneau embrassant la tumeur et de la rigole qui lui fait suite ; 2° la constation d'un vide à la place qu'occupe dans le bassin le fond de l'utérus. L'anneau et la rigole sont plus ou moins nets et, suivant le degré du renversement, situés plus ou moins haut. Tantôt le doigt pourra atteindre l'orifice utérin, tantôt la sonde pourra seule y parvenir, double circonstance qui se retrouve dans des cas de polype fibreux. Le doigt porté dans le vagin rencontre une tumeur globuleuse qu'il suit dans tous les sens en la contournant jusqu'à une partie rétrécie qui l'embrasse en forme d'anneau. Si le doigt pénètre dans ce cercle, il contournera la tumeur dans toute sa circonférence et sentira qu'elle s'évase supérieurement, en se confondant circulairement avec l'anneau sans aucune ligne de démarcation. Aran (3) résume ainsi le diagnostic : « Possibilité de contourner la partie rétrécie de la tumeur dans toute sa circonférence; impossibilité de remonter très-haut avec le doigt, arrêté qu'il est par une espèce de repli qui se continue avec le col de l'utérus, sensibilité particulière de la tumeur au toucher : tels sont les caractères pathognomoniques du renversement. »

(1) *Loc. cit.*, p. 124.
(2) *Traité pratique des maladies de l'utérus*, t. I, p. 337. Paris, 1833.
(3) *Loc. cit.*, p. 893.

L'anneau formé par le col ne peut être exploré, soit qu'il soit situé trop haut pour que le doigt l'atteigne, et pénètre jusqu'au point d'inflexion du corps sur le col, soit que l'orifice utérin, bien qu'accessible, embrasse trop étroitement la partie pédiculée pour que le doigt s'engage entre eux ; l'hystéromètre ou une sonde de femme glissés entre l'anneau et la tumeur pourront contourner la partie supérieure de celle-ci et constater l'état de la cavité utérine. Elle peut être effacée et réduite à une rainure circulaire, entourant le col, rainure qui a au plus 5 à 6 millimètres de profondeur. Si le renversement est moins considérable, l'instrument pénètre partout et également à une profondeur de 2 à 3 centimètres, reconnaît la diminution de la hauteur de la cavité utérine et la modification de sa forme convertie en une galerie circulaire faisant régulièrement le tour du pédicule de la tumeur. « Le fond de cette galerie, dit Huguier (1), ou, si l'on veut, le point où le corps de l'utérus introversé se continue de dedans en dehors avec la portion du col non renversée, est facilement parcouru et exploré dans toute son étendue par l'extrémité de la sonde. Un doigt introduit dans le rectum perçoit parfaitement cette extrémité de l'instrument au moment où elle parcourt la demi-circonférence postérieure du cercle. « Si le point de réflexion était assez élevé pour ne pouvoir être reconnu par cette voie, l'hystéromètre promené au fond de la demi-circonférence antérieure serait perçu au-dessus du pubis, à travers la paroi abdominale, en avant et sur les côtés, et toujours à peu près sur la même ligne ou à la même hauteur. » Dans le cas de renversement complet constitué par le déplissement et l'effacement du col, le diagnostic est moins difficile à cause de la continuité qui existe entre la tumeur et la paroi vaginale. C'est d'ailleurs un degré de renversement rarement rencontré.

Ces caractères que le toucher avec le doigt ou avec l'instrument révèle, suffisent pour reconnaître le renversement de la matrice. La constatation d'un vide dans le bassin au lieu et place de l'organe n'est qu'une confirmation du diagnostic. En introduisant un doigt dans le rectum et une sonde dans la vessie, on arrive, en portant le doigt un peu plus haut, à reconnaître l'extrémité de la sonde. Ce contact démontre naturellement que l'utérus n'est plus interposé entre la vessie et le rectum. Ce signe négatif se retrouve dans la chute de la matrice, mais les caractères que montre le toucher sont si différents de ceux qu'il accuse dans le renversement et la possibilité de constater, pour

(1) *Loc. cit.*, p. 128.

la longueur donnée par l'hystéromètre, la conservation de la cavité utérine est si pathognomonique, que la méprise est difficile. Autant les renseignements fournis par le toucher ont d'importance, autant ceux que donne le spéculum sont peu significatifs. Il laisse voir une tumeur globuleuse, revêtue d'une muqueuse qui saigne avec facilité, tumeur dont l'apparence se rapporte au polype fibreux et à l'introversion utérine. Bien qu'en dehors de l'inflammation la sensibilité de l'utérus soit obscure, on a conseillé les piqûres avec une aiguille sur la tumeur pour la distinguer du myôme, qui est indolore. Ce moyen de diagnostic est peu certain, surtout dans le renversement chronique. Ainsi que le remarque Simpson (1), « quelques polypes fibreux, lorsqu'ils descendent en poussant devant eux une couche de véritable tissu utérin qui les recouvre, ou lorsqu'ils s'enflamment temporairement, acquièrent de la sensibilité et l'utérus renversé devient presque insensible lorsqu'il reste longtemps à nu. » Lisfranc (2) a aussi signalé la sensibilité de certains polypes. Quant à celle de l'utérus renversé, elle s'émousse au bout d'un certain temps. Le docteur Burns (3) rapporte que le docteur Montgomery a dans son musée une préparation d'utérus inverti qui a été pendant la vie tout à fait insensible à l'application de l'aiguille.

Après avoir insisté sur les caractères de l'introversion de l'utérus, il convient de mettre en parallèle les caractères tout opposés du polype sorti de la matrice et engagé dans le vagin. Dans le cas de polype, le fond de l'utérus occupe sa place habituelle dans le bassin et la cavité utérine est mensurable. L'hystéromètre, en suivant la tumeur, peut toujours passer entre la partie rétrécie de celle-ci et l'orifice du col. Il constate que le pédicule, loin de s'élargir, va en diminuant à mesure qu'il se rapproche de son implantation. Arrêté à une hauteur variable, suivant que cette insertion se fait dans le col ou sur des points divers des parois intérieures de l'organe, l'instrument, libre du côté opposé à l'insertion, pénètre profondément jusqu'au fond de l'utérus. Lorsque le polype est saillant dans le vagin, la cavité utérine a repris sa forme et ses dimensions normales ; le plus souvent même elle est restée plus vaste. « Si la sonde, dit Simpson (4), pénètre dans la cavité utérine à sa profondeur habituelle, de 6 centimètres au plus, la maladie n'est pas une inversion du fond, fait dont l'exactitude peut, la sonde étant encore

(1) *Clinique obstétricale et gynécologique*, trad. de G. Chantreuil, in-8°, p. 608. Paris, 1874.

(2) *Clinique chirurgicale*, t. III, p. 133. 1841.

(3) Simpson, *loc. cit.*, notes à la page 609.

(4) *Loc. cit.*, p. 612.

dans l'utérus, être confirmée d'une autre façon ; l'on sent réellement le fond à sa place à travers les parois hypogastriques tandis qu'il est poussé en avant par la pointe de l'instrument, ou par le rectum lorsqu'il est rétrofléchi par un mode analogue sur la paroi antérieure de l'intestin. »

Huguier (1) a décrit le premier sous le nom de *tumeurs mixtes intra et extra-utérines* une classe importante de corps fibreux qui, nés dans l'épaisseur du tissu utérin, se portent vers l'une ou l'autre surface de l'organe, viennent faire saillie du côté de la cavité pelvi-abdominale, en même temps qu'une portion de leur masse agrandit et remplit la cavité utérine au point de se porter par l'orifice du col dans le vagin et même au dehors de la vulve. La palpation hypogastrique et le toucher ne sauraient reconnaître la disposition de ces tumeurs. La première indiquera l'existence d'une tumeur utérine sous-péritonéale ; le second, la présence d'une tumeur dans le vagin. Dans le cas le plus favorable, celui où le doigt peut atteindre le col de l'utérus, le toucher et le palper combinés pourront faire penser que la tumeur extra-utérine et la tumeur intra-utérine font partie d'une même masse, mais sont insuffisants pour le démontrer. Le cathétérisme avec l'hystéromètre peut seul reconnaître si la tumeur vaginale a une existence indépendante de celle de l'hypogastre, si elle est pédiculée ou sessile, ou bien si, composant une grande tumeur continue avec la tumeur hypogastrique, elle n'est que la portion inférieure de ce grand corps fibreux, portion libre dans la plus grande partie de la cavité utérine. Ce diagnostic difficile est d'un grand intérêt au point de vue du pronostic et de la question d'intervention chirurgicale.

Nous venons d'exposer le diagnostic des tumeurs fibreuses qui, en s'engageant dans le col pour se porter au dehors, en ont dilaté l'orifice ; nous avons à nous occuper d'un diagnostic autrement difficile, celui des corps fibreux interstitiels ou pédiculés, proéminant dans la cavité de l'utérus dont l'orifice reste fermé. Huguier (2) a résumé toutes les circonstances difficiles que ce diagnostic peut offrir. Laissant de côté l'intérêt théorique, nous ne nous attacherons qu'au côté pratique, celui où la recherche exige un résultat précis pour l'intervention ou l'abstention. S'il est utile de savoir qu'une tumeur abdominale ou pelvienne est un myôme intra-utérin et non un myôme sous-péritonéal ou une tumeur indépendante de la matrice, est-il nécessaire, pour la satisfaction d'une vaine curiosité, de chercher à reconnaître par une longue et dif-

(1) *Loc. cit.*, p. 175.
(2) *Loc. cit.*, p. 148.

ficile exploration, non toujours exempte de danger, au moyen de l'hystéromètre, si la tumeur qui distend l'utérus et qu'on ne tentera pas d'enlever est composée de deux myômes nés de parois opposées et accolés par leurs surfaces de rencontre entre lesquelles un vide plus ou moins sinueux permet à la sonde de s'engager? Dans les cas de myômes intra-utérins, l'orifice vaginal du col restant fermé, la palpation et le toucher ne constateront que l'augmentation de volume de l'organe et le raccourcissement, l'effacement et les autres modifications de son col. Le cathétérisme permettra de faire un diagnostic d'exclusion en éliminant les tumeurs des annexes ou les myômes proéminant sous le péritoine, les kystes ou les môles, la rétention d'un fœtus mort et l'hydrométrie, états morbides dont la distension de l'utérus est la conséquence. L'hystéromètre par les conditions qu'offre la cavité accusera la présence de tumeurs fibreuses intra-utérines.

Dans les cas de myômes interstitiels et intra-utérins la cavité subit des modifications dans son étendue, sa forme, sa direction et l'épaisseur de ses parois. Un hystérome développé dans l'épaisseur du fond déformera la cavité, qui se raccourcira, tandis que le diamètre transversal d'une trompe à l'autre s'agrandira plus ou moins selon le volume de la tumeur. L'hystéromètre pénétrera à 3, 4, 5 ou 6 centimètres sur tous les points de la hauteur de la cavité. Par le toucher vaginal, rectal et hypogastrique, l'extrémité de l'instrument est toujours sentie au-dessus de la tumeur et vers un des points de sa circonférence, mais jamais au centre ni au niveau de la face supérieure de la masse. Si le myôme, en s'accroissant, passe de l'excavation pelvienne dans le grand bassin, les tractions qu'il exerce sur l'utérus en altèrent la cavité, qui s'allonge sous la forme d'un tube étroit. La sonde mesure cet allongement, qui s'est fait aux dépens du col étiré de bas en haut, et elle se butte supérieurement sur le corps fibreux qui occupe la cavité du corps. De ces deux myômes intrapariétaux du fond de l'utérus, qui ont, l'un, agrandi la cavité du corps dans le sens transversal, l'autre, la cavité du col dans le sens longitudinal, celui-ci est encore plus que celui-là en dehors d'une intervention chirurgicale par les voies sexuelles, puisque le doigt seul ne saurait l'atteindre et mesurer l'allongement qu'il a produit.

Le myôme du fond de l'utérus, développé sous la muqueuse ou dans les couches qui l'avoisinent, au lieu de déprimer la cavité du corps, vient y faire saillie en l'élargissant. Il figure alors un ovoïde dont l'hémisphère supérieur est intrapariétal et l'hémisphère inférieur contenu dans une cavité irrégulièrement sphérique. L'hystéromètre indique cette disposition. Introduit suivant l'axe utérin dans la cavité cervicale, il butte contre l'extrémité inférieure du myôme, à une profondeur peu considérable d'ordinaire, mais variable suivant le raccourcissement du col et la longueur du segment de la tumeur. La sonde déviée s'engage entre la paroi utérine et la tumeur, circonscrit celle-ci par un mouvement de circumduction et, si l'hystérome est sessile, à large base, se trouve supérieurement arrêtée par une rigole circulaire, limite extrême de la cavité autour de l'implantation. L'étendue de ce cercle donne approximativement la mesure de l'insertion du corps fibreux. Le doigt successivement introduit dans le vagin et dans le rectum suit les mouvements de l'instrument dans l'utérus. Le toucher reconnaît alors qu'au-dessus de l'hystéromètre s'élève une partie de la tumeur et de l'utérus. Si la tumeur est inaccessible au doigt parce que le fond de l'organe remonte trop haut, la main placée à l'hypogastre sent l'extrémité de la tige en avant ou sur l'un des côtés de la circonférence du myôme. L'inversion de la matrice à tous ses degrés se distingue de la saillie d'un myôme du fond dans la cavité utérine par deux caractères : la diminution de la hauteur de cette cavité et la pénétration de la sonde dans un cul-de-sac circulaire toujours plus élevé que la tumeur formée. Dans le cas de tumeur myomateuse intra-utérine du fond, le bec de l'instrument reste au-dessous du segment pariétal de la masse morbide.

Il n'en est plus ainsi lorsque ce myôme, au lieu d'être sessile, est pédiculé. La sonde, en le contournant, arrive à une hauteur qui mesure la totalité de la longueur de la tumeur, et son extrémité, qui atteint jusqu'à l'extrémité supérieure du polype, n'est pas dépassée par une partie de celui-ci. L'instrument, s'il est assez courbe, ne décrit pas seulement un cercle plus ou moins étendu mesurant la circonférence de la tumeur, comme dans le cas précédent. Il peut faire le tour de l'insertion du polype, insertion dont la mesure approximative est fournie par ce cercle étroit décrit supérieurement au contact du fond de la cavité. Ce fond présente une disposition plus ou moins accentuée suivant les circonstances. Parfois, au lieu de conserver sa forme, il cède à la traction du polype qu'il supporte et s'invagine en cul-de-fiole. C'est le premier degré de l'introversion, dont le dernier est le renversement, à travers l'orifice effacé, du fond de l'utérus précédé du polype qui s'y insère, accident rencontré dans certains accouchements compliqués de la présence d'un corps fibreux intra-utérin.

« Quand un fibroïde interstitiel, sessile ou à base très-large, dit Huguier (1), s'est développé sur la paroi postérieure de la cavité de la ma-

(1) *Loc. cit.*, p. 152.

trice, dans laquelle il vient faire une saillie en raison de son volume, la cavité utérine prend une forme cupulaire régulière ou ovalaire ; la paroi antérieure se dilate et se creuse pour embrasser plus ou moins étroitement la face interne (muqueuse) « du corps fibreux sur lequel elle se moule. » L'instrument qui pénètre dans cet interstice, en suivant la face interne de la paroi antérieure, embrasse par sa concavité dirigée en arrière la convexité de la tumeur et peut décrire transversalement ou d'un bord à l'autre de l'organe un arc de cercle plus ou moins étendu et dont la convexité est en avant. Le doigt introduit dans le rectum ne sent pas la sonde, dont il est séparé par toute l'épaisseur du corps fibreux. Pour que la sonde pénètre plus facilement dans l'utérus, Huguier conseille d'en diriger la concavité vers le pubis avant de la diriger en arrière par un mouvement de rotation sur son axe. Une fois introduite, elle est sentie en avant, suivant la hauteur de l'utérus ; son bec peut être reconnu au-dessus du pubis à travers la paroi abdominale, et, suivant la hauteur à laquelle l'extrémité de l'instrument est arrêtée, on reconnaît que la tumeur n'occupe que la paroi postérieure ou qu'elle remonte plus haut et a envahi aussi le fond. Le myôme sessile ou à base large de la paroi antérieure, faisant saillie dans la cavité, se reconnaît à un ensemble de caractères entièrement opposés.

Il n'est pas impossible de diagnostiquer avec l'hystéromètre un corps fibreux développé sur l'un des bords de la cavité utérine. L'instrument ne pénètre dans celle-ci, qui est plus ou moins agrandie, qu'en suivant son bord sain et en embrassant par sa concavité la portion saillante de la tumeur. Le mouvement imprimé à la sonde ne peut être qu'un arc de cercle décrit d'avant en arrière et dont la convexité est en dehors. Le doigt introduit dans le rectum ou dans le cul-de-sac latéral du vagin peut sentir la convexité de la tige à travers les parois du bord sain. Si la tumeur s'élève jusqu'à dépasser le détroit supérieur, on sentira par l'hypogastre l'instrument sur le côté de la tumeur. Une condition nécessaire pour l'exactitude de ce diagnostic, c'est la conservation des axes de l'utérus. Or les myômes déterminent parfois une torsion de l'organe qui fait varier de position ses bords et ses faces, changements de rapports qui exposent à une méprise sur le siége véritable du myôme, qu'il soit sessile ou pédiculé. Cette exactitude, mathématique en quelque sorte, n'est d'ailleurs pas indispensable dans la pratique. Le plus ordinairement il suffit de savoir, l'orifice du col restant fermé, que la cavité de l'utérus est occupée par un corps fibreux. Ce n'est ordinairement que lorsque le col s'entr'ouvre et que la tumeur s'engage, qu'on songe à une intervention au devant de laquelle elle semble venir. Ce n'est que dans des circonstances particulières que les désordres locaux et les troubles généraux déterminés par le myôme intra-utérin font naître la pensée d'une opération nécessitant une connaissance précise des connexions et des rapports de la tumeur. La dilatation artificielle du col, préliminaire à l'intervention, permettrait alors de rectifier le diagnostic. La conduite à tenir est susceptible de différer selon que l'hystéromètre, introduit avant la dilatation de l'orifice cervical, apprendra au chirurgien que la tumeur intra-utérine est sessile ou pédiculée.

Après avoir indiqué les signes hystérométriques qui décèlent les corps fibreux sessiles ou à large base de la cavité de l'utérus et les caractères des polypes du fond, il nous reste à exposer ceux que présentent les tumeurs pédiculées des parois et des gouttières latérales de la cavité. Dans les cas de polypes intra-utérins, la cavité offre une dilatation entourant toute la tumeur, hors le point de son adhérence. L'hystéromètre peut toujours parcourir par un mouvement circulaire, aussi bien que par un mouvement de haut en bas et de bas en haut, tous les points de cette cavité, excepté celui où la tumeur s'insère. Là l'instrument rencontre le pédicule. L'interruption de ce mouvement circulaire en un point limité est caractéristique de la tumeur pédiculée. La sonde, en embrassant celle-ci, peut la contourner en décrivant un cercle presque complet et n'est arrêtée que par le pédicule. Dans les tumeurs sessiles des bords et des parois le mouvement se borne à un arc de cercle dirigé transversalement ou d'avant en arrière. La portion de sonde qui a pénétré par un mouvement ascensionnel jusqu'à la face interne du pédicule indique, par la mesure ainsi donnée, si le polype dépend du corps ou du col ou à quelle distance il est de l'orifice externe. En faisant glisser l'instrument sur le côté de l'obstacle qui l'arrête, on le fait pénétrer jusqu'au fond de l'utérus, où il peut être senti par le rectum ou par l'hypogastre. La longueur de la sonde au-dessus du pédicule donne l'étendue de la partie de l'organe qui surmonte l'insertion.

L'hystéromètre manié par une main habile est-il toujours susceptible de résoudre toutes les difficultés que présente le diagnostic des myômes intra-utérins, que l'orifice du col soit dilaté ou reste fermé? Les difficultés tiennent à l'organe contenant et à la masse contenue. La disposition de l'utérus remonté ou dévié rend le col inaccessible ou méconnaissable au toucher. L'hystéromètre, au contraire, introduit, non sans peine, entre le corps intra-utérin et la paroi cervicale, permettra, en écartant celle-ci de celui-là, de reconnaître, au moyen du toucher vaginal, et l'existence de l'orifice et les changements d'épaisseur et de consistance subis par le col. Celui-ci peut être complétement altéré dans sa forme, tellement effacé que le doigt ne retrouve plus ni les lèvres ni l'orifice et que quelques mamelons, quelques petites granulations dues à la dilatation de follicules muqueux de l'orifice ou une dépression légère révèlent seuls ce qui reste du col et de son ouverture. Dans d'autres cas cet orifice ou ces vestiges sont reportés en avant et en haut, derrière la symphyse pubienne, ou en haut et en arrière, dans la cavité du sacrum, ou encore dirigés latéralement en haut vers l'un des côtés de la marge du détroit supérieur. De plus, les myômes intrapariétaux ou intra-utérins, sessiles ou pédiculés, impriment au corps de l'organe des modifications de volume, de consistance et de rapports, des torsions sur son axe et des altérations de toutes sortes. Si nous ajoutons que la consistance, l'élasticité et les autres caractères physiques des hystéromes, qu'on est trop enclin à croire constants, sont parfois remplacés par des caractères opposés, que des formes bizarres se rencontrent au lieu de la forme plus ou moins globuleuse de la tumeur, et que celle-ci peut présenter un orifice et une structure qui rappellent les dispositions physiques du col, on comprendra, encore qu'elles ne soient pas toutes énumérées, les difficultés inhérentes au diagnostic différentiel des corps fibreux intra-utérins.

« Dans ces circonstances, dit Huguier (1), l'hystérométrie doit être pratiquée sans règles fixes, avec tâtonnements et ménagements, à l'aide d'instruments plus ou moins courbes et déliés, absolument comme quand il s'agit de pratiquer le cathétérisme pour un retrécissement uréthral très-prononcé et déterminé par une tumeur qui aplatit le canal en même temps qu'elle en change la direction. La plupart des tumeurs fibreuses qui ont ainsi dévié le col en haut et en avant, en haut et en arrière ou vers l'un des culs-de-sac latéraux du vagin, ont pris naissance dans les parois du col et non dans celles du corps de l'organe, ce qui n'exclut pas ces dernières ni toutes les autres causes de dilatation de cette portion de la matrice. On sont dès lors combien le cathétérisme utérin peut être utile dans ces cas pour déterminer exactement le nombre, le volume et le siége des fibroïdes ; puisque, toutes choses égales d'ailleurs, l'énucléation d'une tumeur du col est beaucoup plus facile que celle d'une tumeur du corps, et bien moins grave à raison de sa plus grande distance habituelle du péritoine, dont on est plus à même d'éviter la lésion. »

Nous avons exposé, en tâchant de les résumer aussi clairement que possible, les idées d'Huguier sur le cathétérisme de l'utérus dans les cas

(1) *Loc. cit.*, p. 162.

de corps fibreux. Çà et là nous avons exprimé quelques réserves. Malgré la déférence due aux opinions d'un auteur à qui la gynécologie doit de remarquables travaux, nous devons terminer cette exposition par une réserve générale. Le côté théorique l'emporte en effet de beaucoup sur le côté pratique dans les procédés de mensuration indiqués. Il semble qu'Huguier, se mettant fictivement en présence des divers corps fibreux intra-utérins, cherche à définir les conditions particulières de cathétérisme qu'exige le diagnostic de chacun. Il montre les directions à imprimer à la sonde pour délimiter les contours et l'attache de la tumeur et mesurer les diamètres subsistants de la cavité utérine. L'indication théorique, si vraie qu'elle soit, reste presque toujours irréalisable dans la pratique, à ce point que ce n'est pas trop s'avancer que de dire que si, au lieu d'avoir un myôme intra-utérin quelconque à reconnaître, on pouvait en supposer un diagnostiqué, l'hystéromètre aurait de la peine à reconnaître les particularités de ce diagnostic. On ne saurait demander à cet utile instrument au-delà de ce qu'il peut donner, si habile et exercée que soit la main qui le dirige. Aidé du toucher et du palper, il indiquera que le myôme intra-utérin occupe le fond, la paroi antérieure ou la postérieure, qu'il est sessile ou pédiculé et s'insère sur le corps ou sur le col, mais dans la pratique il n'éclairera pas sur des difficultés de détail si faciles à résoudre en théorie. Aussi l'hystéromètre ne suffit-il pas à lui seul pour autoriser à entreprendre l'ablation d'un corps fibreux, opération dont les conditions doivent être connues d'avance aussi exactement que possible.

Il est des cas où l'introduction de la sonde est très-difficile ou même impossible, comme lorsque son extrémité se heurte sur le corps de la tumeur. Si les accidents sont pressants, la dilatation artificielle à l'aide de tiges de laminaria ou avec l'éponge préparée est nécessairement indiquée pour arriver à un diagnostic précis et à une opération consécutive. Toute opération à tenter sur un hystérome intra-utérin, excision ou énucléation, implique que l'orifice soit dilaté ou dilatable. Alors qu'on n'aurait aucune idée préconçue au sujet d'une opération, la dilatation artificielle peut être justifiée par la nécessité d'un diagnostic exact en présence de graves accidents. L'exemple suivant, emprunté au traducteur de C. West (1), démontre les avantages que la malade aurait retirés de la dilatation du col.

« Chez une dame de trente ans, sujette à des pertes menstruelles abondantes, plusieurs médecins diagnostiquèrent un corps fibreux gros

(1) *Loc. cit.*, p. 378 (*Bull. de la Soc. méd. de Reims*, 1868, n° 5).

comme le poing dans la paroi antérieure de l'utérus ; la matrice était très-dilatée. On ne se décida à aucune opération. Les pertes, en se répétant, amenèrent une anémie tellement profonde qu'on fut obligé de faire une transfusion avec l'appareil de Moncoq. Un mois après, la malade était tout à fait rétablie. Trois mois après, les hémorrhagies mensuelles reparurent et durèrent plus d'un an sans qu'on intervînt pour enlever le polype cause de tout le mal. A cette époque, des accidents de péritonite se manifestèrent. C'est alors seulement que le col utérin se ramollit, s'entr'ouvrit et permit de toucher une tumeur volumineuse et arrondie. C'était un abcès considérable qui s'ouvrit spontanément par le vagin. Cet abcès vidé, on put constater dans l'utérus une tumeur fibreuse touchant l'orifice utérin et nageant au milieu d'un liquide abondant qu'elle retenait. Tout s'expliqua alors facilement. La tumeur fut incisée et la malade ne tarda pas à se rétablir. »

Il est inutile d'insister sur la nécessité de la dilatation du col dans les cas analogues pour éclairer le diagnostic et prévenir la série des accidents. Cette dilatation permet d'explorer avec soin la cavité utérine et d'exécuter l'opération réclamée, avec presque autant de facilité que si la tumeur était descendue dans le vagin. Avant de parler des différents procédés opératoires applicables aux hystéromes pédiculés, sessiles, interstitiels, nous devons poser comme un précepte l'abstention de toute manœuvre destinée à produire l'abaissement de l'utérus. Cet abaissement met l'organe et la tumeur plus à portée de l'œil et de la main de l'opérateur, mais cet avantage doit être abandonné à cause des dangers qu'il entraîne pour l'opérée. Ce n'est pas seulement dans les cas de corps fibreux, c'est dans toute opération sur le corps et sur le col de la matrice qu'on devra s'abstenir de tirer l'organe en bas. A l'époque où, avec des érignes implantées dans la tumeur ou dans le col, l'utérus était abaissé et son col amené à la vulve, les opérations, quelle que fût la cause qui les nécessitait, exposaient à des accidents consécutifs redoutables. Ces accidents qui se produisaient du côté du péritoine résultaient du tiraillement des ligaments utérins. De nombreux mécomptes n'ont que trop bien montré les conséquences d'un fait dont les conditions sont mises en pleine lumière par les recherches expérimentales faites sur le cadavre par MM. Bastien et Legendre (1). Depuis qu'on a renoncé à l'abaissement forcé, les opérations pratiquées sur l'utérus ont en effet beaucoup perdu de leur gravité.

Sans assimiler complétement les résultats obtenus sur le cadavre aux

(1) *Examen des modifications anatomiques produites pendant l'abaissement de l'utérus* (*Bull. de la Soc. de chir.*, 1858-1859, t. IX, p. 417).

phénomènes déterminés sur le vivant, les expériences de MM. Legendre et Bastien donnent une idée assez juste du déplacement général des organes contenus dans le bassin lorsque le chirurgien emploie des manœuvres violentes pour abaisser l'utérus au dehors. Suivant que l'extrémité du col est attirée au niveau de l'anneau vulvaire ou que, saillante entre les deux grandes lèvres, elle est embrassée par cet anneau, les ligaments utéro-lombaires sont de plus en plus tendus, les ligaments utéro-ovariens ne sont que modérément entraînés et les ligaments ronds sont plus ou moins amenés à une direction rectiligne, sans aucune tension. Par suite des changements de position de la vessie, sa face antérieure s'éloigne du pubis et son fond est porté vers la région du périnée. L'utérus entraîne le péritoine, dont les deux culs-de-sac répondent au corps au lieu d'arriver jusqu'au col, comme cela a lieu dans l'état normal. Il est intéressant de reproduire les détails d'une expérience qui étudie le tiraillement des ligaments de l'utérus et la marche des replis péritonéaux dans les conditions rencontrées dans une opération, comme lorsque le col de l'utérus est amené tout à fait à la vulve.

Femme de quarante-cinq ans, multipare. Paroi postérieure du vagin présentant une rectocèle commençante. On a pris les mesures suivantes : du col à la fourchette, 5 centimètres et demi ; du fond du cul-de-sac postérieur du vagin à la fourchette, 6 centimètres et demi. Du côté des replis du péritoine, on a noté : du fond du cul-de-sac postérieur ou recto-utérin à l'angle sacro-vertébral, 11 centimètres ; du fond du cul-de-sac antérieur ou vésico-utérin, 10 centimètres.

Col attiré à la vulve avec une érigne doucement par un aide. L'instrument maintenu dans cette position, on a observé : le cul-de-sac postérieur du péritoine s'est enfoncé de 6 centimètres ; le cul-de-sac antérieur, de 4 centimètres et demi. Toute la paroi antérieure du vagin s'est renversée ; la vessie en rapport avec cette face antérieure du vagin que l'on soulève en introduisant une sonde dans ce réservoir. Du côté du rectum, la rectocèle ne change pas de forme. Si l'on examine la cavité du petit bassin, on voit à peine le corps de l'utérus au fond de cette cavité ; la vessie est un peu entraînée ; les ovaires et les trompes restent annexées aux ligaments larges sur les parois de cet entonnoir.

Les ligaments plus ou moins tendus sont disposés sous forme de trois étages. Etage inférieur constitué par les replis de Douglas : ce sont les ligaments utéro-lombaires d'Huguier ; ils sont formés par la plus grande partie du plexus hypogastrique du grand sympathique décollé par le péritoine. Les douleurs éprouvées dans la chute de l'utérus peuvent être expliquées par le tiraillement des nerfs de ce plexus. Etage du milieu formant le relief le plus tendu. Formé de deux plans : le plus superficiel présente l'urèthre qui est peu tiraillé ; au-dessous se trouve une lame aponévrotique qui enveloppe un plexus veineux abondant allant se rendre à la veine hypogastrique, c'est l'aponévrose du ligament large décrite par Jarjavay. Ces veines sont tendues et présentent une certaine résistance; elles accompagnent les artères utérines, vésicales, branches de l'hypogastrique. Cette aponévrose s'insère en arrière du col de l'utérus ; c'est elle qui entraîne le cul-de-sac postérieur du péritoine. L'étage supérieur est formé par le ligament rond, qui est très-faiblement tendu.

De semblables modifications dans les rapports anatomiques des parties sont susceptibles de provoquer des accidents graves du côte de la séreuse pelvi-abdominale pendant la vie, lorsque le déplacement de l'utérus est amené par une traction brusque. Ces modifications ne causent que des incommodités lorsqu'elles résultent des tiraillements lentement exercés par le prolapsus utérin. Dans les expériences de MM. Legendre et Bastien, il a fallu, pour amener le col au niveau de l'anneau vulvaire et tout à fait au dehors, des tractions représentées par 20 kilogrammes dans le premier cas, par 50 dans le second. Chez certaines malades, une force de traction aussi considérable n'est nullement nécessaire. Il est en effet quelques femmes dont la brièveté du vagin ou l'ampleur du bassin et la laxité des ligaments utérins permettent un certain degré d'abaissement de la matrice. Le col est sur le doigt dès qu'on l'introduit dans le vagin et pourrait être amené au dehors sans inconvénient par une traction légère. Ces faits, que le chirurgien rencontre exceptionnellement, ne sauraient empêcher d'établir comme règle générale l'abstention dans les opérations sur l'utérus de toute manœuvre destinée à produire l'abaissement forcé de l'organe.

« Nul praticien ne peut être parfaitement certain qu'une tumeur volumineuse découverte dans le vagin est un polype utérin, avant que son doigt ait touché ou circonscrit le pédicule même de cette tumeur. » Cette affirmation de Simpson (1) montre la nécessité d'un diagnostic précis préalablement à toute tentative chirurgicale sur les corps fibreux utérins. Nous nous occuperons d'abord du traitement chirurgical des polypes fibreux, et, avant de parler de l'énucléation des myômes intrapariétaux, nous indiquerons ce que la médecine opératoire peut contre les tumeurs qui, établissant une sorte de transition entre les tumeurs interstitielles et les pédiculées, proéminent à l'extérieur tout en restant largement adhérentes à la paroi utérine. Le traitement médical sera exposé à l'occasion des corps fibreux sous-péritonéaux.

On peut dire que l'ablation des polypes fibreux est une des opérations qui font le plus d'honneur à la chirurgie par son utilité, sa simplicité et ses heureux résultats. Pendant une longue période elle a offert de la

(1) *Loc. cit.*, p. 687

gravité, circonstance uniquement due à la lenteur du procédé opératoire, la ligature du pédicule. On ne trouve guère d'autre explication du choix de la ligature, si longtemps usitée presque exclusivement en France et en Angleterre, que la crainte de l'hémorrhagie. Alors même qu'on se décidait à sectionner le pédicule, il était préalablement lié. Il est singulier qu'on ait tant exagéré la vascularité du pédicule, quand on était si peu fixé sur la composition anatomique et sur les conditions de nutrition du corps fibreux. Les faits justifient-ils ces craintes théoriques? Dupuytren ne rencontra que deux cas de grave hémorrhagie sur environ deux cents polypes fibreux. Lisfranc n'observa l'hémorrhagie que deux fois sur cent soixante-cinq polypes enlevés par excision. L'expérience journalière s'ajoute à ces exemples, et si, dans l'ablation des myômes vasculaires avec l'écraseur linéaire, on peut avoir des hémorrhagies que le tamponnement arrête d'ailleurs, les pertes peuvent cesser aussi par le seul fait de l'opération, comme dans une observation de myôme télangiectasique précédemment citée.

La crainte de l'hémorrhagie écartée, l'on n'est plus frappé que des inconvénients de la ligature. Pour remplir les conditions qui lui sont assignées, la ligature, avant d'être posée, réclame un temps plus ou moins long, plusieurs semaines même, afin que le pédicule s'effile à mesure que le polype descend; elle exige jusqu'à quinze, vingt-cinq jours pour que la constriction arrive à détacher la tumeur. La temporisation n'a d'autre but que l'amincissement du pédicule et le resserrement de l'orifice utérin. Sous cette double influence, les vaisseaux du pédicule s'oblitéreraient et l'enveloppe charnue dont le polype s'entoure aux dépens du tissu utérin dans sa progression, se trouverait coupée sur le pédicule où elle s'amincit, au point même où s'exerce la compression. Ce sont là des idées théoriques. Le col ne forme pas le pédicule; tout au plus l'allonge-t-il parfois, et plus rarement y laisse-t-il des empreintes rappelant les étranglements successifs de l'anneau sur un sac herniaire. Les polypes qui, dans leur descente, repoussent une couche charnue de tissu utérin et s'en revêtent constituent l'exception. Le fibromyôme sur lequel se prolonge la muqueuse, est constitué par des éléments analogues à ceux de l'utérus et le pédicule se rattache à celui-ci par son insertion comme par sa composition.

Dans nombre de cas, la temporisation préalable à la ligature et le temps qui s'écoule encore avant que la constriction détache le polype exposent la femme à deux inconvénients sérieux, parfois très-graves : la continuation de l'hémorrhagie et l'influence des liquides septiques provenant de l'utérus. Déjà anémiée par les pertes sanguines, la malade continue à s'affaiblir; et la constriction du pédicule est loin de toujours arrêter la métrorrhagie. La fétidité des sécrétions qui baignent les parties sexuelles et qui sont parfois retenues en partie dans la cavité utérine peut bien être atténuée par des injections désinfectantes, mais comme ces écoulements se renouvellent sans cesse, l'économie, en présence des émanations délétères dont elle est environnée et par l'absorption des produits morbides, se trouve dans les plus mauvaises conditions de résistance. Aussi, chez certaines malades profondément débilitées par les métrorrhagies et qui s'empoisonnent lentement par leurs propres sécrétions, les fonctions digestives sont troublées, la nutrition languit et l'opération retarde à peine la terminaison fatale.

La ligature, inutile quand il s'agit de petits polypes ou de polypes ayant un pédicule très-mince, présente des inconvénients par le fait même de la constriction exercée. « Lorsque le pédicule est volumineux, dit le docteur Ch. West (1), l'action de la ligature est lente, incertaine, elle condamne la malade pendant plusieurs jours à tous les inconvénients qui résultent de la destruction d'une tumeur étranglée. Ce ne sont pas de simples malaises que peut entraîner l'opération, mais des dangers très-réels, parce que le tissu de l'utérus est presque inévitablement compris dans la ligature et qu'une phlébite peut résulter de l'absorption des détritus putrides pendant l'élimination du polype. » C'est pour obvier à ces phénomènes d'étranglement se traduisant par la sensibilité du ventre et parfois aussi par la difficulté d'uriner, que M. Hervez de Chégoin (2) conseille de ne serrer que légèrement le lien dans les premiers jours et de relâcher au besoin la constriction, méthode prudente, mais dont la lenteur est un inconvénient. Simpson (3) cite plusieurs exemples de fièvre traumatique et de phlegmasies viscérales par suite de la phlébite et de l'absorption des matières purulentes et putrides et il rappelle que Dupuytren (4), dans ses leçons cliniques, rapporte huit ou dix observations de femmes mortes de septicémie, de résorption purulente et d'hémorrhagie après l'application de la ligature sur un polype utérin. Le danger que la ligature doit prévenir, l'hémorrhagie, n'est pas écarté d'une façon absolue, car le docteur Meigs, de Philadelphie, et Colombat, de l'Isère, citent des cas d'hémorrhagies consécutives graves.

Alors même que la ligature ne pourrait être suivie ni d'hémorrhagie

(1) *Loc. cit.*, p. 379.

(2) *Mémoire sur les polypes de la matrice* (*Journ. de méd.*, 1827).

(3) *Loc. cit.*, p. 691.

(4) *Leçons orales de clinique chirurgicale*, t. IV, p. 275 et 351. Paris, 1839.

ni de phlébite, comme la succession d'opérations qui la constituent (la constriction renouvelée du lien et son relâchement en cas de symptômes d'étranglement), se prolonge habituellement pendant un temps variant de quelques jours à deux ou trois semaines, ce procédé devrait être abandonné pour un autre mode opératoire qui, sans offrir de dangers immédiats, met par sa promptitude la malade à l'abri des ennuis occasionnés par la présence prolongée d'une tumeur dans les parties génitales, la nécessité presque journalière de resserrer le lien et de cathétériser la vessie, et des périls entretenus par l'hémorrhagie ou par l'absorption des produits septiciques qui baignent le vagin. Ajoutons que la ligature n'est pas une opération sans difficultés, qu'elle peut même mettre à l'épreuve l'habileté des chirurgiens les plus expérimentés, que le lien se brise parfois, ce qui nécessite une nouvelle application, et que la présence de la canule dans le vagin, tant que le pédicule n'est pas sectionné, exige des précautions gênantes dont l'oubli peut avoir de graves conséquences. Nous n'entrerons donc pas dans des détails sur l'extirpation des polypes fibreux par la ligature et sur les divers instruments employés depuis le serre-nœuds de Desault jusqu'à la double canule de Gooch. « Rien ne démontre mieux la difficulté qu'on éprouve à lier les polypes, remarque le docteur C. West (1), que la grande quantité d'instruments inventés à cet effet. » L'opération de M. Gensoul (2) peut être rapprochée de la ligature. Le polype est saisi par une forte pince analogue aux pinces à polypes, coudée à son extrémité et dont les mors peuvent être fixés à demeure. Cet instrument aurait l'avantage, d'après l'auteur, de faire tomber le tissu de la tumeur au-dessus comme au-dessous de la constriction.

Généralement abandonnée aujourd'hui, la ligature est remplacée par l'excision, dont la plupart des inconvénients disparaissent par l'emploi de l'écraseur linéaire de M. Chassaignac. Pratiquée par les chirurgiens de l'antiquité, elle fut remplacée par la ligature préconisée par Levret, et il fallut les travaux et l'autorité spéciale des Dupuytren, des Velpeau, des Hervez de Chégoin, des Siebold et Mayer, des Simpson pour établir définitivement l'innocuité relative et les avantages de l'excision. Divers instruments ont été imaginés pour cette opération et délaissés pour la plupart. Les cuillers tranchantes de Lobstein, renouvelées de Fabrice d'Aquapendente, les ciseaux en S de Mayer, les ciseaux particuliers de Richerand ne sont plus employés. L'excision peut être faite avec les grands ciseaux courbes de Dupuytren ou avec un long bistouri

(1) *Loc. cit.*, p. 380.
(2) *Revue médico-chirurgicale*, t. X, p. 89. 1851.

boutonné. Velpeau s'était servi d'un couteau de 8 à 10 pouces de longueur, recourbé et mousse vers sa pointe et tranchant seulement sur un de ses côtés. Simpson a inventé un crochet tranchant qui a l'avantage de diviser *in situ* le pédicule des polypes qu'on ne peut pas atteindre avec facilité. Cet instrument a la forme du crochet obstétrical ordinaire avec la concavité du crochet aigu transformée en une surface tranchante par l'insertion d'une petite pièce d'acier bien trempé dont la pointe est émoussée et arrondie. « L'instrument, dans les mains de son inventeur, a donné, dit M. C. West (1), les résultats qu'on en attendait, bien qu'il fût à craindre que le bord tranchant, se trouvant sur le même plan que le manche de l'instrument, coupât dans un sens trop oblique pour diviser rapidement le pédicule. »

Ces instruments peuvent avoir leur utilité dans quelques cas particuliers, dans d'autres ils peuvent être remplacés par une paire de forts ciseaux ou par un bistouri boutonné ordinaire, comme lorsque le pédicule est bien délimité par l'œil et par le doigt du chirurgien; ils présentent des inconvénients en exposant à des traumatismes par une fausse manœuvre ou un faux mouvement de la malade. L'écraseur linéaire est par lui-même exempt d'accidents, et alors qu'on aurait la crainte aléatoire d'une hémorrhagie, son mode d'action sur les tissus et la lenteur à volonté réglée de sa section préviendraient toute appréhension. C'est par ces raisons le meilleur instrument applicable à l'ablation de cette variété des polypes fibreux, le polype télangiectasique ou vasculaire.

Quel que soit l'instrument que l'on choisisse pour l'excision, la femme doit être couchée sur le dos et ramenée sur le bord du lit, que son siége dépasse légèrement; les membres inférieurs sont écartés l'un de l'autre, les jambes fléchies sur les cuisses soutenues chacune par un aide. Le spéculum ordinaire est quelquefois nécessaire pour bien se rendre compte des rapports du polype. Dans d'autres circonstances le champ de l'exploration sera mieux élargi, si, la malade étant couchée sur le côté, la paroi postérieure du vagin est maintenue fortement écartée par le spéculun américain, qu'un aide tient dans une position fixe. Le chirurgien, ayant son doigt dans le col utérin, dirige sur ce doigt une érigne ou des pinces de Museux, avec lesquelles il saisit la tumeur, puis il les confie à un aide. Quelquefois une seule érigne ne suffit pas; d'autres fois, lorsque le polype est dans le vagin, les pinces, préalablement implantées, servent à écarter le polype, manœuvre qui permet au doigt d'atteindre plus librement le pédicule. L'aide auquel sont con-

(1) *Loc. cit.*, p. 382.

fiées les pinces doit maintenir la tumeur sans exercer sur elle aucun tiraillement pour chercher à l'abaisser. Nous n'avons pas à revenir sur ce précepte de ne pas abaisser l'utérus, sur lequel Velpeau insistait avec raison, abaissement dont nous avons indiqué les inconvénients. L'aide qui tient les érignes doit ne tirer sur le polype que pour tendre seulement le pédicule, tandis que le chirurgien, conduisant sur son doigt les ciseaux ou le couteau jusque sur ce pédicule, en pratique l'excision à petits coups.

Se sert-on de l'écraseur, on l'introduit le long de la paroi antérieure du vagin, on refoule avec les doigts l'anneau de la chaîne qui entoure la tumeur en même temps qu'on porte le manche de l'instrument en haut jusqu'à ce que le pédicule soit bien embrassé. Alors on imprime des mouvements plus ou moins lents à l'anse qui opère la section. L'écraseur droit n'est pas applicable dans tous les cas. L'écraseur courbe, qui est introduit le long de la paroi recto-vaginale, lui est souvent préféré pour la commodité de la manœuvre, dont les détails ne diffèrent pas. L'incurvation de la chaîne permet d'opérer sur place avec moins de difficultés. Il n'est nullement nécessaire de garder la lenteur qu'on observe dans l'amputation d'un organe vasculaire comme la langue. La section du pédicule d'un polype fibreux peut être faite par l'écraseur avec une certaine rapidité sans aucun inconvénient d'ordinaire. L'écrasement linéaire est une méthode intermédiaire entre l'excision et la ligature à section lente. La ligature extemporanée de M. Maisonneuve appartient à cette méthode. L'instrument seul diffère. Dans certaines conditions, il peut être plus facile de passer autour du pédicule un fil de fer ou un cordonnet de soie dont les extrémités sont fixées à un serre-nœuds. La constriction graduelle exercée avec cet intrument permet de détacher le polype en une séance et avec la lenteur jugée nécessaire.

La pince de M. Richet (1), comme le polypotome de Simpson, appartient plus exclusivement à l'excision. Elle est analogue à de forts ciseaux dont les mors mousses, munis de fines dentelures, peuvent être pressés l'un contre l'autre. L'articulation des deux branches étant lâche, ces branches possèdent des mouvements de latéralité. Cette pince produit une sorte de mâchonnement; elle excise en écrasant. Ni l'excision simple avec des ciseaux, le bistouri ou avec des instruments spéciaux, ni la ligature extemporanée, ni l'écrasement linéaire ne peuvent constituer des méthodes applicables à tous les cas. L'écrasement n'en con-

(1) *Gazette des hôpitaux de Paris*, 1864, p. 180.

vient pas moins au plus grand nombre. Jusqu'ici nous avons, pour la clarté de l'exposition, supposé les cas les plus simples, tels qu'ils s'offrent d'ailleurs le plus souvent. Nous avons montré l'application de l'écraseur aux polypes engagés dans le vagin, nés des lèvres du col ou dont le pédicule est aisément accessible à travers l'orifice cervical. Il reste à indiquer les difficultés que peut présenter le traitement chirurgical des tumeurs fibreuses, et à en préciser les indications plutôt que les avantages des procédés.

Tout corps fibreux pédiculé accessible à l'exploration doit être enlevé au grand avantage de la malade. Le chirurgien doit faciliter la sortie de toute tumeur qui tend à s'engager dans le col et tenter de s'assurer si la tumeur contenue dans la cavité du corps, du moment qu'elle cause des accidents, est interstitielle ou pédiculée et susceptible ou non d'être opérée. On est, en effet, loin de croire aujourd'hui que nul danger n'est lié aux corps fibreux tant qu'ils restent intra-utérins et d'admettre avec Levret que les hémorrhagies ne se produisent qu'après que la tumeur a abandonné la cavité. Une triste expérience a appris à rejeter la croyance des anciens pathologistes à cette immunité. Le polype est-il accessible au doigt par sa partie inférieure qui tend à dilater l'orifice, on pourra, si les accidents ne sont pas pressants, assister à ce travail naturel d'engagement ou même faciliter au besoin celui-ci en administrant pendant un certain nombre de jours de l'ergot de seigle, médicament qui, en réveillant les contractions de l'utérus, agit en même temps contre la métrorrhagie. Les pertes, l'état général commandent-ils une intervention plus active, on incisera le col, suivant le conseil de Dupuytren, tout en administrant le seigle ergoté. Dupuytren incisait de dehors en dedans. Le débridement de dedans en dehors avec un bistouri boutonné ou avec l'hystérotome est plus souvent pratiqué. L'incision peut être simple ou bilatérale; les débridements, s'ils sont multiples et superficiels, porteront également sur les côtés de l'orifice. Le débridement a pour conséquences de laisser la tumeur s'engager plus vite et de permettre au chirurgien, en cas de nécessité, d'aller à la recherche du pédicule pour en faire la section. Il est un autre cas, rare à observer, où l'incision du col est indiquée, c'est lorsqu'il étrangle le polype déjà engagé dans l'orifice et oppose une rigidité inflexible à sa progression ultérieure. Le débridement permet à la femme d'accoucher de son polype.

Si dans quelques cas le volume de la tumeur s'oppose à ce qu'elle franchisse le col, il met aussi parfois obstacle à sa sortie de la vulve. Dupuytren incisait cette ouverture, en arrière, vers le périnée.

M. Guyon (1) donne la préférence aux deux incisions latérales que Paul Dubois recommande dans certains accouchements et qui souvent n'ont pas besoin d'être profondes pour amener une dilatation suffisante. Mieux vaut, ce nous semble, s'attaquer à la tumeur et en réduire le volume. Il n'y a aucun inconvénient à y tailler un segment cunéiforme, ce qui permet de l'extraire sans intéresser les parties sexuelles. Une autre difficulté, extrêmement rare d'ailleurs à rencontrer, ce sont les adhérences contractées par le polype avec le vagin. Dans un cas de ce genre, Bérard (2) dut exciser le pseudo-pédicule. D'autres adhérences accidentelles peuvent exister dans la cavité utérine entre la tumeur et une paroi et exposer à une erreur de diagnostic en simulant le point d'attache primitif. La solution de ces difficultés suppose que le polype tend à s'engager ou qu'il est plus ou moins descendu à travers l'orifice cervical, qu'il est par conséquent accessible au toucher et aux instruments de préhension : les érignes, les pinces de Museux, le forceps de petite dimension, dernier instrument appelé à rendre des services dans quelques cas, comme lorsqu'il s'agit d'amener au dehors une tumeur fibreuse volumineuse retenue dans le vagin.

D'autres difficultés se rencontrent avec les corps fibreux encore renfermés dans la cavité du corps de l'utérus et dont la présence détermine des accidents. L'hémorrhagie n'est nullement en rapport avec le volume de la production morbide; elle peut dépendre d'un polype de faible dimension. Tant que les symptômes n'offrent pas de gravité, l'abstention est la meilleure règle de conduite. L'expectation peut d'ailleurs permettre à l'utérus de réagir, à la tumeur de s'engager et au chirurgien d'arriver à une notion précise. Les accidents sont-ils pressants ou menaçants dans un avenir plus ou moins rapproché, le chirurgien est autorisé à intervenir pour obtenir un diagnostic précis, diagnostic nécessaire pour sa ligne de conduite ultérieure, soit que le polype puisse être, à cause de son peu de volume, excisé *in situ* dans la cavité utérine, soit qu'on puisse favoriser l'engagement de la tumeur ou qu'on ait à peser les avantages et les périls de l'énucléation. Il y a dans cette intervention préalable au diagnostic une question d'appréciation variable selon les cas particuliers et entièrement laissée à la prudence du praticien. S'il est des circonstances où l'on pourrait avoir à regretter de s'être trop hâté, il en est d'autres, et nous en avons précédemment cité un exemple, où, en agissant, on serait arrivé à un diagnostic précis et

(1) Thèse d'agrégation, p. 110, Paris, 1860.
(2) *Archives générales de médecine*, t. II, p. 88.

l'on aurait par là épargné à la malade de longs mois de souffrance ou de redoutables accidents.

Dans ces cas douteux la nécessité primera la crainte des accidents de péritonite, qu'entraîne rarement d'ailleurs la dilatation du col par les tiges de laminaria ou à l'aide de l'éponge préparée. Ce mode d'exploration, uni au besoin à l'incision de l'orifice, rendra compte des phénomènes, soit que le doigt introduit dans la cavité utérine délimite exactement la tumeur, soit que l'hystéromètre seul rende compte de son implantation. Tantôt le polype ne tarde pas à entr'ouvrir le col et à venir en quelque sorte au-devant de l'opération; tantôt, d'un petit volume et inséré haut dans la cavité par un mince pédicule, il ne peut s'engager, et le chirurgien est obligé d'avoir recours, malgré leurs inconvénients, à la torsion ou à l'excision avec quelque instrument, comme le polypotome de Simpson. Applicable surtout aux polypes insérés sur le col, la torsion aurait pour des polypes du corps, à pédicule un peu gros, l'inconvénient de s'étendre aux fibres utérines et d'amener des conséquences fatales, comme la science en renferme des exemples. Découvre-t-on que les symptômes produits : les métrorrhagies, les écoulements leucorrhéiques, purulents, fétides, et leur retentissement fâcheux sur l'état général, dépendent d'une tumeur fibreuse interstitielle, on est en présence d'un dilemme redoutable : l'abstention avec ses dangers, ou l'énucléation de la tumeur avec ses périlleuses conséquences. Rarement d'ailleurs, à moins qu'il ne soit le siége de quelque travail morbide, un corps fibreux intrapariétal donne lieu à cet ensemble de symptômes. Le plus souvent il détermine de la pesanteur, des accidents de compression et des ménorrhagies ou des métrorrhagies compatibles avec un état de santé relatif. Avant d'aborder cette grave question de l'énucléation des corps fibreux, il reste à parler d'une autre difficulté sérieuse pour le diagnostic et pour le traitement chirurgical. Elle se présente lorsque la tumeur qui s'engage, au lieu d'un polype, représente un corps fibreux à large implantation ou un myôme interstitiel proéminant à l'extérieur et en même temps parfois vers la cavité péritonéale.

Il est très-difficile de délimiter soit par l'hystéromètre, soit par le toucher rectal, l'implantation d'une grosse tumeur fibreuse qui, contenue en partie dans la cavité utérine, saillit en partie dans le vagin. Est-ce une tumeur intrapariétale qui s'engage sans perdre ses larges connexions avec le tissu de la matrice? Est-ce un polype à pédicule plus ou moins gros? Dans l'un et l'autre cas, le myôme, par son poids, peut amener un certain degré d'inversion utérine que les tractions exercées sur lui ont pour résultat d'augmenter encore. Cette inversion doit être présente à l'esprit du chirurgien lorsqu'il se décide à intervenir. Toute section rapprochée de la partie renversée, quel que soit le procédé employé, exposerait à une perte de substance de l'utérus, comme M. Tillaux (1) en a rapporté une observation intéressante, qui montre toutes les difficultés de la question. Le chirurgien n'a à choisir en effet qu'entre des inconvénients, et comme, avec un fonds commun, les cas ont des disparates, l'intervention ne peut être une. Du moment que la situation actuelle de la femme oblige à opérer, le chirurgien a à faire son diagnostic en même temps qu'il attaque la tumeur. Jarjavay (2) conseillait de fendre celle-ci en long comme un fruit et d'avancer à petits coups jusqu'à son implantation. On peut arriver ainsi à une sorte d'énucléation pour les tumeurs qui proéminent en restant enveloppées d'une couche plus ou moins épaisse et distincte du tissu propre de l'utérus. En continuant la section avec le bistouri ou les ciseaux, on évite mieux l'inconvénient, si le polype s'accompagne d'une inversion, d'intéresser l'utérus et d'ouvrir le péritoine. Mais, en cas de corps fibreux sessile, on s'expose, par la section des gros vaisseaux existant parfois au point d'insertion, à des hémorrhagies que l'emploi de l'écraseur eût prévenues.

Du moment qu'il est nécessaire d'agir sans qu'on puisse être nettement fixé sur l'existence du pédicule, il est prudent de recourir au morcellement de la tumeur. On évite ainsi les dangers que peut entraîner son éradication dans des circonstances mal déterminées. En ne cherchant pas à l'enlever dans sa totalité, on n'a pas à craindre que la chaîne de l'écraseur glisse trop loin et aille couper un segment inverti de l'utérus. Sauf le regret d'une opération incomplète, on n'a à redouter aucun inconvénient ultérieur sérieux. Avait-on affaire à un polype à large pédicule ou à un corps fibreux sessile, ou la partie restée adhérente à l'utérus continuera de croître, ou elle se désorganisera. Le pire qui puisse advenir dans le premier cas, c'est la nécessité d'une opération ultérieure. Dans le second cas, la désorganisation de ce reliquat n'entraîne pas d'ordinaire de conséquences sérieuses et l'on a d'ailleurs pour les combattre le traitement général et l'application locale des désinfectants. On peut, de plus, espérer que la portion adhérente ne reproduira pas la tumeur et qu'elle se flétrira, circonstance remarquée par Lisfranc

(1) *Annales de gynécologie*, t. II, p. 401. 1874 (Société de chirurgie, séance du 2 décembre 1874).

(2) Guyon, Thèse d'agrégation, p. 116, 1860.

et dont M. C. West (1) donne l'explication suivante : « Quels que soient les moyens employés pour séparer un polype de l'utérus (en exceptant toutefois les polypes de mauvais caractère), le pédicule se flétrit et l'excroissance ne se reproduit pas. Ce fait n'est pas aussi difficile à comprendre qu'on le croyait autrefois, si on se souvient que le pédicule est formé de tissu utérin. Après l'ablation de l'excroissance, le stimulus qui poussait l'utérus à l'hypertrophie n'existant plus, tout l'organe revient à ses dimensions naturelles par un processus d'involution dont on voit des exemples si nombreux; et le pédicule du polype, n'ayant plus aucun but à remplir, est complétement éliminé. » Il ne faudrait pas néanmoins compter d'une manière absolue sur l'élimination de la portion du corps fibreux laissée adhérente à la matrice, car la science compte des exemples de reproduction de la tumeur par cette portion, et c'est un fait sur lequel Dupuytren (2) a appelé l'attention.

Nous arrivons à l'étude d'une question importante de médecine opératoire qu'il est difficile de juger favorablement. L'énucléation et l'élimination spontanées de certains corps fibreux devaient inspirer l'idée de l'énucléation de ces tumeurs renfermées dans la cavité de l'utérus. L'énucléation involontaire de certains hystéromes interstitiels, comme dans le cas de Blandin (3), où l'incision de la lèvre postérieure du col n'était pas plutôt faite, que la tumeur, grosse et sphérique comme une bille de marbre, fut lancée à travers le spéculum et rebondit jusque sur le parquet, cette énucléation accidentelle devait faire espérer des résultats avantageux de l'opération entreprise avec un but défini. La pensée d'inciser la couche de tissu utérin faisant partie de l'enveloppe de la tumeur et d'aller extraire celle-ci de sa coque devait se présenter comme une conquête chirurgicale hardie. Les mécomptes allaient provenir des difficultés mêmes et des périls de l'opération liés à l'incertitude d'un diagnostic insuffisant pour éclairer d'avance sur l'isolement de la tumeur ou sur l'étendue de ses connexions, sur l'épaisseur ou sur la minceur de la paroi qui la contient.

Louis (4) semble avoir eu le premier l'idée de cette grave opération. Il proposait de débrider le col de la matrice pour aller saisir dans la cavité du corps de celle-ci les pierres qu'elle contient. Amussat (5) est

(1) *Loc. cit.*, p. 383.

(2) *Loc. cit.*, p. 351.

(3) Broca, *Traité des tumeurs*, t. II, p. 255.

(4) *Mémoire sur les concrétions calculeuses de la matrice*, in *Mém. de l'Acad. de chir.*, t. II, p. 148. In-4°, Paris, 1753.

(5) *Revue médicale*, août 1840 et décembre 1841, in *Mémoire sur l'anatomie pathologique des tumeurs fibreuses de l'utérus et sur la possibilité d'extirper ces tumeurs*. Paris, 1842, grand in-8°.

le premier chirurgien qui ait été assez hardi pour extirper un corps fibreux interstitiel du corps de l'utérus. Cette opération, faite en 1840, fut suivie de succès. Elle fut répétée en France, avec des résultats divers, par Auguste Bérard, Lucien Boyer, MM. Maisonneuve et Demarquay, pratiquée en Angleterre par Simpson, Mathews Duncan, Meadows, et introduite en Amérique par Peaslee et Atlee. Tandis qu'en Europe la chirurgie tend à délaisser l'énucléation des corps fibreux à cause de sa gravité, en Amérique M. Marion Sims, continuant les tentatives d'Atlee, préconise cette opération. Avant de montrer les rares indications et les sérieuses contre-indications et de juger des résultats acquis, il convient d'indiquer le manuel opératoire pour les tumeurs intrapariétales, sans entrer dans tous les détails qu'il comporte.

Ce manuel comprend deux temps principaux : la pénétration dans la cavité utérine et l'énucléation proprement dite. Au premier temps répondent la dilatation du col au moyen de l'éponge préparée, ou son débridement avec le lithotome ou le bistouri. Dans le second temps, la femme est placée comme pour l'opération de la taille; l'utérus est abaissé et amené à la vulve, la tumeur saisie avec des pinces de Museux et attirée en bas, tandis qu'on en détache les adhérences avec les doigts ou avec des instruments dont le tranchant est émoussé. Amussat adaptait à l'extrémité de son indicateur un onglon en fer dans le but de suivre plus exactement les contours de la tumeur et d'éviter ainsi, en déchirant les adhérences, de léser le péritoine. Il recommandait, pour terminer l'opération, d'achever le décollement de haut en bas en renversant la tumeur.

M. Maisonneuve (1) divise la tumeur de bas en haut. Une pince de Museux en maintient le côté droit, tandis qu'avec de longs ciseaux courbes sur le plat on incise sur la ligne médiane toute la portion de tumeur déjà énucléée, de manière à la diviser en deux parties égales, l'une à droite, l'autre à gauche. Le segment auquel adhère la pince peut être attiré à l'orifice, manœuvre qui permet à l'index de continuer l'énucléation. Celle-ci remonte de plus en plus haut à mesure que la division verticale se poursuit avec les ciseaux et que la moitié droite de la tumeur s'abaisse. A l'aide de l'abaissement, de l'incision et de l'énucléation, on arrive au quart supérieur de la tumeur. Alors l'abaissement devient plus difficile; aussi le chirurgien dédouble-t-il dans son épaisseur la portion même qu'il veut enlever. Il l'attaque d'arrière en avant et de bas en haut, avec des ciseaux courbes guidés par l'index gauche. Il amincit ainsi le segment, facilite son abaissement et en continue

(1) *Bulletin de la Société de chirurgie*, 1849. — *Gazette des hôpitaux*, décembre 1849.

l'énucléation jusqu'à la partie supérieure. Il devient alors facile de l'extraire. Dès lors on se meut dans une cavité rendue plus large par l'extraction de la première partie et l'énucléation se continue et se termine sur l'utérus renversé et amené à la vulve. Telle est, dans son ensemble, la simplification apportée par M. Maisonneuve à l'opération.

Sans entrer dans tous les détails, variables avec les circonstances, il convient de donner une idée générale du procédé opératoire de M. Marion Sims pour les corps fibreux interstitiels. Ce procédé n'est pas sans analogie avec le manuel opératoire des chirurgiens français. « Pour extraire un fibroïde intra-utérin, dit M. Sims (1), nous devons imiter le travail de la nature. Nous devons être guidés par certains principes fixes si nous voulons réussir : 1° le canal cervical doit être librement ouvert; 2° la tumeur doit être libre de l'entrave de la capsule qui l'enveloppe. Après l'incision de la capsule, on attend que la tumeur descende lentement et dilate graduellement le col. On ne doit pas tenter l'énucléation jusqu'à ce qu'on soit assez sûr que le col est à peu près suffisamment dilaté pour que le fibroïde passe, et cela, pas avant que son extrémité arrondie se présente au niveau des bords de l'ouverture dilatée. Si l'énucléation est tentée alors que la paroi inférieure de la tumeur est au-dessus de l'orifice interne, l'insuccès sera inévitable, si la tumeur est volumineuse. Ces règles ne sont plus applicables si elle est petite, de la grosseur d'une noix ou d'un œuf.

« Pour expliquer le procédé d'énucléation, supposons un cas. Supposons que nous ayons affaire à un fibroïde de la grosseur d'une orange ou du poignet, attaché aux parois postérieures et latérales de l'utérus; que la paroi antérieure soit libre d'adhérences avec la tumeur; que la dilatation de l'orifice soit du diamètre de 2 pouces et demi à 3 pouces; que la tumeur soit un myome dur, et qu'on puisse la voir et la sentir de niveau avec les bords du museau de tanche dilaté. On fera bien d'introduire quatre, cinq ou six morceaux d'éponge préparée, de volume ordinaire, six ou huit heures avant l'opération. Ils amolliront le col et, en dilatant le canal encore plus, faciliteront l'opération. On peut, dans un cas pareil, s'attendre à une opération prompte, sûre et heureuse. La malade doit être placée sur le côté gauche en demi-pronation, et le vagin doit être ouvert avec le spéculum de Sims. On saisira avec un fort crochet la partie de la tumeur qui se présente et on l'attirera. Au moyen de ciseaux on ouvrira la capsule à l'endroit où elle s'unit aux portions postérieure et latérales du col. On doit s'assurer qu'on ne détache pas

(1) *On intra-uterine fibroids*, p. 21. In-8°, New-York, 1874. — *The New-York Medical Journal*, april 1874.

la capsule du col, mais qu'on coupe carrément dans son épaisseur. Alors, à travers l'ouverture ainsi pratiquée, on passera l'indicateur entre la tumeur et la capsule, qu'on laissera attachée aux parois de l'utérus. La capsule sera incisée tout autour et dans le voisinage immédiat des bords du col. Là le doigt est le meilleur des énucléateurs ; mais, comme il ne saurait atteindre le fond, il est nécessaire d'y suppléer par quelque chose qui puisse y arriver. Ceci nous conduit à la quatrième partie de l'opération.

« Tandis que la tumeur, fermement saisie, est abaissée par le crochet, l'énucléateur est porté rapidement en haut, entre la tumeur et son enveloppe. On le pousse jusqu'au fond, on le retire, on le porte en haut dans une autre place, et quand, par la répétition de cette manœuvre, on a déchiré le tissu cellulaire lâche et les liens fibreux résistants, on promène circulairement l'instrument autour de la tumeur pour rompre complétement les brides qui la retiennent à la capsule. Lorsque l'énucléateur a ainsi brisé les adhérences, commence le cinquième et dernier temps de l'opération, l'extraction de la tumeur. Alors, tandis qu'elle est attirée de force par le crochet, on passe une tige solide à double crochet (*the tumor-hook*), en remontant le long de la face postérieure de la tumeur, aussi haut que possible dans la cavité de l'utérus. Au moyen de ce double crochet, la tumeur est tirée en bas et tournée légèrement, suivant son axe vertical, tandis que l'énucléateur sert encore à séparer les attaches qui ont pu échapper aux manœuvres précédentes. Lorsque la tumeur, cédant graduellement à la pression, s'abaisse lentement, on introduit un autre double crochet plus haut que le premier et on le fixe au-dessus de celui-ci. Par les tractions qu'il exerce et par le jeu continu de l'énucléateur, la tumeur sort en roulant si soudainement, qu'elle semble presque sauter à travers la vulve. Quelquefois elle tourne sur son axe, au point que la partie attachée au fond est la première à franchir la vulve, ce qui arrive naturellement lorsque l'instrument a été introduit assez haut pour accrocher la tumeur près du fond. Mais elle peut être trop grosse pour traverser l'orifice, même lorsque ses attaches sont entièrement rompues ; alors on doit recourir à l'incision du col au moyen de ciseaux jusqu'à l'insertion du vagin. »

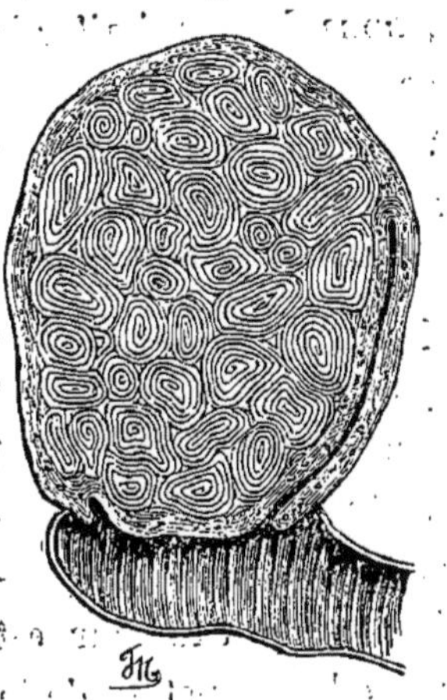

Fig. 5. — Corps fibreux interstitiel. Figure tirée de l'ouvrage de M. Sims : *On intra-uterine fibroids*.

L'énucléateur ordinairement employé par M. Sims se compose d'une tige d'acier de 12 à 15 pouces de long, ayant une certaine courbure et dont l'extrémité se contourne en circonscrivant un ovale vide. Comme les liens fibreux résistent quelquefois à cet instrument, M. Sims a substitué à l'anse un crochet mousse courbé à angle droit avec la tige. Lors de l'extraction de la tumeur, l'utérus se contracte, comme il arrive pour l'expulsion du fœtus. On doit détacher avec des ciseaux tout lambeau de membrane qu'on sent libre dans l'utérus. Dans la plupart des cas, l'hémorrhagie consécutive à l'opération est légère; dans un petit nombre, elle est grave. Pour prévenir ce danger, il faut introduire dans la cavité utérine, et jusqu'au fond, un tampon de coton ferrugineux maintenu en place par un tampon vaginal. Le coton ferrugineux se prépare au moyen d'une liqueur composée de sous-sulfate de fer et d'eau (une partie sur deux). Ce pansement doit être enlevé aussitôt que possible, vingt-quatre ou trente-six heures après l'opération, et même plus tôt, s'il existe des signes de septicémie.

Laissons de côté les procédés opératoires, si bien conçus qu'ils soient, et arrivons à l'appréciation des résultats qu'ils ont donnés. On peut dire qu'ils ne sont généralement pas heureux. Une contre-indication puissante de l'énucléation, c'est l'incertitude même du diagnostic. La situation de la tumeur peut être déterminée ; ses connexions avec le tissu utérin et ses rapports avec le péritoine ne peuvent être appréciés. Quelle est l'étendue et le degré de résistance des connexions du myôme ? Quelles sont l'épaisseur ou la minceur de la paroi utérine interposée entre le péritoine et lui? S'il ne s'est pas encore présenté de cas où la mort ait dépendu de l'ouverture du péritoine, la possibilité de cette lésion n'en est pas moins présente à l'esprit de l'opérateur ; et souvent, s'il a pu éviter l'accident, le hasard a eu sa part dans le résultat. Il est arrivé plusieurs fois, comme le rappelle M. Broca (1), que l'adhérence excessive et inattendue de l'hystérome ait empêché les chirurgiens de terminer l'opération. Auguste Bérard, aidé d'Amussat, fut obligé de laisser la tumeur en place, après en avoir décollé une partie. A la suite d'hémorrhagies et d'une inflammation intense suivie de péritonite, la malade succomba au bout de trois semaines. Lucien Boyer (2) fut témoin d'un fait semblable, terminé fatalement après quarante-huit heures. L'impossibilité de déterminer les conditions d'extirpation des corps fibreux intrapariétaux entraîne une série de mauvaises chances dont l'hémorrhagie n'est pas la moindre.

L'hémorrhagie, le plus souvent peu considérable, peut être profuse

(1) *Loc. cit.*, t. II, p. 272.

(2) Jarjavay, Thèse de concours, p. 60. In-4°, 1850.

et alarmante dans une opération dont la durée a été de cinquante minutes à deux heures. « Ce qu'il y a le plus à craindre, dit M. Ch. West(1), ce n'est cependant pas la perte sanguine, ni l'ébranlement (*schock*) immédiat produit par l'opération, car aucune malade n'est morte à la suite d'un premier accident et une seulement succomba par le fait de l'ébranlement opératoire ; mais elle avait été déjà épuisée par de fréquentes opérations. La péritonite, la phlébite, la pyohémie, résultats de la violence exercée sur l'utérus des femmes épuisées par des hémorrhagies fréquentes et abondantes, constituent des dangers auxquels peu de malades échappent. Des statistiques exactes prouveraient que c'est par là que périssent le plus grand nombre. »

Outre le danger qui accompagne l'énucléation des tumeurs fibreuses de l'utérus, il est un autre élément de la question digne d'intérêt, c'est de savoir ce que deviennent les opérées qui ne meurent pas primitivement. M. Guyon (2), dans sa thèse, cite des résultats qui appartiennent à l'un de nous et qui sont loin d'être rassurants pour l'avenir de ces malades. M. Demarquay a opéré quatre malades et en a perdu trois, l'une après six semaines, l'autre après deux mois, et la troisième, vingt mois après l'opération ; mais toutes les trois de ses suites. La première et la dernière eurent des phlegmons du petit bassin, et la seconde, qui n'eut pas d'accidents abdominaux, demeura dans un état de santé aussi mauvais qu'auparavant et finit par succomber, conservant les vomissements incoërcibles qui s'étaient développés sous l'influence du corps étranger distendant l'utérus. Ainsi, sur quatre opérées, trois sont mortes ; dans un cinquième cas, la temporisation fut suivie du rétablissement de la santé. Si un fibro-myôme n'est pas par soi-même une chose dangereuse, la tumeur interstitielle est sans doute la plus inoffensive des productions de ce genre. « Le fibroïde, dit M. Sims (3), est rarement dangereux, à moins qu'il ne donne lieu à des hémorrhagies graves, circonstance qui peut seule justifier l'intervention chirurgicale. A moins de pertes sanguines inaccoutumées et épuisantes, il y a plus de sagesse et de sécurité pour la malade à accepter sa condition comme une infirmité et à en tirer le meilleur parti. Dans ces conditions, la tumeur n'est plus qu'un inconvénient, produisant un malaise momentané, mais supportable, par la pression exercée sur les organes contenus dans le bassin, et encore, le plus ordinairement, cet inconvénient n'existe que lorsque la tumeur est comparativement petite. Quand elle

(1) *Loc. cit.*, p. 363.
(2) *Loc. cit.*, p. 121.
(3) *Loc. cit.*, p. 4.

s'accroît assez pour s'élever au-dessus du détroit supérieur, la malade n'est pas plus incommodée qu'elle ne le serait avec un utérus gravide et présentant un même développement. » On ne saurait mieux dire.

Il n'en est pas, d'ailleurs, des corps fibreux interstitiels comme de certaines productions morbides dont l'extirpation est pour les malades la seule chance favorable. La médecine et l'hygiène peuvent prévenir, atténuer ou arrêter les accidents et en modifier les suites. La temporisation peut arriver à faire jouir les femmes du bénéfice de l'âge, les manifestations morbides du côté de la tumeur cessant ou diminuant avec les conditions qu'entraîne la ménopause pour le système utéro-ovarique. L'abstention de l'opération est justifiée par les considérations présentées précédemment. L'opération est condamnée également par les résultats de la statistique, bien que tous les faits malheureux n'aient pas été publiés. « Ces résultats, dit M. Ch. West (1), ne sont pas encourageants, si nous limitons nos recherches à l'énucléation des tumeurs interstitielles du corps de l'utérus ; car 28 opérations ont donné 14 morts et 14 guérisons et, dans ces dernières, quatre fois l'opération fut incomplète et une portion de la tumeur fut laissée sur place. » La statistique de M. Ch. West comprend les cas connus depuis 1840 jusqu'à 1858.

M. Marion Sims (2), bien qu'il considère l'énucléation et l'extraction des corps fibreux intra-utérins comme un des grands progrès de la chirurgie moderne, ne dissimule pas le revers de la médaille. « Tandis que ma première série, dit-il, démontre péremptoirement les résultats qu'on obtient dans des conditions favorables, la seconde indique avec non moins d'évidence les dangers qui nous attendent à chaque opération. » Le docteur Sims relate en détail six cas de gros myômes intrapariétaux qu'il a enlevés avec succès, et trois autres cas dans lesquels la mort suivit l'opération. Dans un quatrième cas, des accidents très-graves se déclarèrent peu d'heures après l'introduction de l'éponge préparée qu'on fut obligé de retirer, et la malade, qui eut grand'peine à échapper à la mort, resta très-malade pendant six semaines. Des trois femmes qui succombèrent, l'une, qui avait les jambes œdématiées et qui avait perdu beaucoup de sang pendant l'opération, restée inachevée à cause de cette circonstance, mourut huit heures après avec des convulsions attribuées à l'urémie. Une autre, dont la tumeur avait le volume de la tête d'un fœtus, fut prise de frisson un jour après l'introduction de l'éponge préparée et mourut le septième jour. L'autopsie

(1) *Loc. cit.*, p. 362.
(2) *Loc. cit.*, p. 21.

révéla une péritonite causée par la rupture d'un abcès dans la cavité péritonéale. Dans un troisième cas où la tumeur fut enlevée, l'autopsie montra la vraie cause de la mort survenue le quatrième jour. La tumeur avait été parfaitement extraite ; mais juste à son insertion à la paroi utérine, on trouva un kyste contenant 6 à 8 onces de pus décomposé, dont l'absorption fut sans doute la cause de la mort du sujet. « Si, ajoute M. Sims (1), ce kyste aplati avait pu être découvert et ouvert pendant l'opération, j'aurais eu, suivant toute probabilité, le bonheur de faire un tout autre récit de ce cas. » Cette circonstance et la nécropsie du cas précédent montrent clairement les graves inconvénients d'une opération dont les conditions ne peuvent pas être déterminées d'avance sur le vivant.

M. le docteur Münnel (2) a compulsé les faits d'énucléation omis par M. West ou pratiqués depuis, y compris ceux du docteur Sims. Ces cas sont au nombre de 22 : énucléation totale, 17 ; partielle, 5. Trois cas seulement se sont terminés par la mort ; ils appartiennent à Sims, Yeld et Spiegelberg. Cette statistique est bien différente de celle du docteur West qui, sur 27 cas, accuse 14 morts. Il n'est pas difficile de voir qu'elle est incomplète. L'auteur, comme le remarque M. Gillette, n'entre dans aucun détail et se contente d'affirmer que les cas sont au nombre de 22, dont 3 morts, et de citer les noms des opérateurs. Comment M. Sims ne figure-t-il sur cette liste que pour une unité, lorsqu'il relate trois faits terminés fatalement ? Les trois cas malheureux de Demarquay n'y sont pas enregistrés, et il n'est pas douteux que d'autres insuccès auraient pu s'y ajouter et donner une moyenne toute différente de la mortalité dans les cas d'énucléation des corps fibreux interstitiels de l'utérus. Aussi nous associons-nous complétement à l'opinion du docteur West (3), basée sur l'expérience des faits. « Si, à la mortalité que nous connaissons, on ajoute les cas non relatés ou supprimés, cas qui, je le crains, sont très-nombreux, nous arrivons à des résultats qui doivent nous faire classer cette opération parmi les plus dangereuses de la chirurgie. Et, qu'on le remarque bien, ces risques ne sont pas encourus pour une maladie qui détruit sûrement et rapidement la vie, mais pour une affection extrêmement lente, qui souvent reste spontanément dans un état stationnaire et laisse voir en perspective des mois et même des années de santé valétudinaire, tan-

(1) *Loc. cit.*, p. 19.

(2) *Vierteljahrschr. für die prakt. Heilk.*, 1874. Traduit de l'allemand par le docteur Gillette, in *Annales de gynécologie*, 1875, t. III, p. 60.

(3) *Loc. cit.*, p. 362.

dis que les suites de l'opération peuvent faire périr en quelques jours. D'un autre côté, le succès ne délivre pas nécessairement la patiente de sa maladie, car les tumeurs fibreuses sont rarement solitaires, et l'ablation de l'une d'elles ne sert quelquefois qu'à faire constater l'existence d'une autre, hors de la portée de nos moyens chirurgicaux. »

Il est dans la pratique des cas embarrassants qui placent le chirurgien entre deux inconvénients graves : le danger de l'énucléation et celui de l'abstention. Il en est ainsi lorsqu'un myôme encore enchatonné dans la paroi utérine détermine des hémorrhagies menaçantes pour la vie. Dans ces circonstances, les accidents arrivent parfois à cesser par l'expulsion fortuite de la tumeur, ce qui en permet l'ablation. Le chirurgien est autorisé à provoquer un travail analogue ou à favoriser l'expulsion, si elle commence spontanément, en cherchant à exciter les contractions utérines par l'ergot de seigle et en dilatant ou même en incisant le col. La surveillance attentive qu'il exercera sur la progression et l'engagement de la tumeur, lui permettra d'atténuer la gravité des symptômes qui peuvent accompagner ce travail et d'intervenir à un moment donné pour l'ablation partielle ou totale du myôme.

Si l'énucléation des corps fibreux des parois de la cavité du corps de l'utérus offre trop d'alea pour qu'un chirurgien prudent l'entreprenne, doit-on proscrire cette opération d'une façon absolue ? Il est, sans doute, utile de faire une réserve pour certains cas exceptionnels. Ainsi les tumeurs enchatonnées du col qui n'occupent pas le corps en même temps, celles qui se sont développées dans l'épaisseur d'une des lèvres du col, pourront être énucléées avec avantage pour les malades, comme Lisfranc (1) en rapporte plusieurs exemples, lorsqu'elles donnent lieu à des symptômes locaux et généraux pénibles ou graves. Dans le cas où une tumeur fibreuse interstitielle accessible à la main opposerait un obstacle invincible à l'accouchement et qu'il n'y aurait qu'à choisir entre l'opération césarienne et l'ablation de la tumeur, le chirurgien serait autorisé à prendre ce dernier parti, à l'exemple de Danyau. On ne peut citer que pour les blâmer d'autres procédés opératoires appliqués au traitement des myômes interstitiels, tels que l'ouverture de l'enveloppe utérine de la tumeur au moyen de la potasse caustique dans un cas qui appartient à Simpson (2), ou l'ablation du centre de la tumeur pratiquée au moyen de la gouge par Baker

(1) *Clinique chirurgicale de la Pitié*, 1843, t. III, p. 172 et suiv.
(2) *Clinique obstétricale et gynécologique*, trad. par le docteur Chantreuil, p. 676. 1874.

Brown (1), bien que cette opération hasardeuse ait été suivie de succès.

Si l'énucléation des myômes interstitiels expose à des accidents consécutifs redoutables, les suites de l'ablation des polypes fibreux par l'excision sont ordinairement extrêmement simples. L'hémorrhagie, accidentelle d'ailleurs, cède à l'emploi des moyens les plus simples. Rarement il est nécessaire de recourir au tamponnement du vagin. Il est utile de maintenir une extrême propreté des parties génitales, d'employer des injections émollientes, ensuite astringentes, ou désinfectantes dans certains cas. Le repos au lit est une nécessité, et les malades ne devront se lever que du huitième au quinzième jour. Grâce à ces précautions, le retour à la santé est assez prompt. Certaines malades épuisées par les métrorrhagies devront être soumises, pendant un temps plus ou moins long, au traitement de l'anémie par les ressources combinées de l'hygiène et de la médecine.

(1) *Obstet. Transact.*, vol. III, p. 67.

CHAPITRE IV

DES CORPS FIBREUX SOUS-PÉRITONÉAUX, DES TUMEURS FIBRO-CYSTIQUES ET DES KYSTES DE L'UTÉRUS

Les tumeurs fibreuses intrapariétales de l'utérus, plus ou moins rapprochées à leur origine de l'une ou de l'autre paroi, tendent souvent, dans leur évolution, à devenir extrapariétales. Tantôt elles proéminent dans la cavité utérine, tout en adhérant par une large implantation au tissu utérin; tantôt elles s'engagent davantage et deviennent même extérieures en se pédiculisant. Ces myômes engagés dans la cavité de l'utérus et ces polypes fibreux ont été décrits dans le chapitre précédent. Dans celui-ci nous avons à nous occuper de tumeurs analogues dont les unes, tout en conservant de larges adhérences, deviennent extrapariétales et se portent dans la cavité abdominale et dont les autres, polypes retenus par un pédicule dont le revêtement extérieur est une séreuse au lieu d'une muqueuse, se développent aussi dans la cavité pelvi-abdominale. L'histoire de ces corps fibreux sous-péritonéaux a déjà été faite en partie. Le premier chapitre de cette étude comprend leur anatomie, sauf quelques points qui méritent d'être développés. Leurs relations avec la grossesse et l'accouchement ont été présentées également. Ici nous aurons à nous occuper de ces tumeurs à un point de vue plus spécial, celui de leurs rapports anatomiques, des difficultés de leur diagnostic et des conditions de leur extirpation. Nous rapprochons des myômes sous-péritonéaux d'autres tumeurs de l'utérus, les tumeurs fibro-cystiques et les kystes, parce que la recherche anatomique peut établir la transition des premières aux secondes, que pour toutes ces tumeurs le diagnostic se heurte aux mêmes difficultés, est exposé aux mêmes confusions et aux mêmes erreurs, et surtout parce que les conditions opératoires sont identiques pour les tumeurs fibreuses et pour les tumeurs fibro-cystiques. Il y a intérêt à en présenter les caractères en les rapprochant dans la description avant de parler de la gastrotomie et de l'hystérotomie qui sont appliquées à ce groupe de tumeurs.

Les myômes sous-péritonéaux, interstitiels à l'origine, occupant les couches les plus voisines de la séreuse, gagnent, en augmentant de volume, la cavité pelvienne, puis la grande cavité abdominale, en repoussant la séreuse péritonéale, dont ils s'enveloppent. Lorsqu'ils perdent de bonne heure leurs connexions avec le tissu utérin et leurs moyens de nutrition, ils forment à la surface de l'organe de petites tumeurs hémisphériques de volume variable. Les points qui donnent naissance à ces hystéromes sont, le plus souvent, le fond ou la face postérieure et les parties voisines des trompes et du ligament rond. Trouvant plus de résistance vers l'intérieur que vers l'extérieur, ils finissent par atrophier la couche musculaire qui les recouvre et deviennent sous-péritonéaux. Une fois qu'elles émergent de la surface de l'utérus, ces tumeurs, ne rencontrant pas de résistance, s'élèvent dans la cavité pelvi-abdominale, et cette liberté de leur évolution est cause, en partie, du développement parfois considérable qu'elles présentent. Comme l'utérus ne suit pas leur progression, il semble n'être qu'un appendice de la tumeur. Les variétés sont nombreuses : une des plus rares, c'est le corps fibreux interstitiel proéminant à la fois dans la cavité utérine et dans la cavité pelvi-abdominale. Les tumeurs sessiles forment des saillies hémisphériques ou ovalaires ; l'attache plus ou moins profonde et large de quelques-unes peut embrasser tout le fond de l'utérus.

Lorsque les myômes naissent dans une couche de la paroi utérine très-voisine de la séreuse, ils se pédiculisent aisément et, devenus libres dans l'abdomen, exercent des tractions sur l'utérus, qui peut subir un allongement notable, tandis que le pédicule tiraillé s'amincit et s'allonge. La pièce nº 186 du musée Dupuytren offre un exemple à l'appui : une tumeur intrapéritonéale, reliée à l'utérus par un pédicule de la grosseur d'une plume à écrire et long de 20 centimètres à peu près. La pédiculisation est l'état le plus ordinaire des hystéromes sous-péritonéaux. Il n'est pas rare de rencontrer plusieurs de ces tumeurs pédiculées. Les corps fibreux sont rarement solitaires, et la présence de tumeurs sous-péritonéales n'implique nullement l'absence de tumeurs intrapariétales ou sous-muqueuses. La pédiculisation explique le détachement spontané de certains myômes. Retenu à l'utérus par un pédicule grêle et séreux, le myôme finit par le rompre, reste comme un corps étranger dans la cavité abdominale, où il se fixe parfois dans un point distant de son origine par des adhérences accidentelles.

La pédiculisation des tumeurs fibreuses sous-péritonéales, qui devient une circonstance favorable dans leur extirpation par la gastrotomie, entraîne deux conséquences fâcheuses pour les malades. Ces tumeurs, ainsi que le remarque M. Péan (1), ont un accroissement rapide. « Cet accroissement se fait lentement au début, tant que la tumeur n'est en

(1) Péan et Urdy, *Hystérotomie*, p. 39. In-8º, Paris, 1873.

relation qu'avec l'utérus; mais que postérieurement il s'établisse des adhérences vasculaires avec les organes abdominaux, que par le moyen de ces adhérences la tumeur reçoive une grande quantité de sang, son volume ne tardera pas à devenir considérable, et cela dans un laps de temps fort court. » Outre ces adhérences avec les divers organes de l'abdomen que la pédiculisation peut favoriser et qui sont des sources d'hémorrhagies lors des tentatives d'extirpation, elle peut entraîner une autre conséquence très-grave à un moment donné. En effet, le myôme détaché de la paroi postérieure de l'utérus, au lieu de remonter dans l'abdomen, obéit à son poids et, en allongeant son pédicule, descend dans le bassin, où il se développe, comprime le rectum et l'utérus, compromet la grossesse en empêchant l'ampliation de celui-ci, ou apporte un invincible obstacle à l'accouchement. Les tumeurs pédiculées descendues dans le petit bassin ne sont pas les seules qui causent des accidents de voisinage et compromettent la vie en cas de grossesse. Les tumeurs sessiles qui prennent naissance sur la face postérieure du col occupent la même situation et amènent les mêmes complications.

Le frottement et la pression des hystéromes sur les parties voisines produisent des péritonites partielles et des fausses membranes, d'où résultent des adhérences avec l'épiploon, l'intestin grêle et le gros intestin. De nouvelles voies à la nutrition s'établissent à travers ces adhérences par les anastomoses avec les vaisseaux de l'intestin et de l'épiploon. Les adhérences peuvent être le siége d'un état inflammatoire se terminant par le ramollissement et la suppuration. Vogel (1) a trouvé chez une malade de quarante-quatre ans, une tumeur du volume des deux poings, naissant du fond de l'utérus, adhérente à l'épiploon et parsemée à sa surface de cavités irrégulières remplies de sang et d'une masse semblable à du pus. La plupart de ces myômes externes appartiennent aux formes dures, comme l'observe Virchow (2), et ont de la tendance à se crétifier.

Lorsque par le fait de son accroissement et de l'élongation de son pédicule la tumeur s'élève au-dessus du petit bassin, elle entraîne l'utérus et en modifie la configuration. L'organe s'allonge en se distendant; le col dont les parois s'amincissent figure une cavité étroite et allongée; la portion vaginale du col s'efface et le vagin prend, à sa partie supérieure, la forme d'un entonnoir. Le plus souvent néanmoins la matrice, bien que déplacée, conserve sa forme et ses dimensions normales, à moins qu'elles ne soient altérées par l'existence d'un autre fibro-

(1) Virchow, *Pathologie des tumeurs*. Trad. par Aronssohn, t. III, p. 351. 1871.
(2) *Loc. cit.*, p. 350.

myôme intrapariétal ou occupant la cavité de l'organe. Il est facile de se méprendre dans le diagnostic lorsque le myôme et l'utérus forment ainsi deux tumeurs contiguës dans la cavité abdominale. Les corps fibreux extérieurs à l'utérus n'ont pas un grand retentissement sur ses fonctions. Tandis que les polypes déterminent des hémorrhagies répétées et graves, les myômes sous-séreux n'altèrent pas d'ordinaire la fonction menstruelle, donnant lieu, dans certains cas seulement, à l'aménorrhée, à des irrégularités dans les époques, à des hémorrhagies et à des métrorrhagies plus ou moins sérieuses. Les symptômes qui dans certaines circonstances peuvent conduire au marasme et à la mort, même dans un assez court délai, ne se passent que rarement dans l'utérus et proviennent des compressions exercées sur les organes contenus dans le bassin et dans l'abdomen. Certaines de ces tumeurs, peu volumineuses, passent inaperçues des femmes qui les portent; d'autres ne constituent plus qu'une infirmité du moment qu'elles se sont élevées dans la cavité abdominale. La liberté de leur développement dans cette grande cavité où elles peuvent acquérir un volume considérable, avant de gêner les grandes fonctions, pourrait faire considérer comme une guérison temporaire le passage dans l'abdomen des myômes retenus dans l'étroite ceinture osseuse du petit bassin où ils exercent des compressions fâcheuses sur le rectum et la vessie.

La compression du rectum, lorsqu'elle est complète, menace rapidement la vie, si une opération chirurgicale ne parvient pas à rétablir le cours des matières. Les cas en sont rares à observer. Aux trois observations citées par M. Guyon (1), l'une appartenant à M. Duchaussoy, l'autre à Holtouse, qui fit un anus lombaire, et la dernière à Nélaton, qui rencontra, comme Holtouse, un aplatissement de l'intestin par un myôme développé dans l'excavation, M. Faucon, d'Amiens (2), a ajouté deux autres faits d'obstruction complète nécessitant une intervention chirurgicale. La compression incomplète qui n'apporte pas un obstacle absolu au cours des matières détermine des accidents plus lents, mais non moins redoutables quelquefois. Ces accidents ne sont nullement en rapport avec le volume de la tumeur. Le plus souvent ce sont des corps fibreux d'un petit volume qui donnent lieu aux phénomènes les plus sérieux de compression du côté de la vessie et du rectum. Les petites tumeurs développées sur la face postérieure de l'utérus peuvent occasionner une obstruction complète ou incomplète, suivie des lésions les plus graves de l'intestin, telles que la mortification et la perforation. Lorsque le myôme

(1) *Des tumeurs fibreuses de l'utérus*, p. 77. Thèse d'agrégation, Paris, 1860.
(2) *Bulletin de la Société de chirurgie*, 1873 (juillet).

prend des proportions plus considérables, au lieu de presser entre lui et le plan résistant formé par la paroi du petit bassin, une partie du rectum, il s'élève dans la cavité abdominale, laissant l'intestin libre et disposé à fuir au-devant de lui.

La compression incomplète du rectum peut amener un obstacle complet au cours des gaz, avec incontinence des matières fécales. Ce fait s'expliquerait ainsi, d'après M. Fourestié (1), qui a très-bien étudié ces accidents à propos d'une observation recueillie dans le service de M. Féréol, celle d'un myôme utérin interstitiel comprimant incomplétement la vessie et le rectum, ayant nécessité des ponctions intestinales et terminée par la mort. « Le doigt explorateur pénétrait facilement derrière la tumeur et une sonde œsophagienne avait pu être portée dans le rectum jusqu'à une hauteur de 35 à 40 centimètres; celui-ci n'était donc pas fortement comprimé; cependant, tant que les matières fécales ont été solides, les parois abdominales distendues et l'intestin météorisé n'ont pas eu assez d'énergie pour vaincre l'obstacle apporté par la tumeur, d'autant plus que celle-ci, exactement moulée sur la concavité du sacrum, était en contact dans une étendue de 8 à 10 centimètres. Lorsqu'à l'aide de potions huileuses les matières fécales ont été ramollies, elles ont pu gagner les parties déclives et filtrer peu à peu derrière la tumeur; ainsi s'explique l'incontinence des matières fécales lorsque la diarrhée a succédé à la constipation. Mais les gaz ayant de la tendance à gagner les parties élevées et trouvant le gros intestin facilement dilatable et dépourvu depuis longtemps de contractilité, s'accumulaient dans sa cavité, la dilataient au point de lui faire acquérir les dimensions d'un estomac distendu et apportaient ainsi aux mouvements respiratoires une gêne assez inquiétante pour qu'on ait été obligé de la combattre par des ponctions intestinales. »

Ce fait est peut-être le seul où la compression incomplète du rectum ait déterminé un obstacle absolu au cours des gaz. Les ponctions intestinales nécessitées par la dyspnée n'ont pas été sans danger à cause de la distension excessive et déjà ancienne de l'intestin et de son défaut de contractilité. A l'autopsie le rectum débarrassé de ses gaz conservait néanmoins un diamètre assez étendu. Deux points malades correspondaient aux ponctions faites avec un trocart de 2 millimètres. Autour des piqûres, on remarquait une teinte noire hémorrhagique; une portion du grand épiploon était noire et imbibée de son sang. A gauche, sur le côlon descendant, les lésions étaient plus avancées; dans les mailles de

(1) *De quelques accidents consécutifs à la compression incomplète de la vessie et du rectum par les corps fibreux interstitiels*, in *Gaz. méd. de Paris*, 1875, nos 6, 7

la portion du grand épiploon qui recouvre le gros intestin à cet endroit, on retrouvait des matières fécales; le gros intestin était perforé en un point d'où l'on pouvait, par la pression, faire sourdre des matières. Ainsi des ponctions faites même avec un trocart capillaire peuvent n'avoir plus leur innocuité ordinaire lorsque la distension gazeuse, déjà ancienne, a affaibli la contractilité de l'intestin. Une autre particularité intéressante de cette observation, c'est que les symptômes si graves du côté de l'intestin et de la vessie étaient produits par un myôme peu volumineux, de la grosseur du poing, et qui, au lieu d'appartenir aux formes dures, présentait une fausse fluctuation, une teinte rosée à la coupe et paraissant être de l'espèce des myômes mous.

Les troubles du côté de la vessie s'expliquent par ses rapports anatomiques avec l'utérus. La compression exercée par la tumeur directement ou par l'intermédiaire de l'utérus cause des besoins fréquents d'uriner, des difficultés dans la miction et des rétentions d'urine. Chez une jeune fille affectée d'un corps fibreux, vue par l'un de nous, la rétention ne se produisait qu'à l'époque cataméniale et nécessitait alors le cathétérisme. Comme la vessie se vide incomplétement, la rétention peut être suivie de catarrhe vésical. Distendu par l'accumulation du liquide, le réservoir urinaire se dilate à l'hypogastre en une tumeur qui complique le diagnostic. Le cathétérisme ne vide, dans certains cas, que la portion de la vessie située au-dessus du myôme qui la comprime et peut aplatir et étrangler son col et son canal excréteur. Il faut se servir d'une sonde assez longue et flexible pour dépasser la partie étranglée contre le pubis et pénétrer dans le segment distendu au-dessus de cet os. Cette disposition existait chez la malade de M. Féréol. A l'autopsie la vessie, qui avait contracté des adhérences avec les annexes de l'utérus, contenait 300 grammes d'urine, remontait jusqu'à trois travers de doigt au-dessous de l'ombilic et s'étalait en éventail au-devant de la tumeur.

Un autre exemple de vessie distendue et partagée en deux compartiments par un myome est rapporté par M. Caternault (1). Chez une malade de M. Sédillot, présentant une double rétention d'urine et de matières fécales, complète depuis quelques jours, causée par une tumeur dure et immobile, remplissant le petit bassin, le cathétérisme vésical présentait la particularité suivante: une sonde de gomme élastique pénétrait facilement dans la vessie qu'elle vidait sans peine et la partie fluctuante siégeant à l'hypogastre diminuait d'autant. Si alors on poussait la sonde en haut et en avant, on pénétrait, mais avec difficulté,

(1) *Essai sur la gastrotomie dans les cas de tumeurs fibreuses péri-utérines*, p. 44. Paris, 1866.

dans une seconde poche. Au moment de l'entrée il s'écoulait deux ou trois gouttes de liquide, puis tout écoulement cessait ; la sonde, qui pouvait pénétrer encore à une certaine profondeur, restait fixe dans les mouvements de latéralité. Au moyen d'une sonde d'homme en étain, M. Sédillot pénétra facilement dans la première poche, qui se vida comme de coutume ; mais il éprouva de la résistance pour faire glisser l'algalie jusque dans la deuxième cavité. Dès qu'il y pénétra, il y eut un jet d'urine considérable et continu, et la tumeur fluctuante disparut en totalité. Rappelons, à propos de ces faits, que dans l'exploration de toute tumeur pelvi-abdominale il faut s'assurer de l'état de vacuité ou de plénitude de la vessie, les renseignements de la malade qui urine par regorgement pouvant être trompeurs. La vessie, distendue par l'urine au-dessus du pubis, peut être prise pour un corps fibreux, même par des praticiens expérimentés. Dans un cas semblable, le cathéterisme vésical pratiqué par M. Ricord fit cesser, avec la cause, l'erreur de diagnostic.

Les tumeurs fibreuses de l'utérus contenues dans le bassin peuvent agir aussi sur les uretères et déterminer consécutivement de graves lésions du côté des reins. Dans l'observation rapportée par M. Fourestié, outre l'ampliation de la vessie, d'autres lésions se rencontraient dans les voies urinaires . L'uretère gauche, gros comme le petit doigt, communiquait librement avec la vessie et le rein ; celui-ci, fortement hypérémié, contenait deux petits abcès ; l'uretère droit, augmenté également de volume ne communiquait plus avec le rein, disparu presque entièrement. Il était remplacé par une tumeur fluctuante, représentant cinq à six fois le volume du rein normal et ne contenant guère que du pus ; il ne restait du rein qu'une petite masse, grosse comme deux noix, en voie de destruction et reliée à la paroi de la poche par des cordons fibreux, débris des vaisseaux du rein. Dans une autre observation prise par M. Hanot (1), dans le service de M. Bucquoy, les uretères comprimés par le myôme avaient acquis un diamètre quatre fois plus grand qu'à l'ordinaire, et leurs parois avaient triplé d'épaisseur ; l'uretère gauche ne communiquait plus avec le bassinet ; la substance des deux reins était criblée de petits abcès. La malade, affaiblie par des hémorrhagies, avait succombé à des accidents urémiques. Les lésions du rein peuvent être déterminées par un myôme enclavé dans le petit bassin ou par une tumeur volumineuse remontée dans l'abdomen. Le corps fibreux dont les proportions augmentent, cesse, en s'élevant au-dessus du petit bassin, de comprimer le col de la vessie, mais il peut continuer à gêner le cours de l'urine, en comprimant les uretères.

(1) *Bulletin de la Société anatomique*, 1878 (février)

L'observation suivante, reproduite par M. Fourestié, est un exemple des graves accidents résultant de cette compression :

Une femme se présenta au docteur Murphy (1), ayant le bassin occupé presque entièrement par une tumeur solide, de telle sorte que l'orifice utérin était abaissé et la miction impossible sans le cathétérisme. Peu de jours après, appelé auprès d'elle, il passa une sonde en gomme élastique dans toute sa longueur, mais n'obtint pas d'urine, quoique la malade souffrit des symptômes d'une rétention d'urine ; son état s'aggrava rapidement et elle mourut. A l'ouverture de l'abdomen, on trouva une vaste tumeur qui avait déplacé les intestins et s'étendait jusqu'à l'ombilic et aux fosses iliaques. Le corps de la tumeur était situé du côté gauche et avait complétement englobé l'utérus, qui, cependant, se trouvait repoussé à droite, ainsi que l'ovaire droit. La vessie était contractée et vide ; mais les uretères, comprimés par la tumeur, étaient énormément distendus et tortueux ; les reins étaient augmentés de volume et à une période avancée de la maladie de Bright. La tumeur fibreuse occupait toute la partie postérieure de l'utérus ; le col était éloigné de quelques pouces de la face antérieure de la tumeur et suspendu sur elle. L'utérus avait été chassé hors du bassin par le développement de la tumeur, dont une petite portion centrale était plus ramollie et plus friable que le reste.

Les lésions rénales, même les plus graves, ont une marche insidieuse et peuvent facilement passer inaperçues. Les troubles de la miction ne suffisent pas pour les indiquer ; on peut ne constater ni douleur dans les régions rénales, ni modification chimique dans la composition des urines. « Ce n'est pas là, rappelle M. Fourestié dans le travail déjà cité, quelque chose de spécial aux lésions rénales qui résultent d'un obstacle lent et progressif au cours des urines, et le même état latent peut s'observer dans nombre de lésions rénales; le cancer du rein, la néphrite interstitielle acquièrent souvent des proportions énormes, sans que les malades s'en aperçoivent, non plus que les médecins qui les soignent : la portion du rein qui est malade cesse alors de sécréter, en sorte que l'urine ne trahit aucune modification appréciable. » Il était utile d'insister sur les lésions rénales comme une des complications terminales possibles des corps fibreux utérins. Elles peuvent aussi rendre compte de certains accidents ultimes dont l'explication reste obscure.

D'autres complications, parfois très-graves, des tumeurs fibreuses utérines se montrent du côté de la circulation et de la respiration. Ainsi la compression peut porter sur un point quelconque de l'aorte ou de ses branches de terminaison, des veines hypogastriques ou de la veine cave inférieure, d'où résultent des phénomènes dus à une circulation plus ou

(1) *London Journal of Medecine*, p. 981, 1849, october.

moins entravée, tels qu'une infiltration partielle ou générale des membres inférieurs. Dans une observation de M. Kœberlé (1), l'œdème des membres pelviens, déterminé par un myôme utérin du poids de 33 kilogrammes, était intermittent, diminuant et revenant d'un jour à l'autre. L'ascite est une autre complication rare, mais remarquable par la gravité qu'elle peut acquérir. Elle n'est pas en rapport avec le volume du myôme. Chez une malade de M. Kœberlé (2), la ponction, pratiquée dans les derniers temps tous les cinq ou six jours, donnait issue chaque fois à 12 ou 13 litres d'un liquide citrin, très-albumineux. L'ascite se reproduisit très-rapidement après l'extirpation de la tumeur qui ne pesait que 700 grammes, était extrêmement vasculaire, comparable à un placenta, sillonnée de veines et d'artères en connexion, en partie avec la paroi abdominale, en partie avec l'épiploon. La malade mourut de péritonite dix-huit heures après l'opération. Ce qui caractérise cette ascite, c'est son abondance et la facilité de sa reproduction qui se manifeste encore après que la tumeur qui l'a occasionnée a été enlevée. Tandis que le fait de la reproduction de cette ascite est considéré comme une contre-indication de la gastrotomie par M. Kœberlé (3), cette circonstance même est pour M. Péan (4) une indication formelle. « Au lieu de quelques grammes de liquide, dit ce dernier auteur, la cavité péritonéale peut en contenir jusqu'à 15 ou 20 litres; si, pour parer aux accidents de suffocation, on vient à pratiquer la ponction, on voit bientôt la sérosité se reproduire et au bout de dix jours, quinze jours au plus tard, une nouvelle ponction est devenue nécessaire. Dans ces circonstances, la malade ne tarde pas à tomber dans le dernier degré de l'amaigrissement, et finalement à succomber épuisée par la soustraction du liquide ascitique. » Dans les deux cas cités par Cruveilhier dans son *Anatomie pathologique*, la mort eut lieu par péritonite après la vingtième ponction et, chez l'autre malade, par syncope après qu'elle eut subi soixante ponctions en six ans.

Les myômes utérins qui se développent vers la cavité abdominale chassent devant eux l'épiploon et les intestins, les refoulent dans les flancs ou dans les hypochondres, distendent les parois abdominales comme dans la grossesse et arrivent même à les perforer ainsi que Pinault, MM. Loir, Kœberlé et Dumesnil (de Rouen) en ont rapporté des exemples. Si le corps fibreux prend un volume considérable, il agit comme le ferait toute autre tumeur abdominale, comme un kyste ovarique, déplaçant le côlon trans-

(1) Caternault, *loc. cit.*, p. 2.
(2) Caternault, *loc. cit.*, p. 11.
(3) Caternault, *loc. cit.*, p. 62.
(4) *Loc. cit.*, p. 41.

verse et l'estomac, refoulant le diaphragme, déviant même les fausses côtes et produisant des troubles graves de la respiration, la cyanose de la face, la dyspnée et l'asphyxie. Chez une femme morte d'asphyxie, Cruveilhier (1) trouva une tumeur fibreuse de l'utérus dans l'hypochondre droit où elle était presque entièrement cachée. Elle naissait de l'angle supérieur droit de l'utérus par un long pédicule du volume d'une plume à écrire ; elle avait presque la forme et le volume du foie, qu'elle avait repoussé jusqu'à la troisième côte. Son poids était de 5 kilogrammes. Elle avait été repoussée par un autre corps fibreux pesant $10^k,550$, né dans l'épaisseur de la paroi postérieure du col utérin, et qui remplissait une partie de la cavité abdominale. La tumeur, cachée dans l'hypochondre droit, qu'elle débordait à peine, avait été prise pour le foie, erreur qui, en s'ajoutant à tant d'autres, montre de combien de difficultés est entouré le diagnostic différentiel des tumeurs qui ont leur origine dans l'utérus.

On peut dire que l'histoire des tumeurs fibro-cystiques de l'utérus est à faire. Leur anatomie pathologique est mal connue, leur symptomatologie tellement obscure, que le diagnostic est impuissant jusqu'ici à les séparer des autres tumeurs utérines, des kystes multiloculaires de l'ovaire, des kystes péritonéaux, de ceux des trompes et des autres tumeurs abdominales. Rien de plus obscur que leur pathogénie. Forment-elles une espèce particulière de fibro-myômes ou ne sont-elles que des corps fibreux en voie de dégénérescence ? Sont-elles susceptibles de se transformer en cysto-sarcomes ? L'obscurité qui enveloppe leur étude est causée surtout par leur rareté. Si la gastrotomie et l'hystérotomie ont fourni quelques occasions de les étudier, lorsque par hasard le chirurgien, entreprenant l'opération, sans diagnostic précis ou à la suite d'un diagnostic inexact, est tombé sur une vraie tumeur fibro-kystique, elles ont contribué à propager une erreur en exagérant la fréquence de ces tumeurs. Il n'est pas difficile, en lisant les observations, de se convaincre que tout le soin nécessaire n'a pas été toujours apporté dans l'analyse anatomique des productions pathologiques enlevées. Le doute est d'autant mieux permis à l'égard de certaines tumeurs fibro-cystiques utérines qu'on pourrait rapporter à des tumeurs du ligament et surtout à des kystes ovariques multiloculaires accolés à la matrice, que, lorsque les organes et les productions morbides sont confondues par des adhérences, la main exercée de l'anatomiste peut avoir grand'peine à reconnaître la nature et surtout l'origine de la tumeur. Qu'est-ce donc, lorsqu'un examen rapide, incomplet, superficiel, a seul délimité les rapports. Comme nous n'avons jamais

(1) *Anatomie pathologique*, t. III, p. 667.

rencontré de tumeurs fibro-cystiques de l'utérus proprement dites, nous n'insisterons que sur les particularités les plus précises, indiquant çà et là les nombreux désiderata que leur étude présente dans l'état actuel de la science.

Si, comme la dénomination de *fibro-cystique* l'implique, on entend un composé de deux parties, l'une cystique, l'autre formée des éléments anatomiques du fibro-myôme, on peut affirmer que les tumeurs utérines de ce genre sont très-rares, surtout si l'on a égard à la fréquence des tumeurs fibreuses de la matrice. Le type de cette production pathologique nous semble être le corps fibreux à géodes de Cruveilhier (1). « J'ai cru, dit-il, devoir emprunter à la minéralogie cette expression, qui donne une idée parfaite de ces cavités sans parois propres, presque toujours anfractueuses, que présentent si souvent les corps fibreux. Ces géodes offrent des différences remarquables, suivant qu'elles contiennent ou ne contiennent pas de liquide. Ainsi, il est des géodes sans liquide qui échappent au premier abord, parce qu'elles paraissent constituer un corps fibreux plein ; il en est d'autres qui contiennent une plus ou moins grande quantité de liquide. La qualité de ce liquide présente également de nombreuses variétés; ainsi, le liquide des géodes utérines est de la sérosité. » Ce liquide est-il contenu dans une membrane d'enveloppe isolante? C'est un point encore controversé. Lorsque le corps fibreux se creuse de cavités irrégulières et anfractueuses qui, en augmentant dans tous les sens aux dépens de la substance même du myôme, présentent plus tard l'aspect géodiforme, ces anfractuosités n'ont pas de parois propres, d'après MM. Ranvier et Malassez (2), et leur surface est recouverte par un épithélium pavimenteux. Cet épithélium se détache avec la plus grande facilité et ne peut être démontré que sur des pièces fraîches et récemment préparées.

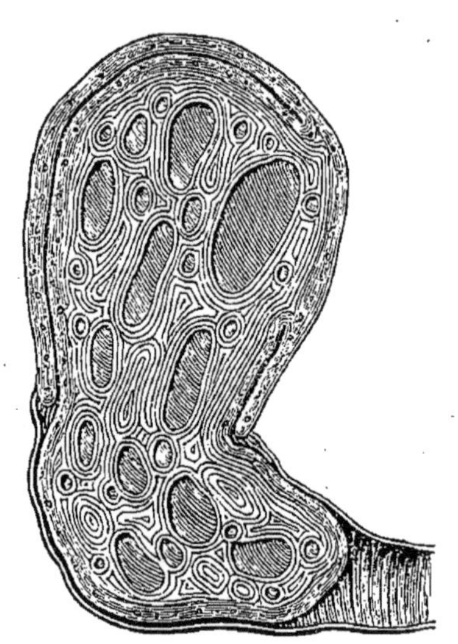

Fig. 6. — Extrait de l'ouvrage de M. Sims : *On intra-uterine fibroids*, New-York, 1874.

« Sans membrane propre, dit Virchow (3), ces poches sont circon-

(1) *Anatomie pathologique générale*, t. V, p. 659.

(2) Péan et Urdy, *loc. cit.*, p. 84.

(3) *Loc. cit.*, p. 890.

scrites par des faisceaux trabéculaires du tissu musculaire hypertrophié, sous forme d'un réseau lâche. La paroi ressemble alors, ainsi que Dupuytren l'avait déjà remarqué, à celles des cavités du cœur ; elle est parcourue par des trabécules qui traversent parfois tout à fait librement la cavité. Dans ce dernier cas on observe la tuméfaction fusiforme des faisceaux musculaires. Cette circonstance seule permet déjà de conclure qu'il ne s'agit pas ici d'une véritable production kystique, mais plutôt d'une métamorphose cystoïde dans une tumeur antérieurement solide. Il existe plutôt des cavités (cavernes) que des kystes (poches). » Ces poches ou excavations que des parties de la paroi utérine recouvrent et qui présentent tantôt une grande cavité, tantôt un grand nombre de petites, ces tumeurs fibro-cystiques des auteurs anglais renfermeraient dans certains cas une membrane d'enveloppe distincte d'après MM. Brown, Wells et Atlee, qui ont extirpé des tumeurs fibreuses dans lesquelles le liquide paraissait contenu dans un sac membraneux.

Le liquide des tumeurs fibro-kystiques n'est pas toujours le même. Le liquide des géodes utérines est de la sérosité selon Cruveilhier ; suivant Virchow, il est à peu près incolore ou faiblement teinté en jaune, aqueux ou filant, le plus souvent semblable à la synovie. Une tumeur fibreuse présentée par M. Barth (1) à la Société anatomique, en 1852, était creusée à son centre d'une cavité contenant 3 litres d'un liquide jaune citrin. Les parois en étaient épaisses et vasculaires. Ce corps fibreux sous-péritonéal, du volume de la tête d'un adulte, naissait par un pédicule de la face antérieure du corps de l'utérus qui n'était pas hypertrophié. Le myôme cystique peut se transformer en myôme hémastocystique. Hecker (2) relate le fait suivant. Chez une femme de trente-trois ans, morte de péritonite, six jours après l'accouchement, l'utérus, du poids de 1140 grammes, contenait plusieurs myômes ; l'un d'eux, situé à la face postérieure, avait 12 centimètres de long, 9 de large et renfermait une cavité de 5 centimètres de long et de 35 millimètres de large, remplie d'un liquide rouge-brun, assez consistant, composé de débris sanguinolents de tissu. Le foyer de ramollissement était complétement entouré de substance fibroïde normale qui se continuait dans l'intérieur de ce foyer sous forme de trabécules. Dans les grandes tumeurs intrapariétales le liquide finit par changer de coloration. Dans ces tumeurs, dit Virchow (3), « les vaisseaux sont fortement dilatés et remplis ; il se fait de véritables extravasats sanguins, et le liquide présente une colo-

(1) Cruveilhier, *loc. cit.*, p. 660.
(2) Virchow, *loc. cit.*, p. 391.
(3) *Loc. cit.*, p. 390.

ration rouge, rouge-brunâtre, jaune-brun ou noir-brun, selon que le sang est extravasé depuis un temps plus ou moins long et qu'il est mélangé en proportion plus ou moins grande avec le reste du liquide. »

L'hémorrhagie qui donne au contenu de la tumeur ces colorations diverses peut-être spontanée ou traumatique comme celle qui est le résultat de ponctions exploratrices. Une autre transformation qui se rattacherait plutôt aux myômes interstitiels et dépendrait d'un travail inflammatoire, la transformation suppurative, ne serait pas rare à observer d'après M. Caternault (1). Mais, en scrutant les faits, on reste dans le doute relativement à la provenance utérine ou ovarique de la tumeur, soit que l'observation n'ait pas été élucidée par la nécropsie, soit que les détails de celle-ci restent insuffisants et obscurs. La transformation gélatineuse du myôme donnant pendant la vie une fausse sensation de fluctuation a été démontrée par l'autopsie. « Des kystes, dit M. Broca (2), peuvent se développer dans les hystéromes. J'en ai vu plusieurs dans un hystérome pédiculé en forme de polype et excisé par Gerdy. Ils étaient parfaitement sphériques, gros comme des pois et distendus par une sorte de gelée rose. Le tissu de l'hystérome était du reste très-dur dans toute son étendue et très-peu vasculaire. L'origine de ces derniers kystes me paraît fort difficile à déterminer. »

La première observation de M. Kœberlé (3) offre un exemple de cette consistance gélatineuse du contenu du kyste. La tumeur qui donnait la sensation d'un flot de liquide avait été prise pour une tumeur ovarique. La ponction faite au point le plus fluctuant restait sans résultat. Mise à découvert après l'incision de la ligne médiane dans une étendue de 50 centimètres, la tumeur ondulait au moindre choc comme de la gelée, ou comme une vessie incomplétement distendue par du liquide. Elle était utérine et les deux ovaires étaient parfaitement sains. D'autres conditions intimes, survenues dans la structure des fibro-myômes, peuvent donner aussi la sensation d'une fluctuation manifeste et l'impression de cavités remplies de liquide. A peine quelques gouttes de liquide s'écoulent si l'on fait la ponction. Tels sont ces états œdémateux encore obscurs signalés par Cruveilhier (4) et étudiés par Virchow (5), ces infiltrations séreuses, vrai travail de prolifération dont le liquide peut contenir de la mucine. Nous n'avons pas à étudier le myxo-myôme et ces autres

(1) *Loc. cit.*, p. 39.
(2) *Traité des tumeurs*, t. II, p. 263. 1869.
(3) Caternault, *loc. cit.*, p. 2.
(4) *Anatomie pathologique générale*, t. III, p. 680.
(5) *Loc. cit.*, p. 383.

formes si intéressantes pour l'histologie, ni à revenir incidemment sur cette grande question toujours agitée, jamais résolue, des métamorphoses des tumeurs à propos de la dégénérescence en sarcôme dans laquelle on peut faire rentrer, d'après Virchow (1), une grande partie des formes fibro-cystiques. Indiquer quelques-uns de ces désiderata, c'est montrer que l'étude histologique des tumeurs fibro-cystiques de l'utérus est encore aussi peu avancée que leur étude clinique, ce qu'explique d'ailleurs la rareté relative des myômes kystiques.

La pathogénie des tumeurs fibro-cystiques est encore peu connue. L'hypothèse seule rend compte du développement des cavités kystiques creusées dans les myômes. Les anfractuosités proviennent-elles de la désagrégation des cellules conduisant au ramollissement ? Sont-elles la conséquence d'une espèce de ramollissement œdémateux où les fibres musculaires s'atrophient, tandis que le tissu connectif se transforme lentement en masses lâches qui, en se dissolvant, laissent de petites lacunes isolées, remplies d'un liquide lymphatique, clair, jaunâtre, mais non circonscrites par des parois lisses? Cette explication donnée par Virchow (2) de la transformation cystoïde peut-elle s'appliquer aux cas où il semble n'y avoir pas de transformation parce qu'au lieu de cavités anfractueuses, on rencontre de vraies poches tapissées par une membrane contenant un liquide clair ou altéré par son mélange avec le sang? Ces cavités ne seraient-elles que des dilatations des vaisseaux lymphatiques, des ectasies lymphatiques produites par la compression du néoplasme sur le réseau lymphatique utérin ? Mais, ainsi que l'observent MM. Péan et Urdy (3), le liquide est loin d'avoir toujours les apparences et les caractères de la lymphe ordinaire, puisqu'on y trouve du pus, de la sérosité mêlée à du sang. Dans les cas où la cavité se rencontre dans un myôme libre dans la cavité abdominale et ne tenant à l'utérus que par un mince pédicule, on ne s'explique plus la pression sur le réseau lymphatique utérin.

En résumé, les tumeurs fibro-cystiques sont-elles le résultat de la dégénérescence et du ramollissement d'un fibro-myôme situé dans la cavité utérine, ou bien la maladie est-elle entièrement distincte et séparée par ses caractères des myômes ordinaires? MM. Péan et Urdy (4) sont disposés, d'après les considérations suivantes, à admettre pour quelques cas très-rares l'opinion de Kiwisch, de Paget et de West qui en font une ma-

(1) *Loc. cit.*, p. 403.
(2) *Loc. cit.*, p. 307, 383.
(3) *Loc. cit.*, p. 100.
(4) *Loc. cit.*, p. 99.

ladie particulière, la maladie fibro-cystique de la matrice. Si ces kystes résultaient toujours du ramollissement de l'hystérome, on ne devrait les rencontrer qu'à une période avancée du développement du néoplasme, tandis que la fluctuation a été perçue dès l'apparition de la tumeur au-dessus du pubis, circonstance impliquant qu'elle était composée, dès ce moment, d'une ou de plusieurs loges kystiques. « Cependant, ajoutent ces auteurs, l'examen direct d'une de ces tumeurs, au début de son évolution, n'a pas encore été fait. Constamment, lorsqu'on les a eues sous les yeux, soit à la suite d'une opération, soit à la suite d'une autopsie, elles avaient acquis un volume considérable. »

Quoi qu'il en soit de cette étiologie et de cette pathogénie obscures, les tumeurs fibro-cystiques, une fois parvenues dans la cavité abdominale, s'y développent en liberté comme les autres myômes utérins et comme eux peuvent acquérir un volume considérable. Dans un cas observé par Kiwisch (1), la tumeur, partant de la partie moyenne de la paroi postérieure de l'utérus, atteignait d'une part jusqu'au plancher du bassin, qu'elle remplissait tout entier et de l'autre jusqu'à l'appendice xiphoïde; elle pesait près de 40 livres. La huitième observation de MM. Péan et Urdy (2) concerne une tumeur fibro-kystique (corps fibreux à géodes) du poids de 7k,500 environ 10 kilogrammes avec le liquide écoulé. La tumeur, enclavée dans le petit bassin, remontait jusqu'à l'épigastre. Les deux ovaires étaient sains. Ces formes, dit Virchow, appartiennent aux plus grandes tumeurs abdominales connues. Leur développement contraste par sa marche relativement rapide, comparée au lent accroissement des fibro-myômes ordinaires. Pour en simplifier la connaissance, nous avons présenté les tumeurs fibro-cystiques de l'utérus dans un isolement fictif; mais, du moment qu'elles s'accroissent, elles contractent des connexions vasculaires et autres avec les organes contenus dans la cavité pelvi-péritonéale, épiploon, intestin, vessie, ovaire, adhérences qui aident à leur développement ultérieur et qui peuvent embarrasser l'anatomiste pour la détermination de l'origine et de la nature de la tumeur.

Il est une autre espèce de tumeurs qu'on peut rapprocher des myômes kystiques de l'utérus, mais qu'on ne peut confondre avec eux tant leurs caractères sont encore mal définis. Leur rareté extrême explique l'insuffisance de leur étude. Dans un cas observé et représenté par Cruveilhier (3), la tumeur fibreuse qui occupait le fond de l'utérus, était pro-

(1) Virchow, *loc. cit.*, p. 394.

(2) *Loc. cit.*, p. 142.

(3) *Atlas d'anatomie pathologique*, liv. XIII, p. IV.

longée par un kyste séreux qui en quadruplait le volume. La substance ou trame de la tumeur fibreuse était à nu dans l'intérieur du kyste dont les parois étaient formées de deux feuillets, l'un intérieur, mince, d'apparence séreuse; l'autre extérieur, fibreux, dense, se continuant avec le tissu propre de l'utérus, aux dépens duquel il était probablement formé. Ce doute fait regretter que l'enveloppe n'ait pas été examinée avec le soin nécessaire pour reconnaître si elle était réellement constituée par du tissu utérin. Dans ces kystes surajoutés aux corps fibreux la membrane d'enveloppe est-elle formée par le péritoine et le tissu cellulaire qui unit la séreuse au myôme? Originaire du tissu connectif, le kyste n'aurait que des rapports de voisinage avec le myôme et ne saurait dès lors constituer avec lui une vraie tumeur fibro-cystique. La paroi du kyste provient-elle au contraire du péritoine et d'une couche mince de tissu utérin, la tumeur formée en partie par le myôme se rapprocherait plutôt des kystes utérins. Ces points encore obscurs réclament, pour être élucidés, l'intervention de l'histologie dans les cas analogues qui se présenteront ultérieurement.

Les kystes de l'utérus sont ceux qui se développent dans l'épaisseur des parois de l'organe et dont l'enveloppe est formée par le tissu utérin normal ou pathologique. Ils se distinguent nettement par là des kystes sous-péritonéaux confondus avec eux, et que constitue le péritoine soulevé à la surface de l'utérus par une collection de sérosité. Les parois des kystes de l'utérus peuvent varier d'épaisseur selon que la poche est plus ou moins rapprochée de la cavité du corps de l'organe et que le tissu de celui-ci est hypertrophié ou non. Elles peuvent être réduites à une mince couche utérine accolée au péritoine. L'extrême rareté de ces kystes et l'intérêt qu'ils présentent en raison de cette circonstance nous porte à reproduire l'observation suivante dans tous ses détails :

Tumeur kystique de l'utérus prise pour un kyste de l'ovaire. Gastrotomie. Ablation partielle de l'utérus. Mort trente-six heures après l'opération. — Mlle M..., âgée de quarante-trois ans, entre à la Maison de santé le 15 mai 1868. Elle porte à la partie antérieure de l'abdomen une tumeur volumineuse, sans bosselures, dont le début remonte à deux ans environ. Interrogée sur ses antécédents, elle ne présente rien de particulier à noter jusqu'à l'âge de quatorze ans, époque où ses règles ont apparu pour la première fois. Depuis lors, la menstruation s'est toujours très-régulièrement accomplie. Ses règles se sont montrées aux époques fixes; leur durée habituelle était de trois à quatre jours, et la malade perdait chaque fois une quantité normale de sang.

(1) *Union médicale*, 1868, n°s 113 et 115, p. 429 et suiv. — *Bulletin de la Société anatomique de Paris*, 1868, 2e sér., t. XIII, p. 392.

Comment s'est opéré le développement de la tumeur? La menstruation n'a, ainsi que nous venons de le voir, présenté rien qui soit à signaler pendant une très-longue période; mais, il y a de cela deux ans et demi environ, il s'est produit chez notre malade une hémorrhagie utérine extrêmement abondante. Quoiqu'il n'y eût pas alors de signes extérieurement visibles de la tumeur, c'est à cette hémorrhagie que nous croyons pouvoir en faire remonter le début réel. C'est, d'ailleurs, le seul trouble du côté de l'utérus qui ait été observé, et les fonctions menstruelles reprirent, après comme avant, leur périodicité. Environ six mois après, c'est-à-dire deux ans avant l'époque actuelle, une grosseur faisant saillie du côté gauche commença à attirer l'attention de la malade. Cette grosseur rejoignit bientôt la ligne médiane, et il serait difficile de dire aujourd'hui de quel côté elle a débuté. Son développement a été lent et graduel, mais dès le premier jour elle était accompagnée de douleurs dans le bas-ventre, qui depuis lors se sont montrées presque sans discontinuer. Ces douleurs devenaient un peu plus vives à l'époque des menstrues, mais leur exacerbation n'avait rien de très-prononcé. Il y a six mois à peu près que la tumeur a dépassé l'ombilic.

..... Au moment de l'entrée, l'état général est bon. La malade est de taille moyenne; elle est venue avec l'intention de se soumettre à une opération si l'on en reconnaît la nécessité et paraît décidée. Avant de prendre un parti, M. Demarquay procède en premier lieu à l'examen de la tumeur et cherche, par tous les moyens possibles, à assurer son diagnostic : le ventre a un volume considérable; il est arrondi, proéminent, lisse au toucher. La malade dit d'une façon très-nette que la tumeur a commencé du côté gauche. La palpation permet de reconnaître qu'elle est d'une mobilité remarquable; elle glisse sur les parois du ventre et ne semble pas avoir contracté d'adhérences avec elles. Par la percussion, on trouve une matité absolue et ne se déplaçant pas dans les diverses positions. Le toucher et le cathétérisme utérin sont impossibles à cause de l'état particulier du vagin; on ne peut donc recourir à cette source de renseignements.

Quelques jours après l'entrée, une ponction exploratrice est pratiquée le 20 mai. Cette ponction donne issue à 5 ou 6 litres d'un liquide de couleur citrine, un peu filant. C'est la première et la seule ponction qui ait été faite chez notre malade. Après la ponction, le kyste, tout en diminuant de volume, ne s'affaisse pas en entier, et le ventre conserve en partie ses dimensions. La coïncidence des divers signes que je viens d'énumérer fait conclure à l'existence d'un kyste ovarique. Les renseignements fournis par la malade, le mode de développement de la tumeur, ses caractères, viennent à l'appui de cette opinion. Il y a bien une mobilité de la tumeur qui paraît insolite, car on ne s'explique pas que, depuis deux ans et avec de si fréquentes douleurs, il ne se soit pas produit des adhérences. L'examen, d'ailleurs, n'a pu être complet. Le diagnostic établi est donc basé sur des probabilités, sans certitude absolue.

Quant à ce qui est de l'opportunité de l'opération, dans le cas présent elle est évidente. La tumeur a dépassé l'ombilic de 8 centimètres, et, s'il n'y a eu jusqu'ici que des phénomènes de compression modérés, il faut attribuer cette tolérance à son développement graduel et sans secousses. Il est à présumer que cet état ne durera pas, et que d'un jour à l'autre il peut faire place à des accidents graves. D'un autre côté, si l'on réfléchit que la santé générale est excellente, que rien ne rappelle cet état cachectique si commun dans les kystes ovariques arrivés à une certaine période, on est amené à conclure que le moment est bien choisi pour une opération. Celle-ci est fixée au samedi 6 juin. La malade, à cette époque, a ses règles, et l'opération, pour cette cause, est retardée jusqu'au 10 juin.

La malade anesthésiée, M. Demarquay fait une première incision de 10 à 12 centimètres, en ligne verticale, partant au-dessous de l'ombilic et allant vers le pubis. Les couches superficielles sont divisées par le bistouri. Une ou deux artérioles sont liées, et le sang est soigneusement étanché. Arrivé aux couches profondes, on les incise sur la sonde cannelée, ainsi que le péritoine. La tumeur est alors à nu. Le trocart mousse, dont on se sert pour vider le kyste, ne peut vaincre tout d'abord la résistance de sa paroi et, poussé avec plus d'énergie, il donne lieu à un jet de sang considérable qui est projeté à distance. Ce jet sanguin, tout d'abord inquiétant, ne tarde pas à s'arrêter. Une seconde ponction donne issue à environ 2 litres d'un liquide jaune citrin mêlé à du sang. L'aspect rougeâtre particulier du kyste, la fermeté de ses parois, l'hémorrhagie, ont paru quelque chose d'insolite. En considérant attentivement la tumeur, on reconnaît qu'elle ne fait pas corps avec les ovaires, mais qu'elle est attenante au fond de l'utérus. Il faut prendre un parti sur-le-champ, et ce parti n'est pas douteux. L'ablation, dans un cas comme dans l'autre, est indiquée. L'incision, paraissant trop petite, est allongée de 3 centimètres environ vers l'ombilic. Les intestins et l'épiploon sont enveloppés de flanelles chaudes et rejetés sur les côtés. L'épiploon donnant une certaine quantité de sang, on en fait la ligature en masse après plusieurs ligatures partielles. Par la position des trompes, dont les rapports ne sont pas changés, on reconnaît que la tumeur est formée aux dépens du fond de l'utérus.

M. Demarquay, après avoir fait une ligature provisoire, pour obvier à l'hémorrhagie, détache la tumeur à 4 centimètres au-dessus des trompes, puis au-dessous, et, pour remplacer la ligature provisoire, il applique une chaîne d'écraseur. Par quatre incisions, il lobule la partie située au-dessus, passe dans chaque lobule deux ligatures et cautérise au fer rouge la surface de tous les lobules. Le sang épanché pendant l'opération dans la cavité péritonéale est en assez grande quantité. Il est repris avec des éponges, et le péritoine nettoyé aussi soigneusement que possible avant qu'on songe à réunir les lèvres de l'incision. Il existe de chaque côté un petit kyste ovarique de la grosseur d'une noix. Chacun de ces kystes est serré à la base par une ligature et maintenu au dehors. La réunion de la plaie est faite au moyen de trois points de suture profonde avec des fils métalliques ; au-dessus de celle-ci, on fait une suture empennée avec deux bouts de sonde, l'un à droite, l'autre à gauche. Le péritoine est compris dans les points de suture. La portion du fond de l'utérus située au-dessus de la chaîne de l'écraseur, les deux petits kystes de l'ovaire, une portion de l'épiploon sont laissés en dehors, celle-ci à l'angle supérieur, les deux autres à l'angle inférieur. La plaie est recouverte d'un linge glycériné. L'opération, commencée à neuf heures et demie, a duré jusqu'à onze heures un quart.

La malade est transportée avec de grands ménagements dans un lit bien chaud.

La température de la chambre est maintenue à un degré assez élevé. Comme prescription : gomme chaude, bordeaux. A deux heures, la température est montée de 1°,2. Elle était à 36°,9 avant l'opération et maintenant le thermomètre marque 38°,1. Le pouls est allé de 80 à 120. La figure est bonne, sans abattement, l'intelligence très-nette, et la malade répond sans confusion aux questions qui lui sont faites. Il n'y a presque pas de ballonnement du ventre. Une vive douleur n'est pas généralisée. A cinq heures, 38°,3 ; à huit heures, 38°,8. Pouls à 132. La malade a pris dans l'après-midi environ 700 grammes de bordeaux, qui l'ont tonifiée, sans excitation exagérée. Le ventre est plus ballonné, plus douloureux. Il n'y a eu ni vomissements ni nausées.

Dans la nuit, on donne trois fois du bouillon, suivi chaque fois d'une cuillerée de vin de Malaga. Minuit : température à 37°,2. Pouls, 124. Douze pilules (opium, 0,01) d'heure en heure, de huit heures du soir à huit heures du matin. A minuit la malade est sondée. Son urine est normale ; on lui en retire environ 280 grammes. A quatre heures un vomissement de mucosités. Eau de Seltz. A la visite du matin, il n'y a pas eu de nouveaux vomissements, mais des nausées assez fréquentes. Prescription : potion de Rivière ; boissons chaudes, toniques comme la veille. On sonde la malade. L'urine est normale et en assez grande quantité. Neuf heures : température à 38°,8. Pouls, 136. Le facies a changé : il est abattu et grippé. La malade a encore son intelligence, mais il y a chez elle un peu de torpeur. Le ballonnement du ventre est très-considérable. Deux heures et demie. Température, 39 degrés. Pouls, 140. Quelques gouttes d'urine seulement dans la vessie. Ballonnement très-prononcé du ventre. Les vomissements ont reparu. La face est tout à fait prostrée et a changé d'une façon étonnante depuis la veille. Il y a de l'incohérence dans les idées. A six heures, pouls filiforme. Température, 36°,6. Sueurs froides. Mort à neuf heures du soir, le 11 juin, trente-six heures après l'opération.

La tumeur, une fois enlevée, présente les caractères suivants : le poids est de 1k,950 après macération. Elle a 40 centimètres dans son diamètre le plus considérable, transversalement, et 28 centimètres de haut en bas. Elle est de forme irrégulièrement ovoïde, d'un aspect rougeâtre et, dans certains points, comme marbrée par des taches d'un bleu foncé, de dimensions variables, mais la plupart grandes au moins comme des pièces de cent sous. Une incision faite à la face postérieure met à nu la cavité du grand kyste ; ses parois n'ont pas la même épaisseur, suivant le point où on les examine. Du côté droit, elles atteignent jusqu'à 2 centimètres et plus, tandis qu'à gauche la poche est distendue au point de devenir d'une grande minceur. La surface interne du kyste est inégale, parcourue de plis et de sillons ; son aspect est généralement blanchâtre, mais elle est sillonnée de veinules nombreuses qui rompent l'uniformité de cet aspect. A gauche, au point où la poche kystique est le plus distendue, sa surface interne est ulcérée. Cette grande cavité a 28 centimètres dans le sens transversal et 20 dans le sens opposé. Un certain nombre d'autres kystes de bien moindre dimension existent en différents points de la tumeur. Leur aspect, leur contenu, leur grandeur, sont variables, et l'on pourrait les considérer comme des produits de la même nature à des degrés différents d'évolution. Les uns donnent un liquide filant, absolument analogue au liquide renfermé dans le grand kyste. On remplit ainsi avec le liquide extrait de l'un d'entre eux la moitié d'un verre à éprouvette. Les autres renferment du sang pur ou à peine altéré. Ce sont ceux qui produisent les taches bleuâtres signalées plus haut et d'où la tumeur tire en certains points son aspect marbré. Quelques-uns sont affaissés sur eux-mêmes et ne renferment rien.

L'examen comparatif de ces divers kystes offre certaines particularités bonnes à signaler. Il semble y avoir une gradation successive et ménagée entre eux, tant

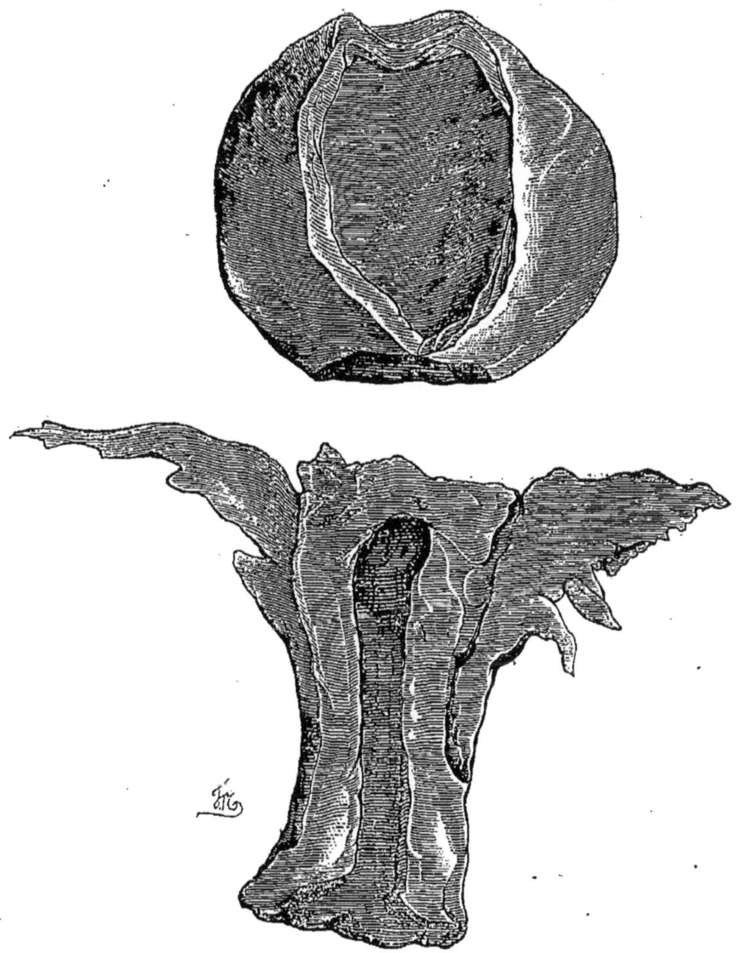

Fig. 7. — Tumeur en rapport avec le fond de l'utérus. On voit que la section de l'organe a porté immédiatement au-dessus des trompes et des ovaires.

sous le rapport du contenu que sous celui de la paroi. Le contenu est du sang pur, du sang altéré, de la sérosité plus ou moins distincte, jusqu'à ce qu'on arrive ainsi au liquide renfermé dans le kyste principal. Dans les petits kystes le paroi n'existe pas à proprement parler. Le sang est épanché dans les mailles du tissu utérin. Il n'y a pas de membrane enveloppante et les deux côtés de la cavité sont réticulés et s'envoient des prolongements. La cavité de ceux des kystes qui renferment de la sérosité est plus distincte. Leurs parois, d'abord rugueuses, inégales et comme tapissées de dépôts de fibrine, s'aplanissent jusqu'à devenir parfaitement lisses et blanchâtres dans le kyste principal. Le tissu utérin, interposé à ces kystes, a pris un énorme développement. Sa consistance et sa texture ne sont pas changées : les sinus paraissent très-dilatés. Sur la surface de section, qui a 16 centimètres sur 10, on en aperçoit de très-volumineux.

L'examen microscopique, fait par M. Bouchard, a donné les résultats suivants : le kyste est constitué par un tissu riche en fibres musculaires de la vie organique, séparées par une assez grande abondance d'éléments du tissu conjonctif, soit fibres lamineuses, soit noyaux embryoplastiques. Les fibres musculaires sont plus volumineuses en général que les fibres de l'utérus à l'état normal. Quelques-unes sont gonflées, granuleuses et très-analogues à celles de l'utérus pendant la grossesse. L'enveloppe péritonéale ne paraît pas altérée. A la face interne on ne trouve pas que le tissu de la paroi se modifie et les éléments musculaires arrivent jusqu'au contact du liquide contenu dans le kyste. Cependant, en ce point, les éléments ont subi une sorte de dégénérescence granuleuse qui donne à leur ensemble un aspect gélatineux plus ou moins analogue à celui que présenterait de la fibrine. Le contenu du kyste est séreux. On y trouve une assez grande quantité de globules rouges du sang extravasé, qui ont conservé tous leurs caractères normaux. Quelques globules blancs, très-rares, également normaux, et, de plus, de grandes cellules granuleuses sphériques, quelquefois irrégulières et un peu aplaties, à parois vésiculaires très-minces, renfermant un noyau dans leur intérieur et rendues presque opaques par une grande quantité de granulations graisseuses. Le tissu de la paroi du kyste, en certains points, était constitué par une masse jaunâtre ressemblant plus ou moins à un caillot sanguin en régression.

L'examen histologique de ces parties montrait qu'elles étaient formées par le tissu utérin dont les éléments étaient fortement infiltrés de granulations graisseuses et où ces mêmes granulations existaient en très-grande abondance dans les interstices des éléments.

Un kyste presque identique est représenté dans l'*Hystérotomie* de MM. Péan et Urdy (1). La tumeur, prise pour une tumeur fibro-cystique, fut reconnue, après l'opération, pour un kyste à contenu séro-purulent ayant son siége dans le fond de la paroi latérale droite de l'utérus. Dans l'épaisseur des parois de ce kyste, par conséquent au sein même du tissu utérin, se trouvaient plusieurs autres kystes, beaucoup plus petits, les uns sanguins, les autres séreux. Jusqu'ici le diagnostic n'a pu être fait entre les kystes et les tumeurs fibro-cystiques de l'utérus et l'extrême rareté des premiers l'explique suffisamment. Ces deux sortes de tumeurs sont en outre très-rarement dans un état d'isolement qui puisse permettre de reconnaître leur origine utérine. Même dans cet

(1) P. 96 et planche III.

état les kystes de l'utérus ont été pris pour une tumeur fibro-cystique ou pour un kyste ovarique. Il n'y a pas, en effet, de signe pathognomonique qui caractérise les tumeurs vraiment utérines de façon à les distinguer de toute autre tumeur abdominale. Kystes et tumeurs fibro-cystiques de l'utérus se compliqueront le plus souvent de kystes sous-péritonéaux, de tumeurs kystiques de l'ovaire ou du ligament large, de myômes solides de la matrice interstitiels et sous-péritonéaux. Tantôt ces variétés constituent des tumeurs indépendantes ; tantôt elles forment une masse unique. Comment le diagnostic pourrait-il arriver à être précis dans une semblable complexité où le scalpel hésite et où l'aide du microscope est nécessaire pour remonter à l'origine des tumeurs ?

Il est même des cas qui peuvent à peine être élucidés, tant les caractères anatomiques sont difficiles à établir. Telle est une observation rapportée par Virchow (1). « La fréquence de la périmétrite et des adhérences, dit-il, la complication avec les tumeurs des parties voisines et notamment de l'ovaire, le déplacement assez fréquent des organes voisins, sont autant de causes qui déroutent l'observateur. Je citerai par exemple le fait suivant : sur le cadavre d'une femme mariée tous les organes sexuels internes étaient adhérents aux parties voisines ; la paroi antérieure de l'abdomen, la vessie, le rectum, le cæcum, l'intestin grêle et l'épiploon, ne formaient qu'une seule masse avec eux. Il en résultait une masse formant une tumeur très-confuse, remplissant le petit bassin et remontant jusqu'au rebord inférieur des côtes. » Outre des kystes péritonéaux remplis d'une bouillie infecte, cette masse renfermait un petit fibro-myôme utérin, un sarcôme de l'ovaire et un kyste multiloculaire, engagé entre l'utérus et le rectum, adhérent à ces organes ainsi qu'à l'intestin grêle et à l'épiploon, probablement d'origine ovarique, relié à la partie persistante de l'ovaire par une connexion qui partait du ligament de cet organe, mais étant aussi à sa partie inférieure en rapport très-intime avec l'utérus par un faisceau compacte de substance musculaire.

Il n'est pas nécessaire qu'un cas soit aussi complexe pour que la symptomatologie en soit obscure et le diagnostic incertain. La relation fréquente qui existe entre les tumeurs de l'utérus et celles de l'ovaire prête à la confusion. Alors même que ces tumeurs ne coexistent pas, les difficultés du diagnostic différentiel se montrent par les méprises des chirurgiens. Ce diagnostic est parfois si difficile, qu'on semble renoncer à l'établir d'après les caractères et les rapports anatomiques des parties.

(1) *Loc. cit.*, p. 399.

On ne recherche pas si la tumeur est utérine ou ovarique, mais si elle est opérable. Avec des données incertaines qui ne renseignent guère sur les adhérences, on pratique la gastrotomie et l'on est amené à faire l'hystérotomie au lieu de l'ovariotomie à laquelle on s'attendait. Cette incertitude, regrettable sur les éventualités qu'on rencontrera dans la gastrotomie, résulte des erreurs de diagnostic consignées dans de nombreuses observations. La plupart des hystérotomies ont été pratiquées alors qu'on entreprenait la gastrotomie pour enlever un kyste multiloculaire de l'ovaire. Nous reviendrons sur la conduite du chirurgien en présence des incertitudes et des difficultés de l'examen. Il suffit d'indiquer ici les doutes, les méprises auxquels exposent les corps fibreux utérins sous-péritonéaux et les tumeurs fibro-cystiques, difficiles à reconnaître entre eux, difficiles à distinguer des tumeurs kystiques de l'ovaire, surtout lorsqu'il existe plusieurs tumeurs ou une masse complexe où les kystes péritonéaux, d'autres tumeurs abdominales et les organes plus ou moins refoulés et déplacés constituent autant de causes d'erreurs. Outre ces conditions extérieures à la tumeur utérine (fibromyôme solide ou myôme cystique), d'autres qui lui sont inhérentes ne sont pas moins difficiles à reconnaître. Quelles sont la consistance, la nature, l'origine, l'attache pédiculée ou sessile de la tumeur utérine, sa mobilité, ses adhérences ? toutes questions dont la solution, même approximative, est importante au point de vue d'une opération à entreprendre.

Rappelons les conditions le plus ordinairement rencontrées par le chirurgien appelé à se prononcer sur deux points : la nature de la tumeur et la convenance d'une opération. Deux diagnostics sont à poser : l'un différentiel qui recherche, en écartant les causes d'erreurs, l'origine anatomique de la tumeur ; l'autre qui, ayant trait spécialement à l'opération, tient à reconnaître l'isolement ou les adhérences et les autres complications d'où dépendent, en grande partie, le succès ou l'insuccès de la tentative. La symptomatologie n'offre pas de caractères pathognomoniques, elle ne donne aucune certitude, rien que des probabilités que l'examen peut démentir pendant l'opération. Une femme arrivée ou non à l'époque de la ménopause, éprouve des douleurs vagues dans le bassin, les lombes ou l'hypogastre, des envies d'uriner plus fréquentes, des nausées, de l'anorexie et autres phénomènes sympathiques. Ces symptômes du début, dont la durée peut être de plusieurs mois, sont suivis du développement du ventre. La femme pourra se croire enceinte, malgré l'apparition des règles, qui se continuent avec plus ou moins de régularité ; les tumeurs fibreuses péri-utérines influençant peu le cours de la menstruation. Avec le temps, l'erreur se dissipe, et l'accroissement de l'abdomen est rapporté à une cause morbide. Plus souvent la femme préoccupée de ce développement qu'elle ne saurait rapporter à une grossesse, soit que la menstruation en écarte l'idée, soit que l'âge de la ménopause ou la continence n'en permettent pas la pensée, comprendra l'utilité d'une consultation et la convenance d'un examen. Parfois, indifférente aux incommodités qu'elle rapporte à ses règles, la femme s'aperçoit, par hasard, qu'elle a une tumeur abdominale, ce qu'explique encore le peu de retentissement local et général qu'ont certains corps fibreux sur l'économie. Rarement le chirurgien qui peut décider d'une opération est consulté à ce moment. C'est plutôt le médecin de la famille qui assiste ainsi aux phénomènes du début. Le chirurgien est consulté plus tard lorsque les faits sont plus accentués, mais aussi plus compliqués.

A moins que la tumeur ne reste contenue dans le bassin, l'abdomen a le même aspect que pendant la grossesse. La distension peut être même plus considérable, et les parois abdominales sont alors sillonnées de veines dilatées. Par le palper on découvre une tumeur d'un volume variable, indolore, dure, ronde ou ovale, à surface lisse ou bosselée, affleurant à peine le pubis ou s'élevant dans le grand bassin. Remontant vers l'ombilic ou plus haut vers l'épigastre, elle occupe la ligne médiane ou une des régions latérales. La paroi abdominale est souple et dépressible sur le côté de la tumeur et transmet, à la main qui la déprime sur celle-ci, une sensation de résistance. La consistance de la tumeur est plus ou moins aisée à apprécier. La flaccidité de l'abdomen due à l'émaciation ou à des grossesses, permet de la sentir mieux que si les parois étaient chargées de tissu adipeux. Une adhérence avec la paroi met une partie de la tumeur plus à portée de la main. Le gonflement de l'abdomen, qui s'observe si souvent chez les femmes atteintes d'affections utérines, surtout avant la menstruation, masquera les caractères de la tumeur, qui deviendront plus saillants chez la même malade à un autre moment. La tumeur qu'on reconnaît s'est-elle montrée primitivement sur la ligne médiane ou dans une des fosses iliaques ? Rarement les commémoratifs pourront l'établir et, fussent-ils précis, une tumeur rapportée à l'ovaire, parce qu'elle s'est développée latéralement, se trouve parfois appartenir à l'utérus lorsqu'on en cherche l'origine après la gastrotomie.

Si à la situation médiane de la tumeur viennent s'ajouter sa consistance et surtout son extrême dureté, ces caractères autoriseront à diagnostiquer un corps fibreux utérin sous-péritonéal. Les caractères opposés présentant tous les degrés depuis l'élasticité jusqu'à la fluctuation, n'impliquent pas qu'on est en présence d'une tumeur d'une autre espèce. Ces sensations correspondent aux transformations géodiforme et kystique des myômes utérins aussi bien qu'aux états différents des tumeurs de l'ovaire. Le fibro-myôme peut même donner une sensation très-nette d'un flot de liquide, alors qu'il est formé d'un tissu mollasse, mais sans collection liquide. Aussi est-il difficile souvent de préciser si la fluctuation perçue est vraie ou fausse. « Le palper abdominal, dit M. Caternault (1), peut, jusqu'à un certain point, indiquer une union probable entre la tumeur et l'utérus. Si la main placée de champ et appuyée par son bord cubital, immédiatement au-dessus du pubis, s'enfonce facilement et profondément dans l'abdomen, il est supposable que la production morbide appartient plutôt à l'ovaire qu'à l'utérus ou au moins que la tumeur implantée sur ce dernier organe lui est unie par un pédicule long et délié. »

Le toucher vaginal a une double importance. Il reconnaît les déformations et les déviations que l'utérus a subies et rend compte de certaines conditions de la tumeur. En le combinant avec le palper on arrive à plus de précision dans le diagnostic. Le vagin est diminué d'étendue quand la tumeur plonge dans l'excavation et les culs-de-sac sont refoulés et saillants. Ceux-ci sont, au contraire, effacés et le vagin est allongé lorsque la tumeur, en s'élevant dans l'abdomen, attire l'utérus en haut. La profondeur à laquelle on rencontre le col varie avec les dimensions du vagin ; il peut être hors de la portée du doigt et il n'est guère influencé pathologiquement par les tumeurs sous-péritonéales de l'utérus. Celui-ci subit plus encore des actions mécaniques que des altérations par le fait de ces myômes. Sa cavité s'allonge, ses rapports changent, ses axes se modifient, il se produit des versions ou des flexions que le toucher ne reconnaît pas toujours. Il constate un symptôme autrement important : la transmission des mouvements communiqués à la tumeur. Ici le palper se combine avec le toucher. Le doigt maintenu sur le col perçoit les mouvements que la main appliquée sur l'abdomen imprime à la tumeur, et la main, immobile à son tour, perçoit ceux que le doigt cause à l'utérus. Cette transmission réciproque et médiate implique la connexion de la tumeur avec l'utérus et indique le plus souvent son origine utérine.

Il est un cause d'erreur dans le diagnostic sur laquelle M. Boinet (2)

(1) *Loc. cit.*, p. 52.

(2) *De la gastrotomie dans les cas de tumeurs fibreuses utérines,* mémoire présenté à l'Académie de médecine le 26 avril 1870 (p. 29, in-8°, 1873).

appelle l'attention des chirurgiens. C'est la mobilité de certaines tumeurs fibreuses qu'on peut facilement déplacer, en les poussant à gauche ou à droite, ou bien en faisant coucher les malades sur le côté droit ou sur le côté gauche, mobilité qui a pu faire croire à une certaine rotation des tumeurs fibreuses sur leur axe, et par suite les a fait regarder comme pédiculées. Cette mobilité, quelquefois réelle et très-prononcée, peut en imposer en faisant croire qu'une tumeur est pédiculée alors qu'elle est sessile et implantée dans le tissu utérin. « Voici la cause de cette mobilité ou de cette prétendue rotation : dès qu'une tumeur fibreuse a atteint un certain volume et qu'elle s'est développée du côté du ventre, qu'elle soit interstitielle ou péri-utérine, elle fait corps avec l'utérus dans lequel elle est implantée par un pédicule court, large et épais ; dans cet état, si le fibrome a la forme d'une poire dont la grosse extrémité est en haut, c'est-à-dire du côté de l'ombilic, et la petite extrémité en bas, du côté de l'utérus, et si en même temps il est exempt d'adhérences avec le pourtour du bassin ou les organes environnants, on constate, si l'on imprime, à travers les parois abdominales, des mouvements de latéralité et même de torsion, et cela parce que l'utérus est mobile et sert d'axe ou de pivot à cette masse fibreuse qui peut se déplacer facilement et être portée à droite ou à gauche, absolument comme si elle était pédiculée ; alors, si l'on en concluait que la tumeur fibreuse est pédiculée parce qu'on peut facilement la repousser à droite et à gauche, on ferait une erreur de diagnostic et l'on pourrait se laisser entraîner à une opération très-grave, croyant avoir affaire à une tumeur fibreuse pédiculée. »

Le toucher rectal vient en aide au toucher vaginal et au palper abdominal pour s'assurer des rapports et de la situation de certains corps fibreux et les différencier, lorsqu'ils occupent l'excavation, des autres tumeurs avec lesquelles on peut les confondre, telles que les exostoses du sacrum, les tumeurs hydatiques, les hématocèles et les engorgements péri-utérins et même le corps de la matrice en rétroversion. La combinaison de ces trois modes d'exploration peut éclairer le diagnostic sur un point important : la disposition sessile du myôme. « Si pendant qu'on touche la malade, soit par le vagin, soit par le rectum, dit M. Boinet (1), on prie un aide de porter la tumeur, soit à droite, soit à gauche, ou même de la soulever entre ses deux mains à travers les parois abdominales ou de la refouler en haut vers le diaphragme, le doigt introduit dans le vagin et placé sur le museau de tanche, ou introduit dans le

(1) *Loc cit.*, p. 30.

rectum, sent que le col se porte du côté droit, si la tumeur est repoussée à gauche, et *vice versa*, et que, dans le cas où la tumeur est refoulée en haut vers le diaphragme, l'utérus est entraîné en haut et abandonne le bout du doigt introduit dans le vagin. Avec ces signes et ceux qui font reconnaître les tumeurs fibreuses, on peut arriver à un diagnostic à peu près certain. »

Les maladies qui peuvent égarer le diagnostic par les analogies que leur symptomatologie présente avec celle des tumeurs fibreuses péri-utérines solides ou dégénérées sont très-nombreuses et diverses comme les organes contenus dans la cavité abdominale. Les unes appartiennent à l'utérus, les autres à l'ovaire, aux trompes, aux ligaments larges; d'autres proviennent du péritoine qui avoisine les organes internes de la génération; d'autres, étrangères à ceux-ci, se rattachent à des organes voisins ou placés à distance de l'utérus. Nous n'avons pas l'intention, en arrivant au diagnostic différentiel des tumeurs fibreuses péri-utérines, de parler de toutes les maladies qui peuvent plus ou moins les simuler, mais de nous attacher aux faits principaux, à ceux que la clinique rencontre le plus souvent, et de montrer par des observations, au lieu de s'attacher aux minuties d'un diagnostic souvent théorique, combien de fois l'examen anatomique a été plein de surprises en infirmant les conclusions en apparence les plus justes du diagnostic. Montrer ainsi par des faits l'insuffisance fréquente de celui-ci, c'est indiquer une des causes des mécomptes attachés à la grave opération de l'hystérotomie.

Lorsqu'une femme consulte un chirurgien au sujet d'une tumeur abdominale, l'idée qui se présente tout d'abord, c'est de rechercher si la distension est causée par une tumeur de l'ovaire ou par une tumeur de l'utérus. Nous n'avons pas à retracer ici le diagnostic des fibro-myômes intra-utérins, avec développement de l'organe, constituant une sorte de grossesse fibreuse, et celui des myômes interstitiels, ni à revenir sur le diagnostic différentiel de la grossesse compliquée ou non de l'existence d'un hystérome. Le développement rapidement progressif du ventre chez une femme jeune est un symptôme presque exclusif de la grossesse que viennent corroborer les troubles sympathiques, les modifications survenant simultanément dans les aréoles des deux mamelles, le ballottement et le bruit du cœur fœtal. La méprise ne pourrait provenir d'une grossesse normale que caractérise la suspension de la menstruation. Une de ces grossesses où la menstruation persiste pourrait seule être confondue avec une tumeur fibreuse péri-utérine, sans influence d'ordinaire sur cette fonction. Avec l'expectation qui est de rigueur dans un cas douteux, on verra les phénomènes de la grossesse s'accentuer avec évidence, ou ceux qui résultent d'un hystérome marcher avec une lenteur négative de la gravidité. Mais si la lenteur de l'évolution exclut l'idée d'une grossesse ordinaire, l'ancienneté de la tumeur n'implique pas l'impossibilité d'une grossesse extra-utérine. Il y a même lieu d'y songer, quand le diagnostic n'est pas net entre une tumeur ovarique et une tumeur fibreuse utérine sous-péritonéale.

Il est souvent très-difficile de distinguer une tumeur ovarique d'une tumeur utérine. Ce diagnostic peut même être impossible. A quels caractères distinguer, par exemple, une tumeur fibreuse de l'ovaire d'une tumeur fibreuse sous-péritonéale de la matrice ? Si le fibro-myôme utérin subit la transformation kystique, ou s'il s'agit d'un vrai kyste de l'utérus, l'embarras peut être grand pour reconnaître la nature et l'origine de ces tumeurs. Leur rareté et leur ressemblance avec les kystes multiloculaires de l'ovaire explique qu'on les prenne, la plupart du temps, pour ces dernières tumeurs autrement fréquentes. En dépit de ces difficultés, on peut, d'après l'ensemble des symptômes objectifs, distinguer, le plus souvent, les tumeurs utérines sous-péritonéales des kystes ovariques. Les signes de probabilité pour une tumeur fibreuse de la matrice sont la dureté, la solidarité entre le col et la production morbide, la situation de celle-ci en avant jointe à sa mobilité, le cathétérisme utérin et la ponction exploratrice. Examinons la valeur, relative d'ailleurs, de chacun de ces caractères.

La consistance du fibro-myôme, d'ordinaire compacte, dure, uniforme, ne rappelle pas l'état bosselé, parfois nettement perceptible sous la peau, et la sensation de fluctuation des kystes ovariques multiloculaires. Ceux-ci ont parfois des caractères plus obscurs et rappellent la consistance des hystéromes susceptibles, eux aussi, de donner, dans certains cas, des sensations de fausse et de vraie fluctuation, soit que le myôme soit envahi par l'œdème ou qu'il ait subi des altérations de tissu partielles ou générales: ramollissement, état gélatineux, suppuration, transformation kystique. La transmission, au doigt placé sur le col, du mouvement imprimé par la main qui presse en bas la tumeur à travers la paroi abdominale, et, comme contre-épreuve, la communication à la main placée sur la tumeur à l'hypogastre, du mouvement d'élévation imprimé au col, indiquent une solidarité étroite de la production morbide avec l'utérus, une connexion intime, autorisant presque à affirmer l'origine utérine de la tumeur. Celle-ci peut néanmoins être sessile, et la transmission réciproque de ces mouvements communiqués ne pas s'opérer à cause d'adhérences contractées par le myôme avec quelque organe de l'abdomen. La tumeur peut être utérine et ne transmettre aucune sensation de déplacement au doigt introduit sur le col et à la main placée sur l'hypogastre, si la longueur du pédicule la rend indépendante, en quelque sorte, de la matrice.

La situation d'une tumeur sur la ligne médiane, son évolution ascendante et la direction vers l'ombilic de la convexité de sa courbe de matité feront penser à un corps fibreux utérin. Le kyste ovarique se développe aussi de bas en haut ; mais, avant d'envahir la portion antérieure de l'abdomen, il reste latéral pendant un certain temps. Si, avec cette situation médiane, une tumeur existant depuis plusieurs années présente une mobilité bien nette, il y a de fortes présomptions qu'elle dépend de l'utérus. Cette mobilité serait insolite pour un kyste ovarique, plus apte à contracter des adhérences s'opposant plutôt aux mouvements de glissement sur les parois abdominales. Existe-t-il un corps fibreux, l'utérus obéissant à son poids déprime et refoule les culs-de-sac du vagin. Ceux-ci restent normaux et libres avec un kyste ovarique que son élévation empêche de presser de haut en bas sur la matrice. Les culs-de-sac vaginaux peuvent aussi rester libres et même s'effacer et le vagin devenir infundibuliforme, si l'hystérome entraîne l'utérus dans son mouvement ascensionnel au-dessus du détroit supérieur. Le col utérin fournit peu d'indications, il est plutôt dévié d'un côté dans le cas de kyste ovarique ; plutôt porté en avant du pubis ou en arrière, dans le cas de myôme utérin ; il peut dans les deux cas remonter haut et n'offrir aucune altération particulière. Le corps de l'utérus subit plutôt des modifications dans ses rapports que dans ses dimensions sous l'influence des myômes sous-péritonéaux. L'utérus sans modification appréciable semble n'être qu'une annexe de l'énorme tumeur dont il est le point de départ. D'autres fois cependant la tumeur, en s'élevant dans la cavité abdominale, allonge le grand diamètre de la matrice dont les cavités ne forment plus qu'un canal long et étroit.

Le toucher ne saurait indiquer si l'utérus a conservé ou non sa longueur normale. L'hystéromètre seul peut en donner la mesure. C'est là un point intéressant, car si un fibro-myôme sous-péritonéal peut déterminer, en tiraillant l'utérus, l'élongation de sa cavité, un kyste ovarique ne cause à celle-ci aucune modification. D'un autre côté, l'utérus, sans que ses diamètres varient, peut être l'origine d'une énorme tumeur fibreuse sous-péritonéale, et un myôme interstitiel, parfois accompagné d'un kyste ovarique, amène une dilatation de la cavité utérine que l'hystéromètre peut prendre pour une simple élongation. Il ne faut donc pas s'exagérer la valeur de cet instrument dans le diagnostic des corps fibreux péri-utérins. S'agit-il de tumeurs de l'excavation pelvienne pouvant simuler une tumeur utérine, les indications de l'hystéromètre ne sont pas toujours précises non plus. Lorsque les ovaires et les trompes tombés dans le cul-de-sac postérieur du péritoine donnent naissance à une tumeur, celle-ci, sans avoir encore acquis un grand volume, peut faire corps avec l'utérus et simuler une version ou une flexion. L'hystérométrie révélera seule que les axes de l'utérus ne sont pas modifiés et que l'apparence contraire est attribuable à une tumeur. Elle n'éclairera guère le diagnostic si la tumeur a déterminé une véritable version ou flexion utérine. Le point de savoir si la production morbide engagée dans l'excavation appartient à l'ovaire ou à l'utérus, soit qu'elle naisse postérieurement à la jonction du col et du corps, ou qu'elle soit un myôme attaché au corps par un long pédicule, ce point sera difficilement élucidé par l'instrument, qui n'imprimera, le plus souvent, que des mouvements trop peu étendus à l'utérus pour que le chirurgien puisse reconnaître qu'il est indépendant ou non de la tumeur à laquelle il est accolé.

« Plusieurs tumeurs qui sont nées dans l'abdomen ou à la face interne de ses parois, au-dessus de la cavité du grand bassin, telles que des hydropisies circonscrites ou enkystées du péritoine, de l'épiploon, des kystes sous-péritonéaux développés entre la séreuse et les parois musculaires, des kystes des reins, de la rate, des cancers encéphaloïdes de ces organes, ont été prises assez souvent, mais par des hommes habiles et attentifs, pour des tumeurs de l'utérus et de ses annexes, et le plus souvent pour des kystes de l'ovaire. » Ces lignes d'Huguier (1) rappellent bien les difficultés auxquelles expose constamment un semblable diagnostic. Si, dans quelques circonstances, l'hystérotomie renseignera sur le degré de fixité ou de mobilité du corps de l'utérus sur la tumeur ovarique ou de toute autre origine qui l'avoisine ; dans d'autres cas, l'utérus, transporté dans l'abdomen, est tellement enseveli au milieu de la masse morbide, que son immobilité ne donnera que des signes négatifs. La mobilité que lui imprimerait l'instrument ne prouverait pas qu'il n'existe pas de tumeur utérine si celle-ci, attachée par un long pédicule, avait contracté des adhérences avec quelque organe ou quelque tumeur de la cavité abdominale. L'instrument peut constater l'accroissement longitudinal de la cavité utérine, confirmatif d'un fibro-myôme sous-péritonéal soupçonné, sans renseigner pour l'existence de tumeurs plus importantes comme cause d'accidents. Ainsi, chez une femme de quarante-huit ans, entrée à la Maison municipale de santé, pour une réten-

(1) *De l'hystérométrie*, p. 218. In-8°, 1865.

tion d'urine, et dont la cavité cervico-utérine était de 10 centimètres de long, l'autopsie révéla que les accidents de la vessie tenaient moins à une tumeur fibreuse sous-péritonéale, développée dans la paroi antérieure de l'utérus et soupçonnée lors de l'examen, qu'à l'existence de deux tumeurs contenant un liquide purulent, formées aux dépens des trompes qui avaient été comprimées à leur origine dans l'utérus par le développement de deux myômes et s'étaient dilatées en deux kystes dont l'un avait le volume d'une tête de fœtus à terme. Ces deux kystes tubaires, placés derrière l'utérus, avaient échappé à l'exploration.

Il ne serait pas difficile de montrer par des exemples analogues que l'hystéromètre n'a qu'une valeur très-relative dans le diagnostic des tumeurs fibreuses sous-péritonéales de l'utérus. Il est utile de rappeler que son emploi n'est pas toujours sans danger, soit qu'il ne fasse que hâter l'apparition des accidents, soit qu'il en provoque qu ine se seraient pas montrés. On comprend que l'introduction de la sonde dans un utérus quelquefois malade, non pour en mesurer seulement la longueur des cavités, mais pour en déterminer le degré de mobilité ; que les déplacements imprimés, en tiraillant des adhérences, ou en se produisant dans le voisinage immédiat de kystes et de tumeurs diverses enflammés ou suppurants, puissent avoir un retentissement local suivi de phénomènes généraux très-graves. Il en est de l'hystérométrie comme d'un autre moyen instrumental de diagnostic, la ponction exploratrice qui, sans donner des résultats positifs, peut être aussi accompagnée de dangers.

La ponction, dont l'emploi ne saurait être justifié que dans les cas douteux, aide-t-elle toujours à distinguer nettement un hystérome, tumeur solide ou fibro-cystique, d'un kyste ovarique? Les kystes multiloculaires de l'ovaire contiennent d'ordinaire une matière gélatiniforme, rarement de la sérosité. La sérosité sanguinolente peut provenir aussi bien d'une tumeur fibro-cystique utérine que d'un grand kyste ovarique. Les myômes peuvent renfermer des collections liquides de nature diverse; les liquides des kystes ovariques peuvent être de consistance et d'aspect variés. L'écoulement d'un peu de sang et la fixité de l'extrémité profonde du trocart indiqueront un myôme solide, tandis que les mouvements de circumduction imprimés à cette extrémité seront libres dans un kyste ovarique, aussi bien que dans une tumeur kystique appartenant ou simplement accolée à l'utérus. Dans l'observation de tumeur kystique de l'utérus précédemment rapportée, la ponction avait donné 5 à 6 litres d'un liquide de couleur citrine, un peu filant, et la tumeur avait été prise pour un kyste de l'ovaire. L'incertitude du diagnostic n'est pas rachetée par l'innocuité de la ponction, même avec un trocart fin. La ponction donne lieu à des inconvénients qui peuvent être immédiats et très-graves, ou éloignés et regrettables, au point de vue d'une opération ultérieure. Telles sont les adhérences étendues dont les piqûres sont le point de départ, et que ceux qui ont pratiqué la gastrotomie ont eu si souvent l'occasion de rencontrer. Les accidents prochains proviennent de ce que l'épaisseur des parois du kyste peut empêcher l'affaissement de la cavité, circonstance qui favorise l'entrée de l'air et le développement d'accidents putrides. Dans le cas de fibro-myôme, l'hémorrhagie peut être la conséquence de la ponction exploratrice. Ainsi, chez une malade dont la cavité pelvienne, en arrière du vagin, était remplie par une masse dure, légèrement lobulée, semi-élastique dans sa partie la plus déclive, due à un myôme de la paroi postérieure de l'utérus, la ponction faite par M. Routh (1) donna environ une demi-once de sérum et occasionna une forte hémorrhagie dont le fer rouge finit par avoir raison.

En résumé, il n'existe pas de signe pathognomonique pour établir avec une certitude absolue le diagnostic différentiel des tumeurs fibreuses péri-utérines et des kystes de l'ovaire. En dehors des cas bien tranchés, on n'a que des probabilités. La réunion de certains symptômes permet de diagnostiquer le siége de la production morbide. D'autres fois, les symptômes sont trop complexes ou trop obscurs pour que les doutes soient éclaircis. La coexistence assez fréquente des kystes ovariques et des tumeurs utérines n'est pas de nature à les dissiper. « Supposant le diagnostic de siége porté d'une façon définitive, observe très-justement M. Caternault (2), il resterait encore à spécifier l'espèce de production morbide. Ici, difficultés plus grandes encore. Nous n'avons rien trouvé qui pût éclairer le diagnostic à l'endroit des tumeurs multiloculaires, géodiformes, kystiques, gélatiniformes, graisseuses, suppuratives, etc. » Nous avons à montrer d'autres difficultés, parfois non moins grandes, dans le diagnostic différentiel des myômes utérins et des autres tumeurs occupant le bassin et dans celui de ces mêmes tumeurs utérines situées dans l'abdomen et des autres tumeurs développées dans cette cavité. Ces difficultés sont mises en lumière par les erreurs mêmes de diagnostic dont nous rapportons les observations.

Les fibro-myômes durs développés dans la cavité pelvienne peuvent être parfois confondus avec les enchondromes, qui prennent le plus souvent naissance sur la face antérieure du sacrum, si le chirurgien

(1) Caternault, *loc. cit.*, p. 56.
(2) *Loc. cit.*, p. 52.

n'apporte pas un soin extrême pour déterminer l'origine de ces tumeurs du bassin. M. Waller (1) cite un cas d'opération césarienne nécessitée par une tumeur dure, immobile, remplissant l'excavation, prise pour une exostose du sacrum et que l'autopsie fit reconnaître pour un corps fibreux de la paroi postérieure de l'utérus. Les difficultés du diagnostic sont moindres, s'il s'agit de ces tumeurs de la fosse iliaque, tumeurs pelviennes d'Huguier, qui les a signalées le premier, et qui sont constituées par des masses purement fibreuses, de forme sphérique ou ovoïde, en simple contact avec le bassin ou adhérant à son squelette par un pédicule plus ou moins long et plus ou moins volumineux. L'ébranlement imprimé au corps fibreux utérin par le toucher vaginal, combiné à la palpation abdominale, le distingue aisément, d'après Nélaton, des tumeurs de la fosse iliaque, dont l'immobilité est invariable.

L'hématocèle péri-utérine et la pelvi-péritonite peuvent être prises pour une tumeur fibreuse utérine. « Ici, dit très-bien M. Caternault (2), il faut faire grande attention au commémoratif : la soudaineté des accidents, la fluctuation feront penser à une hématocèle ; de même que la résistance, la semi-élasticité, les poussées inflammatoires, la diminution de la tumeur à l'époque des règles, la sensibilité au toucher allant jusqu'à la douleur pendant l'inflammation pourront faire reconnaître un engorgement péri-utérin. » Les signes objectifs ne suffisent pas toujours pour empêcher l'erreur, même lorsque l'examen est pratiqué par des cliniciens expérimentés. M. A. Voisin (3) rapporte, d'après le docteur Engelhard (4), l'observation d'une malade atteinte d'une hématocèle rétro-utérine prise successivement par M. Stoltz pour un corps fibreux de la paroi postérieure de l'utérus et pour une tumeur kystique. Le symptôme sur lequel insistait Nélaton : l'application immédiate et presque invariable de l'utérus derrière la symphyse pubienne, sur la ligne médiane, bien que caractéristique de l'hématocèle, peut être déterminé par un myôme développé dans l'excavation. Dans l'hématocèle rétro-utérine ancienne, la tumeur dure qui occupe le cul-de-sac rétro-utérin, et qui reste la dernière portion de l'épanchement à se résorber, peut donner lieu à une méprise en raison même de sa consistance. L'observation suivante de M. Gosselin (5) en est un exemple. Il s'agit d'une hématocèle rétro-utérine qui avait pu être confondue avec une tumeur fibreuse.

(1) *London Medical Gazette*, april 1853. — Caternault, *loc. cit.*, p. 97.
(2) *Loc. cit.*, p. 68.
(3) *De l'hématocèle rétro-utérine*, p. 193. In-8°, 1860.
(4) Thèse de Strasbourg, 1858.
(5) *Bulletin de la Société de chirurgie*, 1858-1859, t. IX.

Une malade, couchée il y a dix-huit mois dans le service de M. Beau, à Cochin, portait une tumeur dans l'excavation pelvienne. Deux fois je trouvai en arrière du col, répondant à la partie postérieure du corps de l'utérus, une tumeur bosselée, dure, volumineuse. En saisissant la tumeur entre le doigt de la main droite introduit soit dans le rectum, soit dans le vagin et la main gauche appliquée sur la région hypogastrique, il me fut impossible de reconnaître la moindre trace de fluctuation. La dureté et la résistance étaient uniformes sur tous les points. Cette dureté, cette absence complète de fluctuation nous firent rejeter, à Beau comme à moi, l'idée d'une hématocèle rétro-utérine ou d'un abcès, ou d'un kyste. Nous fûmes convaincus qu'il s'agissait d'un de ces phlegmons ligneux, durs, chroniques que l'on rencontre dans le tissu utérin. Les douleurs violentes éprouvées par la malade à différentes époques nous firent pencher pour ce genre d'affection de préférence à une tumeur fibreuse.

La malade mourut à l'hôpital de je ne sais quelle affection, et à l'autopsie, nous pûmes reconnaître que la tumeur était formée par une hématocèle contenue dans une poche à parois très-résistantes et formée par des caillots très-condensés à la périphérie, tandis que dans le centre le sang avait moins de consistance.

Ce n'est que dans des circonstances très-rares que le diagnostic peut être indécis entre les myômes kystiques ou les kystes ovariques et les échinocoques du bassin qui ont la plus grande analogie avec ces tumeurs et descendent profondément dans l'espace recto-utérin.

Les tumeurs des ligaments larges sont d'ordinaire consécutives à des altérations de l'ovaire ou de l'utérus, ou se propagent à l'un de ces organes, si elles sont d'abord primitives et isolées. L'intérêt pratique est de diagnostiquer lequel est malade, de l'utérus ou de l'ovaire. Il peut se présenter des conditions où les kystes formés par la dilatation des trompes constituent la lésion principale et produisent un ensemble de symptômes presque inévitablement rapportés aux corps fibreux utérins. L'observation suivante, intéressante à plus d'un titre, est un exemple de cette erreur de diagnostic rectifiée par l'autopsie faite avec soin par M. Rondot, interne à la Maison municipale de santé.

Mme X..., modiste, quarante-huit ans, entre le 30 mars 1873, dans le service de M. Demarquay, pour une rétention d'urine remontant à quatre jours; son médecin n'a pu la sonder à cause de la difficulté du cathétérisme et de la douleur qu'il provoquait; cependant elle a uriné depuis son arrivée.

Embonpoint considérable, tempérament nerveux, face pâle, expression de fatigue, de prostration; pas de fièvre, langue très-blanche, ventre très-gros, pas de tympanite, dureté à l'hypogastre; le palper est difficile à cause de la douleur qu'il produit. Toucher douloureux, col très-haut, non dévié; douleurs vives aux reins et aux cuisses. Menstruation régulière jusqu'à la ménopause, arrivée à quarante-quatre ans;

jamais de pertes, aucun signe de métrite, constipation ; rien du côté du cœur et de la poitrine.

Diagnostic : corps fibreux utérin dont la compression entrave les fonctions de la vessie. Prescription : calomel à doses fractionnées et pour demain matin un verre d'eau de Pullna. Ventouses scarifiées à la région lombaire, bains, cataplasmes, tisane de gomme.

31 *mars*. Cathétérisme douloureux ; avec une sonde de femme on retire un verre d'urine. On introduit une sonde d'homme en gomme, qui s'enfonce très-loin et disparaît presque entièrement. On sent une induration à quelques centimètres au-dessus du pubis ainsi que dans la fosse iliaque droite. Aucune délimitation n'est possible ; l'embonpoint et la douleur gênent l'exploration ; le diagnostic de corps fibreux repose uniquement sur des probabilités. Il survient un mieux notable. Jusqu'au 5 avril la malade se plaint de douleurs de reins ; elle urine plus facilement, la fin de la miction est très-douloureuse. La constipation continue.

6 *avril*. Pas de fièvre, faiblesse. Eau de Pullna. Les membres inférieurs sont œdémateux ; pas d'albumine dans les urines ; le 11, l'œdème a beaucoup augmenté ; purgation. Quelques vomissements le soir ; ballonnement du ventre ; forte fièvre ; pouls serré à 140 ; douleur vive des reins ; face grippée ; peu de réaction à la palpation abdominale ; augmentation de l'œdème des extrémités ; tendance à la syncope. Ce sont des signes de péritonite avec disposition adynamique. Potion avec 4 grammes d'alcoolature d'aconit. Le 12, la malade se trouve mieux ; la fièvre est tombée ; il reste un état d'anéantissement assez inexplicable ; les urines s'écoulent facilement et ne contiennent pas d'albumine. Dans la nuit du 12 au 13 la malade s'est plainte et a eu des vomissements. Dans la journée, selles involontaires ; pas de fièvre. La mort survient le 14 au matin sans que rien fît soupçonner une fin aussi rapide.

A l'autopsie, pratiquée quarante-six heures après, une grande quantité de liquide purulent s'échappe à l'ouverture de la cavité abdominale ; le péritoine épaissi semble doublé de fausses membranes sur la totalité de son feuillet pariétal. Les intestins, recouverts par l'épiploon chargé de graisse, forment une masse compacte. En bas se détache une tumeur arrondie, rougeâtre, du volume du poing, entièrement libre, sauf par sa partie inférieure, dans une loge remplie de pus qui la circonscrit, à l'exception de sa face antérieure, qui répond directement à la paroi abdominale. Pour examiner les organes contenus dans le petit bassin, il faut décoller les anses intestinales qui adhèrent fortement entre elles ; on tombe alors sur une masse kystique s'élevant jusque dans le grand bassin et ressemblant à une tumeur ovarique enclavée dans des pseudo-membranes de nouvelle formation. Il est impossible, de prime abord, d'en spécifier la nature, et ce n'est qu'après en avoir séparé plusieurs portions d'intestin qu'on reconnaît l'existence de deux tumeurs, fortement distendues par un liquide et se reliant de chaque côté à l'utérus. Elles sont extraites avec la matrice, le vagin et la portion inférieure du rectum. La vessie est complétement aplatie et, après l'avoir ouverte, on éprouve de la difficulté à introduire la main, qui se trouve comprimée entre la paroi abdominale et la production morbide.

Les tumeurs sont reliées au fond de l'utérus par une partie qui s'effile et ressemble à un pédicule ; en avant se trouve le ligament rond ; les ovaires ont disparu. La tumeur du côté droit représente à peu près le volume d'une tête de fœtus à terme ; celle du côté gauche est moins grosse. Chacune présente sur le bord supérieur une portion cylindrique horizontale, plus marquée à droite et qui ressemble, à s'y méprendre, à une anse intestinale ; elle est séparée par un sillon profond de la masse kystique principale ; sa partie interne se continue avec l'utérus, tandis qu'en dehors aucune ligne de démarcation ne la sépare du reste de la tumeur ; le calibre du cylindre est coupé par des dépressions assez profondes. La lame supérieure des ligaments larges est fortement épaissie ; les deux feuillets, antérieur et postérieur, séparés par les poches tubaires, se rejoignent à leur partie interne pour se porter sur les deux faces correspondantes de l'utérus.

L'incision donne issue de chaque côté à un liquide purulent, épais, filant, tenant en suspension des flocons blanchâtres en grande quantité. La face interne, ardoisée sur une grande partie de son étendue, est recouverte de dépôts adhérents, mucopurulents, se détachant difficilement sous un filet d'eau. Les poches étant vidées, on reconnaît que toutes deux sont simples, uniloculaires, et qu'elles communiquent à leur partie supéro-externe avec l'abouchement de la portion cylindrique qui se continue avec les cornes de l'utérus. Nul doute qu'on n'ait affaire à la dilatation des deux trompes. A gauche, en arrière, quelques fausses membranes recouvrent des plaques de sang concrété qui s'étalent également dans le cul-de-sac utéro-rectal. A ce niveau, l'épanchement sanguin a été plus considérable, quoique non collecté, comme dans l'hématocèle rétro-utérine commune. On trouve par places des nappes sanguines étalées d'un brun rougeâtre à la coupe et ne dépassant pas l'épaisseur de 1 à 2 millimètres.

La tumeur globuleuse qui apparaissait seule à l'ouverture de l'abdomen n'est autre qu'un corps fibreux développé dans la paroi antérieure de l'utérus ; il a le volume du poing et présente comme dimensions : hauteur, 8 centimètres ; largeur, 7 ; épaisseur, 6. Il est libre, sauf par la base, qui forme un pédicule aplati, d'une largeur égale au diamètre de ce corps ; il est blanchâtre à la coupe et se sépare facilement de ses enveloppes. Second myôme du volume d'une noix, en arrière de celui-ci et correspondant au fond de la matrice. Un troisième, faisant une légère saillie sur la paroi postérieure, est complétement inclus dans cette paroi ; il est gros comme une noisette. Les incisions de l'utérus montrent les particularités suivantes : cavité cervicale fusiforme ayant depuis l'isthme jusqu'au museau de tanche une longueur de 6 centimètres ; sur le bord inférieur, saillies vésiculeuses comme des têtes d'épingle, contenant un liquide transparent ; largeur à la partie moyenne, 22 millimètres. La cavité du corps mesure 4 centimètres de haut ; sa largeur est de 25 millimètres, de sorte que, n'était sa largeur un peu plus considérable, elle semblerait comme annexée à la cavité cervicale. Elle présente un corps fibreux allongé en amande, de 2 centimètres de long, pédiculisé supérieurement à 2 millimètres environ du fond de l'utérus.

Les injections poussées de l'utérus vers les trompes ou de celles-ci vers la cavité de la matrice restent sans résultat. On reconnaît, en incisant le conduit tubaire dans la paroi utérine, qu'il se continue sans ligne de démarcation avec la dilatation cylindrique du kyste et avec celui-ci. Pour bien mettre en évidence la portion utérine des trompes, il a fallu sectionner le corps fibreux principal et nous avons reconnu facilement que l'origine des trompes avait subi, par le fait de son développement, une striction telle, qu'il avait pu en résulter une rétro-dilatation dans la portion libre de ces organes, et ce qui a pu nous confirmer dans cette opinion, c'est que le kyste du côté gauche n'a pas atteint un volume aussi considérable, la pression étant principalement exercée vers le côté droit du fond de l'utérus. En ce point le conduit interstitiel se trouvait compris entre le corps fibreux antérieur et celui que nous avons signalé sur le fond de la matrice. Une section du premier suivant sa longueur nous a permis d'apprécier facilement ce mécanisme, qui n'est pas moins évident pour la trompe gauche; toutefois, la compression du canal n'avait pas ici pour agents deux corps voisins; elle résultait du développement du myôme qui, s'insinuant dans la paroi utérine au-dessus et au-dessous du canal tubaire, en effaçait complétement le calibre.

L'inflammation du péritoine s'étend autour du foie, qui baigne dans un liquide épais et floconneux; il est hypertrophié et gras; vésicule distendue. Rate normale. Reins gros, ramollis, décolorés; pas d'adhérence de la capsule; pas de lésions bien appréciables des deux substances. Rien à noter du côté des intestins. Parois vésicales épaissies, urine normale; pas de cystite. Rien de particulier dans les veines crurales. Poumons sains, refoulés par l'épanchement péritonéal; congestion probablement hypostatique des bases; cœur dilaté sans lésions valvulaires; les deux séreuses sont saines.

Comme certains hystéromes dont l'existence passe inaperçue ou n'est révélée que fortuitement à la malade ou au médecin, les kystes développés dans l'épaisseur du ligament large peuvent ne pas être reconnus, malgré leur volume, qui atteint ou dépasse celui d'une pomme ou d'une orange. Dans une très-belle observation de M. Mesnet (1), l'épanchement ascitique, dû à une cirrhose du foie avait empêché de diagnostiquer une tumeur qu'on découvrit par hasard en examinant l'utérus, et qui était englobée dans les annexes. Cette tumeur, qu'on eût aisément prise pour un corps fibreux, était globuleuse, grosse comme la tête d'un fœtus, lisse, transparente, distendue par un liquide incolore, sessile avec une large base d'implantation sur la portion du ligament large gauche, comprise entre la partie extérieure de la trompe avec son pavillon et l'ovaire. L'examen démontra que le kyste était interstitiel, contenu dans l'épaisseur du ligament, et indépendant de la trompe.

Les tumeurs de la cavité abdominale donnent lieu aux mêmes erreurs de diagnostic que celles de la cavité pelvienne. Elles peuvent être prises pour des corps fibreux, alors qu'elles n'ont aucune connexion avec l'uté-

(1) *Bulletin de la Société anatomique*, 1874, t. IX, 3e série, p. 43.

rus. La grossesse extra-utérine peut exposer à une méprise de ce genre. Le diagnostic d'avec les tumeurs fibreuses sous-péritonéales est difficile parfois à établir. Certains caractères fondamentaux du développement de ces productions méritent d'être mis en parallèle. Ainsi, comme l'observe M. Guéniot (1), « le fœtus de ces grossesses meurt à cinq ou six mois et l'on n'entend pas de bruit de souffle ; puis la tumeur tend sans cesse à diminuer, contrairement aux tumeurs fibreuses qui augmentent toujours. Les corps fibreux ont une tendance à durcir quelquefois par l'infiltration de dépôts de phosphate de chaux ; et d'autre part, le kyste fœtal, en revenant sur lui-même, met en saillie les parties résistantes et dures du fœtus. Or, ce qui alors fait la différence, c'est que, dans le cas de grossesse extra-utérine, les saillies sont anguleuses, tandis que les parties dures des tumeurs fibreuses sont toujours arrondies. » Mais outre que ces caractères ne sont pas toujours bien appréciables, une même tumeur due à une grossesse extra-utérine peut donner des sensations variables suivant les moments où on l'explore. Dans une observation prise par M. Gadaud (2), à la Charité, chez une femme de cinquante-deux ans, la tumeur que l'autopsie montra constituée par une masse renfermant les débris irrégulièrement agencés d'un fœtus, donnait à chaque toucher une sensation nouvelle, tantôt une dureté simulant celle d'un corps fibreux, tantôt une mollesse rappelant celle d'une tumeur kystique peu distendue. Or les corps fibreux fournissent quelquefois des sensations analogues et ils exposent à des erreurs d'autant plus faciles qu'ils peuvent compliquer les grossesses extra-utérines.

Il est des cas embarrassants où les signes objectifs ne suffisent pas pour un diagnostic précis ; la recherche attentive des antécédents peut alors mettre sur la voie comme dans le cas suivant de M. Péan (3). Il s'agissait d'une dame de vingt-quatre ans, dont l'abdomen était distendu par une tumeur occasionnant une dyspnée pénible et de violents accès de suffocation. Cette tumeur, dont le début remontait à quatre ans, s'élevait vers l'épigastre et les hypochondres, comprimait le diaphragme, remplissait également tout le petit bassin et immobilisait l'utérus en antéversion légère. On reconnaissait par la palpation que la tumeur était bosselée, dure, sans fluctuation manifeste en aucun point, mais se laissant déprimer légèrement par places. « Le cas était fort embarrassant, dit M. Péan ; nous agitions la question de savoir si c'était là une tumeur fibro-cystique de l'utérus ou bien un kyste multiloculaire de

(1) *Bulletin de la Société anatomique*, 1868, 2e série, t. XIII, p. 190.
(2) *Bulletin de la Société anatomique*, 1868, 2e série, t. XIII, p. 188.
(3) Péan et Urdy, *loc. cit.*, p. 111.

l'ovaire, lorsqu'en fouillant dans les antécédents de notre malade nous apprîmes que, il y a quatre ans, elle s'était crue enceinte et que les médecins, consultés à ce sujet, l'avaient confirmée dans cette opinion. C'était là un précieux renseignement, et nous avouons qu'en présence de l'obscurité des symptômes existants, nous nous ralliâmes volontiers à l'idée d'une grossesse extra-utérine possible. »

L'opération, qui dura quatre heures et eut une terminaison funeste par péritonite, le quatrième jour, montra qu'on avait eu raison de tenir compte des antécédents. C'était, en effet, à une grossesse ovarienne qu'on avait eu affaire. La tumeur remontait jusque sous le diaphragme et descendait jusque dans le bassin ; elle était étranglée dans son milieu et offrait, comme configuration générale, l'aspect d'un cocon de ver à soie. Elle était composée d'une coque très-dure en certains endroits, mais aussi très-friable en d'autres points, principalement à la partie supérieure. Cette coque était remplie d'une matière épaisse, blanchâtre, très-analogue à cette matière sébacée que l'on trouve dans les kystes pileux dentaires. Au milieu de cette substance se trouvaient des os, des dents en très-grande quantité, des poils, deux yeux, des morceaux de peau, etc.

Les myômes durs ou kystiques de l'utérus peuvent être confondus avec les kystes du foie, du rein et de la rate, avec les kystes sous-péritonéaux et les diverses tumeurs malignes qui proviennent des organes abdominaux. Le développement de haut en bas des tumeurs de l'épiploon et du mésentère permet de les distinguer des tumeurs ovariques et utérines qui s'accroissent de bas en haut ; mais ce caractère n'a de valeur que si l'on peut suivre, par une observation répétée, l'évolution de la tumeur. Un viscère de la cavité abdominale, sans avoir subi de dégénérescence, peut, par son déplacement, en imposer pour un corps fibreux. Celui-ci peut être pris pour quelque organe dont il occupe la place. Cruveilhier rapporte l'observation d'une tumeur fibreuse prise pour une hypertrophie du foie. Cette tumeur, unie à l'angle supérieur droit de la matrice par un long pédicule, était entièrement cachée dans l'hypochondre droit qu'elle débordait à peine ; le foie était repoussé par elle jusqu'à la troisième côte. L'ectopie du rein expose à la méprise inverse. Il faut, lorsque la grande mobilité de la tumeur a donné l'éveil, chercher si la région rénale n'est pas vide, si la pression de la tumeur ne cause pas de la douleur, et si, en déprimant la paroi abdominale, la main ne ramène pas la tumeur à la place occupée par le rein, place qui redevient vide dès que cesse la compression. Ces caractères différencient nettement le rein mobile d'un hystérome. L'indolence de celui-ci contraste avec la sensibilité de celui-là. Chez une malade de la Maison municipale de santé, ces caractères firent reconnaître, dans une tumeur abdominale très-mobile, une ectopie du rein droit qu'à cause d'une hypertrophie assez prononcée on aurait pu prendre pour une tumeur fibreuse de l'utérus.

Tous les viscères contenus dans l'abdomen peuvent subir la dégénérescence cancéreuse, et les tumeurs bosselées, dures ou fluctuantes qui en résultent, simuler des myômes durs ou des tumeurs fibro-cystiques de la matrice. Les signes objectifs sont la plupart du temps insuffisants pour se reconnaître au milieu des difficultés variées du diagnostic différentiel de ces tumeurs obscures. Nous ne saurions énumérer toutes ces difficultés. Dans nombre de cas, elles sont aussi embarrassantes que dans l'observation suivante, qui ajoute une erreur à toutes celles que contient ce long exposé du diagnostic différentiel des corps fibreux sous-péritonéaux de l'utérus.

Sarcôme fasciculé rétro-péritonéal, pris pendant la vie pour un myôme de l'utérus. — Autopsie. — Tumeurs secondaires dans le foie et le poumon, par M. Pitres (1), interne des hôpitaux. — Mlle R..., âgée de cinquante-trois ans, atteinte depuis dix-sept mois d'une tumeur du ventre, est entrée à la maison Dubois, dans le service de M. Demarquay, le 31 octobre 1873. A son arrivée, on constate que le ventre est déformé, saillant à la partie inférieure. La palpation permet d'y reconnaître l'existence d'une tumeur volumineuse, non fluctuante, douloureuse à la pression, dure, irrégulièrement bosselée et de consistance uniforme dans toute son étendue. A gauche, cette tumeur s'élève de quelques centimètres seulement au-dessus du pubis ; à droite, elle occupe toute la fosse iliaque et s'élève jusqu'à la région du flanc : sa partie inférieure plonge dans la cavité pelvienne. Il est impossible de lui communiquer aucun mouvement. La paroi abdominale glisse difficilement sur sa face antérieure, avec laquelle elle paraît avoir contracté des adhérences. Le toucher vaginal est très-douloureux. Le vagin est aplati et repoussé contre le pubis par une masse néoplasique très-résistante, développée dans la cavité du bassin ; sa muqueuse elle-même paraît saine. On arrive avec peine jusqu'au col de l'utérus, qui est petit, conique, avec un orifice circulaire. Il est impossible de lui imprimer des mouvements. Le toucher rectal n'a pas été pratiqué.

Les membres inférieurs sont œdématiés : la malade est amaigrie, très-anémiée, mais ne présente pas la teinte jaune-paille de la cachexie cancéreuse. Elle n'a jamais eu de métrorrhagies : ses règles sont supprimées depuis plusieurs années. Pendant son séjour à la maison Dubois, la malade se plaignait de difficultés presque insurmontables pour aller à la garde-robe. Quoiqu'elle prît souvent des lavements, elle était obligée de passer des heures entières sur la chaise et de prendre les positions

(1) *Bulletin de la Société anatomique de Paris*, 1874, 3e série, t. IX, p. 25.

les plus bizarres pour arriver à rendre de petites quantités de matières. Les digestions étaient très-pénibles. La miction s'accomplissait assez régulièrement.

Dans les derniers jours de décembre, tous ces symptômes prirent plus d'intensité. L'œdème des membres inférieurs acquit des proportions considérables ; les difficultés pour aller à la garde-robe devinrent plus grandes et la mort arriva le 30 décembre, sans avoir été précédée d'aucun accident aigu. Depuis le jour de l'entrée de la malade à l'hôpital, on avait porté le diagnostic : tumeur fibreuse de l'utérus.

Autopsie pratiquée le 31 décembre 1873. La paroi abdominale ayant été incisée sur la ligne médiane, on dissèque les nombreuses adhérences qui l'unissent aux parties sous-jacentes et l'on arrive sur une tumeur volumineuse occupant toute la fosse iliaque droite, la partie inférieure de la fosse iliaque gauche et enclavée en bas dans la cavité pelvienne. Le côlon ascendant passe en avant de cette tumeur dans une dépression creusée obliquement le long de sa face antérieure : les anses de l'intestin grêle sont repoussées vers la partie supérieure du ventre. Le cæcum occupe sa position normale. Le côlon descendant et le rectum passent en arrière de la masse morbide. Des adhérences nombreuses et très-vasculaires unissent le côlon ascendant et les anses de l'intestin grêle aux points correspondants de la tumeur, tandis qu'elle n'est unie au pubis, à la vessie et au rectum que par des tractus celluleux très-lâches. En cherchant à enlever la tumeur en totalité, on constate qu'elle adhère solidement à la partie la plus saillante de l'angle sacro-vertébral et au corps de la dernière vertèbre lombaire ; mais il est facile de s'assurer qu'elle n'a pas pris naissance en ce point, car, les adhérences une fois rompues, on peut reconnaître un grand nombre de fibres du grand surtout ligamenteux antérieur qui auraient certainement été repoussées ou détruites si la tumeur était née dans les vertèbres ou dans les tissus fibreux des articulations vertébrales.

L'utérus, les trompes, les ovaires, les ligaments larges sont tout à fait indépendants de la tumeur. L'utérus est petit ; il est repoussé en avant et logé dans une dépression creusée dans le point correspondant de la tumeur où il est complétement immobilisé. Vers le fond de cet organe existe une petite saillie très-dure, du volume d'une noisette, présentant tous les caractères extérieurs d'un petit myôme. Les ligaments larges sont sains ; leurs surfaces péritonéales sont lisses et ne présentent aucune altération de structure : les ovaires et les trompes ont toutes les apparences de la plus parfaite intégrité. Après avoir constaté ces particularités, on enlève la tumeur et l'on remarque alors qu'elle repose directement sur l'aponévrose intacte des muscles iliaques, et qu'elle repousse, en se développant, le feuillet péritonéal qui double à l'état normal le fascia iliaca ainsi que tous les organes abdominaux ou pelviens, sauf le rectum, dont les rapports avec le péritoine expliquent suffisamment la fixité.

Le foie a son volume et sa configuration ordinaires. A la face inférieure du lobe droit, immédiatement au-dessous de la capsule de Glisson, dans un point très-voisin de la tumeur principale, mais qui cependant n'était pas en contact avec elle, existe une petite tumeur hémisphérique du volume d'une noisette. Elle apparaît à la surface de l'organe, sous la forme d'une tache grisâtre arrondie, de 2 centimètres de diamètre. On peut la séparer facilement du tissu hépatique dans lequel elle est plongée. La vessie paraît saine. Les reins, la rate ne présentent aucune altération apparente. Les intestins, l'estomac repoussés par la tumeur ont contracté avec elle de nombreuses adhérences. Le mésentère est rouge, vascularisé : on ne découvre pas de ganglions mésentériques volumineux. L'épiploon est petit, ratatiné. Le diaphragme est sain. Dans le poumon gauche, à la partie inférieure du lobe supérieur, on découvre sous la plèvre viscérale une petite tache grisâtre de 1 centimètre de diamètre environ, qui correspond à une petite tumeur du volume d'un haricot, développée en ce point. Le cœur ne présente pas d'altération. Le cerveau et la moelle n'ont pas été examinés.

En résumé, l'autopsie a révélé l'existence d'une énorme tumeur, née, selon toute probabilité, dans le tissu cellulaire rétro-péritonéal, et de deux petites tumeurs secondaires, l'une à la surface du foie, l'autre à la surface du poumon, sans aucune relation anatomique apparente avec la tumeur principale.

L'examen histologique de ces tumeurs a été pratiqué au laboratoire d'histologie du Collége de France et contrôlé par M. Ranvier. La tumeur principale est formée par la réunion de lobes et de lobules irréguliers, ce qui lui donne un aspect bosselé. A la coupe, on distingue un tissu d'apparence très-bigarré. Sur un fond d'un gris blanchâtre, légèrement translucide, existent de grandes travées d'un blanc opaque limitant des îlots de tissu rosé. Dans plusieurs points on voit des foyers hémorrhagiques interstitiels de différents âges et quelques petites cavités kystiques contenant un liquide gélatiniforme.

Le raclage fournit une très-petite quantité de liquide rosé, translucide et légèrement visqueux, dans lequel le microscope fait découvrir des cellules fusiformes, très-minces, possédant un gros noyau ovalaire saillant sur les côtés de la cellule et se colorant fortement par le carmin ; de chacune des extrémités du noyau part un prolongement terminé en pointe et non ramifié. On trouve plusieurs de ces cellules dont un prolongement est brisé auprès du noyau, ce qui leur donne vaguement l'apparence de cellules cylindriques ; on trouve également un bon nombre de noyaux libres possédant tous les caractères des noyaux contenus dans les cellules.

Sur des coupes pratiquées après durcissement et colorées au picro-carminate, on constate que ces cellules sont groupées les unes à côté des autres, de façon à former des faisceaux dirigés en différents sens, de telle sorte que sur une même préparation on aperçoit les faisceaux coupés parallèlement à leur axe, sous forme de tractus longitudinaux à noyaux allongés, tandis que ceux qui ont été coupés perpendiculairement à leur axe apparaissent sous forme d'îlots plus ou moins régulièrement arrondis, dans lesquels la coupe des noyaux, plus fortement colorés par le carmin que la substance intercellulaire, se présente avec l'apparence de points rouges arrondis entourés d'une zone jaunâtre. Les petites tumeurs du foie et du poumon présentent exactement les mêmes caractères histologiques ; elles appartiennent, comme la tumeur principale, au groupe des sarcômes fasciculés (tumeur fibro-plastique de Lebert).

Le diagnostic différentiel des corps fibreux sous-péritonéaux (myômes compactes ou myômes cystiques) ne suffit pas, lorsqu'il s'agit de décider de la gastrotomie. Etant donnée une tumeur, rapportée à tort ou à raison à l'utérus, il faut en reconnaître les connexions et surtout les adhérences avec les organes abdominaux. La décision du chirurgien dépend des données fournies par ce second diagnostic. Elles sont difficiles à établir; elles ne peuvent qu'être incomplètes, et constituent surtout une des présomptions que l'opération peut démentir. La palpation et la percussion feront reconnaître la situation occupée par le paquet intestinal, tantôt refoulé vers l'épigastre, tantôt placé latéralement, et dont quelques anses forment parfois une hernie ombilicale. Ces déplacements déterminent dans l'épiploon des changements correspondants. Aussi, lorsqu'on incise la paroi abdominale, le trouve-t-on souvent en avant de la tumeur, qu'il recouvre en partie.

Le diagnostic des adhérences est très-bien résumé par MM. Péan et Urdy (1), dans les lignes suivantes : « L'opérateur doit s'attendre à rencontrer des adhérences étendues : 1° si la tumeur est ancienne; 2° si la distension du ventre est assez considérable pour que la surface externe de la tumeur vienne presser fortement sur le péritoine pariétal; cela est également vrai pour les kystes de l'ovaire. En examinant tous les cas que nous avons opérés, et ils sont déjà nombreux, nous n'avons jamais trouvé cette règle en défaut. D'un autre côté, les signes donnés par les auteurs comme symptomatiques des adhérences sont loin d'avoir la valeur de ces deux éléments : ancienneté et volume de la masse morbide. On devra aussi prendre en grande considération les ponctions qui ont été pratiquées, le déplacement plus ou moins facile de la tumeur, les poussées de péritonite qui seraient survenues, les bruits de frottement, si par hasard ils existaient, etc. Dans tous les cas, il sera absolument impossible de diagnostiquer les adhérences profondes avec la vessie, le rectum, les os iliaques, le foie, la rate ou les reins. » Nous ne parlons que pour mémoire des incisions exploratrices. Une incision de 5 à 6 centimètres à la partie supérieure ou inférieure de l'abdomen permet de reconnaître, avec une sonde, s'il existe des adhérences entre la tumeur et la paroi abdominale. Ce moyen de diagnostic est abandonné. Il n'est pas sans danger si, les brides constatées, on referme la cavité abdominale; il est inutile, si le chirurgien est décidé d'avance à passer outre, en dépit des adhérences superficielles; il ne donne aucune indication sur les adhérences profondes avec les organes contenus dans le bassin et qui seraient le plus importantes à diagnostiquer pour la conduite à tenir au sujet d'une opération.

(1) *Loc. cit.*, p. 122.

L'action incertaine, faible ou nulle, de l'intervention médicale contre les corps fibreux utérins devait être remplacée par les ressources plus efficaces de l'intervention chirurgicale. Comme ces productions pathologiques sont de nature bénigne, ce n'est que lorsqu'elles donnaient lieu, par leur présence, à des troubles graves des diverses fonctions, qu'on dut songer à les enlever pour faire cesser les effets dont elles étaient les causes. La chirurgie devait, sur ce terrain, marcher, en raison même de ses progrès, de hardiesses en hardiesses, sinon de succès en succès. Au procédé timide et lent de la ligature devait se substituer pour les polypes engagés dans le canal cervico-vaginal l'extirpation, autrement rapide, et facilitée, au grand avantage des opérées, par l'écraseur linéaire de M. Chassaignac. Les corps fibreux interstitiels ne restèrent pas hors de l'atteinte du chirurgien, et leur énucléation dans la cavité utérine passa du domaine de l'idée dans celui du fait. Les résultats répondirent mal aux espérances de ceux qui suivirent Amussat dans cette voie périlleuse. Les tumeurs fibreuses utérines développées sous le péritoine dans la cavité pelvi-abdominale ne pouvaient échapper non plus à l'intervention chirurgicale. Toutefois, l'idée de les attaquer par la gastrotomie ne se produisit pas tout d'abord. Leur ablation par ce procédé fut un fait accidentel. Les premiers opérateurs qui ont pratiqué la gastrotomie tombèrent quelquefois par hasard sur des fibro-myômes de l'utérus, croyant avoir affaire à des tumeurs de l'ovaire, et ne reconnurent l'erreur qu'après l'opération. Des succès obtenus augmentèrent la hardiesse des chirurgiens, et l'extirpation des tumeurs fibreuses par la gastrotomie, due à une erreur de diagnostic, ne tarda pas à être considérée comme une conquête chirurgicale. Les tumeurs pédiculées ne furent plus les seules qu'on tenta d'enlever. Les corps fibreux interstitiels ou péri-utérins furent passibles de l'ablation, qu'on étendit même à un segment ou à la totalité de l'utérus.

L'extirpation des myômes utérins au moyen de la gastrotomie et l'hystérotomie partielle ou totale constituent-elles une opération qui mérite d'être maintenue à cause de son utilité, et conseillée comme l'ovariotomie dont elle dérive? ou bien cette opération n'est-elle qu'une tentative brillante applicable seulement à quelques cas particuliers, comme l'énucléation par la cavité utérine, et comme elle, destinée à être abandonnée à cause de sa hardiesse stérile en résultats heureux? Grave question que nous allons tâcher d'élucider. Le temps n'est peut-être pas venu pour porter un jugement définitif. Les statistiques remontant à vingt ans méritent peu de confiance; celles qui sont plus récentes sont encore insuffisantes. On est néanmoins peu disposé à considérer la gastrotomie appliquée aux corps fibreux utérins et l'hystérotomie comme un progrès chirurgical et comme une opération digne d'être maintenue définitivement, lorsqu'on se rappelle les erreurs et les incertitudes du diagnostic, l'impossibilité de reconnaître d'avance certaines adhérences, les difficultés qu'elles créent, les périls auxquels elles exposent et les aléa sans nombre d'une opération inutile, si le myôme, sans danger par sa nature, n'a que des proportions médiocres ; périlleuse, si les accidents de voisinage et les accidents généraux qui autorisent seuls l'intervention dépendent d'une production morbide dont le volume et l'ancienneté impliquent des adhérences multiples, solides, difficiles à détacher et menaçant des plus sérieuses complications.

Du jour où l'ovariotomie est entrée dans le domaine chirurgical, les chirurgiens anglais et américains se sont trouvés, par suite d'erreurs de diagnostic souvent inévitables, en présence de tumeurs utérines. Les uns s'arrêtèrent devant l'imprévu, mais d'autres passèrent outre et tentèrent de terminer l'opération commencée. Atlee, Brown, Lisars, Dieffenbach reculèrent devant la difficulté d'enlever une tumeur fibro-cystique de l'utérus et, après un examen attentif, firent l'occlusion de la paroi abdominale et abandonnèrent les malades à elles-mêmes. « Si, après avoir commencé l'opération, dit Spencer Wells (1), on arrive à constater l'aspect sombre (dark) de la tumeur, il sera certainement sage de ne point la continuer avant d'avoir ponctionné un ou plusieurs des kystes les plus volumineux, et d'avoir examiné attentivement les connexions de l'utérus avec le néoplasme. Si ces connexions sont intimes, le chirurgien aura le cruel devoir de cesser ses tentatives d'extraction et de fermer la plaie abdominale le plus vite qu'il lui sera possible. » Sur quatorze opérations de gastrotomie laissées inachevées, rapporte M. Caternault (2) dans un tableau statistique, neuf malades survécurent et cinq périrent au bout de quelques heures ou d'un certain nombre de jours. Il est digne de remarque que plusieurs des malades qui survécurent se portaient bien plusieurs années après cette opération, circonstance qui démontre qu'il ne faut point se hâter de conseiller la gastrotomie dans les tumeurs périphériques de l'utérus.

La gastrotomie faite et les tumeurs utérines rencontrées étant pédiculées, des chirurgiens en tentèrent l'extirpation, parce qu'elles semblaient favorables à l'opération. Parmi ces chirurgiens, on peut citer Atlee, Bigelow, Baker-Brown, J.-B. Hays, Lane, Kœberlé, J. Sloane,

(1) *Diseases of the Ovaries*, p. 201. In-8°, London, 1872.

(2) *Loc. cit.*, p. 25.

S. Wells. Sur vingt gastrotomies faites dans ces conditions et rapportées par M. Caternault dans sa thèse, on note huit guérisons et douze morts : mortalité bien supérieure à celle que fournit l'ablation des kystes de l'ovaire, et cependant le chirurgien se trouvait dans des conditions presque identiques ; souvent même la tumeur avait un volume médiocre et devait fort peu troubler les fonctions de l'économie ; une chirurgie plus sage aurait dû attendre et éviter de pareilles opérations. A supposer qu'aujourd'hui où l'opération est mieux étudiée et mieux réglée, la statistique puisse donner un résultat plus favorable, l'extirpation devrait-elle être limitée aux tumeurs pédiculées, comme étant de toutes les tumeurs fibreuses de la matrice celles qui offrent les conditions les moins défavorables ? S'il est plus aisé de poser la question que de la résoudre, la difficulté résulte de l'incertitude du diagnostic, qui hésitera longtemps encore entre une tumeur pédiculée de la matrice et une tumeur de l'ovaire ou une tumeur utérine fibro-cystique. Longtemps encore le chirurgien qui se hasardera à pratiquer la gastrotomie pour une tumeur dont il aura préalablement délimité l'origine utérine et les rapports avec l'utérus sera exposé à voir, à mesure qu'il avancera dans son opération, que les apparences l'ont trompé et que la tumeur abdominale est d'une espèce différente et affecte d'autres rapports.

A mesure que les succès de l'ovariotomie augmentaient, on en vint à se demander si la gastrotomie ne pourrait pas être appliquée à la cure des tumeurs utérines ou péri-utérines, comme elle l'était aux maladies de l'ovaire, et si l'ablation complète ou partielle de l'utérus ne donnerait pas des résultats avantageux. Cette opération fut pratiquée par Keath et par Clay en 1843, en 1853 par Barnham ; par Peasle et par Kimbal en 1855, par Boid en 1856, par Spencer Wells en 1860, par Kœberlé en 1862. Jusqu'alors, dans la plupart des cas, l'opération n'avait eu lieu que par suite d'erreurs de diagnostic. A partir de cette époque, 1862, Spencer Wells, Kœberlé et plusieurs chirurgiens américains se demandèrent si, en modifiant le manuel opératoire, on ne pourrait pas, avec connaissance de cause, après avoir posé un diagnostic précis, enlever l'utérus malade comme on enlève l'ovaire. La statistique des hystérotomies ainsi pratiquées de parti pris n'est, sans doute, pas encore assez rigoureusement établie pour qu'un arrêt définitif puisse être rendu. Bien que l'ablation de l'utérus avec ou sans les ovaires ait donné des résultats heureux à Spencer Wells, à M. Kœberlé et à M. Péan, il faudrait pouvoir comparer tous les succès avec tous les revers pour être à même de juger sainement de la valeur de l'opération.

L'ablation partielle ou totale de l'utérus, avec ou sans les ovaires, ne saurait être comparée à l'ablation des kystes de l'ovaire, surtout pour la gravité. Des dangers plus nombreux et plus grands accompagnent l'hystérotomie. Les tumeurs qui la nécessitent exposent à plus d'imprévu, en raison de la difficulté extrême de leur diagnostic. Les erreurs de diagnostic rapportées dans ce travail montrent combien on est peu sûr de l'origine et de la nature des tumeurs abdominales contre lesquelles la gastrotomie est proposée. Bien qu'il y ait eu des cas d'ablation de l'utérus faites même avec succès pour de véritables tumeurs utérines fibro-cystiques, ces tumeurs n'en sont pas moins beaucoup plus rares qu'on ne serait porté à le penser, d'après les observations publiées. La science, comme l'observe M. Boinet dans son mémoire, est encombrée de faits de tumeurs cystiques mal étudiés, mal décrits et dont un certain nombre peuvent être rapportés à des kystes multiloculaires de l'ovaire plus ou moins adhérents. C'est toujours une mauvaise condition de commencer une opération grave avec la perspective d'un diagnostic à faire, à mesure qu'on s'engage dans les difficultés. L'incision préalable de la paroi abdominale ne saurait éclairer le diagnostic, si la tumeur a acquis un certain développement. Rarement elle permettra d'en délimiter nettement l'origine ; elle laissera reconnaître s'il existe ou non des adhérences antérieures, mais elle ne renseignera pas sur les adhérences profondes de la tumeur avec les organes contenus dans le bassin.

Il est difficile d'accepter le parallèle entre l'ablation d'un kyste de l'ovaire et l'ablation d'une tumeur utérine. En effet, disait l'un de nous dans un rapport à l'Académie de médecine (1), si le kyste de l'ovaire n'est pas trop volumineux, s'il n'a point contracté d'adhérences, l'opération bien faite ne présente point une trop grande gravité, ce que prouve la statistique de Spencer Wells, lequel, sur 400 ovariotomies pratiquées en Angleterre, a obtenu 293 guérisons, c'est-à-dire une mortalité de 26,75 pour 100 ; il faut ajouter qu'à mesure que le chiffre des opérations augmente, la mortalité diminue, ce qui tient à deux causes : 1° l'opération se fait mieux ; 2° l'ovariotomie étant acceptée généralement en Angleterre, cette opération se fait dans de meilleures conditions. Voilà les résultats de l'ovariotomie dans de bonnes conditions ; mais que le kyste de l'ovaire soit volumineux, qu'il ait contracté des adhérences, que l'hémorrhagie soit considérable, et les conditions de l'ovariotomie changent, ainsi que M. Kœberlé l'a très-bien démontré

(1) Demarquay, *Bulletin de l'Académie de médecine*, 1872, 2e sér., p. 1062 (*Rapport sur un mémoire de M. Boinet : Gastrotomie dans les cas de tumeurs fibreuses péri-utérines*).

dans les tableaux qu'il a publiés à ce sujet ; d'ailleurs, ni au point de vue de la nature, ni au point de vue de la marche, les tumeurs de l'utérus ne peuvent être comparées aux kystes de l'ovaire ; ceux-ci ont une marche fatale. Il résulte des statistiques établies par A. Lee, Cazeaux et T. Safford-Lee, que les kystes de l'ovaire amènent fatalement la mort, dans une période donnée, relativement très-courte, sauf, bien entendu, quelques exceptions, et que le moyen palliatif auquel on est obligé d'avoir recours, la ponction, est souvent mortel. M. Courty rapporte dans son livre les statistiques de Southam, de Kewink et Safford-Lee : sur 130 femmes auxquelles la ponction simple a été pratiquée, 46 moururent après la première ponction, 10 après la deuxième, 25 de la troisième à la sixième, 15 de la septième à la douzième, 13 après la douzième.

Rappelons ici que les myômes utérins sont des tumeurs bénignes et que ceux qui sont le moins pénibles et qui causent ordinairement le moins d'accidents sont les myômes péri-utérins, contre lesquels la gastrotomie et l'hystérotomie sont proposées. Ces dernières tumeurs, du moment qu'elles remontent dans la cavité abdominale, ou soit qu'elles s'y développent dès leur origine, n'occasionnent le plus habituellement que des inconvénients compatibles avec une santé relative. Dans certains cas même, les femmes peuvent attendre du bénéfice de la ménopause une atténuation des inconvénients liés à ces tumeurs, dont les phénomènes actifs cessent souvent, quand l'utérus rentre dans le repos. L'ablation des tumeurs péri-utérines peut-elle être conseillée, lorsque les troubles locaux et généraux ne menacent nullement la vie et ne font qu'altérer la santé ? Nous ne le pensons pas. L'opération nous paraît prématurée et inopportune dans ces conditions, et les risques de l'intervention sont pires que les inconvénients de l'abstention. Or, il ne faut pas se le dissimuler, ces risques sont considérables, et des statistiques complètes où figureraient tous les cas malheureux, démontreraient les hasards de l'opération. Le danger augmente encore, lorsque les troubles locaux et généraux sont considérables, la gêne apportée aux fonctions des organes abdominaux ou même thoraciques impliquant un développement des tumeurs dont l'étendue et l'ancienneté annoncent des adhérences de nature à compromettre le résultat de l'opération.

Les causes de mort sont l'hémorrhagie, la péritonite, la phlébite, l'épuisement nerveux, conditions morbides liées aux difficultés rencontrées et à la longueur que celles-ci amènent dans l'opération. Si l'ovariotomie, disait l'un de nous dans le rapport déjà cité, est une opération rationnelle, commandée par les succès qu'elle donne, quand elle est pratiquée dans de bonnes conditions et par la marche en quelque sorte fatale de la maladie, il n'en est plus de même des tumeurs utérines. Celles-ci n'ont pas la même marche ; elles peuvent rester longtemps stationnaires, finir même par s'atrophier ; elles sont, en un mot, compatibles avec la vie ; c'est par exception qu'elles prennent un grand développement et finissent par menacer l'existence. Quel chirurgien prudent oserait conseiller à une jeune femme de se faire débarrasser d'une tumeur péri-utérine peu volumineuse par la gastrotomie, sous prétexte que cette tumeur peut acquérir un volume considérable? L'ablation d'une tumeur utérine, quel que soit son volume, est toujours une chose grave, à moins que celle-ci n'ait un pédicule long et étroit, ce qui, dans ce cas, la rapproche des tumeurs de l'ovaire ; autrement, s'il faut énucléer la tumeur ou enlever l'utérus avec ou sans les ligaments larges, on a fatalement une perte de sang considérable au moment de l'opération et toutes les chances possibles pour une hémorrhagie consécutive, sans compter la péritonite à laquelle est exposée l'opérée, par le fait de la gastrotomie et par suite des exhalations sanguinolentes, inséparables de ces graves opérations. Est-il possible, en présence de tant de chances de mort, de conseiller à une femme affectée d'une tumeur utérine compatible avec la vie de s'en faire débarrasser par la gastrotomie?

Les dangers de l'opération et les difficultés s'accroissent avec le volume et l'ancienneté de la tumeur. Nul n'est sûr de pouvoir terminer l'opération. La femme peut mourir d'hémorrhagie par le fait seul de l'ablation de la tumeur, à cause de sa vascularité considérable. Dans un cas, M. Kœberlé faillit perdre son opérée, non point d'hémorrhagie, mais par la spoliation sanguine résultant de la quantité de sang contenu dans la tumeur. Dans une autre observation d'ablation de tumeur utérine, faite par M. Kœberlé et rapportée par M. Caternault, la quantité du sang contenu dans la tumeur enlevée est évaluée à 2 kilogrammes. Si l'on ajoute à cette perte sanguine les hémorrhagies amenées par le décollement des adhérences, celles non moins graves occasionnées par la section de l'utérus et des ligaments larges, on comprendra très-bien la gravité de ces opérations, si surtout l'on tient compte de la durée, qui peut aller jusqu'à plusieurs heures. Il faut aussi ne pas oublier tous les accidents consécutifs : le choc ou ébranlement nerveux, les hémorrhagies secondaires et la péritonite consécutive. Ces considérations sur les difficultés et les dangers de l'ablation des myômes péri-utérins autorisent à formuler les conclusions suivantes : 1° la gastrotomie, appliquée à l'extirpation des tumeurs fibreuses ou fibro-cystiques de l'utérus, ne doit point être faite pour enlever les tumeurs compatibles avec la vie ; 2° l'ablation des tumeurs fibreuses ou fibro-cystiques de l'utérus volumineuses, ayant contracté des adhérences avec les viscères intérieurs ou la cavité du bassin, nécessitant l'ablation de l'utérus et des ligaments larges, doit être également rejetée à cause de sa gravité et de la mort presque fatale qui en est la conséquence par la spoliation sanguine considérable et par l'ébranlement de toute l'économie ou choc inséparable de cette grande opération.

Les difficultés du diagnostic précis des tumeurs utérines et ovariques sont encore si grandes dans certains cas, que le chirurgien peut être amené à pratiquer la gastrotomie, croyant avoir affaire à un kyste de l'ovaire, et qu'il tombe sur une tumeur fibreuse ou fibro-cystique prenant naissance dans les parois de l'utérus. Dans ce cas, si la tumeur est pédiculée, ou si elle peut l'être, si elle n'a contracté aucune adhérence grave avec les parties voisines, si même elle peut être enlevée avec un segment de l'utérus, le chirurgien est autorisé, par les quelques cas de succès publiés et malgré la gravité du cas, à poursuivre son opération. L'observation suivante, recueillie par M. Vœlker, montre que l'hystérotomie peut même être tentée dans ces cas de tumeurs qu'on pourrait aisément prendre pour des cysto-myômes et qui ne sont que des kystes ovariques adhérents à l'utérus hypertrophié. C'est une dernière preuve, ajoutée à tant d'autres, de la difficulté d'un diagnostic précis. L'insuccès de l'opération provint d'une cause rarement rencontrée : le tétanos traumatique.

L'ovariotomie pratiquée à Vauxjours par M. Demarquay, en présence de MM. Boinet, Vœlker et Redard, a été faite sur une demoiselle de quarante ans. Elle a présenté les principaux caractères suivants : l'incision médiane, ombilico-pubienne achevée, la tumeur a fait saillie et a pu être ponctionnée. 2 litres de liquide citrin, visqueux, se sont écoulés. Le kyste ayant fort peu diminué de volume, on attira au dehors, à l'aide de pinces, une partie de la tumeur et on ponctionna une deuxième poche kystique qui fournit encore 1 litre de liquide environ. Une troisième, une quatrième, une cinquième ponction furent faites sur autant de kystes amenés à l'ouverture abdominale, et chaque fois on obtint une quantité variable de liquide normal. Une sixième ponction fournit un liquide sanguin, foncé et épais, en petite quantité. Enfin deux dernières ponctions donnèrent issue à un liquide très-épais, filant et citrin foncé. La somme totale de liquide évacué peut être évaluée à près de 10 litres.

Le kyste, ainsi vidé, fut amené au dehors avec toutes les précautions nécessitées en pareil cas; la cavité abdominale fut soigneusement épongée, et lorsque l'opération, ainsi complétée, ne donna plus lieu au moindre écoulement sanguin, le clamp fut appliqué sur le pédicule de la tumeur. Cette application ne présenta aucune difficulté; la portion pédiculée du kyste était dans les meilleures conditions apparentes, et ce temps de l'opération n'offrit aucun incident à signaler. On incisa selon les règles, immédiatement au-dessus de la portion comprise dans le clamp, et la masse entière fut détachée avec une très-grande rapidité. L'opération terminée, au bout de quarante minutes, la malade, qui avait été soumise tout le temps au chloroforme, fut replacée dans son lit.

La tumeur examinée avec soin, on constata, à la surface antérieure, les traces des adhérences qui avaient été remarquées dès le début de l'opération, au moment où l'on fit des tractions à l'aide des pinces. Au lieu d'un pédicule normal, on trouva que le col de l'utérus avait été sectionné au-dessus de sa portion vaginale. Il y avait donc eu hystéro-ovariotomie. La masse était volumineuse, emplissait, quoique vidée, une cuvette ordinaire, et présentait, faisant corps avec l'utérus, une masse fibreuse, dure, du volume d'une tête de fœtus, et ressemblant au fibro-myôme. Cette production était parfaitement intra-utérine. Les divers kystes réunis, gonflés, formaient un volume considérable.

Les fonctions, après quarante-huit heures d'une fièvre violente, se rétablirent librement, les garde-robes devinrent spontanément régulières, les urines ne furent point supprimées. La guérison paraissait assurée, lorsque, le septième jour, le tétanos vint terminer par la mort, en quelques heures, cette opération d'hystérotomie.

Nous n'avons point l'intention de décrire dans tous ses détails l'ablation de l'utérus. Il suffit, pour donner une idée exacte de cette opération, d'en indiquer les lignes principales. Il serait trop long de rapporter les divers procédés, trop long d'insister sur de nombreux détails dont aucun n'est sans importance. La description de l'opération se trouve dans les ouvrages spéciaux. L'ensemble et les détails sont exposés avec une clarté parfaite dans le travail de MM. Péan et Urdy. Disons tout d'abord que l'ablation de l'utérus ne saurait être une opération réglée et méthodique. Le chirurgien, la gastrotomie faite, est exposé à improviser son procédé. « Malgré tout le soin apporté à la précision du diagnostic, disent MM. Péan et Urdy (1), celui-ci sera forcément incomplet, principalement en ce qui concerne les adhérences et le rapport exact de la tumeur avec l'utérus. Il restera toujours plus d'un point douteux que la suite seule de l'opération pourra éclaircir; aussi, pour parer aux accidents imprévus, aux complications fâcheuses qui pourront se produire, et avec lesquelles il faut toujours compter, l'opérateur devra posséder au plus haut degré le sang-froid uni à une détermination rapide, qualités qui lui permettront de modifier un procédé, au besoin même d'en

(1) *Loc. cit.*, p. 192.

créer un nouveau, séance tenante. » « En fait d'opérations de ce genre, écrit M. Caternault, la meilleure règle serait de ne point en avoir. Quand donc on est résolu d'opérer, et quelques précautions qu'on ait d'ailleurs prises pour tâcher d'assurer le diagnostic, il faut être sur le qui-vive et se tenir prêt contre toutes les éventualités..... Au moment où vous ouvrez le ventre, vous marchez à l'inconnu, et la moindre faute, une simple méprise, peuvent tout compromettre et tout perdre (1). »

Le traitement préparatoire a son importance. La malade doit être opérée dans les meilleures conditions hygiéniques, à la campagne, ou au moins en dehors d'un grand centre où la population est dense; elle doit être habituée à la chambre qu'elle doit occuper. Le ventre doit être maintenu libre pour éviter la pneumatose intestinale; l'intestin distendu ayant de la tendance à s'échapper de la cavité abdominale ou à s'enrouler autour de la tumeur, ce qui constitue, pendant l'opération, une gêne ou un danger. On devra opérer dans les trois ou quatre jours qui suivent la cessation des règles. L'appareil instrumental est le même que pour l'ovariotomie et doit être assez complet pour répondre à toutes les exigences. Comme la chloroformisation doit être profonde ou durer longtemps, elle sera surveillée avec un soin extrême. Les aides en nombre suffisant à leurs postes, et la malade endormie et préalablement sondée, commence le premier temps de l'opération. L'incision porte sur la ligne médiane et est proportionnelle au volume de la tumeur, partant de l'ombilic ou remontant à 2 ou 3 centimètres plus haut et descendant à peu près à 1 centimètre de la symphyse pubienne. La première incision n'intéresse que la peau et le tissu cellulaire sous-cutané; les autres couches sont divisées successivement jusqu'au péritoine. Lorsque l'écoulement sanguin est assez abondant par suite de l'état variqueux des veines de la paroi abdominale, il faut saisir tout vaisseau divisé entre les mors d'une pince hémostatique qu'on laisse en place. Avant d'inciser le péritoine, il est nécessaire que toute hémorrhagie ait cessé, si faible qu'elle soit.

Le péritoine sera débridé sur la sonde cannelée ou sur l'index gauche introduit à travers une boutonnière pratiquée à la partie inférieure de l'abdomen. Une hémostase exacte devra empêcher le sang de pénétrer dans la cavité péritonéale, et, en la faisant, on évitera de saisir la séreuse entre les mors des pinces. Si la section tombe sur des adhérences, on incise sur elles jusqu'à la rencontre de la tumeur.

Le deuxième temps commence lorsque la tumeur est mise à décou-

(1) *Loc. cit.*, p. 90.

vert. On peut juger par la vue, le toucher et par quelques tentatives modérées de traction, si le volume de la production lui permettra ou non de sortir par l'incision abdominale. Comme il serait dangereux de prolonger celle-ci à plus de 4 centimètres au-dessus de l'ombilic, il faut diminuer la masse de la tumeur. Contient-elle des collections liquides, on les videra comme dans l'ovariotomie. Est-elle constituée par un tissu solide, on devra recourir à la méthode par morcellement de M. Péan. « On commence, dit-il (1), par traverser la partie moyenne de la tumeur, au besoin même la partie la plus accessible, par plusieurs anses de fils métalliques (deux ou trois suffisent généralement). Les fils sont alors serrés à l'aide de serre-nœuds ordinaires, de façon à interrompre la circulation dans toute la partie qui se trouve située au-dessus des ligatures. On peut alors exciser cette partie en toute sécurité et diminuer d'autant le volume de la masse morbide. Si, malgré cela, celle-ci restait encore trop volumineuse, on recommencerait un peu plus bas, et ainsi de suite, jusqu'à ce qu'enfin la réduction soit jugée suffisante. » Il faut éviter avec soin l'introduction des liquides dans la cavité péritonéale et l'on y parvient en attirant au dehors les poches kystiques avant de les ponctionner, en plaçant au pourtour de la tumeur des éponges et des serviettes, et, s'il existait à la périphérie de la tumeur des vaisseaux d'un calibre considérable, on devrait faire une ligature provisoire pour obvier momentanément à l'hémorrhagie.

Le troisième temps comprend la rupture des adhérences et l'extraction de la tumeur. Il exige du temps, du sang-froid, de la patience, de la douceur de la part de l'opérateur, une grande vigilance de la part des aides, et il expose à de nombreuses difficultés. Les adhérences peuvent s'opposer à la sortie de la tumeur, soit qu'elles existent avec les parois abdominales ou avec les organes contenus dans le bassin. L'introduction d'une sonde entre la surface de la tumeur et les parois abdominales révèlera les adhérences pariétales. Une traction légère exercée sur la tumeur et au besoin l'introduction de la main dans la cavité abdominale renseigneront sur les adhérences plus profondes. Les adhérences peuvent être rompues avec la main ou avec un instrument mousse, tel qu'une spatule ; on doit autant que possible éviter de se servir du bistouri, à cause de l'hémorrhagie. Toutes les artérioles, quel que soit leur nombre, seront liées ; les deux bouts du fil coupés le plus près possible, la ligature sera abandonnée dans la cavité du péritoine. Si les adhérences de l'épiploon à la tumeur donnaient, après leur rupture, une cer-

(1) *Loc. cit.*, p. 200.

taine quantité de sang, on en ferait la ligature en masse après plusieurs ligatures partielles. Il faudrait même, si les masses épiploïques étaient trop considérables ou si la section, après une cautérisation légère, continuait à saigner, fixer ces masses à l'extérieur, par quelques points de suture, entre les lèvres de la plaie. M. Péan donne aussi le conseil, dans le cas où les adhérences ne pourraient être détachées par suite de leur trop grande vascularité ou de la friabilité des lambeaux, de disposer ceux-ci en forme de sac dont l'ouverture est fixée aux lèvres de la plaie. Que la poche se comble par bourgeonnement, ou que ses parois se détachent par le fait de leur mortification après formation d'adhérences, les produits morbides éliminés, lambeaux sphacélés ou suppuration, ne tombent pas dans la cavité péritonéale.

Les aides seront occupés à écarter les lèvres de la plaie, à éponger les surfaces saignantes, à faire les ligatures. Si celles-ci ne suffisaient pas et qu'il se produisît une hémorrhagie en nappe, il faudrait toucher légèrement la surface saignante avec le cautère actuel. « On conçoit, dit M. Péan (1), le danger qu'il y aurait à cautériser des adhérences directement en rapport avec l'intestin. La crainte d'une eschare, qui en se détachant pourrait entraîner la perforation de l'intestin, devra rendre très-circonspect dans l'emploi d'un moyen aussi dangereux. » Pour isoler les parties qu'on veut cautériser, on se sert de divers *clamps* adaptés les uns aux adhérences superficiellement placées, comme le clamp de M. Baker-Brown, les autres, comme les clamps de M. Péan, aux adhérences plus profondes. M. Kœberlé (2), contre les hémorrhagies rebelles des capillaires, emploie soit le cautère actuel, soit le perchlorure de fer à 40 degrés, promené discrètement avec l'extrémité du doigt sur la surface saignante. Le foie adhérent et déchiré dans une étendue de plusieurs centimètres fût touché, dans un cas, par le même agent sans aucun résultat fâcheux, et l'hémorrhagie et l'écoulement biliaire furent arrêtés du même coup. La masse morbide ayant été réduite de volume par les ponctions ou par le morcellement, suivant qu'elle est kystique ou solide, ses adhérences ayant été rompues, il faut l'attirer au dehors, à travers la plaie abdominale, au moyen de fortes pinces ou de gros fils métalliques passés dans son épaisseur, si elle est solide, ou des serre-nœuds, si elle a subi le morcellement. Les tractions devront être faites avec beaucoup de douceur, et, à mesure que la tumeur s'engage, un aide doit exercer des pressions de bas en haut avec les deux mains posées à plat au-dessus d'elle pour empêcher la sortie des intestins. Il rap-

(1) *Loc. cit.*, p. 403.

(2) Caternault, *loc. cit.*, p. 101 et obs. I.

prochera vivement les deux lèvres de l'incision, si la tumeur sort brusquement. Le chirurgien devra, lorsqu'elle est au dehors, veiller, comme le conseille M. Péan, à la soutenir de façon à éviter toute secousse qui pourrait produire du côté du pédicule ou du côté du col, si l'utérus avait été amené au dehors, des déchirures vasculaires, sources d'hémorrhagies.

Dans le quatrième temps, qui comprend la fixation et la ligature du pédicule et l'excision de la tumeur, plusieurs cas peuvent se présenter. La tumeur fibreuse est-elle exempte d'adhérences, pédiculée, surtout avec un pédicule long et mince, dit très-bien M. Boinet (1), elle se trouve dans des conditions très-favorables pour son extirpation, et il suffit, comme pour les tumeurs bien pédiculées de l'ovaire et exemptes d'adhérences, de lier le pédicule ou de le placer dans un clamp, et dans le cas où il serait dépourvu de vaisseaux sanguins et ne donnerait aucun écoulement après la section, soit que celle-ci ait été faite par le fer rouge, un écraseur ou le bistouri, on pourrait, à l'exemple de Baker-Brown, se dispenser de placer une ligature et l'abandonner dans la cavité abdominale ; mais il est rare que le pédicule soit aussi dépourvu de vaisseaux sanguins, et dans la crainte d'une hémorrhagie qui pourrait se produire dans la cavité abdominale, il est préférable et plus sûr de lier le pédicule, quel que soit le procédé mis en usage pour opérer sa section, puis de le fixer dans l'angle inférieur de la plaie. » L'opération se présente rarement avec autant de simplicité. Si la tumeur est largement et profondément adhérente au fond ou à toute autre partie du corps de l'utérus, le chirurgien n'a qu'à opter entre l'ablation partielle de l'organe ou son amputation totale ou, pour mieux dire, sus-vaginale. Du moment que la production morbide est largement sessile, nous donnons la préférence à cette dernière opération. L'amputation partielle portant sur un utérus naturellement hypertrophié donne une surface de section étendue, intéresse des vaisseaux et des sinus dilatés, expose davantage aux hémorrhagies, aux phlébites, aux accidents d'infection purulente. Le segment utérin conservé n'a d'ailleurs aucune utilité. L'amputation sus-vaginale de l'utérus est une opération plus rapide, plus aisée et plus sûre, à cause du diamètre et de la vascularité moindres du col. Aussi souscrivons-nous volontiers au précepte que M. Péan (2) a formulé ainsi : « Si l'opérateur rencontre une tumeur fibreuse ou fibrocystique dont l'extraction doive entraîner la perte d'une portion notable

(1) *Loc. cit.*, p. 62.
(2) *Loc. cit.*, p. 212.

du corps de l'utérus, celui-ci doit, sans hésiter, recourir à l'amputation sus-vaginale. »

Le chirurgien s'assurera des rapports du col de l'utérus avec la vessie. Une sonde préalablement introduite dans celle-ci aidera à cette recherche. Le plus souvent il n'aura pas à décoller la paroi vésicale. La laxité du tissu cellulaire faciliterait au besoin ce décollement. La vessie ainsi mise à l'abri d'une perforation, on traversera le col utérin dans deux directions réciproquement perpendiculaires avec deux tiges droites et rigides. Autant que possible, il faut, en passant ces tiges dans le col, ne pas trop s'éloigner du corps de l'organe, de façon à constituer un pédicule assez long pour qu'on puisse le fixer, sans tiraillements trop forts, à l'angle inférieur de la plaie. Ces tiges doivent servir à fixer le pédicule, c'est-à-dire le col lui-même. La ligature se fait au moyen d'un fil métallique double qu'on passe à travers le col, au-dessus des tiges, en ayant soin que l'aiguille qui le porte ne pique ni le rectum ni aucun autre organe du bassin. En coupant l'anse métallique à son sommet, on dédouble les fils, et de chaque côté ils embrassent la moitié du col, qui se trouve étreint ainsi entre deux ligatures. Par mesure de précaution, lorsque les tissus sont très-vasculaires, on pourrait, à l'exemple de M. Péan, placer au-dessous des tiges une troisième ligature comprenant la totalité de l'épaisseur du col et faisant office de ligature de sûreté. Avant de sectionner le pédicule ainsi formé, le chirurgien prendra soin de l'entourer de serviettes qui s'opposent à la pénétration dans la cavité péritonéale du sang provenant de la section. L'utérus est alors excisé avec la tumeur qui lui est attachée. Si les ligatures portaient sur un pédicule œdématié, il peut arriver que la section, en dégorgeant le tissu, amène le relâchement des liens et une hémorrhagie secondaire. Pour arrêter toute hémorrhagie par la surface de section, il n'y aura qu'à augmenter la constriction au moyen des serre-nœuds qu'on a dû laisser en place.

Ici se pose une question différemment résolue par les ovariotomistes. Faut-il, avec l'utérus, enlever les ovaires et les trompes ou vaut-il mieux laisser un ovaire ou même les deux? M. Kœberlé avait fait de l'ablation des annexes de l'utérus une règle générale, quel que soit l'état de ces organes. Depuis, il en a excepté tous les cas dans lesquels cette ablation compliquerait par trop le manuel opératoire, en nécessitant par exemple l'application d'une ou de deux ligatures profondes en plus de la ligature principale. Voici les motifs de M. Kœberlé (1) : « 1° parce que, l'utérus

(1) Caternault, *loc. cit.*, p. 98.

enlevé, ces organes deviennent tout à fait inutiles ; 2° parce que les produits de sécrétion des trompes, ne pouvant plus être évacués, s'accumuleraient et pourraient devenir la source d'affections nouvelles (hydropisie des trompes) ; 3° parce que les ovaires, continuant à donner lieu à une hémorrhagie mensuelle, pourraient peut-être devenir le point de départ d'accidents plus ou moins graves ; 4° parce que la plupart du temps la conservation des trompes et des ovaires donne lieu à des difficultés opératoires. » Certains faits, depuis ces conclusions, sont venus à l'appui de l'opinion défavorable à la conservation de ces organes. M. Péan (1) a perdu une malade à la suite d'une hématocèle rétro-utérine survenue le onzième jour d'une opération et M. Kœberlé a vu survenir une grossesse abdominale chez une de ses opérées.

Le cinquième et dernier temps comprend la toilette du péritoine et la suture de la plaie. Il faut avoir le soin d'enlever avec des éponges fines le sang qui a pu s'épancher dans la cavité, en dépit de toutes les précautions. Lorsque le péritoine est ainsi nettoyé et qu'on est bien certain que le moindre suintement de sang est arrêté complétement et depuis un certain temps, on ferme la cavité abdominale au moyen de sutures métalliques alternativement superficielles et profondes, celles-ci comprenant le péritoine, celles-là la peau seulement. Dans les cas où il a fallu détacher des adhérences nombreuses et variées, il est de bonne pratique, comme le conseille M. Boinet, de laisser la plaie ouverte à son angle inférieur, afin de favoriser la sortie ultérieure des lambeaux de tumeur ou d'adhérences pouvant se mortifier. Cette ouverture permet aux liquides épanchés et décomposés de trouver une issue qu'on facilite par des injections désinfectantes à l'aide de tubes, de sondes ou de drains laissés à demeure et introduits jusqu'au fond du bassin. Ces dernières précautions, comme toutes celles qu'on doit prendre dans les autres temps de l'opération, sans craindre de les pousser jusqu'à la minutie, ont pour effet de s'opposer aux accidents de péritonite et d'infection putride qui trop souvent compromettent le résultat.

Dans cette description rapide des différents temps de l'opération, nous avons supposé les cas les plus simples, tout en rappelant les complications qui peuvent mettre à l'épreuve l'habileté manuelle et l'esprit inventif du chirurgien. En dehors des difficultés inhérentes aux connexions morbides des tumeurs, il est d'autres complications provenant de l'opération elle-même, telles que l'hémorrhagie, la hernie des intestins et les vomissements déterminés par le chloroforme. Les efforts qu'ils

(1) *Loc. cit.*, p. 217.

causent tendent naturellement à provoquer l'écoulement sanguin et la sortie de l'intestin. Inutile d'insister encore sur l'hémostase au moyen des ligatures si le vaisseau artériel ou veineux est volumineux; avec des pinces hémostatiques, s'il est d'un faible calibre, ou au moyen de la cautérisation, s'il s'agit d'une hémorrhagie en nappe. La hernie partielle ou totale du paquet intestinal à travers les lèvres de la plaie peut dépendre d'une maladresse de l'aide, trop lent à les rapprocher. Il n'y aurait qu'à envelopper l'intestin d'une serviette chauffée en attendant qu'on puisse le réduire, sans se préoccuper beaucoup des conséquences. M. Caternault (1) cite en effet plusieurs cas où cette complication, regrettable d'ailleurs, n'a pas empêché la guérison. « Ainsi, en 1819, Mac Dowall raconte que dans une ovariotomie, aussitôt l'incision faite, les intestins se précipitèrent sur la table. La tumeur remplissait si bien l'abdomen qu'il ne put les replacer qu'après l'opération, qui dura plus de vingt-cinq minutes. (Guérison.) M. Kœberlé a laissé dehors, pendant tout le temps d'une opération, plusieurs anses d'intestin herniées. (Guérison.) Dans un autre cas, le grand épiploon est resté exposé à l'air pendant vingt-cinq minutes; il était refroidi quand il fut lavé et rentré. (Guérison.) Citons encore une jeune fille opérée par Kiwisch : les intestins firent hernie à plusieurs reprises. Il s'écoula une assez grande quantité de sang et de liquide dans la cavité abdominale, en même temps qu'il y pénétra de l'air. La patiente fut retournée sur le ventre pour faire écouler les liquides; tous les intestins sortirent. (Guérison.) »

Comme dans l'ovariotomie, le régime et les soins consécutifs ont une part notable dans le résultat définitif. Le premier soin est de réchauffer l'opérée, jusqu'à ce qu'une réaction franche se déclare. Celle-ci est aidée au besoin par quelque boisson stimulante, telle que du thé au rhum. La femme devra être sondée toutes les trois heures au moins. Le ventre sera maintenu libre au moyen de lavements ou de légers laxatifs. Les nausées seront combattues par des boissons gazeuses, de la glace prise en fragments, du champagne frappé. On surveillera l'état de la plaie et celui du ventre, et, s'il survenait des vomissements et du météorisme, on placerait des sachets de glace sur l'abdomen et l'on administrerait l'opium à hautes doses. MM. Kœberlé et Péan insistent sur la nécessité qu'il y a à alimenter les opérées de bonne heure et à passer aussi vite que possible des bouillons froids et du lait à une nourriture solide sous un petit volume. Les vins généreux de France et d'Espagne font partie de la diète. La plaie du pédicule est soumise au même pan-

(1) *Loc. cit.*, p. 102.

sement qu'une plaie ordinaire; le pédicule tombe ordinairement du douzième au vingtième jour, en laissant un infundibulum ultérieurement comblé par des bourgeons charnus. Les premières épingles peuvent être enlevées vers le sixième jour et remplacées par une suture sèche collodionnée. Dans les cas de succès publiés, les opérées entraient en convalescence vers le vingtième jour et se levaient au trentième.

Nous n'insisterons pas sur les complications variées qui peuvent suivre l'opération. Les plus graves sont la tympanite intestinale, qui gêne la malade et compromet la cicatrisation de la plaie; l'hémorrhagie consécutive, moins à craindre maintenant que les moyens hémostatiques sont plus perfectionnés, et la péritonite qui, jusqu'au quatrième jour, reste le plus grand danger à redouter. Quels que soient les perfectionnements apportés à la gastro-hystérotomie, et dont quelques-uns en atténuent certains dangers, cette opération n'en est pas moins aléatoire et l'une des plus graves qu'on puisse tenter. Si nous l'avons succinctement décrite, c'est pour compléter l'histoire des corps fibreux, non pour la recommander. Elle ne nous semble pas devoir prendre place à côté de l'ovariotomie. Elle est dirigée contre des productions morbides compatibles avec la vie, même avec un état de santé relatif, et qui peuvent, avec le temps, subir des modifications favorables. Ces conditions doivent faire regarder comme prématurée une opération aussi redoutable que l'hystérotomie pour les corps fibreux sous-péritonéaux dont le volume n'est pas excessif. Jamais nous ne la conseillerons pour des corps fibreux intra-utérins; sa substitution dans ce cas à l'énucléation nous paraissant seulement un danger substitué à un autre danger. Dans le cas où la tumeur abdominale aurait acquis un développement énorme, nous sommes portés à l'abstention, à cause de l'incertitude du diagnostic quant à la nature et aux connexions de la tumeur, et à cause des difficultés, des complications à rencontrer, de la gravité du traumatisme et des conséquences immédiates et prochaines qu'il peut avoir sur la vie de l'opérée. Nous ne pratiquerions l'ablation d'une tumeur fibreuse sous-péritonéale que si, par un diagnostic précis, on avait pu reconnaître qu'elle ne tenait à l'utérus que par un mince pédicule. Or on sait les difficultés d'un tel diagnostic. Nous ne pratiquerions l'hystérotomie que si, après la gastrotomie faite, nous venions à reconnaître une erreur de diagnostic, un corps fibreux utérin adhérent pris pour une tumeur de l'ovaire. Mieux vaudrait continuer l'opération que de la laisser inachevée.

CHAPITRE V

DU TRAITEMENT MÉDICAL DES MYOMES UTÉRINS.

Des esprits sceptiques peuvent très-bien se demander s'il existe réellement un traitement médical contre les tumeurs fibreuses de l'utérus. Le nombre des médicaments tant internes qu'externes, vantés et successivement abandonnés par le fait de leur insuccès habituel, n'autorise pas une affirmation catégorique. D'un autre côté, la disparition incontestable d'un certain nombre de myômes reconnus par des observateurs compétents ne permet pas une négation absolue. La plupart de ces faits ont été rapportés précédemment. La tumeur a disparu spontanément par les seules forces de la nature, dans certains cas ; dans d'autres, à la suite d'un traitement spécial. Est-il juste dans cette circonstance de tout rapporter aux seuls phénomènes naturels et de n'attribuer aucune part aux agents employés ? Lorsqu'une série de moyens a été dirigée en vue d'un but désiré et que le résultat a été obtenu, est-on en droit de ne tenir aucun compte de la tentative ? Le traitement curatif des fibro-myômes par les médicaments est une question pleine d'obscurités, où le praticien doit rester sur la réserve. Bien que l'insuccès soit pour ainsi dire la règle, il ne devra pas garder une inaction stérile dans les cas trop nombreux où la chirurgie est désarmée. Il devra n'avoir qu'une confiance très-limitée dans les agents dont il dispose, et si l'intérêt de la malade le porte à lui ouvrir une espérance, tout en agissant, il fera bien de rester dans le doute. Avant de parler de la guérison par résorption des fibro-myômes utérins, il convient de rappeler la médication palliative dont l'expérience a démontré les avantages.

Comme les rapports sexuels s'accompagnent de l'excitation du système utérin, la continence est recommandée par tous les gynécologistes comme un moyen d'obvier à la croissance des myômes, que ne manquerait pas de favoriser l'afflux sanguin produit par le coït. La continence a de plus l'avantage d'écarter certaines complications, telles que l'hémorrhagie, trop sujette à apparaître dès que sont troublées les conditions de repos de l'utérus. Tandis que la métrorrhagie accompagne les myômes intra-utérins, proéminents ou pédiculés, et ces mêmes tumeurs encore intrapariétales, elle ne se produit plus lorsque le corps fibreux, en se pédiculisant vers la cavité abdominale, n'appartient plus à la sphère d'action de l'utérus. Ce sont précisément ces hémorrhagies et la crainte de voir augmenter la tumeur qui autorisent à déconseiller le mariage aux femmes affectées de corps fibreux utérins, avis qu'appuient encore de plus graves considérations : la menace des avortements et les complications que la tumeur apporte à l'accouchement et à la délivrance. Chez les femmes qui ont des myômes utérins, la menstruation, qui n'est souvent qu'une métrorrhagie longue ou profuse, doit être surveillée avec soin. Ainsi qu'Aran le recommande avec insistance, l'immobilité dans la position horizontale sera prescrite durant les périodes menstruelles ou hémorrhagiques ; et au besoin les hémostatiques seront associés à l'immobilité. En dehors de ces périodes on prescrira le perchlorure de fer ou d'autres préparations martiales. Les toniques, le quinquina, les aliments réparateurs conviennent aux malades qu'affaiblissent les pertes de sang ou les autres conséquences morbides des corps fibreux. Si l'appétit et les fonctions digestives ne sont pas troublés, on pourra prescrire l'iode et les iodurés en surveillant leur action, et pour combattre l'anémie, par elle-même cause d'hémorrhagie, le séjour à la campagne ou au bord de la mer. Ces moyens généraux et l'usage des préparations dites *fondantes* constituent le *traitement atrophique* de Cruveilhier. L'opportunité de ce traitement, sur lequel il insistait, était pour lui l'époque critique, à laquelle correspondent souvent soit l'état stationnaire des tumeurs, soit une diminution de leur volume, soit la cessation de leurs accidents, tels que la métrorrhagie et les douleurs. Contre celles-ci, et lorsque la tumeur gêne par son poids, une ceinture élastique soutenant l'abdomen pourra être de quelque utilité. Cet ensemble de moyens permet d'attendre le moment où la chirurgie interviendra avec avantage ou, si aucune opération n'est praticable, de temporiser jusqu'à ce que la ménopause vienne atténuer les inconvénients des myômes.

Le traitement curatif a pour objet de reproduire les procédés employés par la nature pour la guérison des tumeurs fibreuses utérines. Leurs terminaisons naturelles sont : la désagrégation par la suppuration ou par la gangrène, l'énucléation ou l'expulsion spontanée, la dégénérescence calcaire et la résorption ou l'atrophie. On ne peut songer, même par des moyens chirurgicaux, à chercher à provoquer la première de ces terminaisons, à cause des dangers auxquels exposent les corps fibreux éliminés par la gangrène. Le second procédé naturel est au contraire souvent imité par le chirurgien, non dans l'espérance d'une de ces éliminations spontanées dont Marchal de Calvi (1) a recueilli les observations, mais pour avancer l'époque d'une opération et en faciliter la manœuvre. C'est ainsi qu'on a conseillé d'inciser la loge d'une tumeur intrapariétale, de déterminer, avec l'ergot de seigle, des contractions qui fassent saillir le myôme, l'aident à dilater l'orifice cervical et le mettent plus à portée de la main et des instruments. La dégénérescence cartilagineuse ou calcaire marque le terme de l'évolution des hystéromes, petits ou grands. Le dépôt calcaire périphérique enveloppe la tumeur d'une coquille, ou bien il forme des masses irrégulières en différents points de sa substance, qui peut être complétement envahie, et le myôme n'est plus qu'un corps étranger restant inerte ou tendant à l'élimination. Il est douteux que la médecine puisse déterminer ce processus et amener ainsi la mort du myôme. Wells et Mac Clintock ont vanté le chlorure de calcium. « C'est Rigby, selon M. Robert Barnes (2), qui a employé le premier ce remède en 1846. » « En commençant, dit-il, par administrer 1g,50 de la solution deux fois par jour, la malade peut sans inconvénient augmenter graduellement la dose jusqu'à 3 grammes. On maintient cette dose pendant un mois, on suspend le remède pendant quelques semaines, puis on le reprend de même; dans plusieurs cas j'ai observé une amélioration positive. » « Mac Clintock cite un cas dans lequel la guérison complète fut obtenue par ce remède associé au perchlorure de fer. Cependant Wells a remarqué que, continué longtemps, le chlorure de calcium peut amener la dégénérescence calcaire des artères en général; c'est un danger assez grand pour imposer de la réserve dans l'usage de ce médicament; c'est sans doute à cette propriété qu'il doit d'arrêter le développement des fibroïdes. Peut-être la tumeur a-t-elle pour le chlorure de calcium plus d'affinité que les autres tissus; et si l'on pouvait limiter à la tumeur le dépôt de matières calcaires, le remède n'aurait pas d'inconvénients. » Cette difficulté n'est-elle pas de nature à inspirer les plus grands doutes sur la valeur de cette médication?

Peut-être la médecine est-elle moins impuissante à réaliser le dernier procédé que la nature emploie, la guérison des corps fibreux par résorption. D'après M. Virchow (3), bien que les myômes appartiennent aux nouvelles productions permanentes, ils n'en subissent pas moins des transformations qui, si elles n'amènent pas une résolution complète,

(1) *Mémoire sur la cure spontanée des polypes*, in *Annales de la chirurgie française et étrangère*, t. VIII, p. 385.

(2) *Traité clinique des maladies des femmes*, p. 652. Traduit par le docteur Cordes. In-8°, 1876.

(3) *Pathologie des tumeurs*, traduction par Aronssohn, 1871, t. III, p. 316 et 375.

produisent des diminutions considérables de volume. La guérison spontanée est due à la régression du tissu musculaire par métamorphose graisseuse. Ces diminutions de volume peuvent être considérées comme une sorte de décrépitude sénile et comparées à l'atrophie d'organes musculaires à un âge avancé. Le fibro-myôme ne subira jamais une régression complète, et au point de vue anatomique la disparition complète n'aurait pas encore été constatée avec précision. « Pour ce qui est de la possibilité d'une diminution considérable de volume, elle est d'autant moins contestable, dit Virchow, qu'il se fait réellement une dégénérescence graisseuse du tissu musculaire, et qu'une régression des vaisseaux est très-possible. Il restera toujours une quantité notable de tissu connectif; je ne regarde pas comme probable sa disparition complète, et je la révoquerai en doute aussi longtemps que la démonstration directe ne m'aura pas convaincu. »

La solution définive de cette question offre un intérêt moindre au point de vue thérapeutique. Qu'importe en effet un reliquat inoffensif, si la tumeur peut être considérée cliniquement, sinon anatomiquement, comme disparue. C'est en partant de l'idée que les myômes utérins, pour être susceptibles de résorption, doivent subir au préalable l'altération graisseuse de leur masse, que M. Guéniot (1) se demande si les substances réputées *stéatogènes*, comme le phosphore, l'arsenic, le plomb, ne trouveraient pas dans ces données de physiologie pathologique une indication rationnelle de leur emploi. Dans son intéressant mémoire, l'auteur relate l'observation d'une malade chez laquelle un volumineux myôme utérin disparut spontanément dans l'espace de quelques mois. Il mentionne cinq exemples analogues empruntés à divers auteurs et deux faits plus récents appartenant à MM. Béhier et Depaul. Ces citations pourraient sans nul doute être multipliées. L'un de nous a été témoin d'un de ces faits exceptionnels. « Nous devons à M. Demarquay l'observation suivante, rapporte M. F. Guyon (2) : « J'ai revu il y a peu de jours une jeune dame polonaise qui portait un énorme corps fibreux de l'utérus ; elle éprouvait de grandes douleurs et des pertes incessantes et demandait à être délivrée à tout prix. Le volume de la tumeur et surtout le développement qu'elle avait acquis du côté de l'abdomen, me firent refuser l'opération ; trois ans se sont écoulés depuis cette époque, les pertes et les douleurs ont notablement diminué, la fraîcheur et l'embonpoint sont revenus, et ce qui est

(1) *De la guérison par résorption des tumeurs fibreuses de l'utérus*, in *Bull. de thérap. méd. et chirurg.*, 30 mars 1872.

(2) *Des tumeurs fibreuses de l'utérus*, p. 97. Thèse d'agrégation, Paris, 1860.

plus curieux encore, c'est que le corps fibreux a notablement diminué, sous la simple influence du repos, du régime, de l'air de la campagne et de la mer. » L'observation de M. Guéniot présente ceci de remarquable, c'est que le myôme, qui était considérable, a disparu spontanément par résorption dans l'espace de quelques mois seulement, sans que la fonction menstruelle ait été supprimée ou suspendue. Dans l'observation de M. Depaul, la tumeur, plus grosse que le poing, chez une femme de trente-huit ans, disparut complétement dans l'intervalle de huit mois à la suite d'un traitement hydrothérapique dirigé par M. Fleury. Chez la malade de M. Béhier, la résorption d'un corps fibreux qui occupait toute l'étendue de l'hypogastre ne mit que trois mois pour disparaître spontanément d'une façon complète.

Cette disparition spontanée des tumeurs fibreuses n'autorise-t-elle pas un certain doute au sujet des médicaments prescrits pour obtenir la résorption ? Les préparations mercurielles ne sont plus employées aujourd'hui. On a plutôt recours à l'usage interne de l'iode ou de l'arsenic.

L'iodure de potassium est administré d'une façon banale *intus* et *extra*. Simpson (1) a vanté le bromure de potassium, qui aurait réussi à arrêter les myômes et à les réduire même chez quelques-unes de ses malades, tandis qu'il échouait chez d'autres. « J'ai vu, dit-il, l'amélioration survenir sous l'influence d'un traitement longtemps continué au bromure de potassium, à des doses de 20 et 30 centigrammes trois fois par jour, combiné quelquefois avec l'application locale du médicament, des sangsues, etc. » Le bromure de potassium a-t-il plus d'efficacité que l'iodure? Il a du moins l'avantage d'être mieux toléré et pendant plus longtemps. « Rigby, dit M. Robert Barnes (2), avait une grande foi dans l'eau de Kreuznach. Sur l'indication d'O. Rieger, il a essayé cette eau très-concentrée, et a cru augmenter son efficacité en y ajoutant de 12 à 30 centigrammes de bromure de potassium. » « Dans bien des cas, dit Rigby, les résultats ont été heureux ; dans quelques-uns, l'emploi de cette eau artificielle a constitué tout le traitement ; dans d'autres, on y ajouta l'application de sangsues et d'onguent mercuriel. » Les eaux de Kreuznach contiennent beaucoup plus de sels de brome que de sels d'iode. « Je serais bien en peine de dire si l'influence qu'on accorde à ces eaux sur les tumeurs fibreuses est réelle ; je dois avouer que, dans aucun cas, je n'ai constaté que leur usage ait fait diminuer et encore moins fondre et disparaître ces productions morbides. » Ces doutes, exprimés

(1) *Clinique obstétricale et gynécologique*, p. 674. Traduit par M. Chantreuil. In-8°, 1874.

(2) *Loc. cit.*, p. 653.

ainsi par M. Ch. West (1), sont reproduits également par M. Scanzoni (2), qui ne croit pas qu'au moyen de ces eaux on ait jamais obtenu la diminution notable d'une vraie tumeur fibreuse. En France les eaux de Salins et de Salies-de-Béarn sont recommandées dans les mêmes circonstances que Kreuznach. Dans un certain nombre de cas l'amélioration obtenue de l'usage de ces eaux par les malades affectées de myômes utérins, tient bien moins à une diminution de la tumeur qu'à la disparition de l'état hypertrophique que la matrice peut offrir. Au nombre des eaux minérales employées chez les malades ayant des corps fibreux, il faut compter Kissingen, Vichy, Bourbonne, Balaruc. Alors même que les eaux minérales précédentes resteraient inertes contre les myômes, leur efficacité contre les engorgements utérins et péri-utérins et les hypertrophies utérines dues à un défaut d'involution ou à la présence de la tumeur autorise à en conseiller l'usage aux femmes atteintes de tumeurs fibreuses à cause de l'amélioration que leur santé en ressent, dût même cette amélioration ne pas se continuer.

Dans ces dernières années on a employé l'ergot de seigle en injections sous-cutanées contre les myômes utérins. On a supposé que l'ergot déterminerait dans les vaisseaux nourriciers de la tumeur une constriction susceptible d'arrêter sa nutrition. Hildebrandt (3) (*Berlin. Klin. Wochenschr.*, 1872) a traité neuf cas par des injections sous-cutanées d'ergotine. Dans quatre cas, la diminution de la tumeur fut indubitable ; dans les autres, les symptômes incommodes disparurent, Les résultats de cette méthode de traitement paraissent avoir été favorables dans les mains des gynécologistes américains. Le docteur Parvins (4) (*American Practitioner*, 1874, may) rapporte trois cas améliorés notablement par les injections hypodermiques d'ergotine. Le docteur A. Revers Jackson (*Chicago Med. Journal*, june 1874) a traité par la méthode d'Hildebrandt cinq cas de tumeurs fibreuses, et a obtenu dans trois des résultats très-favorables. C'est au bras, à la région deltoïdienne, que le docteur Jackson pratique l'injection. Elle y aurait autant d'efficacité et serait moins douloureuse qu'à la région ombilicale. Dans le *London Medical Record*, il est encore question d'un cas appartenant au docteur J.-H. Etheridge, d'un autre du docteur S. Fisher et de trois rapportés par le docteur H.-P. Merriman, et dans tous les injections d'ergotine furent suivies d'une réelle amélioration.

(1) *Leçons sur les maladies des femmes,* trad. par Ch. Mauriac, p. 358. In-8°. 1870.

(2) *Maladies des organes sexuels de la femme,* trad. par Dor et Socin, p. 202. In-8°, 1858.

(3) Robert Barnes, *loc. cit.,* p. 653.

(4) *The London Medical Record,* 1874, 12 august.

A la Maison municipale de santé, les injections hypodermiques d'ergotine ont été expérimentées dans des cas de fibro-myômes interstitiels ou sous-péritonéaux. Il nous a semblé qu'il y avait au bout d'un certain temps, variable chez les différents malades, un mouvement de retrait de la tumeur. Il est très-difficile d'arriver à une mensuration exacte pouvant rendre compte des changements survenus dans le volume de la production morbide. C'est presque une question d'appréciation personnelle, où l'erreur peut facilement se glisser. L'un de nous a traité par la méthode d'Hildebrandt une demoiselle de trent-cinq ans affectée depuis cinq ans d'un fibro-myôme volumineux avec des adhérences. M. Marion Sims, consulté sur l'opportunité de l'hystérotomie, avait déconseillé cette opération. Un traitement mixte fut institué, consistant en injections hypodermiques d'ergotine (25 centigrammes pour 1g,50 d'eau distillée), dans l'administration de l'arsenic et dans des bains composés avec des sels provenant de Salins. Du 12 février 1875 au 12 avril, vingt-deux doubles piqûres furent faites sur différents points de l'abdomen. Parfois elles déterminaient un peu de rougeur érythémateuse, qui s'effaçait assez promptement. Du 4 mai au 21 juin, les injections furent reprises et pratiquées au nombre de quatorze. Il fut fait en tout soixante-douze injections, sous l'influence desquelles la tumeur parut se lobuler. La menstruation était restée parfaitement régulière, un peu moins abondante; la marche était devenue plus facile qu'elle ne l'était, la sensation de pesanteur était moindre, et la malade accusait une diminution de 5 centimètres à ses corsages de robe. A son retour de Salins, où elle avait passé une saison, la situation était la même le 4 août suivant.

L'ergotine en injections hypodermiques et tous les autres traitements médicaux dirigés contre les myômes de l'utérus sont passibles des objections suivantes, que M. Robert Barnes (1) a présentées en les résumant ainsi : « 1° les tumeurs ont souvent un accroissement très-lent, de sorte que tout changement dans leur volume est fort malaisé à reconnaître et encore plus malaisé à démontrer ; 2° un bon nombre de ces tumeurs, arrivées à un certain volume, n'ont aucune tendance à se développer davantage ; elles restent stationnaires, même sans traitement ; 3° dans un grand nombre de cas, elles ont une tendance naturelle vers l'inertie, et même vers la régression, après la ménopause ; comme elles ne commencent souvent à être traitées qu'à ce moment, le traitement ne fait que coïncider avec cette involution, mais n'est pour rien dans sa détermination. Enfin l'usage constant des remèdes n'a donné aucun résultat entre les mains d'un grand nombre d'observateurs. »

(1) *Loc. cit.*, p. 654.

CHAPITRE VI

1° DES POLYPES MUQUEUX DE L'UTÉRUS

(KYSTES FOLLICULAIRES — TUMEURS FOLLICULAIRES HYPERTROPHIQUES — POLYPES GLANDULAIRES — POLYPES UTÉRO-FOLLICULAIRES — POLYPES FIBRO-CELLULEUX — ACNÉ HYPERPLASIQUE DU COL UTÉRIN — ENDOMÉTRITE CHRONIQUE CYSTIQUE, POLYPEUSE);

2° POLYPES SANGUINS OU FIBRINEUX, HÉMATOMES POLYPEUX LIBRES DE L'UTÉRUS

Avant d'étudier dans leurs détails les productions cystiques et polypeuses du corps et du col de l'utérus, il convient de montrer les analogies qu'elles ont avec les tumeurs fibreuses. La fréquence diffère pour le même segment de l'organe. Tandis que les corps fibreux du col sont rares comparativement à ceux du corps, les polypes muqueux du col sont de beaucoup plus fréquents et plus importants que ceux du corps. Les myômes logés dans l'épaisseur de la paroi ne se pédiculisent que plus tard ; les polypes glandulaires commencent aussi par être contenus dans le tissu utérin superficiel, où le doigt peut sentir des inégalités dues à des glandes destinées à faire partie de la production polypeuse. L'hémorrhagie qui accompagne les polypes fibreux et les polypes muqueux n'est nullement en rapport avec le volume de la tumeur. Composés tous les deux de certains éléments anatomiques de l'utérus, avec prédominance du tissu fibro-musculaire pour les premiers, des éléments de la muqueuse pour les seconds, ils s'accroissent par hypertrophie et par hypergenèse. Si la croissance du fibro-myôme paraît indéfinie en quelque sorte, et celle de la tumeur utéro-folliculaire limitée, il n'en est pas moins des cas où la production, provenant de la muqueuse et creusée de cavités, dépasse le volume d'une orange. Tumeurs bénignes tous les deux, les corps fibreux et les polypes muqueux, ne récidivent pas sur place, mais apparaissent successivement et parfois en grand nombre. Cette multiplicité n'en est pas moins exceptionnelle. Si dans un âge avancé les hystéromes sont si nombreux quelquefois que le tissu utérin disparaît presque, la muqueuse utérine peut aussi être remplacée en quelque sorte par des productions polypeuses.

L'influence qui détermine cette pullulation est-elle la même pour les corps fibreux et pour les polypes muqueux? Une observation très-intéressante de M. Notta jette un certain jour sur cette étiologie encore si obscure; elle semble impliquer une influence commune. Ce fait, si exceptionnel qu'il soit, mérite d'être cité comme établissant une sorte de transition entre les deux genres de tumeurs. Dans la communication de M. Notta (1), trop longue pour être rapportée intégralement, il s'agit d'une femme de soixante-trois ans qui rendit spontanément, après une série d'accidents graves, une énorme tumeur fibreuse le 26 février 1856. Apparence de guérison jusqu'au 14 avril, où l'on reconnut une masse de petites tumeurs lisses, allongées, isolées, variant du volume d'un pois à celui d'une noisette. Ces polypes furent enlevés par arrachement le 24 avril et la cavité du corps fut cautérisée au nitrate d'argent. Le 10 mai, de nouveaux polypes nécessitent une nouvelle opération. Le 24 juin, le doigt introduit à travers le col dilaté sent de nouvelles tumeurs dans la cavité utérine. Le 30, une tumeur volumineuse implantée au fond de l'utérus s'engage dans le col. Déchirée par les pinces, elle est broyée sur place, et les débris qui ne sont pas envahis par la gangrène ont l'aspect des tumeurs fibreuses. La malade se rétablit assez bien pour venir à Paris, et M. Cloquet, qui la voit en juillet, la considère comme guérie. Cependant le 7 août M. Notta enlève encore une nouvelle tumeur par fragments. En novembre, ablation d'une tumeur de même nature.

L'année suivante, en février, à la suite d'accidents graves et de douleurs intolérables, de nouvelles tumeurs sont extirpées. Le 26, reprise de douleurs et de vomissements, la malade présente une tumeur du volume d'un œuf de dinde. Après son ablation, on sent, à travers le col très-dilaté, une autre tumeur adhérente au corps. En cherchant à l'arracher, on renverse l'utérus, ce qui permet d'enlever de nouvelles productions fibreuses adhérentes à sa face interne. Le fond de l'utérus ayant été perforé, on laisse en place l'organe renversé. Le 3 mars, il était facile de reconnaître le corps de la matrice renversé dans le vagin. Le 20 avril, en examinant au spéculum, on ne trouve plus d'utérus ; le vagin se termine par un cul-de-sac au fond duquel apparaît une petite surface rouge, irrégulièrement arrondie, du volume d'une noix, petite tumeur mobile constituée par ce qui reste de l'utérus. Le 25 août, de nouveaux polypes apparaissaient sur ce débris utérin, et ils sont étranglés dans une ligature. En janvier 1858, il faut recourir au même moyen contre des tumeurs plus volumineuses. En mars et en mai, opérations

(1) *Bulletins de la Société de chirurgie*, t. IX, p. 470. 1858-59.

nécessitées par des récidives. Le moignon utérin acquiert un volume qui s'accroît jusqu'en juillet. La tumeur ainsi formée remonte au détroit supérieur. En janvier 1859, elle remonte dans l'abdomen jusqu'aux fausses côtes, tandis que de nouveaux polypes en grappe remplissent le vagin. Le 21 février, la malade succombait trois ans après le début des accidents.

Bien que cette observation, selon la remarque de l'auteur lui-même, n'ait pas toute sa valeur à cause du manque d'autopsie et d'analyse microscopique des tumeurs, elle n'en a pas moins une réelle importance par l'étrangeté des phénomènes. Sans nous arrêter à la nature assez obscure de l'énorme tumeur développée dans le moignon de l'utérus, dont le corps, renversé et comprimé par le col comme par une ligature, s'était sphacélé, nous ne pouvons avoir de doutes sur la nature des productions polypeuses qui se succédaient. Les unes provenaient du tissu utérin; les autres, de la muqueuse. L'utérus renversé donnait la clef des accidents ; le fond présentait une sorte de frange fibreuse au bord libre de laquelle étaient appendus une multitude de petits grains muqueux rudimentaires. A côté de cette frange fibreuse se trouvaient deux polypes fibreux, l'un à base large, l'autre à pédicule étroit implanté au fond même de l'organe; c'étaient ces polypes dont, à plusieurs reprises, on avait enlevé des portions. La nature de ces tumeurs fibreuses avait été constatée par MM. Cloquet et Nélaton. La tumeur formée aux dépens du moignon avait acquis des proportions notables sans qu'aucun signe cachectique se manifestât. Les polypes muqueux conservaient leur forme allongée et leurs apparences, et il ne pouvait y avoir méprise à leur égard.

Ce qui est de nature à frapper dans cette observation, c'est la rapidité insolite avec laquelle se formaient en un ou deux mois des masses fibreuses du volume du poing, rapidité en contradiction avec l'évolution lente de ces productions en dehors de la grossesse; c'est, pendant près de trois ans, l'évolution successive ou parallèle de polypes fibreux et de polypes muqueux, alternance rapide ou pullulation simultanée qu'il est difficile de ne pas rapporter à une même cause, si obscure et inconnue qu'elle soit. Cette variété rare de polypes avait été observée par Levret, qui les regardait, à tort, comme des végétations s'élevant sur quelque ulcère de l'intérieur de l'utérus. « Il y a, dit Levret (1), des espèces de polypes que j'appellerai *vivaces*. Ces excroissances, quelquefois souvent bénignes en apparence, puisqu'elles ne sont ordinairement

(1) *Loc. cit.*, p. 508.

accompagnées ni de douleurs lancinantes, ni d'écoulement sanieux, mais toujours de pertes de sang, comme la plus grande partie des polypes bénins, doivent néanmoins être censées incurables, parce que ce ne sont que trop communément des végétations de quelque ulcère de l'intérieur de la matrice... Ainsi, comme il est communément impossible de parvenir à détruire la cause immédiate de ces fongosités, c'est peine perdue de travailler à les retrancher. J'en suis convaincu par ma propre expérience, les ayant vues repulluler à mesure que je les retranchais. »

Sans insister davantage sur ces points obscurs de la pathologie utérine, nous avons à étudier les polypes muqueux du corps et du col de l'organe. Les premiers offrent moins d'intérêt que les seconds, bien que leur multiplicité soit une cause de métrorrhagies continues et graves. Les fongosités, les granulations que Récamier a signalées comme déterminant des hémorrhagies qui ne cèdent souvent qu'à l'abrasion de la muqueuse utérine avec la curette, sont-elles autres que de petits polypes muqueux de la cavité? Nous en avons parlé déjà au sujet de l'endométrite chronique. En effet, elles sont une conséquence de la phlegmasie et elles indiquent la liaison qui existe entre celle-ci et la production des polypes muqueux. Les recherches de M. Ch. Robin (1) ont montré que ces végétations contiennent les mêmes éléments anatomiques que ceux qui existent à l'état normal dans la muqueuse du corps de l'utérus. Les petites tumeurs qu'elles forment sont ordinairement sessiles, se continuant de toutes parts avec la membrane muqueuse par une base large, d'un volume variable, depuis celui d'un grain de blé, d'un pois, jusqu'à celui d'une petite fraise. En grossissant, elles tendent à se pédiculiser. Elles font à la surface de la muqueuse une saillie variant entre 2 et 5 ou 6 millimètres; leur surface est chagrinée, leur consistance molle, leur coloration rouge foncée et leur surface parsemée d'arborisations nombreuses. Ces tumeurs peuvent exister au nombre de deux ou trois ou être plus nombreuses.

Outre ces végétations cellulo-vasculaires, on trouve une autre forme : les végétations cellulo-fibreuses, qu'Aran (2), qui a très-bien décrit ces productions, compare, pour l'aspect, aux polypes folliculeux si fréquents dans le col de l'utérus. Appendues à un pédicule flexible et élastique, du volume d'un grain de blé ou d'un pois, elles ont une assez grande consistance, une coloration blanchâtre ou grisâtre et ne sont pas nombreuses. Ces deux espèces de végétations résultent d'une hypertro-

(1) *Archives de médecine*, 4e série, t. XVII.

(2) *Leçons cliniques sur les maladies de l'utérus*, p. 429, 430. In-8o, 1858.

phie de la muqueuse, dont les éléments varient de proportion dans la constitution de chacune d'elles ; les unes remarquables par l'hypertrophie de l'élément vasculaire, les autres dues à une hypertrophie générale des éléments de la muqueuse. A cette altération de la muqueuse constituant les fongosités ou végétations ou granulations s'associent des kystes qu'Aran (1) décrit ainsi : « Dans le corps de l'utérus, les follicules utriculaires peuvent acquérir un dévoloppement kystique très-prononcé, et, quoique cette circonstance n'ait pas été souvent mentionnée, c'est une altération assez fréquente. Ces kystes se présentent sous forme de petites tumeurs saillantes, demi-sphériques ou arrondies, quelquefois pédiculées, aux parois transparentes, se rapprochant des sudamina de la peau par leur transparence et par leur aspect et donnant à la main le caractère de petits grains résistants, un peu élastiques, à surface lisse et arrondie. Ces petites tumeurs, d'un volume variable, depuis celui de la tête d'une épingle jusqu'à celui d'une petite noisette, et généralement en assez grand nombre, couvrent quelquefois toute la cavité muqueuse, sur laquelle elles sont tantôt isolées, tantôt disposées par groupes, et semblent se presser, se refouler les unes les autres ; elles contiennent un liquide transparent, incolore, jaunâtre ou brunâtre... Végétations cellulo-vasculaires, végétations cellulo-fibreuses, kystes, toutes ces altérations se trouvent parfois réunies ; et une disposition qui paraît assez commune, c'est celle où des kystes, gros comme la tête d'une épingle, sont disséminés en nombre dans une végétation cellulo-vasculaire plus ou moins volumineuse. »

D'après M. Virchow (2), la forme du molluscum à large base qui résulte de l'agglomération d'un grand nombre de kystes, se trouve le plus souvent dans les excroissances qui procèdent de la muqueuse de la cavité du corps de l'utérus. La dilatation cystoïde avec oblitération des orifices arriverait assez fréquemment dans les glandes utriculaires de l'utérus. « Il est, dit M. Virchow, une forme de l'endométrite chronique qui, tout à fait analogue à la gastrite folliculaire, produit à la surface de la muqueuse de nombreux petits kystes semblables à des perles, tandis qu'en même temps la muqueuse s'épaissit et se rétracte, de façon à revêtir l'aspect d'une membrane séreuse. Il peut se faire qu'il ne se produise aucune saillie. Celle-ci ne survient ordinairement que lorsqu'en des points isolés les glandes se dilatent par groupes et qu'en même temps le tissu interfolliculaire entre en prolifération. Plus les végétations partielles siégent haut, plus il y a tendance à ce qu'il en ré-

(1) *Loc. cit.*, p. 427.
(2) *Traité des tumeurs*, trad. par Aronssohn, t. I, p. 239. 1867.

sulte des mollusques à base large, renfermant des kystes de la grosseur d'un grain de chènevis jusqu'à celle d'un pois. S'ils s'accroissent fortement, ils font peu à peu plus de saillie au-dessus de la surface, prennent la forme d'un champignon ou s'allongent en véritables polypes pédiculés qui descendent de plus en plus vers l'orifice interne et le col de l'utérus. »

D'après M. Gallard (1), les végétations pédiculées siégent plus habituellement au voisinage de l'orifice du col ou, quoique plus rarement, près des orifices des trompes; tandis que celles qui sont sessiles se rencontrent sur un point quelconque de la cavité utérine. « Quelquefois, dit-il, elles s'allongent et se pédiculisent en formant de véritables polypes qui, tout en ayant leur insertion sur un point élevé de la cavité du corps de l'utérus, peuvent venir faire saillie, à travers l'orifice du col, jusque dans le vagin ou même hors de la vulve. Elles forment alors les tumeurs généralement connues et décrites sous le nom de *polypes muqueux de l'utérus.* » Ces polypes de la cavité utérine, à qui la longueur de leur pédicule permet de se porter du fond ou des parties supérieures où ils naissent à l'extérieur, à travers l'orifice cervical, sont d'ailleurs des productions très-rares à rencontrer. Nous ne nous étendrons pas davantage sur cette question encore obscure des végétations hypertrophiques de la muqueuse utérine. Elles sont la conséquence de l'endométrite chronique. Leurs principaux symptômes sont la leucorrhée et surtout la métrorrhagie, que l'abrasion avec la curette de Récamier parvient seule à tarir. Ces métrorrhagies et leur guérison par le raclage des productions morbides s'expliquent par une disposition dans la constitution anatomique des polypes muqueux mise en lumière par M. Virchow (2). « Il est particulièrement digne de remarque, observe-t-il, que la disposition aux hémorrhagies ne semble nullement en rapport avec les vaisseaux qui pénètrent dans le pédicule; en effet, l'extirpation de ces polypes ne donne pas ordinairement lieu à des hémorrhagies aussi fortes qu'on devrait s'y attendre d'après la durée, la persistance et l'intensité des hémorrhagies antérieures. Ceci s'explique parce que les vaisseaux de la surface forment de nombreuses ramifications, d'un gros diamètre et à parois minces, tandis qu'au contraire les vaisseaux du pédicule sont peu nombreux et possèdent des parois épaisses, contractiles. »

Les polypes muqueux du col de l'utérus méritent de nous arrêter davantage. On est étonné, en considérant leur fréquence, que leur his-

(1) *Leçons cliniques sur les maladies des femmes*, p. 190 et suiv. In-8°, Paris, 1873.

(2) *Loc. cit.*, p. 240.

toire soit restée si longtemps obscure. Du reste, on peut dire que la pathologie utérine tout entière n'a été éclairée que par les recherches de notre temps. Tandis que, grâce surtout à Levret, les polypes fibreux de la matrice étaient assez bien connus, l'histoire des polypes muqueux restait ébauchée. C'est Huguier qui, en 1847, exposa leur anatomie en donnant la description des polypes utéro-folliculaires. Leur histoire était dès lors fixée, et les recherches ultérieures, en complétant le sujet, ont confirmé les vues d'Huguier. Avant lui, cependant, Portal, Gooch, Robert Lee avaient reconnu qu'une variété de polypes est constituée par l'hypertrophie des glandes ou œufs de Naboth.

Oldham (1) fut encore plus explicite. Chez une femme morte à la suite d'un empyème et chez laquelle on ne soupçonnait pas de lésion utérine, « on voyait, dit-il, implanté sur la lèvre antérieure du col, un petit polype formé par un certain nombre de kystes remplis d'un liquide transparent, le tout recouvert par la muqueuse. De la partie latérale gauche, et proéminant dans la cavité utérine, environ 2 lignes au-dessus du col, naissait une autre petite production polypeuse constituée par un amas de petites cellules rondes ressemblant à des perles, réunies entre elles par un beau tissu fibreux et suffisamment distendues par un mucus demi-opaque, pour paraître dures. L'idée me vint qu'il devait y avoir analogie de formation entre ces deux polypes, et que, si l'un était développé dans le col aux dépens des glandes de Naboth, l'autre s'était développé dans la cavité de l'utérus aux dépens des glandes utérines ; ce qui me confirma dans mon idée, ce fut la présence d'un certain nombre de petites vésicules à la surface de la muqueuse de la cavité utérine au voisinage même du polype. » Ainsi que le remarque M. de Monfumat, on ne pouvait mieux préciser la nature anatomique et le point de départ des polypes glandulaires du col et du corps de l'utérus.

Les excroissances du col de l'utérus, groupées sous le nom générique de *polypes*, sont anatomiquement constituées par les tissus de ce segment. Déjà nous avons traité des fibro-myômes où l'élément musculaire prédomine sur l'élément fibreux. Les autres tumeurs dont les caractères sont à décrire appartiennent plus spécialement à la muqueuse du col et ne sont que des hypertrophies de ses éléments anatomiques. Seulement, suivant que tel élément arrivera à prédominer, le polype ainsi formé variera d'aspect, de consistance et de composition. La muqueuse de la cavité cervicale, depuis les bords de l'orifice interne jus-

(1) *Guy's Hospital reports*, april 1844. — Montfumat, *Étude sur les polypes de l'utérus*, 1867.

qu'aux lèvres du museau de tanche, les follicules renfermés dans l'épaisseur de ses replis et, dans une minime proportion, le tissu utérin lui-même, entrent dans la constitution de ces tumeurs, qui peuvent être divisées en *muqueuses,* en *folliculaires* et en *utéro-folliculaires.* Ces deux dernières ne sont, pour ainsi dire, que deux degrés d'un même état, plus ou moins simple, plus ou moins complexe, quant à la constitution de la tumeur. Les polypes muqueux tranchent davantage par leurs caractères anatomiques. Ces caractères ne sont pas assez absolus pour qu'on ne saisisse pas le lien qui rattache ces tumeurs l'une à l'autre, si différent que soit leur aspect extérieur.

Les polypes muqueux ont la composition la plus élémentaire ; ce sont de simples végétations de la muqueuse du col, ni plus ni moins, ainsi que l'observe Aran, que les fongosités résultant de l'endométrite du corps; ce sont des replis hypertrophiés de la muqueuse, à laquelle ils restent attachés par un pédicule très-mince. Constitués par la membrane muqueuse et par un peu de tissu cellulaire, ils ont le volume d'un grain d'orge ou d'un pois, une coloration rose, et sont pourvus d'un fin réseau vasculaire. Solitaires ou multiples, ils occupent les différents points du canal cervical, plus rapprochés d'ordinaire de l'orifice externe que de l'interne, mais pouvant prendre naissance dans la cavité utérine tout à fait à sa partie inférieure. Ces productions sont parfois sessiles, aplaties et adhérentes par un côté de leur surface à la muqueuse. Elles apparaissent, dit M. Ch. West (1), quand elles ne revêtent pas la forme d'excroissances distinctes, comme des replis hypertrophiés de l'arbre de vie, et elles ont sur les parois du col les mêmes rapports que les colonnes charnues adhérentes avec les parois du cœur. Ces excroissances font parfois saillie entre les lèvres du col ; d'autres fois, il faut écarter celles-ci pour les apercevoir ; plus rarement elles franchissent l'orifice utérin et tombent dans le vagin. Le polype, dans la composition duquel entre une plus grande quantité de tissu cellulaire, atteint alors la grosseur d'une petite figue aplatie et saigne légèrement au moindre contact. Les excroissances muqueuses donnent au toucher une sensation de mollesse comme celle du muscle ; elles sont rougeâtres et comme charnues à l'intérieur. Quelques-unes sont parsemées de grains translucides dus à des follicules et établissent ainsi la transition aux deux espèces suivantes :

Les tumeurs folliculaires sont de petits kystes, du volume d'un pois, d'une noisette et même d'une petite noix, dus au développement des glandes et à l'oblitération de leur orifice par le fait de l'inflammation.

(1) *Leçons sur les maladies des femmes*, trad. par Ch. Mauriac, p. 305. In-8°, Paris, 1870.

Ces petits corps sont connus sous le nom d'*œufs de Naboth*. Leur présence détermine généralement une dilatation assez grande de l'orifice externe du col pour que le doigt sente sur la surface interne un nombre plus ou moins grand de saillies sphériques ou hémisphériques. Ces kystes folliculaires, incrustés dans la paroi, dont ils distendent la couche superficielle, ont une rénitence marquée. Ceux qu'une situation moins profonde dans la cavité cervicale permet de voir au moyen du spéculum, offrent un aspect bleuâtre ou ambré tranchant sur le rose pâle de la muqueuse. Une ponction avec la pointe d'un trocart les vide de leur contenu, liquide visqueux, incolore ou citrin, formé par l'accumulation du mucus dans le follicule oblitéré. Ces kystes, lorsqu'ils se pédiculisent, se détachent à diverses hauteurs de la face interne du col et, suivant la longueur de leur mince pédicule, qui peut avoir plusieurs centimètres, s'insinuent entre les lèvres du museau de tanche, ou s'engagent dans le vagin. Lorsque l'un de ces kystes naît de l'une des lèvres, il peut, tout en restant sessile, être accessible par le vagin au toucher et à la vue. Il est facile de reconnaître, en contournant la tumeur, qu'elle est fixée par une large base. Quelquefois, quand un seul œuf de Naboth superficiel se développe pour former un polype avec la muqueuse, la tumeur affecte la forme et la coloration d'une cerise. Lorsque les kystes plus profonds se pédiculisent, ils conservent la plupart de leurs attributs. Ce sont de petites tumeurs lisses, d'un rose pâle ou d'une teinte ambrée, translucides et contenant un liquide incolore ou jaunâtre et visqueux. Les glandes mucipares enflammées constituent à l'intérieur du col de petites tumeurs pédiculées d'un rouge vif, au nombre de deux ou trois, et renfermant un liquide albuminoïde incolore. Ces petits polypes, finement pédiculés, et contenant un kyste, s'engagent dans l'orifice utérin et se montrent à travers le spéculum sous la forme d'une vésicule ou d'une petite massue rouge.

Il n'existe qu'une limite indécise entre les tumeurs dont nous venons de parler et les kystes ou polypes utéro-folliculaires si bien décrits par Huguier (1). Les polypes utéro-folliculaires sont des tumeurs formées par les glandes du col contenues dans du tissu utérin entré en prolifération pour les contenir et leur constituer un pédicule. L'hypertrophie et les modifications subies par les glandes ont valu à ces productions le nom de *polypes folliculaires hypertrophiques*, dénomination qui a l'avantage, ainsi que l'observe M. de Montfumat, d'indiquer leur caractéristique anatomique et leur nature pathologique. Ces polypes renfer-

(1) *Mémoire sur les kystes de la matrice*, in *Mém. de la Soc. de chir.*, 1847, t. I.

ment une ou plusieurs cavités kystiques distendues par un mucus visqueux et filant, incolore ou jaune ambré, ou d'une couleur plus foncée due à un épanchement de sang dans le kyste. Leur surface, tapissée par la muqueuse, est d'un rose pâle ou d'un rouge violacé et parcourue quelquefois par un réseau vasculaire très-fin. Le plus habituellement, ils se détachent des parois de la cavité cervicale; exceptionnellement, ils peuvent provenir de la surface externe du museau de tanche. Leur pédicule est plus ou moins grêle et long; parfois il est si court, que la tumeur semble sessile, disposition liée au développement des glandes dans la profondeur du tissu utérin. La forme et le volume de la production varient avec le nombre et l'hypertrophie des follicules. Quelquefois la tumeur et son pédicule ressemblent à une figue; d'autres fois l'allongement du pédicule qui permet au polype de sortir du vagin lui donne

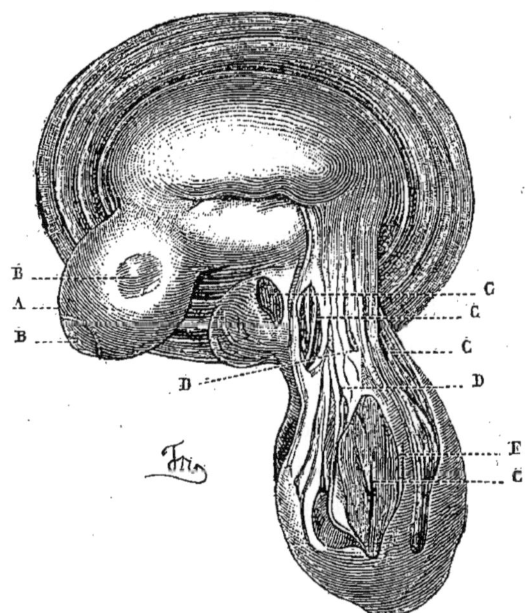

Fig. 8, tirée de la thèse de M. Luna.
A, polype renfermant des kystes. B, kystes. C, ouvertures folliculaires. D, vaisseaux.
F, cloison qui sépare les cavités des follicules.

l'aspect d'un battant de cloche et l'on a le polype dit *à pendule*. Le volume, ordinairement peu considérable, peut varier entre celui d'une cerise et celui d'une orange et dépasser celui de l'utérus en exposant à confondre cet organe avec le produit morbide. L'inégalité du développement des follicules et la compression des parois du col impriment à certains polypes un aspect irrégulier.

« Les kystes, dit M. Luna (1), sont nécessairement creux, à une ou

(1) *Des kystes folliculaires de la matrice*. Thèse inaugurale, Paris, 1852.

plusieurs loges, selon le nombre des follicules qui s'hypertrophient côte à côte. Quelques polypes sont pleins, d'autres sont creux, de même que les kystes, dont ils ne diffèrent que par leur développement en dehors du sein des tissus de l'utérus. Plusieurs de ces productions, en se développant, emportent dans leurs parois d'autres follicules qui, en s'hypertrophiant à leur tour, donnent à ces parois un aspect bosselé, ce qui a porté M. Huguier à les comparer avec beaucoup de justesse à l'ovaire; quand elles sont criblées des orifices des glandules, elles ressemblent beaucoup plus aux amygdales, qui présentent cette disposition qui en fait un amas de follicules. » Chacun des orifices conduit à une cavité kystique unique ou communiquant avec les cavités voisines. La surface du polype est lubrifiée par le mucus que sécrètent les glandes. Si la muqueuse qui revêt l'excroissance est hypertrophiée et congestionnée, elle lui donne une coloration rouge. Cette muqueuse peut aussi présenter des lignes bleuâtres dues à des sinus veineux développés dans son épaisseur, et ces états différents rendent compte des diverses colorations que le polype lui emprunte. Il est inutile d'insister sur les variétés d'aspect résultant du développement plus prononcé de tel ou tel élément, aspect encore modifié par les altérations morbides du contenu de la tumeur, soit qu'il subisse la régression graisseuse, soit qu'il soit remplacé par du sang, comme dans un fait rapporté par Follin (1).

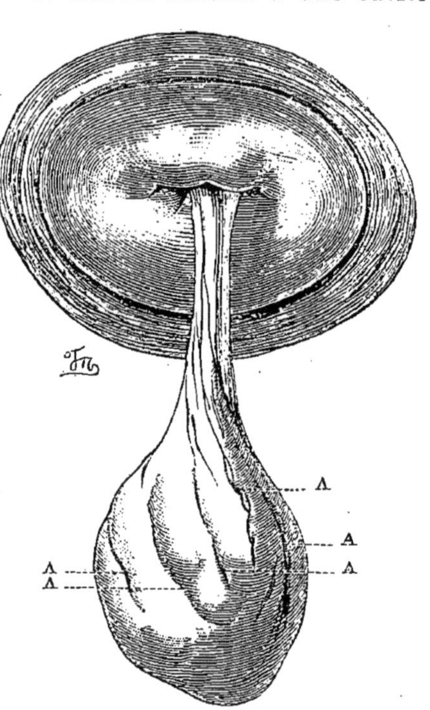

Fig. 9, tirée de la thèse de M. Luna.
H, ouvertures des follicules sous forme de fentes.

Il est plus intéressant d'étudier les modifications qui surviennent dans les parois des glandes hypertrophiées et la structure des éléments du polype. Les parois des glandes peuvent disparaître en un point sous l'influence d'une augmentation de volume et d'une compression réciproque. « C'est ainsi, dit M. de Montfumat (2), qu'on peut rencontrer des polypes avec des cavités assez vastes, ou même des polypes ne présentant qu'une seule cavité, s'ouvrant par un orifice situé dans l'axe du

(1) *Bulletin de la Société de chirurgie*, 1855, t VI, p. 223.
(2) *Loc. cit.*, p 71.

col utérin, et tapissées à leur intérieur par une membrane muqueuse... Dans ce cas de cavité unique et assez vaste, l'orifice est souvent arrondi, mais quelquefois fissural et transversalement dirigé, ce qui a pu faire croire à un prolapsus utérin, d'autant plus qu'à l'époque des règles on constate qu'il est le siége d'un écoulement sanguin. » Relativement à la structure anatomique de la tumeur utéro-folliculaire, l'examen suivant de M. Ch. Robin (1) dispense d'une description spéciale.

« Ce polype est ovoïde, environ du volume d'un œuf de pigeon; sa surface est assez régulière, un peu bosselée, et présente d'un côté un petit prolongement conique de 1 centimètre environ de longueur, ayant à peu près le volume de l'extrémité du petit doigt, dont la base se fond sensiblement avec le reste de la tumeur : c'est le reste du pédicule. Sa consistance est assez grande; elle a à peu près celle des parois utérines un peu ramollies. A l'intérieur, il est d'un gris rosé, comme aréolaire; il en est de même dans les points où se trouve détachée une couche molle, demi-transparente, grisâtre, épaisse d'un demi-millimètre, qui le recouvre dans le reste de son étendue. Là où elle existe encore, il est lisse; mais cette couche se laisse facilement détacher avec le manche du scalpel. Le tissu du polype est assez élastique, pris en masse; il ne se laisse pas facilement déchirer avec l'ongle. Une coupe de la tumeur permet de constater que le pédicule, qui est plus dense que la surface, est d'un blanc grisâtre, d'aspect et de consistance fibreuse, se prolonge dans l'épaisseur du produit pathologique et s'y divise presque immédiatement en trois ou quatre branches qui elles-mêmes présentent plusieurs petits rameaux fibreux blanchâtres qui se dessinent sur le fond gris rosé du reste de la tumeur, à peu près comme les branches de l'arbre de vie du cervelet. Le pédicule et ses branches sont entièrement composés de tissu fibreux de texture très-serrée. Le tissu qui remplit les intervalles des ramifications fibreuses du pédicule et du noyau fibreux central de la tumeur a le même aspect que nous avons signalé pour la surface du polype; il diminue d'épaisseur au voisinage du pédicule saillant et cesse au niveau de la section seulement, point où il se continuait probablement avec la muqueuse du col. La couleur d'aspect feutré, homogène, de ce tissu, le fait ressembler au tissu de la muqueuse utérine dans les trois premiers mois de la grossesse; il est seulement plus dense, moins friable. En même temps, il est creusé de petites cavités arrondies, variant de volume depuis celui d'une graine de pavot jusqu'à celui d'un grain de chènevis. Ces cavités sont remplies d'un liquide visqueux, tenace, demi-

(1) *Loc. cit.*, p. 12.

transparent, qui renferme tous les éléments que nous avons signalés dans les œufs de Naboth. Deux cavités du volume d'un pois contenaient un liquide analogue, mais moins visqueux, d'un brun rouge sanguinolent; il renfermait en suspension les mêmes éléments que les précédentes et de plus beaucoup de globules sanguins plus ou moins altérés. En raclant la face interne de ces cavités, on trouve, dans le liquide qu'on obtient ainsi, des lambeaux d'épithélium en tous points semblables à ceux que nous avons signalés dans les follicules de Naboth, sauf le volume des cellules, qui est un peu augmenté, comme dans la grossesse. Tous les points du tissu gris rosé qui forme la surface de la tumeur et s'enfonce jusqu'à 8 ou 12 millimètres entre les ramifications fibreuses du pédicule sont formés d'éléments fibro-plastiques, modifiés comme pendant la grossesse, mais à un degré un peu moindre, c'est-à-dire de tissu cellulaire, de matière amorphe et de granulations moléculaires très-abondantes. En outre, il renferme une très-grande quantité de follicules de Naboth plus ou moins hypertrophiés et déformés, mais toujours reconnaissables par la couche d'épithélium très-régulier, à cellules cylindriques, de petit volume, identique à celui qui tapisse leurs parois. Quelle que soit la portion de ce tissu qu'on prenne, on entraîne toujours un ou plusieurs follicules ou des lambeaux de leurs parois, qu'on reconnaît facilement sous le microscope lorsqu'on les a déjà étudiés à l'état sain. La mince couche pseudo-membraneuse qui recouvre la tumeur et se détache çà et là à sa surface est composée de lambeaux d'épithélium et d'une matière fibroïde finement granuleuse d'aspect pseudo-membraneux. L'anatomie normale nous rend compte facilement de la composition et de la texture de ce polype, qui, sans ce guide, paraîtrait des plus singuliers. C'est évidemment un polype fibreux qui, ici, s'est développé sous la muqueuse, l'a soulevée, en a déterminé l'hypertrophie, s'en est enveloppé et en même temps a envoyé des prolongements dans son épaisseur. En outre, la présence de cette muqueuse hypertrophiée, d'aspect gris rosé, feutré, des glandes du col exclusivement, sans glandes tubuleuses du corps, faciles à distinguer les unes des autres par leur structure, nous montre que ce polype a pris son point de départ dans les parois du col. »

L'anatomie pathologique est la partie la mieux connue de l'histoire des polypes muqueux du col de l'utérus. Comme leur étiologie, leur marche et leur terminaison, leur symptomatologie présente encore bien des points obscurs. Parmi les signes rationnels ou subjectifs, il n'en est pas un qui soit pathognomonique. Un des premiers symptômes accusés par les malades consiste dans un écoulement catarrhal, séro-purulent, séro-sanguinolent, qu'on est plutôt porté à attribuer à la métrite interne. L'écoulement clair, consistant et filant, serait pathognomonique des tumeurs kystiques utéro-folliculaires, s'il existait seul, ce qui est rare, et s'il ne se confondait avec la leucorrhée albumineuse et visqueuse, caractéristique de l'endométrite du col. Il est d'ailleurs des cas où la leucorrhée est insignifiante et où l'hémorrhagie attire seule l'attention. Mais à combien d'états morbides divers de l'utérus ne correspond pas l'hémorrhagie, depuis les troubles de la fonction menstruelle jusqu'aux désorganisations du cancer? La menstruation peut, dans quelques cas, n'être pas troublée; le plus souvent les règles sont irrégulières, fréquentes et abondantes, et aux ménorrhagies succèdent des métrorrhagies revenant par la moindre fatigue, le coït, le toucher, et amenant l'anémie et ses conséquences. Les phénomènes sympathiques du côté de la vessie, du rectum et de l'estomac et les phénomènes généraux n'ont rien qui les différencie des mêmes symptômes liés à d'autres lésions utérines. «Ces phénomènes, observe M. Martin (1), en venant se surajouter à l'affection principale, prendront dans quelques cas assez d'intensité pour masquer les accidents locaux et faire croire de prime abord à une lésion générale de l'économie.»

Phénomènes généraux et sympathiques, écoulements vaginaux muqueux ou muco-purulents, hémorrhagies abondantes et répétées s'observent aussi bien avec les polypes fibreux qu'avec les polypes muqueux de la matrice. Tandis que, dans le cas de myômes, c'est la muqueuse utérine qui fournit le sang, et très-exceptionnellement, et en minime quantité alors, celle qui recouvre la tumeur; dans le cas de polype glandulaire, l'hémorrhagie a sa source et dans la muqueuse qui le revêt et dans celle de l'utérus. La muqueuse du polype doit même, suivant M. de Montfumat (2), être considérée comme la muqueuse hémorrhagique par excellence, dans les cas où elle est très-congestionnée et recouverte de veines bleuâtres. La menstruation n'est d'ailleurs pas sans exercer son influence sur ces polypes. «J'en ai vu trois, rapporte M. Courty (3), de la grosseur d'une cerise, sur le museau de tanche; l'un d'eux, d'une couleur rouge-violacée, paraissait se tuméfier douloureusement à certaines époques, surtout au moment des règles, comme une véritable tumeur hémorrhoïdaire.» Cette influence pourrait aussi donner au polype glandulaire ce caractère intermittent que présentent certains

(1) *Essai sur la tumeur folliculaire hypertrophique*, p. 46. Thèse inaugurale, Paris, 1859.

(2) *Loc. cit.*, p. 95.

(3) *Traité pratique des maladies de l'utérus*, 2e édit., p. 693. Paris, 1872.

polypes fibreux. « M. Bourdon (1) a vu, sur une de ses malades, la congestion cataméniale rendre très-apparente une de ces petites tumeurs que tout d'abord on apercevait à peine dans l'intervalle des époques menstruelles. »

En présence d'une malade qui accuse les symptômes précédents, le médecin doit chercher la cause qui les détermine, et l'examen direct peut seul la faire connaître. Sans en préjuger la nature, on doit songer à l'éventualité d'un polype fibreux ou muqueux, du moment qu'il existe des hémorrhagies répétées. Les signes physiques ou objectifs suffisent presque toujours pour fixer le diagnostic; ceux que fournit le toucher sont les plus importants. Dans nombre de cas ils pourraient suffire. Le spéculum ne fait ordinairement que leur donner plus de valeur en les confirmant; quelquefois il rectifie la perception née du contact. Dans quelques cas rares, ni le toucher ni la vue ne peuvent rendre compte de la nature réelle du produit morbide, et l'examen microscopique est seul apte à résoudre la difficulté. La situation des tumeurs modifie leur symptomatologie. Les signes diffèrent, ainsi que le fait remarquer Huguier, suivant que les kystes utéro-folliculaires sont renfermés dans la cavité du col ou extérieurs à cette cavité.

On touche d'abord la malade et l'on constate un agrandissement de la cavité utérine, un écartement des lèvres du col et la présence d'une ou de plusieurs tumeurs faisant saillie sur une des lèvres, ou engagées dans l'orifice inférieur du col, ou proéminant dans le vagin. Le doigt reconnaîtra la forme globuleuse, ovoïde ou pyriforme ou bien irrégulière de la petite tumeur, ses bosselures rénitentes ou molles et l'état humide et glissant de sa surface. Cette lubréfaction, cette rénitence et cette mollesse sont naturellement rapportées à des kystes plus ou moins distendus et l'on pense dès lors avoir rencontré un polype glandulaire. Si les tumeurs sont renfermées dans la cavité du col, elles ne peuvent fournir de signes physiques; elles déforment le col et l'on reste dans le doute sur leur nature, jusqu'à ce que leur accroissement les laisse toucher et voir. Il est des cas cependant où elles peuvent être reconnues, lorsque la cavité est assez dilatée pour permettre au doigt de pénétrer et de sentir la tumeur kystique accompagnée de petites productions mamelonnées qui répondent à des œufs de Naboth à différents degrés de développement. Le spéculum renseigne comme le toucher sur les différences de forme et de volume des polypes; moins complétement que lui, sur l'implantation du pédicule, si la tumeur, au lieu d'être fixée sur le museau de tanche,

(1) Martin, *loc. cit.*, p. 37.

s'est développée dans la cavité cervicale ; il montre de plus les colorations et les aspects divers des productions polypeuses : tantôt rouges ou roses, ambrées, demi-transparentes, gris-perle, ardoisées, avec un fin réseau vasculaire ou avec une enveloppe muqueuse congestionnée, parsemée de veines bleuâtres, et les ouvertures dont le polype est creusé, et dont quelqu'une, en rappelant la forme et l'étendue de l'orifice du museau de tanche, peut donner lieu à une erreur de diagnostic, si l'aspect et le volume de la production morbide se rapprochent de ceux de l'utérus.

L'ensemble des caractères énumérés dans les pages précédentes établit nettement le diagnostic des polypes glandulaires de l'utérus. Il est des circonstances néanmoins où le diagnostic différentiel présente des incertitudes, lorsque le médecin, n'ayant que des renseignements insuffisants sur la marche des accidents, est obligé de se prononcer d'après les signes objectifs seuls. Dans ces conditions un polype d'un certain volume a pu être confondu avec l'utérus, confusion occasionnée par un fibro-myôme aussi bien que par une tumeur utéro-folliculaire. La forme globuleuse de la tumeur descendue dans le vagin, un orifice transversal de 2 à 3 centimètres, circonscrit par deux lèvres, permettant au doigt de pénétrer dans une cavité baignée par une sécrétion visqueuse, l'écoulement par cette ouverture d'un liquide muqueux ou muco-purulent, et surtout l'écoulement du sang exhalé par la cavité, ne sont-ce pas autant de causes d'erreur qu'un examen attentif peut seul éviter ? Il faut dans ces cas, ainsi que l'enseigne Huguier (1), circonscrire avec la sonde utérine la base ou le pédicule de la tumeur en cherchant avec le bec de l'instrument l'orifice de la matrice. Du moment qu'il le rencontre et qu'il pénètre dans la cavité de l'organe, toute erreur cesse. Cette investigation peut être très-difficile en raison des changements amenés par la tumeur dans la situation du col de l'utérus.

Une tumeur globuleuse ou pyriforme est sentie par le toucher dans le vagin, ou reconnue par le spéculum, et elle provient manifestement de l'utérus. Est-ce un polype fibreux du col ou un polype utéro-folliculaire ? A moins que la tumeur ne soit considérable, son volume n'indique pas sa nature. S'il est des myômes gros comme une cerise ou une noix, des polypes dus à la réunion de plusieurs glandes hypertrophiées atteignent le volume d'une pomme ou d'une orange. En dépit de la mollesse, de l'élasticité et de la transparence ordinaires à ces kystes, il peut y avoir du doute, et, pour le faire cesser, Huguier a conseillé la ponction de la tumeur. Il est d'autres cas où l'espèce du produit morbide n'est fixée

(1) *De l'hystérotomie*, p. 174. In-8°, Paris, 1865.

qu'après son ablation. Ni la consistance, ni la coloration ne fournissent des signes positifs. Par suite de leurs altérations, et surtout quand leur tissu s'est vascularisé, les myômes perdent leur couleur, leur résistance élastique et donnent une sensation de mollesse ou de rénitence kystique. Nous avons rapporté précédemment l'observation d'une tumeur molle, saignante, d'un gris noirâtre, insérée sur la lèvre postérieure du col, reproduisant plutôt les caractères d'une tumeur utéro-folliculaire que ceux d'un fibro-myôme et que l'examen histologique reconnut comme un léio-myôme télangiectasique.

L'étiologie des polypes glandulaires de l'utérus est encore assez obscure. La constitution et le tempérament semblent sans influence sur la production d'une lésion que les observations recueillies montrent sur des malades appartenant à toutes les classes de la société. Cette lésion paraît plus fréquente dans la période d'activité de la matrice ; elle a été constatée néanmoins chez des femmes de soixante ans ; elle se produit exceptionnellement chez les nullipares. Lorsqu'on l'a diagnostiquée, on ne sait rien ni de son début, ni de sa marche. Le début passe inaperçu ; l'évolution est lente, la durée longue et si, dans certains cas, les polypes décèlent leur existence par des symptômes plus ou moins graves ; dans d'autres, ils restent silencieux longtemps. On ne sait rien de leur terminaison naturelle. S'ils n'ont pas de tendance à dégénérer, ils n'en ont pas à guérir spontanément ; ils déterminent et entretiennent des leucorrhées et des hémorrhagies compromettant la santé et la vie consécutivement. Ont-ils, comme les myômes, une tendance à devenir passifs et à s'atrophier, lorsque cessent les fonctions de l'utérus ? C'est un point non encore éclairci. En somme, nous croyons probable l'opinion d'Huguier qui comparait la formation de ces kystes à celle des kystes de l'ovaire et qui pensait que tout ce qui augmente l'action des follicules peut être la cause de leur hypertrophie : congestions physiologiques ou morbides de l'utérus, ou inflammations diverses dont il est le siége. La structure anatomique de la tumeur utéro-folliculaire permet de se rendre compte de sa formation. L'élément kystique y serait analogue à celui qui produit les athéromes cutanés, et l'idée est développée d'une façon originale par M. Virchow.

« L'orifice externe du col, où la muqueuse est plus épaisse, présente, dit-il (1), assez souvent des formes que l'on appellerait acné sur des parties externes, et il les présente dans tous les états, depuis les formes les plus simples de l'acné ponctuée jusqu'à celles de l'acné hypertro-

(1) *Loc. cit.*, p. 237.

phique et couperosée qui, ainsi que cela se voit sur le nez couperosé, peut s'accompagner des dilatations vasculaires les plus considérables. Figurez-vous un nez semblable à la place du col utérin; au lieu des comédons et des grains de mil, vous aurez des œufs de Naboth renfermant du mucus et du pus; placez-les au milieu de tissus gonflés, parcourus par des vaisseaux variqueux, vous aurez ce que j'appellerai un acné hyperplasique du col utérin. Ordinairement on l'appelle un infarctus utérin, une inflammation folliculaire, un catarrhe folliculaire, une endométrite avec hypertrophie, ou de quelque autre nom encore. C'est essentiellement toujours la même affection, mais une affection de la plus haute importance pour l'état et les fonctions de l'organe et pour la santé de la femme malade..... Ces formes ont des conséquences dues à ce que les vaisseaux dilatés de leur surface donnent lieu à des sécrétions et à des hémorrhagies, et qu'il se développe ainsi une disposition à des leucorrhées et à des métrorrhagies qui peuvent devenir très-compromettantes pour la santé et même la vie de la malade. » En ce qui concerne l'élément fibreux qui entre dans la composition de ces tumeurs, il peut être considéré tantôt comme une prolifération du tissu interfolliculaire, tantôt comme provenant du tissu utérin lui-même.

Le traitement des tumeurs glandulaires du col de l'utérus est essentiellement chirurgical. S'agit-il de kystes contenus dans la cavité et hors de l'atteinte des instruments, c'est à la cautérisation qu'il faut avoir recours, si toutefois les accidents justifient l'intervention. Le fer rouge a une action trop superficielle dans ce cas, il expose plus que certains caustiques à des retentissements fâcheux du côté du péritoine. Avec le caustique Filhos et la pâte de Canquoin, on est plus sûr de détruire les excroissances. A moins que les accidents ne soient graves, on évitera de pratiquer le débridement du col ou sa dilatation; ces opérations étant suivies parfois de conséquences redoutables. Qu'il s'agisse de cautériser ou d'exciser une production kystique ou polypeuse, il faut examiner avec grand soin s'il n'existe pas un état inflammatoire latent de l'utérus ou de ses annexes, quelque point douloureux du côté de l'ovaire ou du ligament large. Il vaudrait mieux s'abstenir et combattre préalablement ces complications que de s'exposer, par une intervention intempestive, à provoquer des accidents de métrite aiguë ou de métro-péritonite.

Le caustique Filhos, qui a donné de très-bons résultats entre les mains de M. Bourdon (1), contre les tumeurs folliculaires du col, s'emploie de

(1) Martin, *loc. cit.*, observations, p. 20 à 32, et 57 et suiv.

la manière suivante. Le col, mis à découvert et embrassé par un spéculum plein, est essuyé avec un pinceau de charpie; au-dessous du col est placé un petit bourdonnet de charpie, retenu par un fil au dehors et destiné à absorber le caustique qui pourrait s'écouler pendant l'opération. On dépouille le bâton de caustique à l'une de ses extrémités et dans l'étendue de 2 à 3 centimètres de son enveloppe de gutta-percha et, au moyen d'une longue pince, on l'applique pendant *cinq minutes* au centre de la tumeur. Au bout de ce temps, il s'est produit une eschare d'un gris foncé qui s'étend assez profondément. L'eschare est essuyée, le bourdonnet de charpie retiré; on fait une injection d'eau froide vinaigrée et la malade est replacée dans son lit. Elle doit prendre un bain tiède dans la journée et y être transportée; car elle ne doit ni se lever ni marcher pendant les deux ou trois premiers jours. Peu de temps après la cautérisation la malade ressent une douleur légère, ou le plus souvent des pésanteurs ou une chaleur au fond du vagin, phénomènes passagers et que le bain modifie. L'eschare d'un bleu noirâtre, délayé par les mucosités, se détache par fragments, laissant à nu vers le huitième jour une dépression correspondant aux parties détruites. Si la tumeur n'a pas complétement disparu, elle a notablement diminué de volume et, l'élimination se continuant, elle disparaît entre deux et cinq semaines, temps au bout duquel le col a repris son aspect normal. Le plus ordinairement une seule cautérisation suffit, à moins qu'il n'y ait des tumeurs multiples et accolées. S'il existe plusieurs tumeurs séparées, le caustique doit être porté séparément sur chacune d'elles. Si elles sont petites, elles peuvent disparaître par le fait des modifications amenées dans l'état du col par la cautérisation de la tumeur principale.

Dans le cas où il serait nécessaire de détruire des kystes folliculaires contenus dans la cavité cervicale, mais où on ne pourrait les atteindre individuellement, le caustique de Canquoin aurait l'avantage de les attaquer et de modifier en même temps la surface qui les porte. Ce caustique a pour caractère de détruire le tissu morbide, sans que son action soit trop étendue et sans qu'elle détermine d'accidents sérieux. Une flèche de pâte de Canquoin, morceau taillé triangulairement suivant les dimensions nécessaires, sera introduit par son angle le plus aigu dans la cavité cervicale jusqu'à sa base. La pince qui l'a introduite sert à porter, à travers le spéculum, dans le vagin, deux gros bourdonnets de ouate destinés à maintenir le caustique en place. Vingt-quatre heures après, la malade les retire au bain, au moyen des fils qui leur sont attachés. Le caustique et le tissu forment ensemble une eschare qui se détache par fragments et laisse vers le huitième jour une surface nette. Si la douleur pendant l'action du caustique était vive, on la calmerait avec une injection hypodermique de morphine.

Rien n'est plus simple en général que l'ablation des polypes du col, soit qu'ils naissent sur une de ses lèvres, soit que, provenant de sa cavité, ils proéminent entre ses lèvres ou dans le vagin. Après avoir découvert le polype au moyen d'un spéculum bivalve, on le saisit avec de longues pinces et on le détache par la torsion imprimée à son pédicule. Si la tumeur est trop molle pour être tordue, on peut la broyer avec les pinces et cautériser le tissu broyé. Quand les polypes sont d'un certain volume, après les avoir tordus pour prévenir l'hémorrhagie, on les excise avec des ciseaux. Si même le volume est plus considérable, atteignant celui d'une pomme ou d'une orange, et qu'à cause de cette circonstance et de l'incertitude des autres caractères, on hésite dans le diagnostic entre un polype utéro-folliculaire et un myôme altéré comme un myôme télangiectasique, on devra recourir à l'écraseur linéaire pour l'ablation de la production morbide. Lorsque le pédicule de ces polypes folliculaires est très-court ou épais, il est prudent de toucher le point excisé avec un bouton de feu, dans la crainte d'une hémorrhagie. « Il ne faut pas oublier, dit Aran (1), que ces excroissances traduisent un état de maladie de l'utérus, et qu'il peut y avoir dans le corps de l'organe ou dans les annexes un état pathologique que l'opération peut porter à l'état aigu; aussi doit-on les entourer des mêmes précautions que s'il s'agissait d'une opération grave. » Sous aucun prétexte on ne permettra à la malade de se lever et de marcher. Quelque bénigne que soit d'ordinaire cette opération, elle ne doit pas être faite dans le cabinet du chirurgien. Quelques jours de repos, des soins de propreté, la liberté du ventre maintenue et un régime réglé d'après l'état général compléteront le traitement.

Avant de terminer, il faut montrer à côté des polypes muqueux une espèce toute différente décrite par Velpeau (2) et par Kiwisch (3) sous le nom de *polypes sanguins* ou *fibrineux*. Il ne nous a pas été donné de l'observer personnellement. « Le polype sanguin, dit Kiwisch (4), est le résultat d'une apoplexie de l'utérus dans lequel le sang se déverse, se coagule et subit peu à peu les métamorphoses que l'on a coutume d'observer à l'intérieur du corps, lorsque du sang reste en contact avec une

(1) *Loc. cit.*, p. 882.
(2) *Traité de médecine opératoire*, t. IV, p. 382. 1837.
(3) *Klinische Vorträge*. Prague, 1854.
(4) Scanzoni, *Maladies des organes sexuels de la femme*, p. 228. Trad. par Dor et Socin. In-8°, 1858.

surface vivante. Petit à petit les parties colorantes et liquides sont résorbées, et il reste un corps composé d'une enveloppe fibrineuse blanchâtre ou d'un gris sale, renfermant ordinairement un caillot sanguin rougeâtre. Il va sans dire que l'épanchement apoplectique ne saurait être considérable lorsque l'utérus est contracté ; mais il est remarquable que, dans des circonstances particulières à nous inconnues, cet épanchement peut durer pendant un temps assez long et occasionner une dilatation et un ramollissement de tout l'utérus et particulièrement du canal cervical moins résistant, de telle sorte que le caillot sanguin et la cavité qui le renferme atteignent un volume considérable. Il résulte de la configuration de l'organe dans lequel on les rencontre que ces caillots prennent la forme de polypes. Le col, la partie la plus souple, présente une dilatation sphérique, tandis que le corps, beaucoup plus compacte, résiste à la dilatation ; il en résulte que la partie inférieure du caillot est beaucoup plus forte que la supérieure qui forme un pédicule rond, allongé, composé de fibrine blanchâtre et adhérent plus ou moins intimement aux parois de l'utérus, tandis que le corps du polype est ordinairement formé d'un caillot sanguin, mou et rougeâtre, ne présentant à sa surface qu'une mince enveloppe fibreuse. A la suite de ces polypes, on observe toujours une métrorrhagie plus ou moins abondante, accompagnée de contractions et de douleurs quelquefois très-intenses, et précédée constamment d'une cessation complète de la menstruation pendant six à douze semaines. Pendant la métrorrhagie l'utérus tout entier et plus particulièrement le col sont distendus, l'orifice est plus ou moins dilaté, et l'on voit quelquefois pendre dans le vagin un corps sphérique, uni et facile à comprimer, qui n'est autre chose que le polype. Si l'utérus présente alors de violentes contractions, la tumeur est expulsée spontanément ; d'autres fois, cette expulsion tarde très-longtemps, et il peut alors en résulter des hémorrhagies dangereuses. »

Ces idées théoriques de Kiwisch, au sujet de la dilatation préalable des parois dures et résistantes d'un utérus sain et de l'épanchement du sang menstruel qui remplit la cavité, se greffe sur l'organe, finit par y vivre et occasionne des hémorrhagies que l'expulsion seule du caillot tarit, sont combattues par de Scanzoni, Aran, West et Virchow. Il résulte des observations que possède la science une connexion étiologique entre ces polypes et l'avortement. « Nous croyons pouvoir prétendre, écrit M. de Scanzoni (1), qu'une condition indispensable pour la formation d'un polype est la dilatation préalable de la cavité utérine, soit à la suite d'un

(1) *Loc. cit.*, p. 234.

accouchement à terme, soit après un avortement, ou du moins une altération pathologique des parois de la matrice. En effet nous ne connaissons aucun cas, ni dans les observations d'autrui, ni dans notre propre expérience, qui puisse faire admettre le développement d'un pareil polype dans une cavité utérine parfaitement normale, non dilatée et dont les parois ne présentent aucune altération. » Aran (1) remarque que toutes les femmes qui ont rendu de ces polypes avaient eu une suspension des règles et avaient présenté quelques-uns des symptômes de la grossesse. Dans un cas qu'il observa, le polype examiné par M. Ch. Robin présentait les éléments histologiques du placenta. Virchow (2) décrit ces polypes dont la section montre une couche externe, blanchâtre, analogue à une membrane et des couches intérieures d'un brun foncé, sanguinolentes, sous le nom d'*hématomes polypeux libres de l'utérus*. Il en distingue nettement le caillot résultant d'une simple hémorrhagie, caillot qui peut remplir la cavité utérine en en prenant la forme, mais ne saurait s'y fixer par une insertion semblable à celle d'une tumeur polypeuse. Il range dans la catégorie des hématomes polypeux ce qui est écrit dans les auteurs sous le nom de *rétention placentaire*. « D'après mes observations nécroscopiques, dit-il, la base de la tumeur correspond toujours à l'insertion placentaire, soit que des restes du placenta fœtal aient persisté et que la masse sanguine saillante se soit déposée sur ces restes, soit que, après le décollement complet du placenta fœtal, le sang qui s'écoule des vaisseaux déchirés de la mère adhère, en se coagulant, à la surface inégale de l'insertion placentaire. Le premier cas est probablement le plus fréquent. »

Le caillot subit des modifications qui se traduisent par la décoloration de sa surface, qui passe au blanc grisâtre, tandis qu'au centre existent encore des parties teintes en rouge sombre. Suivant M. C. West (3), il peut devenir le siége d'une organisation imparfaite, analogue à celle des hémorrhagies de l'arachnoïde. Kilian (4) en trouva un dont la fibrine était arrivée à divers degrés de striation, tandis que sa surface possédait une enveloppe d'épithélium pavimenteux qu'on pouvait rapporter à une organisation avancée de la couche la plus externe. Nous n'insistons pas davantage sur ces productions encore imparfaitement connues. « Quelles que soient, dit M. Ch. West, les conditions qui favorisent l'hémorrhagie, le traitement est toujours le même, c'est-à-dire qu'il consiste à vider

(1) *Loc. cit.*, p. 884.
(2) *Loc. cit.*, p. 143 et suiv.
(3) *Loc. cit.*, p. 313.
(4) Ch. West, *loc. cit.*, p. 313.

l'utérus en excitant son action et puis à le maintenir dans un état de contraction. » On atteindra ce but par l'ablation du coagulum, les applications froides et l'administration du seigle ergoté. Les injections dans la cavité utérine employées par Kiwisch ne nous semblent pas exemptes d'inconvénients.

CHAPITRE VII

DU RENVERSEMENT OU DE L'INVERSION DE L'UTÉRUS.

L'utérus se renverse quelquefois sur lui-même, se retourne à la façon d'un doigt de gant, déplacement d'où résultent une cavité à concavité supérieure plus ou moins profonde qui communique avec la cavité abdominale et la présence d'une tumeur à l'orifice du col ou descendue dans le vagin ou saillante à la vulve. Le mécanisme de ce renversement est facile à comprendre. Sous l'influence de la cause agissante, le fond de l'organe se déprime, en cul-de-fiole, disait Mauriceau ; il devient convexe et saillant dans la cavité utérine, et de plus en plus attiré en bas, il affleure l'orifice utérin, le franchit, s'avance dans le vagin et devient même extérieur à la vulve. La tumeur ainsi formée a pour tégument la muqueuse utérine. A mesure que la face externe de l'utérus s'abaisse, elle entraîne les ligaments larges, les cordons sus-pubiens, les ovaires et les trompes qui se trouvent contenus en totalité ou en partie dans la nouvelle cavité que forme l'utérus. Ce renversement a été décrit sous différents noms : *inversion*, *introversion*, *ingressus*, *invagination*.

Entre la simple dépression du fond et la sortie à travers l'orifice du col de la totalité du corps de l'utérus, l'esprit conçoit bien des degrés dans la progression. Les auteurs en ont admis quatre. Dans le premier, l'utérus ne présente qu'une simple dépression en haut ; dans le deuxième, le fond de l'organe arrêté dans la cavité du col n'en dépasse pas l'orifice ; dans le troisième, l'utérus est tout à fait retourné sur lui-même, moins le col qui constitue un bourrelet circulaire autour du fond de l'organe invaginé ; enfin dans le quatrième degré, le col a été déplissé, et la poche formée par l'utérus, après avoir entraîné la partie supérieure du vagin, proémine hors de la vulve. Ces quatre variétés doivent être réduites à deux, suivant la remarque pratique de Levret. L'une, dans laquelle le fond du corps utérin est descendu jusque vers l'orifice et s'est porté même en partie dans le vagin, comprend le renversement incomplet ; l'autre, de beaucoup plus rare, où l'utérus, après avoir déplissé le col lui-même, se montre sous forme d'une tumeur qui se continue presque sans ligne de démarcation avec les parois du vagin ; c'est le renversement complet, dans lequel il faut beaucoup d'attention pour reconnaître où finit le vagin et où commence l'utérus.

Il est une autre division essentiellement pratique, qui partage l'inversion en aiguë et en chronique ; celle-là impliquant plutôt la possibilité de la réduction, celle-ci, plutôt, l'irréductibilité de la tumeur. Les cas chroniques ne comprennent pas seulement ceux où la lésion s'est produite avec lenteur, mais surtout ceux où elle existe depuis un temps assez long. Le renversement aigu, qui est une conséquence immédiate ou très-prochaine de l'accouchement ou de l'avortement, appartient à la période puerpérale et est surtout du domaine de l'accoucheur. Le renversement chronique, conséquence déjà éloignée de la parturition ou de quelque cause morbide, est plutôt dans les attributions du chirurgien. On pourrait scinder cette difficile question de l'inversion utérine en deux chapitres, l'un tocologique, l'autre chirurgical. Comme ce livre ne décrit la gynécologie qu'en dehors de la puerpéralité, nous nous occuperons surtout de la forme chronique du renversement de l'utérus, en ne touchant qu'incidemment aux faits de la forme aiguë.

Lorsque le chirurgien est consulté pour un renversement de la matrice, il a à tenir compte de trois ordres de fait : les phénomènes du début racontés par la malade, les signes subjectifs actuels et les symptômes objectifs. Les malades vous apprennent le plus souvent que leur tumeur s'est produite à la suite de manœuvres inconsidérées sur le cordon pour détacher le placenta, ou bien dans une chute sur le siége, immédiatement après l'accouchement ; qu'elles ont eu une sensation soudaine de déplacement à la région hypogastrique, une douleur, une défaillance et une perte abondante. Ce récit concorde avec ce que des accoucheurs ont observé. Presque toutes les causes de l'inversion sont mécaniques. Si des tractions violentes, exercées directement sur le placenta par la main introduite dans l'utérus, dans un cas d'hémorrhagie grave, ou indirectement par le cordon pour détacher le délivre, ont pu amener l'utérus en inversion, ce renversement ne s'en est pas moins produit alors qu'il n'y avait eu aucun tiraillement sur le cordon, que la femme accouchant d'un enfant mort, le cordon était putréfié au point de se rompre sous le moindre effort, et alors aussi qu'il n'avait pas été même coupé. La brièveté du cordon et son enroulement autour du cou de l'enfant sont sans doute des causes plus hypothétiques que réelles d'inversion utérine. On a cité des cas où elle s'est produite par suite d'un accouchement trop rapide, si surtout l'expulsion de l'œuf s'est faite, la femme étant debout, ou a été due à de trop violents efforts. Fletwood-Churchill (1) relate deux observations d'inversion spontanée de l'utérus produite par

(1) *Traité pratique des maladies des femmes,* traduit par Wieland et Dubrisay, p. 542. In-8°, 1866.

une longue et violente contraction. Dans les deux cas le placenta, dont le cordon coupé ne servait à faire aucune traction, était attaché à l'utérus retourné et projeté hors du vagin. Nous n'avons pas à chercher à pénétrer les phénomènes physiologiques obscurs qui concourent au renversement. Il est plus aisé de supposer que de démontrer la part qu'ont au résultat l'inertie de l'utérus, le relâchement des fibres du col, la contractilité de celles du corps et l'irrégularité des contractions utérines. Ces recherches appartiennent à l'obstétrique.

La coexistence avec la grossesse d'une tumeur fibreuse du fond de l'utérus peut être, après la délivrance, une cause de renversement de l'organe. L'inertie qu'elle produit y prédispose, et les parois utérines flasques et dilatées n'opposent guère de résistance lorsque le fond s'invagine en cédant au poids du polype qui l'entraîne. L'inversion peut ne se produire, sous l'influence d'un myôme, que plusieurs semaines après l'accouchement. Dans d'autres cas, il ne se montre que plusieurs années après, et on peut même l'observer chez des femmes qui n'ont jamais eu d'enfants. Dans ces circonstances, le polype a distendu mécaniquement la cavité utérine et a entraîné le fond de l'organe. Aussi, lorsque la tumeur est sortie de la vulve, consiste-t-elle à sa partie inférieure en un polype attaché par son pédicule au fond de l'utérus, qui est alors complétement retourné et forme la partie supérieure de la tumeur expulsée. C'est surtout, ainsi que l'observe M. Courty, dans les cas de polypes et de corps fibreux que se produisent les renversements incomplets ou partiels, pouvant persister plus ou moins de temps dans le même état. Crosse, de Norwich (1), établit que 350 fois sur 400 cas d'inversion qu'il a pu réunir, l'accident était arrivé à la suite de la parturition. Des 50 cas qui restent, 40 se rattachaient à la présence d'un polype dans l'intérieur de la matrice, et l'accident était survenu spontanément; dans d'autres cas, il résultait des tractions exercées sur la tumeur pour l'enlever. Desault et Herbiniaux, qui savaient la facilité avec laquelle ces tractions amènent le renversement, avaient eu l'idée de le produire en tirant sur un polype volumineux intra-utérin pour faciliter la ligature ou la section de son pédicule.

Lorsque les accidents qui accompagnent d'ordinaire le renversement utérin chez la femme en couches, l'hémorrhagie et la dépression profonde du système nerveux ont cessé, d'autres symptômes se succèdent et diffèrent suivant que l'inversion est complète ou incomplète. Dans certains cas, l'hémorrhagie a continué à des intervalles courts et irréguliers de-

(1) Ch. West, *Leçons sur les maladies des femmes*, traduit par Ch. Mauriac, in-8°, p. 280. 1870.

puis le moment de l'accident. Dans d'autres, il existe seulement un léger écoulement de sang. L'allaitement modère ou bien arrête les accidents, qui reparaissent avec le retour des fonctions des ovaires. Chaque mois la surface de la matrice se couvre de gouttelettes qui ne sont autre chose que les règles. Celles-ci peuvent se traduire par des ménorrhagies alarmantes. Dans l'intervalle des règles ou des métrorrhagies existe un écoulement leucorrhéique plus ou moins abondant. Si, par une circonstance quelconque, l'utérus n'a pu être replacé dans les premières heures ou les premiers jours de l'accident, l'inversion partielle peut augmenter et devenir promptement complète. Si tout d'abord elle est complète, comme le processus d'involution se produit en dépit du renversement, la tumeur ne conserve pas son volume primitif, et l'utérus, suivant qu'on l'examine à une époque plus ou moins éloignée de l'accouchement, varie du volume d'une tête d'adulte ou de fœtus à celui d'une orange, d'une pomme ou même d'une noix. « Dans un cas qui est au musée de Saint-Bartholomew's Hospital, rapporte M. Ch. West (1), l'organe est si petit, que l'orifice de la poche qu'il forme n'est pas plus gros qu'une plume, tandis que son tissu est si dense, qu'il semble presque impossible qu'il ait laissé échapper l'énorme quantité de sang dont la perte fit succomber la malade. » Si aux métrorrhagies et à la leucorrhée on ajoute les sensations de tiraillement et de pesanteur dans les lombes et le bassin, de douleur causée par tous les mouvements, l'impossibilité de se livrer à la marche et aux occupations laborieuses et l'anémie consécutive avec ses conséquences, on aura un résumé des signes subjectifs que le renversement de l'utérus peut offrir.

Les caractères objectifs ont une importance plus grande pour le chirurgien. Ils permettent le diagnostic précis de la lésion en la séparant nettement d'autres tumeurs qui, comme les polypes, simulent l'inversion de la matrice. Ces caractères varient d'ailleurs avec la durée du renversement. Peu après l'accouchement, la palpation ne retrouve plus le globe résistant formé par l'utérus et, à une époque plus éloignée, la résistance particulière existant ordinairement à l'hypogastre. Si l'inversion n'est pas complète, l'utérus, dont le sommet présente une dépression, peut être senti au-dessus des pubis. C'est lorsque le renversement est incomplet que le spéculum peut être utile en laissant voir dans le vagin une tumeur en apparence globuleuse dont la surface lisse, humide, rouge foncé saigne avec facilité. A un degré de plus, l'utérus inverti est senti au toucher comme un corps globuleux, sensible à la pression du doigt, d'une

(1) *Loc. cit.*, p. 208.

consistance variable, assez souple et qu'on peut contourner dans tous les sens jusqu'à une partie rétrécie qui l'embrasse en forme d'anneau. Cette tumeur intravaginale est plus large à la partie inférieure qu'à la partie supérieure, où elle est étranglée par l'orifice utérin. L'endroit comprimé s'affaissant, il se forme une espèce de collet. L'inflammation peut s'emparer de la portion utérine renversée et étranglée; cette inflammation devient promptement un obstacle à la réduction; elle peut être suivie de gangrène et entraîner la mort de la malade.

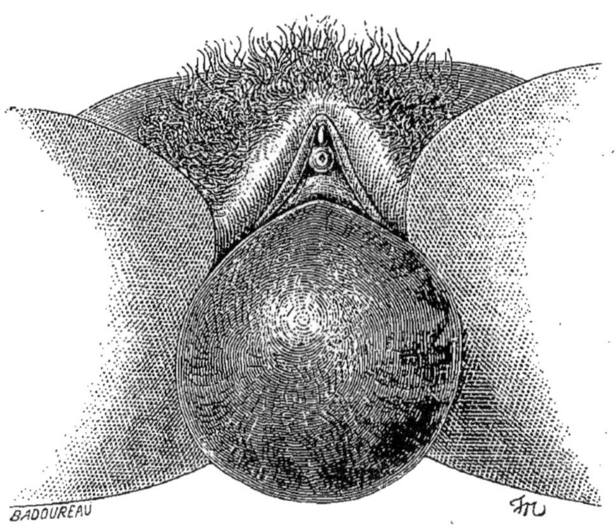

Fig. 10, tirée de l'atlas de Boivin et Dugès.

Ces divers symptômes se rencontrent dans le cas de renversement complet, et les caractères objectifs deviennent alors plus complets. La tumeur, accessible à la vue, offre une coloration rouge qui passe plus tard au brun foncé; ordinairement volumineuse et molle, elle subit un retrait sur elle-même et se dessèche; sa sensibilité s'émousse, à cause de la formation d'une sorte d'épiderme à la surface de la muqueuse. L'utérus renversé et sorti de la vulve se trouve dans les mêmes conditions que l'utérus en prolapsus hors du vagin. Soumis comme lui aux contacts extérieurs, à l'influence de sécrétions irritantes, il s'enflamme partiellement et présente des ulcérations superficielles ou profondes. A cet état local pénible s'ajoutent les troubles généraux qu'il provoque ou qu'il entretient.

Le toucher suffit le plus ordinairement pour diagnostiquer l'inversion utérine. Le doigt, en contournant la partie la plus élevée de la tumeur, sent qu'elle est embrassée par un bourrelet circulaire formé par l'orifice resté en place et séparé du pédicule par un sillon. En pénétrant dans cet anneau, le doigt reconnaît qu'il est arrêté supérieurement par une galerie circulaire formée par l'évasement de la tumeur, évasement qui se continue sans ligne de démarcation avec l'anneau. Si la partie supérieure du vagin est elle-même renversée, l'orifice forme sur le pédicule une saillie circulaire au-dessus de laquelle on sent la portion vaginale plus molle que le reste de la tumeur. Possibilité de contourner la partie rétrécie de la tumeur dans toute sa circonférence, impossibilité de remonter très-haut avec le doigt, qui est arrêté par un repli continu avec le col de l'utérus : tels sont les deux signes caractéristiques de l'inversion de cet organe. Si le doigt ne pouvait atteindre au repli constitué par l'utérus invaginé, une sonde de femme ou la sonde utérine portée le long de la tumeur pénétrerait dans un sillon qu'elle parcourrait circulairement sans pouvoir le franchir supérieurement. En introduisant un doigt un peu haut dans le rectum et une sonde dans la vessie, l'extrémité de la sonde arrive au contact du doigt, preuve qu'entre la vessie et le rectum l'utérus n'est plus interposé. Nous avons supposé le renversement complet ou presque complet. Avec l'inversion incomplète les conditions du diagnostic ne changent pas ; la galerie circulaire qui se continue avec l'anneau constricteur est seulement plus haute et plus large.

Les caractères que nous venons de décrire distinguent nettement un renversement de la matrice d'un polype fibreux descendu dans le vagin ou saillant à la vulve. Cependant, bien que ce diagnostic différentiel s'appuie sur un ensemble de commémoratifs et de signes subjectifs et objectifs qui laissent peu de prise à l'erreur, la confusion a été faite, et, dans le renversement récent comme dans l'inversion déjà ancienne, la tumeur formée par l'utérus a été prise pour un polype et comme tel excisée. Ce diagnostic a été longuement exposé au chapitre des corps fibreux intrapariétaux et des polypes de l'utérus. C'est encore le toucher avec le doigt ou avec la sonde utérine qui renseigne exactement sur la nature de la tumeur. Est-ce un renversement de l'utérus? L'exploration de l'anneau et de la rigole qui lui fait suite, rigole qui permet au doigt ou à l'instrument de contourner la tumeur supérieurement et de sentir que là elle s'évase en se confondant circulairement avec l'anneau sans aucune ligne de démarcation ; dans le renversement complet, si rare d'ailleurs, constitué par le déplissement et l'effacement du col, la continuité qu'on constate entre la tumeur et la paroi vaginale, ces caractères fournis par le toucher appartiennent seuls à l'inversion de l'utérus. La constatation d'un vide dans le bassin au lieu qu'occupe le fond de l'organe n'est qu'une confirmation du diagnostic. Ce signe est d'ailleurs commun au renversement et au prolapsus de la matrice. Les apparences extérieures de la tumeur peuvent tromper. Les orifices des trompes de Fallope sur chaque côté du sommet de la tumeur sont ordinairement oblitérés dans l'inversion chronique. Huguier (1) d'ailleurs a décrit des polypes dont la surface présentait des orifices conduisant à des cavités et par lesquels s'écoulait un liquide muqueux. Boivin et Dugès (2) ont rencontré un polype qui avait une ouverture de chaque côté de l'extrémité inférieure et un canal conduisant dans une cavité.

La sensibilité de la tumeur qu'on a signalée comme étant de nature à différencier le renversement de l'utérus d'un myôme pédiculé est un signe d'une valeur incertaine, surtout dans le renversement chronique. Tandis que dans ce cas l'utérus, s'il reste longtemps à nu, devient presque insensible; des polypes fibreux, comme le rappelle Simpson (3), lorsqu'ils descendent en repoussant une couche de tissu utérin, ou lorsqu'ils s'enflamment, acquièrent de la sensibilité. Cette sensibilité a été signalée également par Lisfranc (4). Dans le cas de polype fibreux sorti de l'utérus et engagé dans le vagin, le toucher fournit des caractères opposés à ceux qu'il constate dans le cas d'inversion utérine. Il rencontre bien aussi une tumeur globuleuse ou pyriforme; mais, avec un polype, le fond de l'utérus occupe sa place habituelle dans le bassin et la cavité utérine est mensurable. L'hystéromètre dirigé sur la tumeur peut toujours passer entre la partie rétrécie de celle-ci et l'anneau formé par l'orifice du col. On constate que, loin de s'élargir supérieurement, le pédicule décroît à mesure qu'il s'élève vers son implantation. Suivant que cette insertion se fait dans la cavité cervicale ou sur un point des parois latérales de la cavité du corps, l'instrument peut être arrêté; mais, en le déviant, on l'enfonce à une profondeur qui mesure la hauteur de la cavité utérine jusqu'au fond. Si, la tumeur étant saillante dans le vagin, la sonde pénètre entre elle et l'anneau, à la profondeur de 6 centimètres ou plus, il est évident qu'on a la mesure de la cavité utérine et que la tumeur ne provient pas de l'introversion du fond. On peut d'ailleurs en avoir une autre preuve, car en poussant le fond en avant avec la sonde on le sent à travers la paroi hypogastrique; ou en le poussant en arrière, on amène le bec de l'instrument au contact médiat avec le doigt introduit dans le rectum. Le parallèle de ces caractères opposés est de nature à éviter toute méprise entre deux lésions anatomiquement si différentes.

(1) *De l'hystérotomie*, p. 124. In-8°, 1865.

(2) *Traité pratique des maladies de l'utérus*, vol. I, p. 337. 1833.

(3) Simpson, *Clinique obstétricale et gynécologique*, traduite par Chantreuil, p. 608. In-8°, 1874.

(4) *Clinique chirurgicale de la Pitié*, t. III, p. 133. 1843.

Si le renversement de l'utérus se compliquait d'un polype, leur réunion formerait une tumeur double dont la partie inférieure, constituée par le myôme, serait solide, sans cavité apparente et d'un brun rougeâtre ou grisâtre, tandis que la partie supérieure, flexible, plus rouge, diminuant de volume du sommet à la base, représenterait un large pédicule que forme l'utérus inverti au corps fibreux. En disant que le renversement peut être pris, à un examen superficiel, pour un prolapsus de l'utérus, rappelons que dans ce dernier cas, comme dans l'hypertrophie du col, la présence de l'orifice utérin à la partie inférieure de la tumeur suffit pour éviter une erreur de diagnostic. Si la chute de la matrice est complète et compliquée de chute de vagin, on reconnaît les plis de la muqueuse vaginale sur la tumeur et en avant et en arrière deux tumeurs molles, la cystocèle et la rectocèle. Les antécédents ne sont d'ailleurs pas de nature à exposer à confondre le prolapsus de l'utérus avec son renversement.

« Il suffit de réfléchir un instant, dit Aran (1), aux conséquences qu'entraîne inévitablement après elle l'inversion de l'utérus pour comprendre toute la gravité de cette affection. Les hémorrhagies profuses sont, par le fait, l'accident le plus redoutable, et la mort en est le résultat le plus ordinaire, tantôt dans un temps très-court, quelques heures après l'accouchement, par exemple, tantôt dans un intervalle beaucoup plus long, des mois et des années. » La réduction de la matrice, facile en général lorsque le renversement vient de se produire, devient, lorsqu'on la diffère, de plus en plus difficile, et elle peut même être absolument impossible après un temps très-court. Le danger pour l'existence diminue à mesure qu'on s'éloigne de l'accouchement. Une leucorrhée plus ou moins abondante, des ménorrhagies ou des métrorrhagies épuisent les femmes dont l'existence est précaire et abrégée. Crosse (2) établit que dans 72 cas sur 109 qui ont été mortels, la mort est survenue dans l'espace de quelques heures ; dans 8, au bout d'une semaine, et dans 6 après plus d'un mois. Lorsque le danger immédiat est dissipé, la lactation créerait un intervalle de sécurité relative et, avec le retour de la fonction menstruelle, les accidents reparaîtraient. Des 23 autres malades, une seule mourut le cinquième mois des suites d'une opération, une autre succomba huit mois après l'accident, 3 au bout de neuf mois, et les autres, à diverses époques, depuis un an jusqu'à vingt ans.

La vie peut se prolonger en dépit de cette infirmité sans que les femmes présentent de symptômes sérieux. Chez une malade dont Mme Boi-

(1) *Loc. cit.*, p. 896.
(2) *Essay on Inversion of the Uterus*, in Ch. West, *loc. cit.*, p. 264.

vin (1) a rapporté l'histoire, la réduction de l'utérus, tentée le sixième jour après l'accouchement, ne put se faire. Quand Mme Boivin revit cette femme, cinq ans après, le renversement persistait, mais la matrice avait diminué. Une sensation de tiraillement dans les aines, des besoins fréquents d'uriner, un écoulement de mucus rougeâtre survenant tous les quinze ou vingt jours et durant quelques heures, tels étaient les symptômes accusés. Cette femme était devenue très-obèse. Lisfranc (2) a donné aussi les observations de deux malades, l'une de soixante et dix ans, qui n'avait ni perte rouge, ni flueurs blanches, ni douleur dans le bassin; l'autre, chez laquelle l'inversion datait de cinq ans et qui avait alors quarante-huit ans, avait cessé d'être réglée à partir de l'accident, ne présentait qu'un écoulement blanc peu irritant et pouvait se livrer aux usages habituels de la vie. A l'autopsie, chez la première, morte d'une bronchite, je fus étonné, dit Lisfranc, de trouver l'utérus complétement renversé, abstraction faite de la portion qui constitue le museau de tanche. L'utérus, diminué de volume, était resté dans le vagin; son tissu était celui des personnes avancées en âge, sans altération morbide. L'utérus de la seconde malade, morte d'entérite, était renversé jusqu'au museau de tanche, descendait jusqu'à l'orifice inférieur du canal utéro-vulvaire et était légèrement hypertrophié. Quoi qu'il en soit de ces faits exceptionnels, le pronostic du renversement de la matrice reste grave. « Pour combien d'autres femmes, dit Aran (3) très-justement, cette infirmité n'est-elle pas une chose déplorable qui empoisonne leur existence et leur fait préférer cent fois la mort? Et je ne parle que des cas ordinaires, avec simples hémorrhagies, écoulement leucorrhéique dans l'intervalle des règles, état anémique. Qu'on juge combien plus déplorable encore doit être la situation de ces femmes chez lesquelles l'utérus a franchi la vulve, s'est excorié au contact de l'urine et des corps extérieurs, ou a contracté des adhérences avec le vagin! »

Le renversement de l'utérus n'est pas une lésion dont on puisse espérer la guérison spontanée. Une inversion partielle, survenue pendant le travail, peut se réduire spontanément, mais le fait de Saxtorph (4) n'en est pas moins très-exceptionnel. Il avait tenté vainement la réduction qui s'opéra d'elle-même deux jours après l'accouchement. Quant aux replacements survenus des jours, des mois, des années, soit après une chute sur les fesses, soit spontanément, il est difficile, comme l'observe

(1) *Loc. cit.*, p. 170.
(2) *Loc. cit.*, p. 379 et suiv.
(3) *Loc. cit.*, p. 899.
(4) *Gesammelte Schriften*, in-8°, p. 307. Kopenhagen, 1804.

M. Ch. West, de se rendre compte de ces faits, qui manquent de détails précis. C'est du traitement de l'inversion chronique de l'utérus que nous avons surtout à nous occuper. Il est néanmoins impossible de ne pas parler de celui de la forme aiguë. La réduction est applicable dans les deux formes; les procédés chirurgicaux sont réservés spécialement au renversement chronique ; le traitement palliatif reste la ressource des cas où l'utérus ne peut être ni réduit ni enlevé. Cette question du traitement de l'inversion utérine est une des plus délicates et des plus difficiles de la gynécologie. Le temps seul, en accumulant les faits, peut éclairer bien des points et justifier ou condamner les tentatives hardies qui se succèdent.

Le renversement consécutif à l'accouchement et à la délivrance doit être réduit le plus tôt possible. En général aisée dans les premiers moments, la réduction cesse bientôt de l'être ; elle peut être plus difficile au bout de quelques heures qu'elle ne le sera après quelques jours. « Il en est, à cet égard, de l'inversion utérine, dit très-bien M. Courty (1), comme de tout traumatisme ; simple au moment de l'accident, elle se complique bientôt des suites immédiates ordinaires, congestion, inflammation, etc., qui peuvent devenir la source d'indications spéciales, pour revenir plus tard à son état de simplicité primitive avec ses suites naturelles ou les complications consécutives qui lui sont propres. » Le moment où la réduction a le plus de chances de réussir est donc celui-là même où elle vient de se produire. A cette indication première se lie parfois une indication secondaire relative à l'adhérence du placenta.

« Lorsque la portion renversée est doublée par le placenta adhérent ou partiellement décollé, dit M. Jacquemier (2), on peut facilement se méprendre, croire qu'il est décollé, qu'il tend à s'engager et, en tirant sur le cordon, on complétera le renversement. » Si la partie saillante de la tumeur n'a pas franchi l'orifice, la réduction ne saurait offrir de difficultés. La main, introduite dans la matrice, en relèverait la partie déprimée et l'exciterait à se contracter. La main ne doit être retirée que lorsqu'on la sent chassée par les contractions. Cette contractilité, sollicitée ainsi et réveillée au besoin par l'ergot de seigle, suffit d'ordinaire à détacher le placenta. On ne devra chercher à le détacher que si l'adhérence dépend d'une autre cause que l'inertie. Dans le renversement complet, si le placenta est adhérent en totalité ou dans la plus grande partie de son étendue, doit-on l'extraire, avant de procéder à la réduction? Cette question divise les accoucheurs. Les uns, comme Baudelocque,

(1) *Loc. cit.*, p. 912.
(2) *Manuel des accouchements*, t. II, p. 570. 1846.

Depaul, Gardien, Capuron, Boivin et Dugès, suivent le conseil de Puzos, qui veut qu'on détache d'abord le placenta pour diminuer le volume de la tumeur et pour ne point exposer la femme aux inconvénients d'une délivrance qui peut devenir difficile. Les autres, avec Denman, Clarke, Burns, Gooch, Jacquemier, frappés surtout du danger de l'hémorrhagie, objectent que, la présence du placenta indiquant une inversion qui vient de se produire, le volume du placenta augmente peu les difficultés de la réduction. Dans les cas où celle-ci offre des difficultés, les pressions exercées sur l'utérus en détachent le délivre. Les objections à la pratique de la réduction en conservant le placenta sont ainsi résumées par Boivin et Dugès (1) : 1° si le placenta est adhérent, son décollement sera bien plus difficile après la réduction; 2° cette réduction est par elle-même assez difficultueuse pour qu'on n'y apporte pas de nouveaux obstacles en ajoutant à la masse de l'utérus celle du placenta; 3° en procédant avec promptitude, on n'aura pas lieu de craindre que l'hémorrhagie puisse devenir mortelle. Cette crainte de l'hémorrhagie est une idée surtout théorique. Les faits ne la justifient pas. Dans aucun cas la séparation complète du placenta n'a provoqué d'hémorrhagie foudroyante. La perte se produit, comme dans les cas ordinaires, par le fait d'une séparation partielle, et, dans l'inversion ainsi que dans la situation normale de l'utérus, les vaisseaux s'oblitèrent après le détachement complet du placenta. Il nous paraît de toute évidence que l'extraction de ce dernier doit précéder toute tentative de réduction dans le cas de renversement complet de l'utérus.

L'opération décidée, la femme est placée sur le bord du lit, le bassin suffisamment élevé, la tête et le tronc aussi renversés que possible. Un des aides devra au besoin suppléer le chirurgien pour fixer la matrice avec une main placée sur l'hypogastre, afin d'éviter des tiraillements douloureux et un refoulement en masse qui nuiraient à la réussite. La main est le meilleur instrument pour opérer le taxis. Elle peut agir de deux façons, en embrassant la tumeur de manière que les doigts, distribués autour du pédicule, commencent, comme dans la réduction d'une hernie, à faire rentrer les parties sorties les dernières, ou, dans un second procédé, la main, disposée en cône et appliquée au centre de la tumeur, repousse les premières dans la cavité pelvienne les parties sorties les premières. Ce procédé a été le plus habituellement mis en usage; mais, dans des cas difficiles où il avait échoué, le premier a réussi, circonstance due à la compression que la main, en repoussant la tumeur, exerce

(1) *Op. cit.*, p. 236.

sur elle. La compression de la tumeur doit, selon M. Depaul (1), constituer un des temps de l'opération dans le procédé de réduction avec la main disposée en cône. Elle a pour but d'obvier à une difficulté qui peut devenir très-sérieuse si l'on n'intervient qu'au bout de quelques heures, le gonflement et l'induration de la tumeur produits par la constriction exercée sur son pédicule par le col utérin. Il en résulte que, tandis que la masse à réduire augmente, l'ouverture qui doit lui livrer passage tend à diminuer et à devenir plus rigide. « Lorsque cet étranglement, dit M. Depaul, aura, en gênant la circulation, déterminé le gonflement et l'induration des parois utérines, il deviendra utile, par des pressions exercées sur divers points, de provoquer un suintement sanguin qui aura pour conséquence d'amollir et de relâcher les tissus. »

Malgré l'avantage d'être un instrument sentant, la main qui repousse la tumeur dans le globe même que forme l'utérus n'est pas sans quelques inconvénients. « Elle représente alors, remarque M. Depaul, un véritable repoussoir, mais il offre l'inconvénient d'être souvent beaucoup trop volumineux pour franchir l'orifice et de présenter une extrémité assez inégale pour que, dans les efforts qu'on est obligé de faire, on puisse craindre de favoriser des déchirures. » Divers instruments ont été imaginés pour obvier à ces inconvénients : le repoussoir de Viardel (2), celui d'Ané et de Baudelocque (3), inventé pour réduire une inversion ancienne contre laquelle il échoua, et le repoussoir en forme de baguette de tambour de M. Depaul. Le point capital doit consister, d'après cet auteur, dans l'application du renflement terminal de cette tige sur la partie diamétralement opposée à celle occupée par l'orifice et dans des efforts prudemment exercés dans la direction du grand diamètre de la matrice. Avant de réduire, il est nécessaire de se rendre compte avec la main de la position de chaque partie de l'organe. Les déchirures que cet instrument devait prévenir n'ont pas toujours pu être évitées. Entre les mains expérimentées de M. Depaul (4), le repoussoir a déterminé la rupture de l'utérus dans un cas de renversement survenu onze jours après l'accouchement.

Il s'est agi jusqu'ici de la conduite à tenir dans les cas d'inversion récente, la plupart du temps facilement réductible. Il faut maintenant

(1) *Du renversement de l'utérus qui survient au moment de l'accouchement et en particulier à l'occasion de la délivrance*, in *Gaz. des hôp. de Paris*, 1851, p. n° 135, p. 541.

(2) *Observations sur la pratique des accouchements naturels, contre nature et monstrueux*, p. 12, fig. 3. Paris, 1674.

(3) Daillez, *Essai sur le renversement de la matrice*, p. 91. Thèse de Paris, an XI (1803). In-8°.

(4) *Bulletin de la Société anatomique*, 2e série, t. V, p. 399. 1860.

examiner les difficultés. Elles se rencontrent dans le renversement aigu et dans le renversement chronique, où elles sont naturellement plus graves. Si la lésion a d'abord été méconnue, ou si elle s'est produite en l'absence du médecin, il peut survenir un resserrement du col et un gonflement de la tumeur qui s'opposent à sa réduction. L'irréductibilité existait dans un cas cité par Denman quatre heures après l'apparition de la tumeur. On devra toujours tenter de la faire rentrer, mais avec beaucoup de douceur, en se rappelant que la réduction est parfois moins difficile au bout de quelques jours qu'après quelques heures. Les phénomènes congestifs et inflammatoires tendent à se dissiper et on les combat d'ailleurs par les moyens appropriés, les antiphlogistiques, les émollients, les bains et le repos. Lorsque revient le moment de reprendre les tentatives, la matrice peut les subir avec moins d'inconvénients, parce qu'elle est dans des conditions à peu près analogues à celles qu'elle présente dans le renversement chronique.

Dans ce renversement, les obstacles proviennent de la dureté du tissu utérin, résultat de son involution, de la rigidité du col, de la mobilité de l'organe et du défaut de fixité de son col. Ces difficultés, sur lesquelles nous devrons revenir et que le chirurgien doit s'attendre à rencontrer, n'existent pas au même degré dans tous les cas et sont loin d'être toujours insurmontables. La science compte d'assez nombreux exemples de réduction par le taxis d'inversions utérines datant de plusieurs mois à plusieurs années. Sans remonter au dernier siècle, on peut citer les cas suivants arrivés de notre temps : M. Courty (1) a réduit une inversion utérine datant de dix mois; M. Barrier (2), une autre de quinze mois. En Angleterre, M. West (3), une de douze mois; M. P. Teale (4), de Leeds, réussit, au bout de trois jours, à replacer un utérus en inversion depuis deux ans et demi; M. Tyler Smith (5) a replacé une matrice introfléchie depuis près de douze ans. En Allemagne, M. Bockenthal (6) eut un succès dans un cas qui durait depuis six ans. En Amérique, M. White (7) a pu réduire, après quinze mois, chez une malade qui mourut de péritonite le seizième jour; MM. Canney (8) et Marion Sims (9)

(1) *Loc. cit.*, p. 913.
(2) *Bulletin de l'Académie de médecine*, avril 1852.
(3) *Loc. cit.*, p. 289.
(4) *Medical Times*, august 20, 1859.
(5) *Medico-chirurgical Transactions*, t. XLI, p. 183.
(6) Ch. West, *op. cit.*, p. 289. — *Bulletin de thérapeutique*, 1860, t. LIX, p. 238.
(7) *American Journal of Medical Science*, july 1858.
(8) Gaillard Thomas, *Practical Treatise on the Diseases of Women*, p. 422. Philadelphia, 1872, in-8°.
(9) *Chirurgie utérine*, traduite par Lhéritier, in-8°, p. 151. 1866.

dans deux cas ayant duré, l'un cinq, l'autre douze mois. En 1859, M. Noeggerath (1) réussit chez une femme dont le renversement de la matrice remontait à treize ans. Ce ne sont évidemment pas les seuls succès que depuis trente ans la réduction faite par des procédés divers compte dans l'inversion utérine chronique.

Le chirurgien ne peut compter sur une réduction rapide dans le renversement chronique de l'utérus et il ne doit pas apporter trop d'insistance pour l'obtenir. Les conditions de l'utérus ne sont plus celles qu'il présente immédiatement après l'accouchement et elles n'admettent pas la violence. « Il y a, dit M. Courty (2), une grande difficulté à maintenir dans l'organe cette souplesse nécessaire à son retournement ; car, malgré l'anesthésie chloroformique, il ne tarde pas, sous l'influence des pressions qu'on lui fait subir, à se contracter, à se roidir ; après quelques tentatives de réduction, il se rapetisse, il se durcit comme une pomme d'api et rend tous les efforts infructueux. » Aller chercher dans ces conditions à forcer la résistance du col sans fixer celui-ci et à refouler l'utérus en exposant le vagin à une distension indéfinie, c'est risquer de produire quelque déchirure. Dans un cas d'inversion utérine datant de quinze mois et réduite en cinq minutes, par M. White, à l'aide du chloroforme, la femme succomba à des accidents de péritonite seize jours après. Aux procédés, purement manuels de réduction, M. Tyler Smith eut l'idée de substituer une méthode mixte exempte de violence.

Dans un cas d'inversion utérine, datant de douze ans, Tyler Smith exerça une pression douce et constante au moyen d'un pessaire à air introduit dans le vagin, et, deux fois par jour, il fit, pendant dix minutes, avec la main, des tentatives de réduction. Au bout de quelques jours, à la rigidité de l'orifice succéda un certain degré de souplesse et de dilatation. Le neuvième jour, après une violente douleur qui avait duré toute la nuit précédente, la disparition de l'inversion fut constatée. C'est à ce procédé que MM. Teale, West et Bockenthal durent les trois succès rapportés précédemment. La pression exercée par le pessaire à air directement sur le globe utérin inverti et, par son intermédiaire sur l'orifice cervical, a été comparée aux pressions de la tête d'un fœtus ou d'un polype fibreux. Mais dans le premier cas il n'y a qu'une action mécanique que n'aident pas les contractions physiologiques de l'organe. Le résultat à obtenir est analogue, l'assouplissement et l'effacement de l'orifice jusqu'au point de permettre à l'utérus

(1) *American Medical Times*, 1862, april 26.

(2) *Loc. cit.*, p. 916.

de repasser par cet orifice pour reprendre sa forme et sa place dans la cavité pelvienne. Ce résultat ne peut être toujours obtenu ; la pression continue du pessaire devenant intolérable pour certaines malades, M. Courty (1) dut renoncer à ce moyen dans un cas au bout de quelques heures.

« Comme M. Tyler Smith, dit Aran (2), j'ai essayé d'exercer une pression constante sur la tumeur située dans le vagin, après l'avoir malaxée et avoir tenté la réduction ; mais, moins heureux que lui, j'ai vu le pessaire à air se déplacer et la malade être prise de phénomènes fébriles et de douleurs abdominales qui m'ont obligé de renoncer à cette manière de procéder. » Des accidents autrement graves se développèrent dans un cas rapporté par M. West (3). C'était sept mois après la délivrance et bien qu'aucune tentative manuelle n'eût été faite, la pression de l'instrument continuée douze jours ne replaça point la matrice, et donna lieu à une péritonite dont la malade mourut quelques jours après l'extraction du pessaire. Celui-ci avait produit une dilatation complète du col, mais n'avait eu aucune action sur le fond de l'utérus. Le tissu utérin, au voisinage de l'inversion, était dur et ridé, et le petit doigt pouvait à peine pénétrer dans le cul-de-sac que formait l'organe. « Ainsi, ajoute M. West, l'espoir qu'on avait eu d'abord d'éviter par ce procédé les opérations dangereuses dans les cas d'inversion chronique, ne paraît pas devoir se réaliser complétement. »

Dans un cas de renversement chronique, soit qu'on se décide pour la réduction immédiate avec la main, soit qu'on ait recours à celle-ci lorsque le pessaire à air de Gariel a échoué, on aura toujours soin de vider le rectum et la vessie comme dans toute grande opération intéressant l'utérus. La malade sera anesthésiée plus ou moins longtemps, plus ou moins profondément, suivant les nécessités de l'opération et les conditions particulières de son état. Une des grandes difficultés de la réduction consiste à fixer le col. A moins de rencontrer un cas facile, tout opérateur a eu à lutter contre cet obstacle difficile à saisir. On arrive à refouler une partie de l'organe, mais la vraie difficulté est de faire passer le fond par l'orifice interne. La contre-pression que tous les auteurs recommandent d'exercer avec une main posée sur l'hypogastre a l'avantage d'aider, à mesure que le col se double, à dilater la partie à travers laquelle le fond doit passer pour remonter. Un autre avantage, c'est qu'elle empêche les dilacérations du vagin et les ruptures des attaches

(1) *Loc. cit.*, p. 917.
(2) *Loc. cit.*, p. 903.
(3) *Loc. cit.*, p. 289.

de l'utérus au cul-de-sac postérieur tandis que la main dans le vagin repousse l'utérus vers la cavité abdominale. Si utile qu'elle soit, cette contre-pression n'immobilise pas suffisamment la matrice dans les réductions qui offrent des difficultés. Aran avait eu l'idée de fixer le col avec des pinces de Museux, mais son tissu est trop friable pour ne pas être déchiré par les érignes pendant les efforts de réduction. Chercher à prendre un point d'appui en refoulant le col contre le sacrum, comme l'a fait M. Barrier de Lyon, dans une réduction qui a réussi, c'est s'exposer, suivant la remarque de M. Courty (1), à sentir l'organe glisser sur ce plan incliné, par l'effet de l'interposition du péritoine et de la muqueuse rectale, et fuir devant la pression.

C'est pour obvier aux inconvénients d'une immobilisation, impossible avec les érignes d'Aran, insuffisante avec la manœuvre de M. Barrier et avec la contre-pression à l'hypogastre, que M. Courty (2) insiste sur la nécessité de maintenir le col accroché, à travers le rectum, par deux doigts introduits dans cet intestin. Cette méthode se compose de divers temps ainsi décrits par l'auteur: « Pour pouvoir accrocher le col de l'utérus, il faut d'abord et nécessairement abaisser l'organe et le tirer hors de la vulve avec des pinces de Museux. Aussitôt après, introduisant l'indicateur et le médius de la main droite dans le rectum, les portant au-dessus de l'utérus et les recourbant en avant en forme de crochets, on immobilise à travers la paroi rectale le corps de l'organe ; saisissant l'utérus avec la main gauche, on le fait rentrer dans le vagin, sans cesser d'en tenir le col accroché avec les doigts de la main droite, et on le fait basculer, de manière que le fond de l'organe contenu dans la paume de la main soit tourné vers le pubis au lieu de l'être vers le rectum et que le col regarde le sacrum retenu de ce côté par les doigts de la main droite. Ces doigts accrochent la portion cervicale de la matrice à travers la paroi rectale, et, en s'écartant l'un de l'autre, ils appuient fortement dans les sinus angulaires que les ligaments utéro-sacrés forment de chaque côté par leurs insertions droite et gauche à la face postéro-latérale du col utérin ; on sent ces ligaments tendus comme deux cordes de guitare. Alors, avec le pouce et l'indicateur de la main gauche, on exerce une pression sur le pédicule de la tumeur, de manière à augmenter peu à peu la profondeur du sillon utéro-cervical et en faisant concorder les efforts de taxis sur le corps avec ceux de contention ou d'immobilisation du col, ce que le jeu simultané des deux mains permet d'obtenir, on sent le retournement et la réduction de l'utérus se faire peu à peu,

(1) *Loc. cit.*, p. 918.
(2) *Loc. cit.*, p. 919.

lentement, sans violence, et se compléter en quelques minutes. » Ce procédé expose à la déchirure de la paroi rectale, accident arrivé à l'auteur lui-même.

Chez une malade qui avait un renversement datant d'un an à peu près et qui avait déjà subi une tentative de réduction, M. Marion Sims (1) put réduire l'utérus en moins de cinq minutes, en diminuant, par une manœuvre indirecte, la résistance de l'orifice utérin. « La rapidité de l'exécution, dit M. Sims, fut un peu accidentelle... Je changeai la manière dont je tenais l'utérus, et, par accident plutôt qu'à dessein, je fis céder profondément la corne droite avec le pouce de la main gauche ; les doigts comprimèrent le côté de l'organe tandis que le pouce pesait sur le tissu dans lequel il était enfoncé, les doigts agirent à l'opposé dans une direction contraire, et, à ma grande surprise, l'utérus bondit, pour ainsi dire, hors de ma main et alla prendre sa position normale. » C'était agir suivant le principe du docteur Noeggerath ; mais le succès était dû ici à un fait accidentel. Celui du docteur Noeggerath tenait à un procédé raisonné après l'échec de la méthode ordinaire. Ce procédé consiste dans une pression alternative exercée sur les bords latéraux de l'utérus de façon à déprimer une des cornes et à offrir ainsi au canal cervical un bord qui passe et que suivent rapidement, dans leur dégagement ascensionnel, l'autre corne et le corps tout entier. Ce procédé a donné deux succès entre les mains de M. G. Thomas (2), et a réussi également à Deleurye (3).

Comme la résistance à la rentrée du fond de l'utérus ne réside pas dans la portion vaginale du col, laquelle reste dans sa position normale, mais dans celle qui est invertie et qui a subi un certain degré d'atrophie qui en diminue le calibre, on a eu la pensée de faire cesser l'étranglement, soit avec le bistouri, soit avec de longs ciseaux mousses. Ces débridements opérés, on renouvelle immédiatement les tentatives de réduction. « Avant de recourir à l'amputation, dit M. Sims (4), je voudrais, dans le but de faciliter la marche de la réduction, faire des incisions longitudinales, partant du museau de tanche et s'étendant le long du col, jusqu'à un point situé au-dessus de l'orifice interne. J'en ferais au moins trois, une de chaque côté et une autre semblable sur la face postérieure. » Dans un cas où il existait des adhérences entre le canal cervical et le ligament large qui accompagnait l'utérus dans son renverse-

(1) *Loc. cit.*, p. 157.
(2) *Loc. cit.*, p. 424.
(3) Weiss, *Des réductions de l'inversion utérine consécutive à la délivrance*, Thèse de doctorat, Paris, 1873.
(4) *Loc. cit.*, p. 162.

ment, le docteur Emmet (1) eut recours, pour les détruire, au procédé suivant: il fit cinq sutures à fils d'argent entre le col et le corps de l'utérus réduit en partie. Par la torsion des fils, les parois du col se rapprochèrent du fond de l'organe, les adhérences cédèrent et la réduction complète fut obtenue par le taxis. Si utiles que puissent être, dans certains cas, les débridements pour la réduction, le taxis devra être toujours préalablement tenté. Il ne faut pas oublier que toute opération sur le col de la matrice, si légère qu'elle soit, et bien qu'inoffensive le plus ordinairement, peut déterminer de redoutables accidents.

Après l'exposition de ces procédés divers de réduction, il se présente une question intéressante à résoudre : Quelle durée doivent avoir les tentatives de réduction ? M. Gaillard Thomas (2), qui est partisan des tentatives prolongées, engage l'opérateur à céder sa place à un confrère dès qu'il sent sa main fatiguée et engourdie. Il croit que les efforts ne peuvent pas continuer plus de deux heures, sans exposer à la métrite et à la péritonite. Aussi, bien qu'un certain nombre de succès n'aient été obtenus qu'au bout de trois ou cinq heures d'efforts consécutifs, conseille-t-il de s'arrêter après une tentative raisonnable, de maintenir le résultat qu'on aura pu obtenir par la pression d'un pessaire à air introduit dans le vagin ou en suturant l'orifice utérin, comme M. Emmet, avec des fils d'argent, et de ne recommencer à reduire que trente-six ou quarante-huit heures après. La conduite du chirurgien sera identiquement la même et pendant et après la tentative. S'il ne se manifeste aucun signe d'inflammation, il ne peut y avoir d'objection sérieuse à se conformer à ce plan de traitement pendant une période de temps indéterminée. Cette conception de M. G. Thomas nous semble plus théorique que pratique. Sans parler du danger d'un traumatisme renouvelé à chaque suture de l'orifice cervical ou des inconvénients de la présence dans le vagin d'un corps étranger pressant sur un utérus ayant déjà subi des manipulations prolongées, la durée seule des tentatives est évidemment trop longue. M. Marion Sims (3) donne un conseil plus sage en engageant à ne point continuer la manipulation au-delà de trente minutes et à n'y revenir que lorsque la malade est parfaitement remise.

Nous avons vu précédemment que, en dehors de l'influence de l'accouchement, le renversement de l'utérus peut être produit par un fibromyôme. Celui-ci peut le déterminer également au moment de la dé-

(1) Simpson, *op. cit.* (annotation de Chantreuil), p. 669.
(2) *Loc. cit.*, p. 426.
(3) *Loc. cit.*, p. 161.

livrance ou quelque temps après. Il n'est pas nécessaire que le volume de la tumeur soit considérable ; l'inversion a été causée par des polypes de médiocre dimension. Lorsque cet accident se produit, la conduite du chirurgien est nettement tracée, il doit enlever la tumeur avant de réduire l'utérus. Si c'est un polype fibreux à pédicule bien limité, il l'excisera sans aucune hésitation ; mais si le pédicule est volumineux ou si la tumeur fibreuse est sessile, il vaudra mieux, en faisant l'ablation, s'éloigner de la surface utérine et y laisser adhérents un débris du pédicule ou une partie de la tumeur que de s'exposer, par une éradication trop complète, à intéresser le tissu d'un organe sur lequel on doit agir pour le remettre en position. Lorsque le myôme est volumineux, à large implantation et qu'on emploie l'écraseur linéaire, rien n'est plus aisé que de pincer l'utérus avec la chaîne et d'ouvrir ainsi la cavité abdominale. Quand sous l'influence de son poids, ou cédant aux tractions du chirurgien, la tumeur franchit la vulve, elle s'accompagne d'un certain degré d'inversion utérine et il est souvent fort difficile de se rendre un compte exact de son implantation. Dans un cas analogue chez une femme de trente-trois ans, M. Tillaux (1), après avoir attiré la tumeur à la vulve, quitta le bistouri dans la crainte de l'hémorrhagie et acheva l'opération avec l'écraseur. La masse enlevée (elle avait plus de 20 centimètres en hauteur et en circonference) présentait à son point culminant une plaque rosée de la largeur d'une pièce de cinq francs. Quarante-huit heures après, la malade succombait à une péritonite et l'autopsie montra que le fond de l'utérus, lieu de l'implantation, renversé en cul de bouteille sur le myôme, avait été enlevé par la chaîne. Aussi ne saurait-on trop insisser sur la nécessité, aussi bien dans l'inversion utérine par un corps fibreux que dans tout autre cas, de laisser un segment du myôme adhérent au tissu utérin dès qu'on n'est pas certain de délimiter exactement l'attache, plutôt que de se rapprocher trop de l'utérus dans la section. L'inconvénient de laisser un fragment du polype dans la cavité de la matrice ne peut être comparé au danger de détacher un segment de celle-ci.

La science compte de nombreux exemples d'inversion causée par des polypes et dans lesquels la ligature ou l'excision, même en portant sur l'utérus, n'ont pas eu les conséquences fâcheuses de l'observation de M. Tillaux. Dans le cas rapporté par Desault et Baudelocque (2), d'une femme qui avait une tumeur dont la sortie au dehors renversait la

(1) *Gazette des hôpitaux de Paris*, 1875, n° 4.

(2) *Recueil de la Société de médecin^e de Paris*, 1798, t. IV, p. 128.

matrice, l'amputation, pratiquée après qu'on eut serré le pédicule entre deux ligatures, détacha une masse de 4 livres et demie, à laquelle adhérait le fond de l'utérus. La guérison n'en eut pas moins lieu au bout d'un mois. Chez une femme qui avait des métrorrhagies, on trouva, relate Oldham (1), une tumeur grosse comme un œuf de cygne et qui fut considérée comme un polype. Quand elle se détacha le vingtième jour, on reconnut qu'un polype avait renversé l'utérus, dont un segment avait été coupé par la ligature. La malade sortit guérie quinze jours après. Ce sont là des faits exceptionnels, et, comme le remarque M. Pozzi (2), « on ne peut se défendre de la pensée que si tous les cas funestes avaient été publiés avec autant d'empressement que les cas heureux, la proportion des derniers serait encore moins forte. »

On ne saurait apporter trop d'exactitude et de prudence dans le manuel opératoire. La plus grande précision est nécessaire dans le diagnostic différentiel du renversement et du polype fibreux de l'utérus pour ne pas commettre les fautes qu'ont faites ou failli faire des chirurgiens expérimentés. Sans remonter aux faits d'A. Petit et de Ségard et à celui que cite Boyer, faits dans lesquels on lia, par erreur, l'utérus renversé, de notre temps Jobert (de Lamballe) (3) ne reconnut sa méprise dans un cas qu'au moment où il attirait la tumeur avec des pinces de Museux pour l'enlever. Dans cette opération interrompue, les tractions exercées sur l'utérus déterminèrent une péritonite mortelle. Dans un cas plus récent, rapporté par M. Gillette (4), l'opération, achevée sans que l'erreur fût reconnue, donna un résultat plus heureux. « Chez une jeune femme en proie, depuis plusieurs années, à des hémorrhagies répétées et à des douleurs lombaires violentes, le toucher vaginal fit reconnaître une tumeur volumineuse arrondie, très-peu douloureuse à la pression, assez résistante, qui est prise pour un corps fibreux. Le chirurgien, glissant une chaîne d'écraseur jusqu'à la partie la plus élevée de la masse, l'enleva entièrement. A l'examen de la tumeur, on reconnut l'utérus et les trompes. Ce qu'il y a de plus surprenant, c'est que la femme ne présenta pas le moindre accident du côté de la cavité abdominale. Les hémorrhagies cessèrent, et elle retourna chez elle guérie et ne se doutant pas qu'elle n'avait plus de matrice. »

Il peut arriver que le renversement de l'utérus soit déterminé non plus

(1) *Guy's Hospital Reports*, 1855, 3e série, t. I, p. 177.

(2) *De la valeur de l'hystérotomie dans le traitement des tumeurs fibreuses de l'utérus.* Thèse d'agrégation, p. 150. Paris, 1875.

(3) Penoyée, *De l'inversion de l'utérus*, Thèse, 1872.

(4) *Des polypes fibreux de l'utérus*, in *Union médicale*, 1875, nos 9 et 10

par un polype à pédicule grêle ou à large implantation, mais par un corps fibreux interstitiel. Quelle devra être, dans ce cas, la conduite du chirurgien? Renoncera-t-il à une réduction impossible ou à obtenir ou à maintenir avec le myôme contenu dans la paroi utérine, ou ira-t-il, par une incision lente et graduée, intéresser une couche de cette paroi, diviser le myôme en deux, en énucléer avec le doigt ou une spatule les deux segments, et, grâce à cet amoindrissement du volume de la tumeur, en tenter la réduction? S'arrêtera-t-il, au contraire, devant les éventualités d'une réduction à subir par un utérus que devra affecter un traumatisme plus ou moins étendu, et se résoudra-t-il au traitement palliatif, ou devra-t-il tenter l'ablation de l'organe? Il est impossible de poser une règle de conduite dans un cas aussi grave. Les conditions d'âge, de santé et de résistance des malades, les conditions anatomo-pathologiques des tumeurs, leur volume, leur étendue, leur situation superficielle ou profonde, sont des motifs à peser par le praticien dont la conduite s'inspirera des circonstances particulières de chaque fait. Mais laissons cette question incidente des myômes qui compliquent le renversement de l'utérus, pour examiner les autres indications opératoires qu'il présente.

Quels que soient l'époque et le procédé de la réduction, on est assuré qu'elle a réussi, lorsqu'à la tumeur intra ou extra-vaginale succède une tumeur pouvant être perçue à la région hypogastrique et qu'on distingue, vers le détroit abdominal, un orifice conduisant dans la cavité utérine. Il ne suffit pas de réduire, il faut maintenir la réduction. La femme devra rester au lit les premiers jours, et éviter tout mouvement, tout effort de nature à reproduire le renversement. L'opium, en causant de la constipation, empêchera les efforts de défécation. Bien que lorsque la réduction est opérée, on n'observe guère de tendance de l'affection à se reproduire, on maintiendra l'utérus en position au moyen d'un pessaire à air introduit dans le vagin, en surveillant les accidents pouvant résulter et de la présence de ce corps étranger et des manœuvres de l'opération. Lorsqu'on considère les avantages de la réduction et les risques de l'ablation de l'utérus, on comprend l'insistance mise à obtenir l'une pour éviter de recourir à l'autre. La réduction restitue, en effet, à l'utérus toutes ses fonctions. Une jeune femme, épuisée par les hémorrhagies déterminées par un renversement de l'utérus datant de dix mois, devint enceinte après la réduction opérée par M. Courty (1). Une insertion vicieuse du placenta sur le col interrompit la grossesse au septième mois. La réduction faite par le docteur Tyler Smith (2) pour un

(1) *Loc. cit.*, p. 920.
(2) M. Sims, *loc. cit.*, p. 162.

renversement de près de douze ans fut aussi suivie de conception. De 1856, date de l'opération, à 1865, cette femme eut plusieurs enfants. La malade, opérée par M. M. Sims (1), après douze mois d'inversion, conçut dans la suite. L'inversion a-t-elle de la tendance à se reproduire à l'accouchement qui suit la réduction? L'accoucheur doit le craindre, mais les cas sont encore trop peu nombreux pour que le doute soit éclairci. Dans le cas du docteur Tyler Smith, une nouvelle inversion complète et spontanée, facilement réduite d'ailleurs, a suivi le premier accouchement. Le renversement ne s'est pas reproduit dans le cas de M. Courty. Ces faits montrent l'importance de la réduction relativement à la stérilité et sont de nature à empêcher de recourir trop promptement à l'amputation.

C'est en vue de ces avantages et pour écarter des risques considérables, que M. Gaillard Thomas (2) a proposé de substituer à l'amputation, dans les cas de réduction difficile, la dilatation intra-abdominale de l'anneau cervical, après une section pratiquée dans la paroi de l'abdomen. L'opération consiste à faire une incision de deux pouces de long, intéressant la paroi et le péritoine, juste au-dessus de l'anneau cervical; à passer dans cet anneau une pince dilatatrice d'un modèle particulier, à relâcher la constriction, et, avec la main placée dans le vagin, à remettre l'utérus dans sa position. « En lisant, dit M. G. Thomas (3), la description d'une telle opération, la première idée qui vient à l'esprit, c'est qu'un tel procédé est incontestablement hardi. Je pense que c'est une erreur. Les incisions exploratrices de l'ovariotomie prouvent qu'on s'était exagéré le danger d'ouvrir le péritoine. Et si le lecteur veut se rappeler les statistiques qui démontrent qu'un tiers ou un quart de toutes les amputations de l'utérus renversé a une terminaison fatale, il admettra qu'il y a des raisons fondées pour mettre en doute cette conclusion admise sans mûre réflexion. » ..... La question est celle-ci, ajoute M. G. Thomas (4) : « Vaut-il mieux enlever l'utérus, la femme n'ayant guère plus de deux chances sur trois de vivre, avec la certitude de la stérilité et de tous les troubles qui seront, dans l'avenir, la conséquence de l'aménorrhée ou d'une menstruation imparfaite? Ou ne vaut-il pas mieux courir les risques d'une petite incision abdominale, avec la presque certitude de replacer l'utérus retourné et de le conserver pour l'accomplissement ultérieur de ses fonctions? »

(1) *Loc. cit.*, p. 161.
(2) *Loc. cit.*, p. 427 et suiv. — *Union médicale,* 11 janvier 1870.
(3) *Loc. cit.*, p. 433.
(4) *Loc. cit.*, p. 426

La première observation de M. Gaillard Thomas concerne une femme de vingt-trois ans qui, depuis vingt et un mois, avait un renversement de l'utérus consécutif à un accouchement. Le taxis avait été tenté quatorze fois; les séances avaient même duré de cinq à six heures. Dans l'idée que les difficultés provenaient d'adhérences dans l'intérieur du sac, on avait pensé à l'opération du docteur Emmet (1), qui consiste à clore l'orifice externe du col par des sutures métalliques, de façon que le fond de l'utérus, emprisonné dans la cavité du col, tende à dilater la partie contracturée près de l'orifice interne. Les points de suture enlevés ensuite, on renouvelle le taxis. La condition essentielle de cette opération, que le fond de l'organe soit remonté au moins au niveau de l'orifice cervical inférieur, ne se rencontrait pas dans ce cas où le fond ne pouvait être élevé assez pour être retenu dans la cavité cervicale. Il ne restait plus qu'à recourir, pour conserver l'expression anglaise, à une *dangerous capital operation*, l'amputation de la matrice, à laquelle la malade se refusait. M. G. Thomas eut recours à son procédé, dont les différents temps durèrent : l'incision de la paroi abdominale et du péritoine, 19 minutes; la réduction de l'utérus, 27 minutes. La femme fut maintenue sous l'influence de l'éther une heure et deux minutes. Il se produisit, dans les efforts de réduction, une rupture du vagin dont on ne s'inquiéta pas dans le pansement. L'incision abdominale fut réunie par quatre points de suture métallique, comprenant le péritoine. Malgré une hémorrhagie, provenant d'une artère incisée dans un débridement du col fait dans une tentative antérieure de réduction, la malade revint rapidement à la santé. Devenue enceinte l'année suivante, elle succomba, au huitième mois de sa grossesse, à une attaque de choléra.

Dans la seconde observation de M. G. Thomas, il s'agit d'une inversion consécutive à l'accouchement, et survenue, huit mois auparavant, chez une femme de vingt-trois ans, alors épuisée par les hémorrhagies. Elle avait en vain subi pendant deux heures des manœuvres de taxis suivies de la compression élastique d'un pessaire. Ces moyens ne pouvaient plus être employés dans la crainte de ramener une péritonite dont la malade avait failli mourir. Ce qui frappe dans cette seconde réduction consécutive à l'incision abdominale, c'est la facilité avec laquelle céda l'anneau constricteur sous une dilatation très-modérée et la rapidité du retour de l'utérus en place. M. G. Thomas recommande d'appliquer avec douceur la pince dilatatrice, non pour dilater tout le canal cervical, mais son extrémité supérieure seulement. Lorsqu'un pouce à

(1) *Amer. Journ. of the Med. Science*, 1868, january.

peu près du col est retourné, on l'applique de nouveau pour distendre une autre portion, et l'utérus tout entier est ainsi replacé pouce par pouce. En dépit de la facilité de la réduction dans ce cas, la femme, qui se trouva très-bien pendant quarante-huit heures, succomba à une péritonite. Ce procédé intéressant de M. G. Thomas méritait d'être rappelé dans quelques-uns de ses détails. Deux faits, l'un heureux, l'autre malheureux, les seuls du moins que nous connaissions, ne suffisent pas pour apprécier une tentative que l'auteur indique non comme une méthode de traitement de l'inversion de l'utérus, mais comme une substitution à l'amputation.

L'idée de la cure radicale de l'inversion utérine repose sur le fait du maintien de l'existence malgré la perte de l'utérus, fait établi et par l'extirpation accidentelle de l'organe confondu avec un polype fibreux et par l'élimination de la matrice sous l'influence de la gangrène. Ainsi l'ablation se présentait comme un moyen ultime justifié par les résultats fournis par des erreurs de diagnostic et par l'observation de faits naturels. Inutile de rappeler ici les cas d'extirpation de matrice qui n'ont pas été tous heureux d'ailleurs et dus à des méprises qui se sont continuées jusqu'à nos jours. L'intérêt du fait d'Ossiander est différent, quoique le résultat soit le même Il s'agit d'une femme qui survécut quoique la sage-femme lui eût arraché non-seulement le placenta, mais l'utérus en inversion auquel il était attaché. De nombreux exemples rapportés par divers auteurs, Roussel, Ruleau, Cooke, Radford, Primerose, J.-C. Clarke, prouvent que l'utérus renversé peut être envahi et détruit par la gangrène sans que la vie soit compromise. Cette circonstance indiquait que l'art chirurgical pouvait, en suivant dans de certaines limites les procédés de la nature, espérer de l'extirpation de l'utérus des résultats analogues. Cependant ce n'est qu'à la fin du siècle dernier que l'ablation de l'utérus renversé devint une opération régulière dont les indications et les modes opératoires furent tracés.

Cette opération que proscrivait Boyer, à cause de sa gravité, quel que fût le procédé employé, amputation ou ligature, ne doit jamais être qu'une *ultima ratio*. Elle ne peut être légitimée que par l'impossibilité reconnue de réduire la tumeur. Quatre procédés ont été appliqués jusqu'à ces dernières années à la cure radicale de l'inversion utérine : l'extirpation avec l'instrument tranchant, la diérèse avec l'écraseur linéaire, la ligature et la combinaison de la section rapide du premier ou de la section lente du second avec la ligature. Deux nouveaux procédés ont été proposés : la substitution du fil galvano-caustique à la chaîne de l'écraseur et la ligature caustique du professeur Valotto (de Lyon). Avant d'examiner les inconvénients et les avantages de ces six procédés, il convient de reproduire les résultats connus des quatre premiers. Diverses statistiques les ont exposés dans un jour qui ne semble pas défavorable. M. Ch. West (1) rapporte que sur 59 cas il y eut 42 succès. Dans un résumé reproduit par M. G. Thomas (2) et comprenant 58 cas depuis 1767 jusqu'en 1867, un siècle, il n'y eut que 18 cas suivis de mort, le tiers à peu près des femmes soumises à l'opération. La similitude des chiffres dans les deux statistiques indique assez qu'elles sont composées, en grande partie au moins, des mêmes éléments. Un chirurgien sérieux, qui se rend compte des graves conséquences d'une opération telle que l'ablation de l'utérus renversé, peut-il accepter sans réserve un chiffre aussi considérable, plus des deux tiers pour la réussite? Si le résultat était tel, les gynécologistes en seraient-ils à chercher comme M. Valette des modifications qui rendent l'extirpation de la matrice moins dangereuse ou, comme M. G. Thomas, des procédés qui puissent lui être substitués? A côté de quelques faits malheureux produits au jour, que d'erreurs de diagnostic dissimulées et d'opérations mortelles éternellement inconnues? « Nul ne peut dire encore, remarquait Danyau (3), quelles sont au juste les chances favorables ou défavorables d'une opération, quelle qu'elle soit, qui consiste dans l'ablation de l'utérus, car les bases manquent à un calcul quelconque de probabilités; ce que personne n'ignore, c'est la gravité de ces opérations. »

Les lignes suivantes, empruntées à Velpeau (4), résument les redoutables accidents liés à la cure radicale du renversement de l'utérus. « Soit qu'on se serve de la ligature, soit qu'on ait recours à l'excision, l'opération a toujours paru si dangereuse, que peu de chirurgiens ont eu le courage de la pratiquer. Si on étrangle la tumeur à la manière d'un polype, par l'un des procédés indiqués ci-dessus, il faut exercer une constriction si forte, si longtemps prolongée, qu'il en résulte bientôt des douleurs atroces, des accidents nerveux, des convulsions même, et quelquefois une péritonite mortelle. Dans le cas d'excision, l'hémorrhagie peut être foudroyante; comme on ouvre le péritoine, la péritonite est encore plus à craindre que dans le cas précédent; le sang retenu dans le vagin peut rentrer dans le ventre, de même que les intestins peuvent faire irruption dans le vagin. » Aucun procédé n'expose autant à l'hé-

(1) *Loc. cit.*, p. 291.

(2) *Loc. cit.*, p. 417 (*Beiträge zur Geburtskunde und Gynæcologie*) et *American Journal of Obstetrics*, august 1868.

(3) *Mémoires de la Société de chirurgie*, t. I.

(4) *Traité de médecine opératoire*, t. IV, p. 120.

morrhagie que l'amputation avec l'instrument tranchant. Lierait-on les vaisseaux au fur et à mesure qu'ils sont divisés, on n'empêcherait pas le suintement sanguin de se répandre en partie dans la cavité péritonéale. Les ligatures elles-mêmes ne sont pas sans inconvénients, transportées qu'elles sont dans cette cavité par suite de l'ascension du pédicule. Aussi ce procédé, bien qu'il ait réussi une fois entre les mains de Velpeau (1), est-il justement délaissé.

Le danger de l'hémorrhagie, proportionnel au développement de la vascularité de l'utérus, nous ramène à une question intéressante, les conditions désirables pour l'extirpation. L'irréductibilité d'un renversement de la matrice déterminé par une circonstance de l'accouchement peut cesser au bout de quelques jours lorsque les phénomènes congestifs et inflammatoires disparaissent. A moins de circonstances particulières, telles que la nécessité de retrancher un utérus gangrené en partie par suite de la constriction de l'anneau cervical sur la tumeur enflammée, le chirurgien évitera toute opération radicale pendant la période puerpérale. Il interviendra avec une sécurité plus grande, à une époque plus éloignée, alors que par suite de l'involution l'utérus aura repris à peu près sa composition première et que sa vascularité se trouvera ainsi diminuée. L'ablation, comme toute opération, ne devra d'ailleurs être tentée qu'à une époque intermédiaire entre deux menstruations. Il ne saurait y avoir pour l'inversion de la matrice une exception à cette règle générale de la chirurgie utérine. En dépit de ces sages précautions, l'emploi de l'écraseur linéaire n'a pas justifié les espérances que son mode d'action avait fait concevoir d'abord. Cet instrument ne peut pas plus que l'instrument tranchant produire l'occlusion de l'ouverture faite au péritoine. Son action est encore trop rapide pour amener ce résultat; mais l'incision sèche qu'il fait semblait devoir mettre à l'abri de l'hémorrhagie. Or, si dans certains cas, comme celui que nous avons emprunté à M. Gillette, l'excision de l'utérus n'a entraîné aucun grave accident, dans d'autres l'écrasement linéaire n'a pas mis à l'abri de l'hémorrhagie. Dans l'observation d'Aran (2), quoique l'opération eût duré deux heures, la malade mourut d'hémorrhagie et de péritonite suraiguë. Le renversement de l'utérus consécutif à la délivrance datait de plus d'une année. Dans une inversion analogue, datant de dix mois, mais où l'ablation fut suivie de guérison, l'hémorrhagie ne put être prévenue. « Lorsque la chaîne eut fini de traverser le tissu utérin, j'allais

(1) *Clinique chirurgicale*, t. II, p. 461.
(2) *Loc. cit.*, p. 914.

l'enlever en même temps que la tumeur, rapporte M. Sims (1), quand tout à coup l'hémorrhagie la plus effroyable que j'aie jamais vue se manifesta et remplit en un instant tout le vagin de sang artériel. » Ainsi, même à une époque très-éloignée de l'accouchement et bien que la vascularité générale de l'utérus ait diminué, cet organe présente des artères considérables dont la section peut exposer aux périls immédiats les plus graves. Cependant, malgré son insécurité, l'écraseur linéaire ne saurait être absolument délaissé dans l'amputation de l'utérus renversé.

Si la ligature lente et progressive met à l'abri de l'hémorrhagie, elle reproduit tous les inconvénients qui en ont fait rejeter l'emploi dans le traitement chirurgical des polypes fibreux de la matrice. Ces inconvénients sont prochains ou éloignés. Les premiers sont des douleurs abdominales et des accidents nerveux, légers chez certaines malades, assez intenses chez d'autres pour obliger à desserrer la ligature ou à y renoncer, si atroces et si graves que la mort en a été la conséquence chez quelques autres. Les seconds comprennent la longue série des accidents qui résultent du séjour dans les voies génitales d'une tumeur qui met vingt ou trente jours à se détacher. La ligature, pas plus que l'écraseur, ne met à l'abri du danger, d'ailleurs bien exceptionnel, de comprendre une anse intestinale descendue dans l'infundibulum péritonéal formé par l'inversion. La ligature expose à des phlegmasies qui ont de la tendance à s'étendre au loin, et ses avantages sont plus théoriques que pratiques, le travail d'organisation qui doit produire des adhérences au-dessus du lien ne se faisant généralement que très-imparfaitement. Nous n'avons pas à revenir sur le manuel opératoire, le même que pour les polypes fibreux. L'excision, précédée immédiatement de l'application d'une ligature, est un procédé mixte qui n'expose pas aux inconvénients de la seconde : inflammations diffuses, hémorrhagie consécutive, infection purulente, accidents septicémiques, ni aux hémorrhagies primitives si redoutables de la première. Ce procédé, par la rapidité de son exécution, ne saurait prévenir l'ouverture de la cavité péritonéale. L'emploi de l'écraseur et d'une ligature préalable semble une opération prudente qui n'en est pas moins passible de certains reproches. Aran (2), en rapportant un succès obtenu avec ce procédé par Mac Clintock chez une femme de soixante-six ans, après que le lien fut resté quarante-huit heures en place, se demandait s'il y avait eu une grande prudence à couper ainsi un pédicule qui se sera rétracté dans le ventre. D'un autre côté, si on

(1) *Loc. cit.*, p. 155.
(2) *Loc. cit.*, p. 922.

fait marcher la chaîne de l'écraseur avec une extrême lenteur, comme a fait Mac Clintock, ce n'est plus l'écrasement linéaire qu'on pratique, c'est une ligature lente et progressive qu'on applique. Aran, qui préconisait la ligature, conseillait de substituer aux liens ordinaires la chaîne de l'écraseur à cause de la puissance de la constriction et de la facilité avec laquelle elle peut être graduée. M. Valette cite un fait où l'écraseur resta appliqué vingt heures et détermina de tels accidents qu'on fut obligé de desserrer la chaîne et que la malade mourut dans la journée.

On peut se demander avec M. Ch. West (1) si, dans une inversion ancienne, avec un utérus petit, contracté et dont la poche péritonéale est à peine plus volumineuse qu'une plume de corbeau, avec une membrane muqueuse dont la sensibilité a été émoussée par les modifications survenues depuis longtemps dans ses rapports, l'excision seule avec l'écraseur linéaire ne ferait pas courir moins de danger que cette opération associée à la ligature. La substitution du fil galvano-caustique à la chaîne de l'écraseur ne semble justifiée par aucun avantage particulier. Son action plus rapide n'est pas plus sûre et ne met pas davantage à l'abri d'une hémorrhagie, si une artère d'un volume notable est comprise dans la section. Il en est de l'amputation de l'utérus introversé comme de celle du col. Les résultats sont les mêmes avec les deux instruments, et l'inconvénient de l'anse galvano-caustique est de rester un instrument d'amphithéâtre. En résumé, la cure radicale du renversement de l'utérus, quel que soit le procédé employé : ligature, excision avec l'écraseur ou avec le galvano-cautère, ou excision précédée de la ligature, expose les malades aux plus grands périls et constitue une opération excessivement grave qu'une nécessité absolue peut seule justifier. C'est dans la pensée d'écarter ces redoutables complications, que M. Valette a imaginé un procédé qui consiste à diviser les tissus de manière à prévenir l'hémorrhagie et à éviter l'ouverture de la cavité péritonéale. C'est l'application au pédicule de la tumeur formée par l'utérus des ligatures caustiques employées depuis longtemps par le professeur de Lyon. L'appareil instrumental est très-simple. Il consiste en une espèce de clamp formé de deux branches articulées à l'une de leurs extrémités, en forme de compas. La face interne de chacune de ces branches est creusée d'une gouttière de 2 millimètres environ de largeur et de profondeur, qui a été remplie de chlorure de zinc.

Nous reproduisons la description de l'opération telle qu'elle est donnée par M. Valette (2) dans une observation. « La malade n'a pas été anes-

(1) *Loc. cit.*, p. 292.
(2) *Clinique de l'Hôtel-Dieu de Lyon*, p. 202. In-8°, 1875.

thésiée; elle a été placée sur le bord du lit, le bassin très-élevé, de façon à favoriser le retrait du paquet intestinal, dans le cas où une anse aurait eu de la tendance à descendre dans l'infundibulum péritonéal de nouvelle formation; j'ai, dans le même but, exercé quelques pressions sur le pédicule vaginal et j'ai tâché de bien reconnaître, à travers l'épaisseur des tissus, le col utérin dirigé en haut. Ces précautions prises, le pédicule a été saisi immédiatement au-dessus du col utérin, entre les deux branches de l'instrument, qui ont été serrées fortement. Pour plus de précautions, et afin d'empêcher le retrait du pédicule, quatre épingles longues et fortes ont été placées au-devant des branches. Ceci fait, j'ai enlevé toute la tumeur en promenant le tranchant d'un bistouri à 1 centimètre environ en avant des pinces; il ne s'est pas écoulé une goutte de sang, la constriction était donc suffisante. J'avais sous les yeux un petit moignon qui devait nécessairement se mortifier; néanmoins, j'ai appliqué sur cette surface une petite rondelle de chlorure de zinc qu'il a été très-facile de maintenir en place au moyen d'un fil passé sous les épingles, comme dans la suture entortillée. Les effets de la cautérisation étant assurés, j'ai dû me préoccuper de la limiter, c'est-à-dire de protéger les parties voisines de la vulve et du vagin qui auraient pu être attaquées par la diffusion du caustique; j'ai donc glissé derrière les branches de l'instrument, et tout autour, du coton cardé imbibé d'huile d'olive, de manière à isoler, autant que possible, la partie comprise entre les branches de l'instrument; puis la malade a été replacée dans son lit. »

L'avantage du procédé de M. Valette, c'est que, tout en sectionnant le péritoine, il évite l'ouverture de la cavité péritonéale. La constriction exercée par les pinces ferme cette cavité en adossant les deux feuillets de la séreuse. Des adhérences s'établissent entre ces feuillets par le fait de l'inflammation circonscrite que provoque la cautérisation, et elles sont organisées lorsque l'eschare tombe. Les pinces doivent être enlevées au bout de trente-six à quarante heures et remplacées par un fil métallique souple et médiocrement serré sur la rainure profonde laissée par le caustique. Ce fil sert à détacher l'eschare, dont la chute a lieu du dixième au quinzième jour. Comme pour les cancers utérins traités avec les flèches de pâte de Canquoin, les ligatures caustiques n'ont causé que des douleurs très-modérées dans le traitement du renversement de l'utérus. Les observations de M. Valette sont au nombre de trois : deux succès et un insuccès, dû en partie aux mauvaises conditions générales de la malade, qui succomba le dix-neuvième jour à des accidents de septicémie. Les faits ne sont pas assez nombreux pour qu'on puisse juger de la valeur de la cure radicale de l'inversion utérine par les ligatures caustiques. Les données que le procédé tend à réaliser encouragent à l'essayer. La pratique nous semble devoir confirmer l'idée théorique et montrer qu'il l'emporte sur les autres procédés par ses avantages au point de vue des douleurs, des accidents nerveux qu'elles causent, de l'hémorrhagie, de l'ouverture de la cavité péritonéale et par l'innocuité relative appartenant à la cautérisation.

Avant de quitter ce sujet, il convient de signaler un fait qui n'avait pas été indiqué avant M. Valette et qui n'est pas sans intérêt pour la physiologie et la médecine opératoire ; c'est la réduction spontanée du col après l'ablation du corps de l'utérus. Constaté à l'autopsie de son opérée, le fait est expliqué ainsi par M. Valette (1). « L'utérus, retourné comme un doigt de gant, vient faire saillie dans le vagin jusqu'à la vulve, et même quelquefois plus loin. Ce mouvement de descente renverse le col dans toute son étendue, et les lèvres sont nécessairement dirigées en haut, du côté de la cavité pelvienne. Ceci ne peut pas se produire sans que les liens suspenseurs de la matrice soient fortement tiraillés en bas. Lorsque le corps de l'utérus a été enlevé, l'élasticité de ces tissus fait retourner le doigt de gant, et, par cette manœuvre inverse, le museau de tanche se reforme et reprend sa position normale. » Ce point de physiologie pathologique a de l'importance. Il explique comment, à un examen ultérieur, on pourrait commettre une erreur de diagnostic en déduisant de la présence du museau de tanche l'existence de l'utérus et en rapportant à l'ablation d'un polype l'amputation de cet organe. Il explique aussi le danger qui accompagne l'opération, lorsqu'on emploie des moyens de diérèse agissant trop promptement, comme l'instrument tranchant ou même comme l'écraseur linéaire.

Lorsque le renversement de l'utérus demeure irréductible, en dépit des tentatives de taxis, le chirurgien n'a d'autre alternative que l'amputation ou le traitement palliatif. Si les dangers de l'ablation sont tels qu'il hésite à l'entreprendre, les inconvénients de l'abstention sont si grands qu'il ne s'y décidera qu'à regret. Les circonstances des cas particuliers peuvent seules indiquer la ligne de conduite ; elle dépend du tact chirurgical et ne saurait être tracée d'avance. Dans l'inversion utérine, lorsque les premiers accidents n'ont pas été mortels, le temps de la lactation devient une période de sécurité relative où les symptômes s'atténuent pour redevenir graves quand cesse la fonction. Sur 23

(1) *Loc. cit.*, p. 218.

malades qui avaient échappé aux premiers accidents, rapporte Crosse (1), une mourut le cinquième mois, une autre le huitième, trois au bout de neuf mois, et les autres à diverses époques, depuis un an jusqu'à vingt ans. Ainsi, non-seulement la vie est compatible avec la persistance du renversement de la matrice, mais elle peut, dans quelques cas, se prolonger sans qu'il survienne d'accidents sérieux. Aux trois faits intéressants déjà cités de Mme Boivin et de Lisfranc, peuvent s'ajouter deux autres rapportés par M. G. Thomas (2). Le docteur Alexandre H. Stevens eut un cas sous son observation pendant plus de trente ans et le docteur Charles A. Lee diagnostiqua une inversion utérine méconnue pendant vingt-cinq ans.

Le danger le plus sérieux, le plus immédiat comme le plus persistant, lié au renversement de l'utérus laissé dans sa situation anormale, est incontestablement l'hémorrhagie. Des inconvénients résultent encore des tiraillements continus exercés par l'organe sur ses ligaments et de la gêne mécanique d'une tumeur dans le vagin. Si les accidents sont tolérables, si les hémorrhagies s'arrêtent aisément, s'il n'y a pas de leucorrhée purulente trop forte, si la malade peut marcher et se livrer aux divers exercices que sa position sociale réclame, si surtout elle approche de la ménopause, M. Courty (3) conseille de la soumettre seulement à un traitement palliatif, consistant dans l'emploi des toniques, des hémostatiques généraux et locaux, des modificateurs de la muqueuse utérine et des moyens contentifs appropriés. Les hémostatiques : perchlorure de fer, ratanhia, seigle ergoté, eau de Rabel, applications glacées, irrigations vaginales froides ou acidulées, décubitus horizontal, seront prescrits suivant les circonstances, les uns dans l'intervalle des règles, les autres pendant les ménorrhagies ou les métrorrhagies. Si l'hémorrhagie menaçait la vie et ne pouvait être arrêtée ni par ces moyens ni par le tamponnement, il faudrait recourir à la ligature de la tumeur, suivant le conseil de M. C. West (4), alors même qu'on devrait l'enlever quelques heures après.

On comprend que l'association des hémostatiques aux modificateurs de la muqueuse utérine puisse donner de bons résultats chez une femme qui a plus de quarante ans, car en même temps que la surface de l'organe introversé se modifie, son rôle physiologique tend à cesser, et avec lui les accidents auxquels ce rôle disposait. Afin d'agir sur la muqueuse,

(1) Ch. West, *loc. cit.*, p. 284.
(2) *Loc. cit.*, p. 415.
(3) *Loc. cit.*, p. 921.
(4) *Loc. cit.*, p. 295.

d'en épaissir l'épiderme ou de le transformer en tissu cicatriciel, on a proposé de toucher la surface utérine avec des solutions d'alun, de persulfate et de perchlorure de fer, d'acétate de plomb, de tannin, les acides minéraux, la pâte de Vienne, le caustique de Canquoin et le cautère actuel. Aran avait eu la pensée de modifier la portion invaginée de l'utérus en la cautérisant avec le fer rouge ou des caustiques chimiques. Les hémorrhagies furent promptement arrêtées, mais elles revinrent plus tard, rapporte M. C. Mauriac (1). Si ces cautérisations sont faites dans le but de réduire progressivement la tumeur, elles sont inutiles et dangereuses. L'application réitérée du fer rouge sur un utérus renversé n'amènera pas de modifications profondes, pas plus que dans un corps fibreux. « J'ai cherché inutilement, dit M. Courty (2), à détruire la muqueuse utérine par la cautérisation actuelle et, bien que j'aie porté sur cette muqueuse quatorze fois, à des intervalles divers, des cautères rougis à blanc, j'ai toujours vu se reproduire, sauf en un point, au lieu d'un tissu cicatriciel, une membrane molle, tomenteuse, se congestionnant aisément. » Devant le danger qui peut résulter de ces tentatives réitérées, et plutôt que de chercher à détruire la tumeur par des caustiques chimiques jusqu'à la réduire à une sorte de moignon, nous aimerions mieux recourir à l'extirpation avec la ligature caustique de M. Valette. Si la réduction est impossible et que le traitement palliatif soit jugé le seul à conseiller, le chirurgien devra placer la tumeur dans le vagin, afin de la mettre à l'abri des chocs extérieurs et l'y soutenir par un coussin périnéal retenu par un bandage en T à une ceinture.

(1) Ch. West, *op. cit.*, p. 296, note du traducteur.
(2) *Loc. cit.*, p. 292.

CHAPITRE VIII

DES DÉVIATIONS UTÉRINES.

ARTICLE I.

CONSIDÉRATIONS GÉNÉRALES.

Malgré un grand nombre de travaux faits en France, en Allemagne, en Angleterre et aux Etats-Unis, le chapitre des déviations utérines n'en reste pas moins un des plus obscurs de la gynécologie. Celui qui, sans parti pris, ne cherche que la vérité, se heurte à des doutes depuis le commencement jusqu'à la fin, depuis la partie purement anatomique jusqu'aux questions de traitement. Ces doutes seront signalés dans le cours du sujet, envisagé surtout au point de vue de la clinique et des résultats que celle-ci met en évidence.

Il y a déviation de l'utérus toutes les fois que l'axe de cet organe ne correspond plus, en tout ou en partie, à celui du détroit supérieur du bassin. Cette définition de Valleix est moins complète que la suivante, de M. Courty (1) : Les déviations sont les changements qui se produisent dans la direction de l'axe longitudinal de l'utérus par rapport au détroit supérieur, à l'excavation pelvienne et aux viscères qui y sont contenus. Quand ce changement est peu considérable, il prend le nom de simple inclinaison, et plus particulièrement d'*obliquité* pour les inclinaisons latérales ; à un degré plus élevé, il conserve plus spécialement celui de *déviation*, au plus haut degré, il reçoit celui de *version*. Pour la désignation des déviations, on considère le fond de l'utérus et le côté de l'excavation qu'il regarde, sans tenir compte du corps qui suit la direction du fond et du col dont la direction est opposée. Ainsi, dans la version ou nutation de l'utérus en avant ou en arrière ou sur un côté, par rapport à l'axe normal, l'organe conservant sa courbure normale, si le fond descend en avant, tandis que l'autre extrémité du levier, le col, remonte en arrière, il y a *antéversion*, et si c'est le fond qui plonge en arrière et le col qui se porte en avant, la *rétroversion* se produit. Il y a *latéroversion* droite ou gauche suivant le côté vers lequel s'incline le corps de la matrice.

(1) *Traité pratique des maladies de l'utérus*, 2e édit., p. 856. 1872.

Les déviations de l'utérus ne consistent pas seulement dans les déplacements précédents, résultant d'un changement de direction de l'axe longitudinal de l'organe par rapport à l'axe du bassin; elles comprennent encore les *flexions* ou altérations de direction des diverses parties de l'axe de l'utérus, les unes par rapport aux autres. Les flexions impliquent une modification de forme, non un changement dans la situation et la direction de l'organe. En s'infléchissant sur lui-même, l'utérus peut conserver sa situation et sa direction, de même qu'il peut s'en écarter. C'est encore d'après la direction du corps qu'on désigne les flexions. Il y a *antéflexion* lorsque, le col restant sensiblement dans l'axe du vagin, le fond de l'utérus s'infléchit vers le pubis. L'organe est plié sur lui-même et il en résulte un angle à sinus antérieur. Dans la rétroflexion, le corps se porte en arrière, plus ou moins bas, et le sinus de l'angle est postérieur et ordinairement inférieur. Dans les flexions latérales, l'utérus est fléchi sur un de ses côtés, et l'angle rentrant dû à cette incurvation se trouve à droite ou à gauche. Il existe par conséquent, pour les versions comme pour les flexions, quatre directions cardinales entre lesquelles on peut se figurer des directions intermédiaires. Celles-ci n'ont qu'un médiocre intérêt. L'importance au point de vue pratique des versions latérales et des latéroflexions s'efface devant celle des antéversions et des antéflexions, des rétroversions et des rétroflexions.

Les conditions anatomiques normales de l'utérus rendent-elles compte de ses lésions mécaniques? Des contradictions des anatomistes résulte encore une certaine incertitude quand on presse la question. Deux points méritent surtout d'être examinés : le plan de suspension et l'axe propre de l'utérus. On sait que cet organe, comparé à une poire aplatie d'avant en arrière, est situé au centre de l'excavation du bassin, entre la vessie et le rectum, au-dessus du vagin, avec lequel il se continue, au-dessous des circonvolutions de l'intestin grêle qui flottent sur sa périphérie. Il est fixé dans cette position par six ligaments : deux latéraux, les ligaments larges, qui l'attachent aux parois de l'excavation du bassin; deux antérieurs, les ligaments ronds, qui l'attachent au pubis; et deux postérieurs, qui l'attachent au sacrum. Les deux ligaments *utéro-sacrés,* partant de la partie postérieure du col, au niveau de la jonction du corps, et aboutissant aux bords latéraux du sacrum, donnent attache à deux replis saillants du péritoine, nommés *ligaments de Douglas.* Les plus utiles de ces moyens de fixité sont les ligaments utéro-sacrés, l'adhérence au vagin et une adhérence intime, dans une étendue de 14 à 15 millimètres, à la paroi postérieure et inférieure de la vessie. L'utérus n'est donc fixé que par sa partie moyenne, à la réunion du col et du corps. Sa partie supérieure ou le corps et la portion sus-vaginale du col sont libres, ainsi que sa partie inférieure ou portion sous-vaginale du col. Il n'est pas maintenu en place d'une façon invariable; il peut éprouver des déplacements, soit par des causes directes, soit par l'action des organes voisins; et cette mobilité de l'organe est en rapport avec ses fonctions.

Ces moyens de fixité saisissent l'utérus dans un même plan circulaire et à peu près horizontal qu'il traverse de part en part. « C'est ce point commun, dit Aran (1), qui constitue le véritable axe de l'utérus, l'axe de suspension, axe fictif si l'on veut, mais qui n'en existe pas moins, ainsi qu'on peut s'en assurer facilement. Il suffit pour cela de constater, par le toucher vaginal, deux choses auxquelles les observateurs ne paraissent pas avoir accordé grande attention et dont l'une a même été niée par quelques personnes : la première, que la portion vaginale du col de l'utérus ne repose pas immédiatement sur le plancher du bassin, comme on l'a prétendu dans des ouvrages récents; la seconde, qu'il est facile de faire basculer l'organe utérin autour de cet axe de suspension, soit en avant, soit en arrière, soit sur les côtés, mais que cet organe reprend immédiatement sa place après le changement de position qu'on lui a imprimé. » C'est au niveau de l'ouverture de ce plan imaginaire, ou peu au-dessus, que s'effectuent les courbures ou flexions de l'utérus, fait remarquer Lorain (2), et il ajoute, en empruntant les expressions d'Aran, que cet axe de suspension est susceptible lui-même de se déplacer en masse, par suite de la flexibilité et de l'élasticité des parties qui le constituent. C'est ce qui explique, en particulier, comment le col de l'utérus est plus rapproché de la vulve quand la femme est debout, comment le doigt introduit dans le vagin peut refouler quelquefois l'utérus jusqu'à une grande hauteur dans le bassin. Il existe une anomalie de position qui ne serait pas rare, d'après Rokitansky et le docteur Barnes, et qui ne serait pas sans influence sur certaines déviations de la matrice, c'est la position extra-médiane de l'organe, avec une insertion excentrique au fond du vagin. « L'utérus, dit M. Barnes (3), est placé à droite ou à gauche de la ligne médiane, tout en étant symétrique; l'un des ligaments larges est court, l'autre beaucoup plus long. Au toucher, le doigt rencontre d'un côté un large cul-de-sac vide, de l'autre une petite dépression. »

(1) *Leçons cliniques sur les maladies de l'utérus*, p. 7. 1858.
(2) Valleix, *Guide du médecin praticien*, 4e édit., t. V, p. 206. 1861.
(3) *Traité clinique des maladies des femmes*, p. 565. Traduit par le docteur Cordes, in-8°, 1876.

La position de l'utérus dans la cavité pelvienne est-elle constante ou indifférente? Le corps et le col ont-ils le même axe? Longtemps on a considéré la matrice comme étant située obliquement dans le petit bassin, le fond dirigé en avant et en haut, le col en arrière et en bas et son axe longitudinal se confondant avec celui du détroit supérieur. Des travaux modernes ont ébranlé cette croyance à une direction constante. Nous ne saurions discuter ici toutes les difficultés de cette question anatomique; nous en indiquerons seulement quelques-unes. Dans une thèse remarquable, M. Boulard (1), s'appuyant sur des recherches anatomiques, a soutenu que chez le fœtus, la petite fille et la nullipare, la direction de l'utérus n'est pas celle du détroit supérieur, qu'elle n'est pas la même dans le col et dans le corps, que l'inflexion du corps sur le col est assez prononcée pour faire un angle à sinus antérieur, et que l'antéflexion est l'état le plus habituel de l'organe. Cette antécourbure ne serait pas la direction normale chez l'enfant et la fille vierge, dont le corps de l'utérus, d'après M. Richet (2), peut se trouver dans toutes les positions possibles, à cause de sa faible épaisseur et de sa flexibilité. Lorsque cette courbure antérieure se rencontre chez la vierge adulte, il faudrait l'attribuer, selon M. Cusco (3), à un arrêt de développement de la paroi antérieure de l'utérus. Aran établit, d'après ses recherches cadavériques, que, dans l'enfance et la jeunesse, la direction naturelle de l'utérus n'est pas celle de l'axe du grand bassin et que, suivant l'assertion de M. Boulard, le corps est, à ces périodes de la vie, le plus ordinairement infléchi ou courbé en avant sur le col. « L'antéflexion, dit-il (4), est un état transitoire, qui s'efface de jour en jour par l'effet de l'évolution normale de l'organe, en vertu du développement graduel de la cavité du corps empiétant peu à peu sur le col et qui passe par l'antécourbure pour arriver graduellement à la direction rectiligne de l'organe. »

Dans la pensée d'Aran, le développement rapide et qui porte presque exclusivement sur le corps utérin au moment de la puberté, plus tard les rapports sexuels et la grossesse, changent graduellement l'antéflexion en une antécourbure qui disparaît ultérieurement. Ainsi s'expliqueraient et se concilieraient les opinions les plus contradictoires, toutes vraies, toutes fausses, suivant les circonstances dans lesquelles ont été faites les recherches et surtout suivant l'âge des sujets. Il résulterait de cette

(1) *Quelques mots sur l'utérus*, Thèse de Paris, 1853.

(2) *Traité pratique d'anatomie médico-chirurgicale*, 2e édit. Paris, 1860.

(3) Thèse de concours pour l'agrégation en chirurgie, Paris, 1853.

(4) *Loc. cit.*, p. 92.

exposition anatomique deux faits intéressants au point de vue pratique : l'existense d'antéflexions congénitales, le corps de l'utérus par un défaut de développement n'étant pas parvenu, à l'époque de la puberté, à se redresser sur le col; et un second fait plus général, c'est que les déplacements antérieurs de l'utérus ne sont que l'exagération de sa flexion en avant. Cette dernière proposition est généralement acceptée en gynécologie comme une vérité démontrée par l'anatomie. « Chez les femmes adultes et qui n'ont jamais eu d'enfants, dit M. Richet, l'utérus affecte le plus souvent une direction qu'on doit regarder comme normale, et cette direction est la suivante : il est légèrement et régulièrement incurvé en avant, et son axe semble suivre la direction du canal pelvien. »

Pour d'autres anatomistes, ces diverses assertions ne sont rien moins que démontrées, et la courbure antérieure de l'utérus, lorsqu'elle s'observe, dépendrait d'autres causes que d'une disposition normale de l'organe. Suivant M. Sappey (1), l'axe du col est situé sur le prolongement de l'axe du corps. On rencontre cependant assez souvent des utérus dont l'axe n'est pas rectiligne. Cet axe s'infléchit alors vers la vessie par sa partie supérieure et décrit une courbe dont la concavité regarde en bas et en avant. Loin d'être, ainsi que l'a avancé M. Boulard, l'état le plus habituel de la matrice, l'inflexion est due à trois causes : 1° à l'état de vacuité de la vessie et au mouvement de bascule qui porte alors l'extrémité supérieure de l'utérus en avant; celle-ci, n'étant plus soutenue, tend à retomber sur l'organe, qui vient pour ainsi dire de se dérober en se vidant; 2° aux viscères abdominaux, qui poussent cette partie supérieure du côté vers lequel elle tend à tomber; 3° à l'état de mollesse que présentent les parois de la matrice pendant la vie. Tandis que l'état de dilatation ou de retrait du rectum ne modifie en rien la direction de l'utérus, il n'en est pas de même de la vessie, qui imprime au contraire à cette direction des modifications très-grandes : lorsqu'elle se dilate, la courbure que présentait l'axe de l'utérus s'efface; le corps, qui s'inclinait en avant, s'incline en arrière; l'angle utéro-vaginal, qui était droit, s'ouvre de plus en plus, au point de s'effacer aussi dans quelques cas. La pression des viscères est démontrée par les empreintes laissées sur le fond de la face postérieure de la matrice par les circonvolutions intestinales.

La mollesse de ses parois prédispose l'utérus à l'inflexion. Tandis que, pendant la vie, il participe à la mollesse des autres muscles de l'éco-

(1) *Traité d'anatomie descriptive*, t. III, p. 657. 1857-1864.

nomie, il offre sur le cadavre la rigidité qu'offrent ceux-ci. Lorsqu'il est infléchi, si on l'injecte sans distendre beaucoup ses vaisseaux, on le voit se tuméfier aussitôt, et toujours alors son axe se montre parfaitement rectiligne. « En résumé, ajoute M. Sappey (1), l'utérus ne possédant pas, pendant la vie, le degré de consistance qu'il offre après la mort, il se prête à toutes les inflexions que tend à lui imprimer le jeu des organes voisins; et comme c'est surtout en avant que ceux-ci le poussent, comme, d'une autre part, sa partie supérieure est moins soutenue que l'inférieure, on voit alors son corps s'infléchir sur le col, d'où une légère inflexion ou plutôt une courbure disparaissant avec la cause qui l'avait produite. De cette discussion je conclus que l'axe de l'utérus est rectiligne à l'état normal, qu'il tend à reprendre cette direction lorsqu'il l'a perdue; que les inflexions curvilignes ou anguleuses que lui impriment les organes voisins sont momentanées pendant la vie, mais peuvent persister après la mort, par suite de la rigidité qu'acquiert alors l'organe de la gestation. »

Ces affirmations contraires ne sont nullement modifiées par les résultats des différentes statistiques, dont quelques-unes sont établies sur des recherches faites sur des fœtus et des enfants. La conformation normale de l'utérus chez le nouveau-né est encore imparfaitement connue. « Sur ce point, dit M. Léon Le Fort (2), nous en sommes encore à l'incertitude la plus absolue. » Des résultats si divers et si incertains doivent imposer la plus grande réserve, surtout en ce qui concerne les flexions, considérées par quelques auteurs comme congénitales, dans un certain nombre de cas où les phénomènes morbides appellent l'attention du médecin. En espérant que de nouvelles recherches dégageront la vérité des obscurités qui la voilent encore, si l'on s'attache simplement aux faits observés, sans chercher à généraliser et même à interpréter, on voit qu'ils suffisent dans la pratique pour le diagnostic et le traitement des déviations utérines. Il n'est pas nécessaire de savoir avec une précision mathématique la situation normale de l'utérus pour se rendre compte de ses déplacements. La clinique n'exige pas cette exactitude scientifique. Ce qui semble ressortir des faits, c'est que, chez la nullipare, l'antécourbure se montre plus fréquente que la forme droite. « L'une de ces formes pas plus que l'autre, selon Goupil (3), ou plutôt l'une comme l'autre, doit être regardée comme normale, et l'on

(1) *Loc. cit.*, p. 658.

(2) *Des vices de conformation de l'utérus et du vagin*, p. 80, Thèse d'agrégation. Paris, 1863.

(3) Bernutz et Goupil, *Clinique médicale des maladies des femmes*, t. II, p. 466, 1862.

doit rendre cette justice à MM. Boulard et Verneuil, qu'ils ont montré que l'antéflexion congénitale n'était pas une irrégularité remarquable, mais une forme parfaitement régulière et une simple exagération de l'antécourbure naturelle, qui est bien plus fréquente que la rectitude de l'utérus. »

La gravidité, surtout lorsqu'elle se répète, tend, à ce qu'il semble, à redresser l'antécourbure de l'utérus. Aussi, d'après les statistiques d'Aran, de M. Richet et de Goupil, l'antéflexion serait plus rare après la grossesse, et les rétroversions plus communes chez les femmes multipares que chez les nullipares. M. Marion Sims (1), qui a considéré les déplacements utérins, surtout au point de vue de la stérilité, rapporte que, sur 250 femmes mariées qui n'avaient jamais eu d'enfants, 103 étaient atteintes d'antéversion et 68 de rétroversion, tandis que, sur 255 qui avaient eu des enfants, mais qui pour une raison quelconque avaient cessé de concevoir avant la période terminale de la fécondité, 61 étaient atteintes d'antéversion et 111 de rétroversion. A tous les âges, chez l'enfant et la jeune fille vierge comme chez la nullipare et la multipare, l'utérus est doué d'une certaine mobilité normale, dont le degré varie jusqu'à une amplitude qui cesse d'être physiologique. Ce n'est pas seulement dans le sens antéro-postérieur ou latéral que l'oscillation a lieu; l'organe se déplace longitudinalement, son plan ou axe de suspension étant abaissé ou relevé.

En pratiquant alternativement le toucher la femme étant couchée et ensuite debout, Goupil (2) a constaté l'influence de l'attitude sur la position de la matrice. Le col, comme le corps, ne reste pas toujours dans la même position; le plus souvent, lorsque la station est verticale, le col s'abaisse très-légèrement et se rapproche de l'orifice vaginal de 2 à 3 millimètres; plus rarement, il se porte un peu en arrière, en même temps que le corps s'incline un peu en avant. Ainsi, par le fait seul de l'attitude du sujet, l'utérus s'abaisse un peu ou même se porte un peu en antéversion. « Du reste, ces très-minimes changements se font sans que la femme en ait aucunement conscience et sans qu'elle éprouve aucune douleur; ils ne doivent être attribués qu'à la mobilité dont jouit l'utérus, et qui permet à cet organe de se soustraire aux diverses pressions qu'il pourrait avoir à supporter dans les mouvements. » Ces recherches intéressantes ont donné plus de précision aux notions un peu vagues qu'on avait sur les changements de position de l'utérus dans les diverses stations. Chacun avait pu plus ou moins apprécier ces modifi-

(1) *Notes cliniques sur la chirurgie utérine*, p. 276. Trad. par le docteur Lhéritier. 1866.
(2) *Loc. cit.*, p. 486 et suiv.

cations, qui ne sont jamais si prononcées que dans la position accroupie, où le col utérin, ainsi que le remarque Malgaigne (1), se rapproche considérablement de l'orifice vaginal. D'après les observations de Goupil, les résultats varient un peu chez les multipares et les nullipares. Tandis que chez celles-ci la station debout, quand elle amenait un changement, déterminait tantôt un très-léger abaissement, tantôt un peu d'antéversion, chez celles-là elle donnait constamment lieu à un abaissement. Il variait de 5 à 10 et 12 millimètres pour le col, et les culs-de-sac vaginaux se rapprochaient exactement dans les mêmes proportions de l'orifice vulvaire.

Si chez la petite fille on peut trouver le corps de l'utérus dans toutes les positions possibles, à cause de son peu d'épaisseur et de sa flexibilité, ainsi que l'ont montré M. Cusco et M. Richet, il est certaines femmes dont l'utérus, doué d'une mobilité encore plus grande, mais pathologique, peut être successivement affecté de deux déviations opposées. Chez elles, sans qu'il y ait eu aucun changement dans l'attitude, l'organe se déplace à la suite d'un mouvement intestinal dont la femme a conscience, et on le retrouve en rétroversion quand la veille il était en antéversion. MM. Bernutz et Goupil en ont observé chacun un cas chez des femmes très-hystériques. D'après Valleix (2), qui en rapporte un exemple, MM. Hervez de Chégoin et Amussat auraient rencontré des cas analogues. En dehors de cette facilité morbide à se déplacer, l'utérus est doué d'une mobilité normale assez grande pour que Cruveilhier (3) ait pu dire qu'il est, sous le rapport de sa direction, à la merci de tous les organes environnants. Aussi est-il souvent difficile de distinguer où finit l'état physiologique et où l'état pathologique commence. Il n'existe pas, en statistique utérine, une ligne fixe qui permette de regarder comme anormales les directions qui s'en écartent, à moins qu'elles n'en soient trop distantes. Comme la direction antéro-postérieure de l'utérus n'est pas absolue, les déviations ne sont que relatives. Elles peuvent être très-prononcées sans qu'il en résulte des conséquences morbides. Celles-ci varient suivant les sujets, et des déplacements notables, versions ou flexions, peuvent exister parfois pendant un temps très-long, sans donner lieu à des manifestations qui fixent l'attention.

Les déplacements de l'utérus sont étroitement liés à ses conditions

(1) *Anatomie chirurgicale*, t. III, p. 352. 1838.

(2) *Leçons cliniques sur les déviations utérines*, recueillies et publiées par M. T. Gallard Paris, 1852.

(3) *Bulletin de l'Académie de médecine*, t. IX, p. 362. 1853.

anatomiques; ils sont la conséquence morbide de sa mobilité normale, et l'antéversion en particulier n'est que l'exagération de l'inclinaison légère en avant de l'organe, inclinaison qu'on peut dire naturelle, tant elle est fréquente. L'étiologie de ces lésions mécaniques est encore obscure et, en plus d'un point, la conception théorique a suppléé à l'observation anatomique en ce qui concerne, par exemple, le rôle des ligaments utérins dans les déplacements. Nous empruntons à M. Nonat (1) sa division des causes en physiologiques, en anatomiques et en traumatiques. Les premières, qui sont les moins intéressantes, ont trait aux constitutions et aux tempéraments. Le tempérament lymphatique prédispose-t-il aux déviations utérines? Le fait n'est rien moins que prouvé, quoique vraisemblable. Comme les autres affections de l'utérus, les lésions mécaniques sont surtout fréquentes dans la période d'activité sexuelle. Des causes anatomiques, les unes sont intrinsèques et siégent dans le tissu de l'utérus ou dans sa cavité ; les autres, extrinsèques, ont leur siége dans le voisinage de l'organe. On comprend aisément que l'hypertrophie d'une paroi, en augmentant sa densité, prédispose au déplacement lorsque d'autres causes agissent de concert pour en déterminer le sens. Le ramollissement ou l'atrophie disposent la matrice à fléchir, sous l'influence de ces causes, du côté où son tissu offre la moindre résistance.

Le mécanisme est analogue lorsque la paroi utérine est occupée par une tumeur comme un fibro-myôme. Seulement ici la version ou la flexion est amenée par le poids de la tumeur, qui, en dehors de toute cause adjuvante, suffit souvent pour déterminer le sens du mouvement. Dans ce cas l'importance du déplacement s'efface souvent devant celle de la production morbide. La déviation de l'utérus produite par un corps fibreux varie suivant la situation de celui-ci, tout en restant la même pour chaque position qu'il occupe. M. Marion Sims (2) expose le fait dans les termes suivants : « Si un fibroïde, pas plus gros qu'une noix, est fixé d'une manière quelconque à la paroi postérieure de l'utérus, au-dessus du niveau de son orifice interne, il tire presque invariablement cet organe en arrière et produit la rétroversion ; mais, si une tumeur d'égale grosseur est fixée à la paroi postérieure de l'utérus au-dessous du niveau de son orifice interne, qu'elle soit pédiculée ou non, elle poussera presque invariablement le fond en avant, et produira l'antéversion. En d'autres termes, une petite tumeur développée dans la partie postérieure du corps de l'utérus produira la rétroversion, tan-

(1) *Traité pratique des maladies de l'utérus*, 2e édit., p. 517. 1874.
(2) *Loc. cit.*, p. 280.

dis qu'une tumeur de même volume, développée à la partie postérieure du col, produira l'antéversion, et *vice versâ* une petite tumeur de la paroi antérieure du corps de l'utérus porte cet organe en avant ; mais si elle se développe antérieurement au-dessous de l'orifice interne, elle le rejette invariablement en arrière. » Les raisons en sont tout anatomiques. Dans le cas de tumeurs postérieures, le poids additionnel appliqué vers le fond l'attire dans la direction de cette force, tandis que la tumeur du col, trouvant un point d'appui dans les ligaments utéro-sacrés, le rectum et le cul-de-sac du vagin, qui s'opposent à sa pression de haut en bas, pousse le fond en avant à mesure qu'elle se développe. Pour les mêmes raisons, un myôme de la paroi antérieure du corps entraîne l'utérus en avant et un myôme antérieur du col, trouvant un point de résistance dans les parois de la vessie, pousse l'utérus invariablement en arrière. Ces règles, ainsi que l'observe le docteur Sims, cessent d'être applicables aux hystéromes volumineux qui élèvent ou dépriment le corps utérin bien plus par leur volume et leurs relations avec la cavité pelvienne que par leur situation accidentelle.

Les causes intrinsèques qui ont leur siége dans la cavité même de l'utérus sont : l'hydrométrie, les môles, les hydatides, les polypes fibreux et la grossesse. Les déviations produites par celle-ci surviennent pendant son cours et plus souvent après qu'elle a cessé. Le caractère de cet ouvrage permet d'indiquer seulement les déviations de l'état gravide. Au début de la grossesse, le fond de l'utérus s'incline en avant et en haut, l'orifice est porté en haut vers le promontoire, il y a exagération de l'antéversion naturelle. L'organe, en se développant, sort du bassin, abandonne le détroit supérieur et s'élève dans la cavité pelvienne. Dans quelques cas, au commencement de la grossesse, le fond reste accroché derrière le pubis comme il demeure parfois aussi enclavé dans la concavité du sacrum. Chez certaines multipares, à la suite d'une éventration par l'écartement des muscles droits, l'inclinaison anormale de la matrice peut être portée très-loin. L'utérus sera situé horizontalement au-dessus des pubis, ou son fond descendra même au-devant des cuisses jusqu'aux genoux, et, suivant qu'il y aura antéversion ou antéflexion, le col sera appliqué au-devant de l'angle sacro-vertébral, ou, l'organe affectant la forme d'une cornue, il restera au centre du bassin ou sera accolé à la face postérieure du pubis.

L'accouchement à terme ou prématuré est sans doute la cause la plus fréquente des déplacements de la matrice. Cette cause agit de différentes façons. Si l'involution est incomplète, ou qu'elle se fasse inégalement, suivant les segments de l'utérus, le poids agira sur un levier plus long constitué par le corps alors plus volumineux et plus mou, et en déterminera la chute soit en antéversion, soit en une flexion antérieure ou postérieure. La rétroversion consécutive à la parturition est plus rare que l'antéversion ; mais lorsqu'elle existe préalablement à la grossesse, elle se reproduit facilement quand celle-ci a cessé. L'augmentation de volume et de poids de l'utérus ne sont pas les seuls facteurs du déplacement, il faut aussi tenir compte de la distension et du relâchement des ligaments que la grossesse détermine. Que dans ces conditions anatomiques survienne l'intervention d'une cause traumatique, comme un effort pour soulever un fardeau, ou une chute sur les pieds ou sur le siége, l'antéversion ou la flexion se produiront aisément. C'est au moment même de l'accouchement ou dans les trois ou quatre premiers jours, que la femme est le plus exposée à cette lésion mécanique. Parmi plusieurs cas de rétroflexion après l'accouchement à terme, Boivin et Dugès (1) en citent un survenu avant la délivrance. Pour opérer celle-ci, il fallut porter la main dans l'utérus, en soulever le fond et le faire passer sur l'angle sacro-vertébral. Les mêmes causes qui déterminent la métrite que Chomel (2) a décrite sous le nom de *post-puerpérale* exposent à des déviations qui, en raison des conditions amenées par la grossesse, peuvent s'accompagner de pelvi-péritonite. Comme pour cette sorte de métrite, les accidents se montrent lorsque les nouvelles accouchées se lèvent prématurément et se livrent à la marche ou à des travaux pénibles. S'il est des rétroflexions et des rétroversions consécutives à l'accouchement et qui s'accompagnent de pelvi-péritonite, celle-ci a une grande influence sur la production de certaines déviations, et, après les avoir causées, elle contribue à les maintenir par les adhérences qui se constituent.

En dehors de la puerpéralité et de la métro-péritonite *post-puerpérale* figurent encore, au nombre des causes extrinsèques, les adhérences, les brides résultant de quelque péritonite partielle. Les tumeurs du bassin, les kystes ovariques ou péritonéaux, les hématocèles péri-utérines peuvent agir mécaniquement sur l'utérus et le déplacer dans divers sens. La laxité des insertions, résultat des modifications amenées par la grossesse, prédispose la matrice aux déviations, à la rétroversion en particulier et à l'abaissement. En dehors de la grossesse, quelle est la part réelle des ligaments de l'utérus dans les déplacements ? « Dans l'antéversion, dit Aran (3), qui a étudié spécialement cette question,

(1) *Traité pratique des maladies de l'utérus*, t. I, p. 215. Paris, 1833.
(2) *Dictionnaire de médecine*, t. XXX, p. 241.
(3) *Loc. cit.*, p. 1021 (*Arch. gén. de méd.*, 1858, 5e série, t. II).

l'utérus est maintenu solidement, à la fois par les ligaments sus-pubiens et par les ligaments utéro-sacrés: aussitôt qu'on essaye de rendre à l'utérus sa position normale, les ligaments sus-pubiens, qui sont raccourcis, se tendent, et avec eux les ligaments utéro-sacrés; l'utérus ne reprend pas sa place entièrement pour cela; il est seulement moins antéversé, de sorte que le raccourcissement des ligaments utéro-sacrés est par le fait la cause principale de l'antéversion; aussi leur section permet de donner à l'utérus telle position que l'on désire... Dans la rétroversion, les ligaments sus-pubiens et utéro-sacrés sont relâchés et ramollis, ainsi que les ligaments larges ; au milieu de ce relâchement de tous les ligaments, l'adhérence de la vessie à l'utérus l'emporte et entraîne le col en avant et en haut... Dans la latéroversion constamment le ligament large, correspondant à l'inclinaison, est raccourci ; le ligament sus-pubien correspondant relâché ou raccourci ; le ligament sus-pubien opposé, tendu ou allongé ; le ligament utéro-sacré correspondant, atrophié en partie ; le ligament utéro-sacré du côté opposé, tendu et raccourci. »

Cette disproportion des deux ligaments ronds et ovariens dans la latéroflexion, signalée aussi par M. Piachaud (1), a été rencontrée également par Lorain (2) dans ses recherches nécroscopiques à la Maternité. Chez les enfants qui offraient des latéroversions, Lorain a constaté la diminution de longueur du ligament rond et du ligament ovarien correspondant au côté de l'inclinaison utérine. On sait que les latéroversions et les latéroflexions de l'enfance diminuent par le fait du développement de l'appareil génital et qu'un nombre restreint persiste seul après l'établissement de la menstruation. Ainsi que le dit fort justement Goupil (3), en parlant de ces déviations congénitales, cette différence de longueur des ligaments ronds, ovariens et utéro-sacrés n'est que la constatation d'un fait simple et ne semble pas autoriser à admettre que la latéroversion et surtout la latéroflexion soient le résultat d'un raccourcissement du ligament rond. Cette diminution de longueur semble être uniquement le résultat et non la cause de la situation de l'utérus. Dans les déviations acquises le rôle des attaches de l'utérus ne laisse pas que d'être douteux. « Le poids du fond de l'utérus et la pression des viscères abdominaux, dit M. Courty (4), suffisent pour produire et entretenir la rétroversion, dans laquelle les ligaments jouent un rôle passif,

(1) Thèses de Paris, 1852, n° 76.
(2) Bernutz et Goupil, *loc. cit.*, p. 537.
(3) *Loc. cit.*, p. 538.
(4) *Loc. cit.*, p. 860.

à la différence de l'antéversion, à laquelle ils semblent prendre une part active. » L'action des ligaments ronds s'expliquerait pour M. Hervez de Chégoin (1) par les mouvements dont ils sont susceptibles dans l'état physiologique. L'antéversion serait quelquefois, selon M. Sims (2), le résultat d'un raccourcissement des ligaments sacro-utérins, et les rétroversions auraient lieu fréquemment par suite de débilité ou de relâchement des ligaments qui soutiennent l'utérus. Cette influence des ligaments, séduisante pour l'esprit, est plus aisée à imaginer qu'à démontrer. En dehors des modifications que la grossesse leur imprime, on ne sait rien des altérations dont ils peuvent être le siége, surtout primitivement. Quand, avec un déplacement de l'utérus, on constate leur raccourcissement ou leur élongation, on peut toujours se demander si leurs altérations ont précédé ou suivi la lésion mécanique de l'organe, si elles en ont été la cause ou en sont le résultat. Quoi qu'il en soit, le déplacement produit, les ligaments, modifiés dans leur longueur et leur structure, tendent à le maintenir; et la position vicieuse de l'utérus entretient à son tour l'altération de ses attaches.

Les déviations utérines sont souvent produites par des causes traumatiques dont les unes agissent directement et les autres indirectement. Parmi les causes directes figurent les tractions exercées sur le fœtus ou sur un corps fibreux, le refoulement du col par le coït, dont la répétition finit par déterminer la rétroversion de l'organe. Cet accident est lié à la disproportion des organes sexuels. En dehors de cette condition, nous avons observé la rétroflexion chez des femmes dont le vagin trop court permet au doigt à peine introduit de buter sur le col. Dans le coït, le pénis, disproportionné ou non, passe en arrière du col, déprime le corps à sa jonction avec celui-ci et par la répétition de l'acte, détermine la flexion en arrière. Outre la lésion mécanique, l'utérus présente un certain degré de métrite, soit que, dans ces cas de version et de flexion, elle ait été primitivement causée par le coït, soit que le traumatisme n'ait fait qu'aggraver la phlegmasie due au déplacement. Les autres causes traumatiques sont indirectes et semblables à celles qui occasionnent des hernies. Telles sont les chutes sur le siége, le saut, les exercices d'équitation, les efforts de tout genre. Le déplacement ou l'inflexion de l'utérus est brusque, accompagné d'une sensation de déchirure et parfois de l'impossibilité de rester debout ou de marcher, lorsque l'organe est rétroversé. Ces accidents brusques s'observent chez la multipare comme chez la femme nullipare et la jeune fille vierge. Chez celles-ci la lésion

(1) *Bulletin de l'Académie de médecine*, 1853-54, t. IX, p. 815.
(2) *Loc. cit.*, p. 275-278.

mécanique, aussi rapidement produite, est-elle ou n'est-elle pas la conséquence d'une disposition congénitale vicieuse qui aurait persisté? Pure supposition qu'il est impossible d'affirmer ou de démentir.

Si l'étiologie des versions et des flexions utérines contient tant de points obscurs, la symptomatologie n'en est pas moins pleine d'incertitudes en ce qui concerne les signes subjectifs. Les signes objectifs, au contraire, permettent presque toujours de poser avec précision le diagnostic des différentes variétés de déplacement. Les symptômes subjectifs généraux et locaux des lésions mécaniques de la matrice ne se distinguent pas de ceux qui dépendent d'autres lésions de l'organe. Il n'y a pas un caractère tranché qui différencie une déviation d'une flexion, une flexion d'une autre flexion. On peut soupçonner que le déplacement est congénital et parce qu'on l'observe chez le fœtus et chez la toute jeune fille, et que parfois les malades n'offrent dans leurs antécédents aucun accident, aucun phénomène qui rende compte de la lésion. A quels signes reconnaître qu'une inflexion est réellement congénitale? Il faudrait l'avoir reconnue dès la naissance et l'avoir suivie, disait ironiquement Malgaigne (1), ou demander à la malade si elle porte cette lésion depuis la naissance. Ce qui ne contribue pas peu à l'obscurité de la symptomatologie, c'est que des versions et des flexions légères déterminent des symptômes très-accentués, tandis que d'autres plus prononcées et compliquées même d'un certain abaissement et de brides péritonéales, dues à une pelvi-péritonite antérieure, peuvent rester des années sans s'accuser par des manifestations susceptibles d'éveiller l'attention. On ne peut donc, dans ces lésions mécaniques de l'utérus, rapporter les symptômes locaux à la seule action mécanique. Comme pour des lésions différentes de l'utérus et dans d'autres états morbides de l'économie, la maladie est chose individuelle, et il faut tenir compte autant de la malade que de l'altération pathologique. Il faut aussi résoudre une difficulté de diagnostic en faisant dans la symptomatologie la part qui revient exclusivement à la déviation ou à la flexion et celle plus grande d'ordinaire attribuable aux états morbides concomitants, tels que la métrite et la pelvi-péritonite.

Dans l'anté et la rétroversion, les symptômes accusés sont une pesanteur dans le bas-ventre, augmentant par la marche et la position debout, des douleurs de reins, des tiraillements à la région sacrée et quelquefois aux aines, de la constipation, parfois de la douleur dans la défécation, des envies fréquentes d'uriner ou même de la rétention d'urine.

(1) *Bulletins de l'Académie de médecine*, 1853-54, t. IX, p. 907.

Certaines malades atteintes d'antéversion ont, lorsqu'elles se lèvent, la sensation du poids de la matrice tombant sur la vessie. Dans la rétroversion, la constipation serait plus prononcée à cause de la compression exercée sur le rectum; mais cette compression efface rarement le calibre de l'intestin au point de s'opposer à la progression des matières fécales. L'envie fréquente d'uriner désignerait plutôt l'antéversion; le ténesme vésical et la dysurie, plutôt la rétroversion où le col utérin vient appuyer sur le col vésical; mais, comme le remarque M. Courty (1), l'utérus conservant souvent son obliquité (fond à droite) dans la rétroversion, l'urèthre échappe alors à la pression exercée par le col appliqué contre le pubis. Ces différents symptômes n'appartiennent-ils pas aussi bien aux fibromyômes de l'utérus qu'à ses déviations? Est-il un seul d'entre eux qui soit pathognomonique de l'anté ou de la rétroversion? Comme dans les cas de myômes, la tumeur peut passer inaperçue pendant des années, tant son retentissement sur la santé est faible ou nul; et il est des femmes qui ont des déviations prononcées dont aucun symptôme ne leur révèle l'existence. Tantôt c'est un examen fait pour constater toute autre lésion sans lien étiologique avec la tumeur fibreuse ou la lésion mécanique qui accuse la présence de celles-ci au médecin; tantôt c'est une altération morbide: congestion, inflammation de l'utérus, pelvi-péritonite, qui éveille l'attention de la femme et fait reconnaître la tumeur ou la déviation. Des flexions simples ou compliquées d'un certain degré d'abaissement de la matrice peuvent rester également méconnues pendant un temps fort long. La rétroflexion, plus rare que l'antéflexion, semble comme celle-ci n'être pas un état pathologique, dans un certain nombre de cas où aucun accident ne la fait soupçonner et où le toucher seul la révèle. Avec les flexions se retrouvent les mêmes symptômes qu'avec les versions: la constipation, les douleurs lors de la défécation, des envies très-fréquentes d'uriner, de la douleur lors de la miction, des irradiations névralgiques, des douleurs de reins, des tiraillements vers le sacrum, de la pesanteur dans le bas-ventre et sur le fondement.

Ces divers symptômes sont plus accentués dans l'antéflexion que dans la rétroflexion. Il n'existe pas de caractère spécial à l'une ou à l'autre. Dans l'antéflexion, la malade accuse la sensation d'un poids tombant en avant lorsqu'elle urine, sensation due à la mobilité de l'utérus et à la très-forte inclinaison du corps antéfléchi. Ce n'est là qu'un signe exceptionnel. Quelle est la valeur de la dysménorrhée dans la symptomatologie des flexions utérines? Elle a été fort exagérée et d'excellents obser-

(1) *Loc. cit.*, p. 863.

vateurs, tels que Mme Boivin et Dugès, Paul Dubois, ont regardé l'irrégularité de la menstruation comme caractéristique de ces déformations. La dysménorrhée est plus rare dans la rétroflexion, ce qui pourrait s'expliquer, d'après Goupil, par l'angle de flexion, beaucoup moindre d'ordinaire que dans l'antéflexion. Dans celle-ci, les douleurs dysménorrhéiques s'expliquent par le rétrécissement de l'orifice cervical supérieur que produit la flexion. « Bien plus rarement qu'on le pense généralement, dit Goupil (1), l'antéflexion est à elle seule la cause des troubles de la fonction menstruelle. » Le plus ordinairement, le trouble dans l'évacuation menstruelle tient à une affection de la muqueuse cervico-utérine ou de l'utérus lui-même, qui s'ajoute à la flexion utérine et rend plus prononcé le rétrécissement de l'orifice cervical supérieur. Quoi qu'il en soit de cette explication, la dysménorrhée à laquelle prédisposent les antéflexions n'en saurait être un symptôme caractéristique, car elle fait défaut chez nombre de femmes qui présentent cette déformation, et elle s'observe chez d'autres dont l'utérus n'a pas subi de flexion anormale.

Il est intéressant de rechercher les causes qui permettent aux déviations et aux flexions utérines de passer inaperçues des malades. Elles sont individuelles ou anatomiques; celles-ci, autrement importantes que celles-là. Il est évident que les névropathes qui s'écoutent vivre doivent ressentir les manifestations liées aux déplacements avec plus de vivacité que les femmes qui, par profession et par devoir, sont plus insouciantes de leur santé et plus réfractaires à la douleur. Mais quelle que soit sous ce rapport l'inégalité des perceptions des malades, encore faut-il que les désordres locaux et les altérations anatomiques ne soient pas très-prononcés peur rester indolents. « Il existe, disait Huguier (2), des déplacements utérins sans grands dérangements dans la santé, et céla a lieu lorsque la déviation est peu prononcée, à son premier degré, lorsque l'utérus est peu volumineux et lorsqu'il n'existe sur les organes voisins qu'une faible pression ne rétrécissant que dans une légère proportion les cavités vésicale et rectale, lorsque le vagin est long, ferme et étroit et maintient l'utérus assez haut pour qu'il ne retombe pas sur l'anus ou sur le col de la vessie, lorsque le bassin est très-large, que l'espace compris entre la vessie et le rectum est plus grand que d'habitude et que la matrice petite peut y flotter, se mettre en anté ou en rétroversion, sans aplatir et presque sans rétrécir les réservoirs voisins. » La déviation du rectum à droite ou à gauche de la ligne médiane,

(1) *Loc. cit.*, p. 555.
(2) *Bulletin de l'Académie de médecine*, 1853-54, t. IX, p. 793.

vers l'une des symphyses sacro-iliaques, l'empêche d'être comprimé par l'utérus rétrofléchi. Cette déviation de l'intestin permet à la vessie d'échapper également à la compression en laissant le col utérin s'en éloigner d'autant plus qu'il se rapproche de la concavité du sacrum.

Les latéroversions et les latéroflexions, lorsqu'elles sont simples, n'occasionnent pas de souffrances. L'utérus reste sans action sur les fonctions vésico-rectales. Aussi ces lésions mécaniques ne sont-elles pas soupçonnées à cause de l'absence des symptômes. Elles ne constituent pas, à vrai dire, une réelle maladie. Lorsque les latéroversions sont consécutives à quelque état phlegmasique du péritoine ou des ligaments larges, elles cessent d'être indolentes. Bien qu'elles ne soient plus, comme les précédentes, une simple irrégularité de conformation continuant probablement les déviations latérales si communes chez le fœtus, elles n'ont pas non plus une grande signification. Valleix avait signalé dans les latéro-versions la prédominance de la douleur existant dans une seule aine, circonstance très-bien expliquée, comme le fait remarquer Goupil, par le siége de la pelvi-péritonite du côté même où se fait la latéro-version. Après la guérison, la fatigue détermine des tiraillements douloureux dans l'aine ou dans la fosse iliaque correspondant au côté où existait la tumeur péri-utérine. Le siége plus rare des douleurs au côté opposé à celui qu'occupe l'utérus s'explique par la rareté de la pelvi-péritonite du côté opposé à celui de la latéro-version. Dans ces déviations latérales l'absence de tout retentissement douloureux peut faire croire aux malades qu'elles sont complétement guéries, alors que l'exploration démontre que l'utérus est retenu dans sa position vicieuse par les adhérences consécutives à la tumeur phlegmasique.

Une condition qui, bien que rare, n'est pas sans influence sur les manifestations morbides de la rétroversion, c'est la mobilité extrême de l'utérus, désignée par Aran (1) sous le nom d'*état indifférent de l'utérus*. Dans cet état, qui implique l'absence de toute adhérence, l'utérus obéit avec la plus grande facilité aux sollicitations de la pesanteur et peut garder un certain temps la position nouvelle qu'on lui donne. La matrice, qui est en rétroversion quand la femme est couchée, est en antéversion quand elle est debout; et c'est seulement dans cette station que se produisent quelques sensations douloureuses. L'absence de douleurs et la non-persistance de la rétroversion empêchent de considérer celle-ci comme une véritable déviation morbide. Cet état indifférent, qui n'est que l'exagération de la mobilité utérine rencon-

(1) *Loc. cit.*, p. 984.

trée à des degrés variables chez des malades affectées de déviations ou de flexions et qui fait que la lésion mécanique, peu sensible dans la position horizontale, devient plus ou moins prononcée dans la station verticale, provient-il du moindre volume de l'utérus ou de la largeur du bassin? Depuis Osiander, l'amplitude du bassin et la concavité prononcée du sacrum ont été considérées, par beaucoup de gynécologistes, comme des causes prédisposantes presque nécessaires de la rétroversion. Cette déviation serait, suivant M. Hervez de Chégoin, le privilége des grandes femmes bien faites. La rétroversion se distingue nettement de l'état indifférent, en ce que l'utérus, ramené mécaniquement en avant et avec peine dans la direction verticale, s'écarte de celle-ci dès qu'il n'est plus maintenu pour reprendre immédiatement sa position anormale.

En résumé, les déviations et les flexions de l'utérus ne sont pas toujours des faits identiques. Les unes sont la continuation plus ou moins exagérée d'une disposition fœtale de l'organe; les autres résultent d'un traumatisme, soit qu'il ait agi, chose difficile à constater, sur un utérus normalement ou anormalement dirigé; celles-ci sont simples; celles-là, compliquées. Les complications proviennent soit d'un fibro-myôme qui a produit le déplacement, soit d'une endométrite ou d'une métrite parenchymateuse qui y ont disposé, soit encore d'une pelvi-péritonite ou d'une inflammation des ligaments larges qui, après avoir amené la déviation, la maintiennent par les adhérences qui leur succèdent. Dans ce cas, le déplacement est symptomatique d'une affection phlegmasique péri-utérine. Les déplacements simples au début ne restent pas toujours sans complications. Ils peuvent être aussi maintenus par des brides cicatricielles succédant aux péritonites qu'ils ont provoquées. Cette énumération nous amène à l'examen d'une grande question discutée deux fois, en 1849 et en 1854, au sein de l'Académie de médecine, celle de l'importance véritable des déplacements de la matrice relativement aux symptômes. En relisant avec attention ces longues et intéressantes discussions, on voit qu'elles se résument en deux points principaux. Les déviations et les flexions utérines ont-elles intrinsèquement une symptomatologie qui constitue des états morbides réclamant un traitement spécial? Ne constituent-elles au contraire que de pures déviations de l'état normal, sans importance par elles-mêmes et dont les manifestations symptomatiques ne sont qu'apparentes et appartiennent aux états morbides concomitants ou compliquant le déplacement? Une thérapeutique toute différente découle de la façon différente de résoudre ces deux questions. Si le déplacement n'est rien par lui-même et que les états morbides utérins ou péri-utérins soient tout, le traitement doit négliger celui-là et ne s'occuper que de ceux-ci. Dès qu'ils sont modifiés ou guéris, les manifestations pathologiques doivent cesser. Si, indépendamment de toute complication, le déplacement a une expression symptomatique propre traduisant l'état de souffrance de l'économie, il est clair qu'il réclame un traitement direct et approprié.

Nous ne saurions entreprendre la longue exposition des raisons invoquées à l'appui de ces deux opinions. Nous les rappellerons incidemment en résumant la partie pratique du sujet, telle qu'elle est généralement comprise aujourd'hui et que notre expérience clinique nous l'a montrée. Les médecins ont été longtemps divisés en deux camps : les uns, ne niant pas l'existence matérielle des déviations, les considéraient comme des anomalies anatomiques et physiologiques, n'ayant, au point de vue pathologique et thérapeutique, qu'une importance secondaire ; les accidents qui les accompagnent étaient attribués, non à la lésion mécanique, mais à quelque état morbide de l'utérus, tel que l'engorgement, l'épaississement d'une paroi du corps utérin ou l'amincissement de la paroi, altérations morbides expliquant la déviation qu'elle précède ou la compliquant une fois formée et dont les symptômes étaient à tort portés au compte du déplacement, version ou flexion. D'autres médecins, frappés surtout de la rapidité avec laquelle un traitement mécanique qui replace et maintient l'utérus dans sa direction normale, fait cesser les accidents des déviations, étaient portés à leur accorder une grande importance pathologique et à tenir peu compte des états morbides concomitants et de leur symptomatologie. L'engorgement de la matrice et son inflammation partielle avec l'épaississement du tissu s'expliquaient naturellement par la déviation même dont ils étaient la conséquence. Comme il arrive le plus souvent dans les matières où le relatif domine, ces deux opinions étaient trop tranchées et trop absolues.

On rencontre deux sortes de déplacements. Dans l'une, et c'est la plus rare, la position anormale de l'utérus donne seule lieu aux accidents accusés et constitue toute la maladie. Si l'utérus se congestionne et s'enflamme, l'altération n'est qu'un épiphénomène, une conséquence qui disparaît ou s'atténue lorsqu'on remédie au fait initial, le déplacement. Une médication dirigée contre les altérations symptomatiques pourra les atténuer ou les guérir ; mais les accidents n'en persisteront pas moins. Contre ces déviations et ces flexions simples, non primées par des états morbides locaux concomitants, survenues ou aggravées par un violent ébranlement des organes intra-pelviens causé par un traumatisme, coup ou chute, il est évident que le seul traitement indiqué est un traitement mécanique ou chirurgical. Dans l'autre sorte de déplacement, il existe des complications utérines ou extra-utérines qui ont précédé la position anormale de l'organe ou qui l'ont déterminée et la maintiennent et dont l'importance est autrement grande. Les accidents résultent de ces complications en totalité ou pour la plus grande part. La médication qui modifie ou guérit ces états pathologiques éteint leurs manifestations morbides; et l'utérus, restant dans sa direction vicieuse, ne cause que des troubles légers ou même à peine appréciables. Contre ces déviations et ces flexions que dominent diverses complications, l'intervention est purement médicale. Il n'y a lieu de songer à traiter par des moyens mécaniques un déplacement qui ne cause aucune altération de la santé. C'est en forçant les termes qu'on a pu dire, en parlant de ces déviations, qu'en guérissant l'état morbide de l'utérus on guérissait la lésion mécanique.

Il existe une variété mixte, intermédiaire entre les deux précédentes, dans laquelle le déplacement et la complication pathologique de l'utérus ont leur importance propre, que cette complication soit seulement concomitante ou soit consécutive. La guérison de celle-ci n'implique nullement la cessation des accidents et le traitement mécanique de la déviation ne suffirait pas à la disparition de l'état congestif ou inflammatoire de la matrice. Cette variété nécessite la combinaison des moyens médicaux et des moyens prothétiques. Du reste, excepté les cas assez rares où la soudaineté des accidents consécutifs à un traumatisme ou l'absence constatée par l'exploration d'altérations utérines ou péri-utérines permettent de diagnostiquer une version ou une flexion sans complications, excepté ces cas où l'intervention mécanique ou chirurgicale est tout d'abord indiquée, les déplacements réclament d'ordinaire l'emploi préalable des moyens médicaux. Lorsque sous leur influence les complications se résolvent, on doit, suivant que les accidents disparaissent ou persistent, s'abstenir de toute intervention ultérieure ou songer aux moyens de redressement et de contention de l'utérus. Tout autre doit être la conduite du praticien, suivant que les complications dépendent de l'utérus même ou proviennent d'une inflammation du ligament large ou d'une pelvi-péritonite. Dans le cas de complications péri-utérines même guéries, la matrice est maintenue dans sa direction vicieuse par des adhérences. Alors même que la déviation ou la flexion donneraient lieu à des douleurs, on ne pourrait songer qu'à pallier les inconvénients occasionnés par elles et non à guérir la lésion mécanique. Non-seulement le redressement de l'utérus versé ou fléchi, avec la sonde intra-utérine ou tout autre instrument, ne se maintiendrait pas à cause des adhérences qui ramènent la position vicieuse, mais tout effort pour effacer celle-ci serait préjudiciable à cause de la péritonite localisée qu'il éveillerait et des nouvelles brides qui en seraient la conséquence.

A mesure qu'avec le temps la connaissance des maladies utérines se complète et s'agrandit, le rôle de la chirurgie, tout en restant encore important, devient moins actif et moins hardi. A l'exception de l'hystérotomie faite de nos jours dans des cas désespérés de tumeurs fibreuses ou de tumeurs fibro-cystiques, l'utérus n'est plus exposé aux graves traumatismes qu'il subissait. L'extirpation de cet organe pris de cancer par le vagin, faite par Récamier et par Roux, est définitivement condamnée; l'amputation du col cancéreux ou non cancéreux, si souvent pratiquée par Lisfranc, ne se fait plus que dans des cas exceptionnels de carcinome très-limité; l'énucléation des corps fibreux interstitiels par la cavité utérine, heureuse d'abord entre les mains d'Amussat, a été ensuite abandonnée par presque tous les chirurgiens. Les résultats satisfaisants de ces deux dernières opérations ne pouvaient prévaloir contre les mécomptes. A l'époque où l'on ne doutait pas de la possibilité de la guérison de la plupart des maladies de l'utérus, Velpeau en France, Kiwish en Allemagne, Simpson en Angleterre, eurent l'idée d'intervenir par un instrument analogue, une tige intra-utérine, pour redresser l'utérus et le maintenir dans sa direction normale, dans les cas de déviations et de flexions. Cette tige intra-utérine semblait un progrès sur les anciens pessaires. Assujettie extérieurement par un appareil particulier, elle immobilisait et relevait la matrice aussi bien qu'eux; de plus, fixée extérieurement ou mobile avec l'organe, dans la cavité duquel elle était plus ou moins profondément introduite, cette tige rigide en maintenait le redressement pendant un temps plus ou moins long, au bout duquel ce redressement mécanique devait subsister par les seules modifications survenues dans l'organe, après que le support était enlevé. Si, dans certains cas, le redressement persistait; dans d'autres, l'utérus revenait à sa position vicieuse dès qu'il cessait d'être soutenu. Le retour à la direction vicieuse n'était pas la circonstance la plus fâcheuse. Des accidents pénibles ou de la plus haute gravité, des douleurs, des hémorrhagies, des métrites, des métro-péritonites, des péritonites mortelles furent la conséquence de l'application du redresseur utérin entre des mains très-habiles. Ce furent précisément des accidents qui arrêtèrent Velpeau dans cette voie où il s'était engagé le premier.

Nous n'avons pas à faire l'histoire de l'application du redresseur aux déplacements de la matrice. Ni les nombreuses et habiles tentatives de

Valleix, ni la diminution de longueur qu'il fit subir à la tige intra-utérine, ni même un certain nombre d'incontestables succès, ne purent faire accepter la méthode de traitement. A propos d'une observation de M. Broca où l'emploi du redresseur utérin avait causé des accidents mortels, la question, soumise d'une manière incidente à la juridiction de l'Académie de médecine par un rapport de M. Depaul, incriminant la méthode comme dangereuse et inutile, fut longuement et complétement examinée et la méthode de traitement des versions et des flexions par le séjour à demeure d'une tige rigide dans la cavité utérine fut défavorablement accueillie. Quand on lit cette mémorable discussion où le sujet, en s'agrandissant, mit en opposition les deux opinions sur la production des déplacements utérins, l'une les considérant comme simples et leur attribuant tous les accidents, l'autre ne leur accordant pas d'importance pathologique et rapportant les symptômes aux états morbides concomitants, on arrive à cette conviction, que si dans le plus grand nombre des cas c'est aux complications que sont dus les accidents, dans d'autres, ils appartiennent aux déviations elles-mêmes; que le redresseur intra-utérin n'est pas sans quelque utilité, mais que ses avantages ne compensent pas ses dangers.

L'insuffisance dans nombre de cas des pessaires intra-utérins, les accidents d'hémorrhagie et de métro-péritonite parfois mortelle, auxquels ils donnent lieu, les ont fait presque complétement abandonner. C'est une preuve de plus, qu'à mesure que l'expérience se fait, l'utérus est jugé de moins en moins passible des tentatives chirurgicales. Il en est des déviations comme des corps fibreux de l'utérus. On peut remédier à leurs inconvénients par des moyens contentifs sans danger en attendant les modifications, souvent heureuses, qu'amène la ménopause. On sait que les inconvénients parfois très-graves d'un hystérome disparaissent à cette époque. « On voit des femmes, dit M. Courty (1), obligées de rester couchées pendant des années, finir par éprouver, soit à l'époque de la ménopause, soit avant la cessation des règles, une amélioration notable, pouvoir se lever, marcher et reprendre à la longue la plupart de leurs occupations. Cela tient-il à ce que leur déviation a fini par guérir spontanément? En aucune façon; le toucher permet de constater qu'elle n'est pas modifiée. Mais l'utérus n'est plus congestionné ni douloureux, les symptômes de péritonite locale se sont effacés, enfin la déviation s'est trouvée réduite peu à peu à l'état de déviation simple. »

(1) *Loc. cit.*, p. 876.

Les accidents déterminés par le redressement de l'utérus ont rendu plus réservé dans le maniement de l'hystéromètre. Cet instrument, si utile pour se rendre bien compte de certaines déviations, de celles qui sont liées aux myômes interstitiels ou proéminant dans la cavité utérine et surtout pour reconnaître les flexions, est loin d'être sans inconvénients, si des adhérences résultant de péritonites localisées retiennent l'utérus dans sa position anormale. Une tentative modérée de redressement, uniquement faite au point de vue du diagnostic, peut renseigner utilement sur l'existence et la résistance des brides péritonéales; une tentative inconsidérée peut provoquer une nouvelle péritonite et la formation d'adhérences nouvelles. Aussi l'hystéromètre sera-t-il surtout applicable aux cas douteux ou aux déplacements simples. Son emploi comme moyen d'étude est rarement d'ailleurs d'une absolue nécessité. L'exploration avec la main seule suffit souvent pour obtenir les renseignements nécessaires. Ces généralités sur le traitement des déviations de l'utérus et la description faite précédemment de leurs symptômes subjectifs permettront de ne présenter dans les articles suivants que le diagnostic et le traitement de chaque variété en particulier, version ou flexion. Pour être complet, il suffit de rappeler qu'un traitement mécanique ou chirurgical ne suffit pas toujours dans les déviations, ni un traitement local contre leurs complications; mais que les malades, suivant les indications qu'elles présentent, doivent être soumises, comme dans toute autre affection de l'utérus, aux moyens de la médecine et de l'hygiène s'adressant à l'état général.

ARTICLE II.

DE L'ANTÉVERSION DE L'UTÉRUS.

Lorsque les symptômes subjectifs, soit par leur ensemble, soit par la prédominance de quelques-uns d'entre eux, accusent une maladie de l'utérus et font même soupçonner parfois une lésion mécanique, le médecin doit interroger les symptômes objectifs, qui peuvent seuls le renseigner sur la nature de la lésion, sur la variété du déplacement et sur son état de simplicité ou ses complications. Le toucher vaginal, avec la main seule ou armée de la sonde dans certains cas, l'emporte sur tout autre mode d'exploration. S'agit-il d'une antéversion, l'index introduit rencontre le col en arrière, tourné dans la cavité du sacrum, sur la portion antérieure du rectum, et le fond derrière la symphyse pubienne, appuyé sur la paroi antérieure du vagin. Cette inclinaison dont le degré varie, et qui n'est que l'exagération de la tendance normale du fond de l'utérus à se porter vers le pubis, est-elle un fait accidentel ou un fait permanent, c'est encore le toucher qui, en renseignant sur la mobilité de l'utérus, reconnaîtra si la déviation s'efface ou se maintient suivant la position donnée à la malade. Il est des cas où la mobilité de la matrice lui permet de s'incliner en antéversion lorsque la femme est debout et de revenir à sa direction normale lorsqu'elle est couchée sur le dos. Ce fait d'observation a une conséquence pratique : l'exploration dans la position verticale doit être contrôlée par le toucher pratiqué dans le décubitus horizontal. Lorsque le changement d'attitude n'altère pas la lésion, le toucher doit constater si la déviation est simple ou si elle est compliquée de quelque altération utérine, engorgement ou myôme, ou de quelque altération péri-utérine, phlegmasie des ligaments larges, pelvi-péritonite avec les adhérences consécutives. Dans l'exploration par le vagin, le doigt ne suffit pas toujours pour déterminer la déviation et reconnaître la complication. Le toucher doit être aidé du palper et du cathétérisme utérin.

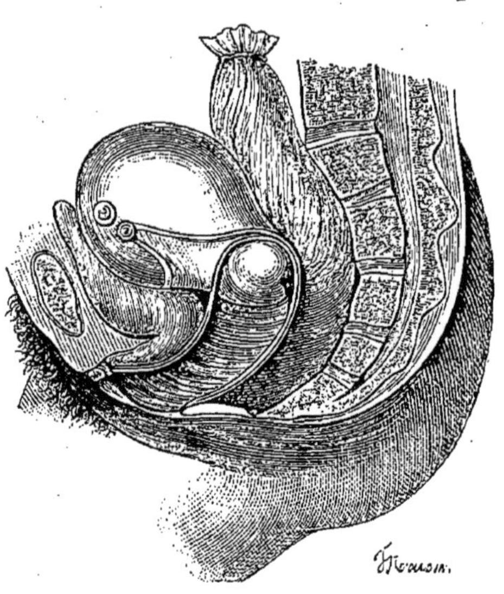

Fig. 11, tirée de l'atlas de Boivin et Dugès. Antéversion de l'utérus.

S'il existe, par exemple avec une antéversion, une tumeur située dans le cul-de-sac de Douglas, celle-ci peut être seule reconnue et prise pour une rétroversion, ainsi que le docteur Sims (1) en rapporte une observation. En portant l'index gauche dans le vagin et en pressant avec l'extrémité des doigts de la main droite sur l'hypogastre, juste au-dessus du pubis, on isole en quelque sorte l'utérus, et, par la contre-pression simultanée des deux mains, on en détermine la grandeur et la direction avec précision. En portant l'indicateur le plus loin possible en arrière, derrière le col, et d'autre part, en déprimant fortement la paroi abdominale, comme si, sans s'écarter de la face postérieure du corps qu'ils explorent, les quatre doigts de la main droite voulaient arriver au contact médiat de l'indicateur gauche, on est certain de saisir toute tumeur rétro-utérine et d'éviter de la confondre avec une dévia-

(1) *Loc. cit.*, p. 117.

tion ou une flexion postérieure de l'utérus. C'est dans des cas analogues que le toucher rectal peut venir en aide avec avantage au toucher vaginal. Il ne fait que confirmer dans les cas ordinaires les résultats acquis; aussi peut-on souvent s'en passer. Il montre le degré de compression exercé sur le rectum par le col et l'absence au-dessus de celui-ci du corps de l'organe. Le spéculum est inutile pour le diagnostic, il ne laisse apercevoir que la lèvre antérieure. Pour découvrir le museau de tanche, il faut incliner l'instrument en arrière pendant qu'on fait lever le siége à la malade dont les membres inférieurs sont fortement fléchis et qu'avec des pinces on ramène le col en avant.

La sonde utérine et l'hystéromètre, en rendant compte de la direction de l'utérus dans certains cas douteux ou compliqués, fournissent un élément de certitude au diagnostic. Pour pratiquer le cathétérisme de la cavité utérine, il est nécessaire de baisser fortement le manche de l'instrument et de déprimer la fourchette. En tentant doucement ensuite de redresser l'organe, on s'assure que l'antéversion est libre d'adhérences ou qu'elle en est compliquée, et l'on juge du degré de résistance des ligaments sacro-utérins rétractés. Rarement le fond de l'utérus est fixé antérieurement par des adhérences. Lorsque, ce qui semble encore rare, la rétraction des ligaments se lie à la déviation, « en introduisant l'index dans le rectum, dit M. Sims (1), ou même en le dirigeant vers le cul-de-sac postérieur du vagin, en même temps qu'on abaisse le col à l'aide du ténaculum, on sentira les ligaments sacro-utérins roides et résistants comme deux cordes de guitare bien tendues. » Le cathétérisme doit être fait avec toute la douceur que commande une semblable opération, qu'il s'agisse de la vessie ou de l'utérus. Si l'instrument n'est ni assez délié, ni assez flexible, on expose la femme à des souffrances inutiles et l'introduction ne peut avoir lieu. Si la courbure n'est pas assez prononcée et qu'une certaine force soit employée, l'instrument ne suit plus la direction de la cavité cervico-utérine, et, buté contre la paroi, il peut en déterminer la perforation. Bien que cet accident n'ait pas la gravité qu'on lui attribue généralement, il n'en doit pas moins être soigneusement évité. Un autre inconvénient plus grave, c'est que les essais de redressement, dans le simple but de diagnostiquer des adhérences, n'amènent, par suite des tiraillements exercés, le retour des accidents de pelvi-péritonite. Aussi doit-on s'abstenir de l'emploi de l'hystéromètre ou de la sonde pour reconnaître des adhérences, si les commémoratifs ou le toucher font soupçonner

(1) *Loc. cit.*, p. 280.

l'existence encore récente d'une pelvi-péritonite. Il est clair que ces considérations ne sont pas exclusives à l'antéversion et qu'elles s'appliquent à toute autre déviation. Le cathéter dans l'antéversion doit rester un simple instrument de diagnostic et ne pas être employé comme redresseur. Même au point de vue du diagnostic, il demande à être dirigé avec une main prudente, car il ne laisse pas que d'être dangereux.

L'hystéromètre est loin d'ailleurs d'être toujours nécessaire, même dans des cas difficiles ou compliqués, au praticien qui a l'habitude du toucher. On voit souvent les douleurs persister après la résolution plus ou moins parfaite des tumeurs péri-utérines qui compliquent les déviations. « Dans ce cas, observe Goupil (1), bien que l'on ne sente plus de tumeur nettement circonscrite, il existe encore des adhérences entre l'utérus et ses annexes ou entre l'utérus et les organes voisins, ce que l'on peut reconnaître à la rénitence des culs-de-sac vaginaux ou à la résistance très-marquée que l'on éprouve, et le plus souvent à la vive douleur qui se manifeste lorsque l'on cherche à imprimer quelques mouvements à l'utérus, et lorsque surtout on tente de l'incliner du côté opposé à celui où siégeaient les tumeurs péri-utérines. » Si la réduction de l'antéversion sans complication péritonéale était nécessaire, elle pourrait être obtenue aussi sans l'emploi de l'hystéromètre. Les mains seules suffisent. Après avoir vidé la vessie, et la malade étant couchée sur le dos, on introduit l'indicateur gauche dans le cul-de-sac antérieur et on élève le museau de tanche dans la direction du pubis, en remontant la paroi antérieure du vagin au point qu'occupe l'index derrière la face interne de la symphyse. Cette pression, en élevant le col et en le ramenant en avant, tend à dégager le corps et à le relever derrière le pubis. En pressant avec le bout des doigts de la main droite sur l'hypogastre, en arrière du pubis, on sent qu'il n'y a entre les deux mains que les parois de l'abdomen, du vagin et de la vessie. Si, tandis que la main droite est ainsi maintenue, on glisse l'indicateur du cul-de-sac antérieur vers le postérieur, derrière le col, on peut élever celui-ci presque à la hauteur des doigts de la main droite avec lesquels on presse sur le fond et l'on renverse l'utérus en arrière. Cette palpation bimanuelle, comme l'observe M. Sims (2), permet de se rendre compte de l'état de la surface de la matrice et des altérations pathologiques qui en émanent ou qui l'avoisinent.

Si la tige intra-utérine réduit l'antéversion d'une manière parfaite et

(1) *Loc. cit.*, p. 513.
(2) *Loc. cit.*, p. 290, 291.

instantanée, on peut, abstraction faite des dangers qui accompagnent cette réduction, se demander quelle en est la réelle utilité. La plupart du temps, l'utérus revient à sa position anormale dès que l'instrument cesse de le maintenir, et quelles que soient les tentatives réitérées pour obtenir le redressement. Simple exagération de la direction de l'organe, l'antéversion est ordinairement exempte de manifestations douloureuses; et parfois même, nul symptôme ne révèle l'existence de cette lésion mécanique alors qu'elle est très-prononcée. Il est, en effet, des degrés différents dans la lésion et, comme l'a remarqué Goupil (1), l'innocuité est surtout évidente chez les femmes qui n'ont pas eu d'enfants. Chez les femmes mères, les troubles fonctionnels peuvent également faire défaut; mais, plus souvent que chez les premières, on constate des pesanteurs à l'hypogastre et dans le petit bassin, des troubles de la menstruation, de la miction et de la défécation, de l'hystéralgie et des irradiations douloureuses, manifestations liées le plus ordinairement à des altérations péri-utérines. Nullipares et multipares présentent d'ailleurs des déviations dont la direction change de l'horizontalité à l'obliquité la plus accentuée, le col étant situé plus haut que le corps, dont le fond descend derrière le pubis. Ces différences tiennent en partie à la mobilité différente de l'utérus. S'il est des antéversions qui restent sensiblement les mêmes, quelle que soit la position prise par la femme; il en est d'autres, et c'est le plus grand nombre, qui augmentent ou diminuent, tandis qu'un certain abaissement se montre ou disparaît. D'ordinaire, l'abaissement et l'antéversion sont plus prononcés lorsque la malade passe de la position horizontale à la station verticale. Par exception cependant, l'antéversion très-marquée dans le décubitus sur le dos peut l'être à peine lorsque la femme est debout.

La mobilité de l'utérus, si elle exagère la déviation, ne rend pas suffisamment compte des symptômes accusés par les malades. Le ballottement de l'organe peut bien, dans certains cas, augmenter les douleurs qu'amènent la marche, les secousses et la fatigue; mais l'antéversion et le ballottement de la matrice peuvent coexister sans déterminer de sensations pénibles. La douleur, qui se traduit par de la pesanteur, des tiraillements dans les reins et dans les aines, se rencontre tout aussi bien avec un utérus anté ou rétroversé qu'avec un utérus dont la direction n'a pas varié, lorsque existent de l'endométrite ou de la métrite parenchymateuse. En dehors des altérations utérines et péri-utérines qui sont plus ou moins directement liées à l'antéversion, l'influencent

(1) *Loc. cit.*, p. 473.

et réclament une médication appropriée, est-il nécessaire d'opposer à la lésion mécanique un traitement mécanique? Nous ne le pensons pas. L'antéversion, même considérable, exempte de complications, ne se révèle par aucun symptôme. Qu'il s'agisse d'une anté ou d'une rétroflexion, tant que le déplacement reste indolent, on n'est pas autorisé à intervenir, surtout avec des agents aussi antiphysiologiques que des tiges et des pessaires laissés à demeure dans la cavité utérine ou dans le vagin. La direction anormale de l'utérus ne saurait constituer à elle seule une maladie.

Cette direction vicieuse ne favorise-t-elle pas la stérilité, et, à ce titre, l'antéversion n'exige-t-elle pas une intervention chirurgicale? Plus on réfléchit à cette grande question de la stérilité qui renferme la pathologie tout entière des voies génitales de la femme et une partie des maladies génitales de l'homme, plus l'esprit est assailli de doutes au sujet de la valeur réelle des causes variées auxquelles est attribuée la stérilité dans chaque cas particulier. Combien de femmes sont fécondes en dépit de conditions anatomiques et pathologiques qui semblaient assurer l'infécondité! Le rétrécissement de l'orifice du col, la déviation ou la flexion de l'utérus, ces causes tangibles sont-elles seules à agir; et après qu'on les a écartées, peut-on jamais affirmer qu'il n'en existe pas d'autres plus profondes, inaccessibles à l'exploration, du côté des trompes et des ovaires? L'intervention chirurgicale n'en a pas moins donné de brillants résultats dans le traitement de la stérilité; mais, il faut le reconnaître, le hasard a eu sa part dans le résultat d'opérations, souvent très-dangereuses, entreprises d'après des données qui ne peuvent qu'être incertaines.

Pour en revenir à l'antéversion comme cause de stérilité, on n'en tentera pas le redressement, si le déplacement s'accompagne d'adhérences dues sans doute à quelque ancienne péritonite, d'autant que d'ordinaire les malades se plaignent peu ou même n'accusent aucune gêne douloureuse. Dans le cas où le déplacement est sans complications, l'infidélité des moyens mécaniques n'engage pas à y avoir recours. A peine sont-ils enlevés, que l'utérus revient à sa direction vicieuse. « Quant à ce qui regarde le traitement de la stérilité dans sa connexion avec l'antéversion, dit M. Sims (1), je crains que tous nos efforts ne doivent se borner presque entièrement à voir si le museau de tanche est suffisamment ouvert, si le col est de forme et de grandeur convenables, et si les sécrétions du vagin et du col sont appropriées à la vitalité des spermatozoaires. »

(1) *Loc. cit.*, p. 285.

Le danger des pessaires intra-utérins en a fait abandonner l'emploi, pour s'en tenir aux pessaires vaginaux usités précédemment contre les déviations utérines. Il serait inutile, à propos de l'antéversion, d'en rappeler la fastidieuse nomenclature. Les pessaires globuleux portés dans le cul-de-sac antérieur, de façon à occuper la place que tenait le corps de l'organe antéversé, se déplacent aisément, à moins qu'à l'inconvénient de leur séjour dans le vagin ne s'ajoute celui de leur contention par un appareil adapté extérieurement. Autrement, ils ne peuvent être maintenus que par une distension considérable et douloureuse. Insuffisamment distendu, le pessaire passe au fond du vagin et se pose là sous le col qu'il élève, tandis que le fond de l'utérus, poussé en avant, aggrave l'antéversion. Trop volumineux, le pessaire, comme l'indique M. Sims, renverse l'utérus en arrière, comme le ferait une tumeur développée sur la partie antérieure du col. Le soulagement procuré par le pessaire, quelle que soit sa forme ou son espèce, est en général de courte durée; et la gêne, la douleur ou des accidents plus sérieux obligent souvent à renoncer à ces moyens de contention. A propos de la rétroversion nous parlerons des pessaires en anneau et à levier, comme celui de Hodge, employé aussi dans l'antéversion.

La suture d'un pli transversal du vagin a été pratiquée trois fois par M. Sims dans des cas très-graves d'antéversion où l'utérus tout entier reposait à plat sur la paroi du vagin et parallèlement avec elle et où, le vagin ayant une grande profondeur, sa paroi antérieure était très-allongée. L'opération de M. Sims (1) peut se résumer ainsi : deux surfaces semi-lunaires, d'un demi-pouce de large, s'étendant en travers presque sur toute la paroi antérieure du vagin, l'une en juxtaposition avec le col, et l'autre un pouce et demi ou plus au-devant de lui, sont complétement dénudées de leur membrane muqueuse. On les réunit étroitement par sept sutures d'argent, comme on le fait dans l'opération de la fistule vésico-vaginale. Un cathéter est laissé plusieurs jours dans la vessie et la malade doit rester alitée une semaine encore après l'extraction des fils qui peut être faite du dixième au douzième jour. L'utérus est alors retenu en place par la bride du tissu vaginal, comme il avait été ramené dans sa position naturelle par le ténaculum préalablement à l'opération. Plusieurs mois après, l'utérus était trouvé en place chez deux des malades; la troisième opérée n'a pu être suivie. « Je serais mal compris, ajoute le chirurgien américain, si l'on croyait que je recommande cette opération comme un remède universel contre

(1) *Loc. cit.*, p. 297 et suiv.

l'antéversion. On ne doit y recourir qu'autant que la paroi antérieure du vagin est extraordinairement longue, et lorsque l'utérus, reposant sur elle et parallèlement à sa direction, se trouve avoir son fond exactement derrière la face de la symphyse pubienne. »

Au lieu de faire porter la perte de substance sur le vagin, M. Abeille (1) la fait subir à la portion sous-vaginale du col. La myotomie ignée est destinée à guérir les déviations et les inflexions de l'utérus; elle consiste dans des sections musculaires pratiquées sur divers points du col dans une profondeur, une direction et une étendue variables, suivant qu'on a affaire à une antéversion, une rétroversion ou une inflexion. Les incisions sont pratiquées avec des couteaux ou ténotomes de formes variées, chauffés du rouge sombre au rouge-cerise ou au rouge blanc. Le procédé opératoire dans l'antéversion varie suivant que le col est incurvé ou non et suivant qu'il est ou non le siége de quelque engorgement. Quand le col est incurvé et engorgé, on fait trois incisions transversales dans 2 centimètres et demi à 3 centimètres d'étendue et portant jusqu'à la couche musculaire et moyenne sur la face excurvée : la première, sur la jonction du col avec le globe; la seconde, à 1 centimètre et demi de la lèvre antérieure; la troisième, au milieu, à égale distance des deux autres. Deux incisions en ellipse croisent les précédentes et dépassent un peu l'incision inférieure; puis, avec des ténotomes en spatule, on abrase de bas en haut la partie circonscrite par les deux incisions elliptiques. On ramène alors dans le champ du spéculum le museau de tanche, qui jusqu'alors était resté refoulé en arrière, le col se présentant par sa face excurvée. Le plus ordinairement, la lèvre antérieure du col, qui se présente en saillie, est épaissie et prédominante. Avec un sécateur on emporte, en lui donnant la forme d'un V renversé, un lambeau qui, partant du rebord externe de cette lèvre, va rejoindre l'incision transverse inférieure. Cette incision en V termine l'opération. Le redressement s'opère à mesure que les eschares se détachent, que les tissus se dégorgent par voie de suppuration, que la cicatrice des sections s'achève. Une fois l'utérus redressé, il est maintenu invariablement dans sa rectitude par la rétraction cicatricielle formant des plis tendus comme des cordes, que l'on constate dans le plancher vaginal sur les points où a porté l'opération.

Malgré les nombreux succès rapportés par l'auteur de cette nouvelle méthode de traitement, nous hésiterions à l'appliquer, ainsi que tout autre traitement chirurgical portant sur l'utérus, à cause des dangers

(1) *Traitement et guérison des déviations, inflexions et abaissements de l'utérus par une méthode nouvelle*, in *Gaz. méd. de Paris*, 1858, nos 29, 30.

que tout traumatisme de cet organe peut créer. Nous avons vu en effet la mort être la conséquence d'une simple incision de l'orifice cervical et de la cautérisation ignée du col. La métrite chronique, qu'elle soit cause ou conséquence de la déviation qu'elle accompagne, la pelvi-péritonite souvent mal éteinte qui lui est liée, ne peuvent-elles être réveillées et activées et donner lieu à des accidents sérieux, sinon redoutables? Les déviations utérines sont-elles des affections assez graves pour faire courir les hasards d'une intervention chirurgicale? L'antéversion en particulier, dont les manifestations, souvent nulles chez les femmes qui n'ont pas eu d'enfants, sont supportables d'ordinaire chez les multipares, ne réclame la plupart du temps qu'un simple traitement palliatif. Ses inconvénients doivent s'atténuer ou même disparaître avec la ménopause, circonstance qui établit une certaine connexité entre les manifestations douloureuses et la congestion utérine. L'antéversion est-elle indolente, il n'y a pas lieu de s'en occuper. Est-elle douloureuse, il y a à faire la part des complications et à les combattre par les moyens appropriés. Les accidents ne proviennent-ils que de la direction vicieuse de l'utérus, il faut, dans ce cas, comme dans celui où l'on a ramené l'antéversion au plus grand degré de simplicité possible en traitant préalablement les états morbides concomitants, assurer l'immobilité de l'utérus par une simple ceinture hypogastrique. Que la ceinture prévienne le ballottement de l'organe, cause de douleurs au moins chez un certain nombre de malades, ou qu'en remédiant à sa mobilité elle empêche, ou diminue des congestions douloureuses; quelle que soit l'explication, le fait montre que, sans que l'utérus soit redressé, son maintien suffit pour amener du soulagement et de l'amélioration. Il est utile de modifier par une médication tonique, l'hydrothérapie, les eaux minérales et les bains de mer, les dispositions générales, telles que la chloro-anémie, le lymphatisme, les troubles nerveux, qui se lient souvent aux déviations comme aux autres maladies de l'utérus.

ARTICLE III.

DE LA RÉTROVERSION DE L'UTÉRUS.

La rétroversion est plus rare à rencontrer que l'antéversion; elle n'est plus en effet, comme celle-ci, l'exagération d'une direction naturelle. Suivant une statistique de M. Sims (1), sur 343 cas de déplacements

(1) *Loc. cit.*, p. 276, 299.

observés chez des femmes stériles, il y avait 164 antéversions et 179 rétroversions. D'après le même auteur, un tiers environ des femmes stériles sont atteintes d'antéversion et un autre tiers de rétroversion, la première prédominant dans la stérilité naturelle, la seconde dans la stérilité acquise. D'un autre côté, Goupil (1), sur 115 femmes nullipares examinées à Lourcine, n'a constaté la rétroversion que trois fois. Sans insister sur les contradictions que d'autres statistiques peuvent offrir, on peut dire que la rétroversion n'est ni si fréquente à observer dans la pratique que le montrent les résultats nécroscopiques, ni si rare que l'indique Goupil. Dans l'examen *post mortem*, suivant la remarque de ce dernier, la direction de l'utérus en arrière résulte et de sa mobilité et de la position du cadavre, et ne saurait avoir aucune valeur par rapport à la fréquence de la rétroversion au point de vue pathologique. L'antéversion est-elle toujours symptomatique? Dans la plupart des cas, l'hystéromètre constate une augmentation de longueur de la cavité cervico-utérine, indice d'une métrite catarrhale; la paroi du corps utérin est épaissie sous l'influence d'un état congestif ou d'une métrite parenchymateuse; elle s'incline par le poids d'un myôme interstitiel, ou bien elle s'accompagne d'une pelvi-péritonite dont les brides maintiennent la déviation.

La rétroversion n'est-elle jamais simplement traumatique? Rien de moins aisé que la solution de cette question. Le traumatisme, ou pour mieux dire son influence, est difficile à dégager des complications qui l'obscurcissent. Que, dans cette période qui suit l'accouchement et où se montre l'état morbide décrit par Chomel sous le nom de *métrite post-puerpérale*, il survienne à la suite d'un accident tel qu'une chute sur les pieds ou les fesses, d'un effort ou de fatigues prématurées, une rétroversion de l'utérus, ne peut-on pas attribuer la plus grande part dans la production de la lésion à l'état morbide préexistant et ne voir dans le traumatisme qu'une cause occasionnelle? Ne peut-on même, dans la rétroversion qui se produit peu de temps après l'accouchement, ne voir que le retour de l'organe à une déviation qui aurait existé pendant la grossesse? En dehors de la période puerpérale ou post-puerpérale, on peut toujours considérer les complications comme le fait primordial et principal et la cause traumatique comme secondaire et accessoire. Il est des cas cependant où il est difficile de ne pas attribuer la lésion mécanique au traumatisme seulement. Ce sont ceux où la déviation, survenant immédiatement après un effort ou une chute, n'a été précédée

(1) *Loc. cit.*, p. 597.

d'aucun symptôme ayant fixé l'attention de la femme et n'est suivie d'aucun signe physique autre que le déplacement qui soit de nature à attirer l'attention du chirurgien. La plupart du temps il s'écoule un certain temps entre l'accident et l'examen, surtout lorsque les symptômes déterminés ne sont pas assez prononcés pour gêner la marche et la station debout. Que par le fait de la déviation il se produise de l'engorgement, l'incertitude sur la valeur des causes recommence. Comment ne pas attribuer à l'inclinaison seule de l'utérus dans certains cas les symptômes pénibles immédiatement consécutifs à un traumatisme, si l'on rapproche de ce fait d'autres faits qu'il n'est pas très-rare d'observer? Un renversement en arrière se produit après une chute, les douleurs et l'impossibilité de marcher cessent dès l'introduction et avec le maintien d'un pessaire. Pendant des mois rien ne révèle une lésion utérine ou péri-utérine. La femme cesse-t-elle de porter le pessaire, rétroversion et accidents reparaissent pour disparaître dès que le pessaire est remis en place. Ce fait a été mis en lumière depuis longtemps par M. Hervez de Chégoin (1). D'après notre expérience personnelle, nous croyons qu'il existe une rétroversion traumatique, indépendante de tout état morbide concomitant, pouvant se traduire par les symptômes les plus pénibles, et qu'un traitement mécanique peut modifier et même guérir.

Si la rétroversion, survenant après un traumatisme, n'est pas toujours la conséquence d'un état pathologique, elle peut être liée à des conditions anatomiques, soit des ligaments suspenseurs de l'utérus, soit de la ceinture osseuse du bassin. Ainsi, suivant M. Hervez de Chégoin, l'incurvation exagérée du sacrum favoriserait la rétroversion et en rendrait difficile la contention. S'il est aisé de constater le vide laissé par cette concavité et où le fond et le corps de la matrice tombent et se logent, on ne peut que hasarder des suppositions sur les conditions anatomiques favorables des ligaments. La rétroversion consécutive à un traumatisme ne s'observe pas seulement chez la femme qui a eu des rapports sexuels, nullipare ou multipare; on peut la rencontrer chez la jeune fille vierge. L'un de nous a donné des soins pendant six semaines à une jeune fille de vingt ans pour une rétroversion brusquement survenue après une chute sur le siége. Rien dans la santé antérieure n'autorisait à soupçonner un état morbide de la matrice. La station était fatigante et douloureuse et la marche impossible. L'utérus

(1) *De quelques déplacements de la matrice et des pessaires les plus convenables pour y remédier*, in *Mém. de l'Acad. de méd.*, t. III, p. 319. 1833.

dut être redressé et maintenu avec le pessaire de M. Hervez de Chégoin et la guérison fut complète. Quelques mois plus tard, en octobre 1872, la jeune fille se mariait, et en novembre de l'année suivante elle accouchait heureusement. Dans ces rétroversions traumatiques, les femmes sentent comme un poids qui s'affaisse dans le bassin, sensation accompagnée de vives douleurs et quelquefois de nausées et de vomissements. Plus tard, des douleurs moins vives sont ressenties dans la région sacrée et dans les fesses dès que les malades se lèvent; elles augmentent par la marche, qui devient même impossible, et certaines malades sont condamnées à garder le lit pendant des mois et des années, si l'art n'intervient pour faire disparaître les accidents avec la déviation.

La rétroversion est, de toutes les déviations, celle dont le diagnostic est le plus aisé. Le doigt, introduit dans le vagin, atteint la lèvre ou la face postérieure du col tourné en avant et un peu en haut vers le pubis; le cul-de-sac antérieur est libre et plus éloigné que dans l'état normal; le cul-de-sac postérieur est abaissé et repoussé par le corps de l'utérus, dont le fond est renversé sous le promontoire du sacrum; le doigt peut suivre le corps dans presque toute sa longueur. A moins d'une mobilité extrême très-rare à rencontrer, l'utérus n'offre aucun changement notable, à peine un faible abaissement du col, lorsque le toucher est pratiqué, la femme étant debout. Le toucher rectal n'est nécessaire que pour constater le degré de compression subie par l'intestin et se rendre compte du volume de l'utérus. Le cathétérisme n'est utile que pour éclairer dans des cas douteux; outre qu'il montre le degré de mobilité de l'utérus, il renseigne sur la nature de la tumeur située dans la région rétro-utérine. Si la sonde pénètre à 2 pouces et demi dans une direction antéro-postérieure, la tumeur ne peut être formée que par le fond de l'utérus; la pénétration à une égale profondeur dans une autre direction indique que la matrice ne constitue pas la tumeur. Si les rétroversions sont en général faciles à reconnaître, il est des circonstances

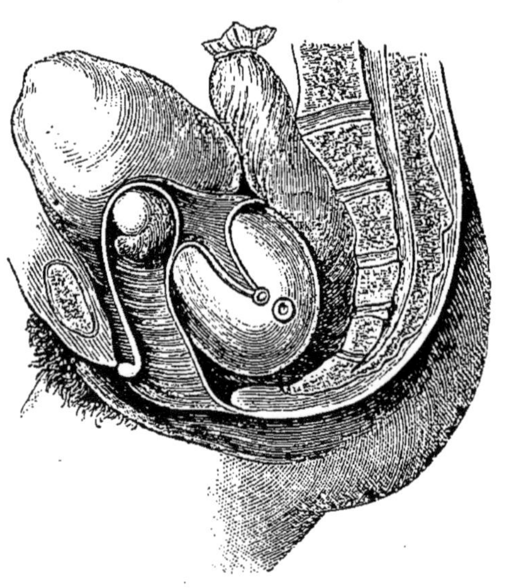

Fig. 12, tirée de l'atlas de Boivin et Dugès. Rétroversion de l'utérus.

qui peuvent en imposer pour cette lésion; telles sont une adhérence vicieuse qui maintient le col dirigé et fixé en avant, ou une brièveté extrême de la paroi antérieure du vagin, comme dans l'observation de Boivin et Dugès (1), où le vagin formait un ample cul-de-sac vide, le museau de tanche était fixé derrière le canal de l'urèthre, la base de l'utérus renversée en arrière, mais restée assez élevée dans l'excavation pelvienne, et où la paroi vaginale antérieure n'avait pas plus de 8 à 10 lignes de hauteur, brièveté congénitale ou due à la rétraction et qui avait amené ces désordres. Une tumeur naissant de la partie supérieure de la paroi vaginale postérieure peut être prise pour une rétroversion, même par les praticiens les plus compétents. Nauche (2) cite un cas de grossesse extra-utérine prise pour une déviation de l'utérus en arrière par A. Dubois, Dupuytren, Lisfranc, Capuron, Maygrier et Londe. Un myôme développé dans la paroi postérieure de la matrice, une pelvi-péritonite peuvent être confondus avec une rétroversion. La sonde utérine permet dans tous cas d'éviter l'erreur en renseignant sur la longueur de l'utérus, sur sa situation, sa connexité avec les tumeurs et, dans le cas d'une tumeur rétro-utérine en particulier, sur sa mobilité qui implique son indépendance de la production morbide.

« La sonde est introduite, dit Huguier (3), sa concavité étant tournée en bas et en arrière. Si le col est dirigé en avant et placé en haut vers le bord supérieur du pubis, on commence par l'abaisser avec le doigt ou le bec de l'instrument, puis on porte le manche de celui-ci vers le pubis et on le pousse dans la cavité utérine en suivant la direction de la rétroversion. Une fois que la tige est arrivée au fond de l'utérus, ce dont on s'assure en portant le doigt dans le cul-de-sac postérieur du vagin ou dans le rectum, on attire un peu à soi l'instrument et on cherche à relever l'organe en abaissant le manche vers le périnée, tout en maintenant la concavité en arrière; de cette manière c'est par toute l'étendue de sa convexité que la sonde pèse sur la paroi antérieure de l'organe, et non par son extrémité, si, comme quelques personnes le pratiquent, on opérait ce mouvement, la concavité de la sonde tournée en avant. C'est également pour éviter que l'extrémité de l'instrument ne froisse le fond de l'utérus que nous attirons légèrement la sonde à nous avant le redressement. Pour tant soit peu que l'on éprouve de résistance, les doigts devront aider à l'action de la sonde, si surtout l'utérus a beaucoup augmenté de volume et s'il est atteint d'hypertrophie longitudinale. Dans

(1) *Maladies de l'utérus*, t. I, p. 157. 1833.
(2) *Des maladies propres aux femmes*, p. 108. In-8°, 1829.
(3) *De l'hystérométrie*, p. 99. In-8°, Paris, 1865.

ces cas, on éprouve quelquefois une certaine difficulté pour retirer le fond de l'utérus de dedans la concavité du sacrum, et le faire passer au-devant de l'angle sacro-vertébral. Lorsqu'il est redressé, si l'on veut s'assurer de l'état de la paroi antérieure et du fond de l'organe, savoir s'il y a des adhérences utéro-postérieures ou faire passer les intestins derrière lui, afin de le maintenir, il est nécessaire d'exagérer le mouvement de bascule en portant fortement le manche de la sonde contre le périnée; c'est alors qu'il peut être utile, en la tournant sur son axe, de diriger la concavité en avant. Si l'hystéromètre ne peut pénétrer par les manœuvres que nous venons de décrire, sans qu'il existe de rétrécissement ou d'oblitération de la cavité cervicale, c'est qu'il n'y a pas de rétroversion, mais une autre affection; on cherche alors, en portant l'extrémité de l'instrument en divers sens, l'entrée et la direction de la cavité. »

Nous n'avons pas à revenir ici sur un danger que nous avons signalé déjà à propos de l'emploi de l'hystéromètre comme instrument de diagnostic, celui de reproduire la péritonite et de nouvelles adhérences par le tiraillement intempestif des brides qui retiennent l'utérus. Lorsque l'organe est ainsi maintenu, il est beaucoup plus sage de l'abandonner à sa direction vicieuse, en se contentant d'opposer aux conséquences de celle-ci un traitement palliatif, que de chercher avec l'hystéromètre à en amener le redressement ou de tenter une guérison radicale de la déviation par d'autres moyens mécaniques. Alors même qu'il n'existe pas d'adhérences, l'enclavement du fond de l'utérus dans la concavité du sacrum peut créer des difficultés pour la réduction et, en cas de grossesse, exposer la femme à des accidents dont quelques-uns réclament une intervention pleine de périls. « Il n'y a pas, dit M. Sims (1), de cause d'avortement plus commune que la rétroversion, si nous exceptons le coït imprudent et excessif. Une matrice en rétroversion est fécondée; la fécondation seule aggrave le déplacement; l'utérus, ainsi que son contenu, grandit vite jusqu'à ce que son fond soit acculé sous le promontoire du sacrum, d'où il ne peut naturellement s'échapper. Lorsqu'il arrive au troisième mois, il faut, ou qu'il s'élève au-dessus du bord du bassin, ou qu'il se débarrasse de son contenu. S'il faillit dans le premier de ses actes, l'autre s'accomplit généralement. Si nous ne découvrons point la position vicieuse, ou si nous ne la corrigeons pas à temps, une fausse couche arrive presque inévitablement. Je suis sûr de l'avoir souvent empêchée, en réduisant l'utérus en rétroversion. »

(1) *Loc. cit.*, p. 337.

Comme les affections utérines liées à la grossesse ne sont pas comprises dans le cadre de cet ouvrage, il n'y a pas lieu d'insister davantage sur la rétroversion de l'utérus gravide et sur les moyens de réduction qu'elle peut réclamer : le refoulement avec l'index et le médius introduits dans le vagin, aidés de deux doigts portés dans le rectum, l'introduction de la main dans le rectum conseillée par Dussaussois et Parent (1), la baguette de tambour d'Evrat repoussant la matrice à travers le rectum, la ponction de la vessie indiquée par Sabatier dans le cas où, distendue par l'urine et ne pouvant être sondée, elle gêne la réduction; et, dans l'impossibilité d'obtenir celle-ci, l'introduction d'une sonde dans la cavité utérine ou la grave opération de la ponction de la matrice, si le cathétérisme ne peut être pratiqué. Nous n'avons pas à juger ces derniers procédés. Le plus souvent, avant le quatrième mois de la conception, la réduction peut s'opérer par la seule intervention de la main. Dans l'état de vacuité l'utérus rétroversé peut être réduit par la manipulation seule dans nombre de cas. Le rectum et la vessie préalablement vidés, l'indicateur pousse le col jusqu'à ce que son orifice regarde la concavité du sacrum, tandis que la main placée à l'extérieur saisit à travers la paroi abdominale le fond à mesure qu'il se relève et le tire en avant. La position accroupie sur les genoux et sur les coudes est souvent prescrite pour faciliter la réduction ; mais elle est pénible et les femmes ne peuvent la garder longtemps. La réduction par la manipulation n'est pas toujours aisée, ainsi que l'observe M. Sims, si le bassin est profond, l'utérus volumineux, le vagin long et la malade chargée d'embonpoint. Il faut alors recourir aux instruments, dont les plus simples sont deux ou trois tiges armées chacune d'une éponge de la grosseur de la première phalange du pouce.

« La patiente, dit le docteur Sims (2), est placée sur le côté gauche, comme pour toutes les opérations utérines ; on introduit le spéculum de Sims, on glisse une des tiges à éponge avec précaution, et on la fait entrer avec force dans le cul-de-sac postérieur, où elle doit être maintenue fermement, jusqu'à ce que le col de l'utérus ait cessé d'être en contact avec la paroi antérieure du vagin. On porte alors une seconde éponge sur la partie antérieure du col, que l'on chasse doucement en arrière vers le cul-de-sac postérieur, en même temps que l'on continue la pression à l'aide de la première éponge. Cette manière d'agir ramènera le fond de l'utérus en avant et le fera sortir de la place qu'il s'est faite dans la poche utéro-rectale... On peut relever l'organe et sup-

(1) Lisfranc, *Clinique chirurgicale de la Pitié*, t. III, p. 441.
(2) *Loc. cit.*, p. 302 et suiv.

poser qu'on a réduit le déplacement, parce que l'orifice et le col ont été ramenés en relation normale avec l'axe du vagin ; mais l'opération n'est pas encore finie. Les éponges étant maintenues en place, le spéculum est enlevé et la malade est priée de se tourner sur le dos ; on introduit alors l'index gauche dans le vagin et on l'applique contre la face antérieure du col ; on l'y maintient fermement, et l'on retire les éponges l'une après l'autre ; ensuite, pendant que le doigt pousse encore le col en arrière, on amène l'autre main pour faire la pression extérieure (bimanuelle). Si l'on peut avec elle saisir le fond de l'utérus et l'appuyer vers la symphyse pubienne, on est sûr d'avoir réussi, sinon, on n'a fait que repousser le col en arrière qui, revenant sur lui-même, laisse le fond dans sa position anormale, à peu près comme il l'était auparavant. » Sans que la patiente abandonne le décubitus latéral on peut avec la sonde utérine s'assurer du degré de réussite de la tentative. Si elle pénètre à la profondeur voulue, et dans la direction de la position normale, on en augure que tout va bien ; mais si elle est repoussée vers la cavité du sacrum, il faut en conclure, au contraire, que l'on n'a pas réussi. Il vaut mieux remettre au lendemain une nouvelle tentative que de s'exposer à fatiguer la malade et à amener des accidents. Ce procédé de réduction n'est d'ailleurs pas exempt de douleur et d'inconvénients, si la paroi postérieure de l'utérus est engorgée ou si une des éponges presse sur un ovaire descendu dans le cul-de-sac de Douglas.

Lorsque ce procédé ne réussit pas à réduire la rétroversion, il est nécessaire d'employer une force intra-utérine, dont l'action n'est pas sans danger si des adhérences utéro-péritonéales ont une part dans les difficultés rencontrées. M. Sims, pour remédier aux accidents tels que l'hémorrhagie et la perforation du fond de la matrice, auxquels expose l'emploi de la sonde de Simpson comme redresseur, l'a remplacée par un élévateur utérin qui n'est que la sonde Simpson, à laquelle a été ajoutée une articulation, à 2 pouces de son extrémité utérine. Le mode d'action de ces instruments est différent. Celui de Sims (1) élève l'utérus en droite ligne ; celui de Simpson, en lui faisant décrire un cercle à droite ou à gauche : l'un fait porter le poids de l'organe sur une boule appliquée à l'orifice, l'autre principalement sur la pointe de la sonde engagée dans la cavité utérine ; l'un élève l'utérus par une puissance exercée sur le col, l'autre par une semblable puissance exercée sur le fond : l'une produit rarement la douleur, l'autre la cause très-

(1) *Loc. cit.*, p. 310.

fréquemment. La boule destinée à supporter le poids de l'utérus tourne sur son axe suivant une ligne qui, avec le manche, permet à la tige utérine de décrire un cercle entier, non de 90 degrés mais de 45 degrés de chaque côté du manche. Cette boule est perforée de sept trous, en ligne autour de son centre, pour recevoir la pointe d'une verge logée dans le manche tubulaire, laquelle s'abaisse ou remonte au gré d'un anneau, de sorte que les mouvements de la tige utérine peuvent être arrêtés à quelque point que l'on veuille de son élévation. Les trous pratiqués dans la boule sont placés à dessein aux distances convenables pour marquer, de l'un à l'autre, des angles de 45 degrés dans les révolutions de la tige. La partie intra-utérine de l'élévateur est malléable, afin qu'on puisse à volonté la courber légèrement pour la conformer aux particularités de quelque cas spécial. Cette tige ne doit pas avoir plus de 2 pouces de long; elle ne doit jamais atteindre le fond de la matrice. En faisant usage de cette sonde, on a soin de tenir la boule toujours appuyée contre le museau de tanche; si elle s'en séparait d'un demi-pouce, on ne réussirait pas à élever le fond de l'utérus, parce que toute la puissance de l'instrument serait dépensée uniquement à pousser le museau de tanche en arrière et à replier le col sur lui-même. Il est facile avec cet instrument de juger du degré des adhérences. Il peut en outre servir à diagnostiquer le siége de certaines tumeurs utérines et péri-utérines, si l'on combine avec les mouvements qu'il imprime à l'utérus le toucher vaginal ou rectal et la palpation.

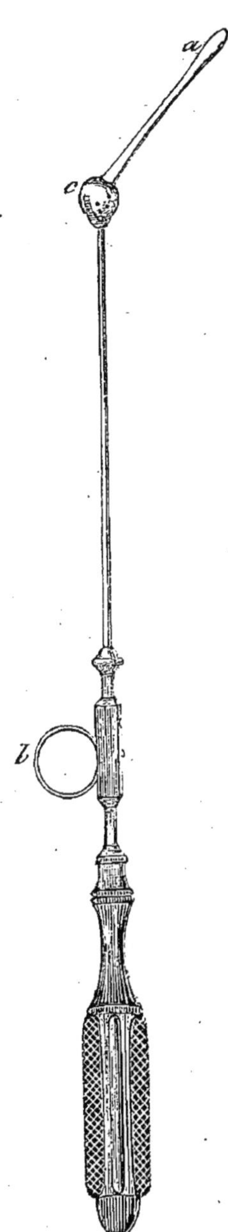

Fig. 13. — Elévateur utérin de Sims.

Quel que soit le procédé employé, la réduction reste sans avantage, si elle n'est maintenue d'une façon permanente. C'est une nécessité admise par tous les praticiens, si contradictoire que paraisse le traitement mécanique des déviations avec l'idée qui ne rapporte les troubles fonctionnels qu'aux seules complications. Pour ceux qui admettent que les déviations simples sont exemptes de manifestations symptomatiques, le traitement des formes compliquées par les pessaires s'explique et par un certain degré d'abaissement que présente souvent l'utérus dévié et par la position et la mobilité anormales de l'organe, toutes circonstances qui causent des douleurs et sont la source d'indications secondaires que peuvent seuls remplir les agents de soutien. En outre, on ne peut récuser la leçon de l'expérience. Or, c'est un fait établi que dans une déviation utérine, tandis que la fatigue et les travaux pénibles déterminent ou augmentent les douleurs, le repos au lit les fait cesser momentanément. Lisfranc, pour remédier aux engorgements et aux déviations de la matrice, condamnait ses malades au repos absolu, dont l'observance prolongée, par le fait de la chronicité des maladies utérines, était pleine d'inconvénients pour l'état général. Les pessaires en immobilisant l'utérus, procurent les avantages que donne le repos prolongé, et en permettant d'aller et de venir, ils n'ont aucun de ses inconvénients. L'immobilité qu'ils maintiennent permet aux lésions utérines de guérir, que ces altérations, intéressant la muqueuse ou le parenchyme, aient préexisté à la lésion mécanique ou l'aient suivie. Il n'est pas nécessaire, en effet, que la déviation soit simple ou ramenée à l'état de simplicité par la guérison des états morbides concomitants pour que le pessaire soit placé; il suffit que la période d'acuité des lésions du côté de l'utérus et du péritoine soit definitivement passée. Aussi les auteurs qui, peu préoccupés de ces lésions, considéraient surtout les déviations au point de vue du déplacement, recommandaient-ils de combattre les états inflammatoires avant de recourir aux agents mécaniques. Alors même que toute phlegmasie du côté de l'utérus, de ses annexes ou du péritoine semble éteinte, il est indispensable que l'application des pessaires soit facile et indolore pour rester inoffensive.

Ces agents d'immobilisation sont passibles de graves reproches, et ils n'en sont pas moins nécessaires. Lisfranc (1) rapporte divers accidents déterminés par le séjour trop prolongé des pessaires connus de son temps : fongosités du col, étranglement de ce dernier, encroûtement de l'instrument par des matières calcaires, fistules vésico-vaginales et recto-vaginales succédant à la pénétration dans la vessie et l'intestin, écoulements fétides et purulents et même état typhoïde chez certains sujets. La plupart de ces accidents, qui ont quelquefois nécessité l'intervention chirurgicale pour extraire le corps étranger, sont bien moins imputables aux pessaires qu'à leur emploi inintelligent. M. Marion Sims (2), de son côté, signale de fâcheux résultats de l'emploi de pes-

(1) *Loc. cit.*, p. 502.
(2) *Loc. cit.*, p. 347.

saires plus modernes, tels que la perforation de la paroi antérieure du vagin par le pessaire à levier de Hodge; un sillon assez profond pour y coucher le doigt, creusé dans le cul-de-sac postérieur du vagin par le pessaire de Meigs; la séparation de l'urèthre du col de la vessie par celui de Zwang; le passage du disque d'un pessaire à tige vaginale dans la cavité utérine d'où il fallut l'extraire au bout de plusieurs jours; une distension si énorme du vagin par le pessaire Gariel trop gonflé, que le vagin semblait occuper presque toute la cavité pelvienne. Ce sont là des faits exceptionnels qui, sans nul doute, auraient pu être prévenus.

Les inconvénients ordinaires attachés à l'emploi des pessaires sont les soins de scrupuleuse propreté qu'ils exigent, la nécessité de savoir les placer convenablement, l'augmentation des sécrétions du col et du vagin, l'élargissement de ce conduit et la diminution des moyens de soutien déjà affaiblis de l'utérus, conditions qui obligent les femmes ou à renoncer à un pessaire que l'orifice vulvaire, dilaté outre mesure, ne peut garder, ou à en augmenter successivement le volume. Les inconvénients peuvent être plus sérieux. «Nul doute, dit Velpeau (1), que les pessaires, n'occasionnent beaucoup de gêne, d'assez nombreux accidents, que beaucoup de femmes ne soient même dans l'impossibilité absolue de les supporter. La pression qu'ils exercent sur le rectum, sur la vessie, est déjà un obstacle aux fonctions de ces deux viscères. Le col utérin lui-même, irrité par le contact d'un pareil corps, s'engage, s'étrangle dans l'ouverture du pessaire qui, à son tour, finit par excorier, perforer les parois du vagin, si ce n'est de l'intestin ou de la poche urinaire. Plusieurs exemples de cet étranglement ont été publiés. Si l'on emploie le bilboquet, de quelque manière qu'on s'y prenne, il s'incline plus dans un sens que dans l'autre et va, au bout d'un certain temps, déprimer le vagin, plus tôt ou en même temps que le museau de tanche. La gimblette elle-même se renverse à peu près toujours, soit en avant, soit en arrière, et soutient également fort mal le col de la matrice. Quant au pessaire en bondon, l'ouverture de ses deux extrémités, mince, presque tranchante, blesse aussi très-facilement les parties. » Sans parler ici de l'hyperesthésie de la vulve et du vagin, l'agacement produit par le pessaire chez certaines femmes irritables oblige à en discontinuer l'emploi. Au reste, l'application d'un pessaire n'est pas toujours aussi innocente qu'on est porté à le penser. L'un de nous a vu le séjour d'un pessaire Gariel pendant quelques heures seulement être suivi de douleurs et d'accidents mortels de péritonite. Goupil (2) rapporte que l'in-

(1) *Traité de médecine opératoire*, t. IV, p. 375.
(2) *Loc. cit.*, p. 721.

troduction d'un pessaire en gomme essayée chez une femme qui présentait un abaissement de l'utérus et une ancienne pelvi-péritonite, put reproduire une recrudescence de cette affection et entraîner la mort.

En dépit de graves mécomptes et d'accidents plus ou moins sérieux, on ne peut que souscrire à l'appréciation suivante : « Malgré tout cela, dit M. Sims (1), je soutiens et j'emploie journellement les pessaires sous une forme ou sous une autre, parce que, si je ne le faisais pas, il me faudrait abandonner une multitude de malades, sans faire quoi que ce soit pour leur soulagement. Les pessaires sont des maux nécessaires dont nous nous passerions, s'il était possible ; mais, comme il n'en est pas ainsi, ce sera prendre un sage parti que d'y recourir, chaque fois que leur emploi répondra le mieux aux indications que comportera chaque cas individuel. » Après ces considérations sur les inconvénients et les avantages des pessaires en général, ce n'est pas ici le lieu, à propos de la rétroversion, de parler des pessaires en bilboquet, en gimblette et des hystérophores, instruments destinés à l'élévation et à la contention de l'utérus dans les cas de chute. Nous aurons ultérieurement l'occasion d'examiner leur mode d'action. En ce qui regarde les déviations utérines, le même pessaire ne répond pas toujours à une indication unique ; il suffit parfois d'en changer les rapports avec les parties pour qu'un résultat contraire soit amené. Ainsi les pessaires globuleux applicables aux prolapsus, s'ils sont portés dans le sinus vaginal antérieur, s'opposent à l'antéversion, et placés dans le sinus postérieur ou dans le rectum, préviennent le retour de la rétroversion, en occupant la place que le corps de l'utérus remplirait en s'inclinant en arrière. L'inconvénient spécial à ce pessaire, c'est qu'il n'agit qu'autant qu'il est très-distendu ou maintenu par une ceinture périnéale qui l'empêche de s'échapper du vagin. Une distension trop grande cause de la douleur ; est-elle trop faible, le pessaire se déplace dans le vagin, d'un côté à l'autre.

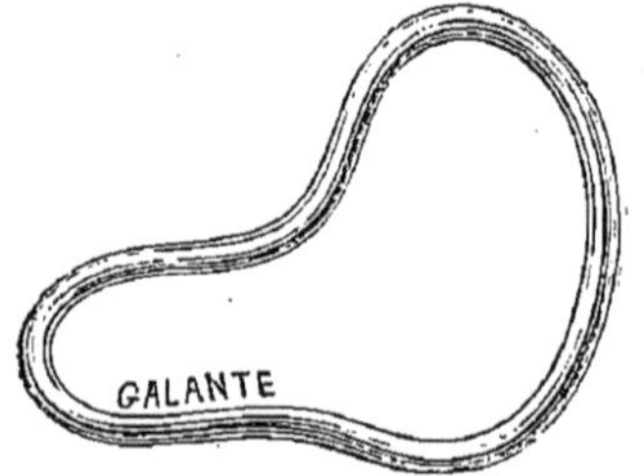

Fig. 14. — Pessaire triangulaire de Simpson et Priestley.

Certains pessaires remédient à ces inconvénients, sans avoir celui de presser sur l'extrémité inférieure du museau de tanche ou de maintenir l'utérus dans une immobilité presque absolue par l'introduction d'une tige dans la cavité. Simpson, Priestley, Hodge ont imaginé des pessaires légers de métal ou de gutta-percha, en triangles à angles arrondis, en anneaux, et dont l'idée repose sur ce fait, que le déplacement

(1) *Loc. cit.*, p. 318.

peut être corrigé en soutenant suffisamment les parois vaginales pour les empêcher de céder. Les chirurgiens américains ont apporté de nombreuses modifications dans la construction de ces instruments. Ces perfectionnements variés et successifs sont une preuve de plus que le pessaire n'est jamais qu'un à peu près. Le pessaire de Hodge a la forme de la lettre U, avec les deux branches parallèles courbées sur leur plat, pour s'adapter à la courbure du vagin ; une barre transversale reliant les deux branches est glissée derrière le col, lorsque l'utérus est replacé. La partie convexe des branches repose sur la paroi postérieure du vagin ; la partie ouverte est tournée dans la direction de la symphyse pubienne et les branches s'appuient par leurs extrémités, antérieurement, une de chaque côté du col de la vessie. Le pessaire d'Albert Smith est une modification du précédent ; il est plus long, moins large et anguleux à son extrémité pubienne. Tandis que l'instrument de Hodge appuie contre les branches du pubis, il se place entre elles par son extrémité. Sans une aire assez grande pour résister à la pression utérine, l'instrument est déplacé ; si son ampleur lui permet de résister, la pression trop forte occasionne de la douleur et une ulcération. C'est pour obvier à ces désavantages rencontrés dans un certain nombre de cas, que le docteur Gaillard-Thomas (1) a imaginé un pessaire construit d'après les données suivantes : l'extrémité supérieure ou utérine est arrondie pour prévenir la coupure du vagin par le fait de la pression ; l'extrémité pubienne embrasse les branches du pubis de façon à reposer sur elles, l'extrémité des branches du pessaire s'élevant sur le pubis au niveau du bord du bassin ; les branches pubiennes servent d'appui et celles de l'instrument traversent le bassin comme un pont, d'où il résulte que nulle pression ne s'exerce sur la paroi inférieure du vagin, puisque c'est par sa position et non par son volume que l'instrument se maintient. Quelle que soit la pression, l'urèthre ne la subit jamais, et en cas de gêne, la malade retire aisément l'instrument. M. Gaillard-Thomas a eu d'excellents résultats de l'emploi de ce pessaire dans la rétroversion.

Si le principe est le même que celui du pessaire de Hodge, l'instrument de Meigs diffère de celui-ci par bien des points. Ce n'est plus un parallélogramme courbe, mais un simple anneau qui distend aussi le vagin dans une direction antéro-postérieure, en prenant pour points d'appui le cul-de-sac postérieur et la face interne de la symphyse pubienne. Ce pessaire-anneau est fait avec un ressort de montre recouvert de gutta-percha ; c'est un cercle dont le diamètre varie de 2 à

(1) *Practical Treatise of the Diseases of Women*, p. 378. In-8°, Philadelphia, 1872.

3 pouces. Rien de si aisé que son introduction, si l'on comprime ses côtés. Dès qu'il a franchi l'arcade pubienne, son ovale revient *à peu près* à sa forme circulaire. M. Sims (1) donne, au sujet des pessaires de Hodge et de Meigs, quelques conseils intéressants, utiles à suivre et s'appliquant en partie à des pessaires d'un autre genre. « Quand même, dit-il, nous nous croyons sûrs de la forme de l'instrument applicable au cas que nous avons à traiter, il est difficile de se faire une idée juste de la grandeur du vagin, et je dois dire qu'ils sont généralement plutôt trop grands que trop petits. Quand on a réussi à en choisir un qui soit bien approprié, il ne faut jamais renvoyer la malade avant qu'elle ait appris à le retirer et à le remettre avec une grande facilité. Un pessaire doit se porter comme des lunettes, c'est-à-dire seulement quand on est éveillé. Aussi faut-il, règle générale, l'ôter la nuit et le remettre le matin. Si toutes les malheureuses qui sont obligées de se servir d'un tel soutien avaient appris à comprendre les principes de son action, à le retirer et à le replacer tous les jours ou tous les deux jours, il n'y aurait à redouter aucun des accidents qui portent atteinte à la réputation d'utilité de ces instruments. Mais la plus grande maladresse qu'on puisse faire est de prendre un modèle et de l'appliquer universellement. » M. Sims se sert du parallélogramme sigmoïde de Hodge, en étain adouci par l'addition d'une petite quantité de plomb. Lorsque, grâce à sa malléabilité, l'instrument a pu être façonné de manière à soutenir l'utérus dans sa position normale sans qu'il exerce de pression fâcheuse sur les parois vaginales, le modèle est remis au fabricant, qui en fait un double en argent ou en aluminium.

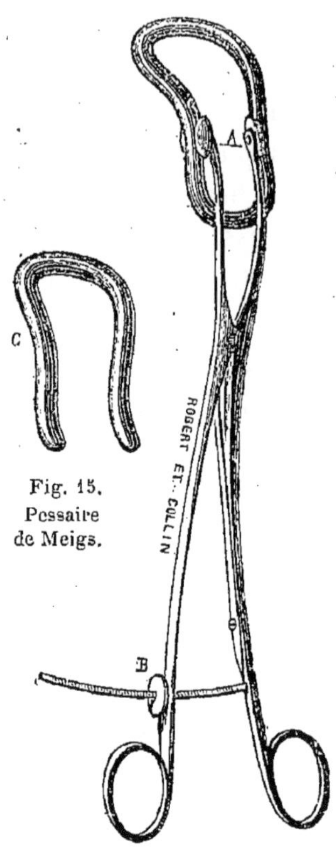

Fig. 15. Pessaire de Meigs.

Fig. 16. — Pince porte-pessaire de Sims.

En ce qui concerne la stérilité liée au déplacement, tout pessaire construit sur le modèle des instruments de Miegs et de Hodge pourra être utilisé au point de vue du traitement. Il n'est pas impossible que la matrice anté ou rétroversée soit fécondée ; mais il est évident que si elle est ramenée à sa situation normale, l'imprégnation aura plus de chances

(1) *Loc. cit.*, p. 318.

de se produire. Pour favoriser la fécondation il faut donc que la rectitude de l'utérus soit maintenue pendant le coït par le pessaire laissé à demeure. M. Sims cite des exemples où cette circonstance a passé inaperçue pour le mari et où la fécondation a eu lieu. Dans le cas de rétroversion, déviation qui prédispose aux avortements successifs, il est utile de conserver le pessaire pendant les trois ou quatre premiers mois de la grossesse, jusqu'à ce que l'utérus ait pris assez de développement pour s'élever au-dessus du bord du bassin. Il est des cas où la rétroversion ne se reproduit plus après l'accouchement, lorsque l'utérus revient à ses dimensions premières. La grossesse peut donc guérir une rétroversion à la suite des modifications de nutrition qu'elle amène dans le tissu de l'organe.

Il serait trop long d'énumérer ici les modifications de l'instrument de Hodge, de décrire le pessaire de Cutter et la modification de Gaillard-Thomas pour lui permettre de supporter la plus grande pression possible de l'utérus renversé sans ulcérer les tissus; de parler ici du pessaire de Scattergood, d'un prix trop élevé et dont les ressorts, contenus dans les branches, ne conservent pas longtemps leur puissance, et de montrer les inconvénients du pessaire d'Hervitt, qui ne reste en place que si le poids à supporter est léger, qui cède sous un poids plus fort et, appuyant alors sur les parties molles qui recouvrent la symphyse, y produit une section. Nous ne parlerons pas non plus des pessaires en entonnoir échancré en avant pour la rétroversion, des pessaires à air à plan incliné ou à bords inégalement élevés en avant et en arrière, modifications de

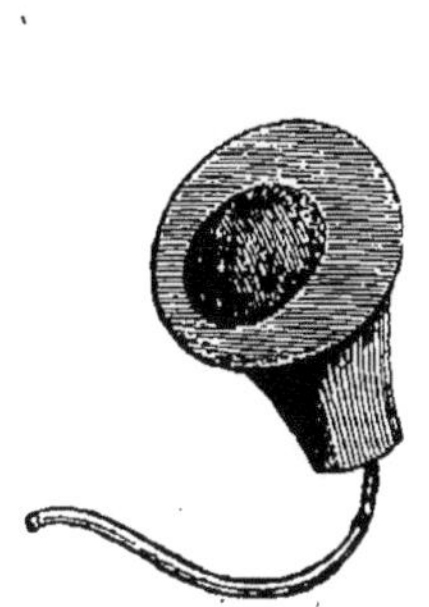

Fig. 17. — Pessaire à air mobile de Gariel.

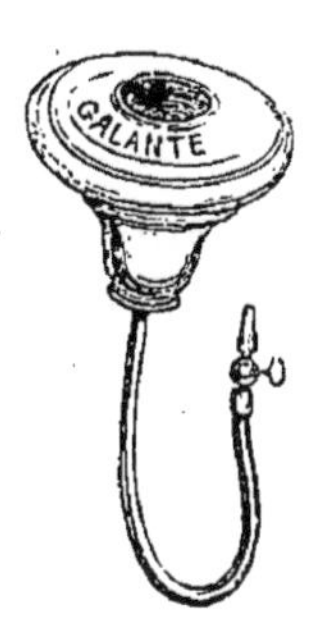

Fig. 18. — Pessaire à air fortement excavé en avant.

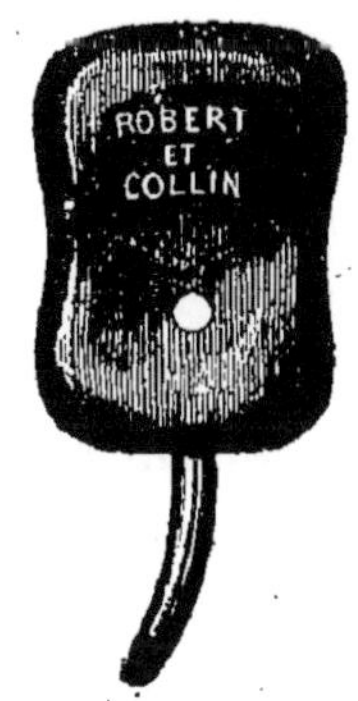

Fig. 19. — Pessaire en raquette d'Hervez de Chégoin.

forme des pessaires globuleux destinées à les rendre plus bombés du côté où ils doivent exercer une pression à un niveau plus élevé dans le cul-de-sac vaginal, pour empêcher le fond de l'utérus de s'y porter. L'inégalité des bords de ces pessaires ne suffit pas pour prévenir la rétroversion. Nous attachons une autre importance aux pessaires en pelle ou en raquette de M. Hervez de Chégoin, dont le prolongement évasé doit assurer en même temps la position du col et le redressement du fond de la matrice. Le pessaire en pelle immobilise convenablement l'utérus et le maintient assez élevé. Son application doit être précédée pendant un certain nombre de jours par celle d'un pessaire de corne, à tige plus longue. Ce *pessaire provisoire* sert à ramener le fond de l'utérus dans sa position normale et à refaire, si l'on peut ainsi dire, la paroi postérieure du vagin. Aussi doit-on avoir soin de tendre, lorsqu'il se relâche, le lien qui de l'extrémité du pessaire va se fixer à un bandage de corps et qui a pour but de maintenir l'instrument en position. Le pessaire définitif approprié à la largeur de la cavité vaginale, suivant les cas particuliers, est ensuite mis en place. Les malades le retirent et le remettent avec une grande facilité. « Je prends, dit M. Hervez de Chégoin (1), dans les déviations de la matrice, l'état pathologique de cet organe en grande considération, et j'ai tellement à cœur qu'il n'en reste aucune trace douloureuse surtout, que j'ai formulé l'opportunité des pessaires en disant que non-seulement ils ne devaient causer aucune douleur, mais que les malades ne devraient pas même en avoir la conscience; et ces expressions sont si justes, que les femmes qui les portent avec succès s'assurent de temps en temps avec le doigt si elles ne l'ont pas perdu, tant il est vrai que la présence du pessaire n'entraîne qu'une condition d'indifférence, signe certain de leur innocuité. »

C'est du pessaire de M. Hervez de Chégoin que nous nous sommes presque exclusivement servis contre la rétroversion utérine à la Maison municipale de santé et dans la clientèle de la ville. Il ne nous a jamais occasionné de mécomptes, et nous pourrions, à l'appui de ses avantages, présenter de nombreuses observations. La plupart des pessaires dont nous avons parlé supposent l'intégrité et la résistance du périnée, sur lequel ils doivent prendre leur point d'appui. La dilatation trop grande de l'orifice vulvaire et la déchirure du périnée dans une certaine étendue s'opposent à une contention suffisante par le pessaire exposé à être expulsé à la suite d'un mouvement brusque ou d'un effort. On peut remédier à cet inconvénient par le pessaire en bilboquet dont la tige est maintenue par un bandage en T; mais les frottements et l'irritation exercés sur la vulve obligent souvent à renoncer à son emploi. Lorsque la paroi vaginale postérieure n'est plus soutenue, par suite de la déchi-

(1) *Discussion sur les déplacements de la matrice*, in *Bull. de l'Acad. de médec.*, t. IX 1853-54.

rure du périnée, l'opération de la périnéoraphie peut être d'une réelle utilité. Nous reviendrons sur cette opération à propos de l'abaissement de l'utérus consécutif à la rupture du périnée dans l'accouchement.

Il est des malades qui ne peuvent supporter aucun pessaire, si souple et léger qu'il soit. Il existe chez elles de l'hyperesthésie ou une délicatesse d'organisation du vagin qui rendent intolérable le contact de tout corps dur. Chez d'autres, c'est un état inflammatoire de l'utérus ou des annexes qui contre-indiquent l'emploi des moyens mécaniques intravaginaux. La ceinture hypogastrique, trop vantée et trop décriée, peut rendre dans ces conditions et dans quelques autres des services, qui sont au moins exempts d'inconvénients sérieux. Elle ne diminue pas la pression supportée par l'utérus en soulevant les intestins. M. Barnier (1) a démontré par ses expériences qu'elle n'agit qu'en diminuant la capacité de la cavité abdominale et en même temps la mobilité des organes qu'elle contient; qu'au lieu d'alléger le poids supporté par l'utérus, elle tend à abaisser cet organe en diminuant sa mobilité. Si la ceinture, débarrassée même de ses plaques, qui n'ont pas d'action réelle sur l'utérus, donne de bons résultats, en soulageant les malades dans la plupart des déviations, elle ne semble pas devoir être favorable dans la rétroversion, où, en vertu de son mode d'action, elle fait peser le paquet intestinal sur le corps de l'utérus dont l'inclinaison en arrière et l'abaissement tendent ainsi à s'exagérer.

ARTICLE IV.

DES ANTÉFLEXIONS ET DES RÉTROFLEXIONS UTÉRINES.

Comme les symptômes subjectifs de ces deux sortes de déviations ont été précédemment discutés, il reste à exposer les signes physiques qui les caractérisent individuellement et les distinguent l'une de l'autre. Ces caractères frappent par leur opposition même. Pour plus de clarté, il est nécessaire de revenir sur les conditions anatomiques différentes qu'offrent les flexions antérieure et postérieure. « Le siége de la flexion est variable, dit M. Courty (2). Le plus souvent il est à l'isthme, c'est-à-dire à l'union du corps et du col. L'utérus fléchi ressemble alors aux cornues des chimistes. La raison pour laquelle la flexion se fait le plus souvent sur ce point se trouverait, d'après Virchow, dans les adhérences du col à la vessie. D'après mes recherches, il faut y ajouter une raison

(1) Thèse inaugurale, Paris, 1855.
(2) *Loc. cit.*, p. 889.

plus puissante : le défaut relatif de résistance de tissu dans ce point de jonction de deux organes différents (corps et col) réunis en un seul (utérus). » La flexion utérine ne signifie pas toujours la courbure du corps sur le col. Les flexions sont de diverses sortes relativement au segment qui se fléchit. Le corps peut garder à peu près sa position normale, tandis que le col forme avec lui un angle ouvert en avant, c'est l'antéflexion, ou ouvert en arrière, c'est la rétroflexion. Dans des cas plus rares, le corps conserve sa position normale et c'est le col qui se fléchit en avant ou en arrière ou même la flexion porte à la fois sur le col et sur le corps. Dans ces cas, qu'on peut considérer comme des vices de conformation et qu'aucun symptôme subjectif ne révèle, la flexion donne à l'utérus la forme d'un fer à cheval, le fond et le museau de tanche étant dirigés du même côté, ou bien la flexion se produit en sens inverse, le corps se courbant en avant, par exemple, et le col en arrière, de sorte que le fond et le museau de tanche regardent vers deux points opposés, et que l'utérus, pris en totalité, affecte la forme d'une S. Cette dernière forme, ainsi que la courbure en fer à cheval, sont d'ailleurs des flexions très-exceptionnellement rencontrées. L'antéflexion, qui semble n'être souvent que la persistance d'une disposition ou l'exagération de l'antécourbure normale de l'utérus, est la plus fréquente des flexions et celle qu'on observe presque exclusivement dans le jeune âge. Bien que la rétroflexion se rencontre chez la jeune fille et la femme nullipare, elle est surtout fréquente chez la femme multipare et dans la vieillesse ; elle est autrement grave que la flexion antérieure et peut être portée au point que le fond descende dans le cul-de-sac utéro-rectal, au-dessous du niveau du museau de tanche dans le vagin.

Dans l'antéflexion, le col est ordinairement petit et un peu plus long que chez les femmes dont la matrice est presque rectiligne. En suivant la face antérieure du col, le doigt sent dans le cul-de-sac antérieur une tumeur arrondie, marquée d'un sillon correspondant au point où elle se joint au col. Rarement le doigt, porté dans le cul-de-sac postérieur ou dans le rectum, arrive à pouvoir explorer la face postérieure de l'utérus au-dessus de l'angle de flexion. Le plus souvent on ne trouve pas le corps de la matrice et l'on constate la souplesse de ce cul-de-sac. En combinant le toucher et le palper, on peut arriver, quoique très-difficilement, chez les femmes dont les parois du vagin et celles de l'abdomen sont fermes et résistantes, à saisir le fond de l'utérus et à délimiter son volume. Par le toucher on reconnaît encore si la flexion est simple, auquel cas le col conserve sa direction et le corps se coude angulairement sur lui, ou si la flexion s'accompagne d'antéversion, circonstance assez fréquente et dans laquelle le col est porté en arrière et le corps est fortement incliné en avant. L'antéflexion se complique-t-elle de rétroversion, le col est porté en avant, tandis que le corps, bien que fléchi, conserve à peu près sa position normale. Le toucher peut aussi renseigner sur un point important, l'existence d'une ancienne pelvi-péritonite et des adhérences qui lui succèdent.

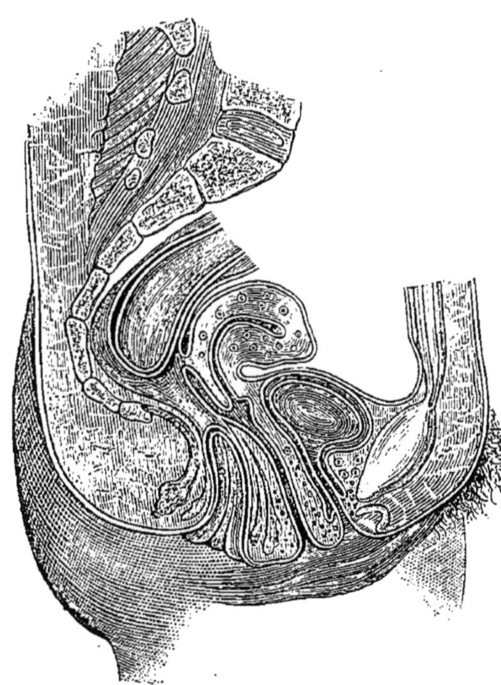

Fig. 20, tirée de l'atlas de Boivin et Dugès. Antéflexion de l'utérus.

Lorsque l'antéflexion offre cette complication, le doigt retrouve d'abord les signes physiques caractéristiques : une concavité sur la face antérieure du col terminée brusquement par un sillon au-dessus duquel se trouve un globe plus large que le col, sur la face postérieure de celui-ci une convexité, et dans le cul-de-sac vaginal postérieur, un défaut de résistance. En outre, « le doigt, observe M. Paul Picard (1), sent alors des tractus fibreux plus ou moins nets, surtout des indurations dans les culs-de-sac latéraux. La tumeur formée par l'utérus n'est plus aussi régulière, les mouvements qu'on lui imprime sont très-limités ou nuls; toutefois, en pressant fortement, on peut toujours soulever en masse l'utérus ainsi fixé. Quand la pelvi-péritonite a envahi tous les culs-de-sac, on trouve l'utérus fixé, immobile, comme enclavé, et il est fort difficile, le plus souvent impossible, avec le toucher vaginal seul, de découvrir la position du corps. » Un des culs-de-sac latéraux peut être profond et souple, tandis que l'autre est déprimé, dur et résistant, conditions dont on s'assure en suivant les bords du col avec le doigt, dont la pression dans le cul-de-sac résistant détermine des douleurs qui s'irradient à des points plus ou moins éloignés. Ces mêmes douleurs sont provoquées lorsqu'on essaye de repousser le col dans certaines directions, tandis qu'il cède suivant d'autres sans qu'aucune sensibilité

(1) *Des inflexions de l'utérus à l'état de vacuité*, p. 56. Paris, 1862.

soit accusée. En général, le col est mobile, même dans certains cas où le corps utérin est fixé. En appuyant sur le col, on fait basculer l'utérus, dont le corps s'abaisse dans le cul-de-sac antérieur. La facilité avec laquelle le col est reporté en arrière dans la plupart des cas s'observe surtout lorsqu'on enfonce brusquement le spéculum. Le col peut alors être refoulé dans la concavité du sacrum. Cette mobilité est naturellement plus limitée si les culs-de-sac sont étroits et si le col, au lieu d'être mince et allongé, est volumineux et congestionné.

L'emploi du spéculum, sans aucune importance pour le diagnostic de l'antéflexion, ne peut servir qu'à renseigner sur la métrite parenchymateuse ou catarrhale dont le corps et le col peuvent être atteints. Le spéculum bivalve, dont on doit se servir parce qu'il ne déforme pas le col et permet d'explorer complétement les culs-de-sac, est d'une application assez difficile dans les anté et les rétroflexions; aussi doit-on, préalablement à son introduction, constater, par le toucher, la situation de l'orifice du col. Cette constatation est encore plus indispensable pour le cathétérisme de l'utérus, souvent fort difficile, et qui ne peut se pratiquer, lorsque la flexion est très-prononcée, qu'à la condition de redresser l'incurvation de l'organe. L'introduction de l'hystéromètre, analogue au cathétérisme dans l'antéversion, exige encore plus de mesure et de précautions. Aussi, en considération de ses graves inconvénients, en présence surtout d'une lésion sans gravité d'ordinaire, l'emploi de l'hystéromètre doit-il être limité aux seuls cas où le diagnostic de l'antéflexion et de ses complications utérines et péri-utérines présenterait des obscurités. « Ce moyen de diagnostic, disait Goupil (1), quelque commode qu'il soit, n'est pas d'ailleurs absolument nécessaire, puisque par le toucher on peut parfaitement, avec du soin et de l'attention, arriver à reconnaître la position et la forme de l'utérus. »

Dans la rétroflexion, lorsqu'on pratique le toucher, la malade étant dans le décubitus dorsal, on sent, en suivant la paroi antérieure du col, que le doigt est bientôt arrêté par le cul-de-sac antérieur peu profond, souple et libre, ce que démontre aussi le palper abdominal combiné au toucher; tandis qu'en suivant la paroi postérieure, on sent une tumeur globuleuse courbée à angle sur le col auquel elle est unie par un sillon, ou plutôt par une surface concave assez brève. En combinant le palper abdominal on s'assure que cette tumeur est bien le fond de la matrice, car par la pression de la paroi abdominale on peut arriver à sentir la face antérieure du col, mais non la continuité du corps et du col. Par

(1) *Loc. cit.*, p. 550.

cet examen combiné, l'état morbide des ligaments larges, l'existence d'une tumeur dans les culs-de-sac pourront être révélés. L'exploration sera facilitée si les jambes de la femme sont fortement fléchies, les talons ramenés près des fesses et le siége relevé. Le doigt, en suivant le bord de l'utérus depuis le museau de tanche jusqu'au fond de l'organe, s'assurera, en rencontrant l'incurvation en arrière, au niveau de la tumeur globuleuse, que cet arc se continue avec le col et le corps utérins, et que dès lors la tumeur est bien l'utérus lui-même et non une production morbide utérine ou péri-utérine. Le toucher, pratiqué, la femme étant debout, n'altère pas ces indications principales; tout au plus constate-t-on un léger abaissement de l'utérus et un mouvement de bascule qui porte le col un peu en arrière et le corps un peu plus en avant, sans que la rétroflexion soit modifiée. Le toucher rectal, la femme étant couchée, donne des renseignements autrement importants que ceux qu'il fournit dans l'antéflexion. Le doigt reconnaît toute la face postérieure de l'utérus; il peut la parcourir et la soulever; et en combinant le toucher vaginal, on constate les détails de la position vicieuse de l'utérus.

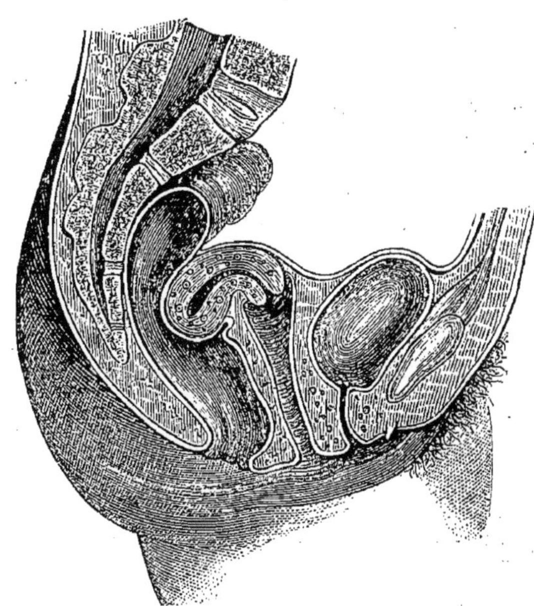

Fig. 21, tirée de l'ouvrage de Churchill.
Rétroflexion de l'utérus.

Le col mobile, le plus souvent porté en haut et en avant, vient quelquefois s'arc-bouter derrière les pubis. « L'état du rectum, dit M. Paul Picard (1), influe beaucoup sur la forme de l'utérus : lorsque le rectum est anormalement rempli de fécès, il y a très-peu d'espace entre le col et la tumeur utérine qui remplit le cul-de-sac postérieur. Cette distance est beaucoup plus grande dès que l'intestin est vidé. L'utérus est comme relevé par les replis de Douglas. Comme sensation, la tumeur utérine semble beaucoup plus volumineuse en arrière qu'en avant. Cela tient

(1) *Loc. cit.*, p. 59.

peut-être au plus de largeur du cul-de-sac utéro-rectal. Cela vient peut-être aussi de ce que les rétroflexions sont beaucoup plus fréquentes après des grossesses qui augmentent le volume de l'utérus, après les modifications des parois utérines, qui en augmentent l'épaisseur. » La précision à laquelle peut arriver le diagnostic par la combinaison du toucher vaginal et rectal et de la palpation abdominale permet de se dispenser, dans la plupart des cas, du cathétérisme de l'utérus, sur les inconvénients duquel il est inutile de revenir. L'hystéromètre n'en doit pas moins être réservé à l'élucidation des conditions douteuses que la rétroversion peut offrir.

L'introduction de l'instrument est plus aisée que dans l'antéflexion, parce que, l'utérus étant plus volumineux, l'axe, au lieu d'être coupé angulairement, est plutôt recourbé ; aussi, par le fait seul de son introduction, l'hystéromètre diminue-t-il un peu la flexion. Sa concavité doit être tournée en arrière et en bas et son manche porté fortement en haut. En dépit de cette précaution, la sonde n'en éprouve pas moins quelque difficulté à franchir l'orifice cervico-utérin. Un bon précepte, ainsi que le remarque M. Paul Picard, est de ne plus presser sur la sonde dès qu'elle a pénétré de 2 à 3 centimètres dans le col ; de soulever doucement la tumeur utérine, soit en avant, soit en arrière, avec les doigts introduits dans le vagin, au moment où l'orifice interne va être franchi. Le cathétérisme peut être impossible dans certaines rétroflexions anciennes, compliquées d'adhérences. L'hystéromètre ne fournit pas seulement des résultats positifs relativement à l'état de simplicité ou de complication de la flexion, à l'existence et au degré de résistance des adhérences péritonéales, à la présence de tumeurs utérines et péri-utérines et à la distension de la cavité utérine : distension indiquant d'ordinaire une endométrite ; il renseigne sur un point anatomique intéressant, en permettant de rapporter, d'après la mensuration du col, le rapprochement du museau de tanche de l'orifice vulvaire à un abaissement de l'utérus ou à un allongement hypertrophique de son col. Si dans un certain nombre de cas de rétroflexions la station debout amène un abaissement assez prononcé de l'utérus, il est d'autres cas où l'abaissement n'est qu'apparent et où la rétroflexion s'accompagne d'un allongement de la portion sous-vaginale ou de la portion sus-vaginale du col. La mensuration des culs-de-sac, en constatant un excès de longueur à partir de l'orifice vulvaire, montre encore que la portion sous-vaginale du col est plus longue qu'à l'état normal. Lorsqu'on introduit le spéculum, on trouve très-rarement le col profondément situé et il faut prendre garde de heurter la tumeur dans le cul-de-sac postérieur. Du reste, le spéculum n'a d'utilité que pour constater l'aspect du col.

ARTICLE V.

DE LA LATÉROVERSION ET DE LA LATÉROFLEXION DE L'UTÉRUS.

Nous comprenons dans un même alinéa, à cause de leur peu d'intérêt pratique, les versions et les flexions latérales de l'utérus, nommées aussi *déviations* ou *courbures latérales*. Leur intérêt est presque purement anatomique. Au point de vue du diagnostic, elles ont néanmoins une certaine importance, car elles peuvent être prises, avec de l'inattention, pour des myômes ou pour une tumeur inflammatoire péri-utérine. Il est inutile de revenir ici sur les éléments de ce diagnostic différentiel qui pourra toujours être rectifié dans les cas difficiles par l'emploi combiné du toucher, du palper et du cathétérisme utérin. C'est surtout des latéro-versions ou flexions qu'on peut dire ce que M. Verneuil (1) établissait pour les anté et les rétroflexions, qu'elles ne doivent pas dans le plus grand nombre des cas, être considérées comme un état pathologique. Ce sont la plupart du temps des anomalies, reste d'un état congénital. Sur vingt-cinq fœtus féminins mort-nés ou morts dans les quinze premiers jours, Lorain (2) a constaté dix-neuf latéroversions ou flexions, onze à droite, huit à gauche, trois doubles flexions latérales causées par le rectum et l'S iliaque, deux rétroflexions et un seul utérus droit. En même temps que ces latéroversions existaient six antéflexions. Chez tous ces enfants on constatait la diminution de longueur du ligament rond et du ligament ovarien correspondant au côté de l'inclinaison utérine, raccourcissement qui semble être le résultat et non la cause de la situation de l'utérus. Cette brièveté pourra empêcher celui-ci de prendre plus tard sa position et sa direction normales, mais à la naissance la cause des inclinaisons et des flexions latérales de la matrice paraît être, d'après les recherches nécroscopiques de Lorain, la position du rectum et celle de l'S iliaque distendus par le méconium. A mesure que la femme grandit, et que le système utérin acquiert son développement complet, les latéroversions et surtout les latéroflexions diminuent de nombre, ce que démontrent les autopsies. « Les résultats nécroscopiques, dit Goupil (3), démontrent que les latéroversions et les latéroflexions, très-fré-

(1) Rapport à la Société de chirurgie sur la thèse de M. Boullard.
(2) Bernutz et Goupil, *loc. cit.*, p. 56.
(3) *Loc. cit.*, p. 539.

quentes chez les fœtus et dans la première enfance, diminuent dans la seconde enfance par le fait du développement de l'appareil génital, et qu'un nombre assez restreint persiste seul après l'époque du développement complet de l'utérus et l'établissement de la menstruation. »

Les latéroversions et flexions ne sont pas toujours simples ; elles peuvent exister avec une autre déviation, une antéflexion ou une rétroflexion. Leur nombre serait assez restreint après l'époque de la puberté, s'il ne s'accroissait par le chiffre des versions et des flexions latérales consécutives à des pelvi-péritonites liées à des états pathologiques ou physiologiques de l'utérus, la grossesse, la parturition et leurs accidents. Dans ces latéroversions symptomatiques, il est presque impossible de faire la part qui peut revenir à la lésion congénitale, passant inaperçue jusqu'à ce que l'état morbide concomitant appelle l'attention sur une lésion utérine et fasse découvrir l'inclinaison latérale. Les courbures latérales et les latéroversions congénitales, tant qu'elles restent simples, ne donnent lieu à aucune manifestation douloureuse. Les douleurs résultent de la pelvi-péritonite, augmentent avec son plus ou moins d'acuïté, disparaissent avec sa guérison et reparaissent si elle se réveille ; le plus souvent même après la guérison, le côté vers lequel s'est fait la version ou la flexion, reste le siége de quelques tiraillements ressentis soit dans l'aine, soit dans la fosse iliaque, dès que la malade a à supporter quelque fatigue. « Ces faits, dit Goupil, m'ont paru très-propres à expliquer la prédominance de la douleur existant dans une seule aine, sur laquelle insistait Valleix. » En effet, les douleurs occupent, en général, comme la tumeur péri-utérine, le côté vers lequel a lieu la déviation latérale. L'existence plus rare de la pelvi-péritonite du côté opposé à la déviation explique aussi la rareté de la prédominance des douleurs dans la fosse iliaque, vers laquelle ne s'incline ni ne se fléchit l'utérus. Il est un certain nombre de femmes qui, après la résolution de la tumeur péri-utérine, peuvent se croire guéries par suite de la disparition de toute douleur, quoique l'utérus soit maintenu dans sa direction vicieuse par des adhérences. Cette indolence n'est pas toujours observée dans les latéroversions consécutives à des tumeurs inflammatoires, pelvi-péritonites et phlegmons des ligaments larges. Même après la guérison de ces complications, le toucher peut éveiller de la douleur, circonstance qui doit rendre réservé dans l'emploi de l'hystéromètre comme moyen de diagnostic.

« Dans la latéroversion, dit Aran (1), le fond de l'utérus est incliné

(1) *Loc. cit.*, p. 1021.

soit à droite, soit à gauche, et par suite le col a éprouvé un déplacement en sens opposé; l'inclinaison peut être portée assez loin pour que l'angle supérieur de l'utérus, correspondant à l'inclinaison, soit en contact avec les parois du bassin, tandis que l'angle opposé occupe, relativement au précédent, une situation élevée au centre de l'abdomen. » Dans la latéroflexion, le toucher, pratiqué comme pour toute autre flexion du corps, constate un sillon plus ou moins profond, et au-dessus, une saillie indiquant la direction du bord latéral et de la face latérale de la matrice. L'hystéromètre ne doit être employé que pour élucider les doutes que le diagnostic différentiel peut offrir. Le redressement de l'utérus est inutile et dangereux, et dans certains cas impossible par le fait des adhérences. Il ne saurait remédier qu'à la latéroversion, le plus souvent indolente et qui n'est pas par elle-même la cause des douleurs accusées. « Ces diverses latéroversions et latéroflexions, observe Goupil (1), ne déterminent aucune souffrance, aucun trouble fonctionnel pendant l'état de vacuité et doivent être par conséquent regardées comme une simple irrégularité de conformation. On ne peut accorder une plus grande signification aux latéroverisons qui sont produites par une pelvi-péritonite, ou par un phlegmon des ligaments larges. Ces déviations symptomatiques, souvent persistantes, n'amènent de troubles fonctionnels que lorsqu'il existe quelque affection inflammatoire, ou congestive, soit de l'utérus, soit de ses annexes ou du péritoine qui les recouvre, et par conséquent ne demandent pas de traitement spécial. »

Si les flexions utérines, quelles qu'elles soient, troublent en général si peu la santé, que certaines femmes en sont affectées sans en souffrir notablement, ces lésions ont une influence fâcheuse sur la fécondité. Elles ne sont cependant pas des causes absolues de stérilité; car on voit des femmes qui ont des flexions devenir enceintes. L'infécondité tient à deux ordres de causes : les états morbides concomitants utérins et péri-utérins et la déviation du conduit cervico-utérin produite par la flexion. Beaucoup de jeunes femmes stériles, d'après Aran, ont des rétroflexions avec ou sans adhérences, avec ou sans abaissement, mais accompagnées de catarrhe utérin. La rétroflexion serait donc une condition fâcheuse, surtout si elle remonte à la vie intra-utérine. Elle le serait moins si elle est survenue à l'âge adulte et principalement après un accouchement. Il est une disposition qui doit contribuer encore à la stérilité, c'est lorsqu'à l'inflexion s'ajoute la torsion de l'organe sur lui-même, comme on l'observe souvent dans les latéroflexions. Cette torsion

(1) *Loc. cit.*, p. 551.

de l'axe de l'utérus est produite par un mouvement de rotation en sens inverse du col sur le corps ou du corps sur le col. « Cette torsion, dont j'ai vu de nombreux exemples, dit M. Courty (1), que je regarde comme une cause assez commune de stérilité et que j'ai pu guérir, avec la stérilité elle-même, par des dilatations progressives, se reconnaît aisément par les changements de direction en spirale qu'on est obligé d'imprimer au cathéter pour passer de la cavité du col dans celle du corps et franchir l'orifice interne. Elle peut exister seule, mais souvent elle coïncide avec une flexion, surtout en arrière. » Chez les femmes que la flexion utérine n'empêche pas de concevoir, l'avortement n'a pas lieu le plus souvent. L'utérus, en se développant, parvient à franchir l'angle sacro-vertébral. « Si, dit Aran (2), la flexion rend difficile la fécondation, peut-elle avoir une influence fâcheuse sur la marche de la grossesse? Pour moi, cette question n'est pas résolue, et je me garderai bien de conclure, du nombre plus ou moins considérable de fausses couches que les femmes affectées de flexions ont pu avoir dans leur vie, à l'influence fâcheuse des flexions ; car les avortements peuvent bien autant être la cause des flexions que les flexions la cause de l'avortement. » Nous ne pensons pas que depuis ces lignes la question ait été résolue. D'après le même auteur, la rétroflexion se reproduirait toujours après l'accouchement.

Les indications du traitement ne sont pas absolument les mêmes pour l'antéflexion et pour la rétroflexion. Tandis que celle-ci s'accompagne le plus ordinairement d'abaissement de la matrice, lésion qui doit être combattue, de crainte qu'elle ne finisse par produire la chute de l'organe; celle-là, si elle est peu prononcée, est presque une disposition normale, indolore et inoffensive. Toutes les deux, surtout lorsqu'elles sont accentuées, peuvent être accompagnées d'états morbides utérins et péri-utérins. L'intervention ne doit commencer que lorsque la flexion occasionne des souffrances. C'est contre les états morbides concomitants qu'elle doit être surtout dirigée. Le catarrhe utérin ou la métrite parenchymateuse du col guéris, la pelvi-péritonite laissant après sa résolution des brides qui peuvent même subir, avec le temps, une certaine distension, l'utérus revient à peu près aux conditions supportables d'une flexion simple. Certaines malades, après la guérison des complications, ne ressentent plus aucune douleur ni aucune gêne qui les avertisse que la matrice est maintenue par des adhérences dans sa position anormale. Il n'en est pas toujours ainsi dans les flexions, sur-

(1) *Loc. cit.*, p. 885.
(2) *Loc. cit.*, p. 1004.

tout les rétroflexions, qui présentent des complications. Celles-ci disparues ou atténuées, il reste des manifestations douloureuses plus ou moins accusées, qu'augmentent les efforts et la fatigue, et qui tiennent ou à un état phlegmasique imparfaitement éteint ou à la flexion elle-même. Il serait superflu de revenir ici sur le traitement des complications, et d'exposer de nouveau, à propos des flexions, les raisons qui ont fait renoncer pour les versions au prétendu traitement radical par le redresseur utérin de Simpson et de Valleix. Une ceinture hypogastrique bien faite est un moyen de contention utile dans l'antéflexion. Elle assure l'immobilité désirable aussi dans la rétroflexion ; mais, par la nature de son action, elle tend, s'il y a un certain degré d'abaissement, à l'exagérer encore. On ne peut espérer la cure radicale des latéroversions et des latéroflexions, parce qu'elles sont dues ou à des dispositions congénitales ou à des états morbides voisins donnant lieu à des adhérences irrémédiables. Quant à l'emploi des pessaires contre la rétroflexion, nous ne pouvons que nous associer aux idées suivantes exprimées par Huguier (1) : « Les différents pessaires n'ont presque aucune efficacité contre la rétroflexion, parce que leur action ne peut s'exercer plus haut que l'insertion vaginale postérieure. Ils ne peuvent remonter assez haut pour redresser et maintenir le fond de l'utérus dans sa position normale. Cependant, chez les femmes ayant une rétroflexion très-prononcée et un abaissement du fond de l'organe tel que cette partie est plus basse que le col et vient peser sur l'extrémité inférieure du rectum, nous avons vu le pessaire de M. Hervez de Chégoin suffisamment redresser et reporter en avant la masse utérine pour faire cesser les accidents. »

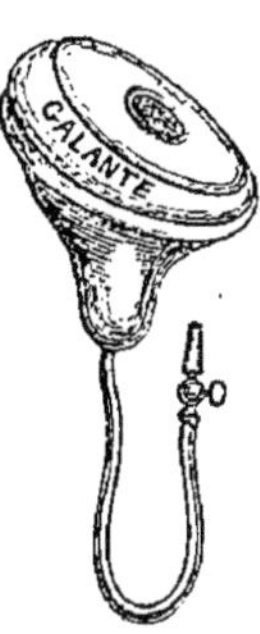

Fig. 22.
Pessaire à air, applicable dans le cas de rétroflexion.

(1) *Bulletin de l'Académie de médecine*, 1853-54, t. IX, p. 789.

CHAPITRE IX

DE L'ABAISSEMENT DE L'UTÉRUS ET DE L'HYPERTROPHIE DU COL UTÉRIN.

ARTICLE I.

ABAISSEMENT DE L'UTÉRUS.

Les déplacements de l'utérus ne se produisent pas tous suivant les diamètres antéro-postérieur ou transverse du bassin, comme les versions, ou suivant l'axe même de l'utérus, comme les flexions. Il existe d'autres déplacements qui se font suivant la verticale et dans lesquels l'utérus tout entier occupe une position plus élevée ou plus abaissée que sa position normale. Cette élévation est le plus souvent le fait de quelque tumeur utérine ou ovarienne, et son importance disparaît dans celle de la lésion principale. Lorsque l'élévation de l'utérus est exempte de toute complication, elle n'est qu'une anomalie congénitale, très-rare d'ailleurs, ne s'accusant par aucun symptôme particulier et sans intérêt au point de vue pathologique. Comme importance et comme fréquence, il en est tout autrement de l'abaissement. L'abaissement signifie une diminution dans l'axe longitudinal de suspension de la matrice, qui la rapproche du bassin ou de l'orifice vulvaire. Il est plusieurs degrés dans cette migration de l'organe dans le canal vaginal. Tantôt le col, quelle que soit la position de la femme, est situé plus bas que son niveau ordinaire, tantôt il affleure l'orifice vulvaire, ou fait, au-dessous de celui-ci, une saillie plus ou moins marquée. Nous comprenons également sous le terme générique d'abaissement ce degré qui est la chute incomplète de l'utérus et la chute complète où le fond même de l'organe descend au-dessous de l'ouverture de la vulve.

L'abaissement est encore désigné sous les noms de *descente*, *prolapsus*, *procidence*, *précipitation*, termes différents qui désignent une même lésion ou les degrés qu'elle présente. Dans le premier degré, le fond de l'utérus n'est plus à son niveau habituel et le col est naturellement plus bas ; dans le second, le col fait saillie à la vulve; dans le troisième, l'organe tout entier a franchi la vulve et pend entre les cuisses. L'utérus est au centre de la tumeur extérieure, qui contient en outre, les ovaires et les trompes, une portion de la vessie et du rectum et même quelquefois des anses intestinales. Tels sont les degrés de l'abaissement simple. La chute de la matrice qui constitue les deux derniers n'est qu'une lésion assez rare, à l'encontre de l'opinion qui, jusqu'aux travaux d'Huguier, lui attribuait une grande fréquence. Cette fréquence revient à l'allongement hypertrophique de la portion sus-vaginale du col, lésion qui simule le prolapsus utérin et est prise si souvent pour lui à la suite d'un diagnostic incomplet. Tandis que dans la chute de l'utérus le fond de l'organe a quitté le bassin et se trouve, dans la tumeur extérieurement formée, au-dessous de ce qu'on peut prendre pour son pédicule ; dans l'allongement hypertrophique, le fond est dans le bassin et la tumeur extérieure se continue avec le corps. La chute de la matrice est simulée aussi par l'hypertrophie de la portion sous ou intra-vaginale du col. Le museau de tanche, en effet, peut proéminer entre les grandes lèvres. Mais, tandis que dans la chute incomplète, les culs-de-sac du vagin sont attirés en bas, dans l'allongement hypertrophique sous-vaginal du col ils conservent leur longueur.

L'abaissement de l'utérus, pris comme terme générique, ne comprend pas seulement le prolapsus ou l'abaissement simple, sans allongement marqué de l'organe, dont nous venons d'indiquer les degrés et certains caractères ; il comprend deux autres variétés que nous étudierons successivement, après la première. Ce sont l'abaissement avec hypertrophie de la portion sus-vaginale du col et l'abaissement avec hypertrophie de la portion intra-vaginale du col. Cette étude difficile était, on peut le dire, pleine d'obscurités et d'erreurs jusqu'aux beaux travaux d'Huguier (1), qui a considéré l'altération organique de l'utérus comme sa lésion principale, la sortie de l'organe du bassin comme un phénomène secondaire, et qui a surtout signalé l'erreur dans laquelle sont tombés les auteurs qui avaient méconnu cette lésion, et qui ont confondu la chute de l'utérus en totalité avec l'altération d'une très-petite partie de l'organe.

Nous avons vu précédemment que les versions et les flexions utérines s'accompagnent très-souvent d'abaissement. Sans revenir sur cette condition liée aux déviations, nous étudierons, dans ce chapitre, l'abaissement de l'utérus qui survient généralement à un âge plus avancé que celui où les déviations apparaissent, et qui est par lui-même, lorsqu'il atteint un certain degré, un état pathologique caractérisé par une symptomatologie propre et ayant une importance assez grande pour être décrit à part. L'abaissement simple allant jusqu'à la chute incom-

(1) *Mémoire sur les allongements hypertrophiques du col de l'utérus*, in *Mém. de l'Acad. de méd.*, t. XXIII, p. 279. 1859.

plète ou complète de l'utérus, dont nous avons observé plusieurs cas à la Maison municipale de santé, ne nous semble ni aussi commun qu'on le croyait avant les travaux d'Huguier, ni aussi rare qu'on l'a pensé depuis. Cette lésion survient lentement ou brusquement. Cette production brusque est un fait traumatique, assez rare d'ailleurs, provenant d'une chute ou de violents efforts. Elle s'accompagne le plus souvent d'une sensation douloureuse, et le prolapsus, une fois produit, augmente de plus en plus. Goupil (1) observe que c'est surtout chez les femmes âgées que cet accident se rencontre et que la condition de l'âge explique qu'on trouve d'ordinaire dans ces cas l'orifice utérin oblitéré et l'utérus aminci contenant une certaine quantité de mucus. La chute de l'utérus survient lentement d'ordinaire chez des femmes moins âgées, et consécutivement à un ou plusieurs accouchements. Lorsqu'elle se produit peu de temps après la parturition, tantôt l'accouchement a été difficile ; tantôt il a été simple et naturel, mais précédé de couches plus ou moins nombreuses. C'est, dans ces circonstances, lorsque la femme se lève trop tôt et reprend sa vie ordinaire, que l'utérus descend dans le canal vaginal jusqu'à l'anneau vulvaire.

L'abaissement est encore incomplet ; le col, qui affleure cet anneau dans la station verticale, rentre dans le vagin dans le décubitus dorsal, et cet état attire d'autant moins l'attention que les douleurs, les tiraillements, les pesanteurs, la sensation qui invite à pousser au dehors, appartiennent plutôt à la congestion utérine, à la métrite post-puerpérale amenées par les mêmes imprudences. Cette influence de la parturition sur la production des abaissements de la matrice n'est nulle part plus évidente que dans les pays chauds, où les causes physiologiques et pathologiques concourent avec la négligence des précautions nécessitées par les suites de couches à provoquer ce déplacement. « Ce genre d'accidents, rapporte M. Rufz de Lavison (2), est très-commun, surtout chez les négresses, qui partagent, dans les campagnes, presque tous les travaux des hommes. Ils se manifestent à la suite de quelque violent effort ou de quelque longue marche, en portant un fardeau. La chute de l'utérus avait lieu à tous les degrés. Les cas où cet organe était expulsé au dehors et pendait entre les cuisses, n'étaient pas rares... Il faut que la chaleur, favorable au relâchement des tissus, soit une prédisposition aux déplacements de l'utérus, car ces accidents ne sont pas rares chez les femmes de la classe aisée. Presque toutes les créoles qui ont eu des enfants ont l'utérus abaissé et distant à peine de deux

(1) Bernutz et Goupil, t. II, p. 607. Paris, 1862.

(2) *Chronologie des maladies de Saint-Pierre* (Martinique), p. 98 et suiv. Paris, 1869.

travers de doigt de l'orifice vaginal. Les relevailles de couches se font en général de bonne heure, à cause de la chaleur et de l'incommodité du séjour au lit. C'est encore là une des causes de la fréquence des déplacements de l'utérus. Parmi les causes il faut mettre aussi la fréquence de la diarrhée et de la dysenterie. »

Legendre (1) a très-bien étudié la double action, mécanique et pathologique, de l'accouchement dans la production de l'abaissement de l'utérus. « L'accouchement, dit-il, distend d'une part tous les liens fibreux et vasculaires qui soutiennent l'utérus, ou il les affaiblit, les ramollit, par suite de la continuité de l'inflammation de son tissu ; d'autre part, il affaiblit ces mêmes moyens de soutien en élargissant l'ouverture vulvaire, en distendant le périnée, le vagin. L'accouchement agit sur certains ligaments, et principalement sur ceux qui sont les soutiens les plus puissants de l'utérus. Il agit mécaniquement en entraînant ces ligaments tiraillés et distendus pendant toute la durée du développement de l'utérus. Ces tissus, comme le tissu fibreux, une fois qu'ils ont perdu leur élasticité, ne peuvent plus recouvrer leurs propriétés premières, et, partant, ils restent relâchés. Mais l'accouchement agit surtout par la présence d'une autre lésion concomitante, c'est l'inflammation des tissus utérins et des tissus environnants qu'il détermine. Rien n'est plus fréquent que cet état inflammatoire chronique postpuerpéral. Non-seulement il agit sur les moyens de suspension de l'utérus en les enflammant, les ramollissant, mais il est aussi la cause de formations nouvelles de tumeurs soit intra, soit extra-utérines, qui deviennent à leur tour la cause du prolapsus utérin. Enfin l'accouchement peut devenir une cause efficiente, lorsque, à la suite d'efforts violents, d'opérations sur l'enfant, l'utérus est entraîné. » Sauf quelques restrictions à apporter à des assertions un peu aventurées, le tableau tracé par Legendre est vrai dans son ensemble. Dès que le col atteint l'orifice vulvaire, la progression ultérieure de l'utérus est amenée lentement par des causes diverses : la fatigue ou la station verticale nécessitées par certaines professions et les congestions physiologiques ou morbides de l'organe. L'abaissement peut devenir chute plus rapidement, à la suite d'un effort ou d'un traumatisme, par les efforts de défécation causés par une maladie intercurrente comme la dysenterie ou par les quintes de toux d'une bronchite. S'il est des cas où la migration de l'utérus se fait brusquement, ou plus ou moins rapidement, il en est d'autres où les premiers symptômes remontent à plusieurs années.

(1) *De la chute de l'utérus*, p. 86. In-8°, Paris, 1860.

Les troubles physiologiques, avec un fond commun, offrent quelques différences suivant l'individualité et la susceptibilité des malades. « Les troubles fonctionnels les plus graves sont dus, observe Goupil (1), non pas au déplacement de la matrice elle-même, mais à la gêne que ce déplacement apporte dans les fonctions des organes qui, par suite de leur disposition anatomique, sont entraînés avec l'utérus dans sa migration. » Longtemps avant qu'il apparaisse une tumeur à la vulve, les malades se plaignent de pesanteur dans les lombes et dans l'abdomen, d'irradiations douloureuses, toutes manifestations qui se retrouvent dans la plupart des affections utérines. Elles ont la sensation d'un corps étranger qui sollicite des efforts d'expulsion. Les douleurs vagues et sourdes de la profondeur du bassin sont liées, d'après Legendre (2), à la congestion chronique des ligaments des vaisseaux de ce tissu dartoïque et vasculaire qui existe au pourtour du col utérin. « Les malades, dit-il, continuent à éprouver de petites douleurs sourdes, continues, qui les excitent à pousser et à faire sortir la tumeur de plus en plus. Ce mécanisme et cette cause ont été étudiés avec beaucoup de soin par mon savant maître M. Cazalis, médecin de la Salpêtrière. Il compare ce phénomène à ce qui se passe dans la congestion hémorrhoïdaire, où des douleurs faibles, incessantes, produisent un ténesme continu qui force les malades à pousser au dehors, ayant la sensation d'un corps étranger dans le rectum. » Chose singulière, les troubles de la sensibilité et les autres accidents sont plus supportables lorsque la tumeur a acquis un volume considérable et est pendante au dehors que lorqu'elle est encore intra-vaginale.

L'intensité de ces symptômes est plus prononcée aux époques menstruelles. Les règles sont irrégulières, ou elles ont plus d'abondance et de durée. La tumeur extérieure à la vulve, et dont la sensibilité émoussée n'est plus éveillée que par un heurt ou une secousse, devient, quelques jours avant la menstruation, plus sensible, plus chaude et plus volumineuse. Aussi est-elle parfois difficilement réductible par le fait de sa turgescence et de sa sensibilité plus vive ; et, pour opérer la réduction, les malades peuvent être obligées d'attendre que la congestion menstruelle soit entièrement dissipée. Outre ces congestions périodiques, l'utérus prolapsé est soumis, par l'entrave que sa situation met à sa circulation, à des congestions passives qui accroissent l'hypertrophie de son tissu. Il est des femmes qui n'ont que des ménorrhagies ; d'autres, outre des flux sanguins, ont du catarrhe utérin. Le vagin, renversé en

(1) *Loc. cit.*, p. 629.
(2) *Loc. cit.*, p. 71.

partie ou complétement, ne conserve la souplesse et l'humidité de ses parois que si la tumeur est maintenue réduite. Il semblerait que la stérilité dût être la conséquence du prolapsus utérin. Néanmoins on a vu des cas de grossesse survenus alors que la matrice était hors de la vulve; ainsi Moriceau aurait opéré la réduction au cinquième mois de la gestation.

Les troubles fonctionnels de la vessie s'expliquent et par la congestion de toute la région et par le déplacement du méat urinaire et la cystocèle qui résulte de l'entraînement d'une portion de la vessie dans la tumeur. Ce sont des envies fréquentes d'uriner ou même de l'incontinence. Les efforts nécessités pour expulser l'urine, en luttant contre la courbure angulaire de l'urèthre au niveau de son passage sous l'arcade pubienne, tendent à exagérer encore l'abaissement de l'utérus. La miction peut même devenir impossible, et pour accomplir cette fonction, les malades compriment la tumeur pour réduire en partie la cystocèle, et se penchent en avant pour rétablir la direction en bas de l'urèthre. Néanmoins, alors que la tumeur est extra-vulvaire, la miction peut être abondante et facile et n'être entravée que lorsque l'utérus vient à se congestionner. Quand la tumeur est extérieure, l'urine, au lieu d'un jet, forme une gerbe qui l'arrose ainsi que les parties environnantes. De là l'inflammation et les ulcérations que la tumeur présente. Ces ulcérations sont rarement profondes. M. Scanzoni (1) cite une perforation de la vessie : « Nous avons, dit-il, observé un cas dans lequel un ulcère gangréneux, de la largeur d'une pièce de deux francs, situé à la partie antérieure du prolapsus du vagin, perfora la vessie renfermée dans la tumeur et fut ainsi la cause d'une fistule vésico-vaginale incurable. »

La rétention de l'urine dans la portion déclive et herniée de la vessie amène l'altération de ce liquide et la phlegmasie de la muqueuse vésicale. Une conséquence de cette stagnation est la formation de calculs vésicaux dans ce diverticulum, ou l'accroissement de ceux qui existaient déjà. Dans un cas de chute complète de l'utérus, Blandin (2) dut faire la cystotomie uréthro-vaginale. La vessie contenait une quantité considérable de pus et une masse énorme de calculs mous et blanchâtres. Au milieu de cette masse comme plâtreuse, se trouvaient quelques calculs à facettes et du volume d'une petite noix. Toute cette masse paraissait formée de phosphate de chaux et remplissait presque une palette à saignée. Dans une autre observation de chute de l'utérus sans hypertro-

(1) *Traité pratique des maladies des organes sexuels de la femme*, trad. par Dor et Socin. p. 108. In-8°, 1858.

(2) *Bulletins de la Société anatomique*, 17e année, p. 119. 1842.

phie, due à M. Durand-Fardel (1), on trouva dans la partie la plus déclive de la vessie près de cent cinquante calculs du volume d'un grain de millet à celui d'une noisette, à facettes lisses et paraissant formés par de l'acide urique. La vessie était saine. Le catarrhe vésical est bien plus fréquent avec les prolapsus utérins que ces formations calculeuses, qui peuvent être regardées comme des faits exceptionnels et dont l'interprétation varie.

Cette difficulté est ainsi résumée par Goupil (2) : « Ruysch affirme, sans hésiter, que chez la malade dont il rapporte l'observation les calculs ont existé avant que la vessie fît partie de la tumeur; leur présence a nécessité, selon lui, des efforts plus grands, plus souvent répétés pour l'expulsion de l'urine, et ces efforts ont été la cause du déplacement consécutif du réservoir urinaire. M. le professeur Gosselin, dans un rapport fait à la Société anatomique sur l'observation de M. Ferra (3), combat cette manière de voir; pour lui l'union intime du bas-fond de la vessie ne permet pas d'admettre que la tumeur ait pu exister sans que la vessie en fît partie; en conséquence, il attribue la formation des calculs à la gêne que le déplacement de la vessie apporte à ses fonctions. Cette explication est très-plausible et peut s'appliquer à un certain nombre de cas, mais je crois qu'on aurait tort de la généraliser : elle est admissible dans les cas où les calculs sont en très-grand nombre et existent surtout dans la portion déclive de la vessie, mais elle ne paraît plus l'être dans ceux où il n'existe qu'un gros calcul. Aussi dans son mémoire M. Huguier, examinant la pièce anatomique n° 345 du musée Dupuytren, dans laquelle on voit, dans la partie supérieure de la vessie, un gros calcul unique dont la base appuie sur le fond de l'utérus atrophié et entièrement prolapsé, se crut obligé de revenir à l'ancienne théorie de Ruysch. Il admet, et, je crois, avec raison, que ce calcul volumineux devait déterminer de fréquents besoins d'uriner, solliciter des contractions et des efforts d'expulsion qui devaient agir d'autant plus sur la matrice que ce calcul était placé immédiatement au-dessus de l'utérus. Il me semble donc plus rationnel d'accepter suivant les cas l'une ou l'autre interprétation, tout en regrettant qu'aucune des deux ne soit fondée sur l'observation exacte de la succession des divers accidents qui se sont produits pendant la vie, qui eût seule permis une conclusion certaine. »

Des symptômes analogues à ceux qui se passent du côté de la vessie

(1) *Bulletins de la Société anatomique*, 13e année, p. 304. 1838.

(2) *Loc. cit.*, p. 628.

(3) *Bulletins de la Société anatomique*, 1842, p. 155.

se retrouvent du côté du rectum : ce sont des douleurs, des envies fréquentes d'aller à la garde-robe, une espèce de ténesme, quelquefois de la difficulté dans la défécation ou une constipation opiniâtre. Lorsque, sous l'influence de quelque congestion, la tumeur devient turgescente et douloureuse, la défécation est plus ou moins complétement entravée. C'est alors que, pour faciliter la sortie des matières fécales, les malades ramènent en haut et en avant la tumeur qui est repoussée, dans l'acte de la défécation, contre l'ouverture anale, ainsi qu'Huguier (1) le fait observer. Si la chute de l'utérus se complique d'une rectocèle, les matières s'amassent dans cette poche et les malades sont obligées de refouler la tumeur pour faire reprendre aux matières la direction de l'intestin. La muqueuse de l'extrémité du rectum peut faire hernie à l'extérieur, comme Legendre l'a indiqué. Des troubles intestinaux analogues à ceux qui se produisent dans les hernies volumineuses s'observeraient, suivant Goupil, dans les cas très-rares où des anses intestinales sont contenues dans la tumeur extravulvaire.

Les caractères extérieurs varient quelque peu suivant les degrés de l'abaissement de l'utérus. L'ensemble des symptômes objectifs permet au médecin de reconnaître nettement cette lésion et de la différencier des autres lésions utérines qui la simulent. Lorsqu'il y a chute de l'utérus, on trouve, écartant les grandes lèvres ou située au-dessous, une tumeur piriforme, entourée par des replis de la muqueuse vaginale, rouge ou rosée, lisse, sèche, quelquefois rugueuse et excoriée ; le sommet formé par le museau du tanche, parfois d'une coloration plus vive, conique ou légèrement renflé, offre une fente transversale par laquelle suinte souvent un mucus épais ; la base, légèrement rétrécie par l'anneau vulvaire, semble pédiculée. A la réunion des petites lèvres, à la base de la tumeur qu'elles circonscrivent, on découvre le méat urinaire. Le périnée, dont le diamètre antéro-postérieur paraît diminué, offre une saillie bombée. La palpation constate la mollesse et la mobilité de la tumeur ainsi qu'une résistance profonde. On sent que le pédicule est creux, formé seulement par les parois vaginales et le diverticulum de la vessie ; car, en pressant les parties saisies entre les doigts, on provoque le besoin d'uriner. Au-dessous du pédicule, on reconnaît que la résistance profonde éprouvée est due à un corps ferme, résistant et douloureux à la pression, l'utérus qui, sans continuité en haut, ne forme inférieurement qu'un tout avec le sommet de la tumeur. Si par l'ouverture que ce sommet présente, on introduit l'hystéromètre, on détermine la longueur

(1) *Loc. cit.*, p. 60 et planche V, fig. 1.

du diamètre vertical, dont la mesure, différant peu de celle du conduit cervico-utérin, éloigne l'idée d'un allongement hypertrophique de l'utérus, dont on sent d'ailleurs le fond, ainsi que l'extrémité de la sonde, au-dessous du pédicule saisi entre les doigts.

Le toucher rectal permet de reconnaître le fond de l'utérus dans la tumeur et de suivre l'hystéromètre dans son parcours. En dirigeant le doigt horizontalement en avant de la ligne médiane, au-dessus du fond de l'utérus, on arrive à atteindre la paroi antérieure du vagin. Le doigt constate la rectocèle, si la paroi de l'intestin fait saillie dans la tumeur, et il apprécie la tension des ligaments, des ligaments sacro-utérins en particulier, qui forment deux saillies marquées sur les côtés du rectum. Ces différents caractères suffisent pour diagnostiquer sûrement un prolapsus utérin compliqué de cystocèle et de rectocèle. Le cathétérisme vésical, dont on peut souvent se passer, exige quelques modifications dans le manuel, nécessitées par le déplacement du méat recouvert par les plis du vagin ou caché sous le clitoris et par les différentes courbures subies par le canal de l'urèthre. Ce cathétérisme peut être facilité par une sonde d'homme dont on tourne la concavité en bas. A 1 centimètre et demi du méat, on élève le pavillon de la sonde pour diriger l'instrument en arrière, parallèlement au pubis. On reconnaît l'étendue, les limites inférieures de la cystocèle et la limite supérieure de l'utérus dans la tumeur. En dirigeant le bec de la sonde vers le rectum, on peut, par la combinaison simultanée du toucher rectal, sentir si le col utérin est encore interposé entre la vessie et le rectum ou s'il n'existe plus qu'un vide où le doigt et l'instrumént arrivent à un contact médiat.

Le temps amène dans la tumeur des modifications dont les unes tiennent aux conditions mêmes de sa migration et les autres aux agents extérieurs. Le volume et la forme de la tumeur varient. De conoïde elle arrive, en grossissant, à devenir globuleuse. Son volume varie depuis celui d'un gros citron jusqu'à celui d'un œuf d'autruche ; il peut même être plus considérable, et ces divisions varient avec les éléments qui constituent la tumeur extravulvaire : utérus, parois vaginales, cystocèle, rectocèle, anses intestinales engagées. « Souvent, dit M. Scanzoni (1), après une longue durée de la maladie, il se forme une vraie inversion du col ; l'orifice commence par se dilater sensiblement, ses bords forment un cercle de 3 à 4 centimètres de diamètre, au travers duquel le corps est renversé, de manière que sa membrane muqueuse, couverte de la mucosité vitrée particulière au col, forme, après la mort,

(1) *Loc. cit.*, p. 105.

un anneau d'un rouge bleuâtre autour de l'orifice qui conduit dans la cavité de la matrice. Cette dilatation par renversement du col, qui peut atteindre 5 centimètres de diamètre, serait produite, suivant Huguier, par la résistance que le vagin renversé oppose à la descente progressive de l'utérus. Dans d'autres cas, chez les femmes âgées surtout, on rencontre l'oblitération complète de l'orifice cervical. L'aspect et la coloration de la tumeur arrivent à se modifier, si elle reste longtemps exposée aux influences extérieures. Les propriétés de la muqueuse, au contact de l'air, s'altèrent bientôt; elle devient sèche, lisse, mince, parcheminée, décolorée, et tend à prendre les caractères anatomiques et physiologiques de la peau. « Chez une vieille négresse, rapporte M. Courty (1), atteinte depuis cinquante ans d'une chute complète de matrice, on a vu cette membrane colorée par le pigment et devenue presque aussi noire que la peau. » Ces caractères peuvent se modifier; la muqueuse peut recouvrer ses propriétés, si la tumeur, même après être restée un certain temps hors de la vulve, est maintenue dans la réduction. Mais l'exposition trop prolongée à l'air, aux divers frottements, au contact irritant de l'urine, amène des congestions, des épaississements, des ulcérations irrégulières, déchiquetées, plus ou moins étendues, suppurant peu et quelquefois atteintes de gangrène.

Les caractères précédemment énumérés forment un ensemble qui permet, avec de l'attention, de ne pas confondre l'abaissement de l'utérus à ses différents degrés avec un renversement de cet organe, un polype fibreux ou utéro-folliculaire, une cystocèle ou une rectocèle. Les antécédents ne sont pas de nature à exposer à prendre un prolapsus utérin pour une inversion. Celle-ci, on le sait, est presque toujours consécutive à l'accouchement et se produit assez rapidement, soit par les efforts nécessités pour l'expulsion du fœtus, soit par le fait de l'extraction du placenta. Elle se produit aussi par les altérations du tissu sous l'influence de corps fibreux et de polypes qui amènent l'invagination de l'utérus. Tandis que dans le renversement la tumeur, lorsqu'elle est sortie de la vulve, offre une surface tomenteuse et non ridée, dans la chute de la matrice la surface présente les rides et les plis du vagin. Dans le renversement incomplet, les culs-de-sac vaginaux sont conservés. Mais, incomplet ou complet, le renversement a un signe négatif d'une grande valeur : l'absence d'une ouverture au sommet de la tumeur. Intra ou extravaginale, la tumeur présente toujours l'orifice utérin à son sommet, que l'abaissement soit simple ou dépendant d'une hypertrophie longitudinale du col.

(1) *Traité pratique des maladies de l'utérus*, p. 833. In-8°, 1872.

Les polypes utéro-folliculaires, les myômes pédiculés ont une consistance en général plus grande et ils se distinguent encore de la tumeur due à l'abaissement de la matrice par deux caractères particuliers. Le toucher ou, à son défaut, l'hystéromètre reconnaît l'anneau circulaire dont l'ouverture du col étreint la portion pédiculée de la tumeur fibreuse. Le sommet de celle-ci ne présente pas l'ouverture béante ou oblitérée que le museau de tanche montre dans l'abaissement de la matrice. Il ne faudrait pas se fier à l'existence d'une ouverture au sommet de la tumeur pour diagnostiquer avec une certitude absolue un prolapsus utérin. Certains polypes fibreux présentent inférieurement une fente qui simule l'orifice utérin et qui conduit dans une cavité. Dans une observation rapportée par Huguier (1), Velpeau fut induit en erreur par l'existence d'un orifice circonscrit par deux lèvres, crut avoir affaire au museau du tanche modifié dans sa forme et prit pour l'utérus une tumeur fibreuse creuse, renfermant des concrétions calcaires et unie à la lèvre postérieure du col par de simples adhérences celluleuses. Une erreur semblable sera évitée par l'emploi de l'hystéromètre qui arrivera à circonscrire la base de la tumeur fibreuse, à rencontrer l'orifice du col et à pénétrer dans la cavité de la matrice.

La recherche du col utérin, le cathéterisme vésical et le toucher rectal permettront de distinguer facilement les tumeurs formées aux dépens du vagin et du rectum des chutes de l'utérus. Nous aurons à revenir sur le diagnostic différentiel de cette lésion à propos de l'hypertrophie longitudinale du col. Disons seulement que si dans l'allongement hypertrophique de la portion sus-vaginale du col les caractères extérieurs de la tumeur sont semblables, on peut constater que celle-ci se continue à travers le pédicule avec le corps de l'utérus situé dans la cavité pelvienne et, au moyen de l'hystéromètre, se rendre compte de l'augmentation de longueur de la cavité utérine. La facilité de la réduction, alors que la tumeur ne rentre plus spontanément depuis longtemps, distingue encore la chute de l'allongement hypertrophique de l'utérus. Dans l'hypertrophie de la portion sous-vaginale du col, qui peut être assez considérable pour entraîner l'utérus et constituer une forme de prolapsus, la forme du museau de tanche, le renversement à peine sensible du vagin, la longueur de ses culs-de-sac, l'impossibilité de la réduction, la continuité de la tumeur avec l'utérus, la présence du corps de ce dernier à son niveau ordinaire, empêcheront une confusion avec un abaissement de la matrice.

Bien que nous considérions dans ce livre les maladies utérines en de-

(1) *De l'hystérotomie*, p. 172. In-8°, 1865.

hors de la gestation et de la parturition, il convient de dire quelques mots au sujet d'une complication, la grossesse, assez souvent observée dans le prolapsus de l'utérus. Le léger abaissement qu'éprouve cet organe dans les premiers mois de la grossesse est une cause prédisposante qui reste d'ordinaire sans effet sensible, si d'autres causes, comme la laxité des attaches du vagin, les déchirures du périnée, la pression de tumeurs abdominales, les différents traumatismes, n'entrent en jeu pour exagérer avec lenteur un abaissement préexistant peut-être à la conception, ou pour produire le prolapsus d'une manière brusque. Dans le plus grand nombre des cas, la chute est incomplète; dans d'autres, elle est complète. L'avortement se produit d'ordinaire, si la réduction n'a pu se faire du quatrième au sixième mois. Dans quelques circonstances la grossesse a pu arriver à terme et l'accouchement se faire facilement. Le prolapsus utérin peut survenir pendant le travail chez les femmes dont le bassin est ample et le périnée relâché ainsi que la vulve. « Dans la plupart des cas, rapporte M. Jacquemier (1), l'utérus seul se suffirait pour se débarrasser du produit de la conception. Harvey cite l'observation d'une femme dont la matrice était pendante, ce qui n'empêcha pas l'accouchement de se faire sans secours, mais la femme mourut des suites de couches. Dans un cas semblable, Portal dilata l'orifice de la matrice avec les doigts et retira une fille vivante, et la mère se rétablit. Fabricius s'est conduit de même avec succès dans un cas de prolapsus complet. Il existe plusieurs autres observations semblables plus récentes; Deventer a vu la tête et le cou du fœtus, enveloppés de la matrice, sortir en entier hors du bassin. Dans les observations de Duchemin et Pietsch, l'expulsion n'a eu lieu qu'à la faveur de déchirures survenues au col, après un travail de plusieurs jours. La femme observée par Bausel n'était qu'au cinquième mois de la grossesse; elle souffrit pendant sept jours pour n'avoir pas permis le débridement du col. Dans les observations de Jalouset, Marrigues, Boislard et Py, les incisions pratiquées sur le col semblent suffisamment justifiées. » En parlant du traitement de l'abaissement de l'utérus dans l'état de vacuité, nous signalerons les indications que présente le prolapsus lorsqu'il vient à compliquer la grossesse et l'accouchement.

Les expériences intéressantes de MM. Bastien et Legendre (2) faites sur le cadavre donnent approximativement la mesure de la force nécessaire pour produire l'abaissement et la chute de l'utérus. Certains rap-

(1) *Manuel des accouchements*, t. II, p. 191. 1846.

(2) *Bulletins de la Société de chirurgie*, 1858-59, et Legendre, *De la chute de l'utérus*, p. 89 et suiv.

prochements existent entre les résultats expérimentaux et les faits pathologiques et aident à mieux comprendre le mécanisme de la lésion. Ces résultats sont analogues et non identiques ; les différences s'expliquent suffisamment par les conditions mêmes des causes agissantes, les moyens mécaniques qui amènent un changement rapide de situation dans les rapports des organes sur le cadavre ne pouvant être complétement assimilés aux forces lentes qui produisent le même déplacement chez le vivant. La force nécessaire pour abaisser l'utérus à la vulve est de 15 à 25 kilogrammes. « Et comme, dit Legendre (1), nous voyons un seul aide produire le même résultat pour une opération que celui que nous avons observé sur le cadavre, nous pensons qu'il faut employer une force égale pour pratiquer l'abaissement de l'utérus dans les deux cas. » Il faut une traction de 50 kilogrammes pour déterminer la sortie de l'utérus hors de la vulve. En agissant lentement, on obtient les mêmes résultats avec moins de force, 30 ou même 15 kilogrammes, suivant la durée plus ou mois longue de l'application, pour obtenir la chute de l'utérus à 2 centimètres de la vulve. En agissant successivement avec une force de plus en plus grande et pendant un temps assez long, on produit avec des poids faibles les mêmes déplacements de l'utérus. L'évolution du prolapsus utérin sur le cadavre ne diffère guère de celle de la même lésion sur le vivant. « Lorsqu'on suit, rapporte Legendre (2), les différents degrés de cette affection, on voit se passer les mêmes phénomènes que ceux que nous avons produits sur le cadavre: ainsi pour le renversement du vagin, similitude parfaite dans le prolapsus incomplet ; du côté de la vessie, de l'urèthre, même déviation des organes à mesure que le prolapsus devient plus considérable ; pour la tension des ligaments, pour leur élasticité, même résultat dans les deux états. »

Nous ne nous engagerons pas dans la discussion des théories sur le mécanisme de la formation de la chute de l'utérus. Comme les théories en général, elles ont sans doute une part de vérité et une part d'erreur. Les forces qui produisent les différents degrés de l'abaissement n'agissent pas toutes dans la même direction, à tous les moments de la migration de l'utérus. La pression mécanique des tumeurs ou des viscères de l'abdomen poussent l'utérus de haut en bas ; lorsque les moyens de suspension ont cédé, l'organe est entraîné de plus en plus par le vagin et la vessie, auxquels il est attaché, et, lorsqu'il sort de la vulve, son propre poids vient s'ajouter à ces tractions pour compléter le prolapsus. Dans les cas où la formation de la cystocèle a précédé l'abaissement de

(1) *Loc. cit.*, p. 114.
(2) *Loc. cit.*, p. 124.

la matrice, on peut croire, avec Froriep, que cette dernière lésion a été la conséquence de la cystocèle qui, en refoulant peu à peu la paroi antérieure du vagin et en l'entraînant en bas, a agi consécutivement, par son intermédiaire, sur le col de l'utérus et déterminé la migration de celui-ci. Quoi qu'il en soit, ce mode de production du prolapsus n'est pas constant lorsque la chute du vagin accompagne la chute de la vessie, car, dans quelques cas, la cystocèle reste simple, c'est-à-dire sans chute de l'utérus. Nous aurons à revenir sur les opinions émises au sujet de l'abaissement de la matrice en parlant de l'allongement hypertrophique du col.

ARTICLE II.

HYPERTROPHIE SUS-VAGINALE DU COL.

Les hypertrophies du col en intéressent toute l'étendue ou un segment. Deux variétés importantes sont : 1° l'allongement hypertrophique de la portion sus-vaginale du col simulant la chute de l'utérus : 2° l'hypertrophie longitudinale de la portion intra-vaginale du col comprenant l'hypertrophie congénitale et l'hypertrophie acquise. L'allongement de la portion sus-vaginale du col avait été reconnu par Levret (1), ainsi qu'il résulte des lignes suivantes : « Cette maladie est un renversement total du vagin, avec un *allongement considérable du col propre de la matrice*, sans que le corps de cet organe y ait presque part... Une sonde introduite par cette ouverture a pénétré jusqu'à 6 pouces de profondeur, et a pu même parvenir à toucher le fond... Ces tumeurs diffèrent de la descente complète de la matrice sans renversement en ce que, quoique l'*os tincæ* soit réellement à la partie déclive de la tumeur, si on introduit une sonde par son ouverture, elle ne va guère au-delà de 2 pouces de profondeur, tandis que dans notre cas on a vu qu'elle va de 6 à 8, quelquefois plus. » Levret a donc, ainsi que le remarque M. Dupuy (2), appliqué le cathétérisme utérin au diagnostic différentiel de l'hypertrophie du col et de la descente complète de la matrice. C'est aux remarquables travaux d'Huguier (3) que la science et la pratique doivent d'avoir vu cesser la confusion qui régnait entre les prolapsus de l'utérus et l'hypertrophie sus-vaginale du col. Son mémoire établit les

(1) *Mémoire sur un allongement considérable qui survient quelquefois au col de la matrice*, in *Journ. de médec., de chir. et de pharm.*, par A. Roux, t. XL, p. 352. 1773.

(2) *De l'élongation hypertrophique de la portion vaginale du col de l'utérus*, in *Progrès médical*, n° 42, 1875.

(3) *Mémoire sur les allongements hypertrophiques du col de l'utérus*. In-4°, Paris, 1860. — *Bulletin de l'Académie des sciences*, 1858-59, t. XXIV.

signes physiques, le diagnostic différentiel de cette hypertrophie et les règles du procédé opératoire de la résection du col altéré dans sa structure. Huguier ne s'est pas défendu de quelques exagérations, en niant que l'élongation pût exister à titre de malformation congénitale, en ne tenant pas compte des faits où l'abaissement coïncide avec l'élongation dont elle est la conséquence dans ces cas, et, ainsi que l'observe Goupil, il a laissé dans l'ombre quelques-uns des côtés de la question, notamment l'étiologie de cette altération de nutrition.

L'allongement ne porte pas toujours sur la seule portion sus-vaginale ; le col dans sa totalité et même le segment inférieur du corps de l'utérus peuvent contribuer à la formation de la tumeur. Celle-ci, lorsqu'elle est hors de la vulve, se présente comme un ovoïde dont la face postérieure répond au périnée. La face antérieure montre, au-dessus de son bord inférieur, l'orifice utérin dont les lèvres sont effacées ou renversées au dehors par suite du travail hypertrophique et des tractions du vagin. L'hystéromètre, manié avec prudence, en pénétrant à une profondeur variant de 9 à 14 centimètres, permet d'apprécier le diamètre vertical de la cavité utérine. Le fond de l'utérus est le plus ordinairement à son niveau normal, tout au plus à 1 ou 2 centimètres au-dessous. Le doigt, introduit très-haut dans le rectum, reconnaît également le corps de la matrice. Dans les cas où l'abaissement est joint à l'élongation du col, soit qu'il ait été brusquement produit par un effort quelconque, soit qu'il ait été déterminé par des causes plus lentes, telles que l'action continue de travaux pénibles ou de la station debout longtemps prolongée, le fond de l'utérus n'est plus situé qu'à 2 ou 3 centimètres au-dessus de l'orifice vulvaire. Les données fournies par l'exploration sont confirmées par l'anatomie pathologique qui constate l'hypertrophie de la portion sus-vaginale du col.

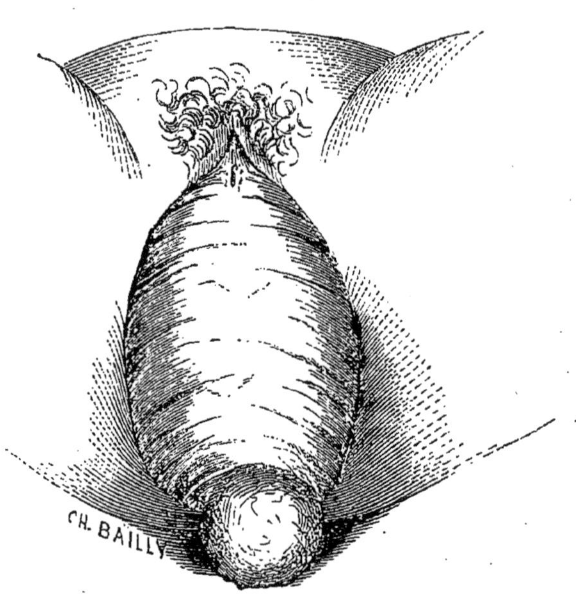

Fig. 23.

Chez une négresse d'une cinquantaine d'années dont les antécédents morbides n'étaient pas connus, l'autopsie montrait un remarquable exemple de ce genre d'hypertrophie. La tumeur, grosse comme une tête de fœtus, ulcérée en deux points, sortait de l'orifice vulvaire et ne pouvait être réduite. L'utérus était à sa place ; la forme en était conservée, bien qu'un peu amplifiée ; les parois avaient subi un léger degré d'hypertrophie et la cavité contenait un petit corps fibreux de la grosseur d'une aveline. La tumeur était due à l'hypertrophie de la portion sus-vaginale du col. La portion intravaginale s'était effacée et fondue dans la forme globuleuse de la tumeur. Celle-ci avait laissé indépendante la partie supérieure de la portion cervicale sus-vaginale, partie qui s'était seulement allongée comme le pédoncule d'un énorme fruit.

La tumeur, pour arriver à la vulve, entraîne avec elle le vagin dont elle se fait une enveloppe. Il y a donc chute du vagin, mais non dans sa totalité, car en explorant avec le doigt on sent tout autour de la tumeur, entre elle et la vulve, une rainure qui se déplace et s'efface, lorsqu'en refoulant la tumeur on rétablit le conduit vaginal dans sa condition première. Dans les hypertrophies très-prononcées, les deux culs-de-sac, rectal et vésical, peuvent arriver à affleurer le périnée ; ordinairement le cul-de-sac postérieur ou rectal tend à descendre plus bas que l'antérieur. Froriep et Cruveilhier n'ont-ils pas attribué trop d'importance, dans cette hypertrophie, à une cause mécanique, la traction du vagin, en rapportant l'élongation à l'existence d'une cystocèle vaginale antécédente ? Les cas où l'allongement du col semble être le résultat de la chute du vagin compliquée ou non de rectocèle sont rares à observer. « On comprend facilement, dit Goupil (1), que la cystocèle doive amener peu à peu l'abaissement de l'utérus et son allongement, en tenant compte non-seulement de l'adhérence du bas-fond de la vessie au niveau du col, mais aussi du phénomène que l'on observe quand on pratique la résection de la partie exubérante du col d'après le procédé opératoire indiqué par M. Huguier, souvent au moment où l'on achève la section du col, on voit l'utérus échapper à l'opérateur et remonter spontanément dans le bassin. » Le plus souvent on ne peut attribuer à cet étirement du col son allongement hypertrophique qui préexiste à l'abaissement et à la cystocèle.

La dualité en vertu de laquelle le col et le corps de l'utérus offrent, malgré leur union, une différence marquée dans leur développement, leurs fonctions et leurs maladies, cette dualité peut expliquer que le col

(1) *Loc. cit.*, p. 679.

s'hypertrophie indépendamment du corps, mais la cause déterminante et le mécanisme de cette lésion nous échappent encore. Les accouchements difficiles et la multiparité sont des causes prédisposantes qu'on trouve souvent. Sur soixante-quatre malades observées par Huguier, soixante étaient mères, quelques-unes avaient eu jusqu'à dix et onze enfants. Mais, ainsi que le remarque Goupil, ces chiffres perdent beaucoup de leur valeur quand on considère que chez ces malades on n'a nullement déterminé le début exact de l'élongation qui pouvait exister bien avant l'époque où elle a été reconnue. Cette condition est d'autant plus probable que l'allongement hypertrophique de la portion sus-vaginale du col n'est pas toujours un obstacle à la conception. Le trouble apporté par des affections concomitantes à la rétraction de l'utérus après l'avortement ou l'accouchement est-il cause de la fréquence de cet allongement hypertrophique chez les femmes qui ont eu beaucoup d'enfants? Goupil, d'après l'analyse des observations, attribuait à la reprise prématurée de travaux pénibles après la parturition, et aux affections utérines et péri-utérines qu'elle détermine, une influence contraire au travail de rétraction de la matrice et par cela même favorable à l'altération de nutrition d'où résulte l'élongation du col. A cette hypertrophie acquise il donne le nom d'*hypertrophie congestive* ou par absence de retrait *puerpéral*. Dans un nombre plus limité de cas, l'hypertrophie est primitive et sans doute congénitale; elle précède toute conception et semble parfois avoir préexisté à l'établissement de la menstruation. L'allongement ne produit aucun trouble fonctionnel jusqu'au moment où des causes brusques ou lentes amènent l'abaissement de l'utérus, comme dans les deux observations rapportées par Goupil, concernant deux sœurs stériles, et qui permettent de rapporter l'allongement sus-vaginal du col à une disposition congénitale.

Quelle que soit la cause qui ait déterminé l'hypertrophie longitudinale, la symptomatologie reste la même. Bien que quelques observations montrent que cette lésion du col ne s'oppose pas d'une façon absolue à la conception, elle n'en doit pas moins être considérée comme une cause de stérilité; elle constitue, en effet, un obstacle aux rapports sexuels, qui deviennent nécessairement impossibles lorsque la tumeur a pris de l'extension. Celle-ci détermine un sentiment de malaise avec des tiraillements douloureux dans la région lombo-sacrée, une pesanteur au périnée avec la sensation du besoin de pousser, symptômes que la station verticale aggrave et qui, comme les suivants, appartiennent aussi bien à la chute de l'utérus qu'à l'allongement hypertrophique de la portion sus-vaginale du col. C'est la chaleur, la sensibilité, la congestion de l'utérus, augmentant aux époques cataméniales et, dans l'intervalle, pouvant se traduire par une hypersécrétion mucoso-purulente et par des hémorrhagies. Il existe, en outre, des envies fréquentes d'uriner, et, pour y satisfaire, la malade est quelquefois obligée de refouler la tumeur en haut pour redresser la courbure que l'urèthre a subie. Souvent il y a incontinence ou regorgement d'urine, d'où résultent des excoriations de la muqueuse vaginale et de celle qui recouvre la face antérieure de la tumeur. Les accidents du côté du rectum sont la constipation et la difficulté de la défécation ou bien l'incontinence des matières fécales, s'il y a déchirure ou relâchement trop grand du périnée. Ces divers troubles fonctionnels disparaissent pour la plupart par le repos au lit, par la contention de la tumeur et par sa réduction incomplète lorsque la chute de l'utérus a fini par compliquer l'élongation du col.

Ces troubles ne sont d'ailleurs pas constants et certaines malades n'ont aucun souci d'une infirmité qui ne détermine de symptômes sérieux que lorsqu'elle vient à se compliquer de quelque affection de voisinage, péritonite ou autre. D'ailleurs, ainsi que le fait observer judicieusement Goupil, il ne faut pas constamment rapporter à la tumeur les symptômes accusés, qui peuvent dépendre d'une cystite ou d'une néphrite calculeuse ou de quelque affection dont le siége est éloigné. La fréquence ordinaire des troubles apportés aux fonctions utérines et la gravité des complications du côté des organes génitaux et des organes voisins nécessitent et justifient l'intervention du chirurgien et c'est sur le diagnostic différentiel qu'elle se fonde.

La tumeur extravulvaire qui, lorsque son volume est considérable, pend entre les cuisses, présente un orifice inférieur entr'ouvert, une forme globuleuse, mais dont l'aspect varie avec les prolongements qu'envoie la vessie ou le rectum, et, suivant son degré d'ancienneté, une surface muqueuse constituée par le vagin, conservant ses caractères ou devenue sèche et rugueuse, analogue à la peau et ulcérée par places. Si l'orifice cervical distingue nettement cette tumeur de l'inversion de l'utérus, à quel autre caractère la différencier du prolapsus de cet organe? L'hystéromètre résout la difficulté. Dans la précipitation de l'utérus, il pénètre à une profondeur de 6 à 7 centimètres ; dans l'allongement hypertrophique du col, à 9, 10, 15 et même 20 centimètres. L'introduction doit en être faite avec ménagement, à cause du ramollissement que présente parfois le tissu du corps de l'utérus. Il existe une cause d'erreur signalée par M. Gosselin (1). L'hystéromètre peut ne pas

(1) *Revue clinique hebdomadaire*, in *Gaz. des hôp. de Paris*, 1869, n° 18.

arriver jusqu'au fond de l'utérus que le doigt, introduit dans le rectum, sent en un point plus élevé de quelques centimètres que celui où l'instrument s'est arrêté. Sa progression est empêchée par quelque rétrécissement ou quelque courbure de l'organe. En substituant à l'hystéromètre un stylet ou une sonde en gomme élastique, on arrive à pénétrer plus profondément. L'hystérométrie qui, seule, dans le cas d'une opération à entreprendre, peut renseigner exactement sur le volume de l'utérus, sa position, sa rectitude et ses complications, n'est pas plus exempte de dangers dans l'allongement hypertrophique du col que dans tout autre état morbide de l'utérus.

Les essais de réduction et de contention fournissent un autre élément de diagnostic. Dans la chute complète, la réduction, impossible quelquefois à l'époque des règles, est plus ou moins douloureuse et difficile dans le premier temps qui consiste à faire franchir l'anneau vulvaire à la tumeur. Nulle difficulté dans le second temps à mesure que l'utérus remonte pour reprendre sa place où il peut être maintenu par un pessaire approprié à la nature, à la gravité et aux complications de la procidence. Dans l'allongement hypertrophique, à moins que la tumeur ne soit énorme, le premier temps s'accomplit sans difficulté ; mais en repoussant le col à son niveau ordinaire, on détermine de la gêne et des tiraillements douloureux. Lorsque l'élongation est très-notable, la réduction forcée et la contention par un pessaire amènent le refoulement du corps de l'utérus de l'excavation pelvienne dans la cavité abdominale, et même l'incurvation de la matrice sur elle-même. L'impossibilité de maintenir la contention lorsqu'elle est douloureuse, les résultats illusoires qu'elle procure, sont des motifs graves qui, avec d'autres considérations. telles que l'âge peu avancé et la constitution de la malade épuisée par les souffrances et les hémorrhagies, militent quelquefois en faveur d'une opération aussi sérieuse que l'amputation conoïde de la portion sus-vaginale du col. Nous reviendrons sur les conditions de cette opération.

ARTICLE III.

HYPERTROPHIE SOUS-VAGINALE DU COL.

L'hypertrophie de la portion sous-vaginale du col de l'utérus diffère de la forme précédemment décrite par l'origine, les causes, la nature, les symptômes et le siége de la lésion. La longueur relative des deux portions du col dépend de l'insertion du vagin, laquelle se fait plus haut ou plus bas. Cette circonstance n'a qu'une importance secondaire, et l'hypertrophie est déterminée par des causes intrinsèques au col lui-même. La brièveté du vagin nous semble être une cause prédisposante, d'après les faits que nous avons observés. On comprend qu'elle expose le col pendant le coït à une sorte de traumatisme. Les hypertrophies sus-vaginale et vaginale du col, malgré des différences symptomatiques, n'en ont pas moins un point de départ commun, c'est-à-dire une lésion de nutrition. « Elles peuvent donc coexister, dit M. Dupuy (1), mais c'est là un fait assez rare, et, pour sa part, Huguier dit ne l'avoir jamais rencontré. L'observation suivante en est un exemple frappant : l'hypertrophie ayant porté également sur la portion sus-vaginale, le vagin fut entraîné dans la descente du col. Cette disposition vint compliquer singulièrement l'opération et la rendit plus dangereuse; aussi M. Alphonse Guérin dut-il pratiquer la résection du col assez bas pour ne point léser la paroi vaginale. »

Hypertrophie des portions sus et sous-vaginales du col de l'utérus; chute du vagin; ulcération de la tumeur; résection du col à l'aide de l'écraseur; guérison. (Obs. communiquée par M. Guérin à la Société de chirurgie le 15 février 1860.)

Jeune femme de vingt-trois ans, réglée entre seize et dix-sept ans; elle a eu, jusqu'ici, ses menstrues très-régulièrement. Le sang qu'elle perdait était rouge et abondant. La durée des règles, qui d'abord était de trois à cinq jours, ayant augmenté dans les dernières années jusqu'à huit et dix jours, la malade a été quelquefois effrayée de la quantité de sang qu'elle perdait.

A l'âge de dix-neuf ans, devenue grosse, elle accoucha à l'hôpital Saint-Antoine. L'accouchement se fit naturellement à terme et les douleurs ne durèrent guère plus d'une heure. C'est pourtant à une époque voisine de son accouchement que la malade rapporte le début de sa maladie, sans qu'elle puisse bien préciser, n'ayant jamais ressenti la moindre douleur dans la région.

Etat de la malade au moment de l'opération. Le museau de tanche, considérablement hypertrophié, faisait hors de la vulve, entre les petites lèvres, une saillie du volume d'une pomme d'api. Rouge dans la plus grande partie de son étendue, il était le siége d'une ulcération à fond grisâtre, dont l'étendue était à peu près celle d'une pièce d'un franc. L'hystéromètre, introduit dans le col de l'utérus, pénétrait à une profondeur de 10 à 11 centimètres, suivant la pression exercée sur le manche de l'instrument. En portant le doigt indicateur dans le vagin, on sentait distinctement une sorte de calus indiquant le point où finissait le col et où commençait le corps de l'utérus. La cavité du corps de l'utérus, ayant la direction et le volume de l'état normal, est de 3 centimètres, tandis que la longueur du col est de plus de 7 centimètres.

(1) Mémoire cité in *Progrès médical*, 1875, n° 43, p. 603.

L'opération ayant été décidée, M. Guérin s'attache à fixer l'étendue du col qu'il doit enlever et reconnaît ainsi la disposition suivante :

L'hypertrophie n'ayant pas seulement porté sur la portion sous-vaginale du col, mais aussi sur la portion sus-vaginale, le vagin relâché a suivi le col dans sa descente et le tapisse jusqu'à la distance de 3 *centimètres de son orifice extérieur*, de telle sorte qu'il eût été infailliblement coupé si la chaîne de l'écraseur eût porté au-dessus de ce point.

Opération. La malade ayant été endormie par le chloroforme, M. Guérin opère à l'aide de l'écraseur. Bien que la section eût été faite promptement en treize ou quatorze minutes, il ne s'écoule que quelques gouttes de sang. L'utérus devenu libre remonte aussitôt, et il est impossible de constater si la coupe était concave ou convexe.

Résultat. Neuf jours après l'opération, la malade dit n'avoir point souffert ; elle mange bien ; et, quoiqu'elle n'eût encore quitté son lit que pour aller au bout de la salle, on peut la considérer comme guérie. Notons, en outre, que la cavité du col n'a point disparu sous la constriction de l'écraseur, bien qu'aucune précaution n'ait été prise pour s'opposer à son oblitération.

L'hypertrophie longitudinale de la portion intravaginale du col comprend l'hypertrophie congénitale et l'hypertrophie acquise. Dans la première, le col, simulant grossièrement un pénis, ou plutôt représentant un cône dont le sommet est inférieur, affleure ou même dépasse l'anneau vulvaire. L'hypertrophie porte sur l'une ou sur l'autre lèvre, sur la lèvre antérieure de préférence ; elle peut les intéresser toutes les deux dans une mesure inégale. Il en résulte parfois des formes bizarres, des prolongements en forme de trompe ou de polypes des lèvres de l'orifice. Huguier, Bennet, Ch. West, Courty, Demarquay, ont rencontré cet allongement hypertrophique chez des vierges et chez des femmes stériles. C'est une hypertrophie congénitale, sans altération de texture sensible au toucher, sans lésion à l'orifice. L'apparition du col à l'orifice vulvaire ou la difficulté des premiers rapports sexuels portent à consulter pour cette tumeur qui est prise tout d'abord pour un prolapsus dont elle peut simuler les symptômes, surtout à l'époque des règles, lorsque son volume est notable. Alors même que l'élongation sous-vaginale affleurerait la vulve, elle serait toujours aisée à distinguer du prolapsus utérin et de l'allongement hypertrophique de la portion cervicale sus-vaginale. Le vagin, en effet, n'est pas renversé, et sa cavité existe presque comme à l'état normal ; la tumeur, au lieu d'être doublée du vagin renversé comme un sac, est libre dans sa cavité dont le doigt explore et reconnaît les culs-de-sac. Il n'y a pas de changements dans les rapports anatomiques des parties, à moins que l'élongation ne s'accompagne d'un certain degré d'abaissement de l'utérus. L'hypertrophie primitive ou congénitale est rare, le col allongé est d'ordinaire régulièrement cylindrique ou conoïde; sa consistance et ses apparences rappellent celles de l'état normal et, à moins qu'il ne soit devenu malade, il n'est le siége d'aucune altération superficielle. Cette hypertrophie, loin d'être toujours régulière, affecte quelquefois des formes bizarres qu'il est utile de connaître au point de vue du diagnostic. L'observation suivante de G. Simon (1) montre, avec l'intégrité de l'hymen, une hypertrophie des deux lèvres, qu'on aurait pu confondre avec un polype utérin.

Variété bizarre d'hypertrophie vaginale du col de l'utérus. Les lèvres antérieure et postérieure, allongées en forme d'ailes, s'insinuant à travers le vestibule vulvaire sous forme de pédicule renfermé dans l'hymen intact.

X..., femme célibataire, âgée de cinquante-six ans, est mal réglée depuis longtemps et atteinte de fleurs blanches. En l'examinant, on trouve deux corps ressemblant à des ailes de libellule et qui se présentent à travers le vestibule vulvaire.

Ces deux ailes se réunissent à l'entrée du vagin dans un mince pédicule rond qui continue son trajet dans le canal vaginal. Comme l'hymen renferme étroitement ce pédicule, il devient impossible de pousser cet examen plus loin.

En incisant l'hymen, on remarque que les corps, ressemblant à des ailes, sont réunis par une tige qui, en devenant de plus en plus grosse, se continue jusqu'au cul-de-sac vaginal et n'est autre que la portion vaginale du col de l'utérus allongée et hypertrophiée. La lèvre antérieure est plus longue que la postérieure. Avec de forts ciseaux, G. Simon incise, à 2 centimètres et demi au-dessous du cul-de-sac vaginal, la partie vaginale hypertrophiée. Cette partie incisée montre partout le tissu normal de l'utérus, de telle sorte qu'il ne peut être ici question d'un polype de la matrice.

L'hypertrophie morbide est plus fréquente que la forme congénitale; le col allongé est irrégulier, conoïde, globuleux ou renflé, et étalé à sa partie inférieure sur laquelle l'hypertrophie porte spécialement; il est dur, douloureux, congestionné et ulcéré. Cette hypertrophie acquise offre une étiologie obscure. Suivant M. Virchow, elle serait favorisée par la formation de follicules d'une grandeur anormale dans les lèvres du museau de tanche. Pour M. de Scanzoni, la compression de longue durée, la forte contusion que le col éprouve pendant l'acte de l'accouchement, ainsi que les hypérémies consécutives, ne sont pas sans influence sur le développement de la lésion. « Plus le début de l'inflammation, dit M. Courty (2), se trouve rapproché de l'époque des couches ou de l'avortement, plus l'hypertrophie sera considérable, parce que l'organe aura été saisi au moment où l'absorption régressive

(1) *Gazette hebdomadaire*, 1864. — Dupuy, *loc. cit.*, p. 662.
(2) *Loc. cit.*, p. 718.

n'avait pas encore pu produire son effet sur lui. » C'est surtout chez les multipares que l'hypertrophie acquiert son plus grand volume, que le col égale quelquefois la grosseur du poing.

Congénitale ou acquise, l'hypertrophie donne à la portion vaginale du col des formes variées et même bizarres ; une des plus singulières, c'est la forme effilée, conique, simulant un bec d'oiseau à double mandibule. Les deux lèvres du museau de tanche sont parfois également

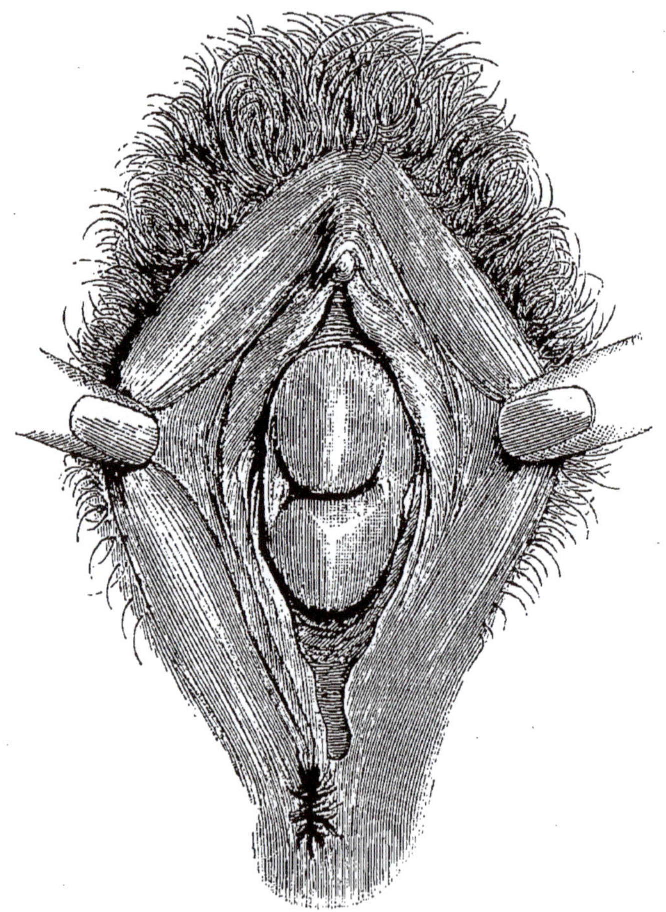

Fig. 24.

hypertrophiées et proéminentes dans leur convexité avec l'orifice utéro-vaginal au milieu, comme dans la figure ci-contre. Elles sont inégalement hypertrophiées et l'orifice, reporté sur l'une ou l'autre face, est caché par celle des deux lèvres qui est plus hypertrophiée que l'autre. « Tantôt l'hypertrophie, dit M. Courty, ayant porté davantage sur les couches externes de l'organe, semble incliner les bords de l'orifice vers la cavité du col ; tantôt, au contraire, l'hypertrophie, ayant porté davantage sur ses couches internes, détermine un retournement des deux lèvres en dehors et une sorte d'inversion de l'orifice du col qui s'étale, s'épanouit comme une fleur, laissant voir, sur la convexité du museau de tanche, la muqueuse de la cavité même du col, soit également, soit inégalement sur les deux lèvres, suivant que l'hypertrophie a porté également ou inégalement sur ces deux portions de l'organe. » L'allongement porte le plus souvent sur la lèvre antérieure, qui simule une trompe ou un groin de tapir. Dans d'autres cas, l'hyperplasie des éléments glandulaires et conjonctif de la lèvre postérieure en altère singulièrement la forme. Chez une femme de trente-huit ans qui avait eu deux accouchements et dix avortements, le toucher constatait à moins de 1 centimètre, à l'entrée du vagin, une tumeur volumineuse, dure, irrégulière, bosselée, exulcérée, formée par la lèvre postérieure du col utérin. L'ouverture du museau de tanche se retrouvait à 5 ou 6 centimètres de l'extrémité libre de la tumeur, qui était appliquée contre l'arcade pubienne et en quelque sorte moulée sur elle. Sous le titre d'« allongement hypertrophique extraordinaire de la lèvre postérieure du col utérin pendant la grossesse », M. le docteur Putégnat, de Lunéville(1), rapporte l'observation d'une femme de quarante ans, mère de deux enfants, qui présentait, sortant de 2 centimètres en dehors des lèvres vulvaires, une tumeur rougeâtre, lisse, point douloureuse, un peu aplatie d'avant en arrière, moins grosse à son extrémité vulvaire, son sommet, qu'à sa base, qui était inhérente au col de la matrice.

Ces anomalies de forme, que M. Virchow (2) a décrites sous le nom d'*hypertrophies polypiformes des lèvres du col,* ne sont pas très-rares à rencontrer. L'observation suivante, empruntée au travail de M. Dupuy, est remarquable par la forme bizarre de la tumeur et par la rétention d'urine due à la compression exercée sur l'urèthre.

Hypertrophie partielle du col de l'utérus en forme d'éperon de papillonacée, ayant amené une rétention d'urine complète par compression de l'urèthre. Résection du col pratiquée avec succès. (Obs. du docteur A. LAURENT, in *Union médicale de la Seine-Inférieure*, 1874.)

X..., âgée de trente-trois ans, couturière. Un accouchement antérieur, effectué, du reste, dans de bonnes conditions, et des marches forcées peuvent expliquer la formation de l'hypertrophie. Leucorrhée et dysménorrhée.

A la suite de secousses provenant du saut à la corde, douleurs dans le bas-ventre augmentant graduellement avec exacerbations au moment des menstrues. — Dou-

(1) *Quelques faits d'obstétricie,* p. 71. 1871.

(2) *Virchow's Archiv,* t. VII, p. 164, et *Verhandl. der Gesellsch. f. Geburtsk.*, t. II, p. 205. Berlin, 1847.

leurs en urinant et en allant à la garde-robe. M. Laurent fut appelé auprès de cette malade au moment où la rétention d'urine était complète et datait de vingt-quatre heures. Il reconnut que l'utérus était peu éloigné de l'ouverture vulvaire, le museau de tanche semblait taillé en biseau. L'ouverture du col était dépassée par une partie allongée, arrondie à son extrémité et de consistance identique à celle des autres portions de l'organe.

Le lendemain, ayant introduit un spéculum trivalve, M. Laurent constata que le col de l'utérus occupait exactement tout le fond de cet instrument; mais *une portion s'avançait en forme d'éperon de papillonacée et se projetait en avant, en dehors de l'axe du col; la base de cet éperon répondait à la lèvre antérieure et se continuait avec la lèvre postérieure; sa couleur était rosée et identique à celle des autres portions du col. Cet éperon produisait la rétention d'urine en comprimant l'uréthre*. Il suffisait, en effet, de déplacer cette pointe érectile pour produire l'émission spontanée des urines.

M. Laurent reséqua le col avec des ciseaux recourbés à angle droit en coupant seulement dans cette portion recourbée. L'écoulement sanguin fut peu considérable; l'opérateur introduisit une boulette de charpie imbibée de perchlorure de fer, bourra le vagin avec de la charpie sèche, et maintint le tout au moyen d'un bandage en T compressif. — Au moment où l'auteur publia cette observation, la cicatrisation du col était avancée et la menstruation venait de se produire dans de bonnes conditions.

Examen du fragment reséqué. Le bord postérieur du fragment, répondant à l'ouverture du col, mesurait 2 centimètres et demi de longueur; tandis que le diamètre antérieur, répondant à l'insertion vaginale, mesurait 3 centimètres et demi, la base mesurait 2 centimètres et demi de diamètre sur 1 centimètre et demi d'épaisseur. Le tissu était le tissu normal de l'utérus.

Le développement du col utérin peut dépendre, non plus de l'hypertrophie à peu près égale de ses éléments, mais de l'accroissement exagéré et prédominant d'un de ces éléments. On rencontre alors l'hypertrophie glandulaire ou l'hypertrophie vasculaire, deux formes de tumeurs du col bien plus rares que les précédentes. Dans l'hypertrophie glandulaire, le col est criblé de petites dépressions percées en entonnoir et communiquant, dans la profondeur du tissu, avec de petites cavités en cul-de-sac dues à la dilatation des glandules et remplies, la plupart, d'un mucus gélatineux. Cette hypertrophie folliculaire constitue des tumeurs inégales, à petites bosselures un peu plus fermes et moins friables que celles du cancer, auxquelles elles ressemblent; elles saignent facilement et donnent un peu de suppuration inodore. Ces tumeurs, qui peuvent être assimilées aux hypertrophies glandulaires du sein et de la parotide, peuvent, lorsqu'on les enlève de bonne heure, guérir radicalement, et elles ont dû être prises quelquefois pour du cancer dans des cas où l'ablation du col n'a pas été suivie de récidive. « Je rapprocherai de cette espèce de productions, écrit Robert (1), les tumeurs syphilitiques du col dont j'ai observé trois cas et dont le traitement spécifique peut amener la guérison. Pour la forme, elles leur ressemblent beaucoup. »

La vascularité est ordinairement développée dans les tumeurs du col; aussi l'amputation peut-elle donner lieu à une hémorrhagie abondante. Les prolongements polypiformes du museau de tanche, suivant M. Virchow, sont riches en vaisseaux artériels. Dans quelques cas, la texture de la tumeur est presque entièrement vasculaire. Dans l'ablation d'un col hypertrophié, faite à la Maison municipale de santé, la tumeur, dont la section rappelait l'apparence du tissu caverneux, s'affaissa sur elle-même, comme une éponge dont le liquide est exprimé. Il y eut une hémorrhagie en arrosoir et très-abondante que le fer rougi à blanc ne suffit pas à réprimer, et qui nécessita un tamponnement maintenu en place plusieurs jours et adapté exactement à la surface saignante au moyen d'un spéculum plein laissé à demeure à l'aide d'un bandage en T. Il est une autre forme de tumeur vasculaire, décrite par Robert, et dont une planche de ses *Conférences de clinique chirurgicale* reproduit le singulier aspect. Cette tumeur fut observée sur une femme d'une quarantaine d'années, qui succomba trois jours après son entrée à l'hôpital Beaujon. L'hypertrophie vasculaire du col représentait à peu près le chevelu des racines d'une plante; elle était constituée par des masses molles, rougeâtres, saignant facilement et donnant lieu à des hémorrhagies très-graves.

Une dernière forme, également très-rare, d'hypertrophie du col, c'est la transformation en masse d'une portion de l'organe en tissu fibreux, donnant lieu, comme les corps fibreux ordinaires, à des métrorrhagies qui nécessitent l'amputation par leur fréquence et leur abondance. Cette tumeur se distingue du cancer par sa dureté uniforme, par l'absence de bosselure et d'ulcération, dernière lésion qui se rencontre avec le ramollissement dans le cas de cancer à la période avancée où l'on est consulté pour les accidents. Les hémorrhagies, par leur répétition pendant plusieurs années, déterminent une profonde anémie. Dans une observation recueillie par M. Boucher (2), dans le service de M. Demarquay, elles duraient depuis trois ans chez une femme âgée de trente-quatre ans qui dut subir l'amputation du col utérin. La lèvre postérieure était très-dure, mais d'une dureté uniforme; elle était volumineuse, et

(1) *Conférence de clinique chirurgicale*, p. 466, 1860.

(2) *Gazette des hôpitaux*, 1865, n° 111.

l'augmentation portait plutôt sur son épaisseur que sur sa hauteur, car elle descendait dans le vagin à peine plus bas que normalement. En enfonçant le doigt explorateur, on sentait que l'altération remontait assez haut, jusqu'au fond du cul-de-sac vaginal. La lèvre antérieure avait conservé son volume et sa consistance normale.

Le col attiré au dehors, au niveau de la vulve, la lèvre antérieure est relevée et une incision est pratiquée sur chaque commissure. Ces deux incisions faites de manière à bien séparer les deux lèvres du col, le chirurgien attire davantage à lui la lèvre postérieure et, avec de longs ciseaux courbes, il la sépare du reste de l'organe par une incision horizontale rejoignant les deux premières. Cette incision doit être faite avec la plus grande attention, car en allant un peu trop loin, on pourrait pénétrer dans le cul-de-sac utéro-vaginal du péritoine. Une hémorrhagie très-légère fut aisément réprimée par un tampon de ouate enduit de perchlorure de fer. Les suites de l'opération furent très-heureuses. La tumeur enlevée représente, par sa forme, la lèvre postérieure du col; à peine est-elle plus volumineuse; sa dureté est très-grande; sa section est lisse, d'un blanc grisâtre, et la pression n'exprime aucun liquide. A l'examen microscopique fait par M. Ranvier, on aperçoit, sur une surface de section, des fibres entre-croisées, parallèles à la surface. Au milieu de ces fibres se distinguent de petits grains de même coloration que la surface de la tumeur. Çà et là se trouvent quelques ouvertures béantes de vaisseaux de petit calibre. La tumeur est formée de petits faisceaux de cellules musculaires (fibres lisses), entremêlés de tissu fibreux. On y trouve aussi des vaisseaux sanguins en assez grande abondance. La muqueuse qui entoure la tumeur est épaissie; dans certains points, son épaisseur est de 4 millimètres; sa surface est villeuse, et sur une coupe perpendiculaire on distingue au microscope des villosités, les unes en doigt de gant, les autres pyriformes, toutes revêtues d'un épithélium cylindrique stratifié. Ces caractères démontrent la nature fibreuse de la tumeur. Au lieu de former un corps isolé, l'altération avait envahi toute une portion de l'organe.

L'hypertrophie sous-vaginale du col utérin n'est pas toujours simple; elle peut se compliquer de différentes affections utérines. Elle peut coïncider avec un myôme du corps de l'utérus. Dans une observation prise à la Maison de santé par M. Launay (1), la portion de l'organe qui faisait saillie dans le vagin avait 7 centimètres pour la paroi anté-

(1) *Gazette des hôpitaux de Paris*, 1861

rieure et 9 centimètres pour la paroi postérieure ; le cathétérisme utérin indiquait une profondeur de 13 centimètres à partir de l'orifice inférieur du col, et on pouvait sentir, grâce à la facilité avec laquelle le col, en se laissant dilater, permettait au doigt de pénétrer jusqu'à l'orifice cervico-utérin, une tumeur arrondie en avant, dure, de consistance fibreuse, paraissant du volume d'une petite orange et faisant corps avec la paroi postérieure de l'utérus.

L'élongation de la portion vaginale du col s'accompagne souvent de l'abaissement de l'utérus. « Nous avons vu, dit très-bien Goupil (1), que, dans l'état normal, la station debout et la station accroupie déterminaient, grâce à la mobilité de l'utérus, un certain degré d'abaissement ; d'où il résulte que, quand il y a un allongement de la portion sous-vaginale du col, la station suffit pour amener l'extrémité du col au niveau de l'orifice vulvaire, quelquefois même pour le lui faire franchir. Une fois le col arrivé à ce niveau, il suffit des moindres efforts, s'ils sont souvent répétés, tels que les secousses de la toux et les efforts de défécation, lorsque la femme est atteinte de bronchite, ou de dysenterie, ou d'un seul effort, mais alors assez violent, pour produire un abaissement du corps lui-même de l'utérus et augmenter ainsi la saillie extérieure du col. » Cet allongement du col, compliqué même d'un certain degré d'abaissement, n'est pas un obstacle absolu à la fécondation, ainsi que le prouvent des observations où une ou deux grossesses se sont produites en dépit de cette hypertrophie. Alors même que le col dépasse la vulve, le coït n'est pas impossible. Dans l'acte sexuel, le pénis passe en arrière du col ou le refoule devant lui. « Etant donnée une élongation hypertrophique, dit M. Dupuy (2), toute action exercée latéralement sur le col aura pour effet de faire basculer le corps de l'utérus en sens inverse, si toutefois les ligaments suspenseurs ont un certain degré de laxité. Pour peu que cette action soit continue ou qu'elle se répète souvent, elle pourra donner lieu à une déviation utérine. » Les anté et rétroversions se rencontrent, en effet, dans un certain nombre d'allongements sous-vaginaux du col. Conséquence de l'élongation, la déviation guérit rapidement par l'amputation du col, comme dans l'observation suivante, rapportée par M. Dupuy :

Allongement hypertrophique du col de l'utérus, accompagné de rétroversion chez une jeune femme de vingt et un ans. — Section du col avec l'écraseur linéaire. — Guérison rapide. (Obs. de Demarquay.)

La nommée T... (Marie), âgée de vingt et un ans, entre, le 21 janvier, dans le

(1) *Loc. cit.*, p. 634.

(2) Mémoire cité in *Progrès médical*, n° 48, p. 695. 1875.

service de M. Demarquay, pour y être soignée d'une maladie de l'utérus. Cette jeune femme a été bien portante jusqu'à l'âge de seize ans. Depuis cette époque, elle a des pertes blanches abondantes et sa santé s'est graduellement altérée. A son entrée à l'hôpital, elle est très-faible : elle a de la dyspepsie, de la gastralgie, un bruit de souffle anémique très-intense. Les membres sont grêles, la peau est décolorée et la face présente cette teinte jaunâtre caractéristique de l'anémie prononcée.

Les règles reviennent tous les mois avec une très-grande abondance ; elles s'accompagnent de malaise, de douleurs dans le ventre et dans les reins, et laissent la malade dans une grande faiblesse. A l'examen des parties génitales, on trouve un col qui arrive jusqu'au niveau de la vulve, et qui sort à travers les grandes lèvres pendant les efforts. Le vagin est peu renversé, en sorte qu'au premier abord on pourrait prendre cette lésion pour un abaissement simple de la matrice. Mais il est facile de voir, en introduisant l'hystéromètre dans la cavité utérine, que le col est même fortement allongé. L'organe tout entier mesure, en effet, 10 centimètres, au lieu de 6 ou 7, sa longueur normale. On sent facilement par le toucher, en arrière du col, une tumeur qui disparaît immédiatement par la manœuvre du redressement, et qui n'est autre chose que le fond de l'utérus.

25 *janvier*. M. Demarquay pratique la *section du col*. — Après avoir endormi la malade avec le chloroforme, il saisit le col de l'utérus avec des pinces à griffes ; il l'attire hors de la vulve et le serre avec l'écraseur : la section se fait avec une grande facilité. L'opération n'a pas duré plus de cinq minutes. La portion du col enlevée présente une longueur de 4 centimètres. Sa structure n'offre rien de spécial à noter. Il n'y a ni érosion, ni ulcération à la surface de la muqueuse.

Les suites de l'opération sont très-simples : écoulement de quelques gouttes de sang dans la journée. Comme prescription : repos au lit et injection froide. — Le lendemain, il y a à peine un peu de fièvre. Le troisième jour et les jours qui suivent, écoulement sanguin abondant qui n'est autre chose que l'hémorrhagie menstruelle avancée de quelques jours. Le seul accident à noter dans le cours de l'opération est une perte légère, survenue quinze jours après l'opération.

La malade est soumise à un traitement tonique : fer, vin de quinquina, alimentation réparatrice. Un mois après l'opération, la plaie du col est cicatrisée. La rétroversion a disparu et la malade sort de l'hôpital, ne conservant qu'un peu de faiblesse.

Les déviations de la matrice, outre les accidents de compression sur les organes voisins, peuvent occasionner des troubles nerveux singuliers. Dans un fait de la pratique de M. Ricord, relaté par M. Dupuy, et où l'élongation du col était compliquée d'antéversion, le museau de tanche ne comprimait le rectum que faiblement d'ordinaire, sans déterminer de trouble intestinal. Lorsque la compression augmentait (à la suite d'un effort, de la marche prolongée ou d'une fatigue quelconque), la malade, qui était hystérique, tombait dans le collapsus avec résolution musculaire complète. Il suffisait, pour faire cesser ces symptômes, d'amener en avant avec le doigt le col de l'utérus. M. Ricord appliqua un appareil imaginé par lui, lequel avait pour effet de maintenir en avant le museau de tanche et de l'empêcher de comprimer le rectum. Les accidents nerveux cessèrent; il y eut plus tard une guérison complète par l'amputation du col.

L'innocuité de l'hypertrophie sous-vaginale du col est remarquable dans les premières périodes. « Les troubles fonctionnels que détermine cette affection à son début, dit Huguier (1), sont très-peu importants; quelquefois il n'en existe pas du tout, et si la femme sait qu'elle n'est pas dans un état naturel, c'est parce que, ayant porté par hasard les doigts dans les organes sexuels, elle y a senti un corps dur qui n'existait pas autrefois. » De la gêne ou de la douleur dans les rapports sexuels qui peuvent être suivis d'un très-léger écoulement sanguin, quelquefois la sensation d'un corps dur remontant dans le ventre, lorsque la femme s'assoit brusquement, des douleurs de reins, des envies plus fréquentes d'uriner, tels sont les symptômes généralement accusés et qui s'accentuent davantage et se compliquent d'écoulements sanguins ou leucorrhéiques et d'une gêne augmentée par certains mouvements et par la station debout, lorsque à l'allongement du col s'ajoute un abaissement assez prononcé de l'utérus. Les femmes affectées d'élongation du col seraient, d'après Goupil (2), singulièrement prédisposées aux pelvi-péritonites et aux affections péri-utérines. S'il est des hypertrophies qui, comme certaines élongations congénitales, sont de simples difformités sans importance, s'il en est d'autres, liées à la cystocèle ou produites par elle, qu'il est possible de pallier par des moyens contentifs, le plus souvent l'allongement hypertrophique, surtout s'il se complique d'un abaissement notable, réclame l'intervention du chirurgien par la gêne ou par les accidents qu'il occasionne.

ARTICLE IV.

DES INDICATIONS THÉRAPEUTIQUES DES HYPERTROPHIES ET DE L'ABAISSEMENT DE L'UTÉRUS.

En décrivant les différentes hypertrophies qui atteignent le col de l'utérus, nous avons indiqué, en passant, qu'un traitement chirurgical pouvait seul amener une guérison radicale. Il est inutile d'insister sur l'impuissance des médications internes et des topiques contre les allon-

(1) *Loc. cit.*, p. 11.
(2) *Loc. cit.*, p. 639.

gements hypertrophiques et les hypertrophies sous-vaginales congénitales ou acquises. La cautérisation, même au fer rouge, est inutile, comme le disait Huguier, parce que son action résolutive est nulle et son action destructive tout à fait insuffisante. Elle mortifie tout au plus une épaisseur de 3 à 4 millimètres de tissu. Pour en retirer quelque avantage, il faudrait y revenir pendant un temps indéterminé avec une fréquence préjudiciable par les inflammations péri-utérines auxquelles elle exposerait. Les hypertrophies du col restent donc des infirmités que l'emploi combiné du repos et des divers bandages vulvaires peut seul faire supporter. Le choix n'existe qu'entre deux alternatives rationnelles : le traitement palliatif ou le traitement curatif par l'amputation du col. Les motifs qui décident le chirurgien diffèrent, selon que l'hypertrophie intéresse la portion sus-vaginale ou la portion sous-vaginale du col, et l'opération diffère aussi dans les deux cas.

L'amputation conoïde du col dans l'allongement hypertrophique, malgré les avantages qu'elle présente et les succès qu'elle a donnés à Huguier, n'a été acceptée qu'avec une très-grande réserve. Les graves accidents observés dans quelques cas peuvent se rencontrer aussi, il ne faut pas l'oublier, à la suite d'opérations, même légères, pratiquées sur le col utérin. L'amputation est contre-indiquée, lorsque l'hypertrophie sus-vaginale se complique de précipitation de l'utérus, de déchirure du périnée, lorsque les parties molles qui forment le plancher du bassin sont considérablement relâchées, lorsque enfin la malade est arrivée à une période avancée de la vie. Contre leur infirmité, les femmes essayent de différents pessaires dont les moins mauvais sont ceux qui ne font que maintenir en place la tumeur. L'infidélité et les inconvénients de ce traitement palliatif lui ont fait substituer différentes opérations qui, en obturant ou en rétrécissant la vulve et le vagin, devaient exercer sur la tumeur réduite une contention naturelle et permanente. L'épisioraphie, l'élytroraphie inférieure et même l'élytro-épisioraphie ou l'affrontement et la suture, après l'avivement, de la vulve et de la partie inférieure du vagin, ces diverses opérations ne réalisent que très-incomplétement le résultat qu'on leur demande.

Elles ne peuvent être indifféremment appliquées à tous les cas. Si la femme est jeune, dans la période active de la vie sexuelle, elles ont l'inconvénient, en créant une barrière à la hernie utérine, de rendre impossibles les rapports conjugaux. Si l'allongement est si considérable qu'on ne puisse réduire la tumeur ou la maintenir réduite qu'à la condition de remonter l'utérus dans l'excavation pelvienne, en produisant des tiraillements douloureux et en incurvant l'organe sur son axe, ces opérations ne peuvent être tentées. Lors même que, sans être aussi considérable, l'allongement atteint 5 à 6 centimètres, il faudrait, pour que l'obturation restât permanente, exciser préalablement à la suture une partie du col, ce qui ajouterait aux inconvénients de l'amputation ceux qui peuvent résulter de l'avivement de la vulve et du vagin. Ces procédés opératoires ont les mêmes inconvénients que les pessaires, et l'obstacle qu'ils créent ne résiste ni toujours ni suffisamment à la pression lente et continue de la tumeur qui transmet en outre les pressions que les viscères lui impriment. A. Richard (1), qui préférait à l'amputation d'Huguier les opérations qui rétrécissent la vulve, en signalait les inconvénients consécutifs. « Sauf un cas, dit-il, je n'ai jamais appliqué aux chutes utérines d'autre méthode que le rétrécissement de la vulve ou, comme on dit, la méthode périnéale, très-communément mise en usage et depuis longtemps en Allemagne et en Angleterre. Les principes de la méthode des chirurgiens américains pour les fistules du vagin nous donnent une garantie certaine de succès, et j'ai toujours réussi dans les opérations, au nombre de dix-huit, que j'ai pratiquées à Cochin et à Beaujon. Dans un quart des cas, il est vrai, il m'a fallu recommencer au bout de quelques mois, le pont autoplastique ayant partiellement cédé à la propulsion des viscères. »

L'amputation conoïde reste le seul moyen de guérison radicale d'une lésion qui rend l'existence pénible, si elle ne la compromet pas. Après l'opération, la femme, si elle est jeune encore, peut recouvrer avec la santé, sinon la fécondité, du moins les aptitudes sexuelles. Le volume de la tumeur doit préoccuper le chirurgien moins que les accidents qu'elle cause. Ainsi les fonctions rectales et vésicales peuvent être très-sérieusement troublées, lorsque l'allongement du col, sans être très-considérable, se complique de rétroversion ou d'antéversion. N'est-on pas autorisé à entreprendre une opération, sérieuse sans doute, mais dont il ne faut pas exagérer la gravité, lorsque les femmes dont l'âge n'est pas avancé, après avoir inutilement essayé de diverses espèces de pessaires et de bandages, ne peuvent ni marcher ni se tenir debout sans souffrance et sans accidents, ont des incontinences d'urine qui exulcèrent leur tumeur et des métrorrhagies qui minent leur constitution ?

Le chirurgien n'a pas à enlever seulement la portion sous-vaginale du col, mais une partie considérable de la portion sus-vaginale qui est le siége principal de l'hypertrophie et qui s'étend entre les insertions du vagin et le corps de l'organe. Il doit détacher de la tumeur un cône

(1) *Pratique journalière de la chirurgie*, p. 341. In-8°. 1868.

plein à base inférieure laissant une plaie sous la forme d'un cône creux dont le sommet est plus ou moins près de la cavité du corps de l'utérus. Si la tumeur n'est pas complétement enlevée, du moins l'organe se trouve allégé, suivant l'expression d'Huguier. La nécessité de sculpter en quelque sorte ce cône dans le tissu morbide démontre l'insuffisance de l'écraseur linéaire. En effet, il ne saurait être appliqué que consécutivement aux incisions nécessaires pour isoler le col des parties qui l'entourent, et il ne peut jamais donner une forme conique à la section qu'il opère. Tout au plus pourrait-il servir dans quelques circonstances pour terminer l'ablation, si le col était très-volumineux ou très vasculaire.

L'opération comprend deux temps et offre deux écueils à éviter. On doit amputer le col presque sur place, sans faire éprouver de tiraillements à l'utérus et à ses ligaments. Le danger auquel expose l'incision dans le premier temps, c'est la lésion du péritoine, qui descend en arrière quelquefois extrêmement bas et n'est séparé de l'instrument tranchant que par l'épaisseur du vagin. L'indicateur de la main gauche introduit dans le rectum, en poussant la paroi antérieure de l'intestin, indique la limite du repli recto-vaginal du péritoine. Le chirurgien pratique alors son incision dans l'insertion même du vagin sur le col, tandis qu'un aide porte en haut et en avant la tumeur accrochée inférieurement par des pinces de Museux. Le bistouri s'éloigne de plus en plus du péritoine en faisant des sections dirigées toutes en haut et en avant, vers l'axe de la cavité utérine, sections obliques pratiquées en plein dans le tissu utérin hypertrophié.

L'écueil du second temps est la lésion de la vessie. Une sonde introduite dans cet organe est confiée à un aide qui la dirige vers la partie inférieure du cul-de-sac vésical, de façon à faire saillir constamment cette partie. La lèvre antérieure du museau de tanche est abaissée au moyen de pinces de Museux. Une incision semi-lunaire à convexité supérieure, pratiquée à 1 centimètre environ de la saillie formée par la sonde, embrasse la partie antérieure du col et va rejoindre par ses extrémités celles de l'incision postérieure. Lorsqu'on est arrivé par de petites incisions au-dessous de la vessie, on ôte la sonde et, à l'aide d'une dissection attentive, on sépare la vessie de la partie antérieure du col, dans une étendue de 2 à 4 centimètres au milieu et seulement de 40 à 50 millimètres sur les côtés, de crainte d'intéresser les uretères. Cela fait, on dirige l'incision obliquement en haut et en arrière, vers l'axe de la cavité utérine.

Cette section conoïde est accompagnée et suivie d'hémorrhagie. Les artères qui donnent doivent être liées au fur et à mesure qu'elles sont coupées. A cause de la densité et de la friabilité du tissu utérin qui s'opposent à ce que les ligatures tiennent solidement, Huguier a inventé les épingles-ténaculums laissées à demeure. Ce sont de fortes épingles recourbées en hameçon et dont la tête est munie d'un fil. Une ligature est jetée et serrée sur les parties prises par l'épingle, dont la pointe est coupée au-dessous du nœud ; ces ligatures tombent du troisième au cinquième jour. Les hémorrhagies consécutives peuvent être prévenues ou réprimées, soit au moyen de boulettes de charpie imbibées de perchlorure de fer, soit à l'aide du tamponnement.

S'il n'est pas nécessaire de recourir au tamponnement, après avoir réduit l'utérus et le vagin, on maintient l'utérus au moyen d'une grosse mèche glycérinée introduite dans la cavité vaginale et l'on complète le pansement avec de la charpie, des compresses et un bandage en T. L'appareil est enlevé du deuxième au troisième jour, et le vagin lavé, avant la réapplication du pansement, avec une solution tiède de permanganate de potasse. La cicatrisation est ordinairement achevée vers le vingtième jour. Dans les premiers mois qui suivent l'opération, l'utérus diminue de longueur et de volume ; retrait consécutif dû au dégorgement et à la suppuration par la plaie, ainsi qu'à la rétraction du tissu cicatriciel. La guérison est alors radicale, et si, dans quelques cas exceptionnels, le prolapsus s'est reproduit à un certain degré, ce n'est pas à une récidive de la lésion, mais à une procidence de l'utérus par suite du relâchement des parties, qu'il faut l'attribuer. Lorsque l'allongement hypertrophique est compliqué de cystocèle et de rectocèle volumineuses, il peut être nécessaire de les opérer isolément, mais seulement lorsque la cicatrisation de l'amputation du col est tout à fait complète. Dans d'autres cas, la cystocèle et la rectocèle sont si peu graves, que les malades préfèrent les garder que d'entendre parler de l'opération.

Dans l'allongement hypertrophique de la portion sous-vaginale du col, l'opération est plus simple et moins grave que la précédente. Aussi est-elle plus volontiers pratiquée, que l'élongation soit congénitale ou acquise, qu'il s'agisse d'enlever une tumeur choquante, cause de stérilité ou d'obstacle aux rapports sexuels, ou qu'il soit urgent de faire cesser les douleurs et les hémorrhagies qui épuisent les malades. Dans les allongements anciens, dont l'étendue est de 5 à 7 centimètres, l'amputation du col, ainsi que l'indique Huguier, est le seul traitement rationnel et radical. Il nous semble que c'est encore moins l'étendue de l'hypertrophie que les accidents qu'elle occasionne qui doivent décider

un tampon imbibé d'une solution de perchlorure de fer et de pratiquer le tamponnement du vagin. Dans les cas où l'hémorrhagie serait abondante, on pourrait maintenir encore plus directement et plus exactement le tamponnement au moyen d'un spéculum plein laissé à demeure.

En résumé, l'amputation dans l'allongement hypertrophique de la portion sous-vaginale du col est une opération sans grandes difficultés, radicale et peu grave. Son importance est grande, car non-seulement elle tarit les hémorrhagies qui épuisent les malades, mais elle enlève les douleurs qui s'irradient vers les régions sacrées, lombaire et inguinale, et met fin à l'état névropathique qui accompagne ces symptômes; et, en emportant l'obstacle qui gêne le coït, le rend douloureux ou même impraticable, elle fait cesser la stérilité, ainsi que le démontre l'exemple de femmes devenues fécondes peu de temps après la résection du col hypertrophié.

Les indications du traitement de l'abaissement et de la chute de l'utérus sont de supprimer ou d'atténuer les troubles fonctionnels et la gêne mécanique qu'ils déterminent. Les moyens mécaniques, malgré leur variété, ne réalisent qu'imparfaitement les conditions de ce traitement palliatif. On comprend aisément que les ceintures hypogastriques, utiles dans les déviations utérines, parce qu'elles diminuent la mobilité des organes contenus dans la cavité abdominale, ne peuvent qu'aggraver les accidents, en augmentant par la pression qu'elles exercent sur les viscères le poids supporté par l'utérus dans les cas d'abaissement prononcé ou de chute plus ou moins complète. Contre ces lésions on est obligé de recourir à différents pessaires qui immobilisent la matrice et la soutiennent à une certaine hauteur. « Les pessaires en gimblette, ronds ou ovalaires, observe avec raison Goupil (1), n'ont d'action qu'autant qu'ils sont assez considérables, et alors, en produisant la distension du vagin, ils le raccourcissent et abaissent l'utérus; cependant ils sont souvent utiles et ordinairement même ce sont les seuls possibles dans les cas d'allongements hypertrophiques de la portion sus-vaginale du col avec tendance au prolapsus utérin, pour lesquels ils peuvent rendre d'assez grands services. »

Les pessaires cylindriques, le pessaire élytroïde de M. Jules Cloquet dilatent moins le vagin tout en relevant l'utérus. Le pessaire à air de M. Gariel, en caoutchouc vulcanisé, que la malade peut placer facilement elle-même, immobilise et relève l'utérus comme le pessaire

(1) *Loc. cit.*, p. 722.

élytroïde ; il a l'avantage d'être plus doux, plus facile à supporter, mais l'inconvénient de se déplacer aisément et de s'échapper même de l'ori-

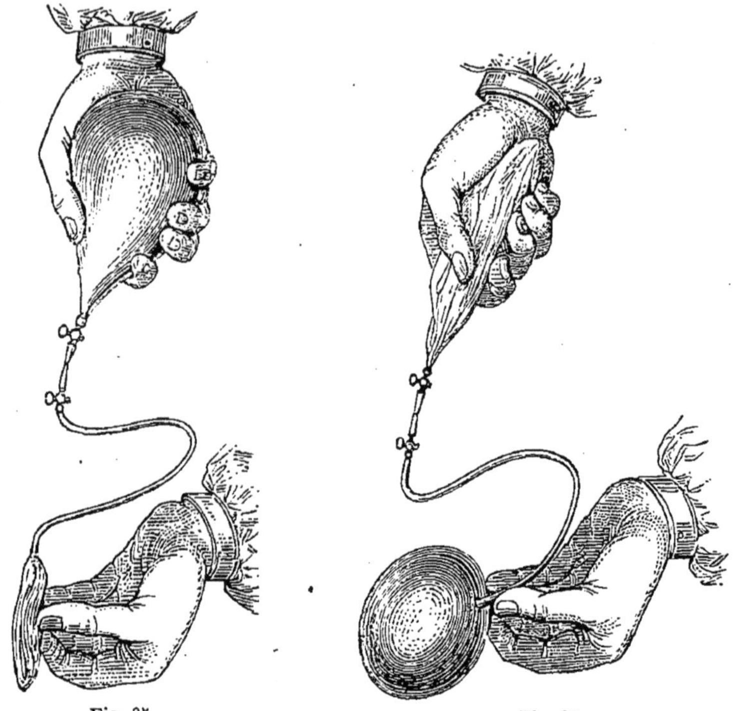

Fig. 25.
Appareil de Gariel (réservoir d'air plein).

Fig. 26.
Appareil de Gariel (réservoir d'air vide).

fice vulvaire. L'éponge vaginale, qui réclame de si grands soins de propreté à cause des liquides dont elle s'imprègne, remédie assez bien à la mobilité de l'utérus lorsqu'on l'applique dans un des culs-de-sac vaginaux. Déjà, à propos de la rétroversion, nous avons insisté sur les avantages du pessaire en forme de pelle de M. Hervez de Chégoin au point de vue de l'immobilisation et de l'élévation de l'utérus, alors même que l'instrument, en se déplaçant, vient occuper par sa partie supérieure le cul-de-sac latéral et postérieur. Outre l'inconvénient qui existe, pour certains de ces pessaires, de dilater le vagin et l'orifice vulvaire consécutivement, ce qui

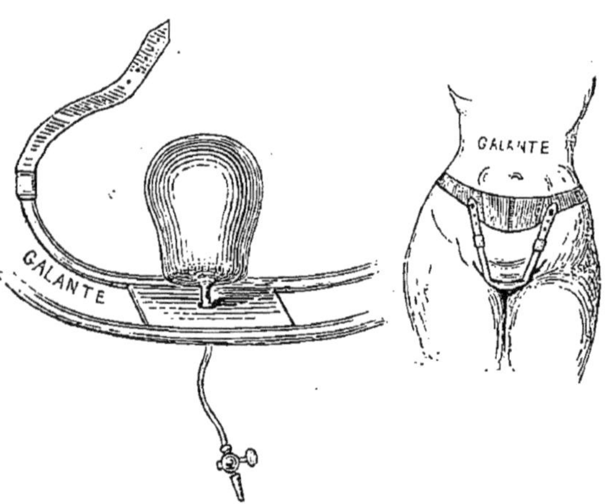

Fig. 27. — Appareil pour prolapsus utérin de Demarquay.

permet leur déplacement et leur chute, ces divers moyens de contention ne peuvent être utilement appliqués qu'autant que l'orifice vulvaire n'est pas trop élargi et que le périnée n'est pas déchiré dans une grande étendue.

Pour obvier à ces inconvénients, l'un de nous a imaginé un appareil où le pessaire est maintenu, après sa distension, par une sangle périnéale. On a imaginé aussi des pessaires résultant de la combinaison d'appareils internes et externes, agissant simultanément. Tels sont les pessaires à tige simple, prolongement d'un des côtés du plateau, ou à tige portant trois branches pour s'adapter au plateau et former une sorte de bilboquet. Le bandage en T qui soutient ces pessaires est très-gênant, à cause des frottements exercés sur la vulve, circonstance qui oblige quelquefois à renoncer à ce mode de contention. La pelote vulvo-périnéale est passible des mêmes reproches, mais si ses inconvénients sont moindres, elle n'a qu'une action insuffisante et s'oppose seulement à la sortie du col au dehors de l'orifice vulvaire. Des pessaires qui sont de vrais appareils par leur complication sont destinés à éviter cette difficulté et ces inconvénients. Leur complication les expose à se détériorer, et comme leur application réclame beaucoup de soin, leur usage est nécessairement limité à un petit nombre de malades. Ils agissent en écartant les parois vaginales à leur partie supérieure et en soutenant ainsi médiatement l'utérus.

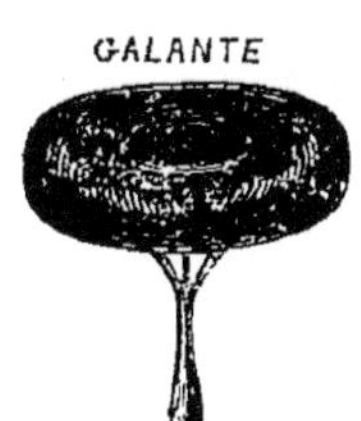

Fig. 28. — Pessaire à bilboquet, à point d'appui extérieur.

« L'élytromochlion du docteur Kilian, dit Goupil (1), très-analogue aux pessaires américains, se compose d'un ressort assez doux, plié en U, terminé par deux extrémités mousses plates, assez épaisses et revêtues de gomme élastique. On l'introduit en rapprochant les deux branches supérieures de l'U ; dès qu'il est abandonné à lui-même, les deux branches s'écartent par l'action du ressort, tendent les parois vaginales et soutiennent ainsi médiatement l'utérus. Cet instrument, agissant par l'action constante d'un ressort, exerce des pressions qui ne sont pas toujours facilement supportées, irritent la muqueuse vaginale, augmentent ses sécrétions, et deviennent parfois assez douloureuses pour obliger à abandonner l'instrument. »

L'hystérophore de Zwanck est destiné à remédier aux abaissements, compliqués ou non de cystocèle et difficiles à maintenir par les pessaires précédents. L'action du ressort du pessaire de Kilian est remplacée par

(1) *Loc. cit.*, p. 725.

l'emploi de deux plaques de fer-blanc recouvertes de laque, réunies par une charnière et montées à angle droit sur deux tiges métalliques qui rapprochent ou écartent les plaques suivant le mouvement qu'on leur imprime, et qu'on maintient dans la position voulue au moyen d'une gaîne assujettie à un pas de vis. Cet hystérophore a été modifié par Eulenburg, qui au métal a substitué des plaques et des tiges en buis et a réuni celles-ci par un fort anneau de caoutchouc placé à la base de l'instrument et dont l'élasticité assure l'écartement des plaques.

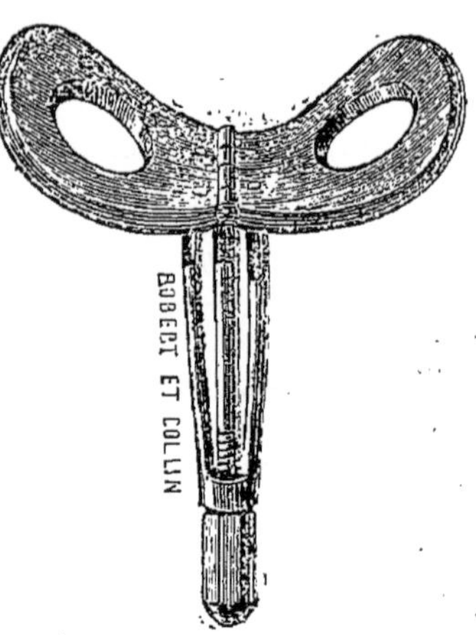

Fig. 29. — Pessaire de Zwanck

Des instruments encore plus compliqués sont l'hystérophore de Roser, modifié par M. de Scanzoni, utile dans certains abaissements de la matrice compliqués de cystocèle, mais sans action contre la rectocèle; le pessaire de M. Grandcollot, modification ingénieuse de celui de Roser et qui, au lieu de prendre son point d'appui sur le vagin,

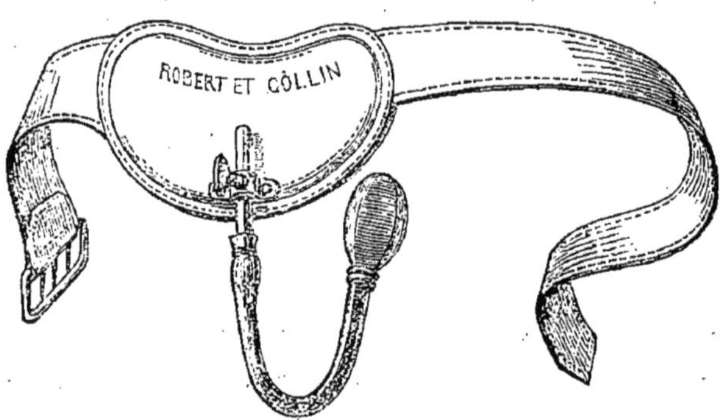

Fig. 30. — Hystérophore de Roser, modifié par Scanzoni.

supporte l'utérus sur une tige intravaginale munie d'une cuvette. Nous ne décrirons pas ces appareils, non plus que le pessaire plus simple et moins gênant que Goupil a tenté de leur substituer. Tous ces instruments encombrent l'arsenal chirurgical et ne sont plus que bien rarement employés. Un pessaire ne soutient l'utérus qu'en prenant un point d'appui, soit sur les parois du vagin, soit sur le périnée, soit à l'extérieur, sur un support plus ou moins rigide. Les pessaires en bondon, en huit de chiffre, en gimblette, celui de Kilian, de Zwanck sont inapplicables lorsque le vagin est très-élargi et a perdu sa tonicité ou lorsque le périnée, distendu ou déchiré, a perdu sa rigidité et son épaisseur normales. Les pessaires à point d'appui extérieur, comme l'hystérophore de Roser et ses dérivés, déterminent, comme tous les pessaires à tige, des ulcérations du col utérin et une irritation plus ou moins vive de la vulve et du vagin. Alors même qu'il n'existe pas une vive sensibilité des organes génitaux qui en interdit l'essai, les douleurs qu'ils occasionnent quelquefois en pinçant les muqueuses avec lesquelles ils sont en contact, la gêne qu'ils causent toujours, leur prix élevé, la facilité qu'ils ont à se déranger par le fait de leur complication, ces divers motifs obligent souvent à renoncer à leur emploi.

Un esprit inventif, M. le docteur Gairal (1), au lieu de chercher à agir sur le col, comme l'avaient fait ceux qui se sont livrés à la recherche de moyens propres à maintenir l'utérus, s'est préoccupé, d'après des considérations anatomiques, d'agir plutôt sur le vagin. « Raccourcir le vagin, dit-il, de telle façon que sa partie supérieure, par son renversement, fournisse à la matrice une sorte de tente ou de plancher qui maintienne le col enfermé dans la cavité vaginale et exempt de tout frottement, tel est le but que nous nous sommes proposé..... Il y avait un moyen fort simple pour y arriver : il suffisait pour cela d'envisager le vagin partant de la vulve et parcourant un trajet de 13 à 14 centimètres pour atteindre l'utérus. Dès lors, il devenait évident que ce canal, se renversant dans une certaine étendue, devait, en raison de sa longueur, atteindre facilement l'orifice vulvaire. Diminuer donc cette longueur de la moitié ou du tiers, et constituer en même temps pour l'utérus un plancher vaginal, c'était résoudre complétement le problème. C'est ce que nous avons fait avec nos pessaires élastiques à anneau. »

Ces pessaires, qui sont d'une application facile, s'adressent directement au vagin qu'ils étendent transversalement, de façon à constituer une espèce de poulie sur laquelle il se réfléchit pour se porter vers l'utérus, dont le col reste libre de tout contact. Cette extension et cette réflexion du vagin lui font nécessairement éprouver une perte dans le sens de sa longueur. « Quant à la formation de son plancher, il est facile de s'en rendre compte, si l'on se représente un large anneau dans lequel l'utérus peut facilement s'engager, entraînant avec lui la partie supérieure du vagin. Ce canal, ainsi entraîné par la matrice qui descend, subit une seconde réflexion en sens inverse de la première, c'est-à-dire de haut en bas, et prenant, par cette nouvelle réflexion, un point d'appui sur le bourrelet du pessaire qu'il enveloppe en partie, il con-

(1) *Des descentes de matrice, de leur guérison radicale par le raccourcissement du vagin.* Charleville, 1872.

stitue une espèce de tente ou de plancher propre à résister aux efforts de la matrice. »

Il y a deux sortes de pessaires en anneau : l'un en caoutchouc avec ressort, l'autre en caoutchouc plein sans ressort. Les dimensions de l'un et de l'autre varient en raison des diverses variations de capacité du vagin, et l'usage a démontré qu'il en fallait de huit grandeurs différentes constituant huit numéros, dont le plus élevé a 8 centimètres de diamètre, tandis que le numéro 1 n'en a que 6. Ces pessaires auraient l'avantage, d'après M. Gairal, de pouvoir rester en place pendant le traitement d'une maladie quelconque du col, de ne gêner en rien les rapports sexuels et de pouvoir être conservés au besoin pendant la grossesse. « Enfin, ces pessaires font aussi par leur présence office de redresseur, attendu que le col, une fois engagé dans l'anneau, se trouve ramené dans son axe normal où il est maintenu, et s'oppose ainsi aux inflexions diverses de l'utérus. »

L'anneau-pessaire de M. le docteur Dumontpallier est une modification de l'anneau-pessaire de Meigs et des élastiques de M. Gairal.

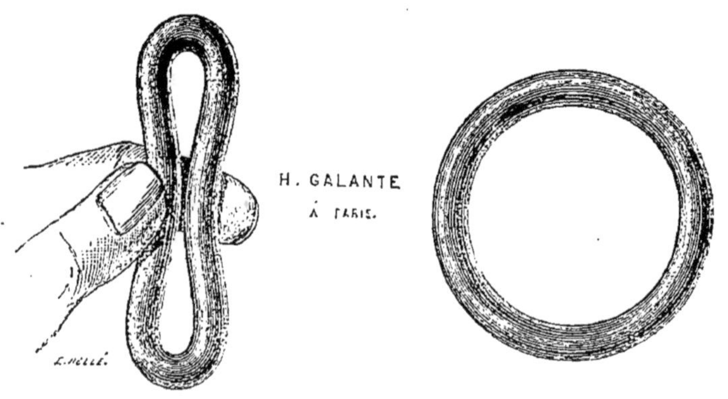

Fig. 31.— Anneau-pessaire du docteur Dumontpallier.

Comme ceux-ci, il ne porte point directement sur le col de la matrice, qui reste parfaitement libre dans l'anneau. Il prend ses points d'appui sur les parties molles du bassin, et en devenant une tige circulaire de réflexion pour les parois antérieures et postérieures du vagin, lesquelles s'engagent dans une étendue variable avec le col de l'utérus dans l'intérieur de l'anneau. Recouvert d'une mince couche de caoutchouc, ce pessaire est composé de plusieurs spirales de ressorts de montre dont les extrémités sont retenues par un fil métallique circulaire, lequel permet un certain jeu aux deux extrémités du ressort; les tours des spirales, au milieu de leur course, sont maintenus dans le même plan par un petit anneau mobile qui laisse à chaque spirale son indépendance. Il résulte de cette disposition une très-grande souplesse qui permet à l'anneau d'être introduit facilement, de revenir toujours à sa forme circulaire primitive et de se modeler sur les parties avec lesquelles il est en rapport. Cette souplesse permet encore à l'anneau de changer passagèrement de forme sur l'un ou l'autre des points de sa circonférence; mais son élasticité lui rend sa forme circulaire dès que la pression périphérique a disparu, pression qui varie suivant l'état de vacuité ou de réflexion des réservoirs du petit bassin et suivant les différents mouvements des malades.

Les diamètres de cet anneau varient de 6 à 7 centimètres et demi et sont en rapport avec l'étendue des parois vaginales. Cet anneau se place de lui-même, suivant un plan incliné de bas en haut et d'arrière en avant. L'arc postérieur étant fixé en arrière de l'utérus, l'arc antérieur tend la paroi antérieure du vagin en restant plus ou moins éloigné des branches descendantes du pubis. Introduit et retiré avec la plus grande facilité par les malades elles-mêmes, cet instrument peut être maintenu en place, sans inconvénient, plusieurs semaines et plusieurs mois. Son action est immédiate dans les cas de laxité du vagin avec prolapsus de l'utérus et dans les déviations sans adhérences. Dans le prolapsus utérin au troisième degré, compliqué de cystocèle et de rectocèle, l'anneau peut maintenir réduites les hernies de la vessie et du rectum, lorsque la vulve et le périnée offrent une résistance suffisante. Mais s'ils ont perdu toute résistance, il faut nécessairement, pour conserver à l'anneau-pessaire ses avantages pratiques, faire porter aux malades un bandage en T.

Pour être aussi complet que possible sur ce sujet difficile et peu satisfaisant de la thérapeutique des déplacements de la matrice, nous devons parler d'un mode de traitement singulier tenté aux Etats-Unis et dont l'idée première remonte peut-être à Récamier qui allait, suivant son expression, *pêcher* l'utérus dans le bassin et cherchait ainsi, à travers les parois abdominales, à lui rendre sa rectitude normale. Ce traitement, c'est la gymnastique appliquée aux déplacements de l'utérus. Nous ne saurions mieux faire que de reproduire le résumé très-complet, fait par M. E. Desenne (1), des idées que M. le docteur G.-H. Taylor a exposées dans un ouvrage récent : *Diseases of Women, their Causes, Prévention and Radical Cure.*

« Les procédés opératoires se résument dans quatre données principales et distinctes : 1° ramener les organes de la cavité pelvienne à leur

(1) *Journal d'hygiène*, n° 7, 1er janvier 1876.

position primitive par l'action des muscles de la région thoraco-abdominale; 2° contre-balancer l'action de la pesanteur en la faisant réagir inversement sur ces organes; 3° augmenter la force des muscles de l'abdomen; 4° restituer enfin une certaine vitalité aux viscères malades par des massages et des frictions appropriées sur la région hypogastrique. Disons de suite qu'à l'action des exercices gymnastiques vient s'ajouter celle de certains appareils et engins mécaniques employés, soit isolément, soit concurremment avec les efforts du système musculaire.

« D'après M. Taylor, l'une des conditions les plus importantes dans la cure de ces infirmités, c'est de ramener les organes malades dans leur position primitive et de les y maintenir. Cet effet s'obtient facilement en relevant les organes de la cavité pelvienne vers la partie supérieure de l'abdomen, et en ménageant ainsi un espace suffisant dans la partie supérieure du tronc. Cet accroissement de la capacité splanchnique s'acquiert par l'élévation des membres thoraciques portés à leur plus grande extension. Ce résultat obtenu s'explique aisément, lorsqu'on se rappelle que les muscles antérieurs et latéraux de la région thoraco-abdominale s'insèrent supérieurement aux os de l'épaule et du bras, et inférieurement aux parois antérieures et latérales des côtes. Ces muscles, entrant en action, augmentent nécessairement la capacité du thorax et provoquent l'ascension du diaphragme, en simulant un mouvement d'inspiration pendant lequel toute la masse viscérale inférieure remonte vers la partie supérieure de l'abdomen.

« Voici la formule de ces premiers exercices gymnastiques : la malade se couche sur le dos, les bras fortement étendus et parallèlement entre eux au-dessus de la tête. Un aide, debout près de la tête de la malade, lui saisit les mains, sur lesquelles il opère une pression, de manière qu'elle éprouve une certaine résistance à ramener ses bras vers la position verticale (à angle droit avec l'axe du corps). Les efforts de l'aide, sur les mains de la patiente, doivent être intelligemment proportionnés à sa force, c'est-à-dire suffisants pour stimuler, sans trop les fatiguer, les muscles mis en action. Lorsque les bras ont atteint la position verticale, l'aide, par de nouvelles tractions auxquelles la malade résiste de son mieux, les ramène petit à petit au point de départ.

« 2° Pour contre-balancer la force de gravitation en la faisant réagir universellement, il faut se rappeler que le prolapsus (descente) est par lui-même la preuve la plus évidente de l'état de relâchement des ligaments suspenseurs de l'organe qui cède alors aux efforts de sa propre pesanteur. Personne n'ignore que la stabilité des corps dans la nature n'est que la résultante de forces contraires et antagonistes réagissant les unes sur les autres. Dans le corps humain, ces forces antagonistes des lois de la gravitation, par rapport aux organes contenus dans l'abdomen et le bassin, résident principalement dans les muscles de la partie antérieure et centrale du tronc. Dès lors on comprend aisément combien doit être efficace l'exercice de ces muscles qui, déjà dans le jeu rhythmique de la respiration, contribuent à soutenir les viscères de la partie inférieure du corps, en les soustrayant tant à la force de la gravitation qu'à la pression des parties qui leur sont superposées.

« Ces considérations paraissent de nature à démontrer que les maladies en question ne résultent pas d'une idiosyncrasie particulière et mystérieuse des organes affectés, ainsi qu'on le pense généralement, mais bien plutôt des conditions spéciales d'équilibre dans lesquelles ils se trouvent. Tous les moyens curatifs externes ou internes, employés jusqu'à ce jour, ne sont que la reconnaissance tacite de ces faits. Voici un exemple des exercices gymnastiques employés pour élever les organes du bassin, en les abandonnant à leur propre pesanteur. La malade s'allonge sur le dos, les mains croisées sur le sommet du crâne qu'elles étreignent fortement; elle fléchit les jambes sur les cuisses, de facon à amener ses talons au contact des fesses. Par un effort qu'elle fait ensuite, elle soulève les hanches de manière à rendre le tronc et les cuisses parallèles; à ce moment les épaules et la plante des pieds doivent être seules en contact avec le sol et supporter le poids du corps. Après être restée quelques instants dans cette position, la malade laisse le tronc redescendre petit à petit vers sa situation primitive. Cet exercice apporte, paraît-il, un très-grand soulagement à ces douleurs sourdes et à ces sentiments de pesanteur qui accompagnent sans cesse les symptômes généraux des prolapsus de la matrice; toutefois, il ne stimule que faiblement ces muscles de l'abdomen (dont nous avons déjà parlé), qui concourent à la stabilité des viscères pelviens. Des appareils et des engins mécaniques, minutieusement décrits par M. Taylor, facilitent ce second genre d'exercice.

« Ces exercices peuvent être variés de différentes manières, soit en croisant les mains sur le sommet du crâne et en accomplissant ce renversement du tronc, non plus obliquement, mais parallèlement à l'axe du corps; soit en réclamant le secours d'un aide qui, de la position assise de la malade, imprime à son thorax un mouvement de torsion à droite et à gauche, auquel elle s'efforce de résister. La possibilité et la nécessité capitale d'accroître le pouvoir musculaire des muscles de l'abdomen, pour arriver à la cure des affections de la matrice, est trop évidente pour insister plus longtemps sur ce sujet. Passons au dernier mode de traitement.

« Ici ce ne sont plus des contractions volontaires du système musculaire que l'on met en action; l'excitation de ses fibres doit se produire par des moyens externes, sans la moindre dépense de force de la part de la patiente. Les résultats n'en sont, d'après l'auteur, que plus avantageux, car, comme dans tout travail musculaire, le système nerveux se trouve le premier impressionné par la manifestation de notre volonté, le mouvement et l'action des muscles ne sont que la conséquence de cette impressionnabilité; on comprend donc aisément qu'en supprimant toute coopération du cerveau et de ses dépendances, la somme du travail produit se reporte tout entière sur l'élément musculaire. Comme précédemment, l'auteur donne plusieurs variantes de cet exercice, qui peut être obtenu par la mise en œuvre de divers appareils et moyens mécaniques; mais tous tendent à amener le travail des muscles de l'abdomen, en dehors de l'action de la volonté.

« Ne serait-ce point ici le cas de préconiser également l'application localisée de l'électricité? L'auteur n'y a sans doute pas pensé, car nulle part dans son livre nous n'avons vu conseiller l'usage de cet agent. Quel mode plus énergique, en effet, d'accroître la vitalité du système musculaire? Il est bon d'ajouter que, dans la pensée du savant praticien, les actions simultanées de ces divers exercices corporels sont toujours combinées ensemble, soit en les employant deux à deux ou trois à trois, soit en faisant intervenir l'action mécanique des divers engins et appareils gymnastiques. Les remarquables résultats obtenus par les procédés de la gymnastique suédoise dans le traitement d'un grand nombre d'affections du système musculaire, nous paraissent de nature à faire prendre en sérieuse considération le système préconisé par le docteur Taylor. Nous avons écrit ces pages à l'instigation de deux clientes qui, affectées de descente de matrice remontant à plusieurs années, ont éprouvé, à New-York, les bienfaits de la nouvelle méthode, et se considèrent aujourd'hui comme radicalement guéries. »

Ce résumé de M. E. Desenne nous a paru intéressant à rapporter. Nous n'avons pas à juger une méthode qui n'a sans doute pas encore été appliquée de ce côté de l'Atlantique et qui a incontestablement le mérite de l'originalité. Ces essais dans une voie toute nouvelle prouvent une fois de plus la difficulté du traitement des déplacements de l'utérus et l'insuffisance des tentatives qui se sont succédé en si grand nombre. Si l'on considère les résultats des diverses opérations qui ont été pratiquées pour remédier au prolapsus utérin, on ne peut que souscrire au jugement suivant, porté par Goupil (1).

(1) *Loc. cit.*, p. 700.

« Nous devons dire d'abord que l'on ne possède aucun moyen sûr de remédier à la chute simple de l'utérus, que les diverses méthodes de resserrement du vagin par les caustiques, l'avivement ou les pinces de Desgranges, sont restées presque constamment impuissantes. Devant ces difficultés extrêmes, on a essayé l'occlusion incomplète de la vulve. L'union des grandes lèvres, au moyen de l'infibulation, était le procédé le plus bénin, mais il a presque constamment échoué. La réunion des grandes lèvres dans toute leur partie médiane par l'avivement et la suture, ou épisioraphie, réussit rarement; le plus souvent les lambeaux se désunissent, et lorsque cela n'a pas lieu, les grandes lèvres se laissent distendre au point de laisser passer la tumeur, de sorte que cette opération n'est presque jamais couronnée d'un véritable succès. L'épisioraphie unie à la périnéoraphie, pratiquée suivant la méthode de MM. Baker-Brown et Stoltz, a assez bien réussi comme opération; ainsi jamais, paraît-il, elle n'a été suivie de mort, et presque constamment la réunion des parties avivées a été obtenue. Malheureusement, le soulagement n'a pas été constant; dans quelques cas, très-rares à la vérité, le prolapsus s'est reproduit après de grands efforts. Aussi je pense que dans les cas de chutes simples de l'utérus, qui le plus souvent ne s'observent que chez des femmes assez avancées en âge, on doit s'en tenir uniquement aux moyens palliatifs. »

Nous n'entrerons pas dans les détails de ces différentes opérations. Toutes les tentatives chirurgicales faites successivement pour remédier aux conséquences des prolapsus utérins, avec ou sans hypertrophies, sont exposées et décrites dans un travail d'ensemble fait par M. E. Bourdon (1). La difficulté de maintenir l'utérus, qu'on ait recours aux procédés chirurgicaux ou aux moyens mécaniques, et la facilité avec laquelle se produit l'abaissement avec ses conséquences chez les femmes qui ont une déchirure un peu prononcée du périnée, doivent éveiller l'attention de l'accoucheur pour éviter cette lésion pendant la sortie de l'enfant et pour y porter remède dans le plus bref délai, si elle s'est produite. Ce qui n'est au moment de l'accouchement qu'une suture sans importance que la femme confond avec un pansement, devient plus tard une opération longue et délicate. C'est immédiatement après la délivrance, alors que les tissus sont naturellement tuméfiés et que les surfaces de la déchirure ont de la tendance à se mettre en contact, que le rapprochement exact pourra facilement se faire, soit qu'on emploie des serres-fines, si la lésion est peu étendue, soit qu'on fasse des points de suture métallique. En

(1) *Des anaplasties périnéo-vaginales dans le traitement des prolapsus de l'utérus, des cystocèles et des rectocèles.* Thèse inaugurale, n° 61. Paris, 1875.

de l'opération. Celle-ci doit être faite sans que l'utérus soit froissé ou tiraillé. Le col doit être sectionné presque sur place, manœuvre que peut faciliter le spéculum américain. Le col étant porté en haut, au moyen d'un fort ténaculum ou de pinces de Museux, le chirurgien pratique en arrière une incision demi-circulaire, à 1 centimètre environ au-dessous de l'insertion du vagin ; en tirant ensuite la tumeur en bas, il rejoint la première incision par une section sur la partie antérieure. Un bistouri courbe à long manche ou de longs et forts ciseaux courbés sur le plat servent le plus ordinairement à cette résection. Elle est moins douloureuse et faite plus rapidement et plus sûrement que si l'on employait l'écraseur linéaire. Ici il est infidèle et dangereux, car outre les symptômes douloureux d'étranglement déterminés par la constriction de la chaîne, l'écraseur expose à entamer le péritoine et la paroi de la vessie, deux accidents qui ont été déjà signalés dans quelques cas. Nous savons que la vessie n'est séparée de la tumeur que par l'épaisseur du vagin ; le cul-de-sac péritonéal descend très-bas, jusqu'à affleurer presque le sommet de la lèvre postérieure du col chez certaines malades. Or, pour arriver à enlever complétement la tumeur, il est très-difficile de placer convenablement et seulement sur le col la chaîne de l'écraseur, sans être exposé à y comprendre une portion des parois du vagin.

La préoccupation de ce danger a conduit M. Courty à inventer un instrument spécial, une longue pince à branches indépendantes pouvant s'introduire successivement et s'articuler ensuite, à mors coudés et concaves, formant par leur réunion une espèce d'anneau qui embrasse le col et limite la portion à retrancher. M. Courty se sert de la ligature extemporanée, d'après le procédé de M. Maisonneuve (1), de préférence à l'écraseur ; la flexibilité de l'anse de fer doux permettant de la placer avec plus de précision sur le point du col où la constriction et la section doivent exactement porter. L'amputation par l'écraseur devra être réservée pour quelques cas particuliers, lorsque la tumeur est volumineuse et que les battements qu'on y perçoit annoncent qu'elle est parcourue par des artères, ou bien que la chloro-anémie est très-prononcée chez la malade.

Au reste, bien qu'il soit utile de se préoccuper de l'hémorrhagie, il ne faut pas en exagérer l'importance. Les hémostatiques l'ont toujours arrêtée avec plus ou moins de facilité, et elle n'a été mortelle dans aucun cas. Il convient d'appliquer exactement sur la surface saignante

(1) *Mémoire sur la ligature extemporanée*. Paris, 1860.

pratiquant la suture avec soin, on évitera que les lochies ne s'infiltrent entre les surfaces réunies. L'immobilité que l'accouchement impose dans les premiers jours aide naturellement à la réussite de la réunion. Lorsque la déchirure est profonde, il faut, en raison même du gonflement des parties par suite du travail, ne pas craindre d'enfoncer profondément les fils et ne pas trop les serrer pour éviter la section des tissus. Cette opération peut être faite, sans que la malade en souffre, à cause de l'insensibilité relative des parties.

Lorsque la déchirure du périnée date de plusieurs mois ou de plusieurs années, et qu'il s'est produit un certain abaissement de l'utérus, la chirurgie peut presque toujours faire disparaître la lésion au prix d'une opération radicale. La périnéoraphie, qui a pour but de réparer la partie inférieure de la cloison vagino-rectale détruite par la déchirure, compte un assez grand nombre de procédés que nous n'entreprendrons pas de décrire ici. Le procédé de Roux (1), qui consiste à aviver les lèvres de la division et à les réunir par une suture enchevillée, ne réussit guère que dans les cas simples. Pour obvier aux difficultés de la coaptation et aux tiraillements des lèvres de la plaie, Dieffenbach pratiqua deux incisions libératrices, à 2 centimètres des lèvres de la plaie, décrivant de chaque côté un arc qui commençait à 13 millimètres en dehors du bord postérieur de la grande lèvre gauche et se terminait sur le côté de l'anus, à 1 centimètre environ de cette ouverture. Dieffenbach employait la suture entrecoupée au milieu, entortillée aux deux extrémités. Avec les procédés de Roux et de Dieffenbach appliqués à la réparation des déchirures complètes du périnée avec destruction de la cloison, il y a toujours à craindre la persistance d'une fistule recto-vaginale. « Langenbeck, dit M. E. Bourdon (2), doit être considéré comme le premier qui ait eu l'idée de faire sur la paroi vaginale, dans les cas de déchirure complète du périnée, avec déchirure de la cloison, une incision semi-circulaire à convexité inférieure n'intéressant que le vagin. Dans son procédé, après l'avivement des lèvres de la déchirure périnéale et leur affrontement par des points de suture entrecoupée et parfois par un point de suture entortillée, le lambeau vaginal disséqué est abaissé et fixé au nouveau périnée par quelques points de suture. Ce lambeau forme un plan incliné en bas et en avant, qui recouvre comme une voûte les surfaces affrontées. »

L'exposé suivant d'un procédé qui a fourni d'excellents résultats, tant à la Maison municipale de santé que dans la pratique de la ville, pen-

(1) *Quarante Années de pratique chirurgicale*, p. 397. 1854.
(2) *Loc. cit.*, p. 45.

dant vingt ans, est tiré du mémoire intéressant publié par M. le docteur Launay (1).

« Les procédés de Roux, de Dieffenbach, etc., avaient l'inconvénient de laisser les deux bords avivés réunis par un simple contact du côté du vagin et du côté du rectum, ce qui rendait facile l'infiltration des matières étrangères. M. Langenbeck a remédié à cet inconvénient du côté du vagin par la lame de muqueuse qu'il tend en avant des surfaces avivées et qui les protége assez exactement; mais du côté du rectum, l'infiltration peut encore se faire et produire des désordres graves.

« M. Demarquay a cherché, en modifiant les divers procédés mis jusqu'ici en pratique, un moyen d'obvier aux inconvénients qui peuvent faire échouer la suture du périnée. Il s'est attaché surtout à mettre les surfaces réunies à l'abri des matières liquides qui pourraient s'infiltrer entre elles et en amener le décollement. Le procédé qu'a imaginé le chirurgien de la Maison de santé paraît remplir plus de conditions de succès que ceux jusqu'ici employés; nous allons essayer d'en donner une idée à nos lecteurs.

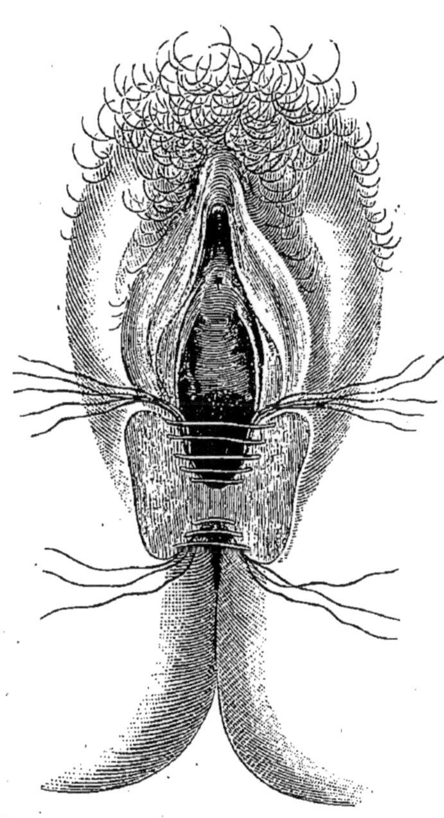

Fig. 32.

« L'avivement est, dans le mode opératoire mis en pratique par M. Demarquay, la partie la plus importante; c'est sur lui que repose en quelque sorte le succès, puisque c'est du soin avec lequel on le fait que dépend l'application des points de suture et la réunion plus ou moins exacte des surfaces. Cette partie de l'opération peut se diviser en deux temps. Dans un premier temps, le chirurgien agit sur les surfaces cicatricielles; il enlève, de chaque côté de la cloison, deux lambeaux triangulaires dont la base est inférieure et regarde la fesse, et dont le sommet

(1) *Recherches sur la périnéoraphie*, in *Gaz. méd. de Paris*, 1864.

tronqué correspond à l'éperon de cette cloison déchirée. La grandeur de ces lambeaux est, comme on le comprend, subordonnée à l'étendue de la cicatrice ; dans un second temps, l'opérateur sépare l'une de l'autre la paroi vaginale et la paroi rectale ; il dédouble ainsi la cloison dans une hauteur de 1 centimètre environ, et dissèque de chaque côté avec le plus grand soin les muqueuses du vagin et du rectum. Après avoir ainsi pratiqué l'avivement, il procède à la suture, qui peut se diviser en temps : 1° suture du vagin ; 2° suture du rectum ; 3° suture du périnée.

« Du côté du vagin, il fait avec des fils cirés de cinq à neuf sutures simples en commençant par la plus profonde ; l'aiguille courbe, armée

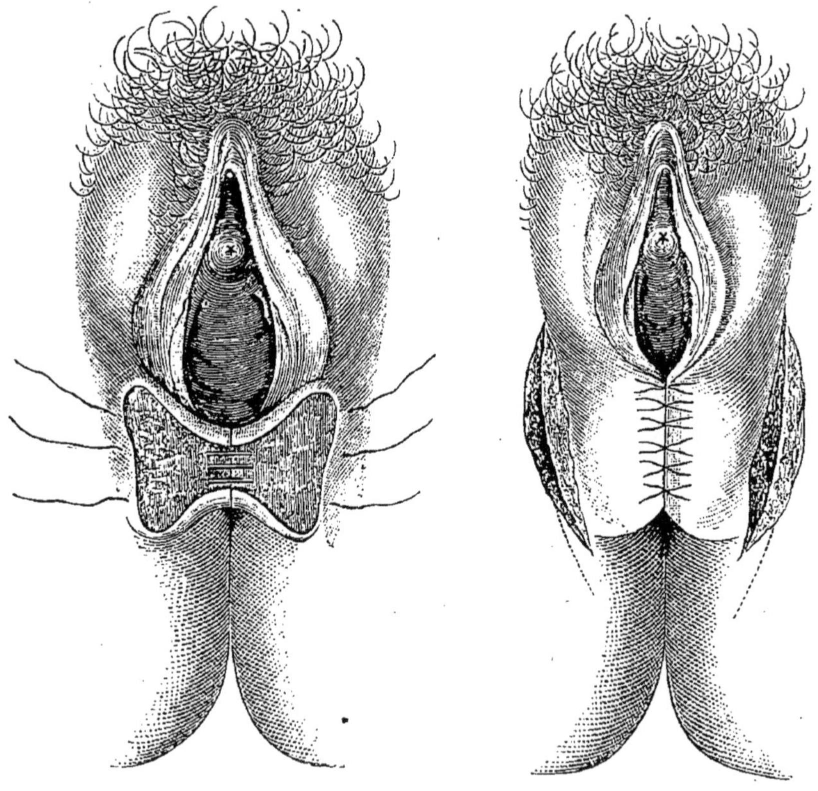

Fig. 33. Fig. 34.

d'un fil, est enfoncée à gauche dans la muqueuse vaginale ; elle traverse la lame de la cloison dédoublée et apparaît sur la surface d'avivement, puis la pointe est enfoncée sur le point correspondant de l'autre côté pour aller sortir également sur la muqueuse vaginale. On a ainsi une anse de fil dans la plaie, et les deux bouts dans le vagin. On applique exactement de la même manière les autres fils cirés, qu'on pourra nouer ensuite dans ce conduit. Grâce au dédoublement de la cloison, les deux lambeaux de la muqueuse vaginale se trouveront en contact, quand on serrera les fils, non par leurs bords seulement, mais aussi par une surface saignante d'une étendue d'autant plus grande que les fils auront traversé une épaisseur plus grande de parties avivées.

« L'opérateur réunit ensuite de la même manière, du côté du rectum, les lambeaux de la cloison dédoublée, en plaçant également les anses de fil dans la plaie et les bouts dans l'intestin. Il opère ensuite le rapprochement des surfaces en nouant les fils ; ceux-ci sont moins nombreux dans le rectum : trois ou quatre suffisent d'ordinaire. Quand on est arrivé à cette partie de l'opération, la plaie a la forme d'un entonnoir dont la base regarde le chirurgien qui opère et dont le fond correspond à celui de la déchirure. Les parois de l'entonnoir sont latéralement les surfaces cicatricielles avivées ; en avant et en arrière il est limité par les deux sutures qui, rapprochant séparément les muqueuses du vagin et du rectum, isolent complétement les deux conduits dont nous parlons.

« Il ne reste plus alors qu'à rapprocher l'une de l'autre les parois latérales de cet entonnoir ; c'est ce que fait M. Demarquay à l'aide de trois fils métalliques qui, enfoncés profondément à l'aide d'aiguilles courbes en allant toujours de gauche à droite, vont au fond de la plaie former trois anses. En nouant l'une avec l'autre les extrémités de ces fils, on met en contact les deux surfaces triangulaires avivées.

« Enfin, pour compléter le tout, le chirurgien fait, à l'aide de fils cirés, une série de ligatures simples, moins profondes, qui établissent une liaison entre celles de la cloison vaginale et celles de la cloison rectale.

« Le périnée est alors reconstitué complétement. Pour mieux faire comprendre la description du procédé de M. Demarquay, nous avons cru devoir recourir au dessin et montrer par quelques figures les temps principaux de l'opération. Dans la première figure, on voit les surfaces triangulaires avivées, et de plus les sutures du côté du vagin et du côté du rectum ; il ne reste plus qu'à serrer les fils pour convertir la plaie en un entonnoir, ce que montre la seconde figure, dans laquelle on voit en outre les trois fils métalliques destinés à rapprocher l'une de l'autre les deux parois latérales ; enfin une troisième figure fait voir le périnée reconstitué.

« La suture étant ainsi terminée, le chirurgien pratique les deux incisions demi-lunaires de Dieffenbach qui, comme nous l'avons dit, ont l'immense avantage de s'opposer à toute espèce de tiraillement. »

Ces incisions libératrices ne sont pas absolument nécessaires chez les femmes dont les tissus ont perdu leur rigidité.

Dans quelques cas, il est resté une petite fistule recto-vaginale qui a dû être traitée ultérieurement par la cautérisation ou l'avivement. Presque toujours, la réussite a été complète d'emblée. Chez une femme qui avait été opérée plusieurs années auparavant, l'accouchement put se faire au huitième mois, sans déterminer d'accidents du côté du périnée. Des faits nombreux, que nous aurions pu appuyer par des observations, démontrent, par un succès constant, l'utilité de ce procédé de périnéoraphie.

CHAPITRE X

DE L'ATROPHIE DE L'UTÉRUS

Nous avons vu que l'utérus peut, dans la période active de sa vie physiologique, subir des modifications profondes dans sa nutrition. L'hypertrophie et l'atrophie qui en résultent dépendent de causes bien différentes, et les conditions qui règlent cette évolution sont encore des plus obscures. En traitant de l'atrophie, nous signalerons seulement quelques points intéressants et nous indiquerons ceux que l'anatomie et la physiologie pathologiques ont encore à éclaircir. Avant de définir et de décrire l'atrophie utérine, il convient d'éliminer certains états morbides qui pourraient prêter à la confusion. D'abord, le développement incomplet de la matrice, comprenant deux formes distinctes : la forme fœtale, caractérisée par l'excès de longueur du col relativement au corps, l'organe conservant, après la puberté, la configuration, l'apparence cylindrique qu'il offre chez le nouveau-né. « Nous avons vu, rapporte M. de Scanzoni (1), une pièce anatomique de ce genre, provenant d'une femme adulte. La cavité du corps, proprement dite, n'avait pas plus de 18 millimètres de longueur, tandis que celle du col comptait 28 millimètres. » La seconde forme, plus rare à rencontrer, représente un utérus en miniature ; les proportions entre les segments sont conservées, mais très-amoindries.

Le développement incomplet de la matrice peut exister avec la conformation normale des autres parties du système sexuel. D'autres fois, les ovaires, le vagin, les mamelles sont anormalement conformés. Suivant M. de Scanzoni, qui a bien étudié ce sujet, le rachitisme, la chlorose, les scrofules ne sont pas sans influence sur cette lésion, qui se rencontrerait exceptionnellement chez des femmes robustes et en apparence parfaitement organisées. Les troubles de la menstruation, l'aménorrhée, la stérilité prêtent à la confusion entre cet état congénital et l'état acquis qui constitue l'atrophie. Celle-ci n'est pas une et toujours la même ; elle diffère, comme les causes qui la produisent.

L'atrophie utérine peut être définie, avec MM. de Scanzoni et Courty,

(1) *Traité pratique des maladies des organes sexuels de la femme*, traduction française, p. 59. In-8°, 1859.

un état morbide dans lequel l'utérus, après s'être régulièrement développé, perd ses dimensions et sa configuration normales et se réduit à un plus petit volume. Les espèces sont nombreuses : l'atrophie est générale ou partielle, concentrique ou excentrique. Les parois sont moins épaisses, la cavité est rétrécie, tout l'organe diminué dans l'atrophie concentrique, due souvent à une cause mécanique, telle que la compression exercée sur la matrice par des tumeurs fibreuses ou autres, sous-péritonéales ou ovariques. L'amincissement des parois s'accompagne de la dilatation de la cavité, causée parfois par l'accumulation du mucus, dans l'atrophie excentrique, qui s'observe surtout à un âge avancé. L'amincissement ne porte quelquefois, dans cette espèce, que sur un des segments de l'organe ; il en résulte des atrésies de l'orifice et du canal cervical et une tendance aux diverses flexions. Souvent, au contraire, l'atrophie sénile est générale et concentrique. Les altérations, selon M. de Scanzoni, intéressent la couche musculaire ; le parenchyme, moins résistant, devient plus rigide et plus friable, disposition qui favorise les extravasations sanguines sous l'influence des conditions extérieures. C'est ainsi que s'explique la production des foyers sanguins, avec leurs métamorphoses successives, qu'on rencontre dans l'apoplexie utérine.

L'atrophie dont il s'agit plus spécialement ici, loin de se produire lorsque cesse l'activité de l'utérus, se montre au contraire en pleine période physiologique de la vie de cet organe ; dans certains cas même, elle succède au développement de l'utérus par la grossesse. Comme pour établir une chaîne sans interruption entre ces atrophies et celles qu'amènent les altérations séniles, nous rencontrons l'atrophie utérine concentrique chez des sujets jeunes dont l'organisation a souffert à la suite de maladies chroniques ou de couches répétées et qui, sous l'influence de causes débilitantes, sont tombées dans un marasme prématuré qui se rapproche des conditions inférieures de la sénilité. « Nous avons observé, relate M. de Scanzoni (1), quelques faits qui viennent à l'appui de cette assertion. Nous avons vu de jeunes femmes, bien portantes et parfaitement réglées, être atteintes de paralysie de la moitié inférieure du corps ; depuis ce temps-là, les règles disparurent, et l'utérus présenta à l'exploration une petitesse remarquable. Dans quelques cas, nous avons pu démontrer par l'autopsie qu'une véritable atrophie était la cause de ce phénomène. »

L'atrophie qui se manifeste en pleine activité de la vie sexuelle, en

(1) *Loc. cit.*, p. 02.

dehors des compressions mécaniques de l'organe par des tumeurs avoisinantes et de l'influence des maladies chroniques générales, comprend plusieurs variétés, dont une des plus intéressantes est l'atrophie qui tient à un excès de l'évolution rétrograde subie par l'utérus après l'accouchement. Dans l'état de gestation, la matrice subit une transformation progressive ou hypertrophique ; après l'accouchement, une transformation régressive ; ce sont là deux actes physiologiques qui se succèdent. La résorption des éléments hypertrophiés de l'organe comprend deux opérations successives : l'infiltration graisseuse des fibres musculaires surajoutées ou grossies, substitution qui ramène cette fibre à une forme élémentaire plus favorable à son absorption. Par la résorption de ces éléments ainsi transformés, l'utérus revient progressivement à ses dimensions normales en recouvrant sa composition histologique. Que, sous l'empire de causes obscures dans leurs conditions phénoménales, ce travail régressif s'arrête, il y a hypertrophie de l'utérus par défaut de résorption, par subinvolution, comme disent les Anglais. Que ce travail continue, au contraire, après que la matrice a repris ses dimensions normales, l'atrophie se produit par superinvolution.

C'est là une forme rare dont Simpson (1) a rencontré quelques cas dans sa pratique et qui mérite d'attirer l'attention des gynécologistes. Chez une jeune femme, admise à la clinique de ce professeur, deux ans après ses couches, pour y être traitée d'une aménorrhée avec débilitation extrême de la constitution, l'utérus était petit, mobile, le col très-atrophié et sa portion vaginale à peine saillante, l'orifice si étroit, qu'il pouvait à peine admettre une petite sonde. Le cathétérisme démontra que la cavité utérine n'avait pas plus de 3 à 4 centimètres. L'autopsie permit de vérifier le diagnostic ; la mort, consécutive à des accidents comateux, put être rapportée à de graves lésions du poumon, du foie, des reins et des intestins. L'utérus, très-petit, était atrophié dans toutes ses dimensions, son volume réduit à peu près du tiers ; les parois, amincies, se touchaient ; le tissu était dense et fibreux. Les ovaires étaient petits, atrophiés, denses, fibreux, sans apparence de vésicules de de Graaf. Nulle trace de dépôts plastiques inflammatoires sur l'utérus, ni sur les annexes ; mais il y avait du pus épais ou de la matière tuberculeuse dans la cavité de la trompe droite distendue. Cette observation, qui montre un utérus, après un accouchement à terme, s'atrophiant avec ses annexes au point de ne plus pouvoir remplir sa fonction, indi-

(1) *Clinique obstétricale et gynécologique*, traduite par G. Chantreuil, p. 558. In-8°, 1874.

que, ainsi que le remarque M. Courty (1), les nombreux desiderata de l'histoire de l'atrophie. « Les observations manquent pour apprendre si l'atrophie dépend d'une dégénérescence morbide et d'une destruction des fibres élémentaires du tissu utérin, ou bien de quelque défaut de développement des fibres qui auraient dû prendre la place de celles qui ont été résorbées. » Dans les faits qui suivent, l'atrophie ne saurait être rapportée à l'involution. Due sans doute à des causes générales, elle ne présente que plus d'obscurité dans les conditions qui la déterminent.

Dans une observation de M. Courty, il s'agit d'une femme de trente-quatre ans, régulièrement menstruée depuis l'âge de treize ans, mariée à vingt-sept et, après deux ans de mariage, accouchée à terme d'un enfant mort. Les règles ne reparurent plus que quatre fois dans les quatre premières années consécutives à l'accouchement, et toujours en février, époque rapprochée de celle où les couches avaient eu lieu. Depuis la cinquième année, les règles ne se montrèrent plus, bien qu'il y eût tous les mois, à la même époque et pendant trois ou quatre jours, des phénomènes de molimen généraux et locaux. A cet état se joignait une altération croissante de la santé. « Je reconnus, ajoute M. Courty, une atrophie notable du col, une coarctation de l'orifice utérin, une coarctation encore plus forte de l'isthme, un cathéter très-fin ne pouvant pénétrer à plus de 4 centimètres, enfin une atrophie du corps de l'utérus, telle qu'une sonde placée dans la vessie touchait dans tous les sens l'indicateur introduit dans le rectum, et n'en était séparée que par une épaisseur de tissus bien inférieure à celle de l'utérus normal..... Quelques mois après, la malade revint. L'orifice externe était tout à fait oblitéré, la portion vaginale du col ne faisait aucune saillie dans le vagin ; on eût dit le dernier degré de l'atrophie sénile. »

Une autre observation, rapportée par le même auteur, concerne une femme de vingt-quatre ans, lymphatique, réglée à onze ans et, depuis lors, régulièrement et assez fortement chaque fois. Mariée à dix-sept ans et demi, elle fut prise au bout d'un an d'une métrorrhagie qui se continua trois mois, s'accompagna de douleurs pelviennes et nécessita un traitement par les émollients, le repos et les bains de mer. A dater de cette époque, les règles, de plus en plus irrégulières, allèrent en diminuant et finirent par n'être plus indiquées que par une légère tache blanche. La malade, tout en prenant un embonpoint de mauvais aloi, n'en devint pas moins un peu chlorotique. A l'examen, on constatait la

(1) *Traité pratique des maladies de l'utérus*, 2e édit., p. 746. 1872.

petitesse et la conicité du col, l'étroitesse extrême de l'orifice et l'atrophie de la totalité de l'organe réduit à la moitié de son volume normal. Un stylet très-fin ne pénétrait pas au-delà de 2 centimètres dans la cavité utérine.

Cette observation est surtout intéressante en ce qu'elle montre l'atrophie apparaissant et progressant en dehors de toute influence éloignée ou prochaine de la parturition. Elle ressemble, sous ce rapport, à l'observation suivante recueillie à la Maison municipale de santé :

Mme X..., âgée de dix-neuf ans, mais en paraissant vingt-cinq, entre, en octobre 1868, dans le service pour une aménorrhée accompagnée d'irradiations douloureuses dans les lombes et le bassin. Ce qui frappe en elle tout d'abord, c'est un embonpoint général et considérable, peu en rapport avec son âge. Réglée à dix ans, elle a continué à l'être régulièrement et abondamment jusqu'à son mariage, remontant à un an et demi. Depuis, ses règles ont diminué, sont devenues irrégulières et se sont supprimées ; elle n'est plus menstruée depuis huit mois. En pratiquant le toucher, on rencontre un col très-petit, un utérus léger, mobile et comme atrophié. Au spéculum, le col est conique, fait peu de saillie dans le vagin et présente une ulcération. La sonde utérine pénètre assez facilement à travers l'orifice et donne 4 centimètres pour la longueur de la cavité cervico-utérine. Après une cautérisation avec le crayon de nitrate d'argent et quelques jours de repos, la malade quitte le service.

Cette observation a quelques traits de ressemblance avec celles de M. Courty, avec la seconde surtout. Dans toutes les trois, la menstruation, d'abord régulière et abondante, s'est établie de bonne heure, à treize, à onze et à dix ans. Dans les deux cas où il n'y a pas eu grossesse, l'aménorrhée s'accompagne d'un notable embonpoint. Il n'est pas rare de rencontrer l'embonpoint avec la diminution de la menstruation et la stérilité. N'y aurait-il pas entre ces deux faits un rapport de causalité ? L'atrophie utérine, cause évidente de stérilité, est peut-être moins rare qu'on ne croit ; elle échappe quelquefois à l'observation, parce que l'attention n'est pas dirigée de ce côté. Quel est le gynécologiste qui n'a pas rencontré sous le doigt de ces utérus petits, légers, mobiles, et qui n'a pas passé distrait à côté du fait?

Le symptôme capital de l'atrophie utérine, celui qui frappe les malades, c'est le trouble profond de la menstruation, qui devient irrégulière, insuffisante et finit par être supprimée. « Bientôt, dit M. Courty, les seins se ratatinent, le tissu adipeux sous-cutané qui les recouvre est résorbé ; la peau se flétrit et se ride, et la malade, quoique jeune, a les apparences d'une vieillesse prématurée. L'économie entière participe au changement survenu dans l'utérus, comme il arrive aux femmes à la période critique dans laquelle cesse l'activité fonctionnelle.... La santé s'altère, il survient de l'anémie, de la dyspepsie, des céphalalgies fréquentes, de la fatigue et une débilité générale de corps et d'esprit. » Ce n'est là qu'un côté du tableau. Chez la jeune femme dont nous avons donné l'observation, l'atrophie coïncidait avec le développement des seins, un embonpoint exagéré et des conditions de santé satisfaisantes. Les signes objectifs ont une valeur autrement précise. C'est, au toucher, la petitesse du col utérin qui ne dépasse pas le niveau du cul-de-sac vaginal ou dont la saille est à peine marquée ; c'est la mobilité, la légèreté et le peu de volume de l'utérus. Avec une sonde exploratrice ou l'hystéromètre, si l'orifice leur permet de pénétrer, on arrive à mesurer la cavité cervico-utérine, dont la longueur est dans ce cas de 3 à 4 centimètres. Il faut de la prudence pour éviter dans cette exploration un accident signalé par Simpson : la perforation de la paroi utérine, accident le plus souvent d'ailleurs sans importance.

Si, dans l'atrophie par superinvolution, on se rend jusqu'à un certain point compte des conditions du phénomène, celles-ci sont autrement obscures dans l'atrophie qui se produit en dehors de la parturition. L'aménorrhée dénonce une altération du côté de l'utérus ou de ses annexes. Le point de départ est-il dans l'ovaire ou dans la matrice? L'altération peut-elle porter sur l'utérus, sans que les ovaires soient deutéropathiquement atteints ? Tant que ces questions ne seront pas résolues, et elles ne peuvent l'être que par des autopsies, le traitement de l'atrophie sera livré au hasard. Chez la malade de la Maison de santé, on aurait pu penser à essayer l'électricité pour combattre l'atrophie, si elle ne s'était pas produite en dépit de l'excitation naturelle de l'utérus par les rapports conjugaux. Chez une femme qui offrirait cette lésion en dehors des conditions du mariage, il serait peut-être utile de chercher, à l'aide des courants continus, à porter sur l'utérus une excitation qui en modifierait les conditions de nutrition et reconstituerait le muscle utérin.

Dans l'état actuel de nos connaissances, est-il bien nécessaire d'instituer un traitement contre l'atrophie de la matrice? Constitue-t-elle quelque péril ? Elle ne fait guère que placer prématurément celle qui en est atteinte dans les conditions des femmes dont l'âge a éteint l'activité sexuelle. Le souci de l'espèce mérite-t-il de faire courir des risques à l'individu pour faire cesser la stérilité ? Le traitement, en effet, est surtout dirigé contre celle-ci. Dans les deux observations qu'il rapporte, M. Courty, après l'incision bilatérale du col et la dilatation par les tiges de laminaire, a vu l'utérus se reconstituer en quelque sorte, les lèvres du col reprendre un certain volume, le cathéter pénétrer jusqu'à 5 et 6 centimètres, les contractions utérines se réveiller et un écoulement sanguin apparaître avec des phénomènes locaux et généraux de molimen menstruel. Ces faits intéressants, qui montrent l'utérus atrophié tendant à se reconstituer sous l'influence d'une irritation mécanique, sont-ils cependant des exemples à suivre ?

L'incertitude où l'on est de savoir si les ovaires sont exempts d'altération rend fort douteuses des tentatives qui ne sont pas sans danger. Le traitement de la stérilité, même dans des conditions autres que l'atrophie, a-t-il donné, en France du moins, des résultats qui soient de nature à engager à y persévérer ? La dilatation mécanique, l'incision bilatérale, toutes les lésions traumatiques du col peuvent être suivies d'hémorrhagies et d'accidents mortels. Aussi les opérations portant sur l'utérus doivent-elles être pratiquées avec ménagement et justifiées par la nécessité. Si, dans les conditions ordinaires, les tentatives contre la stérilité n'ont eu que des résultats illusoires, tout en exposant à de graves conséquences, est-il nécessaire et surtout prudent de s'y livrer dans les cas d'atrophie, alors que, par un travail inconnu dans ses conditions phénoménales, l'activité sexuelle s'éteint sans compromettre la vie de l'individu? L'abstention n'est-elle pas plus sage, en attendant que de nouvelles recherches aient éclairé les points obscurs de cette question ?

LIVRE III

DES DÉGÉNÉRESCENCES ET DES HÉMORRHAGIES DE L'UTÉRUS

CHAPITRE I

DU CANCER DE L'UTÉRUS

Il existe des tumeurs de l'utérus qui, restant toujours locales, n'agissent que sur lui et les viscères voisins qu'elles compriment; qui peuvent, dans leur évolution lente, retentir faiblement sur l'économie ou déterminer de graves accidents : la métrorrhagie, la suppuration, l'infection putride, dont les conséquences sont la débilitation et quelquefois la mort. Ces tumeurs, dont l'économie ne reçoit pas une empreinte spéciale, sont les fibro-myômes. D'autres productions morbides, loin de rester localisées à l'utérus, tendent à envahir les organes voisins, ou exercent, au bout d'un certain temps, sur l'organisme tout entier une influence profonde, nullement en rapport avec les phénomènes locaux. Cette influence se traduit par le trouble des fonctions nutritives, le dépérissement graduel, la décoloration et puis la teinte jaune-paille de la peau, parfois l'œdème des membres inférieurs, la fièvre hectique et, dans certains cas, l'apparition de tumeurs secondaires, sans lien anatomique avec la lésion primitive dont elles reproduisent les caractères. Ces symptômes qui se succèdent dénoncent l'infection dont la période la plus avancée est la cachexie, et ils sont tellement caractéristiques du cancer en général, qu'ils suffisent, une lésion utérine étant indiquée par la malade, pour en reconnaître la nature cancéreuse préalablement à l'examen direct. Une étude sur le cancer utérin qui toucherait à toutes les questions qu'il soulève, prendrait facilement les proportions d'un livre. Obligés de nous restreindre, nous en indiquerons quelques-unes seulement, en nous attachant spécialement au côté clinique du sujet.

Le cancer de la matrice est la page la plus sombre de la pathologie utérine, on peut dire de la pathologie de la femme. Nulle espérance, une longue suite de douleurs physiques et de souffrances morales; celles-ci causées par l'horrible infection émanée de la femme, qui comprend que la pitié est le seul sentiment qui retienne encore l'entourage que le dégoût tend à éloigner. Si l'art ne peut que dans des circonstances très-exceptionnelles couper court au mal, du moins peut-il, dans une certaine mesure, en entraver les progrès, supprimer les émanations fétides, atténuer les douleurs, prolonger l'existence et donner même, dans quelques rares circonstances, l'illusion plus ou moins prolongée de la guérison. L'intervention ne saurait donc être négligée, parce qu'au fond la maladie est incurable. Les résultats qu'elle peut obtenir ont encore assez d'importance pour qu'on n'oppose pas aux progrès du mal la seule abstention ou les agents sans valeur qu'emploie, sans y croire, un découragement stérile. Nous exposerons dans leurs détails les différents modes de traitement que réclame le cancer de l'utérus. Toutes les formes de cancer peuvent affecter cet organe : le carcinome médullaire, l'épithéliôme, le sarcôme et le squirrhe. Si importante que soit leur distinction au point de vue de l'anatomie pathologique, il convient de les réunir dans la description clinique sous le titre générique de *cancer*. Nous faisons précéder cette étude clinique, qui n'en acquerra que plus de clarté, de l'étude histologique des différents cancers de la matrice. C'est à l'obligeance de M. le docteur Chouppe, dont la compétence est si bien établie dans les questions qui intéressent la micrographie, que nous devons cet aperçu d'anatomie pathologique intégralement reproduit ici.

« Nous n'avons pas l'intention d'exposer l'anatomie pathologique complète des cancers de l'utérus; mais en se plaçant exclusivement au point de vue clinique, on conviendra aisément qu'il est d'une grande importance de déterminer la nature histologique exacte et la fréquence relative des diverses tumeurs malignes qui peuvent se développer dans cet organe et qu'on réunit encore cliniquement sous le nom de *cancer*.

« D'une manière générale toutes les néoplasies malignes peuvent se développer dans l'utérus; nous allons les passer en revue en cherchant à établir leur fréquence et leur mode d'évolution.

« Dans une première catégorie l'on pourrait ranger les *sarcômes*, très-rares dans l'utérus, où ils ne se développent guère qu'à l'état tout à fait exceptionnel et le plus souvent sous l'aspect de polypes pédiculés. Le sarcôme fasciculé, à éléments fusiformes (fibro-plastiques), est en quelque sorte la seule variété qu'on y rencontre; cette tumeur, qui tire son point de départ du derme muqueux, peut rester longtemps à l'état stationnaire et subir une transformation fibreuse, qui lui donne une sorte d'élasticité rappelant celle des myômes dont, à la coupe, les éléments se rapprochent et ne peuvent en être distingués que par un examen attentif, et surtout par l'emploi de la fuchsine, qui colore bien plus fortement les fibres musculaires. Nous mentionnons cette tumeur pour mémoire, car si sa nature histologique la rapproche des tumeurs malignes, ses caractères cliniques l'en éloignent.

« Nous arrivons, sans plus de détails, aux *cancers* proprement dits.

« On désigne sous ce nom les *épithéliômes* et les *carcinomes*.

« Après la verge, l'utérus, et plus spécialement sa portion cervicale, est de tous les organes génitaux le siége le plus ordinaire de tumeurs épithéliales ; elles constituent certainement plus de la moitié des cancers utérins.

« Les cancroïdes du col de l'utérus naissent, tantôt de l'épithélium du canal cervical, tantôt de celui qui revêt la portion vaginale. Ici comme dans les autres organes, ils peuvent présenter des formes différentes, suivant la nature de l'épithélium qui leur a donné naissance et la plus ou moins grande rapidité de leur développement.

« Nous n'entrerons pas dans tous les détails histologiques que comporterait l'histoire de ces tumeurs, car ce serait en quelque sorte refaire l'anatomie pathologique des épithéliômes. Il est cependant deux formes principales dont nous devons dire quelques mots l'*épithéliôme pavimenteux* et l'*épithéliôme cylindrique*. Le premier naît de la portion vaginale du col et se développe lentement en envahissant toute l'épaisseur du museau de tanche, qui en même temps augmente de volume ; c'est la forme, en quelque sorte latente, du cancer utérin. En effet, dans les premiers temps il ne provoque pas d'hémorrhagies et n'éveille que des douleurs peu vives. Le col est gros, un peu bosselé et surtout très-dur. Après avoir occupé d'abord la surface de la partie extérieure, il pénètre dans la profondeur et remplace peu à peu le tissu musculaire, qui finit par disparaître presque complétement. Une coupe du cancer faite à cette période laisse voir les traînées épithéliales remplies de cellules très-serrées, aplaties et au milieu desquelles se trouvent de nombreux *globes épidermiques*. Arrivée à cet état, la néoplasie reste plus ou moins longtemps stationnaire, confinée dans la portion cervicale de l'utérus, sans envahir le corps ; c'est pendant ce temps qu'une cautérisation détruisant toute cette partie de l'organe, qu'une amputation faite au-dessus de la tumeur peut amener, dans certains cas, une guérison définitive. Après une durée plus ou moins longue, la tumeur s'altère ; les cellules épithéliales subissent la transformation granulo-graisseuse, des masses caséeuses succèdent aux traînées cellulaires et, la surface se mortifiant à son tour, il se produit une ulcération irrégulière, qui donne lieu à de fréquentes hémorrhagies, et surtout à un écoulement sanieux, fétide, abondant, qui, doué d'une odeur caractéristique, suffit souvent à faire reconnaître la nature de la maladie. En même temps la tumeur envahit le reste de l'organe, s'étend à la muqueuse vaginale, et finit par former une masse qui occupe tout le petit bassin, ulcérant certains organes, le rectum, la vessie, les uretères, en en comprimant d'autres et amenant alors, outre les désordres qui sont liés à sa nature septique, d'autres accidents qui sont uniquement le résultat de son volume.

« Ce que nous venons de dire de la dernière phase de l'épithéliôme pavimenteux, s'applique sans restriction à tous les cancers de l'utérus arrivés à la période nécrobiotique. Mais, nous le répétons, au point de vue anatomique, ce qui distingue l'épithéliôme pavimenteux des autres formes des cancers, c'est la lenteur de son évolution, sa forme diffuse dans la portion vaginale du col et plus encore sa tendance tardive à l'ulcération.

« Tout autre est l'*épithéliôme cylindrique*, qui présente certaines particularités qu'il n'est pas sans intérêt de rappeler.

« Dans la tumeur pavimenteuse, l'élément caractéristique est une cellule aplatie munie d'un noyau, et dans sa parfaite efflorescence, d'un corps de cellule relativement petit. Ces cellules sont serrées les unes contre les autres, et forment souvent ainsi des globes dermiques. Dans l'épithéliôme cylindrique, les cellules sont assez grosses, surtout leur protaplasma souvent volumineux. Quoique intimement serrées les unes contre les autres, elles sont cependant trop peu serrées pour se déformer mutuellement, et comme conséquence on ne rencontre que très-peu de globes épidermiques.

« Les cellules de l'épithéliôme cylindrique du col utérin offrent une certaine polymorphie, ce qui fait que, par le raclage, on peut conserver des doutes sur la nature véritable de la tumeur et la confondre avec le carcinome encéphaloïde dont elle a la consistance ; mais sur les pièces durcies toute incertitude cesse ; une coupe mince laisse voir les particularités suivantes : des cavités tubulées ou des espaces irréguliers tapissés d'épithélium cylindrique. Ces tubes et ces espaces, qui parfois sont sinueux et présentent des papilles à leur surface, paraissent n'avoir aucune connexion avec les glandes voisines. Les cellules, disposées habituellement sur une seule rangée, forment une couche régulière ; elles sont directement implantées sur le stroma sans l'interposition d'aucune membrane glandulaire. Le stroma de la tumeur, embryonnaire au début, peut devenir fibreux, mais toujours peu résistant. Ce stroma est parcouru par un grand nombre de vaisseaux jeunes et qui se rompent très-facilement.

« Telle est la structure de l'épithéliôme cylindrique de l'utérus ; elle est à peu près semblable à ce qu'on trouve dans les autres organes. Mais il offre ici des particularités de développement qui doivent fixer l'attention.

« Né constamment du canal cervical, il peut se présenter sous divers aspects ; tantôt il est en nappe, le plus souvent il revêt l'aspect d'un polype.

« Dans le premier cas l'ulcération survient très-rapidement, elle envahit la surface du canal cervical dans une grande étendue, s'accompagne rapidement d'hémorrhagies et de cet écoulement sanieux et fétide que nous signalions naguère.

« Les cancroïdes simulant des polypes sont peut-être les plus intéressants à étudier en même temps que les plus difficiles à reconnaître. Au point de vue anatomique nous n'aurons que peu de détails importants à signaler. Ils naissent du col et même fréquemment de la surface interne du corps, par une base plus ou moins large. Cette insertion mérite d'être étudiée en détail. En effet la néoplasie ne commence pas seulement au niveau du pédicule pour s'étendre de là, sous forme de polype, mais la partie elle-même d'où naît le pédicule est épithéliale et infiltrée de cellules cylindriques ; en conséquence la section du pédicule, même pratiquée au ras de la surface muqueuse d'insertion, ne constitue pas une ablation de la tumeur, capable d'arrêter la récidive.

« Au niveau du pédicule la tumeur est presque uniquement constituée par le stroma conjonctif et des vaisseaux abondants qui le traversent, on y trouve seulement des traînées de cellules épithéliales cylindriques qui s'étendent des cavités contenues à l'intérieur de la partie renflée aux tubes et aux cavités dont est sillonné le tissu utérin au point d'insertion.

« A la surface libre du polype se voient d'ordinaire des saillies mamelonnées, semblables à de grosses papilles, et qui sont elles-mêmes composées d'un tissu analogue à celui de la tumeur.

« Cette forme de cancer épithélial a eu en général un développement beaucoup plus rapide que l'épithéliôme pavimenteux, bien plus vite les éléments qui le constituent meurent et dégénèrent ; en même temps qu'il s'étend et envahit les tissus voisins. Il s'accompagne d'hémorrhagies fréquentes, même avant l'ulcération, phénomène dû à sa richesse vasculaire et à la laxité du stroma qui sert de support aux vaisseaux. Il est, en effet, nécessaire de revenir en quelques lignes sur ce stroma, dont la nature joue un rôle important dans la rapidité du développement de la tumeur. Tantôt, en effet, il est constitué par un véritable tissu fibreux peu riche en cellules, d'autres fois on y voit des cellules jeunes, abondantes et serrées, qui au lieu de se transformer ultérieurement en tissu conjonctif subissent une dégénérescence muqueuse qui donne à toute la tumeur une consistance beaucoup moins considérable, et une plus grande tendance à la nécrobiose. Suivant la nature du stroma, l'épithéliôme cylindrique a reçu les noms différents d'épithéliôme *muqueux*, *fibreux*, *embryonnaire*.

« Telles sont les diverses variétés de cancer épithélial qu'on peut rencontrer dans l'utérus ; ils siégent surtout au niveau du col, mais nous avons déjà vu que le dernier peut avoir son point de départ à la surface interne du corps. Le carcinome, duquel il est souvent difficile de distinguer l'épithéliôme cylindrique, a les mêmes siéges que lui, mais surtout le corps.

« De toutes les tumeurs malignes de l'utérus la plus grave, par sa généralisation rapide, les douleurs et les hémorrhagies qu'elle provoque, est le cancer proprement dit, le *carcinome glandulaire* ou mieux *alvéolaire*.

« Nous n'avons pas à rentrer ici dans la description histologique de cette néoplasie, disons seulement qu'elle se compose d'un stroma dont la structure, la résistance peuvent varier, mais qui est toujours disposé de telle manière qu'il circonscrit des alvéoles remplies de cellules volumineuses munies de gros noyaux et offrant entre elles des dissemblances qui constituent presque la caractéristique du carcinome. Dans l'épaisseur des travées du stroma rampent de très-nombreux vaisseaux sanguins dont les fréquentes ruptures forment des hémorrhagies interstitielles.

« D'une manière générale on peut dire que les carcinomes alvéolaires de la matrice siégent dans le corps de l'utérus proprement dit. L'organe augmente alors uniformément de volume et forme une tumeur très-considérable remplissant toute l'excavation pelvienne et comprimant le rectum et la vessie en même temps qu'elle déplace ces organes. Si alors on vient à faire une coupe de l'ensemble de cette tumeur on constate que la cavité utérine est déformée : les parois sont saillantes et convexes, elles ont acquis une épaisseur très-grande qui dépasse souvent 8 centimètres, et dans toute cette masse on ne trouve que du tissu carcinomateux qui a envahi l'organe et remplacé le tissu musculaire. Il devient alors impossible de reconnaître la muqueuse des couches musculaires.

« Rapidement cette masse cancéreuse envahit les organes voisins, la vessie, le rectum ; elle s'ulcère et les hémorrhagies qui, pendant le développement, étaient déjà fréquentes, le deviennent bien davantage en même temps qu'elles acquièrent une abondance qui les rend d'un pronostic bien plus prochainement grave.

« Nous ne dirons rien de l'évolution ultérieure, nous réservant d'y revenir plus loin. Mais un danger que nous n'avions pas à signaler avec les tumeurs précédentes se présente ici : c'est la généralisation. Le carcinome utérin est en effet un de ceux qui se généralisent le plus rapidement surtout vers le foie et les poumons. Disons en terminant que, comme le cancer stomacal, il est toujours primitif et que la fréquence des tumeurs qui s'y développent semble avoir mis l'utérus à l'abri d'un envahissement secondaire.

« En résumé, les cancers de l'utérus sont plus souvent des épithéliômes, mais les carcinomes vrais sont loin d'y être rares. Les premiers revêtent des formes différentes, suivant la nature de l'épithélium qui leur a donné naissance, mais l'épithéliôme cylindrique a une marche plus rapide et des symptômes plus graves que l'épithéliôme pavimenteux ; quant au carcinome, il est toujours d'une grande acuïté, surtout parce que la forme squirrheuse est ici relativement rare.

« Quelle que soit la nature intime, les cancers utérins s'accompagnent d'hémorrhagies d'autant plus fréquentes et abondantes que la vascularisation est plus grande et leur stroma moins résistant. Après un développement quelquefois assez lent, ils ont tous une grande tendance à envahir les organes voisins, soit par la propagation directe de l'ulcération, soit après la compression et l'établissement d'adhérences, et si une complication ne vient pas accélérer la terminaison fatale, il se produit dans l'excavation pelvienne une masse cancéreuse englobant les divers organes, ouvrant les réservoirs et ajoutant aux douleurs atroces dont souffre la malade tous les accidents qui peuvent attrister sa lente agonie. »

On retrouve, dans le cancer de l'utérus, cette ligne de démarcation dont nous avons déjà si souvent signalé l'existence entre les lésions du corps et celles du col. Ici, en vertu de sa tendance à envahir, le mal reste rarement localisé dans un des segments. Le cancer, qui presque toujours débute par le col, ne tarde pas à gagner le corps ; celui qui commence par le corps finit par envahir le col. Il est des cas exceptionnels où le cancer, assez rare d'ailleurs dans le corps, y reste localisé jusqu'à la fin. Ces cancers, différemment situés, ont une symptomatologie qui les rapproche, mais dont quelques caractères différents permettent d'assigner le lieu qu'ils occupent. Les caractères particuliers du cancer du corps de la matrice seront signalés dans le diagnostic différentiel. Une certaine obscurité cache presque toujours le début et les premiers symptômes du cancer de l'utérus. Lorsque le médecin est consulté, la lésion est plus ou moins manifeste, et les réminiscences des malades sont vagues et incertaines. Le cancer peut même avoir fait de grands progrès avant que les manifestations qu'il détermine soient assez prononcées pour trahir la gravité du mal. Ces formes, latentes pour ainsi dire, montrent que la douleur est loin d'avoir la valeur qu'on est porté à lui attribuer. D'ailleurs, tout en gardant des traits communs en rapport avec la lésion, l'expression symptomatique varie avec l'individualité des sujets.

Le cancer utérin, lésion locale d'abord, débute par des symptômes locaux. Plus tard, apparaissent les symptômes généraux lorsque l'infection atteint l'économie. La métrorrhagie est le plus constant de ces premiers symptômes. Chez les femmes encore menstruées, l'écoulement sanguin est d'abord une ménorrhagie profuse, ou, sans être abondante, continue et se liant à l'époque suivante. L'hémorrhagie peut se produire dans l'espace intercalaire, et la malade arrive à ne plus savoir si le flux est cataménial ou accidentel. Jusqu'ici l'hémorrhagie n'a rien de caractéristique, liée qu'elle est à tant de causes variées pendant la vie sexuelle de l'individu. Lorsque arrive la ménopause, certaines femmes présentent, longtemps avant la suppression de la fonction et sans signes objectifs de quelque valeur, des ménorrhagies abondantes ou prolongées qui les épuisent et qu'un examen superficiel pourrait rapporter à tort au début du cancer. Ces différentes hémorrhagies utérines finissent par amener une anémie plus ou moins profonde qu'on pourrait rapporter à l'infection cancéreuse dont la teinte jaune-paille n'est ni si constante ni si caractéristique que la décoloration anémique ne puisse la remplacer et la simuler. Chez les femmes qui ont cessé d'être menstruées depuis plusieurs années, chez celles surtout qui sont arrivées à la vieillesse, la métrorrhagie a une importance séméiotique plus grande et son apparition doit éveiller l'attention. Trop souvent, en effet, dans ces circonstances, elle est le prélude du cancer. Néanmoins elle n'en est pas un signe pathognomonique, car son existence se rattache aussi à celle des polypes celluleux et fibreux. Si l'hémorrhagie se retrouve presque toujours à quelque âge de la femme que débute le cancer utérin, elle est également la conséquence d'états morbides variés intéressant le tissu et surtout la muqueuse de l'utérus. Dans le cancer, ces métrorrhagies, qui, sans cause connue, surviennent tout à coup et précèdent de plusieurs mois les autres manifestations, ne proviennent pas de l'ulcération du tissu morbide. A une période plus avancée, l'hémorrhagie dépend de cette cause et est généralement plus abondante et plus fréquente, en raison de la vascularité plus grande que la vie d'une tumeur parasite comme le cancer imprime à l'utérus.

Succédant aux premières hémorrhagies et alternant bientôt avec elles, s'écoule un flux muqueux ou mucoso-purulent qui dépend de la congestion utérine. Ce flux ne diffère guère de l'écoulement séreux qui, dans les cas de myômes intra-utérins, alterne avec la métrorrhagie, ou de la leucorrhée de la métrite chronique. A cette période du début, l'écoulement n'est pas encore fétide dans le plus grand nombre des cas; mais avec les progrès de la lésion il le devient, et cette fétidité, qui peut arriver à un degré tel qu'elle infecte non-seulement la chambre de la malade, mais la maison qu'elle habite, présente parfois des variations en rapport avec la composition du flux. Lorsque les tissus se gangrènent, l'écoulement est tout à fait putride; lorsque les parties sphacélées ont été éliminées et qu'une tendance passagère à la réparation se manifeste, le liquide n'a presque plus d'odeur. « Dans la forme indolente de la maladie, dit M. Ch. West (1), l'écoulement ne présente presque jamais le caractère purulent qu'on observe, lorsque l'ulcération marche avec rapidité : il est habituellement aqueux, légèrement teinté de sang, ou même transparent. Dans le cancer épithélial, le flux est généralement séreux et presque inodore, parce qu'il provient d'une sécrétion des surfaces plutôt que de la décomposition et de la destruction des tissus. Cette absence d'une odeur fétide bien marquée existe même assez souvent dans le cancer épithélial après que l'ulcération a commencé; mais du moment qu'il se change en cancer médullaire, comme cela arrive assez souvent, le flux devient plus fétide qu'auparavant. Dans les excroissances en chou-fleur qui peuvent faire mourir d'hémorrhagie, dans les ulcérations phagédéniques de l'orifice, l'écoulement reste inodore jusqu'à la fin. » Bien que le cancer puisse exister et progresser sans que l'écoulement acquière une odeur nauséabonde, la fétidité, prononcée surtout lorsque l'ulcération et la destruction des tissus rendent la perte *ichoreuse*, n'en est pas moins un fait qu'on peut regarder comme constant et un signe de présomption d'une grande valeur, au début surtout, et lorsque les autres caractères de la lésion ne sont pas assez accusés pour dissiper toute incertitude. Cette odeur n'a cependant pas une fétidité *sui generis*, caractéristique du cancer. « L'odeur fétide, dit Aran (2), n'a rien en soi qui doive faire croire nécessai-

(1) *Leçons sur les maladies des femmes*, p. 434. Trad. par Ch. Mauriac. In-8°, 1870.
(2) *Leçons cliniques sur les maladies de l'utérus*, p. 448. In-8°, 1858.

rement à une maladie de mauvais caractère; car les sécrétions vaginales et utérines ont naturellement chez certaines femmes une véritable fétidité, et cette fétidité peut trouver encore facilement, dans des conditions particulières, dans la décomposition des liquides et surtout dans la présence du sang, l'occasion de devenir plus marquée, sans qu'on en puisse rien conclure de défavorable pour les malades. » Les polypes fibreux s'accompagnent d'écoulements fétides qui simulent d'autant mieux ceux du cancère, que la décoloration de la peau produite par les métrorrhagies rappelle aussi le teint cachectique du cancer utérin.

La douleur est le troisième grand caractère de cette affection, et, bien que son importance séméiologique ait été exagérée, elle n'en mérite pas moins d'être prise en sérieuse considération. Du début à la terminaison, son siége, ses caractères et son intensité varient. Au début, elle se traduit par une pesanteur dans les lombes et dans le bas-ventre; plus tard, elle siége à l'utérus sans que la douleur hypogastrique ou lombaire disparaisse. Tantôt ces douleurs restent sourdes, gravatives, incessantes pendant des mois; tantôt elles deviennent lancinantes, et leur intensité s'accroît avec les progrès de la lésion. Si dans certains cas la douleur s'éteint vers les derniers jours, elle augmente dans d'autres, ne laisse ni repos ni sommeil, et l'angoisse horrible qui en résulte ne cesse qu'avec la vie, ou est à peine diminuée par les stupéfiants administrés aux plus hautes doses. Il existe en outre, dans le cours de la maladie, des points de sensibilité circonscrits qui révèlent un état phlegmasique du péritoine pelvien. L'inflammation de la vessie, due au voisinage du cancer, devient une autre source de souffrances, et lorsque la vessie est envahie par l'altération, les douleurs peuvent être plus vives que celles de la maladie primitive. Les douleurs proviennent parfois de l'extension de l'inflammation voisine aux nerfs du plexus sacré. « Pour les tumeurs utérines désignées sous le nom commun de *cancer*, dit M. Cornil (1), toutes les fois qu'une femme avait, pendant la vie, souffert d'une façon continue et violente dans les cuisses, les jambes et la région fessière, nous avons presque toujours trouvé, après la mort, soit une néoplasie épithéliale, soit une hypertrophie et hypergenèse du tissu cellulaire, du névrilème, des nerfs sciatiques ou cruraux, généralement d'un seul côté. »

C'est avec raison que M. Courty (2) s'étonne du silence des auteurs

(1) *Mémoire sur la production des tumeurs épithéliales dans les nerfs*, in *Journal d'anatomie et de physiologie* de Robin, 1864, p. 196.
(2) *Loc. cit.*, p. 996.

sur l'absence de la douleur dans la première période du développement du cancer utérin. « Les cancers même les mieux caractérisés et les plus susceptibles de généralisation, le squirrhe, l'encéphaloïde, peuvent arriver à une période avancée et incurable de leur développement, sans avoir éveillé de douleurs, du moins de ces douleurs aiguës, lancinantes, signalées comme propres aux manifestations de cette affection. » M. Courty (1) cite plusieurs exemples à l'appui de cette assertion. M. C. West (2) dit aussi quelques mots des cas exceptionnels où le cancer de la matrice parcourt toutes ses périodes entièrement ou presque entièrement sans douleur. Presque toujours, c'est la variété épithéliale qui se fait remarquer par cette absence de douleur. Simpson, en signalant aussi ce symptôme latent, indique les particularités qu'on rencontre le plus souvent. « Il arrive rarement, dit-il, qu'une malade affectée de cancer utérin vienne consulter un médecin avant que la tumeur ne soit déjà ulcérée. Même alors, les symptômes locaux qui éveillent l'attention de la femme ne sont pas, habituellement, des douleurs caractéristiques du cancer, mais des hémorrhagies intermittentes, s'accompagnant de pertes leucorrhéiques. Ou bien, s'il y a de la douleur, elle ne cause qu'une sensation d'incommodité ou de malaise, et non une réelle souffrance. Quelquefois, il n'y a absolument aucune douleur dans l'utérus ou la région utérine elle-même, jusqu'à la dernière période de l'affection. Dans le cours de ma pratique, il m'est arrivé de voir un certain nombre de cas auxquels s'applique cette remarque. Il y a plusieurs années, j'eus occasion d'observer un cas dans lequel le col de la matrice était complétement rongé par une ulcération cancéreuse étendue, mais sans aucune douleur marquée. La femme, cependant, s'était plainte si vivement de souffrances dans les seins, que des applications calmantes avaient été faites sur cette partie du corps. » Ces douleurs dans les mamelles appartiennent aux irradiations névralgiques d'ordre réflexe qui s'observent dans des états morbides différents de l'utérus. Rappelons en terminant que les irradiations peuvent ne pas présenter dans quelques circonstances le caractère douloureux, et qu'elles se traduisent alors par une sensation de prurit voluptueux. Cette excitation vénérienne, très-vive, même à une période très-avancée du cancer, n'est pas, ainsi que nous avons pu l'observer, un des moindres tourments des malades.

Le cancer primitif, développé dans l'utérus, produit au bout d'un cer-

(1) *Loc. cit.*, p. 429.

(2) *Clinique obstétricale et gynécologique*, p. 720, trad. par M. G. Chantreuil. In-8°, 1874.

tain temps l'infection générale de l'économie, suivie de la cachexie, lorsqu'une maladie accidentelle n'interrompt pas, par la mort de l'individu, l'évolution complète des phénomènes. Le temps nécessaire pour arriver à l'infection dont la cachexie et la production de tumeurs secondaires multiples sont les conséquences est variable, suivant les individus et suivant la variété du cancer. Ainsi l'épithéliôme, dont la tendance à l'ulcération est si prononcée, ne se généralise que très-exceptionnellement. L'infection peut se manifester par des symptômes extérieurs plus tôt ou plus tard, ou ne s'accuser par aucun caractère appréciable, alors qu'elle a déjà donné lieu aux tumeurs secondaires. Cette généralisation ne se rencontrerait d'ailleurs, d'après M. Broca, que dans les trois quarts tout au plus des cas d'infection cancéreuse. « L'infection cancéreuse, dit M. Broca (1), est une maladie mortelle et mortelle par elle-même, car elle tue les malades, dans beaucoup de cas, avant que les tumeurs secondaires généralisées aient pris un développement suffisant pour devenir nuisibles, ou même avant que ces tumeurs aient commencé à se former. » La production des tumeurs multiples, la fragilité des os et la teinte jaune-paille de la peau constituent les trois grands caractères de l'infection dans les affections cancéreuses. Dans le cancer utérin, cette décoloration est un symptôme important.

Bien qu'on dise : la *teinte jaune-paille* du cancer, cette nuance de la peau n'est un symptôme ni constant ni caractéristique. Ainsi que l'observe M. Broca (2), elle est quelquefois peu prononcée, et alors elle peut être simulée par l'état d'anémie de certaines femmes à peau brune atteintes de tout autres lésions, de polypes utérins avec hémorrhagies. Sous l'influence de l'anémie amenée par celles-ci, la peau prend une teinte terreuse jaunâtre semblable à celle de l'infection cancéreuse. Dans le cancer utérin, même très-avancé, accompagné de métrorrhagies et de douleurs atroces, certaines malades ont une décoloration verdâtre de la peau, rappelant la chlorose; elles ont, suivant l'expression d'un interne distingué de la Maison de santé, M. Schwartz, un teint *chloro-cancéreux*. La teinte jaune-paille peut faire défaut, même chez les malades arrivées à la cachexie la plus avancée. Les apparences extérieures sont d'ailleurs trompeuses dans les cas de cancer utérin. Des femmes encore jeunes conservent tous les attributs et surtout la fraîcheur de la santé, alors que l'exploration découvre une lésion cancéreuse avancée de l'utérus qui ne s'était manifestée jusqu'alors que par des règles plus abondantes ou quelques douleurs sans caractère déter-

(1) *Traité des tumeurs*, t. I, p. 302. In-8°, 1866.
(2) *Loc. cit.*, p. 280.

miné. Quoi qu'il en soit de ces restrictions, si la teinte jaune-paille n'est pas un caractère pathognomonique, elle n'en est pas moins un symptôme très-fréquent de l'infection cancéreuse.

Les hémorrhagies par leur répétition, les écoulements par leur abondance et leur caractère rappelant le sérum du sang, la persistance ou l'acuïté des douleurs qui rendent tout repos impossible, l'extension de la lésion à la vessie et au rectum avec les troubles fonctionnels qu'elle amène, enfin la destruction des tissus, qui permet l'absorption de substances putrides, tous ces phénomènes, en se succédant, déterminent une altération progressive et profonde de la constitution. L'ensemble des symptômes par lesquels elle se traduit, ou la cachexie cancéreuse, est décrit ainsi par Aran (1) : « Pâleur augmentant peu à peu, et aspect particulier du facies, terne et sans expression, quelquefois avec bouffissure de la face ; amaigrissement, perte des forces, dégoût pour les aliments et langueur des fonctions digestives, qu'aggrave encore l'usage habituel des préparations narcotiques ; alternatives de constipation et de diarrhée ; palpitations et essoufflement au moindre exercice, avec bruits anémiques dans les vaisseaux ; enfin dans quelques cas une sorte de fièvre hectique : tels sont les symptômes qui accompagnent les dernières périodes du cancer utérin, et au milieu desquels les malades peuvent succomber, quoiqu'il soit bien plus fréquent de voir la mort survenir par le fait d'une maladie intercurrente. »

L'importance des symptômes subjectifs précédemment énumérés le cède de beaucoup à celle des symptômes objectifs. Le toucher seul suffit pour diagnostiquer les lésions utérines et circa-utérines ; le spéculum n'ajoute que quelques notions de plus et son emploi devient impossible ou dangereux dans la période avancée du cancer. Si le cancer se révèle de bonne heure par des signes physiques, ils ne sont pas assez caractéristiques pour ne pas laisser d'incertitude. Du reste, nous avouons ne pas connaître les caractères du début, notre expérience personnelle ne nous ayant jamais permis de suivre l'évolution de la lésion à partir de son origine, et nos lectures nous ayant laissé des doutes sur les caractères indiqués. Lorsque l'attention de la femme ou celle du médecin sont attirées, l'évolution est déjà plus ou moins avancée, et les signes cliniques sont les suivants : comme le col est le segment sur lequel le cancer débute ordinairement et dans lequel il se concentre pendant quelque temps, le toucher constate l'augmentation de volume du museau de tanche qui présente sur les bords de l'orifice des tumeurs dures, résis-

(1) *Loc. cit.*, p. 951.

tantes, globuleuses, dont la coloration, d'un rouge violet, vue au spéculum, tranche sur la teinte rosée du reste du col. Cette teinte est quelquefois d'un gris-rose, et le museau de tanche hypertrophié est d'une consistance ligneuse. La disposition mamelonnée ou lobulée et la dureté du col peuvent s'observer dans la métrite chronique, et ces conditions, rapprochées de l'âge un peu avancé de la malade, font hésiter le diagnostic entre une induration de cause phlegmasique et un cancer infiltré. Cette induration du cancer peut éveiller également l'idée d'un engorgement syphilitique. Il n'est guère que l'expectation qui dissipe le doute. Dans les cas d'hypertrophie indurée du col, due à la métrite ou de cause spécifique, la lésion se modifie avec le temps ou sous l'influence du traitement; dans le cas contraire, l'évolution du cancer continue.

Des bosselures que présente le col, les unes se ramollissent, tandis que les autres conservent plus longtemps leur dureté primitive. Cette inégalité de consistance des mamelons, qui, contrairement à ceux que laisse l'accouchement, au lieu d'être bordés par un sillon profond, s'élèvent comme par gradation au-dessus de la surface du col; la coloration rouge sombre ou violacée de ces bosselures, constituent déjà une grave présomption. La certitude n'est pas complète lorsque les ulcérations sont encore superficielles. Elles pourraient être prises pour les ulcérations de la métrite chronique, erreur que la marche fatalement progressive des accidents ne tarderait d'ailleurs pas à dissiper. L'ulcération typique de la métrite du col, portant sur l'une des lèvres, ou d'une façon inégale sur les deux, ne ressemble guère aux ulcérations du cancer. Les ulcérations variqueuses, fongueuses de la métrite, se distinguent par leur coloration vermeille et par un écoulement purulent. La sécrétion sanieuse, ichoreuse et la teinte blafarde désignent les ulcérations cancéreuses. Lorsque l'ulcération gagne en largeur et en profondeur et creuse dans le col jusqu'à l'évider ou en ronger un fragment, les anfractuosités, limitées par des arêtes irrégulières, dures et saillantes, ne peuvent être rapportées à aucune autre affection que le cancer. « Certains caractères des ulcérations, dit Aran (1), appartiennent plus particulièrement au cancer : ainsi l'élévation et la dureté des bords, les anfractuosités du fond, la coloration blafarde ou livide des fongosités, lorsqu'il en existe, la facilité avec laquelle l'ulcération saigne au moindre contact, l'absence complète de douleur, signe négatif bien plus fréquent dans le cancer que dans toute autre affection du système utérin. » Le doigt rencontre quelquefois des saillies mamelonnées à travers lesquelles

(1) *Loc. cit.*, p. 957.

il s'engage avec peine ou bien il s'enfonce, sans résistance, au milieu d'une masse granulée, fongueuse et saignante. Même avec des lésions moins avancées, le doigt est toujours recouvert de sang ou d'une sanie sanguinolente d'une odeur infecte.

Il ne faut pas croire que les signes physiques énumérés précédemment sont suffisants pour empêcher le diagnostic de s'égarer. Le cancer peut, dans certaines conditions, n'être pas reconnu, si l'examen est incomplet; il peut simuler d'autres altérations, être simulé par elles, et induire en erreur les praticiens les plus exercés. Le sujet vaut la peine qu'on s'y étende; et, pour montrer une fois de plus combien, dans les affections utérines qui semblent le mieux connues, le diagnostic offre parfois des difficultés, nous citerons quelques exemples à l'appui. Nous avons vu à la Maison municipale de santé une jeune femme dont la lésion aurait pu passer inaperçue. Les conditions générales étaient bonnes. En touchant, si on ne ramenait pas le col en avant, on ne trouvait pas de lésion. La lèvre antérieure n'offrait rien de particulier; la lèvre postérieure et la partie postérieure du col présentaient des fongosités comme des crêtes de coq. La tumeur était-elle purement hypertrophique? Après la résection de la lèvre postérieure, l'examen histologique de la tumeur la rapporta à l'épithéliôme. M. Richet (1) considéra d'abord comme une tumeur placentaire, greffée sur l'utérus et y vivant comme un parasite, une tumeur venue à la suite d'une couche régulière, chez une femme de vingt-huit ans, développée en quatre mois, mollasse, irrégulière, ne saignant pas beaucoup, exhalant une sérosité infecte, dont l'évolution avait amené l'émaciation avec une teinte jaune de la peau et où l'examen micrographique reconnut les éléments du sarcôme. Le diagnostic peut hésiter encore entre une tumeur cancéreuse et un polype fibreux ramolli et en voie de décomposition. Les sensations perçues par le toucher sont analogues, et la décoloration de la peau, la répétition et l'abondance des hémorrhagies, ainsi que la fétidité de l'écoulement, ne diffèrent pas dans les deux cas. Il est des circonstances où l'examen microscopique peut seul rectifier le diagnostic. En traitant des polypes à apparition intermittente, nous avons parlé d'une tumeur molle, fongueuse, saignante, d'un gris noirâtre, avec des pointillés, provenant de la lèvre postérieure du col, accompagnée de métrorrhagies et de pertes blanches, et dont la nature pouvait paraître d'autant plus suspecte, qu'après son ablation on constata l'existence de grosses fongosités qui pouvaient être considérées comme des restes de

(1) Journal *l'École de médecine*, 2 février 1874.

la tumeur ou comme une néoplasie. L'examen histologique reconnut une tumeur musculaire, à fibres lisses entre-croisées, avec des capillaires dilatés et des artérioles nombreuses, constituant un tissu extrêmement vasculaire, une tumeur appartenant par ces caractères aux léio-myômes télangiectasiques.

La vaginite, chez les femmes âgées qui n'ont plus les soins de propreté nécessaires, peut en imposer pour le cancer de l'utérus. Le col s'atrophie avec les progrès de l'âge, et les rapports du vagin avec lui sont changés, l'atrophie ayant pour résultat de rapprocher du col les parois vaginales. Irrité par le séjour des sécrétions, le col s'ulcère et il se forme des granulations et des végétations qui arrivent à souder les parois du vagin aux côtés du col. Ces végétations gagnent le vagin, en laissant entre elles des vacuoles dont la sécrétion donne lieu à un écoulement considérable. Il peut arriver que les parois du vagin se rapprochent en un point et forment là un rétrécissement qui ne permet pas au doigt d'atteindre le col. Le spéculum permet de reconnaître ce rétrécissement et son orifice, qui admet à peine la pulpe du doigt. Le vagin est cloisonné en quelque sorte et c'est dans la seconde poche que se trouve le col de l'utérus. Les hémorrhagies qui s'observent quelquefois, la leucorrhée fétide et abondante, l'existence de douleurs dans les reins et la partie supérieure des cuisses, l'amaigrissement ou la décoloration qui surviennent, les rugosités, les duretés, les fongosités du vagin, toutes ces circonstances, rapprochées de l'âge des malades, peuvent en imposer et faire penser à un cancer qui du col se serait propagé aux parois du vagin. Chez une malade, longtemps soignée par Cruveilhier pour un cancer, ce fut la longueur du temps qui nous mit sur la voie du diagnostic. Un traitement composé d'injections détersives et de cautérisations de nitrate d'argent modifie les surfaces, et, malgré la persistance du rétrécissement, le doigt peut arriver à explorer le museau de tanche. « Il y a, dit M. Barnes (1), un rétrécissement atrophique du vagin qui se produit dans la vieillesse. Les parois perdent leur élasticité, le canal s'étrécit et il devient infundibuliforme, ou prend la forme d'un cône dont le sommet est au fond ; en ce point on sent les restes du col atrophié. Il est quelquefois difficile de distinguer les cas de ce genre des rétrécissements cancéreux. Ce rétrécissement atrophique est commun surtout chez les vieilles femmes qui n'usent plus du coït. »

Dans l'épithélioma du col, les bosselures, en devenant plus saillantes, forment des excroissances nommées *champignons cancéreux* ou une

(2) *Traité clinique des maladies des femmes*, p. 727. Trad. par A. Cordes, in-8°, 1876.

grosse excroissance lobulée en forme de *chou-fleur*, pouvant acquérir un volume assez considérable pour remplir, en la distendant, la cavité du vagin et exercer une compression mécanique sur les organes voisins. Il est difficile ou même impossible de retrouver l'orifice du col au milieu de cette masse végétante qui le déborde de tous côtés. C'est dans cette forme de cancer que l'amputation a des chances de réussite, en enlevant et la production morbide et le segment qui la supporte, avant que la dégénérescence ait gagné tout le col. Cette tumeur cancéreuse peut être confondue avec un polype, mais elle est d'ordinaire plus molle; elle n'a pas de pédicule qu'on puisse suivre dans l'orifice cervical et sa surface est plus irrégulière, plus rouge et plus saignante.

Tôt ou tard, suivant sa variété, le cancer envahit les organes voisins de l'utérus. Préalablement, il détermine des inflammations de voisinage qui attirent tout d'abord l'attention. Ainsi la dysurie, une incontinence partielle d'urine décident parfois à une exploration dont la découverte d'un carcinome utérin est le résultat. L'utérus peut contracter de bonne heure des adhérences dans le petit bassin. La tumeur cancéreuse s'étend de proche en proche. « On la voit envahir ainsi, dit M. Courty (1), d'abord le reste de la portion vaginale du col, bientôt la muqueuse vaginale elle-même, en arrière, en avant, de tous côtés : le doigt sent sur cette muqueuse les noyaux d'induration serrés les uns contre les autres autour du col, isolés un peu plus loin, disséminés souvent à une grande distance, précédant les excroissances qui vont bientôt végéter sur ces noyaux : on dirait que le cancer a poussé des racines dans ces différentes directions ; on dirait plutôt des rejetons ou des graines répandues avec d'autant plus de profusion qu'on est plus proche du centre du mal, d'autant plus clair-semées qu'on s'en éloigne davantage. On la voit envahir les cavités utérines, d'abord celle du col, dans laquelle elle s'introduit en avançant en quelque sorte de proche en proche, jusqu'à celle du corps, qu'elle finit par atteindre. »

Dans sa marche envahissante, le cancer finit par se propager à la vessie et au rectum. Immobilisée et enflammée, la vessie expulse difficilement l'urine, et à la rétention succède le passage incessant de l'urine dans le vagin, lorsqu'une fistule vésico-vaginale s'établit et s'agrandit par le fait de l'ulcération. Le rectum devient le siége de lésions semblables et le vagin se convertit en un cloaque où les écoulements ichoreux ou hémorrhagiques de l'utérus se mêlent à l'urine et

(1) *Traité pratique des maladies de l'utérus*, p. 1009. In-8°, 1872.

aux matières fécales. On comprend avec quelles précautions le toucher doit être pratiqué à cette période avancée du cancer et l'imprudence qu'il y aurait à se servir du spéculum, alors que les parois du vagin sont envahies et qu'il est si facile de produire une déchirure du rectum ou de la vessie. Ces désordres sont précédés et accompagnés d'ordinaire par des douleurs plus vives, incessantes dans quelques cas, ne laissant ni sommeil ni position tenable, s'expliquant par l'extension de la dégénérescence à des organes sensibles, par des poussées inflammatoires du côté du péritoine, de la vessie, de l'intestin, du vagin et, ainsi que M. Broca et M. Cornil l'ont démontré, par la pénétration du tissu cancéreux en dedans du névrilème des nerfs sciatiques ou cruraux. A cette période avancée, le diagnostic précis de ces lésions consécutives n'a plus d'intérêt pratique et sa recherche ne serait pas sans de graves inconvénients.

L'observation suivante rappelle la plupart des symptômes subjectifs et des signes physiques précédemment indiqués ; elle montre la propagation du cancer aux organes et aux parties environnant l'utérus et l'infection se traduisant par la généralisation des tumeurs secondaires ; elle est une sorte de résumé de l'évolution du cancer utérin.

Cancer du col de l'utérus. Cancer de l'ovaire. Péritonite subaiguë. Phlegmatia alba dolens. — P..., Elisabeth, trente ans, brunisseuse. Entrée à l'Hôtel-Dieu, le 10 juin 1874, salle Sainte-Anne.

Rien à noter dans les antécédents, ni chez ses parents, ni chez elle-même. Réglée à treize ans, les époques se montrent avec une régularité parfaite ; leur durée est de deux ou trois jours ; le sang est rouge ; il n'y a jamais eu de pertes.

Mariée à dix-sept ans, elle accoucha un an après d'un enfant à terme ; rien de particulier pendant la grossesse et l'accouchement, mais à partir de ce moment cette femme éprouva des troubles dans la menstruation, portant soit sur l'époque du retour, soit sur la quantité du sang. Les époques étaient précédées de douleurs plus ou moins vives, qui étaient quelquefois suivies de légères pertes blanches.

Après des alternatives de rémission et d'aggravation, la malade fut prise, vers le mois d'avril 1873, d'une douleur gravative continue siégeant dans la région abdominale inférieure, surtout au niveau des aines, et s'irradiant vers les lombes, le long des cuisses et des jambes, principalement du côté gauche.

Au mois d'octobre apparaissent, en dehors des époques menstruelles, des pertes blanches qui dégénèrent en une sorte d'écoulement fétide continu. Bientôt après vinrent s'ajouter des pertes rouges peu abondantes, mais se reproduisant une fois ou deux par semaine.

Au mois de janvier 1874, à la suite d'un examen que la malade subit à l'hôpital Saint-Louis, apparurent des douleurs lancinantes dans la région abdominale inférieure. Vers la fin de mai survint un gonflement des extrémités inférieures qui prit rapidement un développement considérable. Au moment de l'entrée de la malade à l'Hôtel-Dieu, l'œdème avait envahi les jambes et les cuisses, qui étaient doublées de volume. Le gonflement est manifestement plus marqué à droite qu'à gauche ; la peau est blanche, luisante et distendue. Du côté gauche on constate dans l'aine une tumeur ganglionnaire, dure, volumineuse et très-douloureuse à la pression. L'abdomen présente une forme globuleuse ; il est douloureux à la pression, surtout du côté gauche. De ce côté la palpation révèle au niveau de la fosse iliaque une tumeur dure, difficile à circonscrire.

Le toucher révèle l'existence de productions mamelonnées, saillantes dans le vagin jusqu'à 3 centimètres de l'orifice vulvaire et ne laissant qu'un passage étroit à travers lequel le doigt s'engage avec peine. Le doigt, retiré, est recouvert d'une sanie glaireuse sanguinolente, d'une odeur infecte. L'état général est des plus mauvais ; pâleur extrême, faiblesse excessive, nausées, vomissements ; l'intelligence reste intacte. Décès le 17 juin 1874.

Autopsie du 18 juin : les poumons sont sains ; on rencontre seulement dans deux points très-circonscrits de petites granulations tuberculeuses. L'abdomen renferme une notable quantité de pus séreux. Utérus : cancer de tout le col, qui est réduit à l'état d'un véritable putrilage de couleur noire qui se présente à l'examen microscopique sous l'aspect d'un détritus granulo-graisseux. Le corps de l'utérus paraît sain et diminué de volume. La trompe gauche est dilatée et contient dans son intérieur des masses carcinomateuses. L'ovaire gauche a disparu derrière une masse cancéreuse du volume du poing. Cette tumeur est soudée à la paroi antéro-latérale gauche du bassin. Tout le tissu cellulaire du petit bassin présente une infiltration cancéreuse. Une branche du plexus sacré se trouve prise dans une masse de tissu cellulaire indurée. La vessie offre dans son intérieur des tumeurs et des plaques carcinomateuses. La paroi péritonéale du rectum est aussi le siége de cancers. Les ganglions de la cavité abdominale, comme ceux des aines, sont pris. L'examen histologique permet de reconnaître dans ceux-ci la présence d'un grand nombre de cellules épithéliales.

Le foie est volumineux et présente des tumeurs secondaires, sous forme de noyaux blanchâtres, consistants et proéminents, se montrant surtout à la périphérie.

A droite et à gauche on trouve dans la veine crurale un caillot allongé, bien formé, qui oblitère complétement la lumière du vaisseau.

La symptomatologie dont nous avons reproduit les principaux traits est presque spéciale au cancer du col de l'utérus. Il reste à indiquer celle du cancer du corps de cet organe. Avec un fond commun, le cancer présente dans sa marche et ses manifestations des différences suivant le segment qu'il occupe, et là se retrouve encore le cachet particulier et dissemblable que la même affection reçoit suivant qu'elle siége dans le col ou dans le corps de la matrice. Les différentes variétés du cancer peuvent occuper la cavité et le tissu du corps utérin. La lésion, par le fait même de son siége, peut rester plus longtemps méconnue, et elle est même à une période avancée d'un diagnostic difficile. Les symptômes subjectifs rappellent ceux du cancer qui débute par le col : pertes sanguines, pertes blanches, écoulements rosés, sanieux, fétides, ichoreux, irradiations douloureuses, altération des principales fonctions, troubles digestifs, amaigrissement, bouffissure du visage, teinte jaune-paille de la peau, *phlegmatia alba dolens* dans certains cas. Mais ces signes de probabilité sont loin d'être constants. Simpson (1) attribuait une grande importance aux caractères suivants : un écoulement aqueux, continuel sans être considérable ; une ménorrhagie que ne peuvent arrêter les médicaments ordinaires et les injections vaginales, des accès quotidiens de douleurs, durant quelquefois des heures et pouvant être assez intenses pour arracher des gémissements continuels ou des cris éclatants. Ces douleurs intermittentes périodiques seraient, d'après Simpson, presque pathognomoniques du cancer du corps et du fond de l'utérus. Nous n'avons pas observé ces accès périodiques dans cette forme de cancer.

Ici l'importance du spéculum est secondaire. Lorsque le col et son orifice sont modifiés, déjà la nature de la lésion n'est plus guère douteuse. Il permet, dans certains cas, de voir la production morbide de la cavité du corps s'engager dans l'orifice du col. Le toucher et le cathétérisme ont une autre importance dans le diagnostic des lésions de la cavité et des parois du corps utérin. Le cancer qui occupe ces parties peut parcourir toutes les phases de son évolution sans altérer le col, dont l'orifice interne semble former une ligne de démarcation entre les parties malades et les parties saines. Lorsque les pertes rouges, blanches, ichoreuses et fétides ont fait penser que les symptômes généraux et locaux sont causés par une production pathologique intra-utérine, il peut être nécessaire, pour en déterminer la nature, de dilater préalablement le col avec l'éponge ou la laminaire. D'autres fois, le col, sans participer à la dégénérescence, est ramolli et son orifice dilaté. Cette dilatation, qui s'observe aussi avec des myômes intra-utérins, est sans doute due aux contractions dont la matrice est le siége, comme si elle voulait accoucher de la production morbide, polype ou tumeur cancéreuse. Grâce à la dilatation, naturelle ou artificielle, le doigt peut explorer en partie la cavité utérine, et, suivant la variété du cancer, il trouve une masse rugueuse, irrégulière, en forme de chou-fleur, sessile ou pédiculée, friable, saignante, dont il peut détacher et ramener des débris, ou il rencontre sur une des parois de la cavité une surface grenue et molle,

(1) *Loc. cit.*, p. 726.

donnant la sensation du velours d'Utrecht. Quelquefois le tissu cancéreux fait hors de l'intérieur de la cavité une saillie assez prononcée pour être facilement accessible au doigt. « Dans un ou deux exemples, dit Simpson (1), j'ai vu le fongus cancéreux faisant issue à travers l'orifice, s'escharifier et se gangréner par suite de la compression exercée sur lui par les bords de l'orifice. » Au lieu de ces tumeurs molles et saignantes décrites sous le nom de *polypes vivaces* ou *fongueux*, le doigt peut n'apprécier que l'induration des parois et quelquefois une ulcération. Tantôt l'ulcération, irrégulière, profonde, anfractueuse, existe au voisinage d'un champignon cancéreux; tantôt elle est isolée, n'offre aucun bourgeonnement, et constitue l'*ulcère rongeant* appartenant à l'épithélioma. Parfois le doigt ne peut atteindre à l'ulcération, qui siége trop haut, au fond de l'utérus par exemple.

Le cathétérisme mesure l'ampliation de la cavité, reconnaît l'excroissance cancéreuse rencontrée ou non atteinte par le doigt et la présence de myômes qui peuvent coexister avec le carcinome. Le corps distendu forme une cavité plus large que d'ordinaire, mesurant 13, 16 centimètres de longueur, et atteignant quelquefois rapidement le volume d'un utérus au quatrième ou cinquième mois de la grossesse, lorsque le tissu cancéreux, appartenant à l'encéphaloïde, siége dans les parois, surtout vers le fond de l'organe. La présence d'un hystérome intra-utérin ou interstitiel ne peut que contribuer à agrandir la cavité. On comprend qu'il n'existe pas d'antagonisme entre le myôme, production ancienne, et le cancer, production morbide plus récente. Aussi ces tumeurs se rencontrent-elles simultanément, pouvant donner lieu à des méprises par l'analogie des symptômes et déterminant des accidents qui aggravent quelquefois par leur réunion la situation des malades. Nous avons observé un cas intéressant de coexistence d'un myôme et d'un cancer à la Maison de santé, chez une femme de cinquante ans. A l'autopsie, existait au niveau du col utérin une masse dure, compacte, lardacée, criant sous le scalpel et fournissant un suc qui, examiné au microscope, donnait les éléments du cancer, cellules épithéliales et gros noyaux. La cavité utérine non envahie donnait attache par une de ses faces à un petit polype muqueux pédiculé ; elle était comprimée par un fibromyôme, crétacé à sa circonférence, intra-pariétal. Ce corps fibreux s'énucléait assez facilement de la paroi utérine hypertrophiée, excepté à son union avec la tumeur cancéreuse, union qui existait sans ligne de démarcation bien établie. Cette proximité rend compte de certains faits

(1) *Loc. cit.*, p. 723.

d'envahissement du myôme par le cancer rapportés par les auteurs. D'après Benporath et Liebmann (1), des myômes utérins peuvent s'infiltrer de cancer, à la suite d'un cancer du vagin.

Nous avons jusqu'ici parlé surtout de ces masses polypoïdes, à large base ou imparfaitement pédiculées, ou des rugosités et des fongosités que le cancer forme dans la cavité du corps. Il reste à indiquer une forme plus rare qui ne débute pas par la muqueuse, mais par le parenchyme, qui laisse la cavité intacte, mais qui s'infiltre dans le tissu propre de l'utérus. Les parois transformées en grande partie et épaissies peuvent par leur adhérence aux organes voisins ne former qu'une masse compacte. Le toucher par le rectum permet seul de pouvoir apprécier assez bien la consistance et l'étendue de ce cancer mural. Le toucher vaginal, lorsque le doigt est porté dans le cul-de-sac antérieur, permet aussi, dans le cancer du corps, de se rendre compte de l'état de la paroi antérieure de la matrice. Le doigt peut sentir, en contournant le col, un gonflement circulaire qui provient du corps et lui donne comme une forme globuleuse. Il ne faudrait pas croire que dans la pratique l'exploration de l'utérus par le toucher et par l'hystéromètre soient toujours possible. Il est des cas où les investigations sont trop fatiguantes et inutiles chez des malades épuisées. Le cathétérisme de la cavité utérine n'est pas sans danger, lorsqu'elle est le siége d'une ulcération cancéreuse ; la perforation en est très-aisée. Ces ulcérations cancéreuses peuvent, sous l'influence de la distension de la cavité par les liquides ichoreux et purulents, amener une déchirure de la paroi et le passage des matières putréfiées dans le péritoine, comme dans une observation de Simpson (2). « L'ulcération du tissu utérin, dit M. Courty (3), peut précipiter le dénoûment lorsque le cancer occupe le corps et surtout le fond de l'utérus. J'ai vu une malade succomber à une péritonite rapidement mortelle par suite de la perforation du fond de l'utérus ; une autre succomba, en quelques jours, à une pelvi-péritonite consécutive aux progrès moins prompts d'une pareille ulcération de la paroi postérieure de l'organe. » La terminaison fatale arrive plus lentement d'ordinaire, comme pour le cancer du col, par les progrès de la maladie, l'épuisement amené par les métrorrhagies et les autres écoulements, les troubles profonds de l'économie qui constituent la cachexie et quelquefois par une maladie intercurrente. La propagation du cancer aux organes et aux ganglions voisins, l'infection se traduisant par la gé-

(1) Robert Barnes, *loc. cit.*, p. 700.
(2) *Loc. cit.*, p. 724.
(3) *Loc. cit.*, p. 1006.

néralisation de tumeurs secondaires dans des organes éloignés, comme le foie et le poumon, sont semblables dans le cancer du corps et dans celui du col de l'utérus.

L'observation suivante reproduit quelques-uns des traits de la symptomatologie du carcinome du corps utérin.

Le 27 mai 1869 entre à la Maison municipale de santé une vieille demoiselle qui depuis plus d'un an souffre de pertes utérines. Aujourd'hui l'écoulement est teinté en rose. En déprimant l'hymen, le doigt sent, en contournant le col qui est porté en arrière et ne donne aucune sensation révélant qu'il soit le siége d'une altération, un gonflement, une induration circulaire qui appartient au corps et lui donne comme une forme globuleuse. En portant l'index en arrière, il pénètre un peu dans l'intérieur du col et perçoit une sensation molle comme si l'on touchait du velours d'Utrecht. C'est que la muqueuse du col est, comme celle du corps, le siége de l'altération qui n'intéresse pas le tissu et les parties extérieures du corps. Cet écoulement teinté en rose, les hémorrhagies antécédentes, la sensation que donne le corps, celle que procure le toucher de la cavité cervicale, dénoncent le cancer de la cavité du corps de l'utérus, forme rare qui pourrait être confondue avec l'état granuleux de Récamier; mais, outre les autres caractères, c'est dans la vieillesse que s'observe cette forme de cancer.

Cette femme, qui a cinquante-cinq ans, a cessé d'être réglée il y a six ans. Elle ne se portait pas mal, lorsqu'il y a quatre ans, elle fut prise dans la même année de deux hémorrhagies violentes survenues sans douleurs. Elle a eu depuis d'autres hémorrhagies, et c'est depuis un an seulement qu'avec des douleurs modérées s'est montré un écoulement rosé presque constant. Elle a employé différents remèdes : bains, lotions narcotiques et émollientes. Depuis quatre mois les douleurs sont plus continues, l'écoulement est plus abondant et il est survenu un peu de diarrhée. Rien du côté de la miction.

31 mai. — Les douleurs ont diminué sous l'influence de suppositoires à l'iodoforme. (1 gramme d'iodoforme par suppositoire.)

8 juin. — Après un état saburral et des douleurs dans le membre inférieur gauche, il y est survenu une phlébite plastique, comme on en observe dans la phthisie et le cancer.

10 juin. — L'état est le même. La jambe est moins gonflée.

15 juin. — Avec de la fièvre qui a débuté il y a trois jours, surviennent des vomissements qui résistent à la potion de Rivière.

L'état s'aggrave rapidement. Les vomissements sont presque continuels. Il existe en outre un ictère qui annonce que le foie est le siége de tumeurs cancéreuses secondaires. La malade succombe le 20 juin.

Avant de continuer à décrire l'évolution du cancer, il convient de s'arrêter à un point intéressant de son histoire : ses rapports avec la grossesse et l'accouchement. Précédemment nous avons montré les rapports des corps fibreux avec cet état et cette fonction. Plus d'une analogie existe dans les mêmes conditions entre les myômes et les tumeurs cancéreuses. Bien que le sujet soit surtout obstétrical, la description du cancer utérin serait incomplète si son influence sur la gestation et la parturition n'était indiquée.

On conçoit que le cancer qui occupe le col ne soit pas un obstacle mécanique à la conception. Le col cancéreux est parfois entr'ouvert, le plus petit pertuis peut d'ailleurs donner passage au fluide fécondant. La fécondation a été observée avec une lésion cancéreuse avancée et même avec la destruction du col. Des observations nombreuses démontrent que la désorganisation plus ou moins complète de ce segment ne s'oppose pas non plus au développement de l'ovule fécondé. C'est, on le sait, presque exclusivement aux dépens du corps que se fait le développement de l'utérus pendant la gestation. Cette condition physiologique explique que la grossesse arrive à terme chez certaines femmes affectées de cancer utérin. Celui-ci n'en détermine pas moins dans nombre de cas l'avortement ou l'accouchement prématuré. Il est assez remarquable que les métrorrhagies ne s'opposent pas à l'évolution de l'œuf. Sur cent vingt femmes atteintes de cancer du col de la matrice pendant la grossesse, traitées par le docteur Lewer, à Guy's-Hospital, 40 pour 100 ont avorté. La cause de l'avortement est dans la lésion de l'utérus, ou dans l'état morbide du fœtus. « Il faudra, dit M. Chantreuil (1), tantôt chercher le point de départ des contractions utérines dans l'altération du col et dans la réaction que cette altération a fait naître dans les parties supérieures de l'organe, tantôt, au contraire, il faudra invoquer les troubles dont l'origine est dans l'état général : ceux-ci agissent, soit en détruisant le fœtus qui, devenu corps étranger, sollicite l'action utérine, soit en mettant en jeu la contractilité de l'organe, comme cela s'observe souvent dans les grandes perturbations de l'économie. »

« Dans un ou deux cas rares, rapporte Simpson (2), les douleurs de l'accouchement, après avoir débuté régulièrement au terme de la grossesse, ont, au bout d'un certain temps, cessé, et, comme dans les cas de *missed labour*, si fréquents chez la vache et la brebis, le fœtus mort a été retenu dans l'utérus des semaines, ou même des mois au-delà du temps normal de l'accouchement. » Simpson rapporte un cas de gros-

(1) *Du cancer de l'utérus au point de vue de la conception, de la grossesse et de l'accouchement*, p. 15. 1872.

(2) *Loc. cit.*, p. 457.

sesse prolongée d'après le docteur Miller (1). C'était chez une femme affectée d'un énorme cancer du col. Le travail commença et recommença plus d'une fois à l'époque et après l'époque présumée du terme de la grossesse. Elle mourut sans être accouchée, après avoir présenté des symptômes de péritonite. A l'autopsie, on trouva un fœtus décomposé, un épanchement considérable de lymphe plastique à la surface péritonéale de l'utérus, sans trace de rupture. Deux autres observations appartiennent au docteur Menzies (2). Dans l'une, le fœtus fut graduellement expulsé en fragments pendant les trois mois qui suivirent le terme ordinaire de la gestation. Dans l'autre, la gestation se prolongea jusqu'au dix-septième mois, et l'on ne put avoir de doute sur la durée, d'après les éléments suivants : la dernière époque des règles, l'époque où les mouvements du fœtus furent perçus, la cessation de ceux-ci et l'apparition simultanée de la sécrétion lactée. Cette durée excessive de la gestation peut s'expliquer, comme le remarque M. Chantreuil, et par la résistance invincible du col utérin infiltré de cancer et par l'atrophie d'une partie des fibres musculaires du corps.

Le cancer du col de l'utérus peut avoir une influence plus ou moins fâcheuse sur le travail de l'accouchement. Si le col est envahi seulement par des fongosités, ou s'il n'est que légèrement induré, la dilatation peut être retardée, mais elle s'effectuera spontanément. Si le col est le siége d'une induration partielle, la dilatation se produisant aux dépens de la partie non envahie, pourra être suffisante pour permettre l'accouchement. Celui-ci sera retardé et ne s'effectura dans le cas d'induration complète du col ou de développement considérable de la production morbide, qu'autant que les contractions auront assez d'énergie pour rompre l'obstacle ou le déplacer. L'obstacle, qu'il provienne de l'utérus ou de la tumeur, peut rester infranchissable. Il est intéressant d'étudier les phénomènes que ces différents cas présentent, d'indiquer les graves questions que soulèvent au point de vue obstétrical la difficulté ou l'impossibilité de la parturition et de signaler les dangers immédiats ou prochains auxquels peut exposer le travail. De grandes analogies existent entre les accouchements compliqués de cancer et ceux qu'aggrave l'existence de corps fibreux. Une des plus frappantes, c'est la nécessité de l'expectation, qui, par suite des modifications survenues entre l'utérus et le fœtus, laisse souvent se produire naturellement les résultats les plus inespérés et dont on ne doit se départir que si la vie de la mère ou celle de l'enfant sont dans un danger pressant.

(1) *London and Edinburgh monthly Journal of Medical Science*, p. 279. 1844.

(2) Chantreuil, *loc. cit.*, p. 16, in *Glascow Medical Journal*, 1843, july.

Lorsque l'altération est bornée à une des lèvres, la partie du col restée saine peut se prêter à la dilatation, sans que la partie altérée se déchire. Dans un cas où la lèvre antérieure était indurée, Désormeaux a vu la dilatation se produire aux dépens de la lèvre postérieure. « Chez une femme de quarante-cinq ans, mère de plusieurs enfants, observée à la clinique de la Faculté, par M. Cazeaux, on trouva la lèvre postérieure squirrheuse, très-étendue transversalement, de 2 centimètres d'épaisseur environ, s'étendant jusqu'à un travers de doigt de la vulve, adhérant, par sa face postérieure, avec le vagin, ou plutôt confondue avec la cloison recto-vaginale. Le travail se déclara à terme; la dilatation fut très-lente, mais elle finit par s'opérer complétement aux dépens de la lèvre antérieure. La tumeur, dont le volume paraissait devoir offrir un obstacle insurmontable au passage de la tête, rendit seulement la seconde période du travail un peu plus lente. Repoussée par la tête du fœtus, elle devint presque transversale et formait sur le périnée une espèce de croissant dont la convexité était inférieure, et la concavité dirigée en haut arrêtait la tête. Sous l'influence des contractions violentes, la tête repoussa la tumeur en arrière, en déprimant fortement le périnée, passa au devant et franchit la vulve. Ces exemples, ajoute M. Jacquemier (1), qui cite le fait, nous montrent ce qu'on peut attendre de la nature. » Boivin et Dugès rapportent deux observations où la partie fœtale, après avoir chassé la tumeur cancéreuse jusqu'à la vulve, exerça sur elle une compression qui l'aplatit et permit au dégagement de se faire (2).

Lorsque l'induration occupe toute la circonférence du col, la dilatation est insuffisante, et l'accouchement ne peut s'effectuer que si des déchirures plus ou moins étendues se produisent à la suite des contractions utérines. La science compte plusieurs exemples d'accouchements terminés dans ces conditions; elle compte aussi des faits où le travail commencé s'est arrêté après des efforts impuissants à amener la dilatation et des déchirures du col. M. Chantreuil (3) cite un fait observé à l'hôpital des Cliniques où la femme mourut d'épuisement avant de pouvoir être accouchée. Le cancer avait envahi l'orifice dans tout son pourtour et l'épaississement était plus grand à droite qu'à gauche. La mort arrive après une série d'efforts répétés ; ou bien, après un travail qui recommence à des époques plus ou moins rapprochées, la grossesse se prolonge comme dans les observations du docteur Menzies. Parfois l'utérus finit par se rompre dans le travail. « Dans quelques exemples, dit

(1) *Manuel des accouchements*, t. II, p. 175. 1846.
(2) *Traité pratique des maladies de l'utérus*, t. II, p. 52-56. 1833.
(3) *Loc. cit.*, p. 48.

Simpson (1), la patiente, quelques jours après le début du travail, a succombé sans être accouchée, soit simplement d'épuisement, soit par suite des lacérations des parois du corps et du fond de l'utérus. » Cette déchirure de la paroi utérine, qui ne se rencontre pas dans les accouchements que rend impossibles quelquefois également la présence de corps fibreux, peut s'expliquer par l'existence d'une ulcération du tissu dans les cas de travail empêché par un cancer du col. La déchirure peut s'étendre du col à la paroi du corps et permettre au fœtus de s'y engager. Churchill (2) rapporte une observation où la femme succomba à des accidents de péritonite, le quatrième jour après un accouchement d'un fœtus putréfié. A l'autopsie on découvrit en arrière, à la réunion du corps et du col de l'utérus, une fente transversale de 1 pouce de long. Cette fente correspondait à la partie qui avait été le plus profondément entamée par une ulcération reconnue pendant le travail et qui, du col détruit presque entièrement, avait gagné plus profondément la substance de l'utérus à la partie postérieure.

L'influence de la grossesse sur le cancer utérin est assez mal connue ; elle n'a guère donné lieu, en effet, à une observation suivie. Il est à supposer que la vascularisation plus développée de l'utérus active l'évolution du cancer et amène dans la tumeur un ramollissement qui peut favoriser la parturition. Dans certains cas la grossesse semble retarder la marche de l'altération. L'accouchement la précipite d'ordinaire et hâte la terminaison fatale. Lorsque la tumeur est petite et n'a pas subi de compression pendant le dégagement du fœtus, elle peut continuer à progresser avec lenteur. De cette double influence du cancer sur la gestation et la parturition et de celles-ci sur la maladie organique, il résulte des conséquences graves pour la mère et pour le fœtus. Les résultats de soixante accouchements compliqués de cancer utérin sont résumés ainsi par M. Chantreuil (3) : « De ces tableaux il résulte que sur soixante femmes, vingt-cinq moururent pendant le travail ou les suites de couches; trente-cinq se rétablirent momentanément pendant une période plus ou moins longue et finirent toutes par succomber aux progrès de l'affection cancéreuse dans l'année de l'accouchement ou dans la suivante. Les causes des vingt-cinq premiers décès furent : six fois la rupture de l'utérus pendant le travail ; neuf fois la péritonite ou l'épuisement; sept fois des opérations graves : incisions,

(1) *Loc. cit.*, p. 457.

(2) *Traité pratique des maladies des femmes*, p. 397. Trad. par Wieland et Dubrisay. In-8°, 1866.

(3) *Loc. cit.*, p. 64.

versions, craniotomie, embryotomie, excision de la tumeur. Chez trois femmes la cause de la mort n'est pas indiquée. Sur soixante accouchements, vingt-neuf enfants vinrent au monde morts et vingt-huit vivants. Dans trois cas, il n'y a pas d'indications relativement à l'état de l'enfant (1). »

Il est difficile de tracer des règles relatives à l'intervention obstétricale, tant les différences entre les faits sont de nature à faire varier de conduite. Les divergences entre les observateurs montrent combien ces règles sont peu sûres, et les résultats qu'elles peuvent donner aléatoires. Dans ces cas, d'ailleurs assez rares, d'accouchements compliqués de cancer du col utérin et où l'imprévu a une large part, le praticien aura toujours à s'inspirer des circonstances. Nous pensons que, dans un grand nombre de circonstances, il est plus prudent de laisser le travail s'accomplir seul que d'intervenir. Dans un cas que nous avons observé à la Maison de santé, la femme était dans un état de cachexie avancée et le fœtus était mort. L'accouchement, bien que ralenti, se fit spontanément, et la malade succomba trois jours après. C'est surtout dans des conditions analogues que l'expectation a sa raison d'être. L'expectation ne saurait être indéfinie, et l'intervention doit commencer quand on est à peu près certain que les efforts de la nature restent stériles, que la vie de la mère, dont les jours, bien que comptés, peuvent se prolonger un certain temps, est dans un pressant danger et surtout lorsque la vie de l'enfant est compromise si la durée du travail se prolonge. Nous ne saurions mieux faire, au sujet de ces graves problèmes, que de rapporter intégralement l'opinion de Simpson. Nous y ajoutons quelques réflexions pour montrer que là où les ressources de la nature restent stériles, l'intervention de l'art peut demeurer aussi sans résultat.

« Quel traitement devrions-nous suivre dans des cas de parturition retardée d'une manière anormale et entravée par une affection cancéreuse du col de l'utérus et du vagin? Il a été longtemps établi en principe, dans l'obstétrique anglaise, que si, dans un accouchement, l'on reconnaît impossible, à cause du degré d'obstruction, de pouvoir sauver à la fois la vie de l'enfant et celle de la mère, l'existence du premier doit être sacrifiée par la craniotomie, dans l'intérêt de la mère, pourvu qu'il y ait assez d'espace pour extraire le fœtus mutilé par les voies maternelles..... Mais nous ne devons pas nous comporter ainsi lorsque la parturition est rendue difficile ou impossible par un cancer du col utérin ou du vagin. Par suite de la fatale affection dont souffre la mère, sa

(1) *Loc. cit.*, p. 458.

vie ne durera guère plus de quelques semaines, ou au plus quelques mois; tandis que l'enfant, s'il est sauvé et non sacrifié, peut grandir et devenir un membre utile à la société. Dans de telles circonstances, nous sommes certainement autorisés à faire courir quelques risques à la mère pour sauver l'enfant. Lorsque, cependant, les efforts seuls de la nature demeurent insuffisants, et qu'une opération vient à être réellement nécessaire, les moyens préférables, à mon avis, sont ceux, d'ordinaire, qui n'ajoutent pas au danger de la mère, tout en ayant pour but de conserver la vie de l'enfant. Dans la plupart des cas, la portion cancéreuse finit par se fissurer et se déchirer spontanément pour laisser passer le fœtus. En pratiquant l'hystérotomie vaginale, nous arrivons au même but, mais plus sûrement et avec moins de danger. Car, au lieu de laisser les contractions musculaires de l'utérus déterminer, par des efforts longs et épuisants, les déchirures nécessaires, et nous donner l'espace indispensable, nous pratiquons ces solutions de continuité avec le bistouri; en outre, en agissant ainsi, nous pouvons choisir le moment le plus convenable pour les effectuer, c'est-à-dire les faire de bonne heure, avant que la femme soit épuisée; nous pouvons choisir aussi le point où la division des tissus du col est le moins dangereuse, au lieu d'abandonner tout au hasard. Après les incisions, l'expulsion de l'enfant peut être laissée aux soins de la nature, ou bien il peut être extrait artificiellement par la version ou le forceps long. » Comme les préoccupations sont spécialement dirigées sur la conservation de l'enfant, l'idée de provoquer l'avortement artificiel est vivement blâmée par Simpson (1), qui conseille de provoquer prématurément le travail, dans certaines circonstances, lorsque l'enfant est viable. « Ce mode d'accouchement, dit-il, doit être adopté, si le mal est assez grave et assez avancé pour qu'on redoute la mort de la mère avant le terme de la grossesse ou si l'on craint que l'obstacle mécanique, par suite du développement rapide de la tumeur, ne devienne trop considérable pour permettre le passage de l'enfant à terme. »

Les incisions doivent-elles porter sur le tissu sain ou sur le tissu malade du col? La plupart du temps, elles ne peuvent intéresser que ce tissu, à cause de l'induration qui occupe presque tout le col. Dans ce cas, l'incision peut, au moment du passage, faciliter une déchirure qui se prolonge jusqu'au corps de l'utérus. Les incisions ne réussissent pas toujours à hâter assez l'accouchement pour que le résultat qu'on cherche, la conservation de la vie de l'enfant, soit obtenu. Dans une

(1) *Loc. cit.*, p. 460.

observation de Malgaigne (1), les incisions latérales du col ne permirent une dilatation suffisante qu'au bout de trois jours. L'enfant avait cessé de vivre la veille de l'accouchement et la mère mourut au bout de quelques jours. L'hystérotomie vaginale n'en constitue pas moins une ressource qui a rendu de grands services dans les accouchements compliqués de cancer. La version, à cause de la violence nécessaire pour vaincre la rigidité de l'orifice, doit être réservée pour des cas particuliers, comme la présentation de l'épaule et la présentation du sommet où la tête est retenue assez haut pour faire penser, dit Simpson, que ce mode est préférable au forceps. L'extraction du fœtus à l'aide de cet instrument n'est possible qu'autant que la dilatation se soit produite à la suite de déchirures spontanées ou d'incisions multiples. Il existe un grand nombre d'observations où l'accouchement fut terminé par une application de forceps précédée de l'hystérotomie vaginale. M. Chantreuil (2), après avoir fait observer que la craniotomie et l'embryotomie, auxquelles on ne peut songer qu'avec un fœtus mort, réclament des conditions d'exécution si difficiles à rencontrer dans les cas de cancer du col qu'elles ne peuvent être que très-exceptionnellement appliquées, rapporte une observation d'opération césarienne, pratiquée par Oldham, pour remédier à l'obstacle invincible apporté par une masse cancéreuse à la sortie par les voies naturelles. L'enfant fut sauvé, la mère se rétablit et survécut quelque temps après l'opération. Le conseil de Mme Lachapelle de tenter l'extirpation de la tumeur pendant le travail a été suivi par Moncrieff-Arnott avec succès. « Dans cette observation, remarque M. Chantreuil (3), l'extirpation de la tumeur sauva la vie de l'enfant et conserva pendant seize mois la vie de la mère, mais les circonstances ne sont pas toujours aussi favorables, car ici la maladie était limitée, ne comprenant qu'une partie, une moitié de l'orifice utérin, et ne s'étendait pas jusqu'au niveau de l'insertion du vagin. »

L'étiologie du cancer de la matrice se ressent de l'obscurité que présente l'étude des causes du cancer en général. Rien de plus douteux que les relations qui existeraient entre le développement du cancer utérin et la menstruation, la grossesse, les avortements, le nombre des accouchements et leurs complications. Les rapports sexuels peuvent bien, comme ces dernières circonstances, être des causes provocatrices qui hâtent l'explosion de la diathèse cancéreuse et la fixent sur l'utérus.

(1) Chantreuil, *loc. cit.*, p. 75.
(2) *Loc. cit.*, p. 100.
(3) *Loc. cit.*, p. 95.

Mais, ainsi que le fait remarquer M. Courty (1), les femmes mariées ne sont pas exclusivement disposées au cancer de l'utérus. « J'ai vu, dit-il, des vierges en être atteintes dans les couvents et dans le monde, et l'on ne peut admettre que la virginité et le célibat soient, sinon défavorables, du moins incompatibles à leur développement. » On peut dire qu'à l'exception de l'enfance, les différents âges de la femme sont passibles du cancer utérin. On l'observe, rarement il est vrai, avant trente ans, et rarement aussi entre soixante et soixante et dix. Dans le tableau statistique suivant, M. West (2) établit les rapports entre les périodes décennales de l'existence et la fréquence du cancer de la matrice. Les 595 cas qui forment le total résultent des observations de l'auteur et des cas empruntés à Lebert, Kiwisch, Chiari et Sibley.

De 20 à 30 ans.	39
De 30 à 40 ans.	166
De 40 à 50 ans.	242
De 50 à 60 ans.	95
De 60 à 70 ans.	48
Au-dessus de 70 ans.	5

D'après cette table, la plus grande fréquence se rencontre entre quarante et cinquante ans, époque de la ménopause. Les résultats ne diffèrent pas de ceux de M. Paget pour le cancer du sein. « L'âge, dit M. Paget (3), où survient le plus fréquemment le cancer du sein, est entre quarante-cinq et cinquante ans. Toutes les statistiques sont d'accord sur ce point. On a vu des exemples de cette maladie avant la puberté; mais elle est extrêmement rare au-dessous de vingt-cinq ans. Après cet âge, elle augmente jusqu'à la période de quarante-cinq à cinquante ans; puis elle diminue de fréquence, sans devenir plus tard jamais aussi rare qu'avant vingt ans. » Tandis que la fréquence du cancer, pris en général, augmente progressivement avec l'âge; celle du cancer du sein et de l'utérus s'observe bien avant la période de déclin de la vie. La contradiction est plus apparente que réelle. Dans le premier cas, la fréquence s'explique par la diminution progressive de la vitalité des organes et des tissus; dans le second, elle répond au terme où la vie fonctionnelle s'éteint pour la mamelle et pour l'utérus.

Si difficile à comprendre que soit cet être de raison qu'on appelle une *diathèse*, mais qu'on est bien obligé d'admettre, pour l'interprétation des phénomènes, son influence ne saurait être rayée de l'étiologie. Il

(1) *Loc. cit.*, p. 1002.
(2) *Loc. cit.*, p. 421.
(3) Ch. West, *loc. cit.*, p. 421.

est indéniable que la diathèse cancéreuse se transmet par l'hérédité, et que, par des circonstances dont l'action nous échappe, elle se traduit, dans la même famille, chez l'un par un cancer de l'estomac, chez l'autre par un cancer du foie ; chez celle-ci par un carcinome utérin, chez celle-là par un cancer du sein. La transmission du cancer par la génération n'a jamais été aussi péremptoirement démontrée que par les faits suivants, rassemblés par M. Broca (1) dans un tableau généalogique. Nous le reproduisons à cause de son extrême intérêt.

1re *génération*. — Mme Z... meurt d'un cancer du sein, en 1788, vers l'âge de soixante ans. Elle avait perdu plusieurs enfants en bas âge. Elle laissait quatre filles qui ont été mariées toutes les quatre et que j'appellerai Mmes A..., B..., C... et D....

2e *génération*. — Les quatre filles de Mme Z...

1° Mme A..., morte d'un cancer du foie, en 1820, à soixante-deux ans ; née en 1758 ;

2° Mme B..., morte d'un cancer du foie, en 1805, à quarante-trois ans ; née en 1762 ;

3° Mme C..., morte d'un cancer du sein, en 1814, à l'âge de cinquante et un ans ; née en 1763 ;

4° Mme D..., morte d'un cancer du sein, en 1827, à cinquante-quatre ans ; née en 1773.

3e *génération*. — Mme A... a eu trois filles qui vivent encore, et qui sont âgées de soixante-huit, soixante-douze et soixante-dix-huit ans. Elles ne sont pas mariées.

Mme B... a eu cinq filles et deux fils :

1er fils, mort non cancéreux, vers l'âge de vingt-huit ans, sans enfants.

2e fils, mort d'un cancer de l'estomac, à soixante-quatre ans, sans enfants.

1re fille, morte d'un cancer du sein, après opération et récidive, à trente-cinq ans.

2e fille, morte d'un cancer du sein, sans opération.

3e fille, morte d'un cancer du sein, sans opération.

4e fille, morte d'un cancer du foie.

} Elles sont mortes toutes les quatre entre trente-cinq et quarante-cinq ans, en moyenne à quarante ans, et n'ont pas laissé d'enfants.

5e fille, mariée, sans enfants, morte vers soixante ans, en 1858.

Mme C... a eu cinq filles et deux fils :

1er fils, mort à l'armée, sans enfants.

2e fils, âgé aujourd'hui de soixante-douze ans et bien portant. } A eu un fils mort paraplégique à dix-huit ans et une fille unique âgée aujourd'hui de vingt-quatre ans, non mariée.

(1) *Loc. cit.*, p. 151.

1re fille, morte d'un cancer du sein en 1817, à trente-sept ans, laissant deux fils et trois filles.
- 1er fils, a aujourd'hui cinquante-huit ans. Est bien portant. Il a trois fils bien portants, dont l'aîné a trente ans.
- 2e fils, mort jeune aux colonies, sans enfants.
- 1re fille, morte en couches, de vingt-sept à trente ans.
- 2e fille, morte d'un cancer du sein en 1854, à quarante-neuf ans. Elle a laissé deux filles, dont l'aînée a vingt-deux ans aujourd'hui. Elles sont bien portantes toutes les deux.
- 3e fille, morte phthisique à quarante et un ans.

2e fille, morte en 1822, à quarante ans, d'un cancer du sein.
- A laissé un fils unique qui est bien portant aujourd'hui.

3e fille, morte en 1837, d'un cancer utérin, à quarante-sept ans, non mariée.

4e fille, morte en 1848, d'un cancer du sein, à cinquante-cinq ans.
- A laissé deux fils aujourd'hui bien portants.

5e fille, morte en 1856 d'un cancer du foie (ou de l'abdomen), à soixante et un ans, non mariée.

Mme D..., quatrième et dernière fille de Mme Z..., a eu un seul fils qui vit encore, qui a près de soixante et dix ans et se porte bien.

« Telle est, ajoute M. Broca, la généalogie de cette nombreuse famille, et de pareils faits pourraient se passer de commentaires. Seize cas de mort par le cancer dans une seule famille, de 1788 à 1856, en moins de soixante et dix ans, constituent certainement une preuve suffisante de l'hérédité de cette terrible maladie. Contrairement à l'opinion acceptée par quelques auteurs, ces cancers héréditaires n'ont point sévi sur les jeunes sujets. Le plus précoce s'est montré après l'âge de trente ans. En laissant donc de côté tous les individus qui sont morts avant trente ans et ceux qui sont encore au-dessous de cet âge, nous trouvons que, parmi les descendants de Mme Z..., vingt-six ont dépassé l'âge de trente ans et atteint, par conséquent, la période de la vie où le cancer a l'habitude de se manifester, et que, sur ce nombre de vingt-six, il y a eu 15 cancéreux ! »

Nous citerons encore, à l'appui de la transmission héréditaire du cancer, l'observation suivante que nous tenons de M. Ricord. Elle présente des particularités d'un grand intérêt. Mme X... était syphilitique et faisait remonter l'origine de sa maladie à l'année 1814. Sa fille, née avec la syphilis, présente plus tard des phénomènes tertiaires, entre autres des accidents naso-palatins. Vers quarante-cinq ans, à l'époque de la ménopause, elle meurt d'un cancer utérin, soignée par MM. Ricord et Jobert. Mme Z..., sa grand'mère du côté paternel, était morte d'un cancer de l'estomac. Son père arrive jusqu'à quatre-vingts ans, sans aucune manifestation diathésique, lorsque M. Ricord, consulté par hasard pour un bouton que présente le tragus, reconnaît un carcinome. Ce malade, qui fut vu aussi par Velpeau, succomba aux progrès de la tumeur, dont la marche fut rapidement envahissante. Ainsi, voici d'abord un cancer qui se déclare chez un sujet atteint d'une autre affection diathésique, la syphilis. Voilà ensuite trois localisations différentes d'une même diathèse, semblant prouver que les formes diverses ne sont que les variétés d'une espèce morbide, le cancer, et venant à l'appui de l'opinion de M. Paget, qui admet que le cancer se transmet héréditairement sous forme d'épithéliôme, et réciproquement, et qui en conclut que la tumeur épithéliale n'est qu'une variété du cancer. Quelle que soit la valeur de cette opinion, que les deux manifestations morbides soient identiques ou n'aient qu'une connexion héréditaire ou peuvent, suivant une formule plus vague, se transformer en se transmettant par voie d'hérédité, le fait le plus important de l'observation, c'est la manifestation diathésique à un âge qu'on aurait pu croire couvert par la prescription, pour employer un terme de droit. Il résulte de ce fait que lorsque l'affection cancéreuse saute une génération, l'immunité peut être plus apparente que réelle. Pour que la filiation n'eût pas d'interruption, il eût suffi peut-être que le sujet indemne vécût plus longtemps.

Déjà la symptomatologie du cancer de l'utérus renferme implicitement la marche, la durée et la terminaison de cette affection. Il suffit, pour compléter le sujet, d'ajouter quelques particularités concernant les modes de terminaison à l'évolution brièvement rappelée. Lorsque le cancer se manifeste à l'utérus, il progresse fatalement jusqu'au dénoûment, envahissant les organes et les tissus circa-utérins, les ganglions lymphatiques en communication avec les parties altérées, amenant l'infection dont la conséquence est la production de tumeurs secondaires dans des organes éloignés et produisant la cachexie cancéreuse qui n'est que l'expression phénoménale ultime et complète de tous les troubles fonctionnels de l'économie. Mais du début au terme fatal, des différences peuvent s'accuser dans la marche des accidents. Une particularité importante, c'est la manière insidieuse dont le cancer utérin débute et se développe. Lorsque quelque symptôme porte à pratiquer l'examen, on rencontre des altérations locales étendues qu'aucune modification dans les apparences de la santé n'avait pu faire soupçonner. A côté de cette marche latente, il y a la marche aiguë. « Une autre variété, dit M. C. West (1), c'est le cancer aigu; je le crois très-rare.

(1) *Loc. cit.*, p. 439.

Il est accompagné, dans toutes ses périodes, d'un mouvement fébrile et de phénomènes sténiques, qui le feraient prendre, par un observateur superficiel, pour une maladie inflammatoire. C'est une forme que je n'ai observée que chez de jeunes personnes, peu de temps après la délivrance ou une fausse couche. »

La durée du cancer utérin peut donc varier beaucoup. Elle serait de seize mois et une fraction, d'après la moyenne de trente-neuf cas cités par Lebert (1). Ce résultat est, à peu de chose près, le même que celui de M. West (2), établi d'après les chiffres suivants; dans 22 cas, la durée était :

De 4 mois	dans	1 cas
De 5 mois	dans	3 cas
De 6 mois	dans	1 cas
De 9 mois	dans	1 cas
De 12 mois	dans	3 cas
Exactement de 1 année	dans	2 cas
De 13 mois	dans	1 cas
De 1 à 2 ans	dans	5 cas
De 2 à 2 ans 1/2	dans	2 cas
De 2 ans 1/2 à 3 ans	dans	1 cas
Exactement de 3 1/4	dans	1 cas
De 5 ans. .... c'est douteux		1 cas
Durée moyenne, 17,3 mois		22 cas.

Cette durée moyenne, observe l'auteur, est plus courte que celle du cancer des autres organes, évaluée par Lebert à dix-huit mois. Ainsi le cancer marche plus lentement dans le sein, le testicule, l'œil, les os, les lymphatiques, le canal intestinal. Dans le sein et le testicule, où la marche du cancer présente le plus de lenteur, la durée de la malade n'excède pas trois ans et demi. La marche insidieuse et latente du mal, observe M. Courty (3), rend difficile la détermination de sa durée probable, à cause de l'incertitude qui existe sur l'époque précise du début. « J'ai vu très-positivement, ajoute-t-il, des femmes ne succomber aux progrès de leur cancer utérin que plusieurs années, parfois même sept à huit ans après l'époque probable où il avait commencé à se développer. Je regarde donc les résultats de la statistique sur ce point comme de simples approximations. » La cautérisation des parties envahies de l'utérus, à l'aide du chlorure de zinc, peut mettre un temps d'arrêt aux progrès du cancer et, dans certains cas, prolonger la vie bien au-delà de la moyenne précédente.

Quelles que soient sa marche et sa durée, le cancer utérin se termine par la mort. Résultat si général, que les faits exceptionnels de guérison,

(1) *Traité des maladies cancéreuses*, p. 269. 1851.
(2) *Loc. cit.*, p. 444.
(3) *Loc. cit.*, p. 995.

après l'amputation du col pour une tumeur épithéliale, ne changent presque rien au pronostic. L'affection cancéreuse tend à une destruction incessante, et la réparation, lorsqu'elle se montre, n'est qu'un essai qui ne peut aboutir. Dans les rares circonstances où la cicatrisation s'est opérée plus complétement, par les efforts de la nature ou par les ressources de l'art, la récidive sur place ou dans des organes éloignés, au bout d'un temps variable, vient montrer que l'espérance de la guérison ne peut être qu'une pure illusion. La mort, dans une maladie aussi longue et qui atteint aussi profondément l'économie, survient dans des conditions différentes. Comme dans tous les états chroniques où la résistance des sujets est affaiblie, elle peut provenir de maladies intercurrentes. « La mort, dit Aran (1), peut être le résultat de la marche naturelle de la maladie, de l'infection putride le plus souvent, de l'infection cancéreuse dans d'autres cas. Telle n'est pas cependant la cause la plus ordinaire de la mort ; c'est à quelque complication qu'elle est due, et de ces complications, les plus importantes sont la péritonite, le psoïtis, la *phlegmatia alba dolens* et l'hydronéphrose. » Aran aurait dû ajouter la métrorrhagie, dont la répétition peut hâter la terminaison fatale, et l'abondance, la rendre immédiate. La péritonite, souvent légère et adhésive au début, passe inaperçue des malades ; mais elle peut prendre le caractère suraigu à la suite d'une ulcération qui ouvre la cavité séreuse et emporter rapidement la malade. L'intensité et la continuité des douleurs, qu'aucun moyen ne parvient à éteindre, contribuent, dans quelques cas, à précipiter le dénoûment, en ne laissant à l'économie épuisée ni repos ni sommeil.

L'hydronéphrose, selon Aran, devient cause de mort par la production de phénomènes convulsifs ou comateux. Ces accidents cérébraux qu'on observe, à une période avancée du cancer utérin, chez certaines malades, ne sont pas symptomatiques d'une lésion de l'encéphale et ne sont pas toujours mortels. « La cause de ces accidents est obscure, remarque M. West (2). La seule explication que j'en connaisse est celle donnée par Aran, qui les rapporte à une hydronéphrose et à l'abolition consécutive des fonctions du rein. On pourrait peut-être objecter à cette théorie la guérison momentanée de ces accidents et la mort des malades par le fait seul des progrès de la maladie cancéreuse. Dans deux cas d'hydronéphrose très-considérable provenant d'une compression des uretères par une matrice cancéreuse, aucun signe de trouble cérébral ne précéda la mort. » Dans deux observations de cancer

(1) *Loc. cit.*, p. 967.
(2) *Loc. cit.*, p. 436.

de l'utérus avec oblitération des uretères rapportées par M. A. Fournier (1) et par M. Carpentier-Méricourt (2), il n'y eut ni coma, ni convulsions, ni trouble de la vision, ni désordre intellectuel, ni paralysie musculaire. Chez la malade de M. A. Fournier, l'urine diminua de quantité jusqu'à réduction d'un verre à bordeaux dans les vingt-quatre heures. Il survint des épitaxis et des vomissements répétés et opiniâtres sans péritonite. Il n'existait pas d'albumine dans les urines. Le rein gauche, énorme, présentait les signes de la stéatose la plus avancée. L'uretère droit était oblitéré; le bassinet et les calices, extrêmement dilatés, contenaient un liquide aqueux; le rein du même côté était très-atrophié. Intégrité du cerveau et de ses enveloppes. Dans le second fait, les urines, après avoir été abondantes, étaient devenues rares et, en même temps, s'étaient déclarés des vomissements fréquents alternant avec des hoquets. Ralentissement du pouls, abaissement de la température, température axillaire à 36 degrés. Les uretères, très-dilatés, se présentaient sous l'aspect de cordons blanchâtres, transparents, ressemblant à l'intestin de l'enfant. Le rein gauche un peu atrophié, le droit assez volumineux, présentaient de la néphrite, de la sclérose également prononcée dans la substance corticale et dans la substance tubulaire avec atrophie d'un certain nombre de glomérules de Malpighi. Nous n'insistons pas davantage sur cette question encore obscure de l'urémie comme complication ultime du cancer de l'utérus.

Le traitement du cancer de l'utérus, bien que condamné à l'impuissance dont le cancer frappe les tentatives de l'art, n'en a pas moins une grande importance. Dans des cas extrêmement rares l'ablation du col peut, si la section a porté sur un tissu encore sain, faire espérer une guérison, ou du moins entraver le retour du mal pendant un temps dont la durée fait croire à la guérison. Alors que l'altération n'est plus à son début, et a envahi le tissu de l'utérus, la chirurgie peut encore, dans un grand nombre de cas, arrêter la marche envahissante de la lésion et les progrès de la cachexie par la destruction des parties altérées, prolonger l'existence de plusieurs mois, d'un ou deux ans même, et donner l'illusion d'une guérison. De semblables résultats ne sont-ils pas de nature à porter à remplacer par une thérapeutique active, dans une certaine mesure, le découragement stérile avec lequel on abandonne trop souvent la maladie à elle-même? Lorsque la chirurgie ne peut rien, la médecine réussit encore à atténuer les accidents et, par le soulagement qu'elle procure, à rendre moins pénibles les derniers temps de l'existence.

(1) *Bulletin et Mémoires de la Société médicale des hôpitaux*, 1864, p. 254.

(2) *Annales de gynécologie*, mars 1874, p. 231.

Le traitement chirurgical est le plus important. On le désigne aussi sous le nom de traitement curatif, désignation qui indique le but auquel il tend sans y atteindre le plus souvent. Ce but est d'enlever complétement le tissu malade et de prévenir ainsi la récidive sur place. Il faut que l'altération soit localisée au museau de tanche ou tout au moins qu'elle ne dépasse pas les insertions du vagin. Dans ces conditions, le mal est à la portée de la main du chirurgien; l'opération peut être radicale; la section étant faite dans le tissu non envahi, on peut espérer prévenir l'infection cancéreuse et ses conséquences. Dans des conditions contraires, le traitement n'est jamais que palliatif. Cette amputation du col, pratiquée par Dupuytren, Récamier et Lisfranc, était tombée dans le discrédit, à cause de l'abus que ce dernier en avait fait et des résultats réels qui concordaient mal avec les succès publiés. A une époque où les affections carcinomateuses du col étaient mal connues, on a dû sectionner plus d'un col induré par suite de métrite parenchymateuse chronique, en prenant cette altération pour celle du cancer. L'ablation du col n'en méritait pas moins de rester dans la pratique, comme une opération éminemment utile dans des cas bien déterminés. Cette détermination est loin d'être toujours aisée. Lorsque la certitude est complète que l'altération cancéreuse remonte au-delà des limites du col, l'opération est inutile et même dangereuse, parce qu'elle imprime à la marche ultérieure de la maladie une activité qui hâte la terminaison. Mais lorsqu'il y a doute au sujet de la limite exacte de l'altération, faut-il s'abstenir ou intervenir? L'intervention est préférable, malgré la part laissée au hasard. Dans la thèse de M. Carrère (1) est rapportée une observation intéressante d'épithélioma volumineux du col de l'utérus enlevé par M. Léon Labbé à l'aide de l'anse galvano-caustique. On ne pouvait s'assurer préalablement de la limite de la dégénérescence. Par des coupes pratiquées sur la portion de col enlevée, on reconnut que la surface de section ne comprenait pas de tissu morbide et que celle-ci avait été faite en dehors de la production épithéliale. Les réflexions suivantes de M. Labbé résument la conduite à suivre. « Il s'agit là d'un cas exceptionnellement favorable; mais, je ne puis trop le faire remarquer, au moment où j'ai examiné la malade, je ne pouvais déterminer avec rigueur le point précis où s'arrêtait mal, et si de parti pris j'avais refusé d'enlever le col utérin, c'eût été au grand détriment de la malade. »

Cette opération renferme plus d'un aléa. Ainsi, dans les cas mêmes où l'altération est bien limitée et si surtout le cancer est d'une autre

(1) *Quelques Considérations sur le cancer utérin et son traitement*, p. 39. 1874.

espèce que l'épithélioma, on peut craindre que la généralisation n'existe déjà, bien que les symptômes généraux qui l'annoncent n'aient pas encore paru. Ces cas trompeurs, qui sont d'ailleurs très-rares, peuvent se rencontrer avec des cancers occupant diverses régions. « J'ai vu Blandin opérer une femme cancéreuse qui ne présentait aucun des signes de l'infection, rapporte M. Broca (1); la mort survint au bout de peu de jours, à la suite d'un érysipèle, et à l'autopsie nous trouvâmes dans le foie de petits foyers cancéreux. Il est clair qu'on n'aurait pas même songé à l'opération, si l'on avait pu soupçonner pendant la vie l'existence de cette complication indiagnosticable et irrémédiable. » En dépit des objections dont est passible l'amputation du col dans le cas de cancer, et qui se résument dans l'incertitude de la guérison, ce traitement chirurgical n'en doit pas moins être conservé comme la seule chance de salut, le seul moyen de reculer indéfiniment la réapparition du mal. Il serait aisé d'appuyer cette affirmation par des observations; mais il n'est pas de chirurgien qui n'ait par devers lui des faits d'ablation du col pour des altérations cancéreuses, dans lesquels, au bout de deux, trois, quatre ans, le succès ne s'est pas démenti.

Les indications et les contre-indications de l'opération étant pesées, elle ne doit se faire que par deux procédés, l'écraseur linéaire et la galvano-caustique. Ils ont des avantages analogues et des inconvénients sérieux. L'anse galvano-caustique est assez souple pour être appliquée sans attirer le col au-dehors; mais cette application peut être plus ou moins longue et difficile à cause de l'étroitesse du vagin, du volume variable de la tumeur et de sa forme, qui, si elle est conique, permet à l'anse de glisser. Lorsque celle-ci est serrée sur la tumeur à mesure qu'on fait passer le courant, le fil est exposé à se rompre et l'opération est à recommencer. Les avantages consistent dans la rapidité (trente ou quarante secondes), qui dispense de l'anesthésie, dans la netteté de la section, formée de cercles concentriques et dont la surface sèche et exsangue indique qu'une hémorrhagie consécutive est peu à redouter. A la Maison municipale de santé, l'anse galvano-caustique et l'écraseur linéaire ont été employés dans des cas analogues, avec des succès semblables. Nous ferons cependant un reproche à la section par la galvano-caustique, c'est d'être un procédé d'amphithéâtre qui n'est guère applicable que dans un hôpital. L'écrasement linéaire, outre l'avantage d'être toujours à la disposition du chirurgien, met tout aussi bien à l'abri de l'hémorrhagie, rarement consécutive à la section par les deux mé-

(1) *Loc. cit.*, p. 287.

thodes. Partout où l'on peut arriver avec le fil de platine, on peut aussi placer l'anse d'un petit ou d'un grand écraseur. Dans l'amputation du col de l'utérus en particulier, la manœuvre est facilitée par l'emploi de l'écraseur courbe. La chaîne doit être placée avec de grandes précautions, et ce temps de l'opération exige d'autant plus de patience qu'on doit éviter d'abaisser l'utérus, les mouvements de glissement imprimés à cet organe étant de nature à amener des accidents de péritonite. En appliquant la chaîne sur le col, au fond du vagin, on est exposé, si elle glisse pendant la constriction, à ne sectionner qu'une partie de la tumeur, ce qui oblige à détruire ensuite par les caustiques les restes du tissu altéré. Si, pour éviter cet inconvénient, on la place un peu trop haut, on court le risque, ainsi qu'il en existe des observations, de comprendre dans la section une portion du vagin, du péritoine, de la vessie ou du rectum. La grande difficulté, c'est, en opérant la section, de maintenir la chaîne de l'écraseur sur la ligne précise de son application. Cette difficulté est la même avec l'anse galvano-caustique.

En règle générale, le traitement chirurgical n'est applicable que lorsque le cancer siége au museau de tanche et n'a pas encore dépassé les insertions vaginales. Il est de rares circonstances où le chirurgien peut néanmoins poursuivre l'altération au-delà de ces limites en utilisant cette disposition anatomique du péritoine qui, après avoir tapissé la paroi antérieure de l'utérus, passe sur la face postérieure de la vessie et se trouve séparé par un espace assez grand du cul-de-sac formé par la muqueuse vaginale. Grâce à cette disposition, toute la lèvre antérieure du col et une portion de la partie antérieure du corps de l'utérus ont pu être enlevées dans l'observation suivante :

La dame Cl. C..., âgée de trente et un ans, entre le 3 octobre 1874 dans le service de M. Demarquay.

La santé de cette dame avait été satisfaisante jusqu'à l'âge de dix-huit ans, où il y eut un peu de chloro-anémie. Mariée à cette époque, sa santé resta bonne jusqu'en 1867. Elle fut alors atteinte de douleurs vagues et d'accès d'oppression qui nécessitèrent l'intervention d'un médecin. La dyspnée et les palpitations disparurent au bout de huit mois, après un traitement énergique et suivi. Le début de la maladie actuelle remonte au mois d'octobre 1871 ; elle l'attribue à une frayeur. Quoi qu'il en soit, elle fut prise de palpitations, et bientôt survinrent des pertes, blanches d'abord, puis rouges ou plutôt rousses, exhalant une odeur infecte. Elle consulta le médecin de sa localité, qui lui prescrivit des injections de feuilles de noyer. Le mal persistant, elle alla consulter à Amiens un pharmacien qui avait la réputation de guérir toutes les maladies utérines. Elle suivit pendant deux mois le traitement de celui-ci sans obtenir le moindre résultat. C'est alors qu'elle se décida à entrer à la Maison de santé.

Elle est examinée le lendemain de son arrivée. On constate, par le toucher vaginal, à la place du col utérin, une grosse masse de forme globuleuse, résistante, à travers laquelle il est relativement facile de sentir l'orifice du col. Cette masse se trouve surtout constituée par la lèvre antérieure du col ; la lèvre postérieure est moins volumineuse. La malade est profondément anémique ; elle a une teinte cireuse marquée. Les pertes sont fréquentes et augmentent la faiblesse.

M. Demarquay conseille l'ablation ; l'opération est pratiquée de la manière suivante :

La malade est couchée sur le côté, et un spéculum américain est placé de façon à éclairer parfaitement le vagin, ce qui est obtenu en le poussant du côté de la fourchette en arrière, tandis qu'un aide fait une traction du côté opposé. Une érigne est implantée dans le col et une sonde de femme est introduite dans la vessie ; puis l'érigne est attirée d'avant en arrière, ce qui donne la facilité de disséquer la muqueuse vaginale, de façon à isoler le col de la face postérieure de la vessie ; la dissection est poussée assez loin. Cela fait, on porte sur l'utérus une chaîne d'écraseur et on peut commencer la diérèse sans crainte d'intéresser la vessie.

En effet, la partie malade est bien attirée lorsque l'instrument la presse ; mais la vessie isolée par la dissection préalable de la muqueuse ne suit pas le mouvement d'entraînement qui, sans cette précaution, attirerait cet organe. On met un intervalle de vingt secondes entre l'engrenage de chaque tour, et bientôt on se trouve en possession de la tumeur. Celle-ci, examinée aussitôt, représente une masse bosselée, blanchâtre et très-résistante. L'examen microscopique fait reconnaître un épithélioma. Le col est en partie oblitéré. La tumeur repose sur une portion de tissu sain enlevé en même temps, et dépassant les limites du mal de 2 centimètres en avant et de 3 centimètres en arrière.

Quelques heures après l'opération, la malade est prise d'une hémorrhagie considérable qui ne peut être arrêtée que par un vigoureux tamponnement avec le perchlorure de fer. Malgré cet accident, la malade revient graduellement à la santé.

Le 23 novembre, on pratique le toucher et, à la place du col, le doigt rencontre une surface lisse et molle.

A partir de cette époque, l'amélioration a été continue et la malade est sortie guérie le 13 décembre.

On a reçu de ses nouvelles depuis ; l'amélioration, constatée à sa sortie, s'est maintenue et sa santé est des plus satisfaisantes.

Lorsque, par l'ablation du museau de tanche, la partie dégénérée n'a pu être enlevée en totalité, ou quand on ne peut plus songer à cette opération parce que la dégénérescence a déjà envahi le corps de l'utérus, le chirurgien peut encore enrayer la marche du cancer par la destruction, à l'aide des caustiques, des parties altérées. Cette destruction, aussi complète que le permettra la prudence, arrête les hémorrhagies qui affaiblissent les malades, tarit les écoulements qui les épuisent, empêche la résorption des matières septiques et l'infection.

putride qui en résulte, ralentit ainsi les progrès de la cachexie cancéreuse et permet à l'économie, alors que les douleurs sont apaisées ou abolies et que le sommeil est revenu, de se relever, sous l'influence d'un traitement tonique, jusqu'à donner l'illusion d'une guérison prochaine. Sans doute, les résultats varient suivant le degré plus ou moins avancé du cancer, sa tendance à l'envahissement et aussi suivant la résistance des sujets. Nous avons des observations où des malades n'ont retiré de ce traitement palliatif qu'un bénéfice faible et passager; d'autres plus nombreuses où, alors même qu'il fallait répéter plusieurs fois la cautérisation, l'amélioration se poursuivait pendant six, huit mois, une année même. Nous nous rappelons une cancéreuse dont le col avait été détruit par les flèches de Canquoin et que nous dûmes dissuader d'une pensée de mariage qui lui semblait naturelle d'après un état de santé relative persistant depuis près de deux ans. C'est là un fait exceptionnel; mais dans d'autres cas les résultats s'en rapprochent plus ou moins. Sans doute, le traitement n'est que palliatif; mais n'est-ce rien que de prolonger la vie bien au-delà du terme où finit l'évolution du cancer abandonné à lui-même et d'atténuer les accidents qui causent un lent empoisonnement et une longue torture?

On ne saurait trop énergiquement blâmer l'emploi du fer rouge pour la destruction du tissu utérin envahi par le cancer. Il ne cautérise que la surface du mal; il expose à des accidents de péritonite et il imprime au cancer une activité plus grande. A moins d'éteindre plusieurs cautères successivement, ce qui serait une grave imprudence, on n'arrive à désorganiser qu'une épaisseur de tissu de quelques millimètres. Le caustique qui remplit le mieux les indications et dont les inconvénients sont presque nuls est le chlorure de zinc ou plus exactement la pâte de Canquoin. Selon qu'on unit ce sel à deux, trois ou quatre parties de farine, on a la pâte n° 1, n° 2 et n° 3. On découpe cette pâte desséchée en pointes triangulaires de flèches, assez aiguës et assez raides pour pénétrer dans le tissu de la tumeur. La femme étant couchée en travers du lit, le siége ramené sur le bord et les jambes maintenues dans la flexion, le chirurgien se sert de l'indicateur gauche comme conducteur ou du spéculum au besoin et enfonce de deux à quatre flèches, portées dans le vagin au bout d'une pince, dans le tissu qu'il veut désorganiser. Un ou deux tampons de ouate sont introduits pour empêcher tout contact entre le vagin et le caustique, avant que celui-ci se soit mêlé au tissu altéré. Suivant les circonstances, lorsque les eschares ont été éliminées au bout d'un temps variable, mais qui n'est jamais moindre que de six à huit jours, et que le travail de réparation commence, le chirurgien se rend compte, par le toucher, des résultats obtenus et juge de l'opportunité de détruire les parties altérées restantes, soit immédiatement, soit plus tard, par une seconde application du caustique.

Après toute application, la femme doit être tenue vingt-quatre heures au lit. Au bout de sept ou huit heures, elle éprouve des douleurs qui peuvent se prolonger pendant un jour et qu'il est facile de calmer par une injection hypodermique de morphine. Ces douleurs varient d'intensité et de durée, suivant les personnes. Outre cet inconvénient, certaines femmes sont prises de vomissements au bout de quelques heures d'application du caustique. C'est là d'ailleurs un accident sans gravité et rarement observé. Dans les cas où il s'est montré à la Maison de santé, l'analyse n'est jamais parvenue à découvrir le sel de zinc dans les urines. Ces inconvénients disparaissent en comparaison des avantages que présente l'emploi du chlorure de zinc, qui est un caustique plastique, si l'on peut dire ainsi. Une de ses propriétés les plus précieuses, c'est son action hémostatique portée bien au-delà des limites de l'eschare. L'observation suivante, que nous reprenons à la thèse de M. Carrère, met cette propriété en lumière.

Mme V..., trente-sept ans, entre à la Maison de santé le 3 novembre 1873. Elle a eu deux enfants, le dernier il y a dix-sept ans, et depuis elle a eu deux fausses couches. Elle souffre depuis deux mois de douleurs assez vives dans les reins et le bas-ventre. Depuis cinq mois elle avait des pertes blanches assez abondantes, d'abord inodores, mais qui depuis quelques jours sont devenues très-fétides.

Depuis deux mois, pertes de sang fréquentes et assez abondantes pour avoir nécessité le tamponnement à deux reprises différentes.

Au moment de son entrée, cette malade a des pertes blanches fétides mêlées à du sang et à des grumeaux de chair corrompue. L'appétit est bon ; le facies n'offre pas de trace de cachexie.

Par le toucher, on reconnaît que le col présente une masse granuleuse, friable, molle, se déchirant facilement sous le doigt. La muqueuse vaginale, autour de la base du col, est indurée dans une petite étendue. Applications de flèches de Canquoin le 7 novembre. Le 17 novembre, application nouvelle de flèches.

Le 25 décembre, les hémorrhagies n'ont pas reparu, à part l'époque menstruelle, qui n'a rien présenté de particulier. Les pertes blanches mêmes sont beaucoup moins abondantes et moins fétides. Le col est complétement détruit : à sa place on trouve une vaste cavité infundibuliforme, à parois irrégulières et indurées. La malade, se trouvant beaucoup mieux, quitte la Maison de santé.

Il serait facile de multiplier les observations où, après deux, trois ou quatre applications de flèches de Canquoin, des hémorrhagies qui menaçaient rapidement la vie ont été arrêtées, où les douleurs ont considérablement diminué et où, en modifiant les qualités septiques et la quantité des liquides exhalés, la cautérisation a enrayé la cachexie. Il est des cas où la cautérisation ne saurait être portée sur toutes les parties qu'elle peut atteindre ; c'est lorsqu'existe une ulcération cancéreuse du corps utérin, ulcération qui n'est séparée du péritoine que par une lamelle de tissu et qu'une application intempestive du caustique convertirait trop rapidement en une perforation redoutable. L'observation suivante de M. le docteur Vœlker est un des nombreux exemples des bons effets du chlorure de zinc, appliqué sous forme de flèches, dans le traitement palliatif du cancer de l'utérus.

Mme D..., trente-neuf ans, chétive et maladive depuis son enfance. Réglée à quinze ans et demi, peu abondamment, mariée en bonne santé, à vingt-trois ans ; à vingt-cinq ans, couche laborieuse ; pendant les suites de couches grand chagrin, suppression des lochies ; malade pendant trois mois avec douleurs atroces dans le côté droit, puis restée huit mois sans être réglée ; deux ans après a commencé à perdre continuellement en blanc. Lassitude dans les jambes, douleurs dans les reins, mouvement fébrile le soir, migraines et vomissements deux ou trois fois par mois, surtout au moment des règles. Souffrant de plus en plus et voyant que les pertes n'étaient plus toutes blanches, mais bien mélangées de sang, cette dame alla consulter, au mois de juin 1872, M. Ricord, qui lui dit qu'une opération était nécessaire et qu'il lui conseillait de s'adresser à M. Demarquay. M. Vœlker n'a vu cette dame pour la première fois qu'à la fin de mai 1873, c'est-à-dire un an après. A cette époque, la menstruation disparue était remplacée par des pertes sanguines irrégulières comme quantité et comme périodicité. Le sang coulait tous les huit ou quinze jours ou trois semaines : rien n'était fixe. En dehors de ces écoulements, qui ressemblaient à des émissions menstruelles, la malade perdait un peu de sérosité sanguinolente. Au toucher, le col présentait une ulcération irrégulière, mamelonnée, du volume d'un œuf de poule, anfractueuse, saignant au moindre contact et possédant l'odeur spécifique du cancer. La fosse iliaque droite était le siége de douleurs sourdes dans toute son étendue ; des hémorrhoïdes siégeaient à l'anus, et dans l'intervalle des hémorrhagies elles donnaient lieu à un écoulement sanguin qui simulait les règles.

Une première cautérisation au chlorure de zinc fut faite par moi, dit M. le docteur Vœlker, le 6 juin 1873 ; c'était déjà la quinzième ; les quatorze premières avaient été pratiquées par M. Demarquay, du 1er juin 1872 au 26 mai 1873. A la suite de cette cautérisation, les douleurs s'amendèrent, l'écoulement sanguin se supprima. Mais bientôt après les mêmes symptômes se reproduisirent et on dut recourir à une nouvelle application de flèches caustiques de Canquoin, le 3 septembre 1873.

A dater de ce moment, je pratiquai des injections hypodermiques de chlorhydrate de morphine. La douleur disparut, la malade put manger et dormir. Le sang avait cessé de couler dans l'intervalle des périodes menstruelles, qui, jusqu'en février 1874, ont paru se régulariser et venir tous les mois, à quelques jours près.

Aujourd'hui, 5 avril 1874, cette dame, malade depuis de longues années, ne porte aucune trace de douleur sur sa physionomie. Elle mange et dort bien. Elle en est à sa vingt-cinquième flèche caustique ; elle se lève quelques heures dans la journée, et quand les douleurs se montrent, elle sait, à l'aide de quelques gouttes de solution de morphine, y mettre un terme.

L'hémorrhagie a cessé ; il ne reste qu'un léger écoulement sanieux, assez fétide d'ailleurs, mais au toucher la lésion est considérable. La tumeur a doublé de volume ; elle détermine de fréquents besoins d'uriner et d'aller à la garde-robe ; néanmoins ces deux fonctions sont soumises à la volonté. La malade se propose d'aller passer l'été à la campagne.

Cette observation montre qu'il ne faut pas se décourager dans la poursuite du cancer avec le caustique de Canquoin. « Il est bien certain, fait remarquer avec raison M. Carrère, que si l'on fût resté simple spectateur des progrès du mal, la malade ne serait plus depuis longtemps déjà. » Des résultats analogues, qu'appuieraient au besoin des séries d'observations, montrent que l'indifférence et l'abstention ne sauraient s'expliquer, même avec la pensée que le succès obtenu ne doit pas durer.

Lorsque le chirurgien n'a à espérer ni une guérison possible par l'ablation du col, ni un arrêt dans la marche par la cautérisation avec le chlorure de zinc, il n'a plus à opposer aux manifestations du cancer que des moyens purement palliatifs. Son rôle, qui n'est pas sans importance, consiste à soutenir les forces, à combattre les douleurs et à atténuer l'infection dont les malades sont le foyer. Il n'est pas aisé, on le sait, d'alimenter les cancéreux, dont la répugnance, surtout pour la viande, est parfois invincible. Comme dans toutes les maladies où l'inappétence est prononcée, le praticien ne doit pas dédaigner de descendre a de certains détails culinaires pour varier ou masquer l'alimentation des malades. Le *beef-tea* offre un jus de viande concentré plus facilement accepté et plus utile que les bouillons et les gelées. Les amers, le vin de quinquina, la potion de Todd, seront au besoin associés au régime prescrit, régime d'autant moins suivi et supporté que les opiacés, dont l'emploi est commandé par la douleur, influent d'une façon fâcheuse sur les voies digestives. Les vomissements répétés sont difficilement combattus par l'ingestion de la glace, l'eau de Seltz, la potion de Rivière. A la constipation habituelle succède quelquefois de la diarrhée, nouvelle cause d'affaiblissement. A la première, on oppose des laxatifs, les pilules de podophyllin ; à la seconde, le sous-nitrate de bismuth et l'opium, qui augmente encore l'anorexie. Ce médicament et ses dérivés sont administrés à doses croissantes d'ordinaire contre les manifestations douloureuses du cancer. Le chloral associé à la morphine (1 à 2 grammes pour 20 ou 30 grammes de sirop de morphine) réussit dans nombre de cas à procurer un calme relatif. Lorsque l'action du premier cesse, celle de l'alcaloïde continue à se faire sentir. Les injections hypodermiques de morphine, pratiquées le soir, de préférence, amènent une sédation qui permet quelques heures de sommeil. Mais ces médicaments ne tardent pas à perdre de leur influence, alors même qu'on en élève graduellement les doses. Rien ne peut éteindre la douleur dans certains cas, dût-on arriver à l'ivresse de l'opium et à un certain degré d'intoxication, et les malades se débattent dans les derniers jours, sans sommeil, sans nourriture, fatiguées par des vomissements augmentés ou provoqués par le médicament, dans une sorte de stupeur interrompue par des crises de douleurs.

La dernière indication est de modifier les surfaces malades et les produits putrides qui répandent dans l'appartement et parfois dans la maison une insupportable odeur. Le pansement désinfectant du docteur Homolle réussit assez bien à faire disparaître les émanations fétides du cancer utérin. Il consiste à toucher les parties ulcérées, en évitant les parties saines, avec un pinceau de blaireau trempé dans une solution saturée de sulfate d'alumine et de zinc. On peut abraser avec des ciseaux les parties modifiées par la liqueur. Après avoir touché avec le pinceau, on panse avec de la charpie enduite de la pommade suivante: cérat blanc, 100 grammes; sulfate d'alumine et de zinc et huile d'amandes douces, ââ 10 grammes. Les injections désinfectantes phéniquées sont employées avec avantage. On additionne un litre d'eau de deux ou trois cuillerées de la solution suivante: acide phénique cristallisé, 10 grammes; alcool, 100 grammes. A cause de ses propriétés oxydantes, le permanganate de potasse est le plus actif des désinfectants. Il détruit instantanément le miasme et ne remplace par aucune autre odeur celle qu'il a fait disparaître. Cette action rapide et complète n'est pas persistante et cette oxydation énergique a l'inconvénient d'altérer les objets et les linges avec lesquels la solution est en contact. L'alcoolature d'eucalyptus est aussi un précieux désinfectant des plaies, dont l'odeur aromatique imprègne agréablement la chambre et masque jusqu'à un certain point les émanations du cancer. A la Maison de santé, dans les cas de carcinome utérin avec émanations très-fétides, on obtenait de bons résultats des injections d'alcoolature d'eucalyptus pratiquées presque immédiatement après une injection de permanganate de potasse. Dans le cancer qui est au-dessus des ressources de l'art, les hémostatiques, les désinfectants et les narcotiques permettent, en retardant le terme fatal, d'adoucir les derniers moments des malades.

CHAPITRE II

DE L'HYDROMÉTRIE ET DE LA PHYSOMÉTRIE

L'hydrométrie, dont l'histoire est encore assez obscure, est l'accumulation d'un liquide anormalement épanché dans la cavité utérine. Cette maladie, reconnue dès l'antiquité, a été décrite aussi sous les noms d'*ascite* ou d'*hydropisie de matrice*. Le liquide est de la sérosité ou bien du mucus. L'hydrométrie séreuse est liée à la conception, l'hydrométrie muqueuse en est indépendante. La première de ces variétés serait due à toute cause qui arrête le germe dans son évolution ou produit la mort du fœtus. « C'est dans les membranes de l'œuf, dit M. Nonat (1), que le liquide est contenu. Sa quantité peut varier depuis quelques grammes jusqu'à 2 ou 3 litres. Rarement il est clair et limpide ; on pense même que, dans les cas où il a été trouvé pur, il s'agissait, non point d'une tumeur hydrométrique, mais d'une môle hydatiforme. En général, il est trouble, sanguinolent, roussâtre, épais, bourbeux, semblable à la levûre de bière, à du chocolat ou à du marc de café. En même temps il exhale une odeur fétide, assez franchement putride. On y trouve presque toujours les débris d'un embryon ou d'un fœtus, arrêté dans son développement, mort depuis un temps plus ou moins long et dont la macération a ramolli, séparé et dissous en partie les éléments. »

Cette affection, qui peut faire penser au premier abord à une grossesse, s'accompagne parfois d'un écoulement séro-sanguinolent intermittent. A la suite d'un effort, d'un vomissement, d'une quinte de toux, la poche peut se rompre et le liquide être évacué, tantôt quelques semaines, tantôt quelques mois après le début de la maladie, dont la guérison n'est définitive qu'autant que la poche est expulsée spontanément ou par les moyens que l'art emploie, tels que le seigle ergoté, après la déchirure ou la ponction des membranes. Au point de vue des complications, il importe, comme après l'accouchement, qu'aucun débris de la poche ne reste dans l'utérus. « L'absence du ballottement, des mouvements actifs du fœtus et des bruits du cœur, dit M. Nonat, sert à distinguer l'hydrométrie de la grossesse. La fluctuation la distingue des tumeurs solides de la matrice ; enfin la participation directe que prend

(1) *Traité pratique des maladies de l'utérus*, 2e édit., p. 485. 1874.

la matrice à la formation de la tumeur, la différencie des kystes de l'ovaire, dans lesquels on trouve, au contraire, l'utérus indépendant de la lésion. » Les symptômes subjectifs et objectifs ne diffèrent pas de ceux que présente l'hydrométrie muqueuse.

Cette variété ne se différencie de la précédente que par la nature du liquide et les conditions étiologiques. Elle est due à deux causes : un obstacle à l'écoulement des mucosités et la sécrétion plus abondante de celles-ci. Il en résulte une distension plus ou moins considérable de la cavité utérine, mais qui, dans sa lente progression, arrive rarement à atteindre le volume de la matrice au sixième mois de la grossesse. L'obstacle peut tenir à une atrésie du conduit cervical due à des ulcérations et à la disparition sénile du col, à une obstruction déterminée par un polype ou par une fluxion très-prononcée. « Nous avons observé un cas, rapporte M. de Scanzoni (1), où un kyste de l'ovaire gauche, de la grosseur de la tête d'un enfant, avait occasionné un tel amas de sécrétion dans l'utérus que l'on sentait cet organe comme une tumeur de la grosseur du poing et présentant une fluctuation très-sensible au-dessus du rameau horizontal du pubis droit. » L'hydromètre, qui ne peut être qu'une affection symptomatique, n'est possible qu'autant que l'écoulement menstruel a complétement cessé de se produire. Aussi ne s'observe-t-elle guère que chez les femmes arrivées à la ménopause. On peut la rencontrer exceptionnellement chez des sujets plus jeunes affectés d'aménorrhée.

Comme dans les hydropisies d'autres organes enduits d'une muqueuse, l'augmentation de la sécrétion utérine s'accompagne d'une diminution de densité du liquide. Cette diminution dépend peut-être de la précipitation des éléments solides (corpuscules du mucus, cellules épithéliales) ou d'une altération de la secrétion même de l'organe. « Il ne faut pas oublier, rappelle M. de Scanzoni (2), que dans de pareilles circonstances la membrane muqueuse subit un amincissement notable, et que, après la disparition complète des glandes, le tissu cellulaire, qui forme sa masse constituante, s'identifie tellement avec le tissu cellulaire sous-muqueux, que l'organe devient pour ainsi dire une capsule enduite d'une membrane séreuse (fibro-séreuse). » L'amincissement des parois utérines, et partant la fluctuation, augmentent par la distension du liquide, dont la quantité peut varier de quelques centaines de grammes à un demi et même 1 kilogramme. Lorsque le canal cervical n'est qu'obstrué

(1) *Traité pratique des maladies des organes sexuels de la femme*, traduit par Dor et Socin, p. 164. 1858.

(2) *Loc. cit.*, p. 165.

par une tuméfaction ou par une tumeur, si l'obstacle vient à céder sous l'influence de contractions de l'utérus ou par toute autre cause, le liquide accumulé peut s'écouler en totalité ou en partie, et l'écoulement s'accompagne d'un bruit rappelant celui d'un flatus lorsque l'utérus contient des gaz dus à la décomposition de la secrétion. Boivin et Dugès, Scanzoni, Nonat, Courty, rapportent des observations intéressantes de ces rétentions et de ces évacuations alternatives.

C'est chez des femmes dont la menstruation n'a pas encore complétement cessé qu'on rencontre cette hydométrie intermittente. Une malade de M. Courty (1) présentait des hémorrhagies symptomatiques des approches de la ménopause ; ces pertes étaient suivies d'une cessation absolue de tout écoulement pendant deux ou trois semaines ; pendant ce temps l'utérus éprouvait une tuméfaction douloureuse suivie du brusque écoulement d'un liquide transparent, séro-muqueux, alcalin, en quantité considérable (un ou deux verres), se reproduisant pendant plus ou moins de temps avec des intermittences variant de quelques heures à quelques jours. « Il faut mentionner, ce que nous avons déjà observé dans deux cas d'antéversion de l'utérus, dit M. de Scanzoni (2), que l'amas de la mucosité utérine n'a lieu que de temps en temps et qu'après son écoulement la période menstruelle peut apparaître une ou deux fois pour faire place de nouveau à une aménorrhée passagère. » Dans des conditions plus exceptionnelles l'écoulement du liquide peut se faire dans le péritoine, soit qu'il s'y verse après avoir reflué dans les trompes et les avoir distendues, soit que la distension de l'utérus en ait amené la rupture.

L'hydrométrie s'accompagne des symptômes ordinaires aux tumeurs qui ont amené le développement de l'utérus, tels que la gêne mécanique des organes voisins et des troubles de la digestion et de la nutrition. Elle se différencie de la grossesse, dans les cas où l'âge des malades prêterait encore à la confusion, par sa durée même, la lenteur de l'accroissement de l'utérus et l'absence des signes caractéristiques de l'état gravide. Il serait plus facile de prendre un kyste ovarique pour une hydropisie de l'utérus ; mais dans le premier cas l'aménorrhée n'est pas primitive, la position de la tumeur qui commence dans une des régions inguinales est latérale et produit un déplacement de la matrice à droite ou à gauche ; de plus, l'hystéromètre constate la perméabilité du conduit cervico-utérin et l'absence de tout obstacle agissant mécaniquement. La rétention menstruelle ou hématométrie, due ordinairement à une

(1) *Traité pratique des maladies de l'utérus*, 2e édit., p. 685. 1872.

(2) *Loc. cit.*, p. 167.

atrésie congénitale du col ou du vagin que l'examen peut découvrir, n'est pas consécutive au déclin de la fonction menstruelle, mais au contraire à son établissement; ses symptômes, plus accusés, se manifestent surtout aux époques cataméniales. La résonnance tympanique empêche de confondre la physométrie avec l'hydrométrie. Dans quelques cas l'utérus est le siége d'une hydropisie et d'une pneumatose simultanées.

L'existence de la physométrie hors l'état de gestation est un fait que démontrent non-seulement les observations de Mauriceau, Delamotte, Baudelocque et Capuron, mais les exemples plus récents cités par Lisfranc (1), Colombat (2), M. Tessier (3) (de Lyon) et M. de Scanzoni. Cette affection symptomatique exige, pour se produire, trois conditions : la présence dans l'utérus d'un corps organique donnant lieu, par sa décomposition, à la formation du gaz, l'oblitération de l'orifice utérin et l'altération des parois utérines qui en permet la dilatation. L'occlusion de l'utérus peut être déterminée par l'adhésion des lèvres du col, par un rétrécissement, par une flexion, par une tumeur fibreuse, un pessaire ou un tampon. Les sécrétions utérines, lorsqu'elles sont abondantes surtout, donnent naissance à des gaz par le fait de leur rétention. Dans une observation de M. de Scanzoni (4), chez une femme âgée d'environ trente ans, affectée d'un fibroïde de la grosseur d'un œuf de poule, situé près de l'orifice utérin interne, dans l'utérus de laquelle (elle n'avait que rarement une menstruation peu abondante) il s'amassait de temps en temps une grande quantité de mucosité, après douze ou vingt-quatre heures de contractions douloureuses, il en sortait 300 à 600 grammes, avec un bruit très-fort, rappelant tout à fait celui d'un flatus.

L'accumulation dans la cavité utérine des produits sécrétés par elle, alors qu'aucun obstacle n'existe du côté du col, donne lieu à des gaz qui s'échappent au dehors à mesure qu'ils se forment. Chez une femme affectée de métrite interne et qui venait d'avoir ses règles, « le spéculum, rapporte Aran (5), nous montra ce jour-là le col très-volumineux, exulcéré au pourtour de l'orifice, et celui-ci entr'ouvert, donnant issue à un mucus purulent, presque semblable à du pus phlegmoneux ; on voyait ce liquide sourdre du col à mesure qu'on l'essuyait avec un pinceau, et de temps en temps de petites bulles de gaz s'échappaient avec le muco-pus. »

(1) *Clinique chirurgicale de la Pitié*, t. III, p. 321.
(2) *Traité complet des maladies des femmes*, 1838, 1842.
(3) *Gazette médicale de Paris*, p. 1 et suiv., 1844.
(4) *Loc. cit.*, p. 166.
(5) *Leçons cliniques sur les maladies de l'utérus*, p. 449. In-8°, 1858.

L'observation suivante, que nous devons à M. le docteur Lecointe, mérite d'être rapportée à cause de particularités intéressantes simulant la grossesse.

Mme X..., âgée de vingt-six ans, d'une constitution sèche, maigre, mais grande et bien conformée, a toujours été régulièrement réglée, quoique douloureusement : elle s'est mariée à vingt-trois ans.

Les premières années de son mariage ont été pénibles ; des retards, puis des pertes, et enfin des ovarites successives, ont apporté des empêchements à son *grand* et *extrême* désir d'avoir des enfants.

En septembre 1861, elle devint grosse et accoucha, le 17 juillet suivant, d'un enfant bien portant. Les mois, suspendus pendant le cours de la gestation, reprirent leur marche régulière, et rien ne faisait supposer une affection de l'utérus ni de ses annexes, lorsqu'en juin 1863 elle se plaignit de grossir et de sentir une grosseur dans le ventre. Appelé auprès d'elle, je constatai, grâce à la souplesse des parois abdominales et à la maigreur, une tumeur en forme de poire, s'élevant à 12 centimètres au-dessus du pubis, la grosse extrémité tournée en haut, et la pointe plongeant dans le bassin.

L'examen, au toucher, me fit reconnaître qu'il n'existait dans le bassin rien autre chose que la matrice développée, présentant son col légèrement entr'ouvert, comme chez les femmes qui ont déjà été mères. Les mois, jusqu'alors, s'étaient montrés régulièrement : dans l'intervalle des époques, nulle hémorrhagie ; mais il restait à se prononcer sur la cause probable de ce développement utérin, et comme l'état général était bon, je laissai entrevoir l'espérance d'une nouvelle grossesse, malgré la persistance du flux cataménial.

Je cessai pendant quelques mois de voir cette jeune femme, qui habite près de Paris ; mais j'ai appris par sa famille que son ventre s'était développé ; que, dans le courant du mois d'août, elle avait senti *remuer*, mais qu'elle continuait à voir chaque mois. Au mois de septembre, je la vis de nouveau ; la percussion abdominale limitait parfaitement l'utérus normalement développé et s'élevant d'un travers de doigt au-dessus de l'ombilic. Cette jeune femme sentait parfaitement remuer ; mais les mouvements étaient plus faibles, disait-elle, qu'à son premier enfant.

Je ne pratiquai ni l'auscultation fœtale ni le toucher, et, malgré la persistance des règles, je crus fermement à une grossesse. Quant à la percussion de l'utérus, très-facilement délimité, comme je l'ai dit, elle ne m'offrit rien de particulier ; elle fut pratiquée avec soin, mais nullement avec la préoccupation d'une tympanite utérine, et je ne trouvai pas cette sonorité particulière relatée dans les ouvrages d'accouchements, et sur laquelle je me permettrai d'élever un doute, si le médecin n'est pas prévenu et si la percussion n'est faite qu'avec ménagement.

Pendant les mois d'octobre, de novembre et de décembre, je ne revis cette dame que dans le monde, habillée et présentant l'ensemble extérieur d'une femme qui approche du terme ; seulement elle ne grossissait pas beaucoup, disait-elle, et son ventre ne lui présentait que l'ampleur qu'il avait à sept mois, lors de sa première grossesse.

Dans les derniers jours de décembre, elle fut prise des prodromes d'une fièvre scarlatine, et, dans un effort de vomissement, elle sentit un léger craquement dans le bas-ventre, puis son ventre s'affaissa rapidement; elle crut à la rupture des membranes; mais, sur la chemise, elle ne trouva que quelques gouttes de sang.

Je fus appelé et je constatai avec étonnement que tous symptômes de grossesse avaient disparu ; l'abdomen était complétement plat, et je restai en présence d'une scarlatine qui suivit son cours ordinaire, mais qui eut cependant des complications graves de pleurésie avec épanchement, puis, plus tard, d'ascite.

Mais là s'arrête l'observation de la tympanite utérine. Ainsi, développement utérin bien délimité, percussion mate de l'organe, sentiment et mouvement fœtal chez une femme déjà mère, dénoûment à neuf mois ; mais ce n'était qu'une grossesse éolienne.

La physométrie est ordinairement liée à certaines conditions de la gestation et de la parturition. Elle résulte de la décomposition d'une môle ou d'un fœtus, d'un débris de placenta, d'un caillot sanguin qui bouche l'orifice du col, de la rétention et de l'altération des lochies.

La symptomatologie varie suivant la rapidité ou la lenteur du développement de la tympanite utérine, suivant qu'elle s'offre seule ou compliquée d'hydrométrie. Ordinairement il existe un sentiment de plénitude dans le bassin et dans l'abdomen, sans douleur notable, bien que la pression révèle un peu de sensibilité. La forme du ventre rappelle celle que la grossesse lui imprime ; la tumeur, globuleuse, comme l'utérus au troisième ou au quatrième mois de la grossesse, s'élève parfois même au-dessus de l'ombilic. Par la palpation on a la sensation d'une vessie pleine d'air qu'on comprime. La percussion donne ordinairement un son tympanique, dont la limite est la ligne courbe à convexité supérieure qui dessine le fond de la matrice. Le son clair se retrouve jusqu'au-dessus du pubis. Le toucher vaginal, en même temps qu'il permet parfois d'atteindre et de reconnaître l'obstacle qui retient les gaz, donne la sensation d'une tumeur volumineuse et légère, impression que le toucher rectal complète, en démontrant l'ampliation et l'élasticité du corps de la matrice.

La physométrie n'est qu'une incommodité dans certains cas et ne détermine alors aucun symptôme général. Si le développement de l'utérus est considérable, s'il s'est fait rapidement, il peut en résulter un état de malaise et de la dyspnée. Le développement plus lent de la tumeur simule les progrès d'une grossesse : la suppression des menstrues, les vomissements, les appétits bizarres induisent les femmes en erreur. Par une ressemblance dernière, les malades, au bout de plusieurs mois, sont quelquefois prises de douleurs simulant celles de l'accouchement, partant des reins et de l'ombilic et se dirigeant vers l'excavation pelvienne, douleurs suivies de l'expulsion bruyante d'une grande quantité de gaz par le vagin, qui fait cesser la distension de l'abdomen. Après cette expulsion, la tympanite peut se reproduire plus ou moins vite, avec le même volume ou dans de moindres proportions, à des époques variables et pendant un temps indéterminé. Dans un cas cité par M. Tessier (de Lyon), où il ne sortit ni caillot, ni môle, ni aucun corps étranger, après la brusque expulsion d'un gaz très-fétide, la tympanite se reproduisit, mais à un moindre degré. « Depuis trois ans que cette première expulsion a eu lieu (ajoute l'observation), bien que la malade ne se soit jamais trouvée en état de gestation, le ventre s'est souvent ballonné de nouveau pour s'affaisser au bout de quelques jours par la sortie d'une certaine quantité de fluides gazeux. » L'utérus, dans d'autres circonstances, ne se vide jamais complétement, mais à des intervalles variables une certaine quantité de gaz est expulsée par le vagin. Le soulagement qui en résulte cesse à mesure que de nouveaux gaz distendent l'utérus en remplaçant ceux qui ont été émis.

Quand la tympanite est accompagnée de l'accumulation d'un liquide, les symptômes généraux sont plus prononcés et les symptômes locaux sont modifiés. La douleur plus vive s'irradie dans l'abdomen, les lombes et les cuisses. Le mouvement fébrile, quelquefois intense, accuse les effets produits sur l'économie par la décomposition du corps étranger contenu dans l'utérus. Les gaz qui sortent du vagin ont une odeur fétide, ainsi que le liquide brunâtre qui parfois accompagne leur émission. La percussion et la palpation font reconnaître l'accumulation gazeuse. La matité à la partie inférieure de la tumeur décèle un liquide et elle est d'autant plus marquée que celui-ci est plus abondant. En imprimant à la malade certains mouvements, on détermine un gargouillement qui annonce le mélange des gaz et d'un liquide.

Le diagnostic de la physométrie n'offre pas de difficultés sérieuses. Un examen superficiel peut seul exposer à la méconnaître et à la confondre avec une grossesse. Le son tympanique la caractérise nettement et la distingue de la grossesse, de l'ascite, de l'hydrométrie, de l'engorgement du corps de la matrice, de la dilatation de la vessie par l'urine. Dans les cas où la physométrie a succédé à une grossesse, le son tympanique, le bruit d'un liquide se mouvant dans des gaz, le fait même d'un accouchement récent, éclairent le diagnostic.

Le pronostic de la physométrie et de l'hydométrie est celui des affections mêmes qui les déterminent. De ces deux affections, d'ailleurs fort rares, la première est moins grave que la seconde. En effet l'hydropisie utérine, lorsqu'elle est ancienne et considérable, ne laisse pas que de produire des troubles de la digestion, de la circulation et des fonctions du système nerveux. Dans des cas très-exceptionnels le liquide peut, ainsi que nous l'avons indiqué, se déverser dans la cavité abdominale et produire une péritonite.

La guérison de l'hydrométrie dépend de la curabilité ou de l'incurabilité de la cause qui l'a déterminée et qui l'entretient. En la faisant disparaître, si c'est une tumeur fibreuse ou une flexion de l'utérus, l'hydropisie ne pourra plus se reproduire. Si elle est due à un rétrécissement du canal cervical, on devra donner issue à la collection, en introduisant une sonde dans la cavité utérine, en dilatant le conduit, et, au besoin, on modifiera la surface sécrétante au moyen du crayon de nitrate d'argent et on réveillera les contractions de l'organe par l'administration du seigle ergoté. Si l'ascite utérine occasionnait, par son volume, des accidents pénibles et que le col fût complétement oblitéré, il y aurait lieu de ponctionner, par le vagin, la partie inférieure de l'utérus avec un trocart long et recourbé. « Il serait alors nécessaire, conseille M. de Scanzoni (1), de laisser longtemps en place la canule du trocart, ou d'introduire des bougies afin de dilater et de maintenir ouverte l'ouverture pratiquée pour pouvoir plus tard, après la cicatrisation de ses bords, introduire des topiques dans le but de modérer la sécrétion de la muqueuse utérine. Cette proposition, dont l'utilité pratique n'a pas encore été mise à l'épreuve, mérite sûrement d'être prise en considération. »

La physométrie réclame un traitement simple : des pressions méthodiques sur l'utérus, des bains, des fumigations et des injections émollientes et narcotiques, des onctions sur le col utérin avec de l'extrait de belladone, pour favoriser l'expulsion des gaz dans les cas qui simulent la grossesse. Ces moyens divers échouent le plus souvent, et quelquefois l'utérus expulse brusquement de lui-même les gaz qui le distendent. L'indication capitale, que la physométrie soit liée ou non à l'hydrométrie, est d'enlever la cause qui donne lieu à l'accumulation gazeuse. Il faut dilater artificiellement le col au moyen de l'éponge préparée, extraire le caillot ou les débris de placenta, extirper le polype, donner issue à la môle ou au fœtus décomposé, et favoriser l'expulsion des gaz et des liquides par les procédés divers dont la chirurgie dispose. Après l'expulsion des gaz, il convient d'établir une compression méthodique de l'abdomen, pour s'opposer au développement de l'utérus, et, pour en combattre l'inertie, d'avoir recours à l'administration des toniques et du seigle ergoté.

(1) *Loc. cit.*, p. 170.

CHAPITRE III

DES HÉMORRHAGIES UTÉRINES

L'étude des hémorrhagies utérines nécessiterait, pour être complète, les proportions d'un livre. L'esquisse tracée ici ne comprend que des accidents morbides. Le sujet, ainsi restreint, est encore très-étendu et implique la connaissance de toutes les maladies de l'utérus, de même que la stérilité implique celle de toutes les affections des organes sexuels de la femme. Il est difficile de rester sur le seul domaine de la pathologie, tant sont indécises et vagues les limites qui séparent l'état physiologique de l'état morbide. La menstruation est une fonction comme l'accouchement ; mais, à un degré moindre que celui-ci, elle empiète sur le terrain de la pathologie. Il n'est pas toujours aisé de reconnaître le point où les phénomènes cessent d'être physiologiques. On peut envisager l'étude de l'hémorrhagie utérine sous deux aspects différents : celui de la pathogénie et celui de la clinique. Nous ne toucherons qu'incidemment à la pathogénie, en nous attachant spécialement au côté clinique de la question.

Bien que l'hémorrhagie utérine soit presque toujours symptomatique d'une lésion, sa fréquence et son importance sont si grandes, que le praticien est souvent obligé de négliger la cause pour combattre l'effet dont les graves conséquences dominent la scène morbide et qu'on est autorisé, en clinique du moins, à considérer ce symptôme comme s'il constituait réellement une maladie de l'utérus. L'hémorrhagie peut suivre deux cours différents : couler à l'extérieur par le conduit utéro-vaginal et, dans des circonstances plus rares, se répandre à l'intérieur et constituer l'hématocèle. Nous n'avons pas à nous occuper ici de l'hématocèle, qui est bien plus fréquemment ovarienne ou tubaire qu'utérine, et qui, toujours intrapéritonéale lorsqu'elle a sa source dans l'utérus, est une conséquence morbide de la menstruation liée à un vice de conformation. La perte sanguine qui, s'écoule par le canal utéro-vulvaire constitue deux sortes d'hémorrhagie, dont il est plus aisé de spécifier théoriquement que de diagnostiquer l'origine : la ménorrhagie, qui n'est que la prolongation et l'exagération du flux menstruel, et la métrorrhagie, sans lien nécessaire avec l'écoulement cataménial. Si les règles se prolongent, anticipent sur l'époque de leur retour ou cessent d'être régulières, il arrive un moment où l'on ne peut savoir, d'une façon précise, si l'hémorrhagie est ménorrhagique ou métrorrhagique. Dans cette étude il n'est naturellement question que des hémorrhagies de l'utérus en dehors de l'état gravide.

S'il n'est pas facile de dire où finit la ménorrhagie, il n'est pas toujours aisé de reconnaître où elle commence. Nous ne possédons là-dessus aucune règle fixe ; les écarts de l'état physiologique sont tout à fait relatifs et varient selon les personnes. Pour telle femme une menstruation abondante est une des conditions de sa santé ; pour telle autre, des règles moins copieuses cessent d'être l'état physiologique. Si, au lieu du sujet en santé, on considère le sujet malade, on voit, dans deux affections qui se touchent, l'écoulement menstruel amener par son abondance des résultats opposés. La jeune fille chlorotique, affectée d'aménorrhée, reviendra à la santé après un flux cataménial très-prononcé. Des règles plus modérées aggraveront l'état d'une anémique. Il existe, on le sait, une relation de cause à effet entre l'ovulation et la menstruation. Celle-ci provient d'un éréthisme congestif des organes génitaux. La maturation de l'œuf, l'érection de l'appareil tubo-ovarien, la compression des veines ovariennes, l'augmentation de la tension veineuse, d'où rupture des réseaux superficiels, telle est la théorie mécanique de la menstruation résultant des belles expériences de M. Rouget (1). « L'hémorrhagie, dit M. Ch. Bouchard (2), se produit dans la menstruation de la même façon que dans d'autres états fluxionnaires, dans les pseudo-menstruations ou épistaxis utérines. » La rupture des veinules donnant issue au sang est déterminée par un état congestif dont l'influence, au lieu de rester locale, peut dans certaines conditions retentir sur l'économie tout entière. « Lorsque la fonction menstruelle, dit Trousseau (3), s'accomplit régulièrement chaque mois, elle n'est accompagnée que de malaises peu importants ; il y a pourtant du mal de tête et des modifications dans les diverses fonctions qui rappellent les troubles fébriles auxquels donnent lieu de légères indispositions ; c'est que l'ovulation mensuelle est dans une certaine mesure un acte pathologique, dans lequel la turgescence de l'ovaire et de l'utérus, la rupture de la vésicule de de Graaf, constituent une espèce de travail morbide auquel certaines constitutions sont plus sensibles que d'autres. Chez beaucoup de femmes il survient non-seulement le malaise dont

(1) *Recherches sur les organes érectiles de la femme, sur l'ovulation et la menstruation*, in *Journ. de la physiol.*, 1858.

(2) *De la pathogénie des hémorrhagies*, p. 186. 1869.

(3) *Clinique médicale de l'Hôtel-Dieu*, 2e édit., t. III, p. 583, 1865.

je parlais tout à l'heure, mais encore de véritables accidents fébriles, et cela n'a rien d'extraordinaire quand on songe aux susceptibilités individuelles que l'on observe dans la pratique... Pour ce qui regarde la menstruation, les phénomènes de congestion, l'hémorrhagie sont, en général, d'autant plus prononcés, que la fonction est restée plus longtemps suspendue. Il y a donc un double motif pour que la fièvre ménorrhagique soit plus énergique. »

Il existe d'autres hémorrhagies qui ne sont pas des règles avancées, n'ont aucun rapport avec l'ovulation, mais qui simulent la menstruation. Ces écoulements sanguins purs et simples ont été décrits par M. Gubler (1) sous le nom d'épistaxis utérines et par M. Virchow (2) sous celui de pseudo-mentruation. « Ce mot d'épistaxis, observe M. Bourgon (3), est très-heureux pour caractériser une métrorrhagie qui se produit pour les mêmes raisons que se déclarerait un saignement de nez dans les mêmes circonstances. C'est à cette métrorrhagie que les anciens avaient décerné le nom de critique. Elle apparaît au déclin des fièvres légères ou au début des maladies aiguës fébriles, sous l'influence de l'activité circulatoire qui se manifeste alors dans toutes les muqueuses de l'économie. » Ces hémorrhagies utérines, qui surviennent dans les fièvres éruptives, la fièvre typhoïde, le choléra, paraissent liées à un état catarrhal et quelquefois à une inflammation pseudo-membraneuse des organes génitaux. Dans cette pseudo-menstruation, qu'on observe même chez les femmes qui ont dépassé l'âge de la ménopause et qui ont succombé au choléra, l'ovaire et les follicules de de Graaf prennent part, ainsi que le démontre l'autopsie, au processus hémorrhagique, comme s'il s'agissait d'une menstruation véritable. La fausse menstruation diffère de la vraie en ce qu'elle n'a pas pour résultat la rupture du follicule et l'expulsion d'un ovule.

Dans les pyrexies la métrorrhagie peut être déterminée par l'atonie des vaso-moteurs et un de ces mouvements fluxionnaires irréguliers qui surviennent si fréquemment vers différents organes. Indépendamment de ces métrorrhagies, on peut observer dans le cours de la fièvre typhoïde, de la variole et des autres exanthèmes fébriles de véritables ménorrhagies. Que l'hémorrhagie soit liée ou non à la menstruation, est-elle dans la dothiénenterie, le typhus, la peste, la fièvre jaune, une conséquence directe de l'altération du sang? Cette opinion très-accré-

(1) *Des épistaxis utérines simulant les règles au début des pyrexies et des phlegmasies*, Paris, 1863.

(2) *Gesammelte Abhandlungen*, p. 767. — Bouchard, *loc. cit.*, p. 137.

(3) *Genèse et étiologie des hémorrhagies utérines*, p. 50. Thèse, Paris, 1873.

ditée ne repose cependant pas sur des preuves solides. Il n'est pas démontré, au moins pour les hémorrhagies de quelque importance, que les globules rouges sortent des vaisseaux par des pertuis préexistants.

La vieille hypothèse de la diapédèse, rajeunie par les recherches modernes, laisse encore place au doute. On peut peut affirmer que dans toute hémorrhagie véritable il y a rupture des vaisseaux ou par exagération de la tension du sang ou par altération dans la consistance du vaisseau. « Que les altérations du sang, dit M. Bouchard (1), puissent être des causes d'hémorrhagies, nul n'y contredit ; mais que l'écoulement du sang résulte immédiatement de l'altération de ce liquide, c'est ce que rien ne peut faire comprendre. » D'ailleurs, dans ces graves affections où le sang est évidemment altéré, la muqueuse utérine est loin d'être le siége le plus fréquent, le lieu d'élection de l'hémorrhagie. Dans la fièvre jaune elle se produit plutôt du côté de la muqueuse gastro-intestinale ; elle se montre à l'utérus comme dans toute autre partie, et la métrorrhagie comme la ménorrhagie n'ont ni l'abondance ni l'importance qu'on serait tenté d'admettre théoriquement. Cette dernière circonstance existe également pour l'ictère grave.

Cette affection diathésique singulière, l'hémophilie, où il existe sans doute des altérations vasculaires mal déterminées jusqu'ici, comme l'altération du liquide sanguin à laquelle on attribue les accidents, présente dans son cours des hémorrhagies dont la métrorrhagie n'est ni la plus sérieuse ni la plus fréquente. Des accidents graves se montrent quelquefois lors de l'établissement de la menstruation, qui a lieu prématurément. Mais le plus souvent les hémorrhagies résultent de lésions variées, hors de proportion avec les effets consécutifs, comme l'avulsion d'une dent, des piqûres d'aiguilles, de sangsues, la chute du cordon ombilical, la morsure de la langue, une chute sur le nez, une coupure, une déchirure, une écorchure. Les pertes de sang sont à redouter au moment de la chute du cordon, plus tard à l'époque de la première dentition ; l'influence morbide diminue à mesure que l'enfant approche de la puberté. Il est rare que l'hémophilie se montre pour la première fois après cette époque. La prédilection que cette diathèse affecte pour le sexe masculin n'est pas un des points les moins obscurs de son histoire. Au nombre des maladies susceptibles de produire des congestions de l'utérus suivies d'hémorrhagie, on a cité l'insuffisance de la valvule mitrale, qui, comme certaines tumeurs, amène une stase sanguine dans le système de la veine cave inférieure. Ces diverses hémorrhagies, mé-

(1) *Loc. cit.*, p. 140.

norrhagies ou métrorrhagies, énumérées précédemment, sont symptomatiques d'affections générales dont elles constituent des épiphénomènes plus ou moins importants. Il reste à considérer la métrorrhagie comme un symptôme d'une grande importance clinique dans les maladies propres de l'utérus.

Le problème clinique qui se présente est le suivant : avec d'autres symptômes, une femme a une perte de sang ; à quelle maladie de l'utérus rattacher l'hémorrhagie ? Il s'agit de faire un diagnostic différentiel, d'arriver par voie d'élimination à préciser la lésion, ce qui implique, ainsi que nous le disions au commencement de ce chapitre, la connaissance de toutes les maladies utérines. Revenir sur la symptomatologie de chacune d'elles, à propos de la métrorrhagie, serait une répétition hors de proportion avec les limites assignées à cet ouvrage. Nous tâcherons seulement de grouper les principaux symptômes qui, dans les lésions utérines, concourent à donner à l'hémorrhagie sa valeur diagnostique et son importance clinique. Les métrites qui intéressent la muqueuse de la cavité utérine s'accompagnent d'hémorrhagies. L'écoulement séro-sanguinolent est, selon H. Bennet (1), aussi caractéristique de la métrite interne que l'expectoration rouillée l'est de la pneumonie. Ce n'est cependant pas un symptôme constant. Il ne s'observe guère que lorsque l'inflammation est très-vive. Cet écoulement séro-sanguinolent précède et suit quelquefois des règles douloureuses dont l'abondance et la persistance constituent de vraies ménorrhagies. Ces signes ne suffisent pas à eux seuls pour diagnostiquer l'endométrite aiguë ; mais si aux symptômes généraux : irradiations douloureuses parties de la région utérine et mouvement fébrile, qui n'ont qu'une valeur relative, viennent s'ajouter deux caractères presque pathognomoniques : la dilatation de l'orifice interne et une certaine ampliation de la cavité du corps de l'utérus constatées par l'hystéromètre, le diagnostic de la métrite interne s'affirme avec certitude. La marche ultérieure de la maladie confirme le diagnostic. Ainsi l'endométrite, au début, pourrait être confondue avec un avortement de quelques semaines, en raison de l'hémorrhagie ; mais la métrorrhagie de l'avortement ne se prolonge ni ne se répète, ni n'alterne avec un écoulement muco-purulent. La métrite peut être une cause d'avortement et celui-ci peut produire celle-là.

Ces deux états morbides ne sont pas très-rares à observer peu de temps après le mariage. La répétition de l'acte vénérien détermine de la congestion et de l'hémorrhagie consécutive et contribue à entretenir

(1) *Traité pratique de l'inflammation de l'utérus*, traduit par M. Peter, p. 56. In-8°, Paris, 1864.

et à aggraver la métrite. Un certain degré d'abaissement de l'utérus et la disproportion des organes génitaux sont aussi causes de métrite et d'hémorrhagie. C'est encore à l'abus du coït que Parent-Duchâtelet (1) attribuait la fréquence des hémorrhagies utérines chez les filles publiques. La pathogénie de l'hémorrhagie déterminée par le coït ne laisse pas que de présenter une certaine obscurité. « S'il n'est pas démontré, dit M. Bouchard (2), que l'irritation périphérique de certains nerfs peut déterminer l'inflammation par paralysie réflexe des vaisseaux, il est incontestable au moins qu'elle peut engendrer l'hémorrhagie ; et je ne vois pas quelle autre interprétation précise on pourrait donner des hémorrhagies que l'abus du coït provoque dans l'utérus et même dans la vessie ou dans les reins ; de celle que produit encore, dans l'utérus, la présence d'un corps fibreux interstitiel de cet organe. »

Il est une forme d'endométrite chronique qu'on peut appeler *hémorrhagique*, parce que l'hémorrhagie et ses graves conséquences dominent toute la maladie. Elle est presque toujours liée à l'activité physiologique de l'utérus et souvent consécutive à l'avortement, à l'accouchement, à des imprudences pendant une période menstruelle. L'hémorrhagie a sa source dans les altérations que la muqueuse a subies et qui constituent les granulations, les fongosités de Récamier. Ces granulations ont, au point de vue anatomique, d'après M. Robin (3), la même structure fondamentale que la muqueuse utérine, dont elles sont des excroissances. La plupart sont parcourues par un assez grand nombre de vaisseaux capillaires. La structure des vaisseaux rend compte de l'hémorrhagie et de sa cessation après l'abrasion. Comme pour les petites tumeurs polypeuses, d'après la remarque de M. Virchow (4), les vaisseaux de la surface forment de nombreuses ramifications d'un gros diamètre et à parois minces, tandis qu'au contraire les vaisseaux du pédicule sont peu nombreux et ont des parois plus épaisses, contractiles. L'hémorrhagie, malgré son importance, ne suffit pas à caractériser l'endométrite hémorrhagique. Elle n'est qu'un signe de probalité, et c'est par exclusion que le diagnostic s'établit.

Une femme présente, avec l'anémie consécutive, des pertes qui durent depuis des mois, des années même, qui, sans être souvent considérables, se répètent à la moindre imprudence et continuent les règles. A-t-on affaire à un polype, un corps fibreux ou un cancer

(1) *De la prostitution dans la ville de Paris*, t. I, p. 232, 3e édit., 1857.
(2) *Loc. cit.*, p. 84.
(3) *Archives générales de médecine*, 1848, t. XVII.
(4) *Pathologie des tumeurs*, trad. franç., t. I, p. 240. Paris, 1867.

de l'utérus ? Dans le cancer les hémorrhagies ont lieu surtout en dehors des époques menstruelles ; il existe une écoulement sanieux, ichoreux, d'une fétidité particulière ; le toucher constate les bosselures et l'ulcération du col. Ces caractères suffisent pour éliminer le cancer. La longue durée des accidents sans état cachectique qu'on observe souvent dans les cas de fongosités de l'utérus autorise à rejeter *à priori* l'idée d'une affection de mauvaise nature. Un polype muqueux ou fibreux donne ordinairement des métrorrhagies plus abondantes. La supposition d'un polype n'est pas admissible lorsque le début des accidents remonte à un avortement ou à une grossesse. Dans les cas douteux, la dilatation artificielle et l'exploration de la cavité cervico-utérine permettront de porter un diagnostic précis. L'hémorrhagie est-elle due à un myôme sous-muqueux ? Le développement de l'utérus, l'exploration de sa cavité, le palper, le toucher vaginal et rectal, révèleront presque toujours la situation de la tumeur et la cause de la métrorrhagie. Dans la plupart des cas de métrite hémorrhagique le volume de l'utérus est à peu près normal ou peu augmenté et l'orifice du col n'est pas dilaté.

Lorsqu'on est ainsi arrivé au diagnostic par voie d'exclusion, l'introduction de la curette de Récamier lève les dernier doutes en démontrant l'altération de la muqueuse. La cause des hémorrhagies ainsi découverte, quelle conduite rationnelle est indiquée au praticien ? Ira-t-il recommencer la longue série des moyens hémostatiques employés sans succès avant lui ? Si la métrite hémorrhagique ne menace pas immédiatement l'existence, elle amène, par la répétition des pertes, une anémie profonde ; elle peut déterminer des métro-péritonites et des ovarites, provoquer des avortements successifs, et, loin de tendre à la guérison spontanée, elle ne fait que s'aggraver avec le temps. L'abrasion, qui fait disparaître la cause des hémorrhagies, est le seul traitement dont les résultats soient certains. Nous n'avons pas à revenir ici sur cette opération, déjà décrite à l'article de l'endométrite chronique. En dépit des critiques qui lui ont été adressées, elle n'en reste pas moins, entre les mains d'un chirurgien prudent, un moyen thérapeutique d'une haute valeur. Nous avons dans la clientèle de la ville un double exemple, presque récent, des avantages de ce traitement radical. Chez une dame de trente-huit ans, multipare, obligée de garder le lit par l'état de faiblesse où l'avaient réduite des hémorrhagies persistantes, présentant de l'œdème des membres inférieurs et une décoloration anémique très-marquée, les accidents; dont l'origine remontait à une fausse couche, duraient depuis plusieurs mois et s'aggravaient au lieu de céder à la médication interne et aux hémostatiques conseillés par divers praticiens expérimentés. Deux raclages de la cavité utérine, opérés en novembre et en décembre 1874, mirent définitivement fin aux hémorrhagies. Depuis un an la menstruation est parfaitement régulière, et les conditions excellentes de la santé antérieure sont revenues et se maintiennent. L'autre malade est une dame du Brésil, âgée de quarante-trois ans, sujette depuis deux ans à des pertes qui avaient produit une anémie profonde avec ses conséquences névropathiques et dyspeptiques. Un seul raclage, fait le 2 février 1875, suffit pour tarir l'hémorrhagie. Les règles reviennent avec leur périodicité et leur durée normale, et l'état général, après s'être amélioré, se maintient depuis un an.

C'est après le raclage que l'emploi interne des hémostatiques redevient utile, s'il se produit quelque perte ou quelque leucorrhée sanguinolente. Nous y avons recours préventivement, et, en ordonnant le repos au lit, nous prescrivons une potion avec de l'extrait de ratanhia, additionnée au besoin de 50 centigrammes à 1 gramme d'ergotine, alternant avec l'administration de l'eau de Rabel (15 à 20 gouttes dans un verre d'eau sucrée). Les malades, dans l'intervalle qui s'écoule entre l'abrasion et la première apparition des règles, doivent prendre aux repas de une à deux cuillerées de sirop de perchlorure de fer. Toute autre préparation martiale pourra être prescrite ensuite. Nous n'avons pas à indiquer ici les moyens thérapeutiques et hygiéniques à opposer à l'anémie qui persiste plus ou moins longtemps comme la conséquence de la métrite hémorrhagique.

La métrite, la métrite catarrhale surtout, s'accompagne d'érosions, d'ulcérations qui peuvent, en détruisant les parois des petits vaisseaux, causer un écoulement sanguin. Il est rarement de quelque importance, et le plus souvent il ne fait que teinter la leucorrhée. Il peut néanmoins constituer une métrorrhagie ou une ménorrhagie importantes, dans les cas de dilatation variqueuse des veines du col et d'ulcérations granuleuses, fongueuses de ce segment, ulcérations dont les bourgeons saignent au moindre contact. L'hémorrhagie liée à ces lésions n'a qu'un intérêt clinique secondaire, elle fait partie des hémorrhagies dites *passives* et n'a ni l'abondance ni la gravité des pertes qui résultent d'un état fluxionnaire. Autrement importante est la métrorrhagie qui dépend d'un polype muqueux dont elle est quelquefois le premier symptôme. Comme pour les myômes pédiculés, elle n'est nullement en rapport avec le volume de la tumeur. Un polype, gros comme une cerise, dont il a souvent la couleur, et inséré sur une des lèvres du col utérin, peut occasionner des pertes dont l'abondance et la répétition épuisent les malades. Qu'ils soient utéro-folliculaires ou fibreux, les polypes déterminent de la congestion et des contractions de l'utérus. « Il est important de noter, dit très-bien M. Bourgon (1), que ces polypes agissent, non pas seulement par le tiraillement qu'ils exercent, mais souvent aussi par excitation ovarienne. C'est ainsi que les petits polypes peuvent produire des hémorrhagies très-abondantes, et que la ligature portée sur le pédicule des gros polypes peut arrêter l'hémorrhagie, bien que les tiraillements soient les mêmes qu'auparavant. Ainsi, indépendamment des métrorrhagies, ce sont surtout des ménorrhagies qui se déclarent; car, à l'époque des règles, l'ovaire est sous l'impression de deux causes d'excitation au lieu d'une. Toutes les tumeurs de l'utérus peuvent produire la métrorrhagie par excitation ovarienne. Cette cause toute particulière d'hémorrhagie disparaît à la ménopause, car à cet âge : 1° l'ovaire n'est plus le siége de l'irritation physiologique ; 2° comme il s'atrophie, il devient moins sensible à l'excitation réflexe. »

Il n'est pas toujours facile de saisir la relation entre l'hémorrhagie et la tumeur. Car, sans parler ici des polypes à apparition intermittente dont il faut chercher à constater la présence surtout au moment des règles, il suffit de rappeler que les petits polypes muqueux du col ne se montrent pas toujours à l'observation. En renouvelant l'examen, on arrive à constater par le toucher, le spéculum et l'hystéromètre au besoin, la présence de la production morbide qui détermine les accidents. Les mêmes difficultés se présentent avec les tumeurs fibreuses interstitielles, proéminentes dans la cavité du corps ou dans celle du col de l'utérus. C'est l'hystéromètre qui reconnaîtra l'agrandissement de la cavité et l'existence du myôme intra-utérin, qui produit la même excitation ovarienne que le myôme pédiculé, et des hémorrhagies semblables. On sait que les corps fibreux sous-péritonéaux participent peu aux phénomènes qui se passent du côté de l'utérus et ont peu d'influence sur eux. Les myômes sous-muqueux, au contraire, surtout quand ils tendent à se pédiculiser, sont une cause d'irritation qui provoque des contractions expulsives accompagnées de métrorrhagies. Certaines de ces tumeurs sont entourées d'un réseau veineux plus ou moins étendu, et dans la paroi utérine hypertrophiée les veines se dilatent et forment des sinus énormes, conditions anatomiques qui rendent compte de l'abondance de l'hémorrhagie. Il est des circonstances, très-rares d'ailleurs, où, dans l'impossibilité de rapporter l'hémorrhagie à une partie déterminée de l'utérus, on est obligé de recourir à une supposition. Une observation

(1) *Loc. cit.*, p. 44.

très-remarquable de M. Laboulbène (1) montre que l'hémorrhagie symptomatique des corps fibreux utérins ne provient pas toujours de la cavité utérine.

Il s'agit d'une femme de vingt-huit ans dont l'abdomen était très-développé par des corps fibreux utérins et que des pertes abondantes, survenues depuis deux mois, avaient jetée dans un état très-prononcé d'anémie. Ces hémorrhagies aggravèrent son état pendant le mois qu'elle passa à l'hôpital. La tumeur, extraite, à l'autopsie, avec l'utérus, pesait 5 kilogrammes 60 grammes. Elle était constituée par des masses mamelonnées, dont deux superposées, ayant presque le volume du poing, s'élevaient jusqu'à l'épigastre. La cavité utérine avait entièrement disparu; l'orifice utérin était bouché; la cavité cervicale n'existait plus. Aucune portion du vagin n'était érodée; la surface externe du col était ferme, lisse, non ecchymosée. Il est évident que le sang ne pouvait provenir de la cavité cervico-utérine, puisqu'elle était complétement oblitérée. Il faut bien supposer qu'il s'échappait des vaisseaux de la surface externe du col ou du vagin, bien qu'il fût impossible de constater la moindre trace de leur rupture.

Une hémorrhagie utérine qui survient, alors que depuis plusieurs années la ménopause est établie, est d'un pronostic sérieux. Toujours symptomatique, elle révèle ou un polype celluleux ou un polype fibreux, ou le plus souvent un cancer du col ou du corps de l'utérus. Les fongosités sont rares à cet âge, et si les pertes peuvent leur être exceptionnellement rapportées, il est à craindre que la dégénérescence de l'organe ne devienne évidente dans un temps prochain. A quelque âge de la femme que débute le cancer utérin, l'hémorrhagie en est un des premiers symptômes. Chez les malades encore menstruées elle constitue tantôt une ménorrhagie, tantôt une métrorrhagie. Dans la période du début de la maladie, l'hémorrhagie n'a rien de pathognomonique; mais, bien avant que l'écoulement séreux ou muco-purulent fétide qui alterne avec la perte rouge confirme le diagnostic, les signes physiques perçus par le toucher et les symptômes généraux permettent le plus souvent de ne pas hésiter sur la nature de la lésion qui détermine les métrorrhagies. Celles-ci, lorsqu'elles surviennent sans cause connue et précèdent de plusieurs mois les autres manifestations du cancer, ne proviennent pas encore de l'ulcération du tissu dégénéré, mais de congestions utérines. Plus tard l'abondance de l'hémorrhagie s'explique par cette ulcération et par le développement

(1) *Note sur un volumineux hystéro-fibrôme (léiomyôme fibreux) ayant eu un développement rapide*, in *Gaz. méd. de Paris*, 1869, p. 183.

vasculaire que le cancer amène dans l'utérus. Vers l'époque de la ménopause, certaines femmes présentent, longtemps avant la suppression de la fonction, des ménorrhagies abondantes et prolongées dont l'anémie profonde est la conséquence. Cet état anémique et ces pertes simulent la cachexie et les hémorrhagies du cancer utérin; mais les signes physiques fournis par l'exploration ne révèlent pas de dégénérescence du tissu. Les hémorrhagies ne dépendent pas non plus d'une tumeur fibreuse ou d'un polype folliculaire. Quelle que soit la cause déterminante de ces hémorrhagies qui précèdent la cessation de la menstruation, elles se modifient sous l'influence du traitement ordinaire des métrorrhagies et ne se reproduisent plus, soit que la fonction se supprime brusquement, soit que les règles, en perdant ou en conservant leur périodicité, reviennent à leur quantité ordinaire.

Nous n'avons pas à nous étendre sur le traitement si connu de l'hémorrhagie utérine. Lorsque celle-ci a par elle-même assez d'importance pour qu'on néglige momentanément la maladie à laquelle elle est liée, et qu'on intervienne activement, il y aura à proportionner le traitement à la gravité ou à l'urgence des accidents. Les moyens qu'on emploie sont le repos et l'immobilité absolue dans l'horizontalité, la tête au besoin moins élevée que le siége ; les applications froides sur l'hypogastre, mais dont l'usage doit être surveillé ; l'aération de la pièce; la chaleur maintenue dans le lit ; les sinapismes ; les hémostatiques, tels que les eaux de Tisserant, de Léchelle, le ratanhia, l'eau de Rabel, l'ergot de seigle ou l'ergotine et le tamponnement du vagin dans les cas plus pressants. Rarement il est nécessaire de faire un tamponnement aussi volumineux et aussi exact que celui que la métrorrhagie réclame lorsqu'elle suit la parturition. Quelques tampons de coton, dont le premier est imbibé d'une solution de perchlorure de fer, suffisent le plus souvent. Dans certains cas où une contention exacte était nécessaire, il nous est arrivé de laisser en place, pendant six ou huit heures, et maintenu par un bandage en T, le spéculum plein qui avait servi à porter les tampons au contact du col. Le tamponnement ne doit être laissé en place que vingt-quatre ou trente-six heures, et, à moins de nécessité absolue, il ne doit pas trop distendre la cavité vaginale, car le séjour trop prolongé et la compression du tampon peuvent amener, dans les maladies utérines, des complications graves et même mortelles, ainsi que nous en avons vu des exemples, du côté des annexes et du péritoine. Comme les différentes hémorrhagies précédemment énumérées sont symptomatiques, leur traitement, en dehors des accidents du moment, se confond avec celui des affections dont elles dépendent.

DU VAGINISME

Le vaginisme n'est pas une affection nouvellement découverte. La lecture des gynécologistes qui ont précédé M. Marion Sims montre qu'ils ont eu occasion de rencontrer des cas dont ils ne se sont pas rendu bien compte. Dupuytren (1), Lisfranc (2) surtout, en ont rapporté des exemples. Demnan, John Burns, en Angleterre, Busch et Kiwisch, en Allemagne, ont observé le fait ; mais, comme le remarque M. Stoltz (3), « tout ce que ces auteurs disent est cependant un peu vague et semble plus imaginaire que positif. » En 1851, le docteur Borelli (4) a publié une notice sur la fissure et le spasme de la vulve, comparant, comme Huguier (5) l'avait déjà fait, la contracture vulvaire à celle du sphincter anal. L'attention n'a été réellement attirée que depuis la communication de la note de M. Sims, faite en 1861 par M. Tyler Smith, à la Société obstétricale de Londres. Les observations et les travaux se sont succédé à partir de ce moment. Il convient de citer en particulier la thèse de M. Charrier (6), l'article intéressant de M. Putégnat (de Lunéville) (7), écrit d'après neuf observations personnelles, et la thèse récente de M. Lutaud (8), où se trouve rapportée une leçon clinique de Lorain. La pratique chirurgicale hardie de Sims, exposée dans sa *Chirurgie utérine*, en 1866, a trouvé des imitateurs. La réaction s'est montrée dans le travail de M. de Scanzoni (9), en 1868, et la plupart des médecins s'y sont ralliés. La question n'a pas cessé d'être intéressante, et elle reste encore obscure. En compulsant les observations publiées depuis 1861, en les rapprochant des faits observés tant en ville qu'à la Maison municipale de santé, nous nous sommes convaincus que bien des points, dans l'étude du vaginisme, méritent d'être discutés et révisés.

(1) *Leçons orales de clinique chirurgicale*, t. IV, p. 161. 1839.

(2) *Clinique chirurgicale de la Pitié*, t. II, p. 162. 1842.

(3) *De l'hypéresthésie et de la contraction spasmodique vaginale*, in *Gaz. méd. de Strasbourg*, 1871.

(4) *Gazette médicale sarde*, 1851, nos 47-52.

(5) *Dissertation sur quelques points d'anatomie et de pathologie*. Thèse inaugurale, Paris, 1834.

(6) *Contracture du sphincter vaginal*. Thèse inaugurale, Paris, 1862.

(7) *Quelques faits d'obstétricie*, 1871 (*Du vaginisme*), p. 5.

(8) *Du vaginisme*. Thèse inaugurale, Paris, 1874.

(9) *Bulletin de thérapeutique*, t. LXXV, p. 349. 1868.

Si M. Marion Sims a rendu à la gynécologie un service important en appelant l'attention sur un état morbide dont elle se détournait, il a été moins heureux dans le nom qu'il lui a imposé. Ce nom a l'inconvénient de comprendre des états complexes, de faire naître l'idée d'une névrose là où rien de semblable n'est démontré, d'apporter un diagnostic tout fait et de plaire ainsi à la paresse de l'esprit, qui, sans s'arrêter aux causes, englobe sous le titre de vaginisme toutes les circonstances où le coït est incomplet ou impossible par la douleur qu'il éveille chez la femme. Cette extension est l'inconvénient d'une dénomination reposant sur un symptôme, non sur une lésion. Quoi qu'il en soit, le nom de vaginisme a droit de cité dans la science, et il n'y a plus qu'à en restreindre l'application à des cas bien déterminés. « Par le mot *vaginisme*, dit M. Sims, j'entends une hypéresthésie excessive de l'hymen et de la vulve, associée à cette contraction spasmodique et involontaire qui s'oppose au coït. » La définition est incomplète; elle ne comprend pas les cas les plus fréquents, où les débris de l'hymen et une grande partie de la vulve sont indolores, tandis que la sensibilité a pour siége une fissure cachée dans un repli muqueux de la vulve ou du vagin.

Deux faits constituent le vaginisme : l'un initial, la douleur ; l'autre consécutif, le spasme musculaire. La douleur ne résulte pas du spasme ; celui-ci l'augmente tout au plus lorsqu'il a été provoqué par elle. Si l'on cherche à pratiquer le toucher, on détermine une vive douleur immédiatement suivie de la contracture du sphincter vaginal. Le diagnostic vaginisme dû à une hyperesthésie de la muqueuse vulvo-vaginale est dès lors posé ; mais, à cause de la douleur qui s'est opposée à l'examen, le doigt n'a reconnu ni la nature de la lésion, ni limité le point qui en est le siége. Si, au lieu de cet examen insuffisant et de cette conclusion hâtive, on veut se rendre un compte exact; si, au lieu d'explorer les organes génitaux à l'extérieur seulement, on introduit avec précaution un petit spéculum américain, on déprimera sans douleur, dans beaucoup de cas, une des parois du vagin, et l'on découvrira un état inflammatoire, une fissure, une rhagade, ou telle autre lésion limitée, sur la paroi vaginale antérieure ou sur la postérieure. Le diagnostic et le traitement seront dès lors fixés avec précision. Disons par avance que nous n'avons jamais rencontré de vaginisme dont nous n'ayons, avec de la patience, trouvé la cause matérielle. Le vaginisme implique toujours un *substratum*, et la douleur et la contracture ne se manifestent que lorsqu'on touche le point lésé, fait qui, mis en lumière, doit dissiper l'équivoque et l'hypothèse. La recherche minutieuse de la lésion aurait fait rejeter le vaginisme essentiel et rendu plus étroite l'analogie entre le vaginisme et la fissure à l'anus. Dans les deux cas préexiste une lésion qui, sous une excitation donnée, provoque la contraction spasmodique, non-seulement du sphincter, mais d'autres muscles de la région du périnée. Tandis que pour la contraction du muscle anal il n'y a qu'une lésion, la fissure ; il y a des lésions autres que la fissure qui produisent la contracture des muscles du vagin.

Comme l'observe M. Visca (1), la fissure, dont parlent exclusivement Dupuytren, Huguier, MM. Borelli et Hervez de Chégoin, constitue une vraie période, une époque pour ainsi dire, dans l'histoire de la contracture du vagin. Les réflexions aussi vraies que justes de M. Hervez de Chégoin (2) au sujet de ces fissures, qu'il divise en superficielles et profondes, méritent d'être rappelées. « Les fissures de l'entrée du vagin ne sont pas moins douloureuses que celles de l'anus et ne mettent pas un moindre obstacle à la fonction de l'organe qui en est le siége; elles ne sont pas moins opiniâtres quand elles sont entretenues par la cause qui les a fait naître, et elles jettent encore plus dans le désespoir les malades qui en sont atteintes. » Les causes du vaginisme ont fini par se multiplier au point de comprendre une partie des maladies utérines et divers états de la muqueuse vulvo-vaginale, depuis la rougeur érythémateuse jusqu'à la phlegmasie la plus intense. M. de Scanzoni y a même rangé la vulvite et la vaginite virulentes et l'inflammation de la glande vulvo-vaginale. Une telle richesse étiologique est-elle autre chose que de la confusion ?

Rien de plus naturel que le vaginisme s'observe entre vingt et cinquante ans, et à la période d'activité de la vie sexuelle. Commencée dans cette période, la maladie peut se prolonger au delà. Chez une malade de Debout (3), âgée de cinquante-neuf ans, elle datait de onze ans. Elle peut avoir une durée encore plus longue. Dans le premier cas observé par M. Sims, la malade, qui avait quarante-cinq ans, était souffrante depuis vingt-cinq ans. L'influence de la constitution semble nulle. La femme du monde la plus délicate et l'ouvrière la plus robuste sont atteintes de vaginisme. On comprend que l'herpétisme y prédispose ; l'eczéma, l'herpès vulvaire laissant une lésion, une fissure qui deviennent, sous l'influence du coït, le point de départ des accidents. Il n'en existe pas moins des femmes atteintes de vaginisme qui n'ont présenté ni herpès ni eczéma, et combien d'autres sont sujettes à ces dermatoses sans avoir de vaginisme !

(1) *Du vaginisme*, in-8°, Paris, 1870.
(2) *De la fissure à l'anus*, in *Union médicale*, 1848, p. 228.
(3) *Bulletin général de thérapeutique*, t. LXI, 1861.

Le dépouillement des observations montre le peu d'influence du tempérament nerveux. Il n'en saurait avoir en effet sur la production de la lésion initiale. Considérer le vaginisme, ainsi que l'a fait un aliéniste d'Allemagne, le docteur Arndt (1), comme l'expression d'un état général qui se fait seulement jour ou se localise dans le vagin, comme le symptôme d'une sensibilité exaltée, d'une disposition névropathique pouvant, sous l'influence de circonstances particulières, donner lieu à une affection générale dont la forme ordinaire est l'aliénation mentale, c'est tout simplement se dégager de l'entrave des faits pour errer dans le domaine de la rêverie et de la fantaisie. Le vaginisme est tout d'abord une affection locale. On comprend que, la lésion produite, l'hystérie puisse en aggraver les conséquences générales par l'ébranlement que la répétition de la douleur détermine dans le système nerveux. Le vaginisme peut aussi, comme la métrite et d'autres affections de l'utérus, plonger les femmes dans un état de tristesse et de mélancolie sans que la limite qui sépare cet état des dérangements intellectuels soit franchie.

La masturbation amènerait, comme l'excès des plaisirs vénériens, de la vulvite et des hypertrophies glandulaires aggravées ensuite par les traumatismes du coït. La disproportion des organes génitaux est une cause de traumatisme dont l'importance a été exagérée. Debout et Michon (2) signalent une disposition anatomique du périnée sur l'influence fâcheuse de laquelle M. Fleetwood Churchill (3) insiste beaucoup. Le bord antérieur du périnée déborde en avant d'une manière inaccoutumée et oblitère en apparence l'orifice, d'où résultent des difficultés dans la copulation et des lésions produisant le vaginisme. « Qu'y a-t-il de vrai, écrit M. Stoltz, dans ce qu'on a dit du débordement antérieur du périnée comme cause du spasme vaginal? N'a-t-on pas confondu aussi un rayonnement douloureux dans cette région avec une disposition anatomique que je n'ai jamais vu porter le moindre obstacle à la copulation? » L'accouchement a une influence évidente sur la production du vaginisme. A la suite des efforts d'expulsion, il se produit de petites déchirures de la vulve, et la fissure, le plus souvent dissimulée sous un repli de la muqueuse, est entretenue par l'écoulement lochial et devient l'origine des douleurs lorsque les rapports sexuels viennent augmenter l'inflammation voisine. Trousseau (4) avait déjà re-

(1) *Wiener medizinische Wochenschrift*, 15 octobre 1870. — Stoltz, *loc. cit.*

(2) *Bulletin de thérapeutique*, 1861, t. LXI, nos 3, 4 et 7.

(3) *Traité pratique des maladies des femmes*, trad. franç., p. 127. 1866.

(4) *Clinique de l'Hôtel-Dieu de Paris*, t. III, p. 180.

marqué l'influence des lochies comme prédisposant à une lésion similaire, la fissure anale, par l'irritation que leur contact détermine.

Si le vaginisme, tel qu'on l'entend d'ordinaire, ne se rencontre que chez la femme qui a eu des rapports sexuels, ses éléments n'en existent pas moins dans quelques cas chez la vierge affectée de métrite du col avec ulcérations et d'inflammation de la vulve et du vagin. Que par suite de ces maladies l'exploration devienne une nécessité, en la pratiquant avec mesure et attention avec un petit spéculum américain (le seul spéculum qui permette de bien voir les parois vaginales), on découvrira sur l'une d'elles une fissure dont le contact éveillera une vive douleur, lésion préexistante, prête à s'accompagner de tous les symptômes du vaginisme lorsque les rapports sexuels commenceront. Chez une jeune fille vierge, entrée à la Maison de santé pour un état complexe, se traduisant par des douleurs abdominales s'irradiant aux aines, aux parties génitales externes, accompagnant la miction, l'examen avec un petit spéculum bivalve, la malade étant anesthésiée à cause de la vive sensibilité des parties sexuelles, fit découvrir une métrite du col avec une ulcération de 6 à 7 millimètres au pourtour de l'orifice et des granulations sur le reste du col et du vagin, dont la surface était rouge et baignée par un liquide muco-purulent. Une vive rougeur existait en outre autour du méat urinaire. L'hymen fut déchiré dans une certaine étendue par le spéculum. Ce ne fut qu'à une seconde exploration avec un petit spéculum américain, pratiquée pour se rendre compte de la réapparition violente des douleurs qui avaient presque disparu avec la guérison des lésions inflammatoires, qu'on constata une fissure un peu au-dessus de la vulve, cachée en partie dans un pli de la face postérieure du vagin. Cette longue observation ne saurait être rapportée ici dans tous ses détails. Nous ne tenons qu'au fait de la préexistence, chez une vierge, d'une fissure à laquelle nous n'attribuons même pas les irradiations névralgiques dont elle se plaignait. Nul doute que le coït n'eût exaspéré les accidents et fait éclater tous les symptômes du vaginisme. Nul doute aussi que l'observation ultérieure ne constate la même lésion primordiale dans des conditions analogues.

Dans certaines observations, on trouve notée l'existence d'hypertrophies dermiques, de végétations verruqueuses, polypeuses, de ces petites tumeurs siégeant dans la region uréthrale et dont l'irritabilité déterminerait le spasme réflexe du vaginisme. Quelques-unes de ces tumeurs s'ulcèrent et sécrètent un liquide irritant qui excorie la muqueuse vulvaire. Ces petites productions polypeuses de l'urèthre se rencontrent fréquemment, et ce n'est pas pour combattre le vaginisme que le chirurgien les excise d'ordinaire. M. Sims (1) cite l'observation d'une dame opérée d'après son procédé et chez laquelle le vaginisme se manifesta de nouveau peu de temps après. « A un examen minutieux, dit-il, je trouvai au côté droit de l'orifice du vagin un petit tubercule, ou durillon, pas plus gros qu'un grain de blé. Il était très-sensible, même au contact d'un pinceau. Il fut saisi à l'aide d'un ténaculum et enlevé ; le soulagement fut aussi soudain qu'il l'eût été par le retranchement d'un névrôme sous-cutané. » Ce durillon n'avait pas été compris dans l'excision de l'hymen. « Ce fait, ajoute M. Sims, prouve d'une façon concluante combien il importe d'exciser l'hymen dans son entier, car ici le petit point qui avait été laissé, produisit dans la suite de grandes souffrances. » Ce fait n'a-t-il pas une autre importance ? Ne montre-t-il pas la nécessité d'une exploration attentive qui ne laisse pas échapper la cause matérielle du vaginisme, si minime qu'elle soit?

Le vaginisme est soupçonné, d'après le récit de la femme, souvent corroboré par celui du mari ; le toucher le fait reconnaître ; l'examen direct permet seul un diagnostic précis. Tant que la femme vit dans la continence, elle ne se doute pas des souffrances que les rapports sexuels vont lui infliger. Les premiers symptômes de la maladie se déclarent quand ces rapports s'établissent ; la répétition du coït les exaspère, et dans quelques cas la douleur finit par être réveillée à un certain degré par la marche, les exercices physiques, la défécation, la toux, l'éternument. Dans l'exploration, l'introduction du doigt est aussi douloureuse, parfois aussi impossible que l'intromission du pénis. Le souvenir des souffrances éprouvées rend la femme craintive devant l'exploration. En dépit de l'énergie qu'elle peut avoir, le contact du doigt suffit quelquefois pour la faire bondir de douleur. L'intensité de cette douleur est plus prononcée dans certains cas que dans d'autres. La sensibilité semble s'étendre à toute la vulve, mais elle est plus développée en certains points où le contact d'une sonde, d'un pinceau, d'un stylet, peut produire une douleur suivie de syncope.

Les commémoratifs et le spasme douloureux provoqué par le toucher sont les éléments ordinaires du diagnostic. Si le vaginisme est ainsi reconnu dans son ensemble, son élément initial n'est pas découvert, et c'est parce que dans la plupart des cas on s'est arrêté devant la douleur, sans chercher à résoudre la difficulté en l'abordant de biais, qu'on a été porté à admettre un vaginisme essentiel. On doit suivre une autre voie et tâcher, en circonscrivant le siége de la douleur, de recon-

(1) *Loc. cit.*, p. 403.

naître la lésion. On n'y peut arriver que par l'emploi du spéculum américain introduit avec lenteur et précaution, qui seul permettra de découvrir des lésions qu'un examen superficiel pourrait encore laisser méconnues. C'est ainsi qu'on apercevra une érosion ou une fissure quelquefois dissimulées par un repli muqueux. On se rendra compte en outre de l'inflammation simple ou granuleuse du vagin et de la vulve, de l'état morbide du col utérin, toutes altérations accompagnant le vaginisme, entretenant la fissure et les accidents après avoir agi comme causes prédisposantes et déterminantes, ou ne pouvant plus être comptées que comme de simples complications. Il est inutile de s'étendre sur les avantages d'un diagnostic aussi précis au point de vue du traitement. M. de Scanzoni, dans son mémoire, insiste avec raison sur la fréquence des complications vaginales et utérines. Il est des cas où l'on ne constate pas d'autre lésion que celle qui, siégeant à la vulve, détermine le spasme douloureux.

On doit examiner la face vulvaire ou extérieure de l'hymen quand il existe encore plus ou moins conservé, sa ligne d'insertion et ses replis, ou se rendre compte de l'état des caroncules myrtiformes. La douleur ne s'irradie guère au-delà du point où siége la lésion. « Tandis que la face extérieure de l'hymen et les parties voisines sont à ce point douloureuses, rapporte M. Sims (1), si nous venons à passer une sonde à travers l'hymen sans toucher sa surface extérieure, nous pouvons exercer avec cet instrument une pression d'arrière en avant, et sur la face interne ou vaginale de cette membrane, sans trouver là de sensibilité anormale. » Cette absence de généralisation de la douleur, contrairement à ce qu'on serait tout d'abord porté à penser, explique très-bien que l'exploration avec le spéculum américain soit peu douloureuse d'ordinaire. Dans les cas où la douleur la rendrait pénible pour la malade et difficile pour le chirurgien, il faudrait recourir au chloroforme qui, en faisant cesser le spasme, permettrait un examen complet des organes génitaux. L'anesthésie serait justifiée par l'importance du diagnostic au point du vue du traitement. Le spéculum américain peut être employé avec utilité dans ces cas signalés par M. Fletwood Churchill et Debout, où le vaginisme se rencontre avec le débordement antérieur du périnée.

Il est difficile de se méprendre dans le diagnostic du vaginisme. Il ne peut être confondu avec le prurit vulvaire, dont le principal caractère est une vive démangeaison qui s'exaspère par la chaleur du lit ainsi

(1) *Loc. cit.*, p. 386.

qu'aux époques menstruelles, mais sans s'accompagner de spasme douloureux. La névralgie qui occupe quelquefois la vulve et le vagin se produit en dehors de l'acte sexuel, se caractérise par des éclairs de douleur et ne présente pas de symptômes inflammatoires. Il en est de même de l'hyperesthésie de la vulve et du vagin, qui ne serait, d'après Burns, de Glascow, qu'une névralgie siégeant dans le nerf honteux interne, dont la section comme moyen curatif a été pratiquée par Burns, Simpson, Demarquay. On pourrait difficilement confondre le vaginisme avec l'inflammation des glandes vulvo-vaginales, reconnaissable à la rougeur, à la chaleur, à l'empâtement d'une des grandes lèvres et à l'existence d'une tumeur arrondie, bien circonscrite, oblitérant en partie l'orifice du vagin. Dans l'imperforation de l'hymen ou l'atrésie du vagin, il n'y a pas de douleur provoquée par le toucher, mais simplement empêchement mécanique à l'introduction d'une sonde ou du doigt.

Le vaginisme ne semble pas avoir de tendance à guérir spontanément; bien que le repos des organes génitaux paraisse de nature à amener ce résultat. La durée de la maladie, liée à celle de la lésion qui l'entretient, peut être très-longue, et, en dehors de l'intervention médicale ou chirurgicale, la chronicité est la règle. C'est cette durée même qui fait en grande partie la gravité du vaginisme par les désordres qu'elle entraîne au point de vue physique et au point de vue moral. C'est l'inquiétude, l'insomnie, l'inappétence, l'amaigrissement; c'est la stérilité avec ses conséquences morales si fâcheuses souvent dans la vie des époux; ce sont les refroidissements de l'affection, les antipathies, les sévices même selon le degré d'éducation et de délicatesse des sentiments; c'est pour la femme une cause de troubles généraux plus ou moins profonds du système nerveux conduisant à la tristesse, à la mélancolie et pouvant aller même jusqu'au suicide, comme dans un cas observé par M. Hervez de Chégoin.

Les complications ont leur pronostic spécial. Elles augmentent la durée du vaginisme alors même qu'elles n'ajoutent pas à sa gravité. La malade restera plus longtemps en traitement si le vaginisme s'accompagne de vaginite spécifique, de métrite ulcéreuse, de catarrhe utérin ou vésical, de troubles fonctionnels de l'utérus et de la vessie. Néanmoins, si le vaginisme est une affection pénible ayant peu de tendance à la guérison spontanée, il ne résiste guère au traitement si différent qu'il soit. M. Sims (1), dont l'intervention est toute chirurgicale, s'exprime ainsi : « J'ai opéré trente-neuf malades atteintes de vaginisme avec un

(1) *Loc. cit.*, p. 394-400.

succès complet. » Et ailleurs : « Je suis heureux de constater que je ne sais aucun mal sérieux qui puisse être guéri avec autant de facilité, de sûreté et de certitude. » « Nous affirmons, écrit d'autre part M. de Scanzoni (1), que toutes nos malades ont guéri et que notre procédé de dilatation, sans verser une goutte de sang, ne le cède en rien, au point de vue de l'utilité pratique, à l'opération sanglante de Sims. »

Le traitement du vaginisme devait naturellement différer suivant l'idée qu'on s'en faisait. L'idée de spasme pur et simple impliquait un traitement médical; celle de spasme consécutif à une gerçure, à une lésion quelconque nécessitait une thérapeutique souvent chirurgicale, médicale accessoirement et consécutivement. Faire disparaître l'obstacle, c'est-à-dire la contracture qui s'oppose au coït, parut la première des indications. L'analogie remarquée tout d'abord entre les fissures à l'anus et le vaginisme devaient conduire à l'emploi des mêmes moyens : l'incision d'abord, la dilatation forcée quand celle-ci se substitua définitivement à l'incision dans le traitement de la fissure anale. L'analogie entre deux maladies n'implique pas toujours une thérapeutique identique; aussi les procédés chirurgicaux semblent-ils d'un succès douteux dans le cas de vaginisme. Dans une observation rapportée par Dupuytren, Pinel-Grandchamp, pour faire cesser la constriction du sphincter vaginal, pratiqua une incision profonde, divisant dans une étendue de 5 centimètres la fourchette, la muqueuse et le constricteur du vagin. La dilatation est encore employée, mais consécutivement aux autres moyens dirigés contre les états pathologiques de l'utérus et du vagin.

En Angleterre, le docteur Tilt (2), après avoir traité toute maladie existante, vaginale ou utérine, dans l'espérance de guérir simultanément le spasme musculaire secondaire, a recours à la distension forcée. Il anesthésie la malade, et introduisant les deux pouces opposés par leur face dorsale, il distend par force l'orifice vaginal pendant cinq ou six minutes. Il maintient ensuite dans le vagin une grosse mèche au moyen d'un bandage en T pendant un certain nombre de jours. En Allemagne, M. de Scanzoni (3) qui, comme M. Tilt, blâme l'opération sanglante de M. Sims, fait précéder la dilatation d'un traitement de deux ou trois semaines : bains de siége, lotions, cautérisations avec une solution de nitrate d'argent, jusqu'à disparition complète de l'inflammation et de la sensibilité à l'entrée du vagin. La dilatation de l'orifice vaginal est

(1) *Loc. cit.*, p. 359.

(2) Gaillard-Thomas, *Practical Treatise on the Diseases of Women*, p. 141. In-8°, Philadelphia, 1872.

(3) *Loc. cit.*, p. 358.

alors commencée avec l'éponge préparée à laquelle sont substitués des spéculums de plus en plus volumineux. Suivant les douleurs éprouvées, les manœuvres sont appliquées à des intervalles de plusieurs jours. Aux Etats-Unis, beaucoup de praticiens ont recours à la dilatation accompagnée d'un traitement local : injections, onctions, suppositoires dans la composition desquels entre le laudanum, les extraits de belladone, de jusquiame, de stramonium, l'atropine, la créosote, l'iodoforme. « En même temps, dit M. Gaillard-Thomas (1), le dilatateur en verre de Sims doit être introduit avec douceur dans le vagin et maintenu chaque jour aussi longtemps qu'il pourra être supporté. Sa présence tendra à engourdir la sensibilité nerveuse, à distendre le vagin et à produire la tolérance pour les corps étrangers. » En résumé, l'indication de l'incision et de la dilatation du sphincter vaginal est la même : faire céder l'obstacle mécanique aux rapprochements sexuels.

On peut se demander si les moyens employés amènent le résultat cherché. Or, comme la lésion qui détermine le spasme est loin de toujours correspondre au sphincter, que peut sur elle la dilatation forcée, après anesthésie, à l'aide des doigts ou des instruments dilatateurs, ou la dilatation graduelle opérée avec des spéculums de volumes différents laissés en place ? Dans les guérisons qui ont suivi ces essais, la part la plus grande n'appartient-elle pas aux moyens médicaux employés et considérés comme adjuvants? La dilatation n'a donné aucun bon résultat entre les mains de Demarquay qui avait imaginé un spéculum spécial.

Le traitement de M. Sims est destiné, non-seulement à combattre la contracture spasmodique, mais à retrancher la valvule hyménale, point de départ des accidents. Dans les cas où la lésion n'est pas dans cette valvule, à quoi sert son excision? Sims a d'ailleurs constaté que cette excision ne met pas toujours fin au vaginisme et qu'il faut alors inciser jusqu'au muscle constricteur du vagin. Rappelons que le traitement consiste dans le retranchement de l'hymen, l'incision de l'orifice vaginal et sa dilatation, opération essentielle pour assurer le résultat des deux premières et compléter le succès. De chaque côté de la ligne médiane part une incision profonde, dirigée de haut en bas, intéressant le tissu vaginal, se terminant au raphé du périnée et formant le côté d'un Y. Chaque incision a environ 2 pouces de long : un demi-pouce au-dessus du bord du sphincter, un demi-pouce dans la partie supérieure de ses fibres et 1 pouce de son bord inférieur au raphé du périnée.

(1) *Loc. cit.*, p. 140.

Pour achever la guérison, la patiente doit porter pendant quelque temps un dilatateur de verre, d'ivoire ou de caoutchouc vulcanisé, en forme de spéculum sans ouverture supérieure.

M. Sims emploie la dilatation et c'est, en somme, pour arriver à ce résultat qu'il expose les malades à une opération sanglante qui peut entraîner des conséquences graves, prochaines ou éloignées. On peut, en effet, se demander avec M. de Scanzoni si les cicatrices ne portent point à la souplesse et à l'élasticité du périnée une atteinte telle qu'on puisse craindre une rupture lors d'un accouchement prochain. Ces incisions profondes à l'ouverture vaginale, et la dissection complète de l'hymen à son insertion ne sont-elles pas de nature à pouvoir déterminer l'atrésie du vagin, substituant ainsi au vaginisme une maladie entraînant les mêmes conséquences physiques et morales liées à la stérilité et à l'impossibilité des rapports sexuels?

Le traitement doit reposer sur un diagnostic positif dont l'absence expose à une médication toute de hasard ou à des opérations successives, ainsi que le montre la lecture des observations. Ce diagnostic peut être établi au moyen du spéculum américain, dont l'emploi est si utile dans un examen analogue, celui des fistules vésico-vaginales. Avec une attention patiente, la lésion sera découverte, et l'anesthésie permettra au besoin l'examen complet. Il portera sur l'orifice vulvaire, sur l'un et l'autre côté du vestibule, sur la partie postérieure, sur les parois vaginales, dont les plis cachent une fissure placée assez haut quelquefois; sur les replis de l'hymen incomplétement déchiré, ou sur ceux des caroncules myrtiformes, ainsi que sur le cercle hyménal. On devra examiner aussi le méat urinaire, siége de petites tumeurs ordinairement indolores, parfois douées d'une très-vive sensibilité. Il est difficile que les lésions vulvaires et vaginales, les éraillures, les érosions, les gerçures, les rhagades, les plaques muqueuses échappent au chirurgien. Il se rendra compte de l'état inflammatoire et granuleux de la muqueuse du vagin et de celle du col utérin, ainsi que des diverses altérations dont le parenchyme et la cavité de celui-ci pourront être le siége, toutes altérations dont le traitement devra précéder ou suivre celui de la lésion principale. Qu'elles aient agi primitivement comme causes déterminantes ou adjuvantes, elles contribuent à entretenir celle-ci et même, après sa disparition, elles réclament une médication que nous n'avons pas à exposer ici.

Ces différents états morbides plus ou moins modifiés, car le spasme douloureux ne permet pas toujours un traitement complet, il faut s'adresser à la lésion considérée comme le point de départ des phénomènes morbides du vaginisme. Plus d'opérations sanglantes comme celles de Sims ou d'Emet, plus de dilatation brusque à l'aide des doigts ou des instruments, plus même de dilatation graduelle au moyen de spéculums. La cautérisation plus ou moins répétée du point lésé et enflammé avec la solution ou le crayon de nitrate d'argent, l'ébarbement de la fissure, au besoin son excision, ainsi que l'ablation de toute tumeur douloureuse, constituent toute l'intervention chirurgicale à conseiller contre le vaginisme. Si peu étendue qu'elle soit, elle suffit, par la soustraction de la cause, à faire cesser l'effet morbide : la contracture du sphincter vaginal et la contraction synergique des muscles du périnée, du bassin et des cuisses. Cette intervention n'a rien à gagner en intéressant un seul des muscles affectés de spasme, d'autant que la section ne saurait avoir d'influence sur le point altéré, souvent éloigné du sphincter, sur lequel elle porte. Les mèches introduites dans le vagin après la cautérisation ou l'excision n'ont pas le volume nécessaire pour produire ou maintenir une dilatation; elles n'ont d'autre but que de déplisser un peu le vagin et, le plus ordinairement, de porter au contact de la muqueuse les substances dont elles sont enduites.

Ce n'est pas impunément, dans la plupart des cas, qu'une femme souffre pendant des mois et des années même des douleurs physiques et morales du vaginisme; il en résulte des troubles dans l'innervation de la région. Ces troubles locaux ne sont pas exclusifs au vaginisme; on les observe dans les affections utérines et péri-utérines, subsistant avec le caractère névralgique après que l'élément primitif a disparu. Mais si, cet élément enlevé, le vaginisme qui mettait obstacle au coït n'existe plus, il peut rester un certain degré d'hyperesthésie, des douleurs vives s'étendant le long du canal de l'urèthre jusqu'au col de la vessie et des irradiations névralgiques sur les ovaires et dans le bassin. C'est contre ces douleurs que les pilules de Méglin, associées à de petites doses de sulfate de quinquine, les injections hypodermiques de morphine, les suppositoires narcotiques et les mèches enduites de préparations belladonées trouvent leur application.

Les troubles nerveux généraux seront combattus par les différents moyens opposés aux troubles de la nutrition, auxquels ils sont souvent étroitement liés et qui sont une des complications du vaginisme lorsque sa durée se prolonge. Les toniques et les reconstituants empruntés à la matière médicale et à l'hygiène forment le fond de cette thérapeutique. Certaines eaux minérales sédatives, Néris, Luxeuil, Bagnères-de-Bigorre, s'adressent d'une façon en quelque sorte spéciale aux troubles du système nerveux. Contre ces désordres et comme moyen puissant pour rétablir l'état général, nous ne saurions trop insister sur les avantages de l'hydrothérapie, si utile dans le traitement des maladies chroniques des organes génitaux de la femme.

L'intérêt d'actualité attaché à la question du vaginisme nous engage à ajouter ici l'index bibliographique, d'après l'ordre chronologique, *que nous devons à M. H. Delisle.*

CHAMBON DE MONTAUX. Traité des maladies des filles, 1785, t. II, p. 157.

HUGUIER. Contractions spasmodiques du sphincter du vagin, in *Dissertations sur quelques points d'anatomie et de physiologie* (thèse de Paris, 1834, n° 310, p. 43).

JOHN BURNS (de Glascow). Traité des accouchements, des maladies des femmes et des enfants, traduit de l'anglais sur la neuvième édition parue en 1837, par le docteur Galliat, p. 29. Ce livre fait partie de l'Encyclopédie des sciences médicales de Bayle, Paris, 1839.

PINEL-GRANDCHAMP. Leçons orales de clinique chirurgicale de Dupuytren, 2e éd., 1839, t. IV, p. 161.

BUSCH. Sensibilité anormale des parties génitales externes. *Das Geschleben des Weibes*, von Dr Dietr. Heinr. Busch., Leipzig, 1841, t. III, p. 114.

LISFRANC. De l'excès de sensibilité des organes génitaux de la femme. *Clinique chirurgicale de la Pitié*, t. II, 1842, p. 162.

TANCHOU. Névroses de la vulve. *Gazette des Hôpitaux*, 1842, p. 389.

VIDAL DE CASSIS. Traité de pathologie externe, 2e édit., 1846, t. V, p. 574, et 5e édit., 1861, t. V, p. 297, 334.

HERVEZ DE CHÉGOIN. De la fissure à l'anus. *Union médicale*, 1848, t. I, n° 54, p. 228.

GREAM. On some of the causes of sterility, etc. *The Lancet*, 1849, t. I, p. 90, 204.

KIWISCH. Klinische Vortrage, 1849, t. II, p. 431.

BORELLI. De la fissure et du spasme de l'anus. *Gazette médicale sarde*, 24 novembre 1851, n° 47. — Notice sur la fissure et le spasme de la vulve. *Ibid.*, 29 décembre 1851, n° 52.

DUBOIS (Paul). Hyperesthésie des organes génitaux de la femme, in Discussion relative au traitement des déviations utérines. *Bulletin de l'Académie de médecine de Paris*, t. XIX, séance du 28 juin 1854, p. 834.

ROUBAUD. Névralgies de la vulve et du vagin, spasmes du vagin, in *Traité de l'impuissance et de la stérilité chez l'homme et chez la femme*, Paris, 1855, 2 vol., t. II, p. 488, 493; 2e édit., 1 vol. in-8°, 1872, p. 488, 493, 825.

RICHET. Anatomie médico-chirurgicale, Paris, 1860, 2e édit., p. 772, 776, et 4e édit, 1872-1873, p. 542, 546.

SCANZONI. Traité pratique des maladies des organes sexuels de la femme, traduction H. Dor et A. Socin, Paris, 1858, p. 466.

DEBOUT. De la contraction spasmodique du sphincter vaginal et de son traitement. *Bulletin de thérapeutique*, 1861, t. LXI, p. 110.

MICHON. Sur une affection assez rare et généralement peu connue de l'orifice du vagin. *Bulletin de thérapeutique*, 1861, t. LXI, p. 154.

DEBOUT. Un mot encore sur la contracture spasmodique du sphincter du vagin, à propos de nouveaux faits. *Bulletin de thérapeutique*, 1861, t. LXI, p. 300.

GALLARD. Traitement de la contracture du sphincter du vagin. *Union médicale*, t. XII, 26 novembre 1861, p. 381 ; *ibid.*, 18 janvier 1862, t. XIII, p. 105.

E. PUTEGNAT (de Lunéville). Sur une affection assez rare et peu connue de l'orifice du vagin. *Journal de médecine et de chirurgie, etc., de Bruxelles*, 1861, t. XXXIII, p. 465.

SIMPSON. Vaginodynia, Proceedings of the Edinburgh Obstetrical Society, november 14, 1860, in *Edinburgh Medical Journal*, 1861, p. 593.

MARION-SIMS. Communication faite le 6 novembre 1861 à la Société obstétricale de Londres, au nom de M. Marion-Sims, par M. Tyler Smith, in *Transactions of the Obstetrical Society of London*, 1862, vol. III, p. 356.

BOURGUET (d'Aix). Nouvelle observation de contracture spasmodique du sphincter vaginal. *Bulletin de thérapeutique*, 1862, t. LXII, p. 312.

BOUCHARD (de Saumur). Observation de contracture spasmodique du sphincter vaginal. *Bulletin de thérapeutique*, 1862, t. LXII, p. 552.

CHARRIER. De la contracture spasmodique du sphincter vaginal (thèse de Paris, 1862).

BEDFORD. Névralgie lombo-abdominale compliquée de contracture spasmodique du sphincter vaginal. *Bulletin de thérapeutique*, 1862, t. LXII, p. 88.

LANDRY (Paul). Traité pratique des maladies des femmes et des jeunes filles, Paris, 1863 ; Névralgie de la vulve, p. 237.

COURTY. Traité pratique des maladies de l'utérus et de ses annexes, Paris, 1866, p. 1003, 1025, et 2e édit., 1870-1872, p. 1152, 1180.

VALLEIX. Guide du médecin praticien, 5e édit., revue par Lorain, 1866, t. V, p. 15.

CAFFE. De l'atrésie vulvo-vaginale. *Journal des connaissances médicales et pharmaceutiques*, 20 juin 1866, p. 257 ; *Union médicale*, 1866, t. XXX, p. 416.

BERNARDET (Ch.). Essai sur le vaginisme. *Gazette des Hôpitaux*, 1866, p. 346 ; *Journal des connaissances médicales et pharmaceutiques*, 1866, p. 468.

E. PUTEGNAT (de Lunéville). Observations de vaginisme. *Journal de médecine, de chirurgie, etc., de Bruxelles*, 1866, t. XLIII, p. 317.

MARION-SIMS. Notes cliniques sur la chirurgie utérine, Paris, 1866, traduit de l'anglais par le docteur Lhéritier, p. 384.

CHURCHILL. Traité pratique des maladies des femmes, Paris, 1866, 1re édit., traduit de l'anglais par les docteurs Wieland et Dubrisay, p. 126, et 2e édit., 1874, par A. Leblond, p. 145.

GALLARD. Vaginisme : exemple des bons effets que l'on peut obtenir par la dilatation graduelle. *Bulletin de thérapeutique*, 1867, t. LXXIII, p. 424 ; *Union médicale*, 1867, n° 121, p. 69 ; *Tribune médicale*, 26 janvier 1868, p. 200.

MURRAY. Cas de vaginisme traité avec succès au moyen du nitrate d'argent et de la teinture d'iode. *Bulletin de thérapeutique*, 1867, t. LXXII, p. 92 ; *The Lancet*, 22 décembre 1866.

REVILLOUT (Victor). Du vaginisme. *Gazette des Hôpitaux*, 27 juillet 1867, n° 88, p. 349.

CHARRIER, RICHARD, GIRALDÈS, FORGET, GALLARD. Société de médecine de Paris, séance du 3 avril 1868, in *Gazette des Hôpitaux*, 1868, p. 199.

BOINET, DOLBEAU, LAGNEAU, RICHARD. Société de médecine de Paris, séance du 17 avril 1868, in *Gazette des Hôpitaux*, 1868, p. 263.

Briquet. Société de médecine de Paris, séance du 1er mai 1868, in *Gazette des Hôpitaux*, 1868, p. 268.

Gallard et Perrin. Société de médecine de Paris, séance du 5 juin 1868, in *Gazette des Hôpitaux*, 1868, p. 359.

Perrin. Société de médecine de Paris, séance du 19 juin 1868, in *Gazette des Hôpitaux*, 1868, n° 93, p. 371.

Richard (Adolphe). Vaginisme. *Tribune médicale*, 5 juillet 1868, n° 40, p. 473.

Robert de Latour. Note sur le vaginisme. *Tribune médicale*, n° 44, août 1868, p. 523.

Raciborski. Du vaginisme. *Gazette des Hôpitaux*, n° 145, 12 décembre 1868, p. 573.

Scanzoni. Sur le vaginisme. *Bulletin de thérapeutique*, 1868, t. LXXV, p. 349. — Traitement du vaginisme. *Journal de médecine et de chirurgie de Bruxelles*, 1868, t. XLVII, p. 339.

W.-B. Neftel (de New-York). Notes cliniques sur les maladies nerveuses des femmes. — Rapport entre le vaginisme et l'intoxication saturnine, Ch. Mauriac, in West, Maladies des femmes, 1870, p. 820. — *Boston Med. and Surg. Journal*, september 1868. — *Gazette hebd. de médecine et de chirurgie*, 20 juin 1873, n° 25, p. 405. — *Arch. of Sc. and Pract. Med.*, 1873, n° 3, p. 267, et n° 4, p. 365.

Nonat et Linas. Traité pratique des maladies de l'utérus et de ses annexes, 1869-1874, p. 142.

Jamain. Manuel de pathologie et de clinique chirurgicale, 2 vol., 2e édit., 1870, t. II, p. 1019.

Visca. Du vaginisme (thèse de Paris, 1870).

C. West. Leçons cliniques sur les maladies des femmes, traduites et annotées par Ch. Mauriac, Paris, 1870, p. 799.

Mauriac (Ch.). Sur les affections névralgiques et spasmodiques de l'urèthre, du vagin et de la vulve, in Leçons sur les maladies des femmes, par Ch. West, traduites de l'anglais sur la troisième édition, par Ch. Mauriac, Paris, 1870, p. 814, 816.

Ardnt. Ueber den Vaginismus als Ursache, von Wahnsinn (voir Wiener, *Medizinische Wochenschrift*, 15 octobre 1870).

Gueneau de Mussy (Noël). De l'hyperesthésie vulvaire et du vaginisme. *Gazette des Hôpitaux*, 22 juin 1871, p. 293 ; *ibid.*, 27 juin 1871, p. 301 ; *Revue de thérapeutique médico-chirurgicale*, 1870-1871, p. 941.

E. Putegnat (de Lunéville). Quelques faits d'obstétricie, Paris, 1871 ; du vaginisme, p. 5.

Martin (Ed.). Voir *Allgemeine medizinische Zentralzeitung*, 1871, n° 27.

Stoltz. De l'hyperesthésie et de la contracture spasmodique du sphincter vaginal avec ou sans fissure. *Gazette médicale de Strasbourg*, n° 16, 15 décembre 1871, p. 185 ; n° 17, 1er janvier 1872, p. 197 ; n° 20, 15 février 1872, p. 233.

Simpson. Selected obstetrical et gynœcological works, Edinburg, 1871. Vaginodynia, p. 809. — Clinique obstétricale et gynécologique, Paris, 1874, traduit de l'anglais avec annotations; par le docteur Chantreuil, *Vaginodynie*, p. 765.

Bertillon. Dictionnaire encyclopédique des sciences médicales, 1872, 2e série, t. V, p. 65, article Mariage. Des vices apportant une gêne plus ou moins notable au coït.

A. Laforgue. Nouvelle méthode de traitement des maladies spéciales à la femme, 1872, p. 99.

SIMPSON. Clinical lectures on the diseases of women, Edinburgh, 1872 ; Fissures of the orifice of the vagina, p. 270 ; Hyperœsthesia and nevralgia of vulva, p. 284.

GAILLARD (Thomas). Practical treatise of the diseases of women, Philadelphia, 1872, in-8°, p. 141, 468.

GOSSELIN. Clinique de la Charité, Paris, 1873, t. II, p. 467.

GALLARD. Leçons cliniques sur les maladies des femmes, Paris, 1873, p. 103.

SENEY. Contribution à l'étude du rétrécissement de l'œsophage et du vaginisme (thèse de Paris, 1873, n° 310).

J. EWART. Traitement du vaginisme. *The Indian Annals of Med. Sc.*, juillet 1873, n° 31, p. 141.

REVILLOUT (Victor). Les contricteurs du vagin. — Le vaginisme supérieur et le vaginisme proprement dit. *Gazette des Hôpitaux*, 29 août 1874, p. 793.

DEMARQUAY et SAINT-VEL. Du vaginisme. *Gazette hebdomadaire*, 30 octobre 1874, n° 44, p. 700.

LUTAUD. Du vaginisme, ses causes, sa nature, son traitement, suivi d'une leçon clinique de M. le professeur Lorain (thèse de Paris, 1874).

SCHNEGIERIEF. Vaginisme, Obstetrical Society of London. *The Lancet*, 1er août 1874, t. II, p. 160.

BOUCHUT. Du vaginisme. *Gazette des Hôpitaux*, 1er mai 1875, n° 51, p. 403.

GUÉNEAU DE MUSSY (Noël). Clinique médicale, t. II, 1875, p. 353.

GUYÉNOT. Aménorrhée pseudo-membraneuse avec vaginite épithéliale occasionnant du vaginisme. *Archives de tocologie*, mai 1875, p. 317.

MENIÈRE (d'Angers). Dilatateur vaginal destiné à la dilatation graduelle du vagin dans certains cas de vaginisme, construit par M. Mariand, présenté à l'Académie de médecine de Paris, séance du 11 mai 1875.

VAN HOLSBEEK (de Bruxelles). Observation de spasme du vagin, in Mélanges de médecine, de chirurgie et d'hygiène. Rapport du docteur E. Dubois sur cette brochure, lu à la Société de médecine pratique, séance du 1er juillet 1875. *France médicale*, 14 août 1875, p. 526.

U. TRÉLAT. Du vaginisme. Communication au Congrès scientifique de Nantes de 1875, séance du 21 août 1875 ; *Gazette hebdomadaire de médecine et de chirurgie*, 27 août 1875, n° 35, p. 551 ; *France médicale*, 8 septembre 1875, p. 581 ; *Journal de médecine et de chirurgie pratiques*, octobre 1875, p. 467 ; *Annales de gynécologie*, t. IV, septembre 1875, p. 224.

A. LEBLOND et TARNIER. Emploi de l'iodoforme dans le vaginisme et la fissure à l'anus. *Annales de gynécologie*, t. IV, novembre 1875, p. 391.

E. VERRIER. Guide du médecin praticien pour le diagnostic et le traitement des maladies utérines, Paris, 1876, p. 652.

BARNES (Robert). Traité clinique des maladies des femmes, traduit de l'anglais par le docteur A. Cordes, Paris, 1876, p. 88, 753.

F. DE RANSE. Clinique thermo-minérale de Néris, Paris, 1875, 1er fascicule. Des indications et contre-indications des eaux de Néris, p. 76.

Nous croyons devoir ajouter, à l'indication bibliographique sur le vaginisme, quelques indications sur certains polypes douloureux de l'urèthre qui ont occasionné des symptômes de vaginisme. Les causes du vaginisme étant multiples, nous avons cru bien faire d'y rattacher une affection peu connue, et dont les symptômes peuvent se confondre avec le vaginisme proprement dit.

LETENNEUR. Mémoires sur les polypes du vagin, et spécialement sur les tumeurs du bulbe du vagin. *Moniteur des Hôpitaux*, 1859, n° 72, p. 574 ; n° 73, p. 583 ; n° 74, p. 587.

BEAUPOIL. Polype de l'urèthre chez la femme, Société de chirurgie, séance du 12 décembre 1860. *Gazette hebdomadaire de médecine et de chirurgie*, 14 décembre 1860, p. 812.

CAUDMONT. Végétations sessiles de l'orifice de l'urèthre chez la femme. Compte rendu de la Société des sciences médicales de Paris pendant l'année 1861, par le docteur Alix, p. 5, 6, 7.

GUÉRIN (Alph.). Polype douloureux de l'urèthre, in Maladies des organes génitaux externes de la femme, Paris, 1864, 1 vol., p. 386.

RACIBORSKI. Description d'un état pathologique encore peu connu de la partie antérieure de l'urèthre chez la femme, précédée de quelques considérations anatomiques sur cette partie, Académie de médecine de Paris, séance du 10 juillet 1866. *Bull. de l'Académie*, t. XXXI, 1865-1866, p. 850; *Gazette médicale de Paris*, 1866, p. 464.

MAURIAC (Ch.). Sur les affections névralgiques et spasmodiques de l'urèthre, du vagin et de la vulve, in Leçons sur les maladies des femmes, par Ch. West, traduites de l'anglais sur la troisième édition, par Ch. Mauriac, Paris, 1870, p. 814.

MÉNÉTREZ (Alph.). Des polypes de l'urèthre chez la femme (thèse de Paris, 1874, p. 17, 18, 24).

TABLE ANALYTIQUE DES MATIÈRES

CHAPITRE I.

DES CORPS FIBBEUX DE L'UTÉRUS.

CHAPITRE II.

DES RAPPORTS DES CORPS FIBREUX AVEC LA GROSSESSE ET L'ACCOUCHEMENT.

CHAPITRE III.

DES CORPS FIBREUX INTRAPARIÉTAUX ET DES POLYPES FIBREUX DE L'UTÉRUS.

CHAPITRE IV.

DES CORPS FIBREUX SOUS-PÉRITONÉAUX, DES TUMEURS FIBRO-CYSTIQUES ET DES KYSTES DE L'UTÉRUS.

CHAPITRE V.

DU TRAITEMENT MÉDICAL DES MYOMES UTÉRINS.

CHAPITRE VI.

1° DES POLYPES MUQUEUX, 2° DES POLYPES SANGUINS OU FIBRINEUX DE L'UTÉRUS.

CHAPITRE VII.

DU RENVERSEMENT OU DE L'INVERSION DE L'UTÉRUS.

CHAPITRE VIII.

DES DÉVIATIONS UTÉRINES.

CHAPITRE X.

DE L'ATROPHIE DE L'UTÉRUS.

DÉGÉNÉRESCENCES ET HÉMORRHAGIES DE L'UTÉRUS.

CHAPITRE I.

DU CANCER DE L'UTÉRUS.

CHAPITRE II.

DE L'HYDROMÉTRIE ET DE LA PHYSOMÉTRIE.

CHAPITRE III.

DES HÉMORRHAGIES UTÉRINES.

DU VAGINISME.

FIN DE LA TABLE ANALYTIQUE.

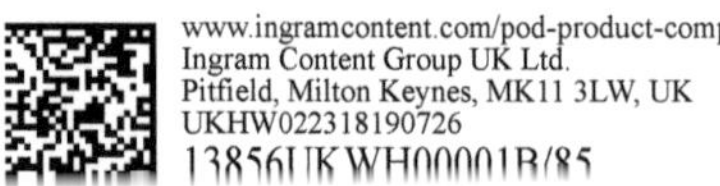

www.ingramcontent.com/pod-product-compliance
Ingram Content Group UK Ltd.
Pitfield, Milton Keynes, MK11 3LW, UK
UKHW022318190726
13856UKWH00001B/85